奈特整合内科学
——基础到临床

Netter's Integrated Review of Medicine
Pathogenesis to Treatment

原 著 主 编 〔美〕Bryan C. Leppert

原著副主编 〔美〕Christopher R. Kelly

主　　　译　李海潮　杨　莉

副 主 译　洪　涛　刘　刚

U0232664

北京大学医学出版社

NAITE ZHENGHE NEIKEXUE：JICHU DAO LINCHUANG

图书在版编目（CIP）数据

奈特整合内科学：基础到临床 /（美）布莱恩・C. 勒佩特
（Bryan C. Leppert）原著主编；李海潮，杨莉主译 . —北京：北京大学医学出版社，2023.1（2024.5 重印）
书名原文：Netter's Integrated Review of Medicine：Pathogenesis to Treatment
ISBN 978-7-5659-2708-9

Ⅰ. ①奈…　Ⅱ. ①布…②李…③杨…　Ⅲ. ①内科学　Ⅳ. ① R5

中国版本图书馆 CIP 数据核字（2022）第 144706 号

北京市版权局著作权合同登记号：图字：01-2022-3470
Elsevier (Singapore) Pte Ltd.
3 Killiney Road, #08-01 Winsland House I, Singapore 239519
Tel: (65) 6349-0200; Fax: (65) 6733-1817

奈特整合内科学——基础到临床

主　　译：李海潮　杨　莉
出版发行：北京大学医学出版社
地　　址：（100191）北京市海淀区学院路 38 号　北京大学医学部院内
电　　话：发行部 010-82802230；图书邮购 010-82802495
网　　址：http://www.pumpress.com.cn
E-mail：booksale@bjmu.edu.cn
印　　刷：北京金康利印刷有限公司
经　　销：新华书店
责任编辑：赵　欣　　责任校对：靳新强　　责任印制：李　啸
开　　本：787 mm×1092 mm　1/16　　印张：42.75　　字数：1094 千字
版　　次：2023 年 1 月第 1 版　2024 年 5 月第 2 次印刷
书　　号：ISBN 978-7-5659-2708-9
定　　价：350.00 元

版权所有，违者必究
（凡属质量问题请与本社发行部联系退换）

编者名单

原 著 主 编　〔美〕Bryan C. Leppert

原著副主编　〔美〕Christopher R. Kelly

绘　　　图　FRANK H. NETTER, MD

其他绘图者　Carlos A. G. Machado, MD

　　　　　　Kristen Wienandt Marzejon, MS, MFA

　　　　　　James A. Perkins, MS, MFA

　　　　　　John A. Craig, MD

　　　　　　Paul Kim, MS

主　　　译　李海潮（北京大学第一医院）　杨　莉（北京大学第一医院）

副 主 译　洪　涛（北京大学第一医院）　刘　刚（北京大学第一医院）

译 校 者（北京大学第一医院，按姓名汉语拼音排序）

鲍明慧　常冬元　陈尔冬　陈　沛　崔云鹏　戴　芸　董爱梅　董锦沛

樊亚楠　高　莹　高于斯　葛超毅　顾　楠　贺胜铎　侯婉音　胡丽华

胡　楠　黄　婧　黄俊芳　纪童童　贾晓玉　姜一梦　金　汉　李　昂

李　凡　李　戈　李　阳　李海潮　李建平　李昱熙　李志盈　刘立军

刘　莉　刘　林　刘胜聪　刘荫华　马甜甜　马　为　马晓伟　莫合塔伯尔·莫敏

欧晋平　潘元星　邱　林　任劭珉　邵一民　沈　叶　施秋萍　施学东

帅晓玮　孙玉华　谭　萌　唐海燕　唐　琦　王冰洁　王春燕　王　刚

王　洁　王　倩　王清雅　王清云　王　薇　王　玺　王云霞　王　智

王紫薇　翁浩宇　吴　恺　吴　婷　夏驭龙　徐京杭　许蔚林　许　颖

杨　帆　杨宏宇　姚　军　叶京明　易圣果　易铁慈　尹彦琪　于鲲鲽

于　楠　于岩岩　余　勃　余　洋　俞　萌　袁戈恒　袁晓勇　袁　云

袁振芳　张　斌　张　红　张　健　张俊清　张　龙　张　璐　张　扬

郑　佳

主译前言

当大家拿到这本书的时候，首先映入眼帘的就是封面上有着 Netter 博士签名的头颅和人体躯干的解剖示意图，形象逼真、一目了然。打开书本，每个章节都配有与封面风格一致的人物、器官、组织、细胞乃至分子的示意图，以及与诊断和治疗相关的各种图像，这些简洁而清晰的配图与书中文字内容密切结合，相得益彰，显著提升了阅读趣味。尤其是对于刚刚踏入医学殿堂的学子们，在入门的时候，能够有这样一本书，可以将核心医学知识形象地表现出来，无疑将帮助他们更快更好地熟悉和理解临床医学中最重要的基础知识，即结构与功能之间的关系。

整本书总共 166 章，按照器官系统进行主要框架的规划，最前面的部分包括常见症状、体征和辅助检查，器官系统疾病之后是实体瘤的内容。在器官系统疾病部分还包括感染性疾病的内容。多数章节的体量在英文原书中为 4～5 页，翻译成中文后字数为 2000～5000 字不等，非常适合于相对快速的阅读。书中的章节主要由住院医师和专科医师完成，这是本书的另外一个特点。这些正在进行住院医师培训和刚刚完成住院医师培训的专科医师们，正经历着临床医学重要的培训过程，在这个阶段，他们正在深刻地理解在临床工作中是如何将理论与实践密切结合的。这些优秀的青年医师以自己对临床工作中核心知识的认知，以及与临床诊疗过程的关联，将相关内容言简意赅地展示出来。

Frank H. Netter 医学博士（MD）早在学生时代就用自己擅长的画笔为不少文章和教科书绘制了插图。后来弃医从艺，和 CIBA 制药公司（现诺华制药公司）进行了长达 45 年之久的合作，他的天赋使得那些为医学而绘制的精美插图就像一件件精美的艺术品，吸引着求知者的目光，并且给大家以美的体验。这些图片将医学与艺术完美地结合起来，滋养着众多阅读者。

临床医学是一门不断发展变化着的学科，随着自然科学的不断进步和医学技术的飞速发展，现代临床诊疗手段已经处于日新月异的时期。但是，医学生在临床医学入门阶段的核心学习内容，仍然是那些最基本的解剖学基础、重要的生理功能和新陈代谢；那些与疾病诊断和治疗相关的最常见的症状、体征、评价器官和系统形态与功能的关键的辅助检查，还有基本的有创检查和操作；以及常见的重要疾病的发病机制和诊疗原则。上述内容构成了我们仍然反复强调的"三基"的主要部分，即基础知识、基本理论和基本技能。这些内容正是我们期待从一名医学生转变成一名临床医生所必须具备的重要的常识性内容。这些按照器官系统为核心所构建的学习内容，将不同基础医学学科的知识和临床各专科的知识有机地结合在了一起，为医学生们形成合理的知识结构提供了重要的帮助。

我们正处于一个临床医学教育飞速发展的时代，正经历着整合课程和 PBL 教学改革，以及胜任力导向医学教育的快速推进。在这个时代，要努力践行以学生为本的医学教育理念，实现医学生自主学习能力的快速提升，就需要我们对核心的学习内容进行必要且合理的选择，对不同学科间知识的有机联系进行合理的呈现，并且努力尝试从初学者的角度提供和呈现他们更易理解和接受的学习内容和形式。本书为我们提供了一个很好的参照和范本。

期待这部译作能丰富医学生们的学习资源并得到他们的喜爱，从而更愉快地走进临床医学领域；希望住院医师和专科医师们能通过这本书对整个临床医学的基本知识进行回顾，并从中借鉴辅助教材的编写原则和技巧，这是拓展教学能力的重要方法。恳请同道们对该书的翻译予以批评和指正，使我们更好地进步，同时也希望和同道们分享这本书所体现出的教学理念，并从中获益。

李海潮

原著前言

当我进入医学院学习时，那里可用的资源多到我不知所措。书籍、播客、在线视频、速记卡（flashcard）、交互式答疑书——似乎是没有穷尽的学习解剖学、生理学、病理生理学、诊断与治疗的大合集。所有这些都有助于我吸收前面的大量信息，但要在其中做出选择却殊为不易。于是，我向高年级同学求教，尽管他们各自的喜好不同，但有一点却是相同的，那就是"Netter卡"。弗兰克·奈特博士一生中画了 20 000 多幅插图，对解剖学的学习大有裨益，我也马上给自己买了一盒卡片。这个盒子里的卡片几乎描绘了不同角度下的各个器官和系统，有镜像图，有剖面图，一直伴随我从医学生到住院医师，再到以后的工作。

在《Netter 整合内科学》的第 1 版中，我们试图为正在医学生涯第一阶段的医学生们提供一本参考书。我们的目标不是对某个内容深入挖掘——医学的进展速度太快了，我们无法做到这一点。相反，我们希望提供一个建立在病理生理和生化机制基础上的，旨在强调评估、诊断和治疗方面实践问题的连续性介绍。有了奈特博士插图的加持，每一章都和以往同样精准，每一章都非常扎实，有助于进行更为深入的扩展与探究。

特别值得骄傲的是，开始编写这本书时，大多数作者都是住院医师和专科医师，他们仍然在积极地进行培训并致力于追求更好、更完善的医疗实践。还有谁能比这些有着丰富学习经验的人更适合指导学生们使用这本书呢？我们要向全心投入的作者们表示最诚挚的感谢，他们在副主编的帮助下，完成了放在你们面前的这本书。就像曾经的医学院高年级同学指导我使用 Netter 卡片一样，我们也希望我们的经验，连同奈特博士的工作都融进这本书里，并成为一个宝贵而又唾手可得的资源。

Bryan C. Leppert 医学博士
于纽约

原著主编

布赖恩·勒佩特（Bryan Leppert）是纽约市威尔·康奈尔医学院临床医学的助理教授。他来自爱荷华州的一个小城镇，在前往北卡罗来纳州和杜克大学医学院之前，他在爱荷华州大学获得了生物学学士学位。获得医学博士学位后，他和妻子搬到了纽约，在哥伦比亚大学医学中心完成了内科住院医师培训。他致力于医学院校教育，对模拟、辅导和跨专业学习有着特别的兴趣。

感谢 Elsevier 公司的工作人员，感谢他们对这本书的坚定信念，感谢所有作者和副主编的奉献精神，感谢家人给予我们的爱和无限的支持。

原著艺术家

Frank H. Netter 博士

奈特 1906 年出生于纽约。在进入纽约大学医学院之前，他在艺术学生联盟和国家设计学院学习艺术，1931 年他在那里获得了医学博士学位。在他的学生时代，奈特博士的笔记本草图就吸引了医学院老师和其他医生的注意，使他能够通过给文章和教科书绘制插图来获取收入。1933 年完成外科手术训练后，他继续以绘制插画为副业，而他最终选择放弃医学生涯，转而选择全职投入艺术。第二次世界大战期间他在美国陆军服役，后来奈特博士开始与 CIBA 制药公司（现为诺华制药公司）长期合作。45 年的合作诞生了为世界范围内医疗专业人士所熟知的非凡的医学艺术作品。

2005 年，Elsevier 公司从 Icon 学习系统公司购买了 Netter 的作品和所有出版物。目前，可以在 Elsevier 公司网站上查阅 50 多本具有奈特博士艺术特色的出版物（美国：https://www.us.elsevierhealth.com/；美国境外：www.elsevierhealth.com）。

奈特博士的作品是体现医学概念教学的插图中最好的范例。这套由 13 本书组成的《Netter 医学插图集》收录了 Netter 博士创作的 2 万多幅画作中的大部分，已经成为并一直是有史以来出版的最著名的医学作品之一。《Netter 人体解剖学图谱》首次出版于 1989 年，展示了 Netter 作品中的解剖学绘图，现已被翻译成 16 种语言，这本解剖图谱为世界各地的医学生所喜爱。

奈特的插图不仅美轮美奂，更重要的是它们内涵丰富。正如奈特博士 1949 年所写的："……阐明主题是插图的目的和目标。无论绘画多么精美，描绘多么细致入微，如果不能阐明某些医学观点，作为医学插图就失去了价值。"奈特博士的设计、理念、观点和方法都体现在了他的绘画中，并且使其具备了如此之高的学术价值。

Frank H. Netter 博士，一位医生和艺术家，于 1991 年去世。

想要了解这位激发了编写 Netter 参考书灵感的医生兼艺术家的更多信息，请查阅 https://netterimages.com/artist-frank-h-netter.html.

Carlos Machado 博士

Carlos Machado 博士被诺华公司选为奈特博士的继任者。他是一直负责 Netter 医学插图作品的主要艺术家。

他自学医学插图，作为一位心脏病专家，Carlos Machado 精心更新了一些奈特博士的原创板块，并以奈特的风格创作了许多原创作品作为 Netter 系列的延伸。Machado 博士专业的摄影技术以及他对医患关系敏锐的洞察力使他的视觉风格栩栩如生、过目难忘。他致力于研究每一个所画的主题和事物，是当今首屈一指的医学插图画家。

想要了解他的更多背景，并浏览他的更多艺术作品，请参看 https://netterimages.com/artist-carlos-a-g-machado.html.

原著篇主编

Justin M. Belcher, MD, PhD
Assistant Professor of Medicine
Section of Nephrology
Yale University School of Medicine
VA Connecticut Healthcare System
New Haven, Connecticut
Section 8: Renal Diseases

Talal Dahhan, MD, MSEd, FACP, FCCP
Assistant Professor of Medicine
Education Lead and Faculty
Division of Pulmonary, Allergy, and Critical Care
    Medicine
Department of Medicine
Duke University
Durham, North Carolina;
Assistant Professor
College of Medicine
Alfaisal University
Riyadh, Saudi Arabia;
Director of Quality and Consultant
Adult Critical Care Medicine Department
King Faisal Specialist Hospital and Research Center
    (KFSHRC)
Riyadh, Saudi Arabia
Section 7: Pulmonary Diseases

David J. Engel, MD
Associate Professor of Medicine
Columbia University Irving Medical Center
New York, New York
Section 5: Cardiovascular Diseases

Christopher R. Kelly, MD, MS, RPVI
Cardiologist
North Carolina Heart and Vascular
UNC Health Care
Raleigh, North Carolina
*Section 1: Common Symptoms, Section 2: Common
    Examination Findings, Section 3: Common
    Abnormalities in Blood Tests*

Jessica R. Starr, MD
Assistant Attending Physician
Hospital for Special Surgery
New York, New York
Section 6: Endocrine Diseases

Alfred Lee, MD, PhD
Associate Professor of Medicine (Hematology)
Associate Program Director, Internal Medicine
    Traditional Residency Program
Yale School of Medicine
New Haven, Connecticut
Section 12: Diseases of Blood Cells

Bryan C. Leppert, MD
Assistant Professor of Clinical Medicine
Weill Cornell Medical College
Cornell University;
Assistant Attending Physician
New York-Presbyterian Hospital
New York, New York
*Section 4: Performance and Interpretation of Common
    Tests and Procedures*

Benjamin A. Miko, MD, MSc
Assistant Professor of Medicine
Division of Infectious Diseases
Columbia University Medical Center
New York, New York
Section 10: Infectious Diseases

Katherine G. Nickerson, MD
Professor of Medicine
Vagelos College of Physicians and Surgeons
Columbia University Irving Medical Center
New York, New York
Section 9: Rheumatologic Diseases

Tara Sanft, MD
Associate Professor of Medicine
Yale University School of Medicine
Director of Survivorship Program
Yale Cancer Center
New Haven, Connecticut
Section 13: Solid Organ Tumors

David W. Wan, MD
Assistant Professor of Medicine
Department of Medicine
Division of Gastroenterology and Hepatology
New York-Presbyterian/Weill Cornell Medicine
New York, New York
Section 11: Gastrointestinal Diseases

原著作者

Justin G. Aaron, MD
Assistant Professor of Medicine
Columbia University Irving Medical Center
New York, New York
Infective Endocarditis, Clostridioides *(Formerly*
Clostridium*) difficile* Colitis

Zaid I. Almarzooq, MBBCh
Fellow in Cardiovascular Medicine
Brigham and Women's Hospital
Harvard Medical School
Boston, Massachusetts
Adventitial Lung Sounds

Isabelle Amigues, MD, MS, RhMSUS
Assistant Professor
National Jewish Health
University of Colorado
Denver, Colorado
Rheumatoid Arthritis

Rachel Arakawa, MD
Endocrinology Fellow
Columbia University Medical Center
New York, New York
Thyroid Cancer and Thyroid Nodules

Dianne M. Augelli, MD
Assistant Professor of Medicine
Medicine and Neurology
Weill Medical College of Cornell University;
Attending Physician
New York-Presbyterian Hospital
New York, New York
Sleep Apnea

Ahmad Najdat Bazarbashi, MD
Gastroenterology and Hepatology Fellow
Brigham and Women's Hospital
Harvard Medical School
Boston, Massachusetts
Ascites

Bina Choi, MD
Resident
Department of Medicine
Columbia University Medical Center
New York, New York
Respiratory System Anatomy Review

Mohsin Chowdhury, MD
Cardiovascular Medicine Fellow
Beth Israel Deaconess Medical Center
Harvard Medical School
Boston, Massachusetts
Aortic Stenosis

Jason M. Beckta, MD, PhD
Resident Physician
Therapeutic Radiology
Yale School of Medicine
New Haven, Connecticut
Hepatocellular Carcinoma (HCC)

Ankeet S. Bhatt, MD, MBA
Clinical Fellow
Cardiovascular Disease
Brigham and Women's Hospital
Harvard Medical School
Boston, Massachusetts
Hyperlipidemia

Manisha Bhattacharya, MD, MBA
Neuro-Oncology Hospitalist
Medical Instructor
Duke University School of Medicine
Durham, North Carolina
Chronic Myelogenous Leukemia (CML)

Victor P. Bilan, MD
Hematology and Medical Oncology
Thomas Jefferson University
Philadelphia, Pennsylvania
Sickle Cell Disease, Thalassemia

Eric J. Burnett, MD, MBS
Instructor of Medicine
Department of Medicine, Section of Hospital
    Medicine
Associate Program Director, Internal Medicine
    Residency Program
Columbia University Medical Center
New York, New York
HIV/AIDS: Common Opportunistic Infections

Mary Elizabeth Card, MD
Pulmonary and Critical Care Medicine Postdoctoral
    Fellow
Johns Hopkins University
Baltimore, Maryland
Diffuse Parenchymal Lung Disease

Joshua R. Cook, MD, PhD
Endocrinology, Diabetes, and Metabolism Fellow
New York-Presbyterian Hospital
Columbia University Medical Center
New York, New York
Diabetic Ketoacidosis and Hyperosmolar Hyperglycemic State

Joséphine A. Cool, MD
Instructor in Medicine
Beth Israel Deaconess Medical Center
Harvard Medical School
Boston, Massachusetts
Irritable Bowel Syndrome

Tariq Chukir, MD
Endocrinology Fellow
New York-Presbyterian Hospital/Weill Cornell
New York, New York
Hyperthyroidism and Thyrotoxicosis

Margot E. Cohen, MD
Assistant Professor of Clinical Medicine
Department of Medicine
Section of Hospital Medicine
University of Pennsylvania
Philadelphia, Pennsylvania
Endoscopy and Colonoscopy

Sarah P. Cohen, MD
Fellow Physician
Adult Pulmonary and Critical Care, and Pediatric
    Pulmonary
Ohio State University and Nationwide Children's
    Hospital
Columbus, Ohio
Mechanical Ventilation

Shirley Cohen-Mekelburg, MD, MS
Clinical Lecturer and Research Scientist
University of Michigan;
VA Center for Clinical Management Research
VA Ann Arbor Health System
Ann Arbor, Michigan
Celiac Disease, Inflammatory Bowel Disease

Jigar Contractor, MD
Assistant Professor of Medicine
Weill Cornell Medicine
New York, New York
Anemia

Robert Diep, MD
Internal Medicine Resident
Duke University Medical Center
Durham, North Carolina
Nephrotic Syndrome

Mia Djulbegovic, MD
Postdoctoral Fellow
National Clinician Scholars Program
Yale University School of Medicine
New Haven, Connecticut;
Veterans Affairs Connecticut Healthcare System
West Haven, Connecticut
Hypercoagulable States and Deep Venous Thrombosis

Megan M. Dupuis, MD, PhD
Hematology/Oncology Fellow
MD Anderson Cancer Center
Houston, Texas
Bladder Cancer

Daniel Edmonston, MD
Medical Instructor
Department of Medicine
Division of Nephrology
Duke University
Durham, North Carolina
Hyponatremia and Hypernatremia

Sara J. Cromer, MD
Clinical and Research Fellow
Endocrinology, Diabetes, and Metabolism
Massachusetts General Hospital
Boston, Massachusetts
*Pancreas Anatomy and Physiology Review,
Adrenal Glands Anatomy and Physiology Review*

Talal Dahhan, MD, MSEd, FACP, FCCP
Assistant Professor of Medicine
Education Lead and Faculty
Division of Pulmonary, Allergy, and Critical Care
    Medicine
Department of Medicine
Duke University
Durham, North Carolina;
Assistant Professor
College of Medicine
Alfaisal University
Riyadh, Saudi Arabia;
Director of Quality and Consultant
Adult Critical Care Medicine Department
King Faisal Specialist Hospital and Research Center
    (KFSHRC)
Riyadh, Saudi Arabia
*Hypoxemia, Adventitial Lung Sounds, Pulmonary
    Function Tests (PFTs), Thoracentesis*

Madison Dennis, MD
Weill Cornell Medicine
New York, New York
Alcohol-Associated Liver Disease

Catherine DeVoe, MD
Infectious Diseases Fellow
University of California, San Francisco
San Francisco, California
Osteomyelitis

Fahad Faruqi, MD, MPH
Hematology and Medical Oncology Fellow
Mayo Clinic
Rochester, Minnesota
Hemophilia, Disseminated Intravascular Coagulation

Rachel Feder, MD
Gastroenterology Fellow
University of Washington
Seattle, Washington
Abnormal Liver Function Tests

Kelly J. Fitzgerald, MD, PhD
Radiation Oncology Resident
Memorial Sloan Kettering Cancer Center
New York, New York
Prostate Cancer

Benjamin D. Gallagher, MD
Instructor
Section of General Internal Medicine
Department of Internal Medicine
Yale School of Medicine
New Haven, Connecticut
Cushing Syndrome

Chidiebube C. Egwim, MD, MPH
Clinical Fellow in Nephrology
Vanderbilt University Medical Center
Nashville, Tennessee
Acute Kidney Injury

Pierre Elias, MD
Fellow in Cardiovascular Disease
Columbia University
New York, New York
Hypoxemia

David J. Engel, MD
Associate Professor of Medicine
Columbia University Irving Medical Center
New York, New York
Hypertensive Crisis, Tachycardia, Bradycardia

Sasha A. Fahme, MD
Assistant Professor of Medicine
Global Health Research Fellow
Weill Cornell Medicine
New York, New York
Tuberculosis

Armand Gottlieb, MD
Internal Medicine Resident
New York-Presbyterian/Columbia University Irving
    Medical Center
New York, New York
*Cardiovascular System Anatomy Review, Cardiovascular
    System Physiology Review*

Michael J. Grant, MD
Internal Medicine Resident
Department of Medicine
Duke University Medical Center
Durham, North Carolina
Lymphoma

Vikas Gupta, MD, PhD
Instructor
Division of Gastroenterology and Hepatology
Department of Medicine
Weill Cornell Medical College
New York, New York
*Irritable Bowel Syndrome, Cirrhosis and Portal
    Hypertension*

Leila Haghighat, MPhil, MD
Chief Resident
Internal Medicine
Yale New Haven Hospital
New Haven, Connecticut
Hypertensive Crisis, Echocardiography

Emilia A. Hermann, MD, MPH
Instructor
Clinical Medicine
Vagelos College of Physicians and Surgeons
Columbia University Irving Medical Center
New York, New York
Pulmonary Embolism

Will Hindle-Katel, MD
Cardiology Fellow
Yale School of Medicine
New Haven, Connecticut
Aortic Dissection

Cecily J. Gallup, MD, MPH
Assistant Clinical Professor of Internal Medicine and
    Pediatrics
University of California, Los Angeles
Los Angeles, California
Fever

Gaurav Ghosh, MD
Gastroenterology and Hepatology Fellow
New York-Presbyterian/Weill Cornell Medical Center
New York, New York
Peptic Ulcer Disease and Helicobacter pylori

Stephanie L. Gold, MD
Gastroenterology Fellow
Mount Sinai Hospital
New York, New York
Celiac Disease, Inflammatory Bowel Disease

Maryam Gondal, MD
Nephrology Fellow
Yale New Haven Hospital
New Haven, Connecticut
Polycystic Kidney Disease

Margaret Infeld, MD, MS
Fellow in Cardiovascular Disease
University of Vermont Medical Center
Burlington, Vermont
Bradycardia

Gina P. Jabbour, MD
Adjunct Assistant Professor of Clinical Medicine
Weill Cornell Medicine
New York, New York
Abnormal Coagulation Studies

Jeremy B. Jacox, MD, PhD
Hematology/Oncology Fellow
Yale New Haven Hospital
New Haven, Connecticut
Pancreatic Cancer

Debbie Jiang, MD
Hematology/Oncology Fellow
University of Washington
Seattle, Washington
Microangiopathic Hemolytic Anemia (MAHA)

Elena K. Joerns, MD
Rheumatology Fellow
UT Southwestern Medical Center
Dallas, Texas
Vasculitides

Christopher R. Kelly, MD, MS, RPVI
Cardiologist
North Carolina Heart and Vascular
UNC Health Care
Raleigh, North Carolina
*Headache, Dizziness, Cough, Sore Throat, Syncope, Chest
    Pain, Dyspnea, Nausea and Vomiting, Jaundice,
    Abdominal Pain, Gastrointestinal Bleeding, Acute
    Coronary Syndromes, Aortic Dissection*

Tara Holder, MD
Cardiovascular Fellow
Vanderbilt University Medical Center
Nashville, Tennessee
Hypercalcemia and Hypocalcemia

Emily N. Kinsey, MD
Hematology/Oncology Fellow
Duke University
Durham, North Carolina
Esophageal Cancer

Jonathan R. Komisar, MD
Internal Medicine/Psychiatry Resident
Duke University Hospital
Durham, North Carolina
Urinary Tract Infection

Eugene C. Kovalik, MD, CM, FRCP(C), FACP, FASN
Professor of Medicine
Duke University Medical Center
Durham, North Carolina
Acid-Base Disturbances

Govind M. Krishnan, MD
Internal Medicine/Pediatrics, PGY-4
Duke University Hospital
Durham, North Carolina
Tachycardia

Balakumar Krishnarasa, MD
Assistant Professor of Medicine
Department of Medicine
Weill Cornell Medicine
New York, New York
Hematuria, Aplastic Anemia (AA)

Steffne Kunnirickal, MD
Cardiovascular Fellow
Yale University
New Haven, Connecticut
Arterial Blood Gas

Matthew K. Labriola, MD
PGY4 Hematology/Oncology Fellow
Duke University Hospital
Durham, North Carolina
Multiple Myeloma

Amit Lakhanpal, MD, PhD
Rheumatology Fellow
Hospital for Special Surgery
New York, New York
Spondyloarthritides

Hana I. Lim, MD
Clinical Fellow
Hematology and Oncology
New York-Presbyterian
Weill Cornell Medical Center
New York, New York
Peripheral Blood Smear

Judith Kim, MD
Gastroenterology Fellow
New York-Presbyterian Hospital
New York, New York
Adrenal Masses

Richard K. Kim, MD, MSc
Clinical Instructor
Department of Anesthesiology, Perioperative, and
    Pain Medicine
Stanford University School of Medicine
Stanford, California
Adrenal Insufficiency

Perola Lamba, MD
Nephrology Fellow
New York-Presbyterian Hospital/Weill Cornell Medicine
New York, New York
Urinary System Anatomy Review

Joshua Lampert, MD
Cardiology Fellow
Mount Sinai Hospital
New York, New York
Coronary Artery Disease and Stable Angina

Justin C. Laracy, MD
Infectious Diseases Fellow
Columbia University Medical Center/New
    York-Presbyterian
New York, New York
Urethritis

Monika Laszkowska, MD
Physician
Division of Digestive and Liver Diseases
Department of Medicine
Columbia University
New York, New York
Paracentesis

Alfred Lee, MD, PhD
Associate Professor of Medicine (Hematology)
Associate Program Director, Internal Medicine
    Traditional Residency Program
Yale School of Medicine
New Haven, Connecticut
Thrombocytopenia, Peripheral Blood Smear

Ruediger W. Lehrich, MD
Associate of Professor of Medicine
Department of Medicine
Division of Nephrology
Duke University
Durham, North Carolina
Hyponatremia and Hypernatremia

Bryan C. Leppert, MD
Assistant Professor of Clinical Medicine
Weill Cornell Medical College
Cornell University;
Assistant Attending Physician
New York-Presbyterian Hospital
New York, New York
Joint Pain

Ying L. Liu, MD, MPH
Assistant Attending
Memorial Sloan Kettering Cancer Center
New York, New York
Constipation, Pituitary Gland Anatomy and Physiology Review

Zoë Lysy, MDCM, FRCPC, MPH
Adjunct Assistant Professor
University of Toronto
Toronto, Ontario, Canada
Hyperparathyroidism

Melissa S. Makar, MD
Assistant Professor of Clinical Medicine
Indiana University School of Medicine
Indianapolis, Indiana
Acid-Base Disturbances

Divyanshu Malhotra, MBBS
Clinical Instructor
Department of Medicine/Nephrology
Yale University
New Haven, Connecticut
Acute Tubular Necrosis

Waqas A. Malick, MD
Cardiology Fellow
Mount Sinai Hospital
New York, New York
Pericarditis and Pericardial Effusions, Amyloidosis

Paul B. Martin, MD, MPH
Assistant Professor of Clinical Medicine
Weill Cornell Medicine
New York, New York
Diarrhea

Elizabeth Mathew, MD
Rheumatologist
King's Daughters Medical Center
Ashland, Kentucky
Polymyositis and Dermatomyositis

Michael Murn, MD
Pulmonary and Critical Care Medicine Fellow
New York-Presbyterian Hospital
Columbia University Medical Center
New York, New York
Chronic Obstructive Pulmonary Disease

Marina Mutter, MD
Clinical Instructor of Medicine
University of Pittsburgh School of Medicine
Pittsburgh, Pennsylvania
Nephrolithiasis

Abhinav Nair, MD
Cardiology Fellow
Jefferson Heart Institute
Thomas Jefferson University Hospital
Philadelphia, Pennsylvania
Hypothyroidism

Anne M. Mathews, MD
Medical Instructor/Faculty
Division of Pulmonary, Allergy, and Critical Care Medicine
Duke University Medical Center
Durham, North Carolina
Cystic Fibrosis

Matthew R. McCulloch, MD
Internal Medicine and Pediatrics Resident
Duke University
Durham, North Carolina
Cellulitis

Julia E. McGuinness, MD
Hematology/Oncology Fellow
Columbia University Irving Medical Center
New York, New York
Renal Cell Carcinoma (RCC)

William C. McManigle, MD
Fellow
Division of Pulmonary, Allergy, and Critical Care Medicine
Department of Medicine
Duke University Medical Center
Durham, North Carolina
Respiratory System Physiology Review

Karishma K. Mehra, MD
Hematologist/Medical Oncologist
Smilow Cancer Hospital at Saint Francis Cancer Center
Hartford, Connecticut
Breast Cancer

Amit Mehta, MD
Gastroenterology Fellow
New York-Presbyterian/Weill Cornell Medical Center
New York, New York
Nonalcoholic Fatty Liver Disease (NAFLD)

Dennis G. Moledina, MD, PhD
Assistant Professor
Medicine (Nephrology)
Yale School of Medicine
New Haven, Connecticut
Acute Tubulointerstitial Nephritis

Jeffrey Mufson, MD
Clinical Fellow
Section of Medical Oncology
Department of Medicine
Yale School of Medicine
New Haven, Connecticut
Lung Cancer

Aleksey Novikov, MD
Advanced Endoscopy Fellow
Thomas Jefferson University Hospital
Philadelphia, Pennsylvania
Gastroesophageal Reflux Disease (GERD) and Barrett Esophagus, Biliary Disease

John I. O'Reilly, MD, MPH
Infectious Diseases Fellow
University of California, Los Angeles
Los Angeles, California
Osteoarthritis

Yunseok Namn, MD
Gastroenterology Fellow
Stony Brook University Hospital
Stony Brook, New York
Gastroesophageal Reflux Disease (GERD) and Barrett
    Esophagus, Biliary Disease

Neelima Navuluri, MD, MPH
Pulmonary, Critical Care, and Global Health Fellow
Division of Pulmonary, Allergy, and Critical Care
    Medicine
Department of Medicine
Duke University
Durham, North Carolina
Thoracentesis, Acute Respiratory Distress Syndrome

Saman Nematollahi, MD
Infectious Diseases Fellow
Johns Hopkins University
School of Medicine
Baltimore, Maryland
Cholangitis

G. Titus K. Ngeno, MD
Global Health Fellow
Duke University
Durham, North Carolina
Lower Extremity Edema

Kartik N. Rajagopalan, MD, PhD
Pulmonary and Critical Care Fellow
New York-Presbyterian Hospital
Columbia University Medical Center
New York, New York
Sleep Apnea

Hannah Roeder, MD, MPH
Neurology Resident
Columbia University Irving Medical Center
New York, New York
Shock

Evan Rosenbaum, MD
Medical Oncology Fellow
Department of Medicine
Memorial Sloan Kettering Cancer Center
New York, New York
Gastric Cancer

Russell Rosenblatt, MD, MS
Assistant Professor of Medicine
Weill Cornell Medicine
New York, New York
Acute Liver Failure, Nonalcoholic Fatty Liver Disease (NAFLD)

Paula Roy-Burman, MD, MPH, DTM&H
Assistant Professor
Department of Medicine
Weill Cornell Medical College
New York, New York
Electrocardiogram (ECG), Pituitary Masses

Jonah Rubin, MD
Internal Medicine Resident
Columbia University Medical Center
New York, New York
Aortic Aneurysm

Vedran Oruc, MD
Cardiology Fellow
Division of Cardiovascular Medicine
University of Alabama at Birmingham
Birmingham, Alabama
Atrial Fibrillation

Kinjan Parikh, MD
Cardiology Fellow
NYU Langone Health
New York, New York
Acute Myeloid Leukemia (AML)

Alexandra C. Perel-Winkler, MD
Provincial Health Services Authority
Vancouver, British Columbia
Systemic Lupus Erythematosus

Theodore T. Pierce, MD
Instructor of Radiology
Massachusetts General Hospital
Harvard Medical School
Boston, Massachusetts
Chest Radiography, CT Scan of the Head, CT Scan
    of the Chest, CT Scan of the Abdomen and Pelvis,
    Abdominal Ultrasound

Lauren Pischel, MD
Infectious Disease Fellow
Yale University
New Haven, Connecticut
Meningitis

Christopher A. Pumill, MD
Cardiology Fellow
Mount Sinai Hospital
New York, New York
Pulmonary Function Tests (PFTs)

Chindhuri Selvadurai, MD
Neurology Resident Physician
Yale New Haven Hospital
New Haven, Connecticut
Altered Mental Status

Shawn L. Shah, MD
Gastroenterology Attending Physician
New York-Presbyterian/Weill Cornell Medical Center
New York, New York
Peptic Ulcer Disease and Helicobacter pylori

Nicole T. Shen, MD
Gastroenterology and Hepatology Fellow
New York-Presbyterian/Weill Cornell Medical Center
New York, New York
Viral Hepatitis, Alcohol-Associated Liver Disease

Zachary Sherman, MD
Chief Medical Resident
Instructor of Medicine
New York-Presbyterian/Weill Cornell Medical College
New York, New York
Irritable Bowel Syndrome

Eliezer Shinnar, MD
Internal Medicine Resident
Columbia University Irving Medical Center
New York, New York
Gastroenteritis

Monica Saumoy, MD, MS
Assistant Professor
Clinical Medicine
Hospital of the University of Pennsylvania
Philadelphia, Pennsylvania
Gastrointestinal System Anatomy Review, Gastrointestinal System Physiology Review, Achalasia, Acute Pancreatitis

Yecheskel Schneider, MD, MS
Clinical Assistant Professor
Medicine
St Luke's University Health Network
Bethlehem, Pennsylvania
Gastrointestinal System Anatomy Review, Gastrointestinal System Physiology Review, Achalasia, Acute Pancreatitis

Ashley L. Spann, MD
Research Fellow
Division of Gastroenterology, Hepatology and Nutrition
Department of Medicine
Clinical Informatics Fellow
Department of Biomedical Informatics
Vanderbilt University
Nashville, Tennessee
Pulmonary Hypertension

Toi N. Spates, MD
Fellow in Cardiovascular Disease, PGY-4
Duke University Medical Center
Durham, North Carolina
Elevated Troponin

Maximilian Stahl, MD
Hematology/Oncology Fellow
Memorial Sloan Kettering Cancer Center;
Visiting Fellow
Rockefeller University
New York, New York
Myelodysplastic Syndromes (MDS), Myeloproliferative Neoplasms

Tyler F. Stewart, MD
Hematology/Oncology Fellow
Yale Cancer Center
New Haven, Connecticut
Thyroid Cancer and Thyroid Nodules

Martin S. Tallman, MD
Leukemia Service
Department of Medicine
Division of Hematologic Malignancies
Memorial Sloan Kettering Cancer Center
New York, New York
Myelodysplastic Syndromes (MDS), Myeloproliferative Neoplasms

Alice J. Tang, MD
Assistant Professor of Clinical Medicine
Weill Cornell Medical College
New York, New York
Thrombocytopenia

Stephanie J. Tang, MD
Assistant Professor of Medicine
Weill Cornell Medicine
New York, New York
Thrombocytopenia

Pranay Sinha, MD
Infectious Diseases Fellow
Boston University
Boston, Massachusetts
Septic Arthritis and Bursitis, Pneumonia

Colin M. Smith, MD
Internal Medicine/Psychiatry Resident
Duke University Hospital
Durham, North Carolina
HIV/AIDS: Infection and Treatment

David B. Snell, MD
Gastroenterology Fellow
NYU Langone Health
New York, New York
Acute Liver Failure

Beverly G. Tchang, MD
Instructor of Medicine
Division of Endocrinology, Diabetes, and Metabolism
New York-Presbyterian Hospital
Weill Cornell Medical College
New York, New York
Diabetes Mellitus

Sunena Tewani, MD
Assistant Professor
Clinical Medicine
New York-Presbyterian Hospital
Weill Cornell Medical College
New York, New York
Polymyalgia Rheumatica and Temporal Arteritis

Christopher Bentley Traner, MD
Resident Physician
Department of Neurology
Yale School of Medicine
New Haven, Connecticut
Lumbar Puncture

Carol Traynor, MB, BCh BAO
Medical Instructor
Division of Nephrology
Duke University
Durham, North Carolina
Chronic Kidney Disease

Nidhi Tripathi, MD
Cardiovascular Disease Fellow
New York University Langone Health
New York, New York
Mitral Regurgitation

Lauren K. Truby, MD
Cardiovascular Disease Fellow
Duke University Medical Center
Durham, North Carolina
Heart Failure

Bryan M. Tucker, DO, MS
Assistant Professor of Medicine
Department of Medicine
Section of Nephrology
Baylor College of Medicine
Houston, Texas
Glomerulonephritis

Jesse Tucker, MD, MPH
Pulmonary and Critical Care Physician
CHI Memorial Buz Standefer Lung Center
Chattanooga, Tennessee
Asthma

Daniel J. Turner, MD
Pulmonary and Critical Care Fellow
Duke University Medical Center
Durham, North Carolina
Sepsis

Natalie F. Uy, MD
Internal Medicine Resident
Yale New Haven Hospital
New Haven, Connecticut
Acute Myeloid Leukemia (AML)

Anthony Valeri, MD
Professor of Medicine
Department of Medicine
Columbia University
Medical Director
DaVita-Haven Dialysis Center
New York, New York;
Medical Director
Workman's Circle Multicare Center Dialysis
Bronx, New York
*Hyperkalemia and Hypokalemia, Urinalysis, Renal
    Replacement Therapy*

Merilyn S. Varghese, MD
Cardiology Fellow
Beth Israel Deaconess Medical Center
Boston, Massachusetts
Hypertension

Abhirami Vivekanandarajah, MD
Attending Physician
Hematology/Oncology
Advantage Care Physicians
Staten Island University Hospital
Richmond University Medical Center
New York, New York
Hematuria, Chronic Lymphocytic Leukemia (CLL)

Hao Xie, MD, PhD
Instructor of Medicine and Oncology
Division of Medical Oncology
Mayo Clinic
Rochester, Minnesota
Melanoma

Jessica Yang, MD
Assistant Attending
Memorial Sloan Kettering Cancer Center
New York, New York
Colorectal Cancer (CRC)

George S. A. Yankey, Jr., MD
Cardiology Fellow
Duke University Medical Center
Durham, North Carolina
Cardiac Murmurs

Michele Yeung, MD
Instructor of Medicine
Division of Endocrinology, Diabetes, and Metabolism
Weill Cornell Medicine
New York, New York
*Thyroid and Parathyroid Glands Anatomy and Physiology
    Review*

Pauline B. Yi, MD
Clinical Instructor
University of California, Los Angeles
Los Angeles, California
Gout

Jae Hee Yun, MD
Assistant Professor
University of Virginia School of Medicine
Charlottesville, Virginia
Systemic Sclerosis

Fangfei Zheng, MD
Assistant Professor of Clinical Medicine
Weill Cornell Medical College
New York, New York
Urinary System Physiology Review

Sharon Zhuo, MD
Assistant Professor of Medicine
New York-Presbyterian/Columbia University Irving
    Medical Center
New York, New York
Central Venous Catheterization

Kahli E. Zietlow, MD
Clinical Assistant Professor
Division of Geriatric and Palliative Medicine
Department of Medicine
Michigan Medicine
University of Michigan
Ann Arbor, Michigan
Osteoporosis

原著献辞

下一代医生的教育工作者——经验丰富的从业人员、忠诚的住院医生、热情的学生，以及最重要的是，患者的理解和信任提供了完善我们技艺的机会。

目　录

第 1 章

头 痛

CHRISTOPHER R. KELLY　著

俞 萌 译；袁 云 校

概述

头痛是一种常见症状，形式多样，可以是原发病的表现，也可继发于潜在的基础疾病。如果至少连续 3 个月头痛，且每个月发生时间超过 15 天，则为慢性头痛。

根据国际头痛疾病分类（第 3 版），**原发性头痛**包括紧张性头痛、偏头痛以及三叉自主神经性头痛（如丛集性头痛）。而**继发性头痛**发生于外伤（如挥鞭伤、硬膜外或硬膜下血肿）、血管病（如缺血性卒中、蛛网膜下腔出血或颅内出血、动脉瘤、动脉炎）、非血管病（如颅内压异常、肿瘤、癫痫发作）、吸毒、感染（如脑膜炎）、代谢性疾病、头颅结构的疾病（如鼻窦炎、青光眼、颞下颌关节疾病）、精神疾病或痛性颅神经病及其他面部疼痛（如三叉神经痛）等情况。

评估

头痛有效的病史采集和体格检查首要关注患者是原发性头痛还是继发性头痛综合征。

病史采集包括头痛起病的时间与速度、慢性程度、位置与偏侧、性质（如搏动性头痛或持续性头痛、锐性或钝性头痛）、严重程度、伴随症状［如无力、失明、恶心、畏光、畏声、畏嗅（对强烈气味厌恶）以及头皮触诱发痛 / 超敏］、先兆表现（如前驱性感觉障碍 / 预示性头痛发作）、加重 / 减轻因素［精神社会压力、不规律的习惯（包括睡眠特征与咖啡因摄入）］，以及

任何止痛药物（尤其是 NSAIDs、咖啡因与阿片类）的使用。检查生命体征并进行完整的神经系统检查。

如果患者描述头痛是此前经历的最严重头痛，并且起始 60 秒内达到最大强度（即"雷击样"头痛），需进行急诊 CT 扫描除外颅内出血。如果头颅 CT 为阴性但考虑出血的可能性很高，应进行腰椎穿刺分析脑脊液（cerebrospinal fluid，CSF）的异常血细胞计数和（或）黄变（由于离心导致 CSF 中的红细胞裂解而变色）。

具有以下警示特征或"红旗"征的患者通常也需要神经影像检查（MRI 优于 CT）：意识改变或丧失、Valsalva 动作下症状加重、免疫抑制（如艾滋病、癌症）、异常神经系统查体发现（如视盘水肿、脑神经病或局灶无力 / 麻木）、疼痛剧烈到足以令患者睡眠中痛醒、较此前头痛发生显著改变、年龄 > 50 岁，以及新发每日持续性头痛。

鉴别诊断与治疗

如果没有警示特征或神经影像学无显著改变，应根据临床特征诊断头痛亚型。继发性头痛许多病因的总结不在本章叙述之列；但是，这里会介绍以头痛为主要症状的部分常见情况。

原发性头痛（图 1.1）

偏头痛是最常见就医类型的原发性头痛。其许多临床特征（图 1.1）可以十分严重或令人衰

偏头痛

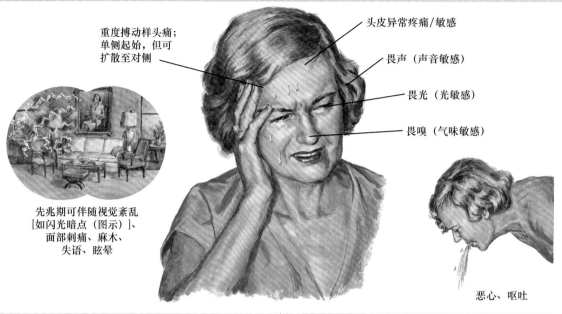

重度搏动样头痛；单侧起始，但可扩散至对侧

头皮异常疼痛/敏感

畏声（声音敏感）

畏光（光敏感）

畏嗅（气味敏感）

先兆期可伴随视觉紊乱
[如闪光暗点（图示）]、
面部刺痛、麻木、
失语、眩晕

恶心、呕吐

紧张性头痛

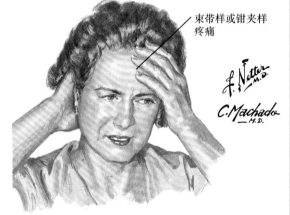

束带样或钳夹样
疼痛

三叉自主神经性头痛（如丛集性头痛）

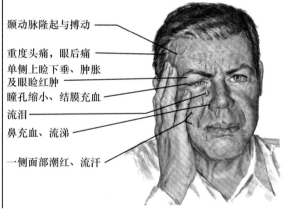

颞动脉隆起与搏动

重度头痛，眼后痛
单侧上睑下垂、肿胀
及眼睑红肿
瞳孔缩小、结膜充血
流泪
鼻充血、流涕

一侧面部潮红、流汗

图 1.1　原发性头痛

弱。约三分之一的患者会经历**先兆**，是头痛前驱或伴随的感觉体验，通常至少会超过 5 分钟但不会持续超过 60 分钟。部分偏头痛患者可能会没有先兆。偏头痛通常起始于青春期，并且以不同的频率复发。女性更常见，更常发生于月经期或月经期前后（**月经性**偏头痛）。疲劳、压力、某些食物、强烈气味甚至是天气改变也可诱发。

　　患者应尽早运用顿挫疗法治疗偏头痛——最有效的药物为对乙酰氨基酚、NSAIDs 和（或）曲普坦类。伴随难以控制的呕吐的患者可使用鼻内或皮下曲普坦类药物。疼痛最剧烈或难治性疼

痛患者（如症状持续超过 72 小时称为**偏头痛持续状态**）应接受静脉甲氧氯普胺（同时给予苯海拉明以避免肌张力障碍反应）、丙戊酸或酮咯酸。如果初始药物治疗失败，使用静脉二氢麦角碱常有效。通常需避免阿片类或苯巴比妥类药物。值得注意的是，频繁使用（每月 > 8 ~ 10 天）对乙酰氨基酚或 NSAIDs 可导致**药物过量性头痛**。

　　每月偏头痛 5 天或以上、至少 1 天衰弱症状导致劳动力丧失或顿挫疗法反应差的患者应予预防性治疗。有上百种药物被提议用于偏头痛预防，但仅有很少数在充分研究后被确认有效。尽

管如此，一线选择包括 β 受体阻滞剂（普萘洛尔、美托洛尔、噻吗洛尔）、抗抑郁药（阿米替林、去甲替林、文拉法辛、度洛西汀）、钙通道阻滞剂（维拉帕米）及抗癫痫药物（托吡酯、丙戊酸、加巴喷丁与唑尼沙胺）。由于在偏头痛预防中有作用，其他营养药物也被提出，包括核黄素。慢性偏头痛（每月发作＞ 15 次）患者可能从头部或颈部周围肉毒毒素注射治疗中获益。

紧张性头痛（tention-type headache，TTH）导致持续性、非波动性、束带样疼痛与双侧疼痛，常于活动后改善且不伴随其他症状。TTH 是最常见的头痛类型，但许多患者并不会因此求医。疲劳与压力为常见诱因。治疗可用 NSAIDs 和（或）对乙酰氨基酚；着重于减轻压力的多元模式疗法与理疗（包括按摩）可用于能引起衰弱的慢性 TTH 患者。

最后，**三叉自主神经性头痛**导致单侧疼痛与自主神经症状［包括流泪、上睑下垂、瞳孔缩小、流涕和（或）出汗］。多种类型——包括丛集性头痛、阵发性偏头痛、持续性偏头痛，以及短暂单侧神经痛样头痛伴结膜充血和流泪（SUNCT）——通常可基于发作的持续时间与频率区分。

丛集性头痛持续时间在 15 ～ 180 分钟，每日可发作 8 次之多，间期无疼痛。顾名思义，发作呈现时间丛集性，有时可缓解数月至数年。男性较女性常见得多。在罕见病例中，丛集性头痛继发于潜在的肿瘤或血管畸形，因此患者应接受 MRI 检查。进一步细节见第 109 章。如果影像学正常，患者可服药以终止或预防头痛。急性发作应吸入 100% 纯氧和（或）皮下注射舒马曲坦终止。预防性药物包括维拉帕米与锂剂。患难治性、使人虚弱的丛集性头痛患者可能获益于静脉二氢麦角碱、枕下类固醇激素注射或枕神经刺激器。

阵发性偏头痛较丛集性头痛的发作更短（2 ～ 30 分钟）、更频繁（每天 5 ～ 40 次）。持续性偏头痛程度更轻但症状更持续，且没有无疼痛间期。SUNCT 的发作可能更短暂（数秒至数分钟），但发作频繁，有时每天超过 100 次。阵发性偏头痛与持续性偏头痛可使用吲哚美辛终止或预防。SUNCT 的治疗更困难，但可能对拉莫三嗪有效。

继发性头痛

假性脑瘤［特发性颅内高压（IIH）］（图 1.2）指颅内压升高而无结构性病因，如肿瘤或静脉窦血栓，或其他诱发因素（例如急性肝衰竭、高碳酸血症、高血压危象）。头痛缺乏特异性，但某些患者会有球后、颈部和（或）背部疼痛。多数病例发生于肥胖女性。由于视神经与展神经压迫，部分患者会表现出视觉紊乱（视物模糊、一过性阴影或黑点）和（或）复视。体格检查时几乎所有患者均有视盘水肿（双侧视盘肿胀，与视乳头炎不同，后者常为炎症性或单侧）。所有怀疑为 IIH 的患者均需急诊转诊至神经科专科医师与眼科专科医师，同时需接受 MRI 及 MR 静脉成像以评估继发病因。腰椎穿刺初压升高（≥ 25 cmH$_2$O）伴 CSF 组分正常具有诊断意义。治疗对于避免失明十分必要。减重是改善症状的最佳方式但通常不易成功；当保守的营养治疗不能成功时，减重手术可能有效。乙酰唑胺可减少 CSF 合成，降低颅内压。有持续症状的患者可能需要有创治疗，如视神经减压和（或）脑室分流。

颞动脉炎（巨细胞动脉炎）引起单侧颞部头痛伴进食或言语时疼痛（**咀嚼或舌间歇无力**）、显著头皮触痛（如梳头时）及视力最终丧失。几乎均发生于 50 岁以上患者，可以是系统性、危及生命的疾病。患者可有全身性症状，如发热或体重减轻和（或）同侧视力障碍。潜在的病理过程为颞动脉与其他颈外动脉分支以及颈内动脉颅外分支（包括眼动脉）的炎症。必须积极诊断治疗以预防不可逆的视力丧失。近期的病理研究显示与带状疱疹病毒感染大量重叠，但是抗病毒治疗的作用尚未明确。

三叉神经痛（勿与此前介绍的三叉自主神经性头痛混淆）可引起重度、针刺样 / 放电样、三叉神经分布区单侧发作性面部疼痛，通常为上颌（V2）或下颌（V3）支，可通过触摸或运动面

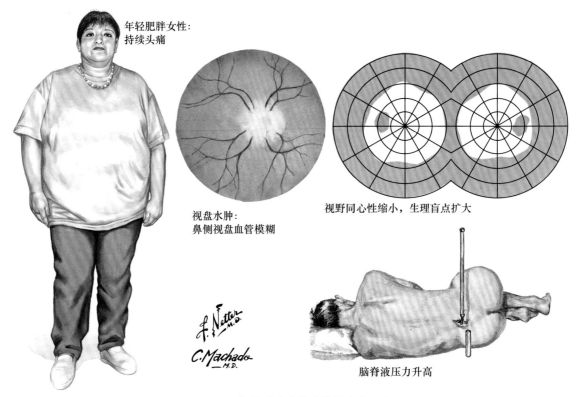

年轻肥胖女性：
持续头痛

视盘水肿：
鼻侧视盘血管模糊

视野同心性缩小，生理盲点扩大

脑脊液压力升高

图 1.2 假性脑瘤（特发性颅内高压）

部（如说话、进食、剃须）诱发。发作仅持续数秒但可快速连续发生。无法预计缓解，可持续数日甚至数月。部分病例由三叉神经根的特殊疾病所致，导致脱髓鞘（即多发性硬化）或压迫（即血管异常）。因此三叉神经痛患者需接受 MRI 检查，包括血管影像，以评估继发病因。如果没有发现异常，可用卡马西平治疗。如果症状未缓解，则加用二线药物（如拉莫三嗪、加巴喷丁、巴氯芬、氯硝西泮）。如仍无效，毁损性伽马刀放疗或手术三叉神经微血管减压可能缓解病情。

第 2 章

头 晕

CHRISTOPHER R. KELLY　著

俞 萌 译；袁 云 校

概述

　　头晕是一个非特异性的词语，通常被患者用来描述以下三种情况之一：**晕厥前状态、眩晕**或者**不平衡感**（图 2.1）。**晕厥前状态**是继发于大脑低灌注的头轻脚重感。**眩晕**是继发于前庭功能障碍的运动幻觉，反映周围前庭功能障碍或是更少见于脑或脑干病变。**不平衡感**是继发于众多可能

病因的步态不稳，如本体感觉或视觉受损。在某些情况下，只有经过全面评估才能找出头晕的特异性病因。

评估

　　尝试分清患者是晕厥前状态、眩晕还是不平衡感，之后询问伴随症状并进行体格检查。

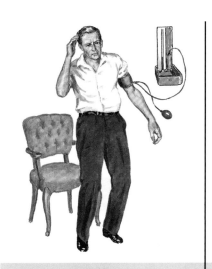

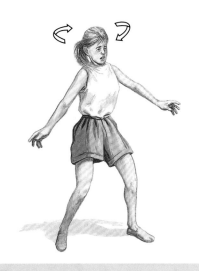

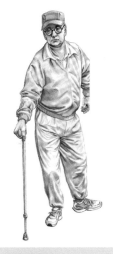

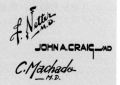

晕厥前状态（大脑低灌注）
　直立性低血压
　快速型心律失常
　缓慢型心律失常
　重度主动脉瓣狭窄
　肥厚型心肌病
　心肌梗死
　重度心力衰竭
　肺栓塞
　血管迷走反应
　双侧颈动脉或基底动脉狭窄

眩晕
　周围性
　　良性阵发性位置性眩晕（BPPV）
　　梅尼埃病
　　前庭神经炎
　　外淋巴瘘
　　耳带状疱疹
　　中耳炎
　中枢性
　　偏头痛
　　多发性硬化
　　颞叶癫痫
　　卒中
　　听神经瘤

不平衡感
　周围神经病
　关节病
　肌无力
　视力受损
　运动障碍

图 2.1　头晕的主要病因

晕厥前状态患者通常描述为近乎晕倒，或感觉头轻脚重或虚弱感。明确症状是体位性的（如从坐在椅子上站起时发生）还是情境性的（如体力活动之后）。询问有无心悸，包括其前后发生的其他症状。测定卧位、坐位与其后直立位的心率及血压。在每一次体位变化后，至少每分钟测血压一次，直至达到最低值。听诊心脏并进行12 导联心电图（ECG）检查。若心脏检查异常，或患者在体力活动后症状加重，则进行超声心动图检查。如果患者经常出现症状，但没有结构性疾病的证据且静息时 ECG 正常，应在门诊用Holter 筛查心律失常。

眩晕患者描述为旋转或倾斜感，常伴恶心和姿势不稳。头部运动可使症状加重；与直立性低血压不同，即使头部运动位于仰卧平面且脑灌注无变化时症状也会发生。全面回顾患者的症状，要特别询问听力丧失、耳鸣及任何其他神经系统

症状。进行完整的神经系统查体。仔细观察有无眼震（凝视及运动时眼球的节律性摆动）。水平眼震在固视时消失支持周围性病因所致眩晕。凝视时变换方向的眼震或初始含垂直或旋转成分的眼震则更提示中枢性病因。

诱发性头部运动可以帮助确立眩晕的病因。甩头试验异常（即患者在突然头部运动后不能维持固视）提示周围前庭性功能障碍。在 Dix-Hallpike 手法（图 2.2）时出现的眼震支持后半规管（三个半规管中最常受累）相关的良性阵发性位置性眩晕（BPPV）。如果考虑中枢性眩晕，或患者有卒中的多个危险因素，应进行 MRI 检查。其他检查，如眼震电图、听力图以及冷热试验，可能对慢性、未明病因的眩晕患者有所帮助。

最后，不平衡感的患者仅在行走、站立以及在某些患者中坐位的情况下出现症状，有时仅在更有难度的方式下，如转身或爬楼时发生。有许

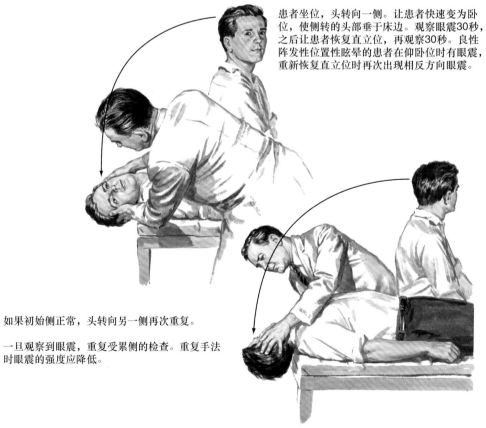

患者坐位，头转向一侧。让患者快速变为卧位，使侧转的头部垂于床边。观察眼震30秒，之后让患者恢复直立位，再观察30秒。良性阵发性位置性眩晕的患者在仰卧位时有眼震，重新恢复直立位时再次出现相反方向眼震。

如果初始侧正常，头转向另一侧再次重复。

一旦观察到眼震，重复受累侧的检查。重复手法时眼震的强度应降低。

图 2.2　**Dix-Hallpike 手法（用于后半规管良性阵发性位置性眩晕）**

多可能的病因；因此需要做全面的神经系统与关节查体，包括详细的步态评估。伴不平衡感的头晕患者可能表现为宽基底步态、倾斜或向一侧偏斜。

主观感受头晕但无其他特异性症状的患者应该评估其他潜在病因，如药物副作用，精神性/躯体化症状，或者毒物，包括酒精。

诊断与治疗

晕厥前状态最常见的病因是**直立性低血压**，或站起至直立位时心排血量增大所致的自主神经功能衰竭。当直立位 3 分钟内收缩压下降 ≥ 20 mmHg 或舒张压下降 ≥ 10 mmHg 时可以诊断。直立性低血压可继发于容量减少（如摄入不足、过度使用利尿剂、胃肠道出血）或自主神经功能紊乱（如糖尿病性周围神经病、帕金森综合征、使用 β 受体阻滞剂）。最佳策略是揭示其潜在病因。如果不能识别确定的病因，部分患者可通过支持性措施获得缓解，例如弹力袜或腹带。药物选择包括米多君，可增加血管张力，以及氟氢可的松，可扩张血管内容量。其他晕厥前状态的病因通常可在心脏评估中得以明确，将在其他章节详细讨论。

眩晕众多病因的详细阐述不在本书的范畴之内；但是，最常见的诊断为 BPPV、梅尼埃病以及前庭神经炎。

总体而言，**BPPV** 是最常见的眩晕病因，可通过患者在诱发性头部运动中出现短暂性眩晕与眼震得以确诊，如 Dix-Hallpike 手法。其发病是由于耳石症（或嵴帽结石）所致，该过程中耳石（碳酸钙结晶）发生移动并沉积在半规管的嵴帽或椭圆囊中。该发病过程可自发发生或发生在头外伤之后。耳石较内淋巴比重更高，因此当头部运动时，耳石导致受累结构的持续性刺激，可通过持续运动感知（通常为旋转性）。

主要治疗为复位手法，引导耳石离开受累结构（图 2.3）。这样的处理十分简单有效，可在 BPPV 诊断尚未确定时就进行。对于许多患者，这些手法可大大加速症状缓解。但即使不做这些手法，患者常在数周内出现自发缓解。小部分患者症状持续，可能需要更进一步干预，如手术闭塞受累半规管。

对于间歇性眩晕、波动性低频感音神经性耳聋与耳鸣患者，应考虑**梅尼埃病**的诊断。许多患者也会描述耳部闷堵感。应进行前庭与听力检查以评估疾病的严重程度，并需进行 MRI 检查以排除前庭蜗神经病变（如多发性硬化、听神经瘤）。如疑诊梅尼埃病，可通过限盐与利尿剂治疗以降低内淋巴压力。前庭康复常会有所帮助。对于难治性病例，应转诊至耳鼻喉专科医师处更进一步治疗（如内淋巴减压手术）。

前庭神经炎可引起重度、持续性眩晕，被认为存在前庭系统的病毒感染。可有前驱症状或同时伴发上呼吸道感染症状，因此可能是感染后的炎症过程。没有特异性诊断检查，常需进行神经影像学检查用以除外中枢疾病。症状可自行改善，尽管类固醇激素可缩短恢复时间。

急性眩晕发作，无论病因如何，都可通过美克洛嗪（一种抗组胺药）和（或）东莨菪碱（一种抗胆碱能药）治疗。更严重的发作可使用地西泮与止吐药（如异丙嗪、甲氧氯普胺）治疗。

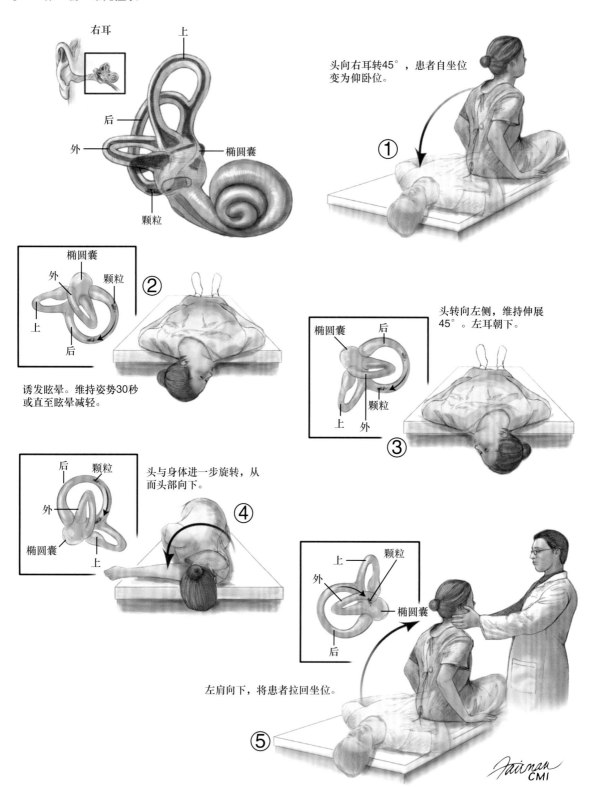

右耳

上

后

外

椭圆囊

颗粒

头向右耳转45°，患者自坐位变为仰卧位。

①

椭圆囊

外

颗粒

上

后

②

诱发眩晕。维持姿势30秒或直至眩晕减轻。

头转向左侧，维持伸展45°。左耳朝下。

椭圆囊

后

颗粒

上

外

③

后

颗粒

外

椭圆囊

上

头与身体进一步旋转，从而头部向下。

④

上

颗粒

外

椭圆囊

后

左肩向下，将患者拉回坐位。

⑤

图 2.3　耳石复位（Epley 手法）

第 3 章

咳 嗽

CHRISTOPHER R. KELLY　著

于鲲鲹　译；张　红　校

概述

　　咳嗽是一种常见症状，可以由多种原因引起。对于咳嗽病因的鉴别常由确定病程开始。**急性**咳嗽病程少于 3 周。主要原因包括病毒性或细菌性呼吸道感染，如鼻窦炎、咽炎、支气管炎和肺炎；慢性疾病的急性恶化，如慢性阻塞性肺疾病（COPD）、支气管哮喘、心力衰竭和支气管扩张；以及环境暴露（如花粉、烟雾）。

　　亚急性咳嗽的病程在 3 ~ 8 周。大部分亚急性咳嗽为感染后咳嗽，患者有前驱上呼吸道感染史。在这种情况下，咳嗽由鼻后分泌物滴流引起，也称为上气道咳嗽综合征（UACS）；气道高反应性和气道纤毛的黏液清除能力受损也参与了感染后咳嗽的发生。

　　慢性咳嗽的病程大于 8 周（图 3.1）。病因包括上气道咳嗽综合征（UACS）、胃食管反流（GERD）/ 咽喉反流（LPR）、使用血管紧张素转化酶抑制剂类（ACEI）药物、支气管哮喘、非哮喘性嗜酸性粒细胞性支气管炎（NAEB）、支气管扩张、慢性阻塞性肺疾病（COPD）、慢性肺部感染（如结核）、慢性微量误吸、肺癌，以及外耳道受刺激。

评估

　　确定咳嗽发生的时间线以及任何加重因素（例如冷空气、花粉）；症状，包括全身症状（发热、寒战、盗汗）、上呼吸道症状（流鼻涕、鼻塞、频繁清嗓子）、心力衰竭症状（端坐呼吸、夜间阵发性呼吸困难、下肢水肿）、胸痛、呼吸困难、喘息和消化不良 / 胃灼热；同事的家人是否有类似症状；吸烟史；使用 ACE 抑制剂；以及所有的合并症。

　　测量生命体征，包括外周血氧饱和度。检查鼻腔和口腔是否有炎症迹象，例如鼻甲肥大、扁桃体肿大、鼻咽分泌物和咽炎。听诊心脏和肺。检查四肢有无杵状指 / 趾和水肿。

　　如出现慢性咳嗽、免疫受损、下呼吸道感染迹象（发热、呼吸急促、心动过速、异常呼吸音）或恶性肿瘤迹象（杵状指、咯血），可考虑进行胸部影像学检查。首先进行后前位（PA）和侧位胸片。如果胸部 X 线片结果提示严重疾病（例如恶性肿瘤、机会性感染或间质性肺病），或者患者对推测诊断的治疗没有反应，可进行胸部 CT 平扫。

诊断和治疗

急性咳嗽

　　急性咳嗽患者如果没有慢性心脏或肺部疾病病史且没有可识别的诱发因素（例如花粉、烟雾），可能患有**急性病毒性鼻窦炎**或**支气管炎**，使用第一代抗组胺药物和减充血剂（例如伪麻黄碱）进行支持治疗可改善咳嗽症状。新一代抗组胺药物（非镇静类）效果较差。非甾体抗炎药（例如萘普生）可缓解全身症状，但没有可以减轻咳嗽症状的确切证据。有明显喘息的患者可使用吸入短效 β_2 受体激动剂（例如沙丁胺醇）。

　　在没有慢性肺病的情况下，急性上呼吸道感

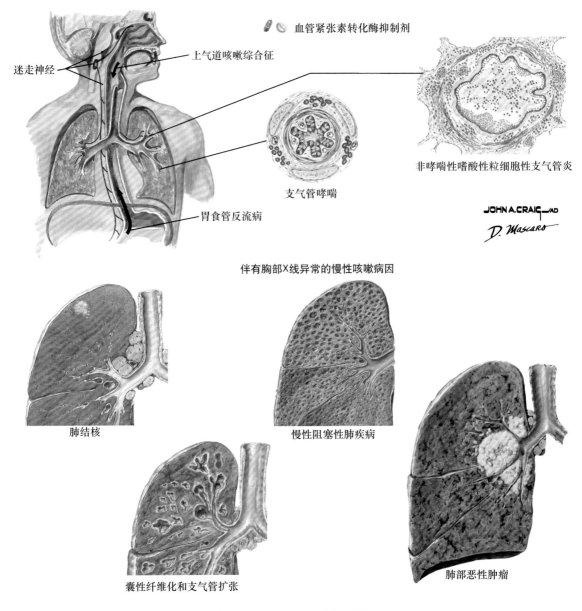

迷走神经

上气道咳嗽综合征

血管紧张素转化酶抑制剂

非哮喘性嗜酸性粒细胞性支气管炎

支气管哮喘

胃食管反流病

JOHN A. CRAIG—AD
D. Mascaro

伴有胸部X线异常的慢性咳嗽病因

肺结核

慢性阻塞性肺疾病

囊性纤维化和支气管扩张

肺部恶性肿瘤

图 3.1 慢性咳嗽的主要病因

染的患者，即使少数有细菌感染，症状通常都会自行消退，不需要使用抗生素。百日咳除外，即患者感染了百日咳博德特氏杆菌。如果患者出现发作性咳嗽、咳嗽后呕吐，并伴有吸气相鸡鸣样声音（whooping sound），则可推测诊断为百日咳。鼻咽部病原学培养可以确定诊断。大环内酯类药物是首选治疗。

出现急性咳嗽、全身感染体征（发热、呼吸急促、心动过速）和（或）胸部 X 线异常的患

者可推测诊断为肺炎并开始治疗（见第 114 章）。如果症状在抗生素治疗 1 周内没有改善，应进行胸部 CT 平扫以评估感染性并发症（例如肺脓肿）或非感染性病因（例如恶性肿瘤）。

亚急性或慢性咳嗽

无其他全身性疾病证据的亚急性咳嗽患者，初始应联合使用第一代抗组胺药和减充血剂进行针对 UACS 的治疗。有鼻炎症状（即流涕、打

喷嚏）的患者应接受鼻内糖皮质激素治疗。

　　慢性咳嗽，胸部影像学正常，非吸烟或已戒烟，且未使用 ACEI 的患者最有可能的诊断包括 UACS、支气管哮喘、NAEB 或 GERD（图 3.1）。病史和体格检查通常有助于鉴别各种疾病。例如，存在咳嗽和喘息症状的患者，特别是与特定触发因素（例如冷空气、动物皮屑、废气）有关的患者，很可能患有支气管哮喘。而饭后或仰卧时咳嗽加重的患者可能患有 GERD。

　　如果根据病史、体征无法得到倾向性诊断，则一般策略是按顺序进行治疗，直到咳嗽症状缓解。首先，如前所述，治疗 UACS 至少 2～3 周。如果咳嗽没有缓解，测定使用支气管舒张剂前 / 后的肺功能评估支气管哮喘。如果支气管舒张试验阴性，可考虑进行乙酰胆碱吸入激发试验，该试验可以证明支气管高反应性，支持哮喘诊断。如果这些检查出现异常或无法进行检查，可经验性使用吸入的短效 β_2 受体激动剂（例如沙丁胺醇）进行治疗。

　　如果咳嗽持续且不支持哮喘诊断，接下来应检测诱导痰中的嗜酸性粒细胞来评估 NAEB。如果痰嗜酸性粒细胞计数升高，给予口服糖皮质激素治疗。如果咳嗽持续，则不支持 NAEB 诊断。下一步是尝试使用质子泵抑制剂（例如奥美拉唑或埃索美拉唑）对 GERD 进行经验性治疗。如果咳嗽仍然持续，需进行 24 小时食管 pH 监测以明确排除 GERD（因为经验性治疗可能无效）。如果 UACS、哮喘、NAEB 和 GERD 都被有效排除，则需进行非增强的胸部 CT 扫描，并转诊给专科医生，评估不常见的咳嗽原因。

第4章

咽 痛

CHRISTOPHER R. KELLY 著

于鲲鲦 译；张 红 校

概述

咽痛是一种常见症状，绝大多数由咽部感染（即咽炎）所致。成人中，咽炎通常由病毒感染引起，但也需要考虑到其他可能的病因（图 4.1）。

评估

询问疼痛的病程长短、单侧还是双侧疼痛，包括有无向耳或颈部放射；其他症状包括有无上呼吸道感染的症状，如发热、结膜炎、流涕、鼻塞、鼻窦疼痛和咳嗽；有无声音的变化；有无过度流涎；有无吞咽困难；有无呼吸困难。确定患者是否存在家庭或工作场所聚集发病。

测量呼吸频率及外周血氧饱和度。仔细检查口咽部和扁桃体是否有红斑、溃疡、肿胀、变形和分泌物积聚。触诊头部和颈部的淋巴结。听诊肺部是否有反映气道部分阻塞的哮吼声（高音调的吸气相干啰音）。

诊断和治疗

在极少数情况下，咽痛可能是危及生命的疾病的首发症状或前兆。有咽痛和全身感染体征（如发热、心动过速、低血压、呼吸急促）的患者可能有**颈深部**（如**咽后、咽旁、下颌下**）感染，需要静脉注射抗生素和急诊颈部增强 CT 检查。这些患者可能需要探查或引流感染灶。同时，声音低沉和呼吸窘迫的咽痛患者可能患有**严重的会厌炎**，需要耳鼻喉科医生进行紧急评估。

对临床上较为稳定的患者通常可以根据病史和体格检查做出诊断。大多数患者会描述咽痛伴有其他提示上呼吸道感染的症状，如发热、鼻塞和咳嗽；这些患者患有病毒性咽炎，只需要安慰、对症治疗和随访。含薄荷醇的含片很受欢迎，而且很容易买到。利多卡因或苯佐卡因含片更有效。对乙酰氨基酚和（或）非甾体抗炎药可与含片一起使用。

对于没有上呼吸道感染症状的病情稳定患者，主要任务是明确细菌性咽炎的可能性。大多数细菌性咽炎病例由 **A 组链球菌**（GAS）引起。可使用 **Centor 评分**确定 GAS 感染的可能性，该评分中以下每个特征得 1 分：发热（包括报告发热）、无咳嗽症状、颈前淋巴结肿大压痛和扁桃体渗出物。

0 ～ 2 分的患者 GAS 感染可能性较小，不应使用抗生素治疗。3 分或 4 分的患者更可能有 GAS 感染，应进行快速抗原检测（如有）和（或）咽喉培养。如果微生物检查结果支持 GAS 感染，通常会处方抗生素以降低传染性和链球菌感染后并发症，如扁桃体周围脓肿和急性风湿热的风险。青霉素或羟苄西林均为有效药物。

大多数其他咽炎病例无需干预即可痊愈，或者由于类似 GAS 感染的症状接受抗生素治疗而好转。少数患者会有持续的症状，或指向特定原因的症状。

扁桃体周围脓肿（也称为化脓性扁桃体炎）可能使细菌性咽炎复杂化并引起发热、咽痛、声音低沉和扁桃体明显增大、具有波动感。一些患者还会出现牙关紧闭（即锁颌，继发于翼内肌炎症）、颈部肿胀 / 疼痛和（或）耳痛。患者需要及时使用抗生素和脓肿引流。

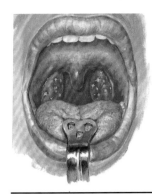

感染性咽炎

病毒性
　腺病毒
　鼻病毒
　冠状病毒
　单纯疱疹病毒
　柯萨奇病毒
　流感病毒
　EB病毒
　人免疫缺陷病毒（急性感染）

细菌性
　链球菌属（尤其是A组）
　白喉棒杆菌
　坏死梭杆菌
　肺炎衣原体
　肺炎支原体
　淋球菌
真菌性
　念珠菌

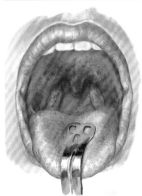

非感染性咽炎
　空气干燥
　咽喉反流
　过敏
　吸烟

恶性病变

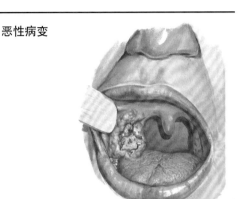

相邻结构的感染/脓肿
　扁桃体周围脓肿
　会厌炎
　下颌下感染
　咽后感染

图 4.1　咽痛的鉴别诊断

　　会厌炎可由多种不同病原体感染引起，最常见的是流感嗜血杆菌。可表现为呼吸窘迫，或出现其他亚急性症状，包括发热、咽痛、声音低沉、流涎和哮吼。舌骨周围触诊时可能出现压痛。如果怀疑会厌炎诊断，需进行血培养，给予抗生素治疗，并进行急诊颈部侧位 X 线摄片以评估有无会厌和杓会厌皱襞肿胀。咨询耳鼻喉科医生以评估气道阻塞的程度，是否可能需要进行气管插管。尽管证据不一致，普遍认为糖皮质激素可以减轻气道炎症。即使患者最初没有气道受

累的表现，也应入院并接受密切监测。

　　白喉或**白喉棒状杆菌**感染在疫苗广泛接种的今天，是一种不常见的感染，但仍有可能遇到，特别是在前往发展中国家的旅行者或未接种疫苗的患者中。症状包括发热、颈部淋巴结肿大、咽痛、咽部红斑和灰色咽扁桃体渗出物。这些渗出物融合形成所谓的假膜，假膜黏附在黏膜上，刮擦时会出血。在一些患者中，假膜可能延伸到（或主要位于）喉部，引起咳嗽和发声困难。在严重的病例中，细菌会释放毒素，导致心肌炎和

神经病变。使用抗生素（通常是红霉素或青霉素）治疗，严重病例需使用抗毒素治疗。

坏死梭杆菌咽炎可通过局部延伸引起颈内静脉化脓性血栓性静脉炎，这种现象称为 **Lemierre 综合征**。通常表现为脓毒血症，受累颈静脉表面可有压痛或明显炎症表现。呼吸系统症状常继发于肺部化脓性血栓栓塞。存在菌血症、颈静脉血栓（使用超声或增强 CT）可以明确诊断。治疗使用氨苄西林-舒巴坦或哌拉西林-他唑巴坦。抗凝治疗的作用尚不确定。

念珠菌性咽炎或**鹅口疮**本身并无生命危险，但可能是存在潜在的免疫功能低下的信号，例如艾滋病或控制不佳的糖尿病；它也可能由更良性的原因引起，例如使用吸入性糖皮质激素、使用抗生素或口腔干燥症（口干）。患者在上颚、舌、咽和（或）扁桃体上有白色假膜；严重病例可累及喉部和食管。治疗上，轻症病例口服制霉菌素溶液，重症或难治性病例口服氟康唑。

咽喉反流（LPR）或胃内容物反流入咽喉部，与胃食管反流病（GERD）相似，胃中的物质异常通过下食管括约肌；与 GERD 不同的是，在 LPR 患者中，物质还会通过上食管括约肌进入咽喉部，在咽喉部极少量的酸性物质就会引起症状。对于亚急性咽痛伴有声音嘶哑（声带炎症）和咳嗽（清除气道酸性物质的反射性动作）的患者，应考虑 LPR。

对于有危险因素（例如吸烟、酗酒）的老年患者，如果出现亚急性、持续性咽喉痛，伴有吞咽困难、体重减轻、牵涉痛（例如耳）和（或）有单侧性，应考虑患有**口咽癌**。有些患者在检查时可触及明显的肿块。所有此类患者都应立即转诊至耳鼻喉科医生进行全面检查。

第 5 章

晕 厥

CHRISTOPHER R. KELLY 著

金 汉 马 为 译；袁 云 校

概述

晕厥发生于短暂的脑灌注不足导致一过性、突然的意识丧失（LOC），随后迅速、自发地恢复到正常的精神状态。每年 100 人中有 2～4 人发生晕厥，发生年龄有两个高峰，分别为 10～30 岁和 > 75 岁。

晕厥的病因按发生频率递减顺序分为反射性（或神经介导）、直立性和心源性（图 5.1）。**反射性晕厥**发生于特定刺激触发不适当的交感神经兴奋性锐减引发的全身性血管舒张。**直立性低血压相关晕厥**发生时，正常的自主神经调节机制无法维持静脉回心血量（以及正常的心脏输出）。**心源性晕厥**发生时，心脏输出下降源于心律失常，心脏流出道阻塞性疾病或严重的心力衰竭。

评估

首先重要的是排除导致 LOC 但不是真正晕厥的情况。患者全身抽搐，例如经常遇到突然 LOC 伴有四肢异常运动、咬舌和（或）尿失禁。恢复正常意识可能很慢，局灶性神经功能障碍可能持续存在（例如托德麻痹）。同时，患者假性发作或心理性昏厥可具有非典型症状，例如目的性动作、眼睛闭合和延长的 LOC（例如超过 10 分钟）。最后，患者跌倒发作时伴随姿势张力的突然丧失，但是没有 LOC（例如由前庭功能障碍引起）。

与此相反的是，真正的晕厥患者经常报告晕厥前有头昏、视物模糊 / 隧道视野、全身温暖或寒冷、恶心和（或）心悸。脑灌注不足可能有时

会导致抽搐肢体动作，类似癫痫发作，但正常的意识应该在几分钟内恢复（通常 < 1 分钟），并且不应出现持续性神经功能缺损。

获取 LOC 事件（或多个事件）的详细描述，如果可能，与证人交谈。询问之前的症状或活动、是否发生完全 LOC、LOC 的持续时间、患者在发作前和发作期间的表现（例如，出汗、脸色苍白、运动异常）以及恢复的时间过程。询问有关症状即会提示内在的心脏疾病，例如心悸、呼吸困难、端坐呼吸和水肿。回顾过去的就医史和所有正在服用的药物。体检包括评估生命体征和神经系统检查。获取 12 导联体表心电图（ECG）。评估患者的肺动脉栓塞可能性，并行进一步的测试。

在许多情况下，这种评估会产生一个推测的诊断。但是，如果诊断仍然不确定，则应对患者进行风险分层，以确定是否需要进一步检查或住院。已开发一些决策工具，以帮助分流晕厥患者（表 5.1）。高风险或有复发事件的患者需要住院检查，包括连续心电图监测、超声心动图和其他研究，如下所示：

- 诊断性颈动脉窦按摩（连续监测血压和心率）可在 > 40 岁且无颈动脉杂音或近期卒中患者中开展。颈动脉窦晕厥诊断建立的情况是患者经历心搏停止持续超过 3 秒或收缩压下降 50 mmHg。

- 可佩戴或可植入的事件监测器可以被用于评估心律失常不频繁发生的情况。

- 如果症状不典型且频繁发作，倾斜试验可以帮助诊断反射性晕厥患者，前提是其他原因已经被排除。

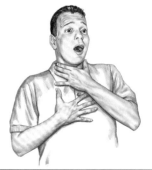

反射性（神经介导的）晕厥
- 血管迷走性晕厥
  - 情绪压力源（恐惧、疼痛）
  - 长时间站立

- 情境性晕厥
  - 排尿，排便，咳嗽，喷嚏，吞咽，大笑，运动

- 颈动脉窦晕厥

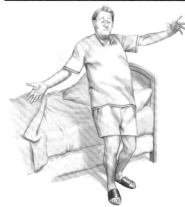

直立性低血压相关晕厥
（定义为从仰卧变到站立位置时，收缩压下降≥20 mmHg或舒张压下降≥10 mmHg时）
- 容量耗尽
  - 过度利尿
  - 呕吐
  - 腹泻
  - 出血

- 主要自主神经功能障碍
  - 帕金森病
  - 多系统萎缩

- 继发性自主神经功能障碍
  - 糖尿病
  - 淀粉样变性

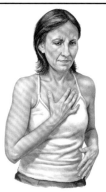

心源性晕厥
- 心动过缓

- 快速型心律失常

- 梗阻
  - 严重的主动脉瓣狭窄
  - 肥厚型心肌病
  - 肺栓塞
  - 主动脉夹层
  - 心脏肿瘤

- 心力衰竭

图 5.1 晕厥的发病原因

鉴别诊断和处理

所有晕厥患者都应采取预防措施以避免跌倒相关伤害，并可能需要避免驾驶或从事其他高风险活动，直到症状减轻，尤其是在没有前兆或坐位即可出现症状时。进一步的治疗取决于具体的诊断。

当有典型的触发和（或）前驱症状时，可以诊断**反射性晕厥**。患者应该放心，他们的状况是没有本质危险的，只要采取适当的预防措施以避免跌倒有关的伤害。应建议患者在前驱症状期间进行生理反压操作（PCMs），例如握手和交叉腿，以提高血压并尽量预防晕厥。患者在行 PCMs 后仍有持续的事件发生时，可以尝试使用药物治疗以提高血压，虽然它们的效果并不明确。米多君是一个 α 肾上腺素受体激动剂，即增加血管张力，但它可以在年长男性中引起尿路梗阻。氟氢可的松是一种盐皮质激素，可增加细胞内容量，但可导致低钾血症和容量超负荷。患者有记录的严重心动过缓或暂停导致的反射性晕

评分系统	条件和分值	结果
旧金山晕厥规则	<ul><li>异常心电图（＋1）</li><li>充血性心力衰竭（＋1）</li><li>气促（＋1）</li><li>血细胞比容＜30%（＋1）</li><li>收缩期血压＜90 mmHg（＋1）</li></ul>	分数≥1 指示 7 天内高风险，定义为"死亡，心肌梗死，心律失常，肺栓塞，脑卒中，蛛网膜下腔出血，显著出血，或任何原因引起返回急诊室和住院"（敏感性 98%，特异性 56%）
晕厥研究指南评估（evaluation of guidelines in syncope study，EGSYS）分数	<ul><li>晕厥前的心悸（＋4）</li><li>心脏疾病、心电图异常或两者兼有（＋3）</li><li>劳力性晕厥（＋3）</li><li>平卧位晕厥（＋2）</li><li>诱发或诱发因素（温暖、拥挤的地方；长时间的体位；恐惧 / 疼痛 / 情绪）（－1）</li><li>自主神经前驱症状（恶心 / 呕吐）（－1）</li></ul>	分数≥3 表示 2 年死亡率风险增加（21% 对 2%）和更高的心脏晕厥概率（敏感性 92%，特异性 69%）

表 **5.1** 晕厥患者风险评分系统

来源：Quinn J，McDermott D，Stiell I，et al：Prospective validation of the San Francisco Syncope Rule to predict patients with serious outcomes，*Ann Emerg Med* 47（5）：448-454，2006；and Del Rosso A，Ungar A，Maggi R，et al：Clinical predictors of cardiac syncope at initial evaluation in patients referred urgently to a general hospital：the EGSYS score，*Heart* 94（12）：1620-1626，2008

厥事件可能受益于心脏起搏。

当晕厥伴随有症状的直立性低血压时，**体位性晕厥**可以被诊断。患者服用抗高血压药，特别是 β 受体阻滞剂和利尿剂时，应该减少药物剂量或停止服药。患者没有禁忌证时应增加其钠和水摄入量（钠每日 5～10 g、水每天 2～3 L）。PCMs 动作、压力袜和腹部绑带有助于促进静脉回流。米多君和（或）氟氢可的松可能也有帮助。

心源性晕厥需要更针对性和特异性的治疗；请参阅相关心血管疾病章节获取更多细节。

第 6 章

胸 痛

CHRISTOPHER R. KELLY　著

于鲲鲻　译；张　红　校

概述

胸痛是一种常见症状，可以反映心脏、大血管、肺、消化系统和胸壁的许多不同疾病（图6.1）。所有医生都应能够进行基本评估，快速识别危及生命的情况。

评估

询问胸痛的病史，包括发作时间、发作前的情况、发作的速度（逐渐或突然）、性质（例如挤压或针刺）、严重程度、位置（包括放射部位）、任何可能改变疼痛的动作（例如，用力、坐直或采取其他姿势、深呼吸），以及任何可以缓解疼痛的药物（例如，非甾体抗炎药、硝酸甘油）。确定此次发作前是否发生过类似的胸痛，如果发生过，发生的频率和情况如何。

除非疼痛可以用非心源性因素解释、过程良性，例如胸壁损伤后的点压痛，否则都应立即进行心电图（ECG）检查。

心脏
- 急性冠状动脉综合征
  - 心肌梗死
    ST 段抬高
    非 ST 段抬高
  - 不稳定型心绞痛
- 急性心包炎
- 主动脉夹层

肺
- 肺栓塞
- 气胸
- 肺炎
- 哮喘

胃肠道
- 胃食管反流
- 食管痉挛
- 食管破裂

肌肉骨骼
- 肋软骨炎
- 肋间肌痉挛
- 胸壁损伤

其他
- 纵隔炎
- 带状疱疹

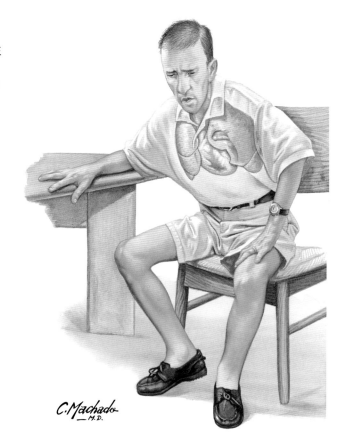

图 6.1　胸痛的鉴别诊断

询问患者的既往病史。注意有无冠状动脉疾病的主要危险因素，包括男性、高龄、其他已知的血管疾病（例如颈动脉或外周动脉疾病）、高血压、高胆固醇血症、糖尿病、早发冠状动脉疾病的家族史和大量吸烟史。

进行重点体格检查，包括测量生命体征（包括双上肢血压）、评估颈静脉搏动的强度，检查颈部、胸部（包括触诊局部压痛）和心肺听诊。

鉴别诊断与处理

如患者的胸痛为压迫样、挤压性、非胸膜炎性、定位不明确，疼痛向手臂或颈部放射，于劳累时加重，休息后缓解，则为典型心绞痛，其症状符合冠状动脉疾病引起的心肌缺血。

慢性心绞痛患者在可预测的特定运动量时发生胸痛，则为**稳定型心绞痛**（详见第 57 章）。相比之下，在休息或轻微运动时出现心绞痛的患者可能患有**急性冠状动脉综合征（ACS）**。

ST 段抬高型心肌梗死（STEMI）是指心电图显示 ST 段抬高，且无法用其他原因（例如心包炎、左心室肥厚、束支传导阻滞）解释时，即可做出诊断。STEMI 是一种医疗急症，需要心脏病专家立即进行评估，几乎所有 STEMI 患者都需要接受紧急经皮冠状动脉介入治疗（详见第 58 章）。

非 ST 段抬高型急性冠脉综合征（NSTEACS）是指患者在休息时或轻微劳累时出现心绞痛，但心电图没有 ST 段抬高。心电图可能表现为 ST 段压低或 T 波异常，也可能正常。NSTEACS 包括非 STEMI 和不稳定心绞痛（UA），根据生化检验的异常（例如血清肌钙蛋白浓度升高）是否支持存在心肌梗死（MI）来区分二者（详见第 58 章）。

患者的胸痛在卧位时加重，直立时好转，并伴有弥漫性 PR 段压低和（或）ST 段抬高提示**急性心包炎**。应进行超声心动图检查，评估心包积液和（或）相关的心肌炎（详见第 61 章）。

如果患者突发剧烈、撕裂样胸痛并放射至背部，应紧急评估**主动脉夹层**的可能，特别是疼痛伴有一侧上肢收缩压降低和（或）局灶性神经功能障碍（分别提示动脉夹层延伸至锁骨下动脉和颈动脉）。可通过增强 CT 扫描或经食管超声心动图确诊（详见第 64 章）。

当患者出现心动过速、呼吸困难和任何深静脉血栓形成的证据（例如，疼痛、单侧腿肿）或危险因素（恶性肿瘤、制动、血栓既往史），应进行**肺栓塞（PE）**相关评估。已有数个临床预测评分来帮助确定 PE 的可能性（详见第 89 章）。

突发胸痛伴呼吸困难的患者应考虑到气胸的诊断。男性相对好发，可以没有已知肺部疾病。如果气胸量足够大，体格检查可出现患侧呼吸音减弱、叩诊鼓音和（或）患侧胸廓饱满。如果压力在塌陷的肺周围积聚并阻碍静脉回流到心脏（张力性气胸），则可能发生低血压和（或）心动过速。胸部 X 线检查具有诊断意义。所有气胸患者都应吸氧，以加速胸腔内气体的吸收。如果气胸量较小（肺与胸壁间距 < 2 ～ 3 cm），患者情况稳定，且无其他肺部疾病证据，可以观察。否则，需要进行减压。

进行性加重的胸膜性胸痛伴有发热、咳嗽、呼吸困难，应考虑**肺炎**的诊断。通常胸部 X 线片就可以确定诊断（详见第 114 章）。若患者暴露于各种诱发因素（例如冷空气、过敏原、长时间运动）后出现进行性呼吸困难、呼吸急促和胸闷，该患者可能为**哮喘急性加重**。该患者可能有类似发作病史，肺部听诊可闻及哮鸣音，甚至在一些重症患者出现气体流动受限征象（详见第 84 章）。

胸痛如果在进食后和仰卧位时更严重，则应考虑**胃食管反流病（GERD）**的诊断。患者还可能主诉反流和吞咽困难。症状通常会随着抗酸剂的使用而改善。**弥漫性食管痉挛**患者常主诉胸痛伴有吞咽困难和食物哽噎感。**食管破裂**也称为 Boerhaave 综合征，患者会出现严重的胸痛，通常（但并非一定）与最近的呕吐或干呕病史有关。气体扩展、进入和溢出纵隔可能会导致在心脏听诊期间听到喀拉声和（或）胸壁上的捻发音。胸部 X 线片可见纵隔或胸腔内游离气体，伴有胸腔积液。如果怀疑此诊断，应口服水溶性对比剂进行胸部 CT 扫描。治疗包括禁食水，立

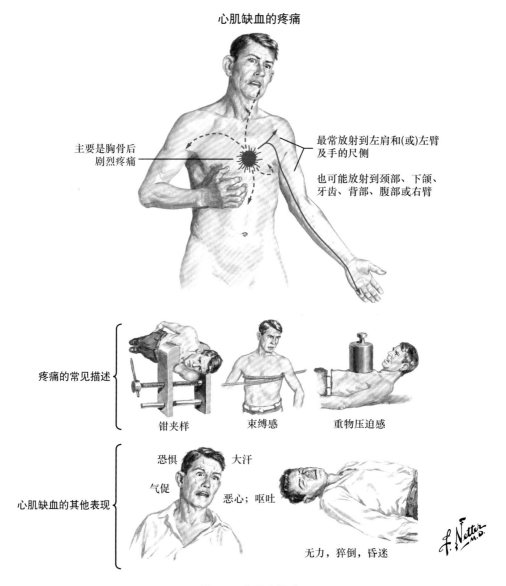

心肌缺血的疼痛

主要是胸骨后剧烈疼痛

最常放射到左肩和(或)左臂及手的尺侧

也可能放射到颈部、下颌、牙齿、背部、腹部或右臂

疼痛的常见描述

钳夹样　　　束缚感　　　重物压迫感

心肌缺血的其他表现

恐惧　　大汗

气促　　恶心；呕吐

无力，猝倒，昏迷

图 6.2　典型心绞痛

即静脉注射适当的抗生素，给予质子泵抑制剂，并请普通外科医生会诊。

最后，如果患者胸痛为锐痛、运动时加重，且疼痛与触诊胸壁特定点明确相关，则可能是**肌肉骨骼相关疼痛**，例如肋软骨炎。应注意，在具有多种危险因素的患者中，可重复引发的胸壁触痛可以降低但不能消除对于更严重疾病［例如急性心肌梗死（AMI）］的怀疑。

第 7 章

呼吸困难

CHRISTOPHER R. KELLY　著

于鲲鳐 译；张　红 校

概述

　　美国胸科学会将呼吸困难定义为"一种主观的呼吸不适感，包括了多种性质不同的感觉。这种感觉来自多种生理、心理、社会和环境因素的相互作用"。它可以包含几种不同的感觉，包括呼吸费力、胸闷和气促。呼吸困难的患者可能会避免体力活动，导致去适应和运动耐量进一步降低。

　　呼吸困难可以反映气道、肺和呼吸肌的原发疾病，也可能继发于其他器官系统的疾病。鉴别诊断应从区分急性呼吸困难（病程数小时至数天，既往呼吸正常）、慢性呼吸困难和慢性呼吸困难的急性加重开始。

鉴别诊断

　　急性和慢性呼吸困难可由多种不同的病理生理障碍引起（表 7.1 和框 7.1）。慢性呼吸困难的急性加重发生在患有慢性肺病或心脏病的患者中。

评估

　　患者出现中度至重度呼吸窘迫（呼吸急促而费力，说话无法连续成句）、发绀和（或）神志改变，必须立即转到急诊室或重症监护室进行复苏，包括吸氧，必要时机械通气。

　　如果患者临床情况稳定，询问重点病史以进一步描述呼吸困难的特征。首先，确定患者过去是否患有肺部疾病或有类似的呼吸困难发作。询问呼吸困难的病程以及是否存在任何伴随症状，如发热、盗汗、咳嗽、咯血、胸痛、水肿和（或）肌肉无力。明确有无任何可能提示哮喘的反复发生的诱发因素（例如，冷空气、过敏原、工作场所等特定地点）。回顾深静脉血栓形成（DVT）和肺栓塞（PE）的危险因素，例如高凝状态、恶性肿瘤、近期下肢制动或受伤，以及使用雌激素。询问仰卧时呼吸困难是否加重（端坐呼吸），以及是否存在夜间憋醒（夜间阵发性呼吸困难），该症状提示存在容量超负荷状态，例

表 7.1　急性呼吸困难的病因	
气道狭窄或阻塞	哮喘、过敏反应、血管性水肿、白喉、会厌炎、支气管炎、有机磷中毒、异物吸入
肺泡腔填充	肺炎、急性呼吸窘迫综合征、心源性肺水肿、肺出血
肺受压，扩张受限	胸腔积液、气胸
肺动脉灌注减少	肺栓塞、肺动脉高压
呼吸肌功能障碍	神经肌肉疾病、腹水、妊娠、连枷胸
代谢性酸中毒，引起血二氧化碳水平升高	继发于糖尿病酮症酸中毒的 Kussmaul 呼吸（常见的例子）
血液携氧能力下降	贫血、一氧化碳中毒
呼吸中枢的病理性刺激	水杨酸过量，惊恐发作

框 7.1 慢性呼吸困难的病因

- 肺部疾病
  - 哮喘
  - 慢性阻塞性肺疾病
  - 囊性纤维化
  - 弥漫性肺实质疾病
- 心血管疾病
  - 冠状动脉疾病
  - 心肌病
  - 瓣膜病
  - 肺动脉高压
  - 慢性肺血栓栓塞性疾病
- 胸廓畸形
  - 脊柱后凸
  - 漏斗胸
  - 贫血
  - 肥胖
  - 躯体去适应

如心力衰竭。询问是否吸烟和吸毒，如可卡因。

观察患者的呼吸，注意呼吸的频率、模式和深度。检查胸廓的形状，以确定是否出现过度充气或呈桶状［符合慢性阻塞性肺疾病（COPD）］，是否有脊柱后凸或胸廓畸形（可能导致限制性肺病）。注意患者是否使用呼吸辅助肌（如胸锁乳突肌和肋间肌），这是呼吸窘迫的迹象。最后，注意患者是否存在缩唇呼吸。这种呼吸方式在COPD 患者中很常见，因为它会产生压力，保持小气道通畅，避免空气潴留。

发声困难和哮吼声可能提示上气道阻塞。检查气管是否居中，偏移可以提示张力性气胸或大量胸腔积液。测量颈静脉搏动的高度，右心衰竭时会升高。听诊心脏是否有杂音或奔马律，可提示明显的瓣膜疾病和（或）心力衰竭。进行触觉语颤检查；触觉语颤增强表明肺组织实变（例如，源自气腔填充过程，如肺炎），而减弱表明过度充气（例如，源自 COPD）或气胸。叩诊肺野是否有浊音（实变）或过清音（过度充气或气胸）。听诊有无爆裂音或哮鸣音（详见第 24 章）。检查四肢是否有杵状指／趾、发绀和水肿。

如果从病史和体格检查不能明确呼吸困难的原因，应进行胸部 X 线片、心电图和基本血液检查，包括全面的生化检查和全血细胞计数。有明确吸烟史或慢性咳嗽的患者应进行肺功能检查以评估 COPD（见第 46 章和第 85 章）。胸廓严重异常或全身无力的患者也应进行肺功能测试，以更好地量化评估呼吸力学指标。主诉劳力性呼吸困难和端坐呼吸的患者应进行超声心动图检查以评估心力衰竭和肺动脉高压（见第 59 章）。

如果病史、体格检查和前述基本检查没有明确指向性，并且呼吸困难持续存在，则可以经验性地进行更广泛的额外检查，包括超声心动图、胸部 CT、肺功能测试和（或）心肺运动试验。

应使用问卷对慢性呼吸困难患者的症状进行分级，例如 Borg 和改良的医学研究委员会（mMRC）量表。这些指标可以帮助建立基线，对疾病的严重程度进行分类（例如，COPD），并帮助衡量各种干预措施的功效。

第 8 章

恶心和呕吐

CHRISTOPHER R. KELLY　著

贺胜铎　译；帅晓玮　校

概述

恶心（nausea）是一种常见症状，继而可引发干呕（retching）或呕吐（vomiting），前者为胃和腹部肌肉收缩但声门关闭，而后者声门开放，同时胃内容物经口吐出。**反食**（regurgitation）指胃内食物不经用力反流入食管，甚至进入口腔。

第四脑室底部的最后区位于血脑屏障外，能够感知药物和毒物；来自此处和内脏传入神经的信号在延髓孤束核进行汇总，能够启动一系列肌肉运动，最终导致呕吐。

引起恶心和呕吐的各种不同原因见图 8.1。

评估

应明确症状的发生及病程经过。问诊患者需要描述呕吐物性状（如黏稠度、颜色、气味）。反复呕吐部分消化的食物提示胃出口梗阻；粪样呕吐物提示远端小肠或结肠梗阻。

询问症状和进食的关系。完整地询问伴随症状，尤其是否伴随头痛、眩晕、胃灼热、腹痛、腹泻。明确目前用药情况，包括保健品、饮酒和违禁药物使用情况。体格检查中，寻找是否有脱水体征，包括黏膜干燥、皮肤皱缩、腋窝汗液减少。

育龄期女性应进行妊娠试验。如果患者表现为脱水或症状慢性化，应该进行基本的实验室检查（全血细胞计数、生化全项、胰酶）。如果疼痛在右上腹或伴随黄疸，应进行腹部超声检查以评估是否存在胆管梗阻。如果症状慢性化或伴随明显腹痛，应该进行腹部 CT 检查；如果 CT 正常而症状持续，考虑行内镜检查。

鉴别诊断和处理

急性发作的呕吐、妊娠试验阴性、未服用新药、未发现特殊病因（如肠梗阻、胰腺炎、胆道梗阻、前庭疾病）通常提示**感染性胃肠炎**，后者可能伴有轻-中度弥漫性腹痛或腹泻（详见第 117 章）。

慢性呕吐需要进行更多的鉴别诊断。通过病史和体格检查（如偏头痛）、实验室检查（如代谢疾病）、腹部影像学（如胃出口梗阻）或内镜（消化性溃疡）可发现许多潜在的疾病；然而，一些疾病可能仍难以发现。

有早饱症状和腹胀，但没有胃出口梗阻表现，提示可能是**胃轻瘫**或胃排空减慢。该类疾病可能为特发性或糖尿病相关自主神经病变。患者左右摇晃时在胃听诊区可闻及水声（振水音）。该类疾病的诊断需要核素显像证实胃排空时间延长。患者可少食多餐，进低脂（可以进一步降低胃排空）、低渣饮食。红霉素和甲氧氯普胺可能改善症状。

反复发作呕吐且发作间期无症状的患者，可能患有**周期性呕吐综合征**（cyclic vomiting syndrome）。周期性复发性呕吐通常在应对特定触发事件（压力，感染）时发生，持续数小时到数天，每年发作 5 ~ 10 次。病因仍不清楚。罗马Ⅲ诊断标准包括呕吐发作及持续时间固定，过去一年间断发作 3 次或以上，在发作间期没有恶心和呕吐。多数患者个人史或家族史存在偏头痛。治疗包括支持性治疗和使用止吐药物。严重或难治病例，个人史或家族史存在偏头痛，

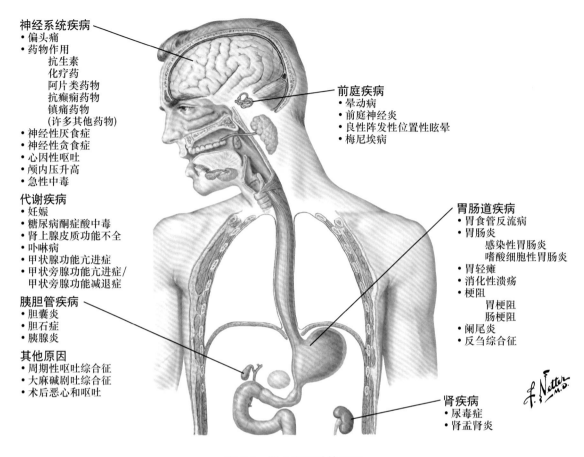

神经系统疾病
- 偏头痛
- 药物作用
  - 抗生素
  - 化疗药
  - 阿片类药物
  - 抗癫痫药物
  - 镇痛药物
  - （许多其他药物）
- 神经性厌食症
- 神经性贪食症
- 心因性呕吐
- 颅内压升高
- 急性中毒

代谢疾病
- 妊娠
- 糖尿病酮症酸中毒
- 肾上腺皮质功能不全
- 卟啉病
- 甲状腺功能亢进症
- 甲状旁腺功能亢进症/甲状旁腺功能减退症

胰胆管疾病
- 胆囊炎
- 胆石症
- 胰腺炎

其他原因
- 周期性呕吐综合征
- 大麻碱剧吐综合征
- 术后恶心和呕吐

前庭疾病
- 晕动病
- 前庭神经炎
- 良性阵发性位置性眩晕
- 梅尼埃病

胃肠道疾病
- 胃食管反流病
- 胃肠炎
  - 感染性胃肠炎
  - 嗜酸细胞性胃肠炎
- 胃轻瘫
- 消化性溃疡
- 梗阻
  - 胃梗阻
  - 肠梗阻
- 阑尾炎
- 反刍综合征

肾疾病
- 尿毒症
- 肾盂肾炎

图 8.1　恶心和呕吐的原因

可以使用治疗偏头痛药物。

最后，频繁使用大麻患者需考虑**大麻碱剧吐综合征**（cannabinoid hyperemesis syndrome），该疾病发生在少数频繁（每日或每周）使用大麻人群。总的大麻使用时间的重要性不如使用频率。许多患者报告热水澡或淋浴可减轻症状。大麻戒断可使症状完全缓解。

止吐药物

许多不同药物均可有效治疗恶心。甲氧氯普胺是多巴胺 D_2 受体阻滞剂，能够同时作用于中枢和外周（肠道）神经系统；在大剂量时可拮抗 5-HT 受体并通过刺激胃平滑肌细胞胆碱受体产生促动力作用。因其能够促进胃动力，使其成为治疗胃轻瘫的常用药物。不幸的是，其中枢作用导致焦虑和乏力，部分患者可产生不可逆的迟发型运动障碍。另外，可能引起 QT 间期延长，容易诱发心律失常。苯海拉明有助于减少（并非消除）中枢副作用。多潘立酮是多巴胺受体阻滞剂且不能通过血脑屏障，但在美国未上市。

丙氯拉嗪是一种不同类型的多巴胺受体 D_2 阻滞剂，主要作用于大脑的最后区；然而，它也可能导致肌张力障碍和迟发性运动障碍。昂丹司琼是一种 5- 羟色胺（5-HT$_3$）受体阻滞剂，广泛用于预防或治疗化疗相关的恶心，但可导致 QT 间期延长，在极少数情况下会引起头痛或头晕。东莨菪碱是一种 M 受体阻滞剂，主要用于预防与晕动病相关的恶心，通常还会导致口干或乏力。红霉素是一种大环内酯类抗生素，可激活胃动素受体，作为促胃动力药物用于治疗胃轻瘫。

第 9 章

黄 疸

CHRISTOPHER R. KELLY　著

贺胜铎　译；帅晓玮　校

概述

黄疸指由于血清胆红素浓度超过 2.5～3 mg/dl，皮肤、黏膜、巩膜呈黄色。黏膜和巩膜变色常常早于皮肤。**黄疸**（jaundice）来自法语单词 jaune，意思是黄色。一些良性遗传综合征可引起黄疸，但是成人新发黄疸通常提示潜在的严重疾病，需要进行全面的评估。

鉴别诊断

胆红素的产生和代谢为黄疸的鉴别诊断提供了一个框架（图 9.1）。

人体平均每天每千克体重产生 4 mg 胆红素。最初的底物为血红素，其经过血红素氧化酶转化为胆绿素，然后被胆绿素还原酶转化为胆红素。在健康人体中，大多数胆红素由红细胞中的血红蛋白分解代谢产生。其他蛋白质（如肌红蛋白、细胞色素）中的血红素代谢也可产生少量胆红素。

由胆绿素还原酶转化产生的胆红素称为**非结合胆红素**，不能与葡糖醛酸结合；其不溶于血液，大部分与白蛋白结合。在肝中，非结合胆红素与白蛋白分离后转运入肝细胞，随后肝细胞胆红素与葡糖醛酸结合。结合胆红素随胆盐一起转运入毛细胆管。胆汁通过毛细胆管汇入肝外胆管，最终释放入十二指肠。肠道菌群将胆红素还原为尿胆原，尿胆原大部分重吸收入门静脉，随后被代谢为结合胆红素（肠肝循环）或经尿液排出。

该代谢过程的任一阶段异常都可导致胆红素升高并表现出黄疸（图 9.2）。

评估

明确黄疸发作的时间并对症状进行全面问诊，尤其是发热、寒战、腹痛。询问粪便颜色，**完全胆道梗阻**会导致无胆汁（白陶土色）粪便。明确患者最近是否使用新药或保健品。量化酒精摄入量。评估丙型肝炎感染风险，例如在 1992 年前输血或静脉吸毒。获取完整的用药史。尤其询问既往是否有肝胆疾病，是否存在黄疸或肝病家族史。

测量生命体征并进行完整的体格检查。检查以下体征：贫血（结膜、甲床和掌褶苍白），肝功能障碍晚期（蜘蛛痣、肝掌），门脉高压（脾大、海蛇头、腹水）。

获得全面的代谢相关检验、全血细胞计数和凝血酶原时间。大多数实验室代谢检验包括直接和间接胆红素。通过实验室检测方法（范登伯格反应）得到数值，在该反应中使用重氮试剂将胆红素转化为更容易测量的偶氮胆红素。结合胆红素在 1 分钟内转化为偶氮胆红素，即直接胆红素。未结合胆红素具有抗重氮反应的构型；因此必须添加催化剂（如乙醇），并在 30 分钟后测量总胆红素。间接胆红素代表非结合胆红素，也就是总胆红素与直接胆红素的差值。值得注意的是，大约 10% 的非结合胆红素能够与重氮试剂迅速反应；因此，直接胆红素略微高估了结合胆红素水平。

长期高水平结合胆红素可与白蛋白共价结合，从而形成 δ- 胆红素。δ- 胆红素不能被过滤入尿液中，其代谢比没有和白蛋白共价结合的结合胆红素更慢。它能够与重氮试剂快速反应，

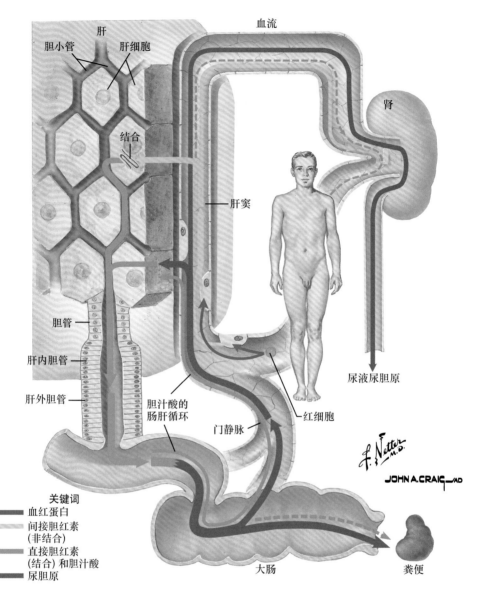

图 9.1　正常胆红素的产生和代谢

于是构成部分直接胆红素。因 δ- 胆红素的存在，梗阻解除患者的直接胆红素可以持续升高。

诊断和处理

鉴别诊断的关键在于，高胆红素血症患者是以直接胆红素还是间接胆红素升高为主。

以**高间接胆红素血症**为主的黄疸患者，可能为溶血、药物相关的胆红素摄取或转化被抑制，或 Gilbert 综合征。

贫血患者而没有肝功能障碍（转氨酶、碱性磷酸酶、白蛋白正常）可能存在**溶血**或**红细胞生成障碍**。溶血患者通常有乳酸脱氢酶升高和结合珠蛋白降低。外周血涂片有助于诊断。由于胆红素代谢正常，因此直接胆红素也会升高。需要注意的是，总胆红素很少超过 4 mg/dl，除非同时存在肝功能障碍导致胆红素偶联和分泌异常。

Gilbert 综合征患者存在编码 UDP- 葡糖醛酸转移酶的 *UGT1A1* 基因启动子突变，该转移酶将胆红素与葡糖醛酸进行偶联。Gilbert 综合征

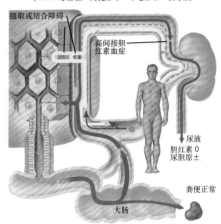

胆红素摄取减少
(利福平、右心衰竭)

肝结合减少
(Gilbert综合征、阿扎那韦、印地那韦、氯霉素)

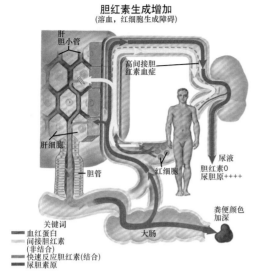

胆红素生成增加
(溶血、红细胞生成障碍)

胆红素排泄减少

肝外梗阻
(胆总管结石、胰腺恶性肿瘤、胆道恶性
肿瘤、原发性硬化性胆管炎、肝吸虫病、艾滋病相关胆管病、胰腺炎)

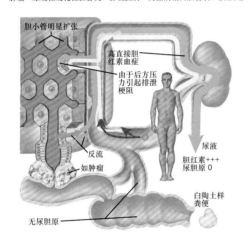

肝内梗阻
(妊娠、药物治疗、浸润性肝病、原发性胆汁性肝硬化)

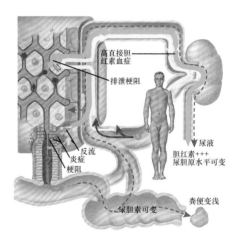

肝细胞损伤
胆小管分泌缺陷
(Dubin-Johnson综合征, Rotor综合征)

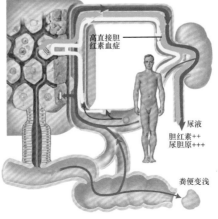

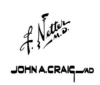

图 9.2　黄疸的鉴别诊断

患者体内仍存在葡糖醛酸转移酶，但其活性不到正常水平的一半。患者会出现与生理压力（如禁食、发热或剧烈运动）相关的间歇性轻度黄疸，可能由于肠道蠕动减弱继而导致肠肝循环增加所致。外周血涂片检查用以排除溶血或红细胞生成障碍。该疾病不需要专门的治疗。与其相关的 **Crigler-Najjar 综合征** 也是由于 *UGT1A1* 突变引起，但该蛋白质为完全缺失或功能严重障碍；因此，患者在婴儿期或儿童期会出现黄疸，且需要终生治疗。

以**高直接胆红素血症**为主的黄疸患者可能存在胆道梗阻、肝内胆汁淤积、急性或慢性肝细胞损伤或胆红素分泌的遗传缺陷。

高直接胆红素血症伴碱性磷酸酶升高和转氨酶正常或中度升高提示胆道梗阻或肝内胆汁淤积。

首先应排除胆道梗阻，尤其是伴右上腹疼痛的患者。使用腹部超声评估肝占位和浸润病变，以及肝外胆管阻塞或扩张。同时存在胆管梗阻、发热和白细胞升高，提示急性胆管炎或胆道感染（详见第 118 章）。如果确诊或高度怀疑胆管梗阻，经内镜逆行胰胆管造影（ERCP）可以提供更多信息并有助于解除梗阻。如果不能尽快进行 ERCP 检查，磁共振胰胆管成像（MRCP）提供了另一种无创评估肝内外胆管系统的方法。

一旦排除胆管梗阻，**肝内胆汁淤积**就成为可能的诊断。对照药物性肝损伤在线数据库，如 LiverTox（由美国国立卫生研究院管理），回顾所有使用的药物或保健品。检测血清抗线粒体抗体，其在原发性胆汁性肝硬化中升高。对育龄妇女进行妊娠试验。如果识别出胆汁淤积的病因，则可能需要进行肝活检。

高胆红素血症伴转氨酶明显（和不成比例）升高，提示**肝细胞损伤**（详见第 35 章）。肝硬化或终末期肝病伴黄疸，转氨酶可能仅轻度升高，但存在其他严重肝功能障碍表现（如体格检查、低白蛋白血症、凝血酶原时间延长）和提示肝炎的检验结果。

最后，高直接胆红素血症伴碱性磷酸酶和转氨酶正常，提示胆红素分泌存在遗传缺陷。

ABCC2 基因编码的蛋白质负责将胆红素从肝细胞转运至毛细胆管，该基因突变可导致 Dubin-Johnson 综合征。与 Gilbert 综合征一样，患者常表现为轻度黄疸，尤其在生理应激状态下更明显，但很少出现更加严重的高胆红素血症。不需要特殊治疗。

Rotor 综合征由影响肝胆红素再摄取的基因突变引起。通常，最靠近门脉的肝细胞能够有效地摄取和结合胆红素，但跨过毛细胆管膜分泌是限速步骤。因此，这些靠近门脉的肝细胞将结合胆红素泵回肝血窦，供肝静脉旁的肝细胞再摄取及分泌。Rotor 综合征为编码负责再摄取转运蛋白（*OATP1B1* 和 *OATP1B3*）的基因（*SLCO1B1* 和 *SLCO1B3*）发生突变。除了引起轻度直接高胆红素血症，表现为偶发黄疸，这些突变还影响许多药物的代谢。尿中粪卟啉原水平升高，反映胆汁分泌减少和肾粪卟啉排泄增加，可将 Rotor 综合征与 Dubin-Johnson 综合征区分开来。不需要特殊治疗。

第 10 章

腹　痛

CHRISTOPHER R. KELLY　著

贺胜铎　译；帅晓玮　校

概述

　　腹痛是一种非常常见的症状，分为急性腹痛和慢性腹痛，前者在数小时至数天内疼痛达到最大程度，后者则可持续数周甚至数月。腹痛的原因一般为胃肠道机械梗阻或感染、自身免疫性疾病或缺血导致的腹腔内脏炎症。本章将重点介绍应对急性腹痛的方法，引起急性腹痛的众多原因如图 10.1 和图 10.2 所示。

评估

　　明确疼痛的发作情况和频率（例如，进行性或突发性，阵发性绞痛或持续性），以及疼痛位置和性质（例如，锐痛、酸痛）。明确患者以前是否有过类似的症状，以及既往相关的检查结果。系统地问诊伴随症状（例如，发热、厌食、恶心 / 呕吐、腹泻、便秘、便血、黑便、黄疸、排尿困难、血尿、呼吸困难、胸痛）。问诊女性阴道出血或阴道分泌物的情况。尤其需要注意患者的合并疾病、用药情况及手术史。记录饮酒史和违禁药物使用情况（例如可卡因）。

　　测量生命体征并进行重点体格检查。因腹膜炎患者即使轻微移动身体就会引发疼痛，可通过轻轻撞击或移动担架来评估腹膜炎症（腹膜炎）；通过腹部视诊检查明确是否有疝和手术瘢痕，这两者都是肠梗阻的危险因素。通过腹部听诊确定肠鸣音情况，肠梗阻时可存在肠鸣音活跃或音调升高。在屈膝位（放松腹部肌肉）行腹部触诊检查并确定压痛最明显的部位。腹膜炎患者会不自主地收缩腹部肌肉（肌紧张）以减少内脏相对于腹膜的移动；还会出现深部触诊突然松手引发疼痛（反跳痛）。

　　除非明确腹痛不是由胃肠道引起，否则需要进行直肠指诊检查是否存在肿块或出血。如果女性患者有下腹痛或盆腔疼痛，应当进行盆腔检查。

　　进行生化全项、全血细胞计数、脂肪酶 / 淀粉酶和尿液分析。所有绝经前妇女均进行妊娠试验。如果患者存在多个冠脉疾病（CAD）的危险因素，应检查 12 导联心电图并检测血清肌钙蛋白。

　　如果患者有严重腹痛或血流动力学不稳定，行直立腹平片以判断是否存在肠梗阻或肠穿孔（游离空气进入腹膜腔后在膈下可见）。如果剧烈疼痛持续不缓解而 X 线检查正常，则应进行增强 CT 检查。如果患者存在明显黄疸或右上腹（right upper quadrant，RUQ）疼痛，则进行右上腹 B 超检查。如果女性患者主诉为盆腔疼痛或盆腔体格检查异常，应进行盆腔超声检查。

鉴别诊断和处理

　　腹痛严重且部位不固定的患者可能存在危及生命的疾病，例如肠梗阻或急性肠系膜缺血。

　　小肠或大肠梗阻会导致严重的全腹痛，伴有恶心、呕吐、便秘或梗阻表现（无法排便、排气）。主要原因为粘连（腹部手术或肠道炎症导致）、肿瘤和疝。随着肠管扩张，组织灌注受限，可能发生肠坏死或肠穿孔。腹部 X 线影像可见扩张的肠祥伴气液平面。腹部 CT 扫描可提供更多的解剖学信息，并可以排除肠麻痹和假性肠梗阻等疾病，这些疾病的特点是肠管扩张不伴梗阻。肠梗阻患者需要外科紧急会诊。同时启

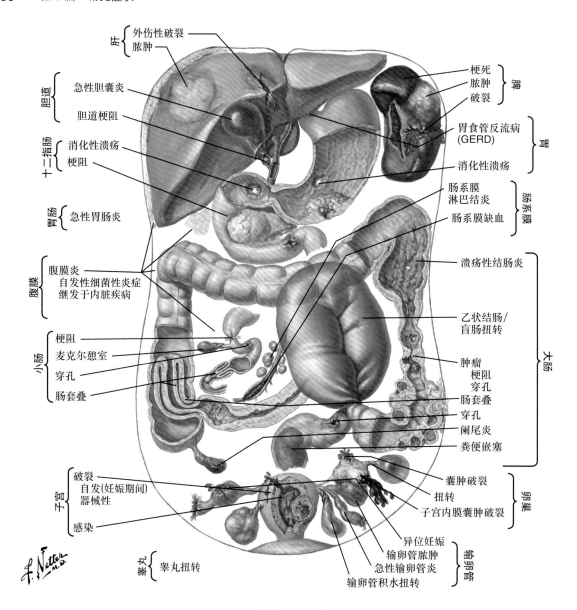

图 10.1　腹痛的原因：第一部分

动液体复苏，放置鼻胃管负压吸引以减轻腹胀和疼痛。

　　急性肠系膜缺血是由肠系膜上动脉或肠系膜下动脉灌注不足引起，表现为严重的、部位不固定的腹痛。一些患者还出现便血。约一半的病例由动脉血栓栓塞（如心房颤动、心脏机械瓣膜、近期血管内手术史）引起。其他少见原因包括肠系膜动脉血管收缩（如使用可卡因、血管收缩药物）、肠系膜静脉血栓形成（如高凝状态），或不伴梗阻的低灌注（如严重的心力衰竭）。血清

D- 二聚体水平具有高度敏感度（约 95%），但特异度差。静脉乳酸水平有一定敏感度，但在缺血早期敏感度不足。如果考虑存在缺血并且无其他引发疼痛的解释，应进行急诊 CT 血管造影。外科干预可以恢复血液灌注和切除坏死的肠管。

　　从脐部转移至右下腹（RLQ）的剧烈疼痛患者，可能存在**阑尾炎**。大多数患者还存在厌食和恶心。阑尾炎的始动因素是阑尾梗阻，通常由淋巴增生（年轻患者）、粪石嵌顿或肿瘤引起。梗阻阑尾最初会引起内脏性的脐周疼痛，但随着

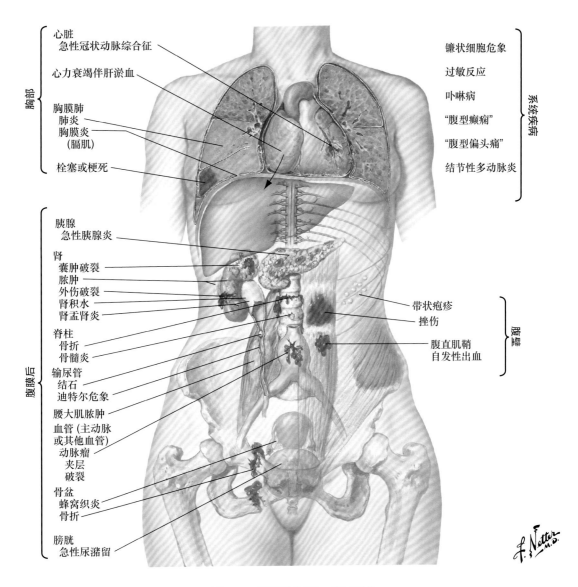

胸腔
- 心脏
  - 急性冠状动脉综合征
  - 心力衰竭伴肝淤血
- 胸膜肺
  - 肺炎
  - 胸膜炎
  - （膈肌）
- 栓塞或梗死

系统疾病
- 镰状细胞危象
- 过敏反应
- 卟啉病
- "腹型癫痫"
- "腹型偏头痛"
- 结节性多动脉炎

腹膜后
- 胰腺
  - 急性胰腺炎
- 肾
  - 囊肿破裂
  - 脓肿
  - 外伤破裂
  - 肾积水
  - 肾盂肾炎
- 脊柱
  - 骨折
  - 骨髓炎
- 输尿管
  - 结石
  - 迪特尔危象
- 腰大肌脓肿
- 血管（主动脉或其他血管）
  - 动脉瘤
  - 夹层
  - 破裂
- 骨盆
  - 蜂窝织炎
  - 骨折
- 膀胱
  - 急性尿潴留

腹壁
- 带状疱疹
- 挫伤
- 腹直肌鞘自发性出血

图 10.2　腹痛的原因：第二部分

阑尾管腔扩张加重并累及腹膜，可导致右下腹（RLQ）痛。如果阑尾在盲肠后位而不是前位，髋关节伸展将阑尾贴紧腰大肌（腰大肌征），最明显的疼痛在右髋关节伸展时出现而非触诊时出现。通过腹部增强 CT 可以诊断阑尾炎，表现为增大、增粗、不伴造影剂强化的阑尾，可见邻近的脂肪条索。治疗上给予补液和经验性应用抗生素，并请外科会诊。

左下腹或右下腹痛的老年人（＞50～60 岁）可能患有憩室炎。憩室炎应与憩室病鉴别，两者均存在结肠憩室（由于肠腔内压力升高导致黏膜呈囊状外翻），憩室梗阻和炎症可导致憩室炎。与急性阑尾炎一样，疼痛范围可从局部进展到全腹。腹部增强 CT 可用于憩室炎的确诊。首次发作且无并发症（即穿孔、脓肿或梗阻）的憩室炎可予限制饮食和抗生素治疗。内科保守治疗无效、反复发作或出现并发症（例如瘘管、脓肿）的患者可能需要手术。

右上腹痛（RUQ）患者可能存在胆囊炎或胆道梗阻，如果合并黄疸则胆道梗阻可能性更大。

胆结石嵌顿胆囊管引发炎症，引起**急性胆囊炎**。仅当伴有胆总管梗阻（例如 Mirizzi 综合征）时才容易发生黄疸。大多数患者有**胆绞痛**发作史，由于餐后胆囊收缩，将胆结石暂时挤压至胆囊管，进而引起疼痛和梗阻。与胆绞痛不同，急性胆囊炎会引起长时间的疼痛（＞6 小时），并伴有发热和白细胞升高。典型体格检查可发现墨菲征（Murphy sign）阳性，即深触诊右上腹同时要求患者吸气，当横膈收缩时，胆囊下移并与检查者的手挤压，引起疼痛和呼吸突然停止。超声检查可确诊急性胆囊炎，表现为超声墨菲征（类似体格检查）、胆囊壁增厚和胆囊周围积液。如果超声诊断不明确，可以进行肝胆亚氨基二乙酸（HIDA）显像。如果急性胆囊炎可能性大，应请外科会诊。

胆总管梗阻是急性右上腹痛伴黄疸最可能的诊断。最常见的原因是胆结石（即胆总管结石）。常常同时合并感染（**胆管炎**）。实验室检查表现为转氨酶水平升高的同时（或早于）直接胆红素升高（详见第 130 章）。需要注意的是，**急性肝炎**（如甲型肝炎感染）可能会引起类似的症状，但其疼痛程度更低，而且起病多为亚急性。

消化性溃疡为上腹间断钝痛或烧灼样痛，进食可加重或缓解（详见第 129 章）。最后，上腹痛向后背放射则可能为**急性胰腺炎**，当血清脂肪酶或淀粉酶升高超过正常上限 3 倍即可确诊（详见第 131 章）。

轻至中度的急性 / 亚急性腹痛，伴恶心、呕吐或腹泻的患者可能为**感染性胃肠炎**。常规实验室检查提示轻度脱水（例如氮质血症、代谢性碱中毒）和炎症（例如白细胞升高），但其他项目可以正常（详见第 117 章）。

第 11 章

消化道出血

CHRISTOPHER R. KELLY　著

贺胜铎　译；帅晓玮　校

概述

消化道出血（gastrointestinal bleeding，GIB）可能是突然发生并危及生命，也可表现为慢性隐匿性发生。根据出血部位在 Treitz 韧带近端还是远端（十二指肠与空肠的分界标记），将众多发病原因分为上消化道出血或下消化道出血两类。众多不同原因见图 11.1。

评估

GIB 的主要症状是粪便外观改变。**便血**（hematochezia）指从肛门排出鲜红色血，无论是单独排出［称为经直肠排出鲜红色血液（BRBPR）］还是与粪便混合。相比之下，**黑便**（melena）指呈暗色的柏油样黑便，包含部分消化后的血液。

便血通常继发于下消化道出血；当出血速度太快以至于血液未消化即通过肠道时，上消化道出血也可以表现为便血。表现为便血的上消化道出血患者，通常存在大量出血的其他症状，如直立性或仰卧位低血压。

相比之下，黑粪通常是上消化道出血的表现。少数情况下，可能由吞咽来自口腔、后鼻咽或呼吸道的血液引起。产生黑便，至少需要消化 50 ～ 100 ml 血液。

最后，急性上消化道出血（如食管静脉曲张）引起血液快速充盈胃腔且刺激胃黏膜，可出现明显的**呕血**。

消化道出血的症状还取决于出血速度。短时间大量出血的患者通常表现为明显的黑便或便血，并伴有直立性或仰卧位低血压（头晕、晕厥）的症状。相反，长期慢性消化道出血的患者可能因偶然发现缺铁性贫血且不伴粪便外观改变而诊断。

如果患者有 GIB 的体征或症状，应测量生命体征（包括仰卧位和站立位血压）并有重点地进行问诊。明确症状出现的时间及病程。问诊粪便情况（包括黏稠度、排便次数和颜色）以及可能伴随的腹痛和呕吐。问诊完整的病史，尤其是既往 GIB、肝病和出血性疾病史以及既往内镜检查结果。注意所有院外用药情况，尤其问诊 NSAID 药物（消化性溃疡一个重要危险因素），以及抗血小板和抗凝药物，这些药物可能会加重出血。

检查患者口咽部以寻找口腔或鼻咽部出血的证据。腹部触诊检查是否存在局部压痛。检查皮肤是否有肝硬化和门静脉高压的表现，例如肝掌、蜘蛛痣、男性乳房发育、水母头（脐周静脉扩张）和腹水（详见第 139 章）。如果有排便，应对粪便进行检查。视诊肛门是否有病变，并进行直肠指诊检查是否有出血和肿块。

进行全血细胞计数、生化全项、凝血功能检验及血型和血型抗体筛查。血细胞计数可反映亚急性和慢性出血的贫血程度；然而，在急性出血情况下，它可能仍正常，这是因为在液体复苏或血管外液体重新分配进入血管之前，剩余的血红蛋白没有被稀释。血尿素氮升高是血容量不足的常见表现；然而，上消化道出血经消化后可导致高尿素氮血症。

当直肠指诊与临床表现不一致时，便潜血试验（基于卡片的**愈创木酯法**）可能有所帮助（图 11.2）。例如，患者有黑色或鲜红色粪便，但血

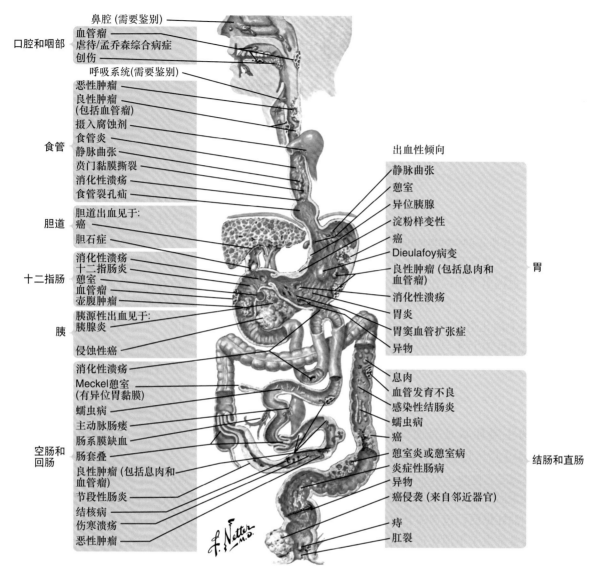

口腔和咽部
- 鼻腔 (需要鉴别)
- 血管瘤
- 虐待/孟乔森综合病症
- 创伤

- 呼吸系统(需要鉴别)

食管
- 恶性肿瘤
- 良性肿瘤(包括血管瘤)
- 摄入腐蚀剂
- 食管炎
- 静脉曲张
- 贲门黏膜撕裂
- 消化性溃疡
- 食管裂孔疝

胆道
- 胆道出血见于:
- 癌
- 胆石症

十二指肠
- 消化性溃疡
- 十二指肠炎
- 憩室
- 血管瘤
- 壶腹肿瘤

胰
- 胰源性出血见于:
- 胰腺炎
- 侵蚀性癌

空肠和回肠
- 消化性溃疡
- Meckel憩室(有异位胃黏膜)
- 蠕虫病
- 主动脉肠瘘
- 肠系膜缺血
- 肠套叠
- 良性肿瘤 (包括息肉和血管瘤)
- 节段性肠炎
- 结核病
- 伤寒溃疡
- 恶性肿瘤

出血性倾向
- 静脉曲张
- 憩室
- 异位胰腺
- 淀粉样变性
- 癌
- Dieulafoy病变
- 良性肿瘤 (包括息肉和血管瘤)
- 消化性溃疡
- 胃炎
- 胃窦血管扩张症
- 异物

胃

结肠和直肠
- 息肉
- 血管发育不良
- 感染性结肠炎
- 蠕虫病
- 癌
- 憩室炎或憩室病
- 炎症性肠病
- 异物
- 癌侵袭 (来自邻近器官)
- 痔
- 肛裂

图 11.1 胃肠道出血的原因

流动力学和血细胞比容正常；这种情况下，便潜血检验有助于确认粪便异常颜色是由出血而非食物导致；另外需要注意的是，一些食物，如甜菜，可同时导致红色粪便以及愈创木酯试验假阳性。同样，患者首次诊断贫血，但血清铁及粪便外观正常；愈创木酯试验是一种快速筛查 GIB 的方法，有助于指导下一步贫血检查的方向（尽管愈创木酯试验阴性并不能排除 GIB，尤其是在没有发现其他出血原因的情况下）。

在愈创木酯试验中，将粪便涂在愈创木酯试纸上，然后使用滴管加入过氧化氢。如果粪便中含有血液，血红蛋白会作为一种过氧化物酶，催化试纸上的愈创木酯酸与过氧化氢反应。反应产物是一种醌，可将试纸变成蓝色。有多种物质会干扰愈创木酯试验。如果患者进食含有外源性血红蛋白的肉类或含有高水平植物过氧化物酶的蔬菜（例如西兰花、胡萝卜、白萝卜），它们与血红蛋白有类似的催化作用，因此可出现假阳性。一些教科书指出，非甾体抗炎药和抗凝剂通过引起正常胃肠道黏膜出血而导致愈创木酯试验假阳性；实际上这个结果是真阳性，只是其临床意义尚不清楚。同时，患者进食富含维生素 C 的食

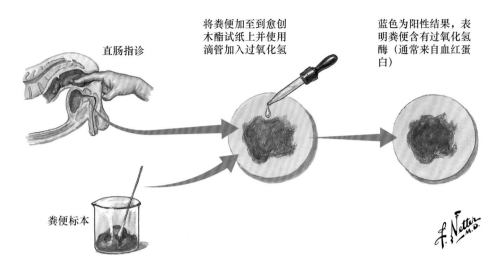

图 11.2　粪便的愈创木酯试验

物（例如柑橘类水果）可干扰过氧化反应，导致假阴性测试。口服铁剂会导致粪便呈黑色（不是柏油样便），但不会干扰愈创木酯试验。

处理

可使用格拉斯哥-布拉奇福德（Glasgow-Blatchford）评分（表 11.1）等工具对上消化道出血患者进行风险分层；得分为 0 的患者可门诊就诊，包括紧急转诊至消化内科门诊。血流动力学稳定、无贫血、持续少量便血（例如，排便后一两滴血）的下消化道出血患者也可以在门诊就诊。

所有其他消化道出血患者均需要住院治疗。

如果患者出现心动过速、直立性低血压、仰卧位低血压，立即用晶体溶液（如快速输注 1～2 L 生理盐水）积极进行液体复苏。如果患者血流动力学不稳定，出现大量呕血或便血，经验性输注 2 U 红细胞。如果患者病情稳定并且血红蛋白水平已知，以血红蛋白 > 7 g/dl 作为输血目标。如果患者有明显的冠状动脉或脑血管疾病，血红蛋白水平 > 8 g/dl 可能更合适。

根据需要予血浆或血小板输注以治疗凝血功能障碍疾病或血小板减少症。如果患者存在继续使用抗血小板或抗凝药物（例如，近期植入药物洗脱支架、心脏机械瓣膜）的强烈适应证，建议尽早请相关科室会诊。

表 11.1　格拉斯哥-布拉奇福德评分									
血尿素氮（mg/dl）		血红蛋白（g/dl）男性		血红蛋白（g/dl）女性		收缩压（mmHg）		其他标准	
< 18.2	0	> 13	0	> 12	0	≥ 110	0	脉搏 ≥ 100 次 / 分	+1
18.2～22.3	+2	12～13	+1	10～12	+1	100～109	+1	黑便	+1
22.4～28	+3	10～12	+3	< 10	+6	90～99	+2	晕厥	+2
28～70	+4	< 10	+6			< 90	+3	肝病病史	+2
> 70	+6							心力衰竭病史	+2

使用获得授权：Blatchford O，Murray WR，Blatchford M：A risk score to predict need for treatment for uppergastrointestinal haemorrhage，*Lancet* 356（9238）：1318-1321，2000.

上消化道出血

如果怀疑上消化道出血，予静脉负荷质子泵抑制剂（例如奥美拉唑）降低胃酸，否则胃液低 pH 会抑制血小板聚集和凝血过程。

如果患者诊断或怀疑肝硬化，可开始静脉输注奥曲肽以收缩肠系膜小动脉并降低曲张静脉压力，以防上述血管是出血来源。同时给予覆盖革兰氏阴性菌和厌氧菌（例如头孢曲松、哌拉西林 / 他唑巴坦）的预防性抗生素治疗，以降低细菌移位的风险。

上消化道出血最可靠的治疗是在出现症状 24 小时内立即进行食管胃十二指肠镜检查（EGD），能够发现出血部位并可以给予内镜下治疗（详见第 45 章）。如果内镜下治疗无法控制出血，可能需要手术或经皮动脉栓塞术。

下消化道出血

如果怀疑下消化道出血，应在稳定患者的病情后准备行结肠镜检查（详见第 45 章），以识别出血部位，理想情况下可予治疗。如果患者不能耐受经口进食，可通过鼻胃管给予营养液。如果没有进行充分的肠道准备，就难以发现出血部位。

如果大量出血或血流动力学不稳定，应在结肠镜检查的同时进行胃镜检查，以排除近端出血可能。如果内镜未见出血部位，但仍持续出血，只要出血速度超过 0.5 ml/min，侵入性血管造影能够定位出血部位。必要时，患者可以接受超选择性动脉栓塞术或手术切除受累肠段。

不明原因的消化道出血或疑诊小肠出血

如果是缓慢或间歇性出血，且胃镜和结肠镜检查没有发现出血部位，此时一些额外的检查可能有帮助。如果患者表现为黑便，行重复胃镜或推进式小肠镜以检查上消化道或者近端空肠。如果均未见异常，胶囊内镜可以显示大部分小肠，有助于发现出血部位。如果检查结果仍为阴性，但间歇性快速出血仍在继续，患者可进行 CT 血管造影或输注放射性标记的红细胞并定时显像以定位出血部位；然而，这种核素显像需要最低 0.1 ml/min 的出血速度，并且仅提供大致的出血部位。如果出血为亚急性，建议进行 CT 小肠造影。根据检查结果，患者可能需要进行更深的小肠镜检查、介入血管造影或手术。

第 12 章

便　秘

YING L. LIU　著

贺胜铎　译；帅晓玮　校

概述

便秘被定义为每周少于 3 次无辅助排便，并且 25% 或更高比例的排便伴有以下症状：排便费力、块状或硬便、排便不尽感、肛门直肠梗阻或阻塞，以及依赖手法协助排便。便秘患病率很高，全部成年人患病率为 16%，在某些人群（如老年人、女性和社会经济地位较低的人群）中可能高达 30%。

慢性便秘分为原发性（特发性）便秘和继发于其他疾病的便秘（图 12.1）。原发性（特发性）便秘分为三类：正常传输型便秘、慢传输型便秘和排便障碍。某些类型的慢传输型便秘由结肠运动障碍引起，例如推进运动减弱或不协调运动。排便障碍包括无效直肠推进、盆底 / 肛门外括约肌松弛不完全或结构异常（包括直肠前突和肠套叠）（图 12.2）。还应考虑以便秘为主要表现的**肠易激综合征**。

继发性便秘的原因包括药物（通常是阿片类药物）、代谢疾病、神经系统疾病（脊髓损伤、帕金森病）和结肠疾病（狭窄 / 肛瘘、癌症和直肠炎）。

评估和诊断

便秘的评估应从详细的病史问诊开始，包括症状、当前治疗方案和排便习惯，并详细回顾所有的处方药和非处方药物。体格检查应包括外阴检查及直肠指诊，后者用以评估直肠张力。对一线治疗无效或有警报症状（体重减轻、便血、贫血）的患者应考虑进一步检查，包括结肠镜检查、肛门直肠测压、直肠球囊排出试验以及使用钡剂或 MRI 行排粪造影。美国胃肠病学协会有一个详细的流程指导下一步检查。

治疗（表 12.1）

便秘的一线治疗包括停用任何可能引起便秘的药物，同时增加膳食纤维摄入或服用纤维补剂。已证明增加膳食纤维补充剂可使 59% ～ 80% 的慢性特发性便秘老年患者停用泻药，同时还能改善症状。对 6 项研究纤维补充剂与安慰剂疗效的随机对照试验进行的系统评价发现，纤维补充剂明显改善整体症状和每周排便情况。其他证据较少的常用纤维补充剂包括车前草和多库酯，后者是一种用于软化粪便的钠盐。

然而，60% ～ 80% 的患者对一线纤维补充剂无反应；因此，慢性便秘的二线治疗包括刺激性**泻药**，如比沙可啶、氧化镁乳剂和番泻叶。英国一项大型随机安慰剂对照多中心试验评估比沙可啶治疗慢性便秘患者的有效性和安全性，结果发现与安慰剂相比，比沙可啶可增加排便次数，对慢性便秘患者具有良好的耐受性与安全性；然而，长期效果研究仍不充分。

渗透性泻药包括聚乙二醇和乳果糖，可在结肠中保留水分以软化粪便。最近一项综述回顾了 10 项评估乳果糖与聚乙二醇治疗慢性便秘有效性的随机对照试验，结论为聚乙二醇效果更好。

目前有几种新药用于治疗慢性便秘。鲁比前列酮是一种肠道 2 型氯通道激活剂，可增加肠液分泌并改善小肠和结肠内容物传送。它目前被批准用于慢性特发性便秘、阿片类药物相关便秘和

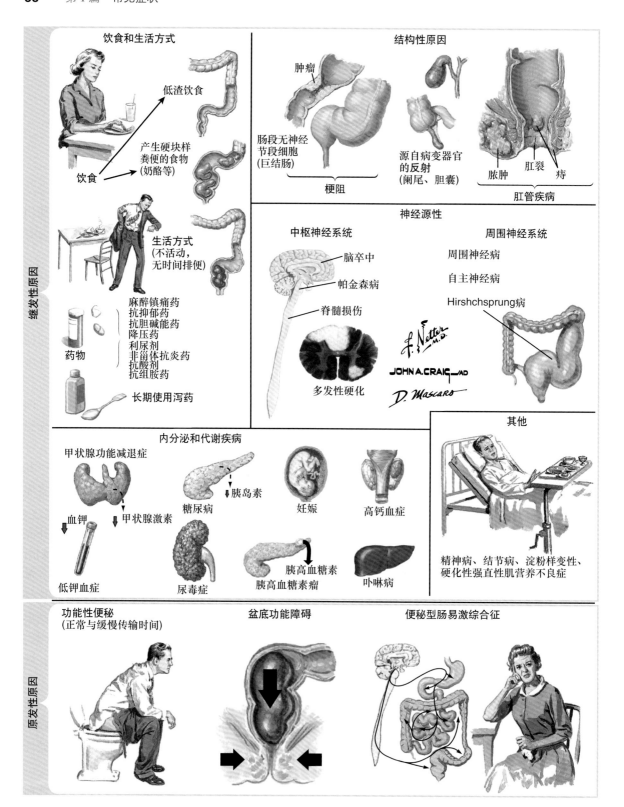

图 12.1 便秘的病因

正常盆骨

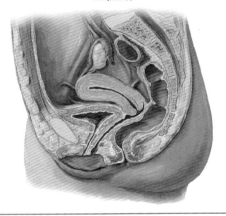

直肠前突

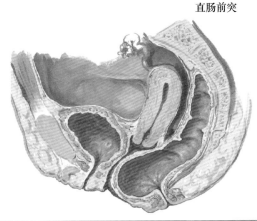
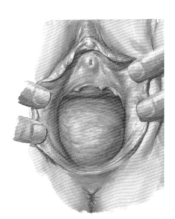

排便不协调和粪便嵌塞

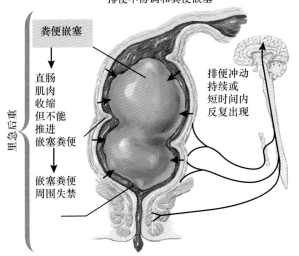

粪便嵌塞，或远端直肠中大量硬便阻塞肛门出口。近端粪便物质可以嵌塞粪块周围渗出，因此粪便嵌塞可导致大便失禁。

盆底功能障碍综合征

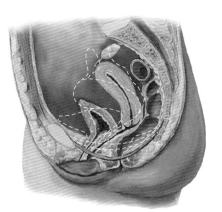

虚线表示正常位置

图 12.2　**排便障碍的例子**

表 12.1 便秘的阶梯治疗		
治疗阶段	治疗	举例
第一	饮食和生活方式的改变	增加纤维、液体摄入及运动
第二	软化粪便	多库酯，每天最多 3 次
第三	温和的泻药	泻叶，每天最多 2 次
第四	强效泻药	根据需要使用聚乙二醇、比沙可啶
第五	直肠干预	甘油栓剂、自来水或肥皂水灌肠；手法辅助排出粪便

女性便秘型肠易激综合征患者。利那洛肽是一种能够激活鸟苷酸环化酶 -C 的短肽，被批准用于慢性特发性便秘和便秘型肠易激综合征。甲基纳曲酮是一种外周 μ 阿片受体阻滞剂，用于常规泻药治疗无效的阿片类药物相关便秘。

药物治疗后仍持续便秘的患者，尤其是排便障碍人群，可从盆底训练和生物反馈疗法中获益，而不是泻药。这些患者从栓剂和**灌肠剂**中的获益超过单独口服泻药。鉴于有严重代谢紊乱、肾功能异常甚至死亡的病例报告，应谨慎使用高渗磷酸钠灌肠剂（例如 Fleet）。一般来说，首选自来水或肥皂水灌肠。在极少数情况下，患者可能需要用手解除嵌塞。顽固性便秘患者，尤其是慢传输型便秘，可能需要进行全结肠切除 - 回直肠吻合手术，但首先需要结直肠外科医生会诊。

第 13 章

腹　泻

PAUL B. MARTIN　著

贺胜铎　译；帅晓玮　校

概述

腹泻的传统定义为在 24 小时内排便量 > 300 ml 或排便超过 3 次（通常是糊状便或水样便）。然而，这个定义更偏向于日常使用，而不是一个准确的诊断标准，因为症状可随着时间和病例的不同而存在明显差别。腹泻大致分为两类：**急性腹泻**和**慢性腹泻**。这些类别分别倾向于不同的疾病，因此有助于问诊。大多数急性腹泻起病快，持续时间短（通常 < 1 周），无需治疗即可缓解。慢性腹泻往往起病更隐匿，症状更轻，如果持续不能确诊，可持续至少 4 周或有时长达数月。

急性腹泻

大多数急性腹泻由感染引起，无需治疗即可康复。当临床需要时，可予口服补液和止泻药物（例如洛哌丁胺）等支持性治疗。主要原因包括：

- 病毒（例如，诺如病毒、轮状病毒和腺病毒）感染
- 细菌［例如，沙门菌、志贺菌、弯曲杆菌、大肠埃希菌和**梭状芽孢杆菌（以前称为艰难梭菌）**］感染
- 原生动物（例如，隐孢子虫、贾第鞭毛虫、环孢子虫、肠阿米巴）感染

其中，急性感染性腹泻的大部分为病毒感染。伴明显呕吐的急性腹泻通常为病毒性肠炎或急性食物中毒。如果腹泻持续存在，则非感染性因素可能性增大。

临床医生面对急性腹泻患者的两个关键决策分别是：是否进行特异性的检查以明确急性腹泻的病因，是否需要予支持以外的针对性治疗。

急性腹泻的评估

如果腹泻呈轻度水样泻（即腹泻症状在活动后没有或仅有轻微变化、不伴发热、不伴脱水）且粪便不带血，则不需要进行特殊检验。出现**痢疾**（腹泻并伴有肉眼可见的血液或黏液）或出现中度至重度腹泻（包括发热、脱水或活动受限）的患者可能需要进行微生物检验，并根据结果予抗菌治疗。在严重血性痢疾或**旅行者腹泻**的情况下，需要予经验性抗微生物治疗。表 13.1 包含有关微生物检验适应证的信息。

粪便培养

粪便培养用于鉴定最常见的病原体，如沙门菌、志贺菌和弯曲杆菌，往往是检验的第一步；可以根据需要或病史提示进行更有针对性的检验。例如，对于以血性腹泻为主的患者，应考虑对产志贺毒素大肠埃希菌（检测志贺毒素）和肠阿米巴进行专门检验。目前或最近使用过抗生素或在过去 3 个月内接触过医疗环境的患者应检测梭状芽孢杆菌。如果腹泻持续且初始检验没有明确诊断，虫卵和寄生虫以及非感染性因素可能性增加，应进行相关检验。对于免疫功能低下的患者，如 CD4 计数 < 200 的晚期艾滋病或移植术后，也需要进行虫卵和寄生虫的粪便培养。

多种病原体分子检测组合

新型多病原体检测组合比传统培养更具有优

表 13.1 需要进行微生物检测急性腹泻患者的特征		
临床严重度	**炎性腹泻症状**	**高危宿主特征**
大量腹泻	血性腹泻	年龄 > 70 岁
持续性腹泻	频繁出现少量带血和黏液便	高危合并症[a]
怀疑血容量不足	发热 > 38.4℃	免疫功能低下[b]
剧烈腹痛		炎症性肠病
需要住院		妊娠

[a] 严重心脏 / 心血管、肺部疾病
[b] 例如，晚期艾滋病、移植受体

势，包括提高诊断率和缩短诊断时间，结果有助于临床医生停用或调整抗生素。遗憾的是，这些方法非常敏感，以至于它们可以检测到非致病状态下的病原体，并且升高混合感染率，这些结果会给临床医生带来一定的困惑。

急性腹泻的治疗

所有患者均应予口服补液；对饮食无特殊的要求，但避免摄入高脂食物可能对症状改善有益。轻度水样腹泻患者应给予洛哌丁胺止泻。除非腹泻很严重，否则即使鉴定出可治疗的病原体，也不常规使用抗生素。抗生素可能会减少症状持续的时间，但同时会增加胃肠道不良反应或梭状芽孢杆菌感染风险。经验性抗生素治疗适用于严重疾病、痢疾或存在严重合并症的宿主（老年人、免疫功能低下）。此外，旅行者腹泻患者常规推荐进行抗生素治疗。

抗生素

急性腹泻的一线经验性治疗是阿奇霉素，二线治疗是氟喹诺酮类药物（例如环丙沙星、左氧氟沙星）。如果根据前文提及的标准，患者处于梭状芽孢杆菌的高风险状态，尤其是严重腹泻，则在等待进一步检验期间可以进行经验性治疗（详见第 119 章）。

慢性腹泻

慢性腹泻通常定义为持续 4 周以上的腹泻，

诊断有一定困难，可能的诊断范围很广，从功能性疾病（肠易激综合征）到炎症、吸收不良和感染性疾病（图 13.1）。诊断过程的第一个关键步骤是结合病史和检查将腹泻分类为功能性腹泻或器质性腹泻。如果不是功能性腹泻（即器质性病变，以大量水样腹泻或含有脂肪 / 血液 / 黏液的粪便为特征），随后的针对性检验可以大大缩小诊断范围。

功能性腹泻

IBS 引起的功能性腹泻很常见；因此，通常将其考虑为是慢性腹泻患者的初步诊断。IBS 患者可出现多种胃肠道和肠外症状。标志性症状是慢性下腹痛，伴有排便习惯改变，而不伴体重下降。一般是痉挛性疼痛，通常排便后缓解。排便习惯可发生改变，包括便秘和腹泻交替出现，并伴有频繁极度排便紧迫感后的排少量便，有时被描述为黏液样便。IBS 通常出现在年轻人中，并以女性为主。体重减轻、便中带血或油脂、排便量大或夜间腹泻与 IBS 无关，需要进一步寻找器质性原因。

水样腹泻

水样腹泻分为分泌性或渗透性。**分泌性腹泻**与禁食无关，日、夜均可发生，并排出大量粪便。**渗透性腹泻**是由于结肠存在吸纳水分的高浓度溶质，因此禁食可以使症状部分或完全缓解。如果病史没有高度提示意义，计算**粪便渗透压差**，即粪便渗透压−[2×（粪便 Na ＋粪便 K）]，有助于鉴别渗透性腹泻和分泌性腹泻。粪便渗透

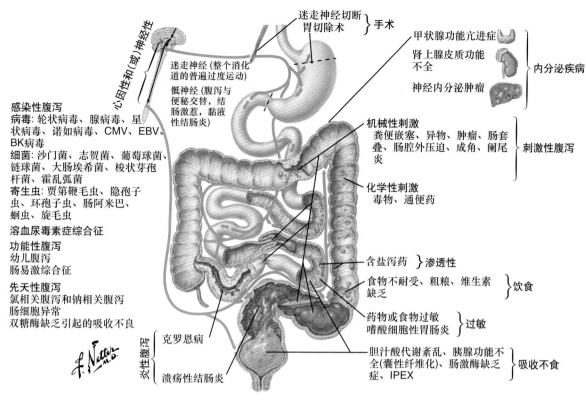

图 13.1　腹泻的潜在原因
巨细胞病毒（CMV）；EB 病毒（EBV）；IPEX 综合征（免疫失调、多发性内分泌腺病、肠病、X 连锁）

压差升高且禁食后症状缓解提示饮食**吸收不良**，例如乳糖不耐受（氢呼气试验结果有助于诊断），或意外进食特殊食物（例如山梨糖醇）。低粪便渗透压差提示分泌性腹泻；可能的病因包括慢性感染、解剖结构异常或全身性疾病，如甲状腺功能障碍、分泌激素的肿瘤（如 VIP 瘤）或嗜铬细胞瘤。

脂肪性腹泻

脂肪性腹泻或称**脂肪泻**，通常表现为粪便可见油脂伴恶臭，一般由吸收不良引起。吸收不良可能由慢性胰腺炎、小肠细菌过度生长和乳糜泻（麸质敏感性肠病；详见第 133 章）引起（图13.2）。吸收不良的临床表现变化很大，从轻微或难以被注意症状到大量、恶臭腹泻和饮食充分

情况下体重明显下降。脂肪泻也可能由解剖缺陷引起，可通过影像学或结肠镜检查进行评估。

炎症性腹泻

慢性炎症性腹泻最常见的原因是**炎症性肠病（IBDs）**（包括克罗恩病和溃疡性结肠炎，详见第 134 章）；不常见的病因有显微镜下结肠炎和机会性感染，例如肠结核。机会性感染在贫穷环境和患有晚期艾滋病等免疫缺陷的患者中变得更加常见。病史高度提示 IBD 的患者，炎症标志物如 C 反应蛋白常常升高。值得注意的是，**粪便白细胞**不是炎症性腹泻的恰当检验方法，而**粪便钙卫蛋白**在 IBD 中升高且应用越来越广泛。疾病诊断需要内镜（通常为结肠镜）以及活检。

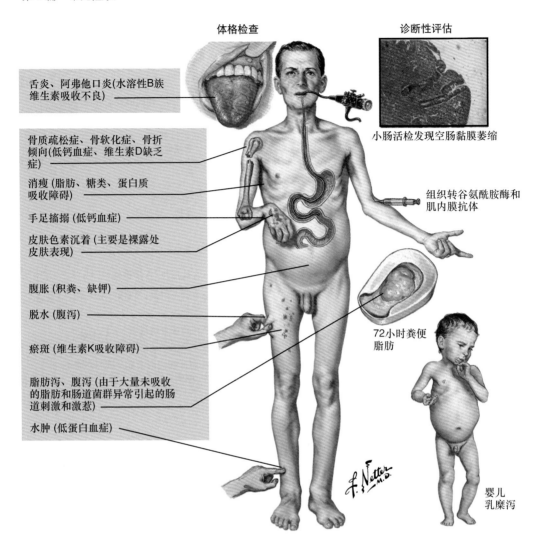

体格检查

诊断性评估

小肠活检发现空肠黏膜萎缩

舌炎、阿弗他口炎(水溶性B族维生素吸收不良)

骨质疏松症、骨软化症、骨折倾向(低钙血症、维生素D缺乏症)

消瘦(脂肪、糖类、蛋白质吸收障碍)

手足搐搦(低钙血症)

皮肤色素沉着(主要是裸露处皮肤表现)

组织转谷氨酰胺酶和肌内膜抗体

腹胀(积粪、缺钾)

脱水(腹泻)

瘀斑(维生素K吸收障碍)

脂肪泻、腹泻(由于大量未吸收的脂肪和肠道菌群异常引起的肠道刺激和激惹)

72小时粪便脂肪

水肿(低蛋白血症)

婴儿乳糜泻

图 13.2 乳糜泻和吸收不良

第 14 章

血 尿

BALAKUMAR KRISHNARASA · ABHIRAMI VIVEKANANDARAJAH　著

侯婉音 译；刘 莉 校

概述

血尿被定义为尿液中存在红细胞（RBCs），分为两类。一类是**肉眼血尿**，尿液本身可能是红色或棕色，而颜色的变化并不一定反映失血程度，因为每升尿液中只要有 1 ml 的血液即可诱发颜色变化。

另一类是**镜下血尿**，需要通过尿沉渣检测，具体定义为在旋转尿沉渣标本的每高倍视野（HPF）发现 2～5 个 RBCs。虽然尿液检测**试纸**可以检测 1～2 个 RBCs/HPF，但当精液、肌红蛋白或血红蛋白存在时，当尿液 pH > 9 或用氧化剂清洁会阴时，都会干扰检测结果。因此，针对尿液试纸阳性的情况，必须通过对尿液进行显微镜检查来确认。

病因学

血尿的来源可以起源于尿路的任何地方，从肾到尿道（图 14.1）。潜在的病因包括：

- 肾结石病
- 感染（包括肾盂肾炎、膀胱炎、前列腺炎或尿道炎）；感染源包括细菌、病毒、真菌寄生或分枝杆菌
- 创伤性、术后或放疗后出血
- 良性（血管肌瘤）和恶性（肾细胞癌）肾占位
- 非肾恶性肿瘤，如膀胱或前列腺癌
- 肾小球肾炎（详见第 95 章）
- 结构性肾病，如髓海绵肾或常染色体显性多囊肾病（详见第 98 章）

- 结构异常（包括尿道憩室或狭窄）
- 血管损伤，如肾静脉血栓或肾动脉栓塞，导致肾乳头坏死

在没有基础泌尿系统病理改变的情况下，剧烈运动会导致血尿。这种情况发病率并不清楚，并且是需要除外其他病因的排除性诊断。

评估和诊断

尿液检测试纸阳性的患者应接受正式的尿液分析检查与显微镜分析来确认。患者月经期尿检可能会有假阳性，一旦月经停止，需要重复尿液分析。在剧烈运动中出现血尿的患者应在 4～6 周内复查，在此期间不得进行运动。急性创伤患者应在 6 周后进行重复尿液分析以确认。

病史线索可以指导血尿的治疗。排尿困难、尿频和脓尿通常提示尿路感染，但也可能发生膀胱恶性肿瘤。单侧腰痛常见于肾结石病或肾盂肾炎，但也需要考虑恶性肿瘤或 IgA 肾病。近期有上呼吸道感染的患者可能患有感染后肾小球肾炎。家族中存在血尿或肾炎病史提示遗传性肾炎、解剖异常或镰状细胞疾病，可导致血管并发症或肾乳头坏死（图 14.2）。对于老年男性，有血尿和下尿路症状（包括排尿延迟、排尿费力 / 尿滴沥或夜尿增多）或已知良性前列腺增生者应评估恶性肿瘤的可能。旅行史对于评估地方性感染（包括血吸虫病和结核病）至关重要。完整的用药史可以提示药物相关的间质性肾炎。接受抗凝治疗的患者的血尿应以与其他患者相同的方式进行评估，不能认为是单独抗凝所致，但在行侵入性手术或检查前必须警惕抗凝剂的应用。

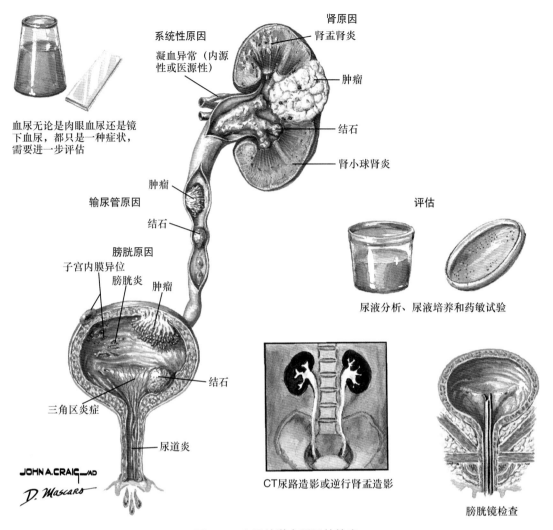

系统性原因

凝血异常（内源性或医源性）

血尿无论是肉眼血尿还是镜下血尿，都只是一种症状，需要进一步评估

肾原因

肾盂肾炎

肿瘤

结石

肾小球肾炎

输尿管原因

肿瘤

结石

膀胱原因

子宫内膜异位

膀胱炎

肿瘤

结石

三角区炎症

尿道炎

JOHN A.CRAIG AD

D. Mascaro

评估

尿液分析、尿液培养和药敏试验

CT尿路造影或逆行肾盂造影

膀胱镜检查

图 14.1　血尿的潜在原因的检查

具有以下危险因素的血尿患者罹患泌尿系统恶性肿瘤的风险较高：

- 男性
- 年龄 > 40 岁
- 既往或现在吸烟史
- 既往肉眼血尿史
- 有刺激性排尿症状史
- 慢性尿路感染史
- 盆腔照射史
- 慢性异物留置史
- 止痛药滥用史
- 接触化学品、染料（苯或芳香胺）的印刷工、油漆工和化工厂工人
- 接触环磷酰胺

对尿液的常规检查可以提供一些线索。肾小球源性血尿可见到深色尿液，而非肾小球源性血尿则以粉红色或红色尿液为典型血尿。尿液中可见的血块是由非肾小球出血引起的。即使存在蛋白尿，在没有应用尿路器械操作的情况下，带有血块的血尿应考虑非肾小球来源。新发或恶化的高血压和水肿患者应评估是否有肾小球疾病。

尿沉渣 RBCs 增多有助于定位血尿来源，从而指导后续评估。畸形的 RBCs、RBC 管型或可乐色的尿液表明出血为肾小球来源，但没有这些表现并不排除肾小球来源。**棘形红细胞**被定义为有泡状突起的环状 RBCs，在相差显微镜上最为明显；它们是最能预测肾小球来源血尿的畸形 RBCs。非肾小球来源的出血通常是均匀的圆形

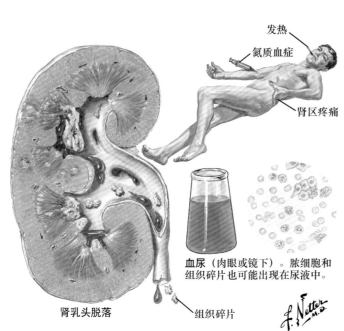

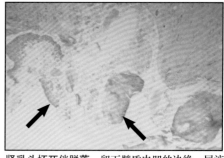

肾乳头坏死伴脱落。留下髓质内凹的边缘。尿液中可以发现脱落的组织碎片。

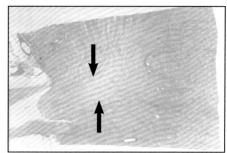

无炎症反应的肾乳头坏死。镇痛剂导致的肾乳头坏死的典型特征。

血尿（肉眼或镜下）。脓细胞和组织碎片也可能出现在尿液中。

肾乳头脱落　　组织碎片

图 14.2　肾乳头坏死

RBCs，因为它们没有通过肾小球滤过膜的挤压。肾小球源性血尿患者的蛋白尿比非肾小球源性血尿患者更为普遍和严重，但两者都有轻度到中度的蛋白尿。蛋白尿与肾小球源性血尿一致。

实验室检测针对可疑的潜在病理损害。评估肾功能需要全套的血生化，评估肉眼血尿需要全血细胞计数。尿液培养可以检测细菌感染，但根据疑似病原体的不同，可能需要进行血清学或特异性检测。由于敏感性和特异性不同，不再推荐尿细胞学检查。

非肾小球来源血尿的患者应接受泌尿系影像学检查。无论是否应用造影剂，腹部/盆腔 CT 或者**泌尿系统磁共振（CTU）**都可以用于评估原因不明的血尿，孕妇除外，她们应该接受肾/膀胱超声检查以避免电离辐射。慢性肾病患者［估测肾小球滤过率（eGFR）< 30 ml/min］，因担心肾功能进一步恶化，不应当接受造影剂检查。幸运的是，CTU 平扫对于肾结石的检测非常敏感。MR 尿路造影对于肾肿瘤和尿路上皮肿瘤的检测更为敏感，但对肾结石的检测效果较差。逆行肾盂造影应被视为**膀胱镜**检查的辅助手段，以评估输尿管异常。

膀胱镜检查

膀胱镜检查可直接显示尿道、前列腺和膀胱，并可确定肉眼血尿患者出血的来源。所有非肾小球性和非感染性肉眼血尿患者均建议行膀胱镜检查。对于排除了肾小球源性或感染原因的镜下血尿患者，以及泌尿系统恶性肿瘤高危患者，也建议行膀胱镜检查。膀胱镜检查既可以是诊断性的（确定出血的来源），也可以是治疗性的（直接止血或治疗潜在原因）。

肾活检

具有肾小球源性血尿、蛋白尿和急性肾损伤的患者应接受**肾活检**。对于存在肾小球源性血尿且持续尿白蛋白排泄 > 30 mg/d 的非糖尿病患者也推荐进行肾活检（图 14.3）。

单纯肾小球源性和不伴有肾小球疾病迹象的非肾小球源性血尿通常不进行肾活检。这样的

常见指征

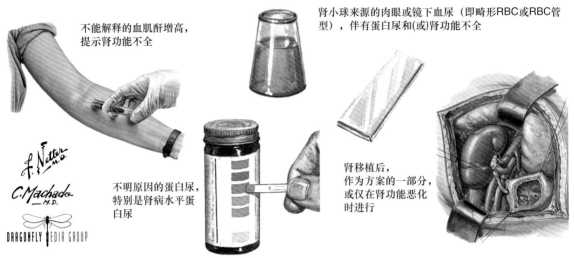

典型弹簧加载活检针的结构

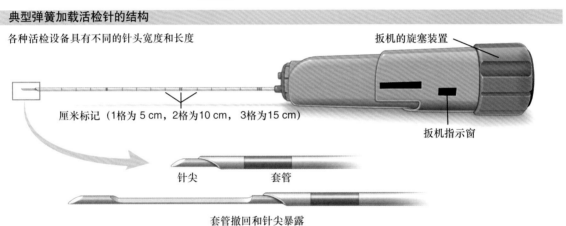

图 14.3   肾活检：指征和典型弹簧针的结构

话，单纯肾小球源性血尿的患者应定期监测肾功能、尿蛋白排泄量和尿液分析，以发现疾病进展的早期迹象。

如果病史、尿液分析、影像学检查或膀胱镜检查未明确诊断，持续性单纯血尿最可能的原因是轻度肾小球疾病或肾结石，尤其是中青年患者。目前的指南不建议对无症状血尿患者进行常规肾活检。

第 15 章

关节痛

BRYAN C. LEPPERT　著

潘元星　译；施学东　校

概述

关节痛是常见的主诉，其潜在病因有很多，包括创伤、退行性关节疾病、感染和炎症。治疗目标是减轻疼痛，逆转/缓解潜在疾病，保持关节功能。

评估

这一过程对建立和关注关节痛的广泛鉴别诊断是至关重要的。一些疾病的特征可以缩小关节痛的鉴别诊断范围，包括：

- 位置：包括累及关节的数目（单关节还是多关节）以及涉及哪些关节。例如，**类风湿关节炎（RA）**通常累及掌指关节（MCP）和近端指间关节（PIP），而**骨关节炎**则累及远端指间关节（DIP）。
- 疼痛的性质：主要是区分炎症和非炎症病因（表 15.1）。

- 疼痛发作的时间：急性疼痛更多的是由创伤或感染引起的。慢性疼痛通常与炎症或退行性疾病有关。
- 加重/减轻因素：因疼痛引起运动范围的任何变化，或使用关节引起疼痛的变化。例如，类风湿关节炎通常表现为晨僵，随着运动而改善，而骨关节炎通常随着关节的反复使用而恶化。
- 相关症状：关节外症状，如疲劳、皮疹、口腔溃疡和干眼症/口干舌燥，见于风湿性疾病患者。全身症状，包括发热、体重减轻和盗汗，表明是感染性或反应性关节病。

主要关注的临床症状包括夜间或持续的疼痛，如前所述的全身症状，以及导致严重残疾的疼痛。必须明确是否有外伤史。家族史可以提示风湿病的可能，包括类风湿关节炎和**系统性红斑狼疮（SLE）**。患者的药物清单可以显示易感药物，如氢氯噻嗪导致高尿酸血症和增加**痛风**的机

表 15.1　炎性疼痛和非炎性疼痛		
特点	炎性疼痛	非炎性疼痛
晨僵	> 60 分钟	< 30 分钟
活动	通常早上更重，伴活动受限	通常晚上及活动后更重
关节红斑	可能有	无
关节肿胀	是	很少
关节发热	经常	很少
全身症状	发热，疲劳，不适	无
关节滑液	WBC > 2000，以中性粒细胞为主	WBC < 2000，以单核细胞为主
实验室检查	ESR、CRP 升高，慢性贫血	炎性指标正常，但可能由于其他病因而异常

CRP，C 反应蛋白；ESR，红细胞沉降率；WBC，白细胞

会。详细的旅行和感染史是排除关节炎感染原因的必要条件，而冶游史可以筛查可能与淋菌或衣原体相关的关节炎。

体格检查可进一步细化鉴别诊断。对于给定的患病关节，应检查未受影响的对侧关节，以便为该患者的比较提供正常基线。视诊可以确认病史中的患病关节，并评估是否有明显创伤（出血、异物、瘀斑）、关节异常或红斑的征象（图15.1）。触诊可以发现**滑膜炎**的征象，包括关节积液、发热和肿胀（根据身体习惯，这些症状可能明显查看到），以及潜在的摩擦感。

活动范围测试可以区分关节周围与关节的疾病。在关节周围疾病中（包括滑囊炎、肌腱炎或其他肌肉损伤），被动活动范围，即检查者在没有患者任何帮助的情况下活动关节的能力得以保留。在关节周围疾病中，主动活动，即患者必须在无人协助的情况下自行活动关节的活动范围减小。主动和被动活动范围的减小提示关节的疾病。患病关节的特殊查体可进一步明确诊断；例

如，前抽屉试验可评估前交叉韧带撕裂的胫骨前移特征。

其余的物理检查可以评估关节外的症状，提示潜在的系统性疾病。发热提示炎症性或传染性关节炎。颧骨盘状皮疹、脱发和口腔/鼻溃疡可能表明 SLE（更多详情见第 106 章），而口疮和生殖器溃疡提示白塞病。Osler 结节、Janeway 病损和指甲下裂片状出血灶提示感染性心内膜炎，可通过栓塞感染物质导致化脓性关节炎。网状斑丘疹或"掌拍颊"可能意味着微小病毒 B19 感染。

关节痛的实验室检查需依据病史和查体。在没有全身症状或明显的查体阳性结果的患者中，通常进行一系列的实验室检查进行评估。**红细胞沉降率（ESR）和 C 反应蛋白（CRP）**是炎症的非特异性标志物，在有潜在炎症症状的患者中可能升高。如果升高，这些指标可以连续监测，但必须注意的是，其他疾病（如恶性肿瘤、糖尿病、感染）也可能导致结果异常。

基本的肝肾功能生化检查以及全血计数可

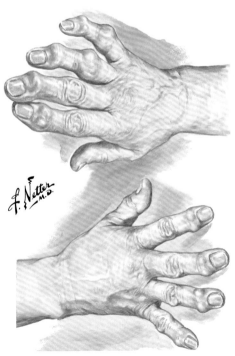

慢性Heberden结节。第4和第5近端指间关节也参与退变过程

Heberden结节伴炎症改变

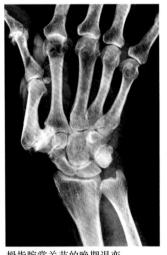

拇指腕掌关节的晚期退变

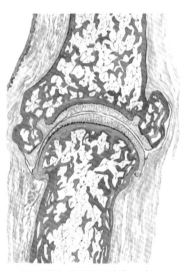

通过远端指间关节的切片在远端指骨的关节边缘显示不规则的增生性骨结节（Heberden结节）

图 15.1　手的骨关节炎

以明确一些系统性疾病。值得注意的是，白细胞增多可能提示感染，但是非特异性的、没有白细胞增多并不能排除感染，如化脓性关节炎。甲状腺功能减退可导致无局部压痛的多关节疼痛，可通过检测促甲状腺激素（TSH）确诊。在怀疑痛风的患者中通常进行尿酸水平的检查，但在急性发作下难以诊断；尿酸水平低于正常水平会降低痛风的可能性。如果怀疑有病毒性关节炎，应考虑进行乙肝病毒、丙肝病毒和微小病毒检测。如果病史和旅行与莱姆病有关，则应检测适当的抗体。根据患者的冶游史，性传播感染性疾病（STIs）筛查也是必要的。

对怀疑有潜在风湿性疾病的患者进行抗体检测可以辅助明确诊断。抗核抗体（ANA）对系统性红斑狼疮（SLE）敏感但无特异性，必须结合 SLE 的其他诊断标准。类风湿因子（RF）和更特异的抗环瓜氨酸肽（抗 CCP）可用于评估疑似 RA 的患者（更多详情见第 102 章和第 106 章）。

关节穿刺术是在受累关节内抽吸滑液，并根据临床情况注射药物。关节穿刺术适用于有明显积液和那些疑诊为炎症性关节炎的患者，特别是化脓性关节炎和痛风。积液的大体性状可以提示潜在的病因，如血性积液提示关节积血，脓性积液则可疑关节感染。

滑液的常规检查包括：

- 革兰氏染色 / 培养：用于分离疑似**化脓性关节炎**的细菌病原体。
- 细胞计数分类：正常滑液大部分是无细胞的，中性粒细胞占白细胞总数的一小部分。在炎症状态下，白细胞和中性粒细胞的数量急剧增加；例如，化脓性关节炎通常超过 50 000 个细胞 /μl，虽然这不是一个绝对的界限（详见第 103 章）。
- 晶体分析鉴定晶体性关节病：痛风患者尿酸晶体呈针状，偏振光显微镜下呈负双折射。焦磷酸钙沉积症（CPPD，以前称假性痛风）的晶体呈矩形或菱形，并表现出正双折射（详见第 104 章）。

有明显外伤史或检查时有骨性痛点的患者应接受 X 线片检查，以排除骨折、肿瘤或骨坏死。X 线片可以显示关节积液，可进行关节穿刺，超声可用于实时引导。X 线片可以采取不同的体位来反映局部的病理情况，如负重位 X 线片突出骨关节炎的关节间隙狭窄情况。CT 可以排除骨质疏松患者的骨折。对怀疑关节软组织损伤的患者，磁共振成像可评估关节本身和周围肌腱、韧带及肌肉。

一般处理

关节痛的具体处理取决于潜在的病因，但一些治疗方案在多种病因中是通用的。如骨折需要进行固定，以防止移位和任何进一步的软组织损伤；对于骨与外界环境相通的开放性骨折，或明显移位的骨折需要手术固定。物理治疗可以给予患者支具或其他支持装置，并在日常生活活动中维持关节功能。RICE（rest, ice, compression, elevation）治疗原则可以缓解软组织肿胀和相关疼痛。

关节疼痛的药物治疗包括表面的、局部的和全身治疗。局部用药可选择贴片、凝胶或软膏，常用药物包括利多卡因和辣椒素（一种从辣椒中提取的局部麻醉剂），而局部**非甾体抗炎药**可用于不能耐受口服非甾体抗炎药副作用的患者（见下文讨论）。关节内糖皮质激素如甲泼尼龙和曲安奈德可以减少炎症和减轻疼痛，但对化脓性关节炎或皮肤感染（因为针头可能将病原体引入关节间隙）、关节周围骨折（其中糖皮质激素会抑制骨愈合）和邻近关节骨质疏松症（因为糖皮质激素会降低骨密度）的患者禁用。全身性糖皮质激素可用于多关节疼痛，但考虑到糖皮质激素的副作用，应注意尽量缩短使用时间。

对乙酰氨基酚是美国使用最广泛的非处方止痛药，通常是治疗轻中度疼痛的一线药物。它具有镇痛和解热的性质，由于其推荐剂量的副作用较小，已与许多其他药物联合使用。然而，过量的对乙酰氨基酚会导致严重的肝损伤（详见第 135 章）。

非甾体抗炎药通过抑制环氧合酶同工酶 [COX1 和（或）COX2] 发挥作用，减少能促进炎症反应的前列腺素的合成（图 15.2）。非甾体抗炎药的常见副作用包括：降低前列腺素对黏膜的保护作用，导致消化不良和容易形成溃疡，从而引发胃肠道出血；引起肾血管收缩致急性肾损伤；增加心血管事件的风险（包括心肌梗死和脑卒中，尤其是有心血管疾病和近期出现心血管事件的患者）。非甾体抗炎药分为非选择性的（如布洛芬、萘普生和酮咯酸）或具有更小胃肠道副作用的选择性 COX2 抑制剂（塞来昔布）。一般来说，短期使用最低剂量的非甾体抗炎药是首选的治疗方案。

阿片类止痛药可有效缓解急性疼痛，但由于阿片类药物存在药物依赖和呼吸抑制的风险，不建议在慢性关节疼痛中使用。

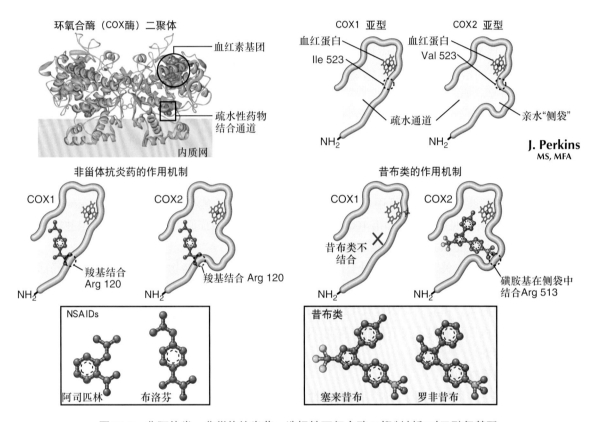

图 15.2 非阿片类：非甾体抗炎药、选择性环氧合酶 2 抑制剂和对乙酰氨基酚

第 16 章

精神状态改变

CHINDHURI SELVADURAI　著

俞　萌　译；袁　云　校

概述

精神状态改变（AMS）是用于描述正常认知功能紊乱的常用术语。AMS 包括众多病理过程，而许多检查指标可以帮助缩小鉴别诊断范围：

- 严重程度，由轻度认知错误、注意力受限或行为改变到显著意识混乱以及无反应 / 昏迷
- 持续时间，表现跨度由急性（分钟 — 天）、亚急性（天 — 星期）到慢性（星期 — 月）
- 受影响的认知领域，包括语言、注意力、记忆、处理速度、视觉空间功能和推理
- 偏侧或定位特征，尤其在卒中与癫痫发作的背景下

治疗取决于及时识别基础疾病的病因，如果没有及时诊断，许多情况可能会有持续效应，甚至死亡。医院中遇到的最严重的 AMS 病因之一为谵妄，这是一种急性意识混乱状态伴注意力受限，通常以行为波动变化为特征。谵妄伴随非常高的死亡率与致残率，尤其是如果没有及时诊断与纠正时。

AMS 可以广义地分为神志状态的急性与慢性改变，本章将重点关注急性 AMS。简而言之，慢性、获得性神志改变病因非常多，取决于患者的特征，并且包括神经退行性疾病所致的痴呆、抑郁、肿瘤、卒中后遗症以及许多其他可表现为不同认知功能缺陷的慢性脑病。所有伴神志状态慢性变化的患者均有更高的患 AMS 急性疾病风险。

初始评估

评估急性 AMS 患者的急症表现应关注于寻找潜在的可逆病因。一般包括：

- 血管性，包括卒中与心肌梗死
- 原发性神经系统疾病，尤其是癫痫
- 感染，包括脑膜炎、脑炎、泌尿系感染（UTI）与肺炎
- 摄入，包括药物 / 毒品过量或酒精戒断（图 16.1）
- 代谢性 / 内分泌性疾病，例如低钠血症 / 高钠血症、肝性脑病与尿毒症

详细的病史与体格检查对于阐明 AMS 的病因十分关键。恰当的病史询问包括 AMS 的时间、起病以及持续时间，以及神志状态变化轨迹（改善或下降）。近期的旅行史、感染症状、新近使用药物以及外伤史也很重要。可能的话，通过双侧情况或图表信息搞清楚患者的基本神志状态，因为部分患者可能有痴呆相关的认知问题。完整的用药史可揭示潜在的致病药物，包括精神类药物（抗精神病药导致的神经阻滞剂恶性综合征或抗抑郁药导致的血清素综合征）、阿片类止痛药、降糖药（口服药物及注射胰岛素），以及抗胆碱能药，这些药物是老年人 AMS 的重要病因。

体格检查可提示局灶性神经系统问题、精神性疾病或潜在的系统性疾病。四肢冰凉提示周围血管病或低灌注。发热伴颈强直、克尼格征或巴宾斯基征阳性、肺部啰音或耻骨上区压痛提示潜在的感染。怀疑毒品过量或中毒者应检查反复注

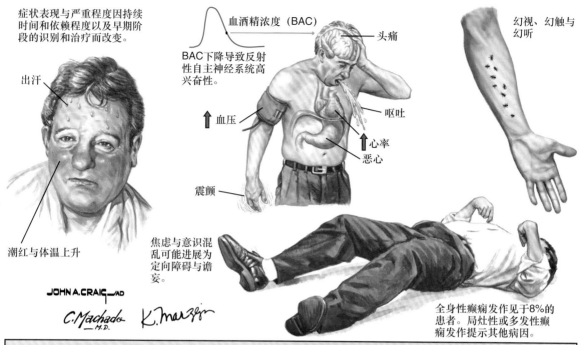

症状表现与严重程度因持续时间和依赖程度以及早期阶段的识别和治疗而改变。

出汗

潮红与体温上升

血酒精浓度（BAC）

头痛

BAC下降导致反射性自主神经系统高兴奋性。

↑血压

↑心率

呕吐

恶心

震颤

焦虑与意识混乱可能进展为定向障碍与谵妄。

幻视、幻触与幻听

JOHN A.CRAIG AD

C.Machado M.D.

K.marzin

全身性癫痫发作见于8%的患者。局灶性或多发性癫痫发作提示其他病因。

酒精戒断阶段			
	阶段1	阶段2	阶段3
酒精摄入后时间（小时）	24　　36　　48 （达峰）	（48～72）	（72～105）
症状	轻-中度焦虑，震颤，恶心，呕吐，出汗，心率与血压升高，睡眠紊乱，幻觉，错觉，癫痫发作	阶段1症状加重形式，伴严重震颤、易激惹与幻觉	急性器质性精神病（谵妄），意识错乱，定向障碍伴严重自主神经症状，震颤性谵妄

阶段1戒断通常自限。只有小部分病例进展至阶段2与3。积极、恰当的治疗可预防进展

图 16.1　酒精戒断

射的痕迹或皮下注射的证据。腹水患者可能有肝硬化或扑翼样震颤（不能维持伸腕姿势，出现拍打样动作），提示肝性脑病。甲状腺检查可能发现甲状腺肿或压痛，提示甲状腺炎。容量减少提示潜在的感染、对慢性病的忽视或恢复困难。

患者异常的神经系统检查十分关键。本篇不做详细介绍，但完整的神经系统检查包括整体神志状态的评估，以及脑神经、运动与感觉通路、共济、反射和步态的检查；包括美国神经病学会在内所提供的多种资源，有对神经系统检查的详细讨论。对于怀疑卒中的患者，**国立卫生研究院（NIH）**的**卒中量表（NIHSS）**对卒中的严重程度进行了定量，是体格检查的必要部分。

神志状态检查测试数个认知领域：

- 意识/反应水平［**Glasgow 昏迷评分（GCS）**］
- 定向力（对地点、时间、年龄的认知）
- 注意力（例如执行多步骤任务，反向拼写词语）
- 记忆力（提供数个常见名词，数分钟后回忆）
- 语言（包括物体命名、读、写与复述）
- 计算力（顺序减 7 或简单的钱币计算，如"我有 7 个 5 毛钱硬币，那么一共是多少钱？"）
- 执行功能，包括判断力与观察力，通过病史与正式评估来获得
- 情绪与行为

所有表现为急症 AMS 的患者初始评估均需

有循环、呼吸、气道通畅程度与生命体征。GCS是评价患者意识水平的评分系统，基于三个不同的指标：睁眼（4分）、语言反应（5分）与对疼痛的运动反应（6分）（图16.2）。

应检查所有脑神经，可提供潜在病因的信息，尽管可能因患者的意识水平而受到限制。即使GCS评分极低且怀疑即将发生脑疝或脑死亡的患者仍应检查眼球运动与角膜反射、咽反射与咳嗽反射。瞳孔检查可能发现提示阿片类中毒的针尖样瞳孔，或者提示脑疝或严重缺氧性脑损伤的瞳孔固定散大。单侧瞳孔缺陷也需引起对颅内疾病的关注。居中与固定的瞳孔提示中脑病变。若头部运动时眼球向相反方向运动，则头眼反射检查（Doll's eyes maneuver）结果正常。详尽的

检查项目不在本章内容之列。

无反应患者的运动检查包括评估予以或不予以刺激情况时上肢与下肢的屈肌或伸肌姿势。否则，如果患者意识清楚，肌力检查可帮助定位卒中的神经系统病变。感觉检查也因患者的反应性而变化，但即使是最差反应患者也可表现出针对疼痛刺激的有目的的运动或反射性姿势。反射包括深部肌腱反射与巴宾斯基征，检查很有必要并可定位病变，且区分上或下运动神经元病变。

诊断与治疗

AMS有一组丰富的鉴别与系统性评价方法，从而得以用最佳的方式快速揭示病因（表16.1）。

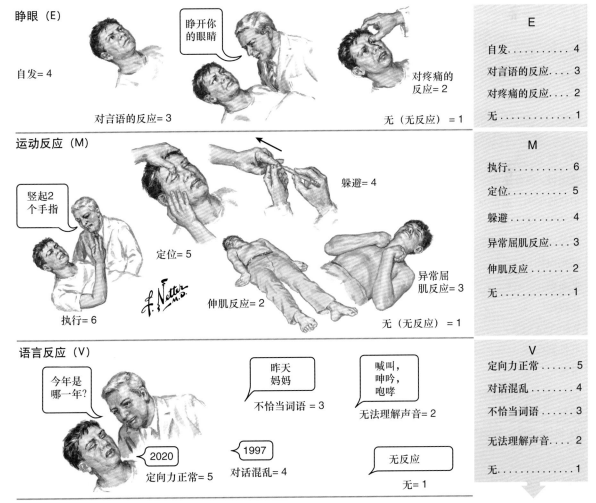

昏迷评分（E+M+V）=3～15

图 16.2　**Glasgow 昏迷评分**

表 16.1　部分神志状态改变的可逆性病因与相关治疗	
病因	**治疗方法**
血管性	
卒中（缺血性或出血性）	启动卒中团队；若为缺血性则溶栓治疗 BP 控制
心肌梗死	心脏导管术
硬膜下血肿	神经外科干预
硬膜外血肿	神经外科干预
高血压脑病	BP 控制
原发神经系统问题	
癫痫发作 / 癫痫持续状态	EEG, 抗惊厥药物
感染	
脓毒症	培养，静脉补液，抗生素
泌尿系感染	培养，抗生素
肺炎	培养，抗生素
脑膜炎 / 脑炎	腰穿及培养，抗生素
吸附（考虑活性炭）	
阿片类	纳洛酮
酒精	苯二氮䓬类；硫胺素用于预防 Wernicke 脑病
对乙酰氨基酚	N- 乙酰半胱氨酸
代谢性 / 内分泌性	
甲状腺疾病，通常为甲状腺功能减退	激素替代
低钠血症 / 高钠血症	评估潜在病因（见第 27 章）
高钙血症	静脉补液，双膦酸盐
低血糖	葡萄糖
尿毒症	透析
Wernicke 脑病	硫胺素
肝性脑病	乳果糖，利福昔明
其他	
低氧血症或高碳酸血症	氧气与通气支持

BP，血压；EEG，脑电图

表现为昏迷 / 神志不清或考虑气道梗阻的患者应考虑插管；通常在外伤的情形下，GCS ≤ 8 分就需要考虑插管。无需插管的患者应评估急性神经功能缺陷，若存在则应考虑评估卒中，因为更快的干预与长期预后直接相关。不符合此分类的患者应基于可提供的病史与体格检查评估 AMS 的其他病因。医生必须开放静脉通路，并在外伤病例中制动颈椎直至排除骨折。

AMS 中的初始血液检测必须包括指尖血糖，因为低血糖是较为可逆的，且如果未识别可能会导致严重后果。通常情况下，病史与体格检查结果可指导检测项目，但事实上所有患者均应接受基础代谢检查（BMP）、全血细胞计数（CBC）、肝功能检测（LFTs）以及促甲状腺激素检测（TSH）。这些检测可以筛查众多的 AMS 病因，包括：

- BMP：低钠血症 / 高钠血症，尿毒症，高钙血症
- CBC：白细胞增多，可能提示感染
- LFT：高胆红素血症与转氨酶增高，提示肝病
- TSH：甲状腺功能减退或甲状腺功能亢进

此外，酒精水平与尿毒物筛查可揭示中毒物；由于普遍的海洛因与处方类阿片类药物滥用，经验性鼻内纳洛酮试验可同时确认并治疗 AMS。值得注意的是，新的合成大麻碱无法通过大多数尿毒物筛查检测到，如果临床高度怀疑，需要特殊检测。血培养与尿培养可评估感染；可能需要直接膀胱置管以获得尿样本且该过程本身可发现尿潴留，这是老年 AMS 的另一个病因。

进一步血液检测应视临床情况而定。凝血时间（PT）与部分凝血酶原时间（PTT）延长提示凝血障碍及颅内出血高危状态；也可见于肝衰竭。尽管为非诊断性，血氨水平升高也提示肝性脑病与潜在的肝功能障碍。有已知慢性阻塞性肺疾病（COPD）或其他肺病的患者应接受含乳酸的动脉血气检查以发现低氧血症与高碳酸血症，其中任何一种情况均可导致 AMS。对于怀疑心肌缺血的患者，谨慎起见应同时测肌钙蛋白并行心电图（ECG）检查。感染的进一步检测，如腰椎穿刺，可结合临床情况进行，如发热伴颈强直的患者，或没有发现 AMS 明显病因的患者。不同机构间的血药检测水平各不相同，应根据用药史进行。

除了血液检测，应根据病史与体格检查开展影像学检查。基本的胸部影像学检查可发现肺炎或提示心力衰竭的肺水肿，两者均可导致低氧血症及相关的 AMS。尽管初始的头颅影像学常常为非增强头颅 CT，MRI 对于评估脑实质病变更加敏感。

两种常见的、严重的可表现为 AMS 的神经系统疾病包括**卒中**与**癫痫发作**。新发局灶性神经系统病变提示卒中，包括面瘫、肢体无力或语言异常。检查有局灶性神经系统体征或怀疑卒中的患者必须接受急诊头颅非增强 CT 扫描以评估颅内病变，并同时通知卒中团队 / 专家会诊。卒中广义上分为缺血性卒中与出血性卒中，尽管头颅 CT 扫描对于缺血性卒中不及 MRI 敏感，但其对出血性卒中极其敏感。颅内出血，包括硬膜下、硬膜外或实质内出血，均为溶栓治疗的禁忌证，该治疗用于急性缺血性卒中（细节参见第 41 章）（图 16.3）。

数个症状提示癫痫发作，包括前驱先兆、尿 / 便失禁、咬舌与发作后意识混乱。活动性癫痫发作患者应接受抗惊厥药物，选择包括左乙拉西坦、苯妥英钠、劳拉西泮与地西泮。颅内影像学检查后，脑电图（EEG）可帮助定位癫痫活动。EEG 也有助于提供 AMS 的中毒性 / 代谢性疾病病因或发现**癫痫持续状态**，后者为神经科急症。全身性惊厥性癫痫持续状态被定义为一次癫痫发作 >5 分钟或两次或以上癫痫发作，间期神经功能无恢复的患者。

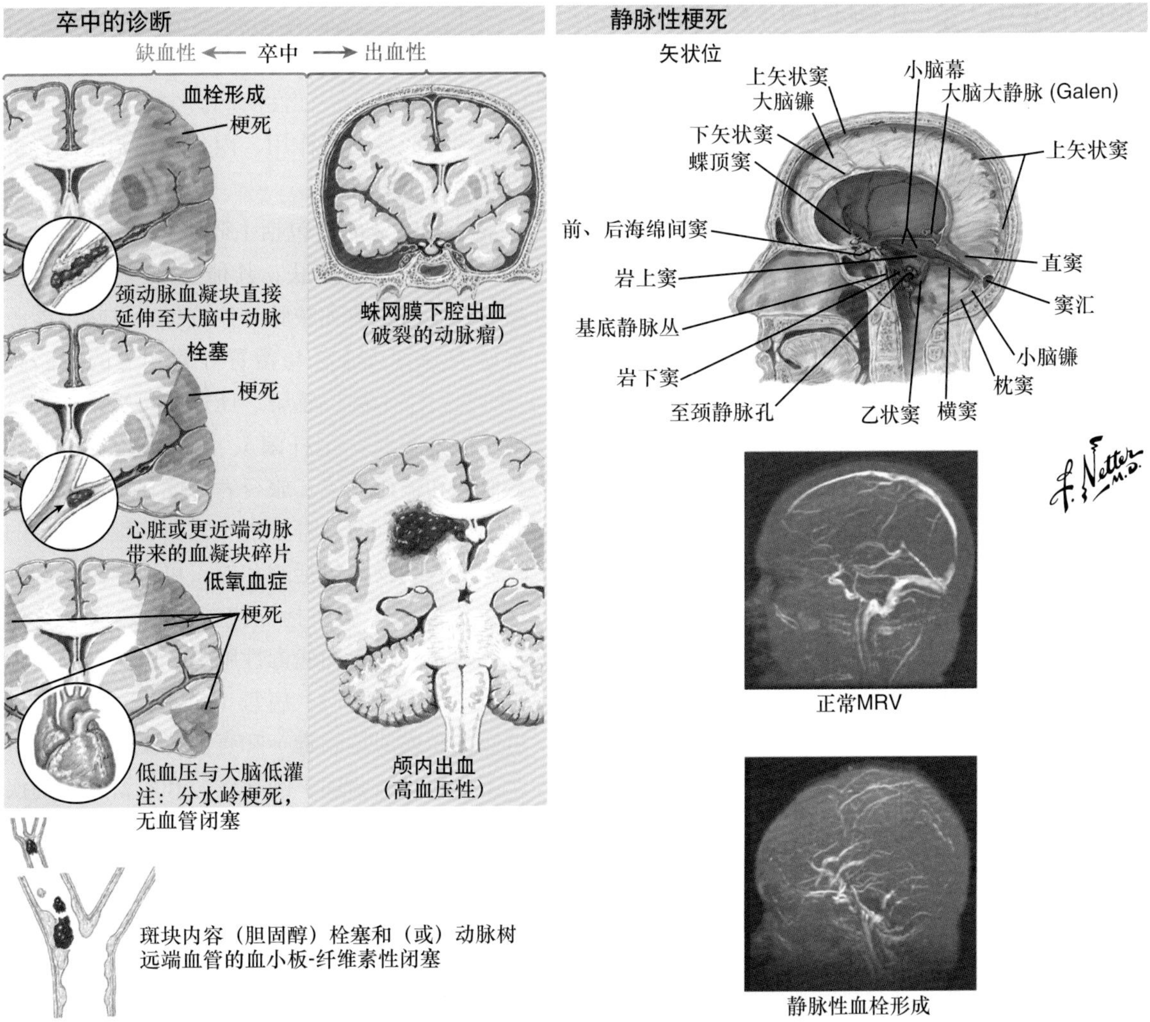

卒中的诊断

缺血性 ← 卒中 → 出血性

血栓形成
梗死

颈动脉血凝块直接延伸至大脑中动脉

栓塞
梗死

心脏或更近端动脉带来的血凝块碎片

低氧血症
梗死

低血压与大脑低灌
注：分水岭梗死，无血管闭塞

斑块内容（胆固醇）栓塞和（或）动脉树远端血管的血小板-纤维素性闭塞

蛛网膜下腔出血
（破裂的动脉瘤）

颅内出血
（高血压性）

静脉性梗死

矢状位

上矢状窦　小脑幕
大脑镰　大脑大静脉 (Galen)
下矢状窦　　　　　　上矢状窦
蝶顶窦
前、后海绵间窦　　　　直窦
岩上窦　　　　　　　窦汇
基底静脉丛　　　　　小脑镰
岩下窦　　　　　　枕窦
至颈静脉孔　乙状窦　横窦

正常MRV

静脉性血栓形成

图 16.3　卒中的诊断
MRV，MR 静脉成像

第 17 章

发　热

CECILY J. GALLUP　著

于鲲鲦　译；张　红　校

概述

发热是指人体核心温度的升高，是许多疾病的重要表现。虽然理论上发热是指体温高于 37℃（98.6 ℉），但通常在体温升至 38℃（100.4 ℉）以上，才会认为一个人有明显的发热。**过高热（hyperpyrexia）** 是指体温超过 41.5℃（106.7 ℉）。**体温异常升高（hyperthermia）** 可由外源性热暴露（例如中暑）或内源性产热（例如代谢过程或药物制剂）引发，在这个过程中，下丘脑调定点保持不变，而体温不受控制地升高。

病理生理学

体温由下丘脑前部的体温调节中枢调控，往往保持体温在 37℃（98.6 ℉）和 38℃（100.4 ℉）之间。当平衡代谢产热和外周热损失时，每日核心体温会波动。与年轻人和儿童相比，老年人的基线体温较低，产热的能力减弱。

当下丘脑调定点升高时会出现发热。致热原是引起发热的物质，可以是内源性的，也可以是外源性的。外源性致热原通常是微生物或其产物，包括革兰氏阴性菌的脂多糖内毒素和金黄色葡萄球菌的外毒素。这些外源性致热原触发内源性致热原的释放，如**白细胞介素 -1**（IL1）、**肿瘤坏死因子 -α**（TNFα）、IL6 和其他细胞因子；它们还可以直接触发 Toll 样受体（TLR）激动剂。这些细胞因子和 TLR 激动剂诱导下丘脑中前列腺素 E2（PGE2）的合成，从而将体温调定点提高到发热水平。这会刺激血管舒缩中枢发送热量保存（血管收缩）和热量产生（颤抖）的信号，热量在脂肪或肌肉内产生，通过线粒体蛋白质的解偶联释放腺苷三磷酸（ATP）和热量。这些过程一直持续，直到下丘脑周围的血液温度达到新的调定点。

病因

以发热作为主要症状的三种主要疾病过程是感染性、肿瘤性和炎症性疾病。少数情况下，发热可由药物或疫苗副作用、内分泌失调或血管事件引起（图 17.1）。

常见的感染部位包括上呼吸道和下呼吸道、胃肠道、泌尿道和皮肤。其他感染包括脑膜炎、骨髓炎、心内膜炎和脓肿。住院患者发热可能源自静脉内导管感染、与留置导管相关的尿路感染、肺炎、手术部位感染、压疮溃疡感染、肠道感染（例如梭状芽孢杆菌）、静脉血栓栓塞、药物、血肿和输血反应。旅行者可能在不同旅行地点面临病毒、真菌、寄生虫和非典型细菌感染的风险。节肢动物，包括蜱和蚊，可以作为疾病的载体，传播的疾病包括立克次体病、埃立克体病、莱姆病、疟疾和病毒性脑炎。野生动物是细菌（包括土拉菌病）、病毒（包括狂犬病病毒、汉坦病毒和埃博拉病毒）和真菌感染（包括组织胞浆菌病和隐球菌病）的载体。和家畜有关的疾病包括来自鸟类的鹦鹉热；来自猫的布鲁菌病、弓形虫病和 Q 热；来自爬行动物的沙门菌；以及来自犬的巴尔通体、二氧化碳嗜纤维菌和厌氧菌感染。有关传染性疾病导致发热的更多信息，请参阅本书第 10 部分。

免疫功能低下的患者，包括移植受者、接受

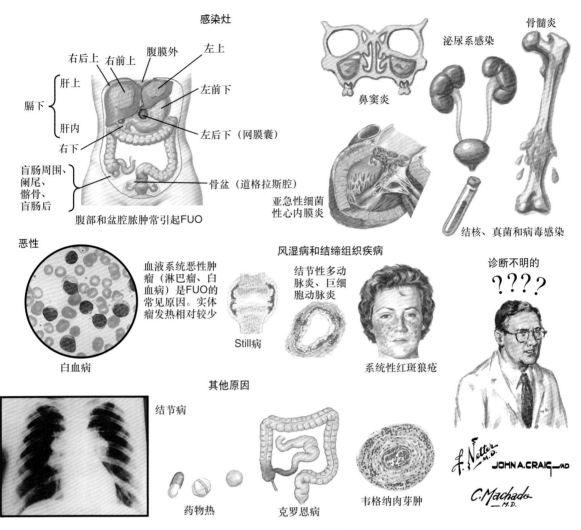

感染灶

右后上 右前上 腹膜外 左上
肝上
膈下 左前下
肝内 左后下（网膜囊）
右下
盲肠周围、
阑尾、
髂骨、
盲肠后 骨盆（道格拉斯腔）
腹部和盆腔脓肿常引起FUO

鼻窦炎

泌尿系感染 骨髓炎

亚急性细菌
性心内膜炎

结核、真菌和病毒感染

恶性

血液系统恶性肿瘤（淋巴瘤、白血病）是FUO的常见原因。实体瘤发热相对较少

白血病

风湿病和结缔组织疾病

结节性多动脉炎、巨细胞动脉炎

Still病

系统性红斑狼疮

诊断不明的

？？？？

其他原因

结节病

药物热 克罗恩病 韦格纳肉芽肿

图 17.1　发热的潜在病因
FUO，不明原因发热

化疗的患者和 HIV 感染者，除了在免疫正常的个体中常见的传染病之外，还容易感染更多种传染病，包括侵袭性病毒（包括水痘-带状疱疹病毒和巨细胞病毒）、分枝杆菌、真菌（包括念珠菌、隐球菌、曲霉菌、组织胞浆菌、球孢子菌和肺孢子菌）和寄生虫（包括弓形虫、类圆线虫、隐孢子虫、微孢子虫和特殊的双孢子虫）感染均应特别关注。急性 HIV 感染也会引起发热。

在大多数情况下，恶性肿瘤患者的发热与感染有关。然而，某些肿瘤常伴有发热，例如淋巴瘤和肾细胞癌。结缔组织病、炎症性肠病和血管炎（如巨细胞动脉炎、风湿性多肌痛或结节性多动脉炎）均可引起发热。内分泌失调如甲状腺功能亢进、亚急性甲状腺炎和肾上腺皮质功能减退症均可使体温升高。引起发热的血管疾病包括静脉血栓栓塞（VTE）、血栓性静脉炎和血肿。

安非他明、可卡因、摇头丸、抗精神病药和麻醉剂都可以增加热量的产生。某些药物，包括 β - 内酰胺类抗生素、磺胺类药物、苯妥英、卡马西平、普鲁卡因胺、奎尼丁、两性霉素 B 和干扰素，也会引起发热。有意操作温度计或通过静脉注射异物者可能会出现人为发热。

评估

体温可以在外周或中心测量。前者包括鼓

膜、颞动脉、腋窝和口腔温度计，而后者包括肺动脉导管、膀胱、食管和直肠温度计。直肠和鼓室温度比口腔温度高 0.3～0.6℃（0.5～1℉）。腋窝温度和颞动脉温度通常比口腔温度低 0.3～0.6℃（0.5～1℉）。

发热特征（程度、持续时间、热型）、测量方法和最后一次使用退热药均是重要的病史信息。鉴于发热的鉴别诊断多样，应考虑多种患者因素。包括：

- 年龄
- 合并症（例如，HIV 感染、风湿病、甲状腺功能亢进、糖尿病、癌症、器官移植、镰状细胞病、心脏瓣膜病）
- 药物（例如，免疫抑制剂、抗惊厥药）
- 疫苗免疫状态（例如，甲型和乙型肝炎、脑膜炎球菌感染、肺炎球菌感染、流感）
- 有无最近住院或侵入性手术（包括牙科操作）
- 有无静脉导管或导尿管
- 是否机械通气
- 家族史
- 接触史（例如职业、酒精或非法药物使用、旅行、性接触）

体格检查应包括生命体征以确认是否发热。相对缓脉可见于某些感染（例如伤寒、布鲁菌病、钩端螺旋体病、某些药物引起的发热）以及人为发热。如果没有局部症状，全身详细体检尤为重要。应特别注意疼痛和不适部位以及常见感染部位：头颈部（疑似脑膜炎）、鼻咽、肺、腹部、生殖器和皮肤。对于住院患者，应仔细检查外周或中央静脉输液部位、手术部位和压疮。各种感染性发热疾病的体格检查的异常发现将在单独的章节中讨论。

诊断

如前所述，通过病史和体格检查对发热进行初步评估。对于不怀疑患有严重疾病的既往健康者（例如，病毒性上呼吸道感染或急性胃肠炎），可简单观察，不需要进行进一步检查。如果怀疑

有更严重的感染，实验室检查应包括全血细胞计数和分类。尽管白细胞（WBC）计数在感染时通常会升高，但 WBC 计数低可能代表病毒感染或严重细菌感染。WBC 分类可能提供更多的信息：在细菌感染中，可看到中性粒细胞或杆状核形式的非成熟粒细胞增多；在病毒或真菌感染中，可看到淋巴细胞升高；而在白血病等恶性肿瘤中可能会看到原始细胞。

如果怀疑有肝炎或胆道疾病，应进行肝功能检查，如果异常，需进行病毒性肝炎血清学检查。怀疑尿路感染需进行尿液分析和培养。怀疑肺部感染，应进行胸片和痰培养。严重腹泻患者应进行粪便检查（培养、镜检和 PCR）指导治疗。对疑似全身性感染的患者，在给予抗生素之前，应抽取血培养（不同部位的双份标本）。静脉注射吸毒者如出现伴有心脏杂音的发热，也应接受血培养（最好是不同部位的三份标本）和超声心动图检查以评估感染性心内膜炎。

如果最初的检查结果无明确指向性并且发热持续存在，医生应考虑到少见病。红细胞沉降率（ESR）、C 反应蛋白（CRP）和乳酸脱氢酶（LDH）可反映身体炎症状态，如果后续明确原因，则可以趋于正常化。进一步的检测包括针对结核的结核菌素皮肤试验或 γ 干扰素释放试验、HIV 抗体/病毒载量检测、针对结缔组织病的抗核抗体和类风湿因子检查，如果有中枢神经系统症状，需要进行腰椎穿刺。对于存在危险因素者，应进行真菌血清学/抗原和寄生虫感染的厚/薄涂片检查。如果怀疑骨髓炎，MRI 是金标准。进一步的影像学检查（超声、断层成像或功能成像）也有助于评估发热。

处理

关于是否应针对发热本身进行治疗，存在相当多的争论，决策取决于发热持续对诊断的提示作用、患者不适以及发热是否达到危险程度。健康成人通常能很好地耐受发热，但极端体温升高[通常＞41℃（105.8℉）]可能会对躯体造成损害，常见于严重败血症、体温异常升高、非法药

物使用、麻醉剂或抗精神病药物；发热的并发症包括器官衰竭和弥散性血管内凝血（DIC）。此外，由于发热会增加需氧量，会对已有心肺功能不全的成年人造成负担。健康儿童发热可引起热性惊厥。

一般来说，需联合使用针对发热病因的治疗和退热药。退热药通过血管舒张和出汗降低下丘脑的调定值。如前所述，PGE2 在发热中起关键作用，其合成依赖于环氧化酶。环氧化酶抑制剂（COX1 或 COX2），如阿司匹林和非甾体抗炎药均是退热药。虽然对乙酰氨基酚不抑制环氧化酶，但它的氧化物可以抑制环氧化酶。糖皮质激素也是退热药物，通过抑制磷脂酶 A2（可从膜中释放花生四烯酸以合成 PGE2）的活性并阻断致热细胞因子的信使 RNA（mRNA）的转录来减少 PGE2 的合成。如果患者体温 ≥ 41℃（105.8℉），还应使用其他降温措施（例如，温水擦浴、降温毯）。在体温异常升高时，由于体温调节中枢的调定点保持不变，而体温升高超过了散热能力，因此退热药无效。正如其他章节所述，治疗潜在的病理生理过程（感染性、炎症性或肿瘤性）显然是最重要的。

第 18 章

休 克

HANNAH ROEDER 著

姜一梦 译；洪 涛 校

概述

休克是一种临床状态，定义为组织灌注不足，无法满足组织代谢需求。这种危及生命的情况导致细胞功能恶化，最终发展为多器官功能障碍甚至死亡。

在休克状态下，机体耗氧量超过供氧量。向组织提供充足的氧供，不仅有赖于环境中稳定的氧浓度，还有赖于血红蛋白浓度、**心输出量**（CO）和**体循环阻力**（SVR）。血红蛋白显著降低的患者无法携带足够的氧气以满足代谢需求。为了获得氧，生命组织需要循环系统的充分灌注，而这将取决于心输出量和体循环阻力。心输出量是心率和每搏量的乘积，而每搏量本身依赖于前负荷、心肌收缩力和后负荷。体循环阻力则受血管直径、血管长度和血液黏滞度的影响，在某些休克状态下，血管直径会发生巨大变化（详见第 56 章）。上述影响组织器官氧供的因素中任何一项出现异常都可能导致休克发生。

病理生理学与评估

早期识别休克是患者获得良好预后的关键。心动过速可能是即将发生休克的最早预警信号，往往出现在低血压发生之前，尤见于年轻患者。低血压在休克中很常见，但低血压和休克并不互相等同。例如，一个基础有高血压的患者发生休克时可能出现血压相对降低，而不是绝对低血压，如果不知道患者基础血压水平，可能会忽略相对低血压的线索。同时应着重关注患者的容量状态，因为容量状态能够提示休克发生的病因。

评估容量状态的体征包括是否存在颈静脉怒张、腋窝出汗、黏膜湿润或干燥、皮肤张力、肢体温度/脉搏以及是否存在水肿等。如果临床情况允许，应行被动直腿抬高或直立位生命体征检查。被动抬腿后或直立状态时，若生命体征较前改善，则提示患者容量不足，有可能对扩容治疗有反应。谵妄，尤其是注意力持续时间下降，可能是脑灌注不足的信号，也是提示休克发生的早期指标。尿量下降提示肾灌注下降和急性肾损伤。休克时，也会出现包括花斑和发绀等在内的皮肤改变。提示休克的初始实验室异常包括血肌酐水平升高，以及源于氧供受损引起无氧呼吸导致乳酸升高的代谢性酸中毒。

休克在病因学上可大致描述为**低血容量性休克**、**分布性休克**、**心源性休克**和**梗阻性休克**。许多患者表现出混合性的休克表现。例如，感染可导致脓毒症休克，而脓毒症又可以导致心肌损害，从而发生心源性休克。如前所述，血流动力学指标如心输出量、体循环阻力和前负荷［通过肺毛细血管楔压（PCWP）测量］可用于区分不同类别的休克（表 18.1）。

低血容量性休克

低血容量性休克由血液或血浆容量不足引起。在这种临床状态下，前负荷下降导致心肌收缩力下降，随后心率增加以维持心输出量，但若容量继续减少，最终仍将导致心输出量降低。体循环阻力增加以在循环血容量降低情况下维持组织灌注。低血容量性休克的病因包括严重出血、严重呕吐和腹泻、大量不显性失水，如中暑、皮肤大面积严重烧伤以及体液从血管内转移到组织

休克类型	前负荷（肺毛细血管楔压）	心输出量	体循环阻力
低血容量性休克	↓	早期：正常或轻度↑ 晚期：↓	↑
分布性休克	↓	早期：↑ 晚期：↓	↓
心源性休克	↑	↓	↑
梗阻性休克：心脏压塞	↑	↓	↑
梗阻性休克：其他	早期：正常 晚期：↓	早期：正常 晚期：↓	↑

表 18.1　休克时血流动力学指标变化

间隙时的所谓第三间隙。第三间隙可发生于胰腺炎、肝硬化或术后。

　　一般来说，低血容量性休克患者的体格检查以脉压减小、肢端湿冷、毛细血管充盈不良、颈静脉塌陷为特征。另外，患者的皮肤、腋窝和黏膜多是干燥的。失血性休克在查体时可能有很明显的提示，如大量呕血，但在出血灶不明显时，则需要提高警惕，如股动脉插管后腹膜后出血，或创伤后骨盆和下肢内出血。

分布性休克

　　分布性休克是指血管张力下降导致体循环阻力显著降低。分布性休克时，前负荷下降，但心率增加可在一定程度上代偿以维持心输出量。分布性休克后期，患者心输出量也会下降。脓毒症是分布性休克的原型，其他引起分布性休克的病因包括**过敏反应**、神经源性休克（急性脊髓损伤和麻醉相关）、药物和输血反应、急性肾上腺危象（Addisonian 危象）、失代偿性甲状腺功能减退（黏液水肿昏迷）和中毒性休克综合征。

　　一般来说，分布性休克患者表现为脉压增大、舒张压降低和肢端温暖。早期分布性休克时，患者可表现为皮肤潮红、充血，毛细血管再充盈也可正常。在评估生命体征时，须谨记发热或低体温都有可能出现于脓毒症。医生可以计算快速 SOFA 或完整 SOFA 评分，评估脓毒症的严重程度及不良预后风险（详见第 111 章）。神经源性休克患者无交感神经张力，可能表现为心动

过缓。过敏性休克患者通常表现出过敏反应的体征和症状，包括荨麻疹、风团、喘鸣和气道狭窄（图 18.1）。

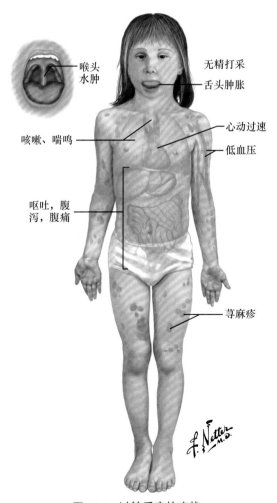

喉头水肿

无精打采

舌头肿胀

咳嗽、喘鸣

心动过速

低血压

呕吐，腹泻，腹痛

荨麻疹

图 18.1　过敏反应的症状

心源性休克

心源性休克最常见的原因是心肌收缩力下降。急性心肌梗死、病毒或药物导致的心肌病、失代偿性充血性心力衰竭可引起心源性休克。心源性休克也可由急性或终末期瓣膜功能障碍引起，或由心律失常导致充盈时间过短引起。

在心源性休克中，前负荷增加，但心输出量下降，体循环阻力会代偿性增加。因此，查体时会发现四肢湿冷、毛细血管充盈不良和脉压减小。由于交感神经兴奋性增高，心源性休克时的脉压比（收缩压与舒张压之差除以收缩压）一般小于 25%。心源性休克时其他可能的查体所见包括颈静脉压升高、肝颈静脉回流征阳性、第三心音奔马律或新的心脏杂音，以及肺部湿啰音。

梗阻性休克

后负荷增加可导致梗阻性休克，作为其基础的心脏外病理改变影响了血液在心肺循环通路内的流动。这些潜在的病理变化包括急性肺栓塞、张力性气胸、重度肺动脉高压、心脏压塞和缩窄性心包炎。

在梗阻性休克时，体格检查会发现四肢湿冷、毛细血管再充盈不佳及脉压减小。颈静脉压力升高的征象可能非常突出。在张力性气胸中，体格检查会发现一侧肺呼吸音消失。在心脏压塞时，可能存在贝克三联征（心音遥远、低血压和颈静脉怒张）和 Kussmaul 征（吸气时颈静脉扩张更明显）。奇脉，即吸气时收缩压降低 > 10 mmHg，通常与心脏压塞和缩窄性心包炎有关，但也可出现在其他原因引起的休克中，如肺栓塞、瓣膜病和低血容量性休克。心脏压塞和心源性休克的血流动力学表现相似，但心脏压塞时可出现左右心室压力相等，而且超声心动图上可见大量心包积液（详见第 61 章）。

诊断与治疗

当休克的诊断和病因确定时，应立即开始初步治疗。如果简单的病史和查体无法提示患者休克的可能病因，可行补液试验，通常使用生理盐水或乳酸林格液。医生应实时评估患者对补液试验的反应，注意心率、血压、皮肤、末梢灌注和尿量的变化。床旁超声心动图有助于鉴别休克病因，即使低血容量性休克和脓毒性休克看起来可能类似。

确保适当的血管通路是快速液体复苏的关键，可能需要置入中心静脉管。需要注意的是，对于急诊液体复苏，由于管腔直径和长度的关系，三腔中心静脉管并不是首选，较短的大口径静脉管或导引导管（如 Cordis）更为合适。中心静脉置管为血管活性药物的使用提供了安全的路径，同时能够持续监测中心静脉压和中心静脉氧饱和度（$ScVO_2$）。

$ScVO_2$ 反映了供氧和耗氧之间的平衡，有助于区分感染性休克、失血性休克和心源性休克。正常的 $ScVO_2$ 约为 70%。在组织氧合不良的状态下，无论是泵衰竭还是贫血，外周组织摄氧量均较高，因此 $ScVO_2$ 值 < 65% 提示心源性或失血性休克。相反，在脓毒症休克中，血管舒张导致了动脉血液分流，此外，脓毒症时的全身炎症反应削弱了外周组织的摄氧能力，导致 $ScVO_2$ 升高，通常超过 80%。

针对根本病因进行治疗是治疗各种原因休克的基石（例如，脓毒性休克时及时应用广谱抗生素治疗，张力性气胸时进行穿刺减压和胸管引流治疗）。如果患者在液体复苏后仍处于休克状态，可能需要使用血管活性药物。不同血管活性药物对 α 肾上腺素、β 肾上腺素、多巴胺和血管加压素受体有不同的激动作用，这些作用决定了它们可用于何种类型的休克（表 18.2）。去甲肾上腺素是治疗脓毒症性休克的一线药物，而心源性休克患者应首选多巴酚丁胺等强心药物。使用血管活性药物时应精准滴定，调整剂量达到治疗效果（例如，平均动脉压 > 65 mmHg），严重休克失代偿患者可以联合使用不同血管活性药物。

药物	α₁受体	β₁受体	β₂受体	多巴胺受体	血管加压素受体	生理学效应	分类
去甲肾上腺素	++++	++	+			体循环阻力↑↑，心输出量↑	强心升压药
肾上腺素	++++	++++	+++			体循环阻力↑↑，心输出量↑↑	强心升压药
苯肾上腺素	+++					体循环阻力↑↑	升压药
多巴酚丁胺	+	++++	++			体循环阻力↓，心输出量↑↑	强心药
多巴胺	+小剂量 +++大剂量	+小剂量 ++大剂量		++++小剂量 ++大剂量		心输出量↑（小剂量）体循环阻力↑↑，心输出量↑（大剂量）	强心升压药（浓度依赖）
血管加压素					+++	体循环阻力↑↑	升压药

表 18.2 常用血管活性药物对不同受体的激动作用

第19章

高血压危象

LEILA HAGHIGHAT · DAVID J. ENGEL　著

姜一梦　译；洪　涛　校

概述

高血压危象是指血压水平（BP）急剧升高，包括高血压急症和高血压亚急症。美国预防、检测、评估与治疗高血压全国联合委员会第七次报告（JNC 7）将高血压亚急症定义为收缩压（SBP）> 180 mmHg 或舒张压（DBP）> 120 mmHg。约 75% 的高血压危象为高血压亚急症。高血压急症除了达到上述血压标准外，还同时合并高血压**靶器官损害**。高血压危象时的血压界值水平并不是绝对的，一个原本血压正常的人如果血压迅速升高也可导致高血压危象。

病理生理学

高血压危象源于一系列血管损伤，尽管其病理生理学机制尚不完全明确。它由去甲肾上腺素和血管紧张素 II 等激素的释放而触发，这些激素导致全身血管阻力升高。其结果是血管壁应力增高，内皮细胞受到机械损伤。血小板活化和凝血级联反应的启动导致纤维蛋白沉积的血栓前状态、氧化应激和炎症，最终导致器官灌注不足。这一过程进而导致恶性循环，即灌注不足激活肾素–血管紧张素系统，进一步增高血管阻力、加重内皮功能障碍。

框 19.1 简述了高血压危象的病因。美国最常见的高血压危象病因是对抗高血压药物依从性差。在美国 5000 万高血压患者中，即有 1% ～ 2% 会出现高血压危象，老年人、黑人和男性人群的患病率更高。

框 19.1　高血压急症的病因

- 原发性高血压：血压控制不佳，突然停药（可乐定，β 受体阻滞剂）
- 肾实质病变：急性肾小球肾炎，血管炎，血栓性血小板减少性紫癜–溶血性尿毒综合征
- 肾血管病变：肾动脉狭窄，纤维肌发育不良
- 内分泌疾病：嗜铬细胞瘤，肾素瘤，盐皮质激素高血压，糖皮质激素分泌过多
- 药物：可卡因，拟交感神经药，促红细胞生成素，环孢素，其他药物与单胺氧化酶抑制剂的相互作用，苯丙胺，口服避孕药，苯环己哌啶，利奈唑胺，非甾体抗炎药，乙醇
- 自主神经过度兴奋：吉兰–巴雷综合征，急性间歇性卟啉病
- 中枢神经系统损害：脑外伤，脑卒中，脑肿瘤
- 子痫
- 外科手术

评估与诊断

询问病史和体格检查时应重点关注于识别发生高血压危象的危险因素、目前发作的可能病因以及是否有靶器官损害的证据。应询问患者是否有心血管、肾和内分泌疾病。在有高血压病史的患者中，应该明确患者平时血压控制水平、服药情况、最后一次服药的时间和服药依从性。同时应该明确近期的饮酒、进食和服药情况。对女性患者必须评估是否处于妊娠状态。表 19.1 列出了高血压急症时靶器官损害的症状和体征。即使没有靶器官损害，患者也可能出现严重的头痛、气促、鼻出血和极度焦虑。高血压危象患者最常见的初始主诉是胸痛。体格检查时，应测量双上肢血压，双上肢压差 > 20 mmHg 的患者还需要

靶器官	症状	体征	靶器官损害
眼底	视物模糊	视网膜动脉狭窄，动静脉交叉压迹，棉絮斑，出血，硬性渗出，视盘水肿	高血压视网膜病变
肾	血尿、尿量减少	新发蛋白尿，镜下血尿，肾杂音，腹部肿块	急性肾损伤，高血压肾病
脑	恶心、呕吐、意识模糊、癫痫、意识丧失	局灶神经功能缺损	脑卒中（缺血性或出血性），高血压脑病
肺	呼吸困难	啰音	肺水肿
心脏	胸痛、呼吸困难	新出现杂音，奔马律，外周水肿	充血性心力衰竭，急性冠脉综合征
血管	胸痛、腹痛、背痛	双上肢血压差 > 20 mmHg，脉弱，新发舒张期杂音	主动脉夹层，腹主动脉瘤破裂

表 19.1　高血压危象的症状、体征

测量下肢血压以评估是否存在主动脉夹层。除此之外，还应进行眼底、心脏、肺和腹部检查。

　　高血压危象患者应接受一些基础的实验室检查，包括生化检验以评估肾损害，尿液分析以明确有无蛋白尿或血尿，妊娠试验和尿液毒理学检查等。全血细胞计数（CBC）出现贫血和血小板减少时可能提示存在微血管病性贫血，可以通过凝血功能检查和血涂片进一步证实。内分泌检测，如游离甲状腺素（T4）/ 促甲状腺激素（TSH）、血浆肾素活性、醛固酮和儿茶酚胺，可用来评估其他继发性高血压原因。应根据获得的病史进行影像学检查。心电图和胸部 X 线可分别提示心肌缺血和肺水肿。如果出现神经系统体征，应进一步行头颅 CT 检查，如果担心主动脉夹层，应立即进行胸部 / 腹部 CT 血管造影。

治疗

　　高血压危象治疗的一般原则是降低血压的同时避免血压急剧下降引起危害。高血压引起血管系统自动调节曲线右移，如此一来，要维持一定的血流灌注，就需要较高的血压水平。因此，在高血压患者中，尤其是病史较长者，通常认为属正常水平的血压实际上可能会导致低灌注。对高血压危象患者应尽早治疗，在实验室检查结果返回之前即可开始治疗。

　　对于高血压亚急症，降压的目标是低于 160/ 110 mmHg，在第 1 小时内降压幅度不超过 25%。血压应在 1 ~ 2 天内降至 140/90 mmHg 以下。最初可考虑使用静脉降压药，但因患者需要口服药物来长期控制血压，因此也可以考虑单独使用口服降压药降压。选择的降压药物须权衡患者的病史及目前情况与药物的副作用（如应避免在急性肾损伤患者中使用 ACEI）。可考虑的药物包括拉贝洛尔、卡托普利、可乐定和呋塞米。舌下含服硝苯地平是禁忌，因为它会产生不可预测的、可能不安全的血压骤降。根据 JNC 7 指南推荐，一旦血压得到严格控制，患者即可开始口服降压药长期控制血压。同时，患者还应在 1 ~ 2 周内接受保健医生的随访。

　　高血压急症的治疗应更加积极。一般情况下，第一小时血压应降低 10% ~ 20%，第一天血压应降低约 35%，但这些目标随急症的情况而变。患者应入住重症监护病房（ICU）进行动脉血压监测，使用短效静脉降压药，以便精准滴定剂量。可以应用的静脉用药包括尼卡地平、拉贝洛尔和硝普钠。虽然不同的药物有不同的副作用和禁忌证，但系统评价显示没有任何一种药物优于其他药物。一旦血压得到适当控制，患者可以在医生密切随访的情况下转为口服治疗。

　　在**急性缺血性脑卒中**患者中，高血压通常是一过性的，可在 24 小时后缓解。不适合溶栓的患者仅在血压超过 220/110 mmHg 时接受降压治疗，目标是在 24 小时内将血压降低 15%。对于接受溶栓治疗的患者，给药前血压应 < 185/110 mmHg 以防脑出血。溶栓后 24 小时内应密切监测血压，保持血压水平 < 180/105 mmHg。

在出血性脑卒中患者中，血压控制应更为严格，以减少进一步出血。血压 > 200/150 mmHg 即应接受积极降压治疗。收缩压超过 180 mmHg 伴颅内压升高的患者应持续监测颅内压，使脑灌注压维持在 60 ~ 80 mmHg 之间。应避免使用可乐定，因为中枢作用药物可能会混淆精神状态的评估。蛛网膜下腔出血患者，收缩压应控制在 160 mmHg 以下。

主动脉夹层时，治疗目标是减小血管剪切力，以防止内膜继续撕裂。快速降低 SBP 至 120 mmHg 以下、心率降至 60 次 / 分以下可达这一目标，β 受体阻滞剂如艾司洛尔是理想的选择。应谨慎使用扩血管药物，如硝普钠，因血管扩张可能导致反射性心动过速，从而增加主动脉壁的剪切力。

在急性冠状动脉综合征患者中，治疗目标是降低心肌需氧量。可考虑使用的药物包括硝酸盐类（降低前负荷）、β 受体阻滞剂（减慢心率、降低心肌收缩力）和非二氢吡啶类钙通道阻滞剂。应避免使用二氢吡啶类钙通道阻滞剂，因为它们容易引起反射性心动过速，从而增加心脏做功。有左心室衰竭证据的患者，包括那些有肺水肿者，由于左心室心肌收缩力下降，前向血流减少，故应减轻后负荷，以最大限度地增加前向血流，可以使用硝酸盐类、利尿剂和 ACE 抑制剂等。

第 20 章

心动过速

GOVIND M. KRISHNAN · DAVID J. ENGEL　著

金　汉　译；马　为　校

概述

正常的成人心率（HR）在每分钟 60 ～ 100 次（bpm）之间，任何高于此范围的心率都被归类为心动过速。在该心率，心脏收缩是由交感和副交感神经共同参与的一个复杂的相互作用确定的，通常而言交感神经兴奋，或相对少见的情况下，副交感神经抑制导致 HR 增加。HR 很大程度上依赖于心脏内在的电传导系统，心腔内不同位置均可以不同的频率触发不同的收缩节律。

病因

评估任何心动过速必须先确定该心动过速是源自心脏自身搏动起源点［**右心房的窦房结（SA），即窦性心动过速**］、除了窦房结的室上性位点（室上性心动过速）还是心室病灶（室性心动过速）（见第 55 章）。这种区别通常经由 **12 导联心电图**（ECG）或其他遥测设备判断，可以显示存在或不存在 P 波及其形态，以及患者是否具有窄的复杂性心动过速（QRS 波＜ 120 ms）或宽复杂性心动过速（QRS 复合＞ 120 ms）（需排除室内传导阻滞如束支传导阻滞）。

窦性心动过速

正常窦性心律特征是节律规整，起源于窦房结。**窦性心动过速**是心率超过 100 bpm，但仍为窦性心律。心电图 P 波具有正常形态，正常的窦性 P 波总是先于一个 QRS 波。

窦性心动过速的鉴别诊断很多，因为窦速呈现往往是某种潜在疾病的症状或一种代偿性反应，潜在的病症还可能有其他体征或症状。举个例子，窦性心动过速可以简单地是一个正常的运动后改变。其他鉴别诊断的考虑包括发热、疼痛、焦虑、贫血、甲状腺功能亢进、低氧血症、药物、嗜铬细胞瘤、酒精戒断或许多其他此类病因。窦性心动过速的任何评估和（或）治疗，都必须考虑到潜在的疾病。

室上性心动过速

室上性心动过速（SVT）是一组发生于心房组织或房室（AV）结的心律失常，显著特征是脉冲来源于 AV 或以上节点，这些脉冲被通常经过房室结，产生正常和窄 QRS 波（＜ 120 ms）。例外存在于患者存在异常的心室传导途径，如束支阻滞。SVT 的常见原因包括缺血性心脏疾病、心力衰竭、肺栓塞、内分泌疾病、酒精戒断和兴奋剂，但 SVT 也可见于正常人。

在一般情况下，SVT 源自心肌自律性增高或折返机制。自律性增高可来源于心房，可以是从 SA 节点（窦性心动过速）或其他部位（**房性心动过速**）。折返是电回路对心肌的连续刺激，通常涉及两条相互连接的传导通路。一个途径是因为除极处于不应期，但另一个通路能够传导冲动。这种沿着第二条通路的传导通常很慢，以至于第一条通路恢复不应期并能够将最初由第二条通路传导的冲动传导回去。以这种方式，一个闭环形成，当传导沿着一条径路重新激动另一条径路时，传导形成并成为一个重复循环，以比正常速度更快的速度发放冲动，导致心动过速。折返性心动过速可以被进一步区分为**房室结折返性心动过速**（AVNRT），即折返环位于房室结内，以及**房室折返性心动过速**（AVRT），即折返环可以包括房室结，但不一定位于房室结内部（图 20.1）。

心电图或遥测上的另一个关键特征是窄 QRS 波心动过速是规则节律还是不规则节律。在上述窦性心动过速的诊断，房性心动过速、AVNRT 以及 AVRT 节律均是规则的。然而，不规则的心房去极化可导致不规则的窄 QRS 波心动过速。最常见的不规则心动过速是**心房颤动**和**心房扑动**，讨论分别见第 60 章。

另一种室上性心动过速是多灶性**房性心动过速**（MAT）。MAT 机制是心房内自律性增高和触发机制，通常存在 3 个或更多形态不同的 P 波，心率在 100 ~ 140 bpm 之间。它通常继发于肺疾病和（或）低氧血症，包括严重的慢性阻塞性肺疾病（COPD）、肺栓塞和充血性心脏衰竭（CHF）。

室性心动过速

室性心律失常，特别是**室性心动过速**（VT），是导致心源性猝死的重要原因。VT 是一种可能危及生命的疾病。心律失常引起的快速去极化冲动起源于希浦系统、心室肌或两者（图 20.2）。VT 最常见于结构性和缺血性心脏；其他触发因素包括电解质异常（低钾血症、低镁血症）、药物毒性、心肌病或长 QT 综合征。VT 可以是持续的（> 30 秒或以血流动力学崩溃为特征）或

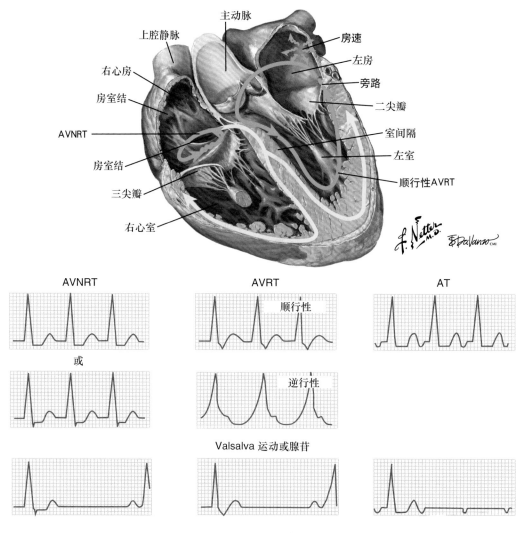

图 20.1　常见室上性心动过速的解剖及心电图特点

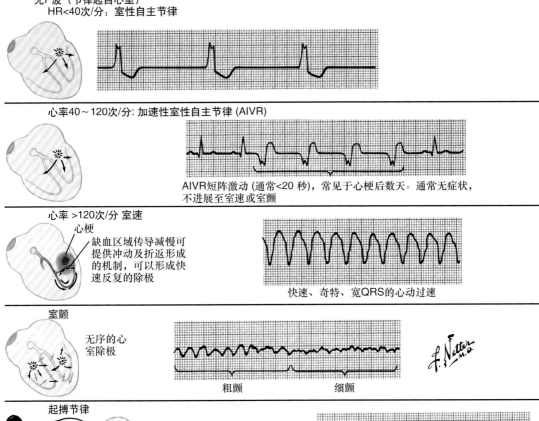

QRS >100 ms (持续的)
无P波（节律起自心室）
HR<40次/分：室性自主节律

图 20.2　室性心动过速

非持续的（＜ 30 秒）。它可以是任一单形（QRS 形态一致）或多态性（QRS 形态不一）。VT 常可进展为**心室颤动**（VF），这反映了缺乏有组织的心室活动；除非在发作后几分钟内终止，否则 VF 是致命的。

评估、诊断和治疗

正如前面提到的各种表现所表明的那样，心动过速可以以多种不同的形式出现，其症状和风险各不相同。因此，当遇到心动过速患者时，必须评估其血流动力学稳定性，这将是治疗紧迫性和选择的主要决定因素。在获得 12 导联心电图的同时，患者必须同时进行血流动力学评估，包括呼吸困难、低血压、胸痛、休克或意识障碍。如果这些症状都存在，患者不是窦性心动过速，推荐立即行**电复律**。窦性心动过速和上述体征的患者必须有窦性心动过速的原因。此外，如果心动过速本身导致严重的心脏缺血，则可能需要使用 β 受体阻滞剂。如果患者血流动力学稳定，则无需紧急治疗。正如所提到的，窦性心动过速可能继发于多种因素，所以仔细询问有无发热、疼痛、甲状腺功能亢进、药物滥用史，以及其他常见的原因所导致的窦性心动过速是必需的。

血流动力学稳定的 SVT，**迷走神经刺激**可能是有用的；这些动作包括 **Valsalva 动作**、单侧颈动脉按摩和冷热疗法。如果迷走神经刺激无效，推荐静脉推注腺苷的同时连续心电图监测。腺苷可以诊断和治疗来源不明的窄 QRS 心动过速。通常使用 6 mg，如果不成功的话，可以使用 12 mg。

在宽 QRS 心动过速的情况下，安全的做法是除非可作出确定的诊断，否则均认为是室性心动过速。无反应或无脉搏的患者将接受基于标准高级心脏生命支持（ACLS）的治疗。对一个不稳定但有意识的患者，第一步应该是尝试同步电复律，同时予镇静。稳定的患者应接受详细的诊断评估以确定病因，但通常的第一步骤是要尝试同步电复律与镇静，防止 VF 的发生。如果患者的心动过速反复发作或难以终止，可使用 I 类或 III 类抗心律失常药物，例如胺碘酮、利多卡因、普鲁卡因胺。在罕见的情况下，在心脏结构正常的情况下可以使用钙通道阻滞剂或 β 受体阻滞剂；然而，做出这样的决定通常需要电生理学专家会诊。

第 21 章

心动过缓

MARGARET INFELD · DAVID J. ENGEL　著

金　汉　译；马　为　校

概述

　　心动过缓被定义为心率（HR）低于每分钟60次（bpm）。心动过缓临床表现多样，从训练有素的运动员表现出的生理窦性心动过缓到危及生命的完全性的心脏传导阻滞和心脏骤停。缓慢型心律失常可能由于迷走神经张力的改变而暂时发生，也可能由可逆的外在触发因素引起。评价及处理心动过缓，取决于患者心动过缓的症状、病因的确定、是否可逆以及传导障碍发生的位置。

病理生理学

　　缓慢型心律失常可以是传导系统的任何地方发生功能障碍所造成。在一般情况下发生位置越远，病情越严重，因为远端传导阻滞引起完全性传导阻滞的可能性更大。远端传导阻滞通常也意味着更广泛的传导系统病变。

　　回顾自主神经支配心脏的功能是讨论缓慢型心律失常的重要环节，因为无论是窦房结-心脏的天然起搏器，还是房室结-心房心室之间唯一的电连接节点，都由交感神经系统（SNS）和副交感神经系统（PSNS）支配。副交感神经张力降低 SA 结起搏（从而降低 HR）、通过房室结的传导速度、心肌收缩力和异位病灶的兴奋性。SNS 具有相反的作用。因此，用于治疗症状性缓慢型心律失常的药物会增强 SNS 或抑制 PSNS 输入。迷走神经张力增加，如运动员或睡眠期间可导致相对心动过缓。刺激迷走神经，例如咳嗽、作呕、呕吐等（表21.1）可以引起正常人短暂的窦性心率减慢，甚至是传导阻滞（图21.1）。

　　缓慢型心律失常的原因有外在原因，如药物作用，以及固有的原因，如年龄相关的传导系统纤维化（表21.1）。

　　心脏的机械运动和电活动是紧密相连的，中断一个可能导致另一个出现问题。例如，右冠状动脉（RCA）或近回旋支（LCX）近段闭塞，可以因缺血影响窦房结动脉，从而影响窦房结的血供。从 RCA 或 LCX 发出的后降支（PDA）动脉的闭塞，可以影响房室结分支的血供，从而损伤房室结。在当今时代，早期血运重建治疗急性心肌梗死（MI）、窦性心动过缓和不同程度的房室传导阻滞，通常见于下壁急性心肌梗死，是由于神经反射机制（例如，Bezold-Jarisch 反射）导致。永久传导系统损伤目前不太常见，但可以在前壁心梗引起心肌和传导系统广泛损害时出现。少数情况下，房室结慢性缺血也可导致传导阻滞。

临床表现、评估和诊断

　　心动过缓评价和处理的紧迫性由血流动力学是否稳定和症状的严重程度所决定。应检查生命体征以确定血流动力学是否稳定，因为不稳定的患者需要更紧急的处理。症状出现通常是心输出量降低或者变时性功能不良的体现。变时性功能不良是指患者的心率未随着患者运动量的增加而增加。心动过缓症状可以表现为头晕、乏力、运动耐力下降、晕厥前兆、晕厥或症状性的充血性心力衰竭、精神状态改变和其他灌注减少的表现。需要立即检查生命体征以确保血流动力学稳定，因为不稳定的患者需要更紧急的处理。准确

表 21.1　心动过缓的原因	
分类	示例（并非全部）
药物	β 受体阻滞剂、非二氢吡啶类钙通道阻滞剂、抗心律失常药物、地高辛
迷走神经介导	训练良好的运动员迷走神经张力高；一过性窦性过缓和一过性房室传导阻滞可在有害刺激、颈动脉窦按摩或迷走神经刺激，如咳嗽、吞咽、排尿或排便后出现
代谢 / 全身系统性紊乱	甲状腺功能减退、高钾血症、缺氧、酸中毒、体温过低
感染 / 炎症	急性病毒性心肌炎、莱姆病、南美锥虫病、感染性心内膜炎累及房室传导系统
医源性 / 术后	瓣膜手术后、心脏消融，或肥厚型心肌病酒精室间隔消融后患者
缺血 / 梗死	Bezold-Jarisch 反射；广泛的梗死可导致永久性高度房室传导阻滞；极少数情况下，房室结的慢性缺血可导致房室传导阻滞
浸润	心脏淀粉样变性、血色病、Fabry 病、糖原贮积病、淋巴瘤
自身免疫性疾病	心脏结节病、类风湿关节炎、系统性红斑狼疮
神经肌肉疾病	肌营养不良、Kearns-Sayre 综合征、Charcot-Marie-Tooth 病
年龄相关的传导系统纤维化	病窦综合征：传导系统的原发性退行性疾病
家族性	早发性进行性心脏结构正常的心脏传导疾病患者，有心脏起搏器或猝死家族史；可能是由于基因突变

的用药调整可以揭示心动过缓的药物因素（表 21.1）。实验室检查可以揭示可逆的原因，例如电解质紊乱，在临床情况允许的前提下，也有必要进行甲状腺功能检查。

与任何心脏病一样，12 导联心电图（ECG）是评估缓慢型心律失常的重要检查。以下是基于心电图的心动过缓的常见病因。

窦性心动过缓

在**窦性心动过缓**中，节律起源于窦房结且频率小于 60 bpm。无症状窦性心动过缓通常是一种正常的生理现象，不需要评估或治疗。但是，如果与心动过缓相关的症状存在或如果有变时性功能不全的证据，应该考虑进一步评估和心脏起搏。

病态窦房结综合征

病态窦房结综合征（sick sinus syndrome，SSS）通常是由于与年龄相关的传导系统纤维化导致，一般发生在高龄患者中。SSS 可表现为窦性心动过缓、停搏或阵发性 / 持续性窦性停搏伴逸搏心律。其他 SSS 的临床特征可能包括变时性功能

不全或心动过速–心动过缓综合征，即同时有阵发性心房颤动和窦性心动过缓。

房室结功能不良

房室结功能不良的原因可见表 21.1。房室传导阻滞的严重性以及是否需要处理，是由患者是否有症状和阻滞在传导系统内的位置决定的。希氏束以上的阻滞很少危及生命，但希氏束以下的传导阻滞是永久起搏的指征，前提是可逆的原因已排除或更正（图 21.2）。

一度房室传导阻滞的定义是 PR 间期 > 200 毫秒（ms），保留心房和心室之间 1∶1 的传导。是由窦房结冲动通过心房、房室结和希浦系统缓慢传导至心室引发去极化导致。

二度房室传导阻滞分为两种：

- **Mobitz Ⅰ型**（也称为 **Wenckebach 阻滞**）是以逐渐延长的 PR 间期为特征导致 QRS 脱落。Mobitz Ⅰ型阻滞通常位于房室结，一般不需要处理，除非患者有症状。
- **Mobitz Ⅱ型**的特点是恒定的 PR 间期伴随 QRS 脱落。Mobitz Ⅱ型阻滞通常位于

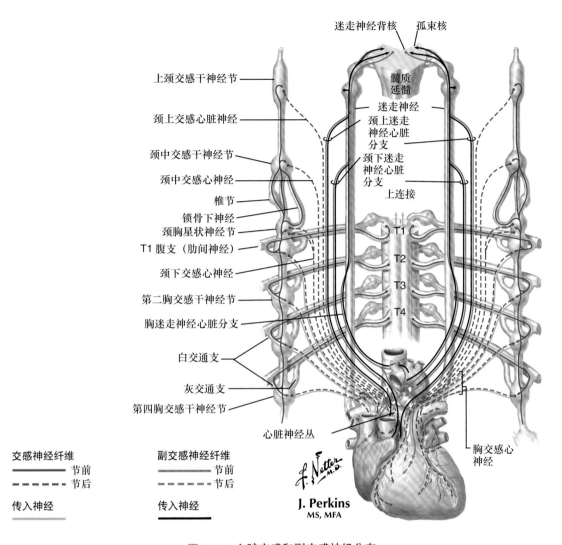

上颈交感干神经节

颈上交感心脏神经

颈中交感干神经节

颈中交感心神经

椎节

锁骨下神经

颈胸星状神经节

T1 腹支（肋间神经）

颈下交感心神经

第二胸交感干神经节

胸迷走神经心脏分支

白交通支

灰交通支

第四胸交感干神经节

心脏神经丛

迷走神经背核　孤束核

髓质
延髓

迷走神经
颈上迷走
神经心脏
分支
颈下迷走
神经心脏
分支
上连接

T1

T2

T3

T4

胸交感心
神经

交感神经纤维　　　副交感神经纤维
————节前　　　　————节前
------节后　　　　------节后
传入神经　　　　　传入神经
————　　　　　————

J. Perkins
MS, MFA

图 21.1　心脏交感和副交感神经分布

房室结以下，在希氏束内。由于位于房室结以下，是一种较不稳定的心律，进展为三度房室阻滞很常见，而且通常是突然的。如果没有找到 Mobitz Ⅱ 型的可逆原因，起搏器通常是必要的，即使患者无症状。

患者心电图出现 2∶1 房室传导阻滞（每两个 P 波一个 QRS 波群），Mobitz Ⅰ 和 Ⅱ 型的鉴别通常很困难。QRS 间期可能有提示作用，但不能肯定：如果 QRS 波是窄的，更可能定位于房室结，为 Mobitz Ⅰ 型。而 QRS 波增宽更可能位于房室结下方，出现 Mobitz Ⅱ 型传导阻滞。

药理学和体格检查可以帮助区分 2∶1 传导

是 Mobitz Ⅰ 型还是 Ⅱ 型。因为 Mobitz Ⅰ 型通常位于房室结水平，它受交感神经和副交感神经的影响。如果传导随阿托品或运动改善，或随颈动脉窦按摩而恶化，则阻滞点在房室结内。例如，如果 2∶1 阻滞进展为 4∶3（每 4 个 p 波下传 3 个 QRS 波群）是由于阿托品或者不下传之前一跳 PR 间期延长，那么 2∶1 传导阻滞是由于 Mobitz Ⅰ 型。如果就 p 波而言，传导"恶化"：运动或阿托品后 2∶1 阻滞变为 4∶1 阻滞，或通过颈动脉窦按摩改善，则该阻滞点位于房室结下，可能是 Mobitz Ⅱ 型。

三度房室传导阻滞，或**完全性心脏传导阻滞**，其特点是心房和心室电活动的完全分离。阻

固定但延长的PR间期：Ⅰ度房室传导阻滞

部分阻滞

每个P波均能下传但PR间期
>0.2 秒(>5 小方格)

PR 0.26 sec （×6）

逐渐延长的PR间期以及QRS间断脱落

Ⅱ度房室传导阻滞：莫氏Ⅰ型（文氏现象）

延迟　　　延迟　　　阻滞

A　　B　　C　　D　　E

A. 通过房室结的快速、好的传导；正常PR间期　　B. 传导受阻；PR间期延长　　C. 传导尚好；PR间期仍然延长　　D. 传导完全阻滞；QRS波脱落　　E. 房室结恢复；PR间期再次正常

PR PR PR PR PR PR

P波和QRS波无相关性，心室率快于心房率

房室分离

窦房结减慢

心室的异位起搏点加速并夺获心室而不逆传心房（这将进一步抑制窦房结）

QRS突然脱落，PR未逐渐延长

二度Ⅱ型房室传导阻滞：Mobitz Ⅱ型(非Wenckebach阻滞)

房室阻滞部位在希氏束、双分支或者三分支

PR 间期未延长　　QRS突然脱落但PR间期未延长

P波慢于QRS波，且无关联

两种房室传导阻滞的区别

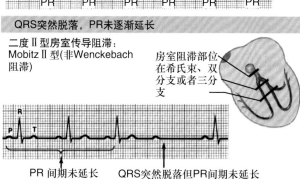

	"高"	"低"
阻滞部位	房室结	希氏束、双分支或三分支
逸搏类型	交界区逸搏心律，窄QRS波，频率40~55次/分	室性逸搏心律，宽QRS波，低频率(20~40 bpm)心脏骤停的风险
病因	右冠病变，下壁心肌梗死，房室结水肿	左前降支病变，前壁广泛心肌梗死、慢性传导系统退行性改变
完全阻滞前心律	二度Ⅰ型房室传导阻滞	二度Ⅱ型房室传导阻滞

图 21.2　房室传导阻滞类型

滞可以位于房室结、希氏束或以下。不管有无症状，完全性心脏传导阻滞患者都需要永久起搏器。

治疗

心动过缓的治疗取决于症状、传导阻滞部位、整体血流动力学是否稳定。导致心动过缓的诱发因素明确，尤其是心肌梗死时，应紧急治疗。

表现为窦缓的无症状患者、一度房室传导阻滞或 Mobitz I 型房室传导阻滞，除非出现症状，否则不需要干预。如果患者因症状性心动过缓无法耐受所需的药物治疗（如 β 受体阻滞剂治疗快速型心房颤动）或有症状性变时性功能不全，通常需要永久起搏器。无可逆原因的 Mobitz II 型患者和三度心脏传导阻滞应由心脏病专家评估是否植入永久性**起搏器**（图 21.3）。

心脏起搏是有症状的心动过缓以及远端传导系统阻滞（Mobitz II 型和完全性房室传导阻滞）的主要治疗方法。阿托品或拟交感神经药物如异丙肾上腺素、肾上腺素或多巴胺可以增加心率和心肌收缩力，结合经皮或经静脉临时起搏器，可在心动过缓血流动力学不稳定时发挥作用。阿托品抑制副交感神经输入，从而导致交感神经激活以增加心率，增加房室结传导，并增加心脏收

缩。异丙肾上腺素、多巴胺和肾上腺素作用于心脏中的 β 肾上腺素受体以增加交感神经输入，从而产生类似的效果。

阿托品和拟交感神经药不太可能逆转永久性 Mobitz II 型或完全性心脏传导阻滞，因为传导阻滞低于房室结的水平。然而，它们可以逆转由于迷走神经张力增加而导致的一过性远端阻滞。如果 β 受体阻滞剂怀疑过量，胰高血糖素或葡萄糖酸钙可以逆转这一作用。

如果患者有灌注不足的症状，在专家会诊和临时经静脉起搏之前，应开始**经皮起搏**，将其作为一种临时措施。理想情况下，电极片应放置在胸骨左前方以及脊柱旁左肩胛骨下方。如果患者清醒，患者血压可以耐受情况下应给予镇静和止痛药，因为经皮起搏可以引起疼痛。心脏除颤器可以设置为起搏模式，可以依据心脏监视器上的夺获情况来调整目标心率和输出。心室夺获时起搏脉冲明显，然后以设定的起搏频率发放冲动，产生宽 QRS。应触诊患者脉搏以确保心室激动可产生足够的血流动力学反应。不那么痛苦的选择是通过中心静脉导管放置经静脉临时起搏电极，虽然这需要经过培训的人员放置。如果未找到可逆原因，永久起搏器植入仍然是最终的治疗方式。

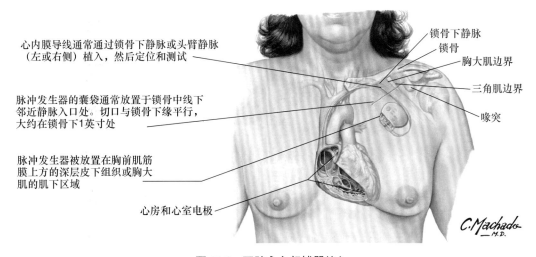

心内膜导线通常通过锁骨下静脉或头臂静脉植入（左或右侧）植入，然后定位和测试

脉冲发生器的囊袋通常放置于锁骨中线下邻近静脉入口处。切口与锁骨下缘平行，大约在锁骨下1英寸处

脉冲发生器被放置在胸前肌筋膜上方的深层皮下组织或胸大肌的肌下区域

心房和心室电极

锁骨下静脉
锁骨
胸大肌边界
三角肌边界
喙突

图 21.3　双腔永久起搏器植入

第 22 章

心脏杂音

GEORGE S. A. YANKEY, JR. 著

杨 帆 译；洪 涛 校

概述

　　心脏杂音是由血液湍流引起的心音。杂音的产生有多种机制，包括血流通过狭窄的部位、通过正常结构的血流增加、扩张结构中血液的快速排空、血流反流以及血液从心脏一个区域向另一个区域的异常分流。

病理生理学

　　要理解和评估心脏杂音，回顾心动周期的时相很重要。收缩期是指心室除极和收缩，它发生在第一心音（S1）之后但在第二心音（S2）之前。与之相对应，舒张期是指心室复极和充盈，它发生在 S2 之后但在 S1 之前。S1 是由二尖瓣和三尖瓣关闭引起的，其后是左心室（LV）和右心室（RV）的等容收缩。一旦心室内的压力高于心房压力，瓣膜就会关闭，但左心系统较高的压力使得二尖瓣稍微提前关闭。S2 是由主动脉瓣和肺动脉瓣关闭引起的。这发生在左心室/右心室（LV/RV）的等容舒张期。一旦心室内的压力低于肺动脉和主动脉的压力，瓣膜就会关闭。

　　吸气时主动脉瓣和肺动脉瓣（A2 和 P2）关闭时机的细微差别，会导致 S2 的生理性分裂。随着吸气时胸腔内压的升高，回流到右心系统的血流量增加。这相应地导致收缩期通过肺动脉瓣的血流量增加，继而引起 P2 的延迟关闭。由于病理性因素导致左心室收缩期延长/延迟的情况下也可能出现反常分裂。同样，病理性因素导致右心室收缩期延长/延迟或者左心室收缩期缩短的情况下也可能出现持续性分裂。

评估

　　杂音最常见的描述性特征是强度、音调、性质、形态、部位和时相。杂音的**强度**一般以分级的形式表述，是指听诊时杂音的响度，受到体型、湍流速度、疾病的严重程度和听诊部位的影响。收缩期杂音按 1～6 级分级，舒张期杂音按 1～4 级分级。对于收缩期杂音，1 级几乎听不见（许多检查者听不到），2 级安静（大多数检查者能够听到），3 级很容易听到（所有检查者均可以听到）。4～6 级伴有可触及的震颤；4 级声音很大但仍需要听诊器才能听到，5 级在听诊器轻放在患者身上时就可以听到，6 级在没有听诊器的情况下也可以听到。对于舒张期杂音，分级系统 1～3 级与收缩期杂音分级相同，4 级代表非常响亮的杂音。

　　音调是指杂音是高频还是低频。高调杂音往往与高压力阶差有关，而低调杂音与低压力阶差有关。低音调的杂音用钟型听诊器最容易听到。

　　杂音的**性质**进一步描述了声音的特点（例如，粗糙的、隆隆的、刺耳的）。**形态**描述了整个听诊过程中杂音强度的变化，可以使用递增型、递减型、递增递减型和一贯型等专业术语来描述。递增型在整个持续时间内强度增加；递减型在整个持续时间内强度减弱；递增递减型强度由弱转强，然后在结束前逐渐由强转弱；而一贯型则始终保持大致相同的强度。

　　部位描述杂音的最佳听诊位置以及是否存在相关的传导。杂音部位对应于心脏听诊的标准解剖位置：主动脉瓣区（右侧第 2 肋间）、肺动脉瓣区（左侧第 2 肋间）、三尖瓣区（左侧第 4 肋

间）和二尖瓣区（左侧第 5 肋间与锁骨中线的交点）（图 22.1）。

时相指的是在心动周期中何时出现杂音（收缩期、舒张期或连续性）。

此外，医生可以利用正常的生理变化和各种检查动作来帮助更好地鉴别杂音。体位是心脏检查的关键，患者坐直并微微向前倾使心脏靠近胸壁是最佳的心音听诊位置，患者左侧卧位可能有助于二尖瓣杂音听诊，因为这会使左心室更加靠近胸壁。**吸气**增加了右心的静脉回流，导致右心（包括肺动脉瓣和三尖瓣）的杂音强度增加。

对于大多数杂音，通过瓣膜 / 开口的血流量增加会导致杂音强度的增加。然而，**肥厚型心肌病**（HCM）和**二尖瓣脱垂**（MVP）引起的杂音在受影响区域的血流量减少时会增强。站立会使心室充盈下降，从而导致除 HCM 和 MVP 之外的杂音强度减弱。通过下蹲增加外周阻力引起后负荷增加，从而使得 HCM 杂音减弱，但却会使**主动脉瓣反流、二尖瓣反流**（MR）和**室间隔缺损**（VSD）的杂音增加。双手握拳同样可以增加外周阻力和后负荷，可以用作排除测试。舒张期杂音随握拳而减弱，可排除主动脉瓣反流和二尖瓣狭窄。对于收缩期杂音，握拳时强度增加可排除主动脉瓣狭窄和 HCM，而强度减弱可排除二尖瓣反流和室间隔缺损杂音。

Valsalva 动作有助于收缩期杂音的鉴别，可

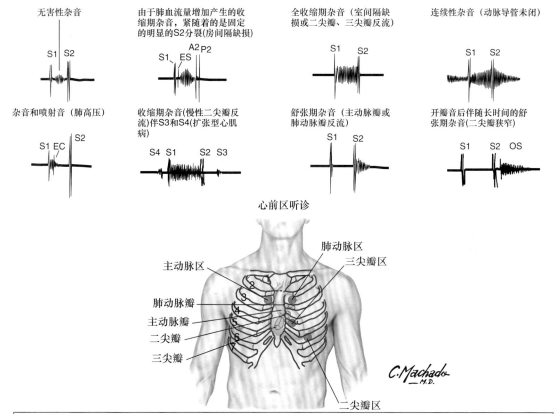

图 22.1　心脏听诊：心前听诊区
EC，喷射音；ES，喷射音；OS，开瓣音

不同心音的特征	
听诊区	说明
主动脉听诊区	胸骨右上缘；主动脉瓣狭窄
肺动脉听诊区	胸骨左上缘至左侧锁骨下方；第二心音，肺动脉瓣杂音，室间隔缺损杂音，动脉导管未闭的持续性杂音
三尖瓣听诊区	左侧第4肋间隙；三尖瓣及主动脉瓣反流
二尖瓣听诊区	左侧第5肋间隙，心尖部；第一心音，二尖瓣或主动脉瓣杂音，第三和第四心音

以分为用力和放松两个阶段。用力时静脉回流到心脏的血流减少，同时外周血管张力降低，使得 MVP 和 HCM 的杂音更加响亮。而放松时情况正好相反，使主动脉瓣狭窄的杂音更响亮（图22.2）。

诊断

收缩期杂音

全收缩期杂音从 S1 开始并持续整个收缩期，掩盖 S1 和 S2。其他收缩期杂音可以通过它们在心动周期内的时期来区分。收缩早期杂音从 S1 开始，在收缩中期结束。一般来说，全收缩期和收缩早期杂音都是由于血液从一个高压腔室流经瓣膜进入一个低压腔室所引起的。这两种杂音在二尖瓣反流（MR）、**三尖瓣反流（TR）**和 VSD中均可出现。慢性 TR/MR 与全收缩期杂音关系更加密切，而急性 TR/MR 与收缩早期杂音关系更加密切。无明显分流的 VSD 杂音往往表现为收缩早期杂音。

收缩中期喷射样杂音发生在血液湍流经过主动脉或肺动脉流出道时。它们往往是递增递减型杂音，在 S1 后很短时间开始而在 S2 之前结束。收缩中期杂音经常出现在主动脉瓣狭窄 / 硬化、肺动脉狭窄和主动脉根部或肺动脉扩张的情况下。

收缩晚期杂音是在 S1 之后出现的高调的递增型杂音，可能会掩盖 A2 或 P2。它们是由房室瓣脱垂或乳头肌移位引起的，由于左心室压力的增加将瓣膜往回推，从而产生沿反流方向的血流，在杂音之前通常会有一个喀喇音。它们发生于**三尖瓣脱垂**、MVP 和缺血性二尖瓣反流等情形中。

舒张期杂音

舒张早期杂音是高调的、递减型的、吹风样杂音，从 S2 开始，并在舒张期内终止。这些杂音表示存在跨半月瓣的血流反流，见于主动脉瓣和**肺动脉瓣反流**。当患者进展为严重的主动脉瓣反流时，会出现 **Austin-Flint 杂音**，这是一种舒

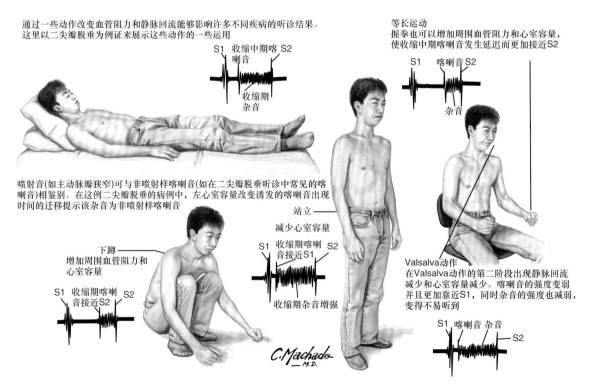

通过一些动作改变血管阻力和静脉回流能够影响许多不同疾病的听诊结果。这里以二尖瓣脱垂为例证来展示这些动作的一些运用

S1 收缩中期喀喇音 S2
收缩期杂音

等长运动
握拳也可以增加周围血管阻力和心室容量，使收缩中期喀喇音发生延迟而更加接近S2

S1 喀喇音 S2
杂音

喷射音(如主动脉瓣狭窄)可与非喷射样喀喇音(如在二尖瓣脱垂听诊中常见的喀喇音)相鉴别。在这例二尖瓣脱垂的病例中，左心室容量改变诱发的喀喇音出现时间的迁移提示该杂音为非喷射样喀喇音

下蹲
增加周围血管阻力和心室容量
S1 收缩期喀喇音接近S2 S2

站立
减少心室容量
S1 收缩期喀喇音接近S1 S2
收缩期杂音增强

Valsalva动作
在Valsalva动作的第二阶段出现静脉回流减少和心室容量减少。喀喇音的强度变弱并且更加靠近S1，同时杂音的强度也减弱，变得不易听到

S1 喀喇音 杂音 S2

C.Machado M.D.

图 22.2 心脏体格检查中的动作

张中期杂音，目前认为是由主动脉瓣反流引起的功能性二尖瓣狭窄所致。

舒张中期杂音是低频、隆隆样杂音，以 S2 之后的开瓣音为起始，并在增强的 S1 之前结束。开瓣音是狭窄的瓣膜完全开放的结果。开瓣音出现的时间可以作为疾病严重程度的提示，在 S2 之后很快就出现开瓣音代表更严重的疾病，因为瓣膜更早的打开需要更高的压力梯度来实现。S1 因为狭窄瓣膜的关闭而增强。舒张中期杂音是血液湍流跨过房室瓣的结果，常见于**二尖瓣狭窄**和**三尖瓣狭窄**。

舒张晚期（收缩期前）杂音是在舒张晚期开始并通常于 S1 结束的低音调、递增型杂音。与舒张中期杂音类似，它们是血液湍流跨过房室瓣的结果，因此同样可见于二尖瓣狭窄和三尖瓣狭窄。

其他杂音

连续性杂音起始于收缩期，在 S2 附近达到峰值，并持续于整个舒张期。这些杂音是由于血流从高压区域向低压区域的异常分流造成的，并不是由瓣膜病变所引起的。异常分流的例子包括**动脉导管未闭**（典型的表现为机器样杂音）、主肺动脉窗或动静脉瘘。还有一些杂音的产生并不代表原发的心脏疾病，而是由于流经正常瓣膜的血流量增加所致。这些杂音被称为**无害 / 血流杂音**，但需要注意的是这是一个排除性诊断，只有在不合并其他心脏异常的情况下才能使用这一名词。

治疗

除了体检外，超声心动图是用于进一步展现杂音特征和背后潜在疾病过程的主要影像学方法。通常情况下经胸超声心动图检查就可以充分展示瓣膜的结构和功能，但经食管途径可以提供更详细的信息（更多信息请参见第 48 章）。心脏 CT 或 MRI 同样可以用于检查。心导管检查可以更准确地测量瓣膜面积、压力阶差、阻力以及流经瓣膜的血流量。引起明显症状的杂音可能需要通过心导管术或外科手术的方式进行干预。

第 23 章

低氧血症

PIERRE ELIAS · TALAL DAHHAN　著

于鲲鳐　译；张　红　校

概述

低氧血症是指动脉血内氧异常降低。虽然定义存在有争议，但普遍认为，如果患者符合以下三个标准之一，就属于低氧血症：

1. 动脉氧分压（PaO_2）< 80 mmHg

2. 在没有结构性肺病的情况下，外周血氧饱和度（SaO_2）< 92%

3. 体力活动时外周血氧饱和度下降 > 5%

理解低氧血症和缺氧之间的区别很重要。低氧血症是指血液内的氧张力异常，而**缺氧**是指特定器官或整个身体的氧合不足。因此，低氧血症通常是（但不总是）缺氧的前兆。

评估

如前所述，医生可以通过测量 SaO_2 或 PaO_2 来评估低氧血症。测量 PaO_2 需要进行动脉血气检测，这会给患者带来痛苦，并且在技术上存在困难。虽然它比 SaO_2 更准确，但由于需要直接测量血液中的氧分压，它仅代表单个时间点的状态。

另一方面，SaO_2 可以通过**脉搏血氧仪**测量，这是一种无创技术，可发射红色和红外波长的光，并测量皮肤下流动的血液（常测手指）对光的吸收程度。脉搏血氧饱和度监测无创，相对容易获得，并且每秒钟都是动态的。然而，脉氧仪有重要的局限性。脉氧仪建立一个称为体积描记器的信号图，其波形对应于动脉血的波动性流动。为获得准确的脉搏血氧饱和度，波形必须稳定、一致，并且具有足够大的波幅以清楚地区分峰值与基线。

此外，测量脉搏血氧饱和度时还有两个生理学方面的问题需要考虑。**氧-血红蛋白解离曲线**呈 S 形，无论 PaO_2 如何增加，SaO_2 以 100% 为水平渐近线。因此，临床上一些病理过程引起 PaO_2 的巨大变化（例如，由于肺炎和败血症先兆，PaO_2 从 140 mmHg 降至 100 mmHg），但对 SaO_2 的影响可能很小。事实上，一些研究发现，SaO_2 接近 85% 时才会出现低氧血症（图 23.1）。其次，脉搏血氧饱和度代表了在发射器和光电探测器之间的氧合，在严重血管收缩（如雷诺现象）或血管结构异常（如动静脉瘘）的患者中使用指尖测定会产生错误读数。

一些体征可提示低氧血症。可以想见，由于缺乏足够氧气来满足代谢需求，低氧血症患者会出现呼吸急促、心动过速、出汗和神志改变。**发绀**更提示低氧血症，其特征是由于外周血管系统中还原血红蛋白/氧化血红蛋白的比值升高而出现的蓝色。皮肤从粉红色到白色到最终以蓝色为主的转变通常是严重低氧血症的征象。在皮肤颜色较浅的人群中更容易观察到发绀，发绀常出现在甲床、指尖和嘴唇。

慢性低氧血症患者可以出现**杵状指**。杵状指表现为手指末端指节增大，通常是双侧的无痛性增大。有明显肺内分流的患者常可见杵状指。尽管杵状指在几个世纪前就有报道，但研究发现，在确定患者是否有杵状指以及对诊断的价值判断上，评价者之间的可重复性很差。现有证据表明，如果患者的远端指骨宽度（DPD）与指间骨宽度（IPD）之比 > 1.0 且 Schamroth 征阳性，则很可能有杵状指（图 23.2）。

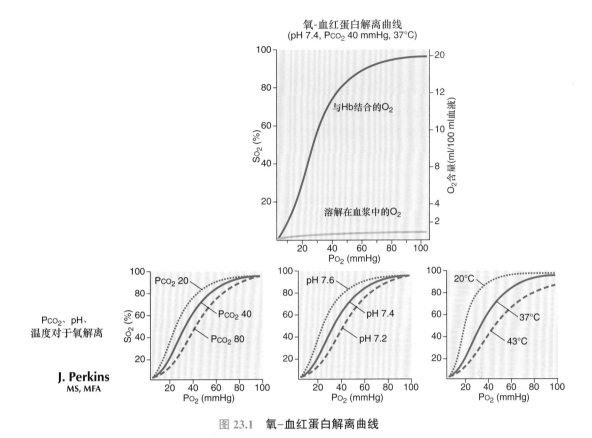

氧-血红蛋白解离曲线
(pH 7.4, PCO₂ 40 mmHg, 37°C)

PCO₂、pH、
温度对于氧解离

J. Perkins
MS, MFA

图 23.1　氧-血红蛋白解离曲线

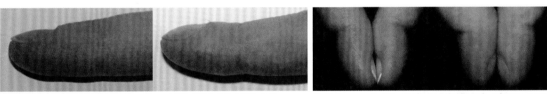

A. 甲床和甲襞之间的角度（Lovibond角）通常应为165°（左图）。杵状指患者（右图）这个成角消失

B. Schramroth 征。在左右示指并置时（左图）可见由两个Lovibond角形成的菱形空间。在杵状指患者中这个征象消失

图 23.2　杵状指

使用获得授权：Florin T，Ludwig S：*Netter's pediatrics*，Philadelphia，2009，Elsevier，p. 248.

诊断与治疗

　　低氧血症可以分为五种不同的机制，可依照气体从吸气进入肺泡到气体进入肺循环的路径来评估。动脉血气分析和患者的临床表现相结合，对于确定低氧血症的原因和严重程度至关重要。在讨论低氧血症和呼吸异常的原因时，考虑病理生理学是有帮助的，因为它与通气和灌注有关。通气量可以通过动脉 CO_2 分压（$PaCO_2$）进行估计，患者 $PaCO_2$ 升高提示无法排出代谢过程中

产生的 CO_2。另一方面，灌注反映通过肺泡的血液量。充分清除 CO_2 和输送 O_2 需要通气（V）和灌注（Q）。肺的不同区域，根据其解剖结构和体位的不同，通气灌注比（V/Q）不同；健康肺中 V/Q 的总体正常平均值为 0.8（见第 83 章）。

　　肺泡-动脉（A-a）氧分压差可以揭示气体交换障碍。大写 A 代表肺泡中的氧分压；小写字母 a 代表动脉中的氧分压。肺泡是由一层薄膜包围的气腔，此处的氧分压最高。肺泡损伤会影响氧气从肺泡弥散到肺循环。在 50 岁以上人群，

A-a 氧分压差的正常值需通过 $[（年龄 /4）＋ 4]$ 计算年龄校正值；如 A-a 氧分压差升高，可缩小低氧血症的鉴别诊断范围。

根据定义，动脉血气中 $PaCO_2$ 升高的患者存在通气不足。如果同时存在 $PaCO_2$ 升高和 A-a 氧分压差正常，表明气体交换正常，是单纯的通气不足，见于阿片类药物过量或吉兰－巴雷综合征患者出现神经功能受损和呼吸肌无力等。$PaCO_2$ 升高伴有 A-a 氧分压差升高的患者存在通气不足伴有另一病理生理过程。如果患者 $PaCO_2$ 正常且 A-a 分压差正常，但仍出现低氧血症，表明患者无法从环境中吸入足够的氧气。吸入空气中氧气浓度称为 FiO_2。在海平面，FiO_2 视为 0.21，即 21% 的氧气。FiO_2 降低最常见于高海拔地区。

患者 $PaCO_2$ 正常，A-a 氧分压差升高，应通过鼻导管或面罩进行氧疗，以确定低氧血症是否可以纠正。可通过吸氧纠正 SaO_2（易于连续测量）的患者存在 **V/Q 比例失调**。V/Q 比例失调的原因包括血管病变（如肺动脉高压或肺栓塞）、阻塞性气道疾病 [如哮喘、慢性阻塞性肺疾病（COPD）和支气管扩张] 和弥漫性间质性肺病。

患者 A-a 氧分压差升高且 SaO_2 不能用氧气纠正，可能存在**分流**，这是一种严重的 V/Q 失调。极端的分流表现为没有通气的灌注，V 为零，因此 V/Q 为零。例如，极端分流情况下，血液通过肺循环，但不会与肺泡气体接触，如气胸或肺不张引起的肺泡塌陷。另一个极端分流的例子是由于卵圆孔未闭（PFO）或肺动静脉畸形（AVM），血液完全不流经肺循环 / 毛细血管网。不完全分流可见于以肺泡填充为特征的疾病，例如肺炎和肺水肿，以及弥漫性肺泡填充疾病，如急性呼吸窘迫综合征（ARDS）。重要的是，虽然一个病理生理过程可能占主导地位，但低氧血症的多种原因可能同时存在。

第 24 章

异常呼吸音

ZAID I. ALMARZOOQ · TALAL DAHHAN 著
于鲲鳐 译；张 红 校

概述

听诊是肺部检查的主要部分，临床医生用以评估肺内的气流。医生主要使用听诊器的膜形面在吸气和呼气期间对前胸壁、后胸壁和侧胸壁进行听诊，钟形面可用于肺尖部听诊。临床医生应评估呼吸音的性质和强度，并将一侧的呼吸音与对侧的对应区域进行比较。

正常肺部声音根据正常解剖位置分为**支气管**呼吸音和**肺泡**呼吸音；在正常出现位置之外听到任何呼吸音，均提示肺部的病理改变。支气管呼吸音是由大气道中的湍流产生的，在吸气音和更为响亮的呼气音之间存在间隙。这种呼吸音通常在气管和胸骨柄表面听到，与气管和支气管的解剖位置相对应。肺实质内出现支气管呼吸音可能是肺实变的征象。

肺泡呼吸音由气流通过较小的气道和肺实质产生，吸气音较强，与呼气音之间没有间隙。肺泡呼吸音的强度可以正常或减低。慢性阻塞性肺疾病（COPD）和肺不张由于气流减少，会导致呼吸音减弱；胸腔积液会阻隔呼吸音从肺实质到听诊器的传导，从而使呼吸音减弱。异常呼吸音是指由于肺病理改变而导致的呼吸音异常或附加音。本章详细介绍了几种类型的异常呼吸音（表24.1）。

检查结果

哮鸣音

哮鸣音是一种高调的、带有音乐性质的异常呼吸音。哮鸣音的产生是由于气道明显狭窄，导致气道壁相对的连续震动。哮鸣音在吸气、呼气或双相都可发生；气道通常在吸气时扩张而在呼气时变窄；因此，当气道出现狭窄时，首先会在呼气相听到哮鸣音。然而，气道狭窄继续加重会导致吸气相哮鸣音。尽管如此，喘息的时相并不是判断气流阻塞严重程度的准确指标——因为在非常严重的气道阻塞中，气流速度降低到产生声音所需的水平以下，会出现哮鸣音的消失，提示呼吸功能严重受损。哮鸣音的性质也有不同；小气道变窄的哮鸣音为高音调、带有哨音特点的声音，而较大气道狭窄产生低音调的哮鸣音，有时被称为**鼾音**。

鉴别诊断

哮鸣音的鉴别诊断包括哮喘、COPD、支气管痉挛、黏膜水肿（肺水肿）和分泌物过多（肺炎、支气管扩张）。当哮鸣音部位局限且为单相时，考虑固定的支气管阻塞，如肺癌。喘息与哮吼（稍后讲述）具有一定相似性，避免二者混淆很重要。

湿啰音

湿啰音是不连续的声音，被认为是由小气道的打开和关闭产生的。在呼气期间，外周气道塌陷；随着吸气，空气迅速进入远端气道，导致肺泡和小支气管突然打开。顺应性好的区域首先打开，随后顺应性差的区域打开，产生湿啰音。湿啰音类似于在米粥中水泡破裂的声音，或在耳朵旁边摩擦几缕头发时发出的捻发声。湿啰音可以分为主要在吸气时听到的高声调、细湿啰音和在

表 24.1 异常呼吸音的总结		
异常呼吸音	**描述**	**鉴别诊断**
哮鸣音	气体通过狭窄气道产生的连续声音	哮喘 COPD 支气管痉挛 黏膜水肿（肺水肿） 分泌物过多（肺炎、支气管扩张） 肺癌（单相）
湿啰音	顺应性改变的小气道及肺泡打开和关闭时产生的不连续的声音	吸气早期湿啰音 COPD 吸气晚期或全吸气相湿啰音 ILD（细；类似尼龙搭扣） 肺水肿（中等） 支气管扩张（粗糙）
哮吼	继发于上呼吸道狭窄的高调连续声音	过敏反应 气管狭窄或水肿 会厌炎 异物
胸膜摩擦音	继发于增厚胸膜摩擦的连续或间歇性声音	肺梗死 肺炎 胸膜恶性肿瘤 自发性气胸

COPD，慢性阻塞性肺病；ILD，间质性肺病

吸气末及呼气时都能听到的低声调、粗湿啰音。因此，描述湿啰音很重要的是描述它的时相、性质（细、中等、粗糙）和音调（低、高）。

鉴别诊断

湿啰音的鉴别诊断范围很广，包括许多心肺疾病。

应注意，当听到湿啰音时，医生应该让患者咳嗽，因为湿啰音可能会在咳嗽后消失。湿啰音的时相可以缩小鉴别诊断范围；吸气早期出现，并在吸气中期结束的湿啰音，与小气道疾病，尤其是 COPD 相关。吸气晚期或全吸气相湿啰音与肺泡疾病有关。间质性肺病（ILD）常在受累肺野出现细密的、类似尼龙搭扣（velcro）的湿啰音。中等湿啰音常由肺水肿引起，由于表面活性物质功能的破坏，肺泡中的液体导致肺泡阻力改变。粗糙的湿啰音通常是由于分泌物滞留所

致，常见于支气管扩张和任何导致分泌物潴留的疾病。

胸膜摩擦音

胸膜摩擦音是一种连续或间断的刺耳的声音，是由于呼吸过程中，增厚的炎症胸膜表面彼此摩擦而产生。通常在腋窝或肺基底部最易听到。胸膜摩擦音的鉴别诊断包括肺梗死、肺炎或（少见情况）自发性气胸或胸膜恶性肿瘤。

哮吼

哮吼是一种高音调、连续的声音，在颈前部听诊最为明显。它是由上呼吸道狭窄/阻塞引起的，这与哮鸣音不同。实际上，如果在颈部闻及哮鸣音，是十分微弱的。哮吼的鉴别诊断包括过敏反应、气管狭窄或水肿、会厌炎或气道异物。

评估

在所有患者中都一样，完整的病史是评估任何主诉的基础。体检应包括生命体征，包括呼吸频率和氧饱和度（SpO_2）；评估患者不吸氧状态下 SpO_2 以及吸氧到何种程度 SpO_2 可升高至满意水平是关键信息。在开始肺部检查前，可以很容易地识别呼吸模式的变化，包括辅助呼吸肌（肋间肌、斜角肌和胸锁乳突肌）的使用或三脚架体位。COPD、充血性心力衰竭、ILD 或恶性肿瘤的患者可能出现恶液质。ILD、脓胸、支气管扩张、石棉肺和肺部恶性肿瘤患者可能存在杵状指。检查充血性心力衰竭的迹象，包括心脏杂音、颈静脉压力升高、腹水和下肢水肿。

除了基本的听诊外，还有几种方法可以缩小异常呼吸音的鉴别诊断范围。**羊鸣音**的检查方法是，要求患者在胸壁听诊时发"EE"的声音。在正常肺中，医生会听到"EE"，但在肺实变时，"EE"会变成"AY"。**耳语音**检查方法是，要求患者低声说"ninety-nine"；肺部正常的患者通过听诊器只会有微弱的声音，而存在肺实变时耳语音增强。最后，可以通过将手的尺侧置于对称的后肋间隙，并要求患者说"ninety-nine"来检查**触觉语颤**。单侧语颤减弱提示胸腔积液、气胸或恶性肿瘤，而单侧语颤增强见于肺实变。

第25章

腹　水

AHMAD NAJDAT BAZARBASHI　著

董锦沛　译；帅晓玮　校

概述

　　腹水（来自希腊词汇 askos，意为"像袋子或酒囊"）定义为腹膜腔内液体的病理性积聚导致的腹部膨隆。另一种定义是腹腔内液体积聚超过 25 ml。多种严重的疾病均可以引起腹水，最常见的原因为失代偿性肝硬化。腹水和多种并发症均有关联，具有较高的发病率和病死率。腹水的发生涉及多种病理生理机制，治疗上主要是对症缓解腹胀和纠正原发病。

病理生理学

　　腹水的病理生理学涉及错综复杂的介质和过程，最终导致液体在腹膜腔积聚。具体的病理生理学机制如下文所述。

　　最常见的病因是**肝硬化**，涉及三个重要的机制。首先，**门静脉高压**使肝窦状间隙静水压增加，导致液体渗出并在腹膜腔积聚。其次，一些局部血管舒张剂（例如一氧化氮）使内脏小动脉舒张，内脏血管舒张可降低动脉血流量，明显降低血压，继而激活血管收缩因子和抗利尿因子，引起水钠潴留。最后，动脉压下降引起交感神经激活，进一步加重水钠潴留。

　　需要注意的是，除了肝硬化以外，还有一些其他疾病可以引起门静脉高压，包括门静脉血栓、充血性心力衰竭和缩窄性心包炎。非肝硬化患者发生腹水的病理生理学机制包括低蛋白血症（见于肾病综合征和蛋白丢失性肠病）和腹膜疾病（肿瘤腹膜转移、腹膜感染和腹膜透析）。

病因

　　在美国，肝硬化是腹水最常见的病因，占所有腹水病因的 85%（图 25.1）。引起肝硬化的最常见病因是长期酗酒，其次是感染性肝炎（详见第 139 章）。腹水是失代偿期肝硬化最常见的并发症，高达 50% 的肝硬化患者在诊断 10 年后可出现。肝硬化引起的腹水预后不良，50% 的肝硬化患者在出现腹水后 2 年内死亡。在美国，肿瘤是腹水的第二大病因。多种伴有或不伴有腹膜转移的恶性肿瘤均可导致腹水。腹水细胞学检查找到瘤细胞可以确诊。充血性右心衰竭可引起液体回流受限，导致液体在腹膜腔积聚（腹水）和下肢积聚。其他潜在的病因还包括结核性或真菌性

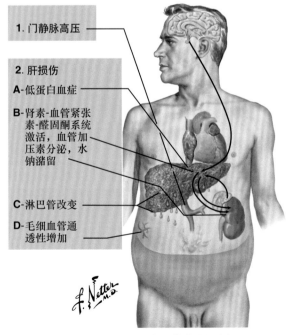

1. 门静脉高压

2. 肝损伤

A- 低蛋白血症

B- 肾素-血管紧张素-醛固酮系统激活，血管加压素分泌，水钠潴留

C- 淋巴管改变

D- 毛细血管通透性增加

图 25.1　肝硬化腹水的发病机制

腹膜炎、胰腺疾病、透析和一些少见的原因，如脑室腹膜分流（VP）、子宫内膜异位症、血液系统恶性肿瘤、肾病综合征和黏液性水肿。

评估 / 诊断

对一名腹水患者进行查体的时候，床旁查体可以提供很多有意义的信息。当患者仰卧时，注意这些现象：

1. 胁部膨隆：意味着结肠旁沟（大肠和侧腹壁之间的间隙）液体积聚（通常至少 1500 ml）。该部位叩诊呈浊音，叩诊部位向腹中线移位时浊音减弱。

2. **移动性浊音**：患者从仰卧位向侧卧位改变时，侧腹部浊音区位置发生变化。一项研究表明，该体征发现腹水的敏感性为 83%，特异性为 56%。

3. **液波震颤**：将患者或助手的手放在腹中线，检查者将一只手放在一侧腹部，另一只手轻敲对侧腹部，如果能感受到"震颤或波动"，则为阳性。患者或助手的手起到固定腹壁的作用，避免波动经皮下组织传导（图 25.2）。

超声

体格检查可发现中等量至大量的腹水，但是有时仍然需要影像学检查确认。超声检查是一种经济的、无放射性的发现腹水的方法，通常作为首选。腹部超声还可以评价肝形态、血管异常等引起腹水的疾病，发现腹腔内恶性肿瘤。其他可以用于诊断腹水的方法还有腹部 CT 和 MRI。

穿刺术

大部分患者都需要获取腹水样本以明确腹水病因、除外恶性疾病或可能合并的感染（细菌性腹膜炎）。这个过程称为**穿刺术**，可用于诊断，也可用于治疗（详见第 53 章）。虽然以前是通过体格检查确定穿刺点，但是现在大部分穿刺都是在影像学引导下进行，通常是超声引导下。腹水样本应该送检细胞计数、革兰氏染色、培养（除外感染）、细胞学（除外恶性肿瘤）、蛋白和葡萄糖水平。自发性细菌性腹膜炎是腹水患者的一种

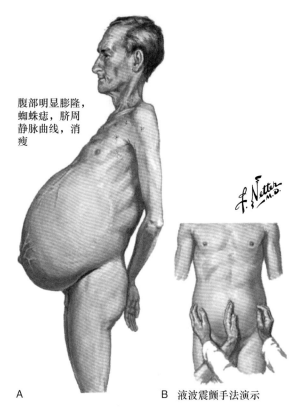

腹部明显膨隆，蜘蛛痣，脐周静脉曲线，消瘦

A　　　　　　　　　　B　液波震颤手法演示

图 25.2　腹水患者的阳性体征和液波震颤手法

严重并发症，其诊断标准为腹水中性粒细胞计数大于 $250/mm^3$，除外其他原因引起的中性粒细胞升高。如果怀疑腹水继发于胰腺炎，可送检腹水淀粉酶检测，怀疑结核相关的腹水可送检抗酸杆菌染色和培养。

腹水蛋白含量是最有价值的检测内容之一。**血清－腹水白蛋白梯度**（SAAG）是指血清白蛋白和腹水白蛋白的差值，有助于区分门脉高压性腹水和腹膜性、非门脉高压性腹水（表 25.1）。SAAG ≥ 1.1 g/dl 提示门脉高压性腹水或非腹膜性腹水，SAAG < 1.1 g/dl 提示腹膜性腹水。SAAG 类似于识别胸腔积液是漏出性还是渗出性；漏出液是由于静水压增加、液体跨膜转运所致，积液中蛋白（或白蛋白）含量低，渗出液形成过程涉及液体和蛋白质渗出，积液中蛋白质（或白蛋白）含量高。穿刺术的并发症包括出血、感染、内脏或血管损伤（主要是腹壁下动脉）。

需要注意的是，充血性心力衰竭和肝硬化门脉高压均可以引起 SAAG ≥ 1.1 g/dl。鉴别二者

SAAG ≥ 1.1 g/dl
- 肝硬化和门脉高压
- 门静脉血栓
- 肝静脉血栓（Budd-Chiari 综合征）
- 心力衰竭
- 缩窄性心包炎

SAAG < 1.1 g/dl
- 腹膜肿瘤
- 腹膜结核
- 胰腺炎

的一种方法是看腹水中总蛋白的水平。肝硬化和门脉高压时，腹水中总蛋白水平通常 < 2.5 g/dl，而充血性心力衰竭时通常 > 2.5 g/dl。

鉴别诊断

　　腹水的鉴别诊断包括可引起腹部膨隆的其他原因：

1. 肥胖
2. 巨大卵巢囊肿
3. 小肠梗阻
4. 其他可引起腹部包块的原因，包括肿瘤

治疗

　　腹水的治疗包括缓解腹胀和治疗原发病。对于容量相关性腹水（心力衰竭）或继发于肝硬化/门脉高压的腹水患者，限制钠盐和使用利尿剂是有益的。对于利尿剂抵抗的患者，腹腔穿刺大量放腹水有助于缓解症状。一些难治性患者可行**经颈静脉肝内门体分流术**（TIPS）降低门脉压力（图 25.3）。穿刺大量放腹水后应静脉使用胶体液（如白蛋白），以避免因体液转移而导致循环障碍。对于腹膜肿瘤的腹水患者，应治疗原发病。特殊情况下，一些腹水量快速增长的恶性腹水患者，置入 Tenckhoff 导管可能有用。腹膜感染所致的腹水患者需要控制感染源和使用抗生素。

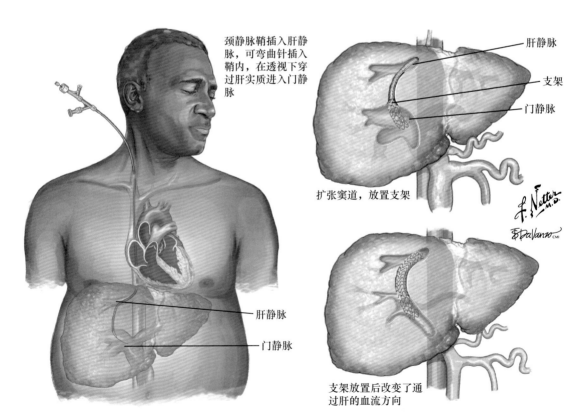

颈静脉鞘插入肝静脉，可弯曲针插入鞘内，在透视下穿过肝实质进入门静脉

扩张窦道，放置支架

肝静脉
支架
门静脉

支架放置后改变了通过肝的血流方向

肝静脉
门静脉

图 25.3　经颈静脉肝内门体分流术（TIPS）

第 26 章

下肢水肿

G. TITUS K. NGENO　著

侯婉音　译；刘　莉　校

概述

下肢水肿是一种常见的临床表现，表现为可触及的下肢肿胀。它是由于细胞间隙中的间隙液增加所致，并根据是否可凹（即局部加压后形成皮肤凹陷）进一步分类。它的分类也需要根据累及的肢体分为单侧或双侧水肿，以及水肿延伸到的高度对其进行描述。

急性下肢水肿最常见的原因是**深静脉血栓形成**（DVT）。其他引起肿胀的急性原因包括蜂窝织炎、腔室综合征、贝克囊肿破裂和腓肠肌内侧头断裂。慢性水肿最常见的原因是**慢性静脉功能不全**，以水肿和特征性皮肤改变为特征。慢性静脉功能不全的原因包括复发/未经治疗的深静脉血栓、心力衰竭、肾功能不全、肝功能不全和恶性肿瘤。肺动脉高压和阻塞性睡眠呼吸暂停与慢性静脉水肿有关。某些药物也可导致下肢水肿，包括钙通道阻滞剂、非甾体抗炎药、噻唑烷二酮类（包括吡格列酮和罗格列酮）、激素疗法、某些化疗药、多巴胺能药物（如普拉克索）和抗抑郁药（如曲唑酮）。

病理生理学

间隙内液体增多的原因是毛细血管内外液体分布不平衡或交换障碍导致 Starling 平衡被打破。通常，缺乏蛋白质的水肿称为**静脉水肿**，而富含蛋白质的水肿称为**淋巴水肿**。**脂肪水肿**不涉及组织间液的变化，而是脂肪细胞在体内分布不均，常伴有近端肢体受累以及足踝部脂肪覆盖。

Starling 平衡决定了液体在血管内外空间的跨膜运动。这个方程考虑了两种相反的力：液体在空间中产生的**静水压**和液体中的蛋白质产生的**渗透压**，通常是白蛋白，作用是将水吸入空间。这些压力作用在具有一定渗透性的半透膜上相互作用，这些因素的变化将改变液体在各浆膜腔中的分布。

血管内液体渗透压下降导致液体对组织间隙液体吸收减少，从而导致间质水肿。在蛋白尿（肾病综合征）、肝功能不全致蛋白合成减少或营养不良时，可以看到血管内渗透压的降低。同样，由于血管内静水压力增加也会使液体进入组织间隙。这种情况可见于心力衰竭和肝硬化患者伴肾素-血管紧张素系统失调、深静脉血栓形成患者静脉回流受阻以及妊娠者的循环容量增加时。

右心衰竭和肺动脉高压可以引起毛细血管通透性增加。炎症状态，如感染和过敏反应，导致炎症细胞因子的释放，从而导致毛细血管渗漏和水肿。甲状腺功能减退的患者富亲水分子（如糖胺聚糖和黏多糖）在结缔组织沉积，导致**黏液性水肿**。特发性水肿可见于经期的妇女、利尿剂滥用、肥胖和抑郁症。

未经治疗的水肿可以表现为多种并发症，最明显的是下肢变形和全身虚弱。慢性水肿会破坏保护性皮肤屏障，导致皮炎和皮肤撕裂。如果不加以解决，这些可能会发展为**静脉溃疡**和蜂窝织炎（图 26.1）。无法行走的患者不经干预会进一步因不活动导致并发症，包括 DVT，可加剧下肢水肿。

淋巴水肿是由淋巴引流系统阻塞引起的。淋巴系统阻塞通常由慢性损伤引起的炎症和纤维化引起，例如静脉淤滞、辐射或丝虫感染。机体占位引起的阻塞也很常见，尤其是肿瘤或骨盆淋巴结肿大的引起的占位（图 26.2）。

评估

　　详细询问既往史和寻找细微的临床表现对于确定引起水肿的潜在病因是非常重要的。早期、急性期的表现可以表现为沉重、满胀感或者硬化感。慢性表现往往是明显且容易通过肉眼分辨的。晨轻暮重的临床表现通常提示静脉水肿，一般是由于体位改变和重力作用所致。淋巴水肿往往会一直持续。

　　静脉水肿查体的早期特征是凹陷性水肿，皮肤皱褶消失。含铁血黄素的进行性沉积导致典型

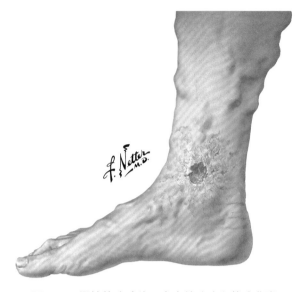

图 26.1　慢性静脉功能不全中的溃疡和静脉曲张

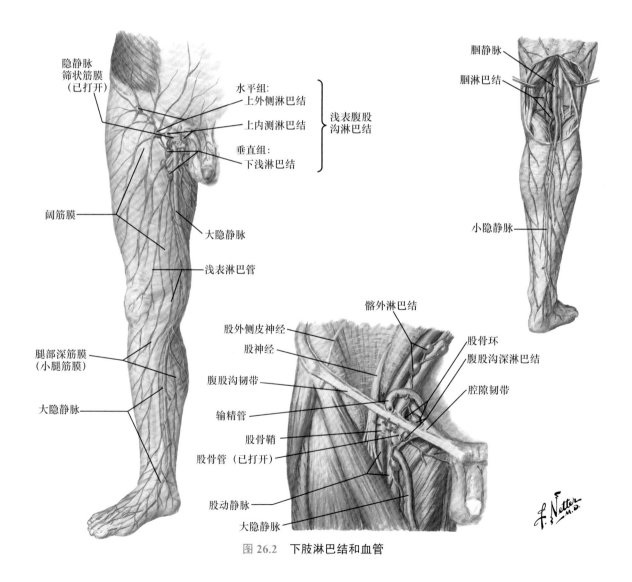

图 26.2　下肢淋巴结和血管

的深褐色皮肤改变，并在后期出现皮肤溃疡。在瘫痪患者中，坠积性水肿与血管神经损害导致的非典型性皮肤萎缩有关。

另一方面，淋巴水肿称为非凹陷性水肿。可以表现为棘刺状突起的皮肤皱褶，囊肿往往更加突出。然而，慢性凹陷性水肿和非凹陷性水肿之间的区别并不总是很清楚。例如，由于静脉功能不全引起的慢性凹陷性静脉水肿会导致持续的炎症和纤维化，从而导致淋巴流动受损并导致非凹陷性淋巴水肿。

影像学诊断有助于水肿的局部原因的评估。超声血管检查是首选的影像学方式，能够评估 DVT 和慢性静脉功能不全。MRI 检查可以用于那些高度怀疑或者不能完全排除的盆腔静脉血栓形成和盆腔肿块。淋巴管成像可以用于评估淋巴水肿的原因之一——淋巴管阻塞。

全身性水肿原因的诊断测试包括通过血清白蛋白和凝血功能、甲状腺功能测试、尿蛋白试纸测定和肾功能评估。疑似感染性水肿的患者应进行全血细胞计数检查。D- 二聚体检测虽然对 DVT 没有特异性，但非常敏感，可以排除血栓形成。基于临床表现，对于有必要进行心力衰竭筛查的可疑患者，需要检查 B 型利钠肽前体（pro-BNP），以及完善超声心动图以评估心功能不全和肺动脉高压。

诊断和治疗

下肢水肿的治疗包括针对病因的治疗和支持性治疗。在慢性水肿中，目标通常不是治愈而是减轻畸形、预防和治疗感染以及功能康复。在开始治疗水肿之前，应测量**踝肱指数（ABI）**以排除动脉供血不足，**弹力袜**是治疗非全身性水肿的主要方法，但根据 ABI 测量的外周血管疾病的程度，有些情况可能是禁忌（图 26.3）。

如果可能，患者应该在慢性化发生之前治疗水肿的潜在原因。DVT 需要启动抗凝治疗。早期诊断可减轻并发症，例如血栓后综合征和慢性静脉功能不全。此外，弹力袜的辅助使用显著降低了血栓后综合征的风险。容量超负荷引起的静脉性高血压患者，如心力衰竭、肾病综合征或肝硬化，应使用**利尿剂**治疗以避免发展为慢性静脉功能不全。需要警惕的副作用包括过度应用利尿剂导致的低血压和代谢紊乱。然而，需要清楚利尿剂对淋巴水肿没有益处是关键。

对于慢性水肿导致慢性静脉功能不全的患者，主要的治疗方法是应用加压敷料和抬高肢体。弹力袜从足部最远端压力最高的部位开始由下向上循序减压。施加的压力（以 mmHg 为单位）根据水肿的严重程度进行调整。对于动脉供血不足的患者，间歇式充气加压装置和口服七叶树籽提取物都有一定作用。皮肤变化可以通过使用润肤剂和局部应用类固醇来治疗，以防止蜂窝织炎和皮炎的发生。

严重淋巴水肿的治疗始于深层组织按摩和充气加压敷料的联合治疗。随后，在过渡到渐变弹力袜之前应用非弹性敷料。淋巴水肿使用较厚的针织材料，以防止不均匀的压迫，尤其是沿皮肤纹理的不均匀压迫。其他支持性治疗包括抬高肢体、足癣的早期治疗和复发性蜂窝织炎的预防性抗生素治疗。手术减瘤和分流手术仅限于难治性病例。

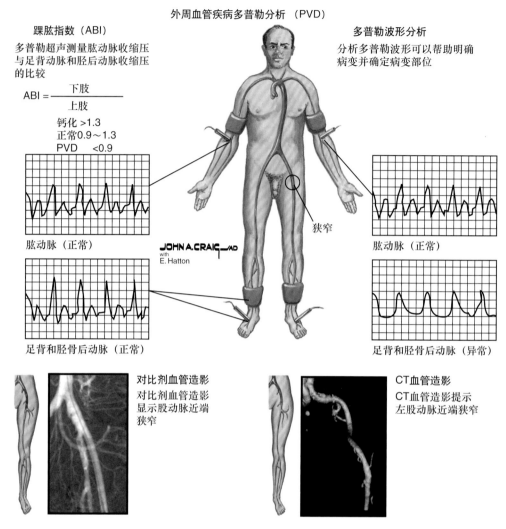

外周血管疾病多普勒分析 （PVD）

踝肱指数（ABI）

多普勒超声测量肱动脉收缩压与足背动脉和胫后动脉收缩压的比较

$$ABI = \frac{下肢}{上肢}$$

钙化 >1.3
正常0.9～1.3
PVD　<0.9

肱动脉（正常）

足背和胫骨后动脉（正常）

多普勒波形分析

分析多普勒波形可以帮助明确病变并确定病变部位

肱动脉（正常）

足背和胫骨后动脉（异常）

狭窄

JOHN A.CRAIG
with
E. Hatton

对比剂血管造影

对比剂血管造影显示股动脉近端狭窄

CT血管造影

CT血管造影提示左股动脉近端狭窄

图 26.3　踝肱指数和外周血管病

第 27 章

低钠血症与高钠血症

DANIEL EDMONSTON · RUEDIGER W. LEHRICH　著

陈　沛　译；刘　莉　校

低钠血症

病理生理学

低钠血症与血渗透压

血钠水平是血渗透压的主要决定因素，相比而言，其他内源性（如血尿素氮、葡萄糖）和外源性渗透性物质（如乙醇）对血渗透压的影响较小。血渗透压的计算公式如下：

$$2\times 血钠 + \frac{血尿素氮}{2.8} + \frac{葡萄糖}{18} + \frac{乙醇}{4.6} \quad 公式 27.1$$

低钠血症的定义为血清钠浓度 < 135 mEq/L，常继发于游离水相对于渗透性物质过量。这种现象被称为低渗性（或稀释性）低钠血症。

其他少见情况下，低钠血症是由于其他渗透性物质增多（即高血糖、应用甘露醇、继发于肾衰竭的高尿素氮、酒精中毒），使得水从细胞内转运出来并稀释血钠。这种现象被称为高渗性（转运性）低钠血症。

在罕见情况下，正常的血渗透压和极高的血脂水平会继发明显的低钠血症。此种情况下，血钠浓度是正常的，但当使用稀释方法（即火焰光度法、间接离子特异性电极）测量钠浓度时，血清非水成分的增加会导致误差。这种现象被称为假性低钠血症。

低渗性低钠血症的原因

低渗性（稀释性）低钠血症是本章的重点。

稀释性低钠血症常由于游离水和溶质摄入量的不平衡，或者由于尿液浓缩稀释异常。

西方饮食平均每日摄入 600 ～ 900 mOsm 的溶质，正常肾可将尿液稀释至 50 mOsm/L。故而肾最高可耐受每天摄取 12 L 游离水（600 mOsm/d 除以 50 mOsm/L 为 12 L/d）。超过 12 L/d，肾即使发挥最大的稀释能力，也无法排出多余的水分。如果溶质摄入量较低，即使是正常的水摄入量也可能导致低钠血症（例如，饮食中 150 mOsm/d 的溶质摄取量，如果水摄入量超过 3 L/d 就会导致低钠血症）。若肾小管不能最大限度地稀释尿液（例如在晚期慢性肾病中），则水正平衡的阈值甚至会更低。

尿液浓度由**抗利尿激素**（ADH，也称为**血管加压素**）控制，ADH 与皮质集合管中的血管加压素 2（V2）受体结合，从而促进水通道蛋白 -2 的表达和在腔膜中的插入（图 27.1）。水通过这些通道从尿液回吸收到管周毛细血管。因此，较高的 ADH 浓度与游离水潴留有关，导致尿液浓缩，而低浓度 ADH 与游离水排泄有关，导致尿液稀释。

ADH 释放的首要刺激是血渗透压升高。次要刺激为血管容量减小，包括真正的血管内低容量或液体转运至第三间隙（如心力衰竭、肝硬化、肾病综合征）。患者的血管容量一旦减少，无论血渗透压如何，ADH 都会分泌增加以保留游离水。

高渗透压和低血容量促进 ADH 分泌在生理反馈上是合理的，因为 ADH 的分泌能够相应缓

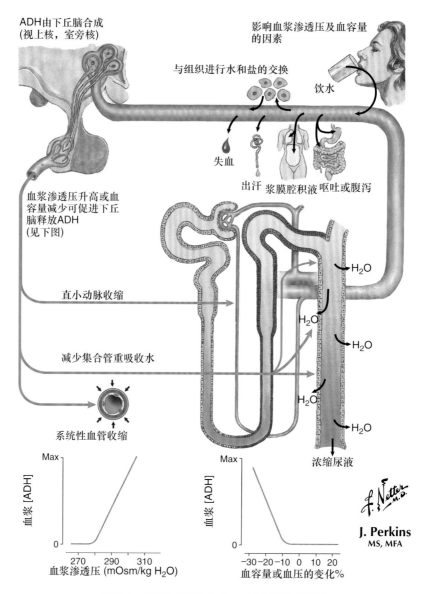

图 27.1 抗利尿激素（ADH）（血管加压素）

解高渗透压和低血容量。刺激 ADH 异常分泌的诱因包括恶心、疼痛、肺部炎症反应和（或）感染、各种颅内操作、药物治疗和分泌 ADH 的肿瘤（罕见）。ADH 的分泌以及与之相关的低钠血症被称 ADH 异常分泌综合征（SIADH）。

诊断思路

低渗性低钠血症的诊断首先要详尽记录病史，检测血渗透压、尿渗透压和尿钠（图 27.2）。

在某些情况下，病史提示患者进食了大量游离水或者很少量的溶质。尿渗透压＜100 mOsm/L 证

实 ADH 水平较低，游离水的摄入量（相对于溶质的摄入量）超过了肾稀释尿液的能力范围。这种情况的常见诊断包括原发性烦渴症（正常溶质摄入，游离水过量摄入）或茶和吐司饮食（正常游离水摄入，溶质极低摄入）。啤酒狂饮症，一种类似于茶和吐司饮食的现象，发生在患者喝大量的啤酒（低溶质、高卡路里的含酒精饮料），却不摄入其他含溶质的食物时。

其他引起低渗性低钠血症的原因都是 ADH 介导的（即肾保留游离水，且尿渗透压＞100 mOsm/L）。对尿钠的测定可以为诊断提供额

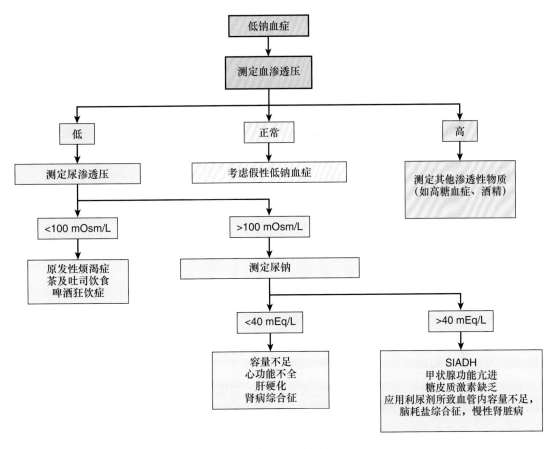

图 27.2 低钠血能诊断思路
SIADH，抗利尿激素异常分泌综合征

外的线索。如果尿钠浓度较低（＜ 20 mEq/L），肾素–血管紧张素–醛固酮系统已对真正的低容量（因为需要保留水分，ADH 适当分泌）或液体向第三间隙转运（总液体容量高，ADH 不当分泌）进行反馈。

如果尿钠浓度升高（＞ 40 mEq/L），且患者血容量正常，则可能为 SIADH。然而，首先需要排除甲状腺功能减退和糖皮质激素缺乏，因为这两种情况下也可通过尚不明确的机制介导 ADH 水平增高和低钠血症。此外，晚期慢性肾病及脑耗盐综合征等情况下，当使用利尿剂时，患者虽然有效动脉血容量降低（且 ADH 适当分泌），但尿钠水平较高。

治疗策略

低钠血症的治疗取决于病程以及是否有症状。血钠的快速下降会导致脑水肿和相关症状，如癫痫发作和昏迷。因此，有低钠血症症状的患者，或已知的急性（＜ 24 小时）低钠血症患者（如定期实验室监测的住院患者，或者自诉单次大量饮水的患者），通常需要用高渗生理盐水快速纠正低钠血症。

相比之下，慢性无症状低钠血症患者的纠正速度应该更慢（＜ 8 mEq/24 h），因为大脑已经通过降低细胞内渗透压进行代偿，而快速纠正会导致渗透性脱髓鞘。具体的治疗方法取决于病因。例如，烦渴症或容量负荷重的患者应限制入量。对于有效血容量减少的患者应予以缓慢的注射生理盐水，ADH 会随着血管容量的恢复而相应减少，血钠会随之快速升高。

同时，SIADH 患者应限制液体入量，摄取高溶质饮食，并解决潜在病因。如果这些治疗仍无法纠正低钠血症，接下来可以尝试联合使用盐（或尿素）胶囊和祥利尿剂。祥利尿剂阻断了维持管腔和管周间隙渗透梯度的髓袢逆流倍增的过程，所以无论 ADH 水平如何，都有助于限制尿液浓缩的能力。ADH 受体拮抗剂在有限的情况下也是有益的，例如尽管采取上述治疗措施仍未缓解的 SIADH 患者或严重心力衰竭患者。

高钠血症

病理生理学与诊断思路

高钠血症的病理生理学和诊断方法更为直接明了。在大多数情况下，高钠血症的发生要么是由于游离水摄取障碍的患者丢失低渗液，要么是由于下丘脑病变使得口渴感觉障碍。过量补充钠会导致高钠血症的情况非常少见。

低渗液大量丢失的最常见原因是排尿（糖尿病、渗透性利尿、梗阻后利尿）、胃肠道丢失（呕吐、胃管引流过多、渗透性腹泻）和出汗。

即使是血浆渗透压的轻微升高，也会导致显著的口渴。因此患者通常需要摄入足够的游离水来弥补低渗液的丢失。如果出现口渴感，但患者无法获得游离水（例如由于虚弱），则将出现高钠血症。如果血浆渗透压升高而没有口渴感，则要考虑患者有下丘脑病变。

治疗策略

游离水缺失量（FWD）代表使血钠恢复正常所需的游离水量。它等于身体液体总量［体重（kg）的 50% ～ 60%］乘以超出正常的血钠浓度数值（此处定义为 140 mEq/L，但如果目标更高或更低，可以相应改变）：

$$FWD = 0.5 \times 体重（kg）\times \frac{血钠\left(\dfrac{mEQ}{L}\right) - 140\ mEq/L}{140\ mEq/L}$$

公式 27.2

与低钠血症一样，纠正 FWD 时速度不宜过快，因为可能会发生脑水肿。

第 28 章

高钾血症与低钾血症

ANTHONY VALERI　著

陈　沛　译；刘　莉　校

概述

　　钾是一种重要的细胞内阳离子，与钠一起产生肌肉和神经功能所必需的膜电位。钾在肾小球可自由滤过，并在近端肾小管和亨氏袢中被重吸收，因此当尿液到达远端小管时，几乎所有滤过的钾都被重吸收。钾的重吸收取决于**醛固酮介导**的钠和水在远端小管的转运。

　　醛固酮由肾上腺球状带产生，可作用于盐皮质激素受体，控制**上皮钠通道**（eNaC）的表达，使得远端小管和集合管重吸收钠。钠的重吸收产生管腔负电位，随着基底面（管腔对侧）的钠钾泵（Na^+-K^+-ATP 酶）上调，促进钾通过肾外髓质钾通道（ROMK）排泄入管腔。**肾素-血管紧张素-醛固酮系统**（RAAS）调节远端肾小管钾的排泄，从而维持钾的稳态。

　　高钾血症和低钾血症都是由于钾稳态被打破。可能是在肾的层面，如钾大量丢失（低钾血症）或无法排出过量的钾（高钾血症），或由于全身钾分布异常，但钾总量不变。

高钾血症（表 28.1）

　　高钾血症的定义是血钾水平超过检测正常范围，通常为 > 5 mEq/L。高钾血症的症状包括肌无力，血钾进一步升高会导致神经/肌肉传导障碍，表现为瘫痪和心律失常。高钾血症的评估应重点关注三种可能的病因：

1. **假性高钾血症**
2. 钾跨细胞从细胞内向细胞外转运
3. 肾排钾能力受损，源于急性肾损伤或晚期肾病，或醛固酮的绝对或相对缺乏（图 28.1）

　　高钾血症不太可能是由于钾的摄入增加引起的（除非是急性的），因为肾功能在没有受损的情况下，肾可以有效地排出多余的钾。

　　假性高钾血症是静脉穿刺后，采血管中细胞破裂释放钾。采血时可能因剪切力而发生溶血（常见于通过静脉导管采血）。假性高钾血症也可发生在显著的白细胞增多症（白细胞计数 > 100 000/cm^3）或血小板增多症（血小板计数 > 1 000 000/cm^3）中。

　　在代谢性酸中毒时，钾离子可从细胞内转运到细胞外，因为 H^+/K^+ 泵向细胞内转运氢离子和向细胞外转运钾，以缓冲血液 pH，对抗潜在的酸中毒。胰岛素是细胞内外钾转运的主要驱动因素，故而相对或绝对（如 1 型糖尿病）胰岛素缺乏患者均可能患有高钾血症。钾在细胞溶解的过程中也可以从细胞内释放出来。常见于横纹肌溶解（肌酸激酶水平升高来证实）；溶血（血涂片提示破碎红细胞以及结合珠蛋白的极度减少/缺失及乳酸脱氢酶升高来确证）；肿瘤溶解，引起高钾血症、高磷血症和高尿酸血症。对药物敏感的快速增殖性肿瘤患者，尤其是白血病和淋巴瘤，肿瘤溶解的风险最高。**高钾周期性麻痹**是由于肌肉钠通道基因出现常染色体显性遗传的突变，常常在极端高温或寒冷时引起间歇性急性跨细胞钾转运。

　　高钾血症的主要原因是肾钾排泄减少，常见于肾小球滤过率下降（GFR < 10 ml/min）的患者，包括慢性肾病或急性肾损伤患者。休克患者中钠/水向远端肾单位的转运能力下降，也导致钾的分泌减少。

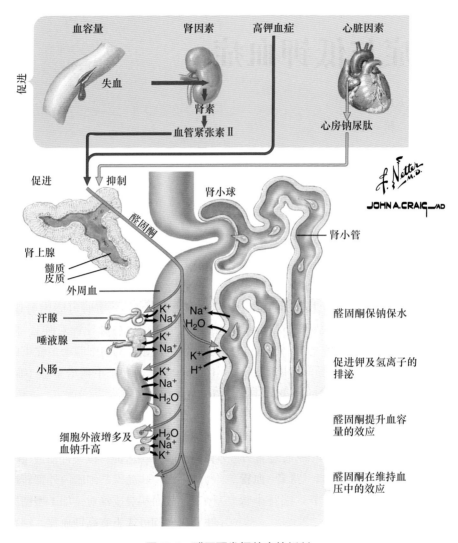

图 28.1　醛固酮发挥效应的机制

表 28.1	高钾血症律代谢性酸中毒		
		血浆肾素活性（PRA）	
		升高	**降低**
醛固酮	增多	盐皮质激素受体拮抗剂，eNaC 阻滞剂（阿米洛利，氨苯蝶啶，甲氧苄啶） 1 型 PHA（低或正常 BP）	
	减少	Addison 病 ACE 阻滞剂 ARBs	直接肾素抑制剂 NSAIDs 糖尿病肾病 2 型 PHA（Gordon 综合征） 钙调磷酸酶抑制剂

ARBs，血管紧张素 2 受体阻断剂；BP，血压；eNaC，上皮钠通道；PHA，假性低醛固酮血症

醛固酮功能障碍可分为醛固酮缺乏和醛固酮抵抗。醛固酮功能障碍可导致发展为 **4 型肾小管酸中毒**（RTA），表现为高钾血症。高钾血症抑制近曲小管泌氨，并限制肾的净泌酸能力，导致阴离子间隙正常的轻度代谢性酸中毒。

醛固酮缺乏症患者可以根据肾素水平或**肾素活性**（PRA）来区分不同类型。**Addison 病**，或称原发性肾上腺功能不全，可出现肾素促进醛固酮分泌的反馈机制紊乱，导致高肾素性低醛固酮状态。ACE 抑制剂和血管紧张素 Ⅱ 受体阻滞剂（ARBs）也会导致高肾素性低醛固酮血症。糖尿病肾病、应用 NSAID（抑制肾前列腺素 E 的形成）和应用直接肾素抑制剂（如阿利吉仑）则可表现为低肾素性低醛固酮血症。

因盐皮质激素受体基因突变而丧失功能或者应用抑制盐皮质激素受体的药物（如螺内酯、依普利酮）可导致醛固酮抵抗。抑制 eNaC 的药物也会导致高钾血症，包括阿米洛利、氨苯蝶啶和高剂量甲氧苄啶。醛固酮抵抗也可见于引起慢性肾小管间质性肾病的患者中，包括镰状细胞性肾病、慢性阻塞性尿路病和髓质囊性肾病。

假性低醛固酮血症分为两种类型：1 型是一种罕见的遗传疾病，其临床特征是由于盐皮质激素受体的基因突变，产生醛固酮抵抗。患者通常血压正常，醛固酮水平升高（尽管无效）。2 型被称为 Gordon 综合征，其临床特征是氯化钠共转运体（NCC）的基因增效突变，对 eNaC 产生竞争性抑制，患者可表现为高血压。钙调磷酸酶抑制剂也能激活 NCC，从而产生相同的综合征。

高钾血症患者应首先完善心电图（ECG），因为高钾血症可能会导致危及生命的心律失常。心电图的特征性表现为包括 T 波高尖以及 QT 间期缩短，随病程进展会出现 PR 间期延长，进而表现为 P 波消失，QRS 波增宽，最终呈现预示心脏停搏的正弦波（图 28.2）。对高钾血症紧急处理的核心是促进钾向细胞内转运，这比促进钾从体内排泄要快得多。心电图有高钾血症特征性表现的患者应静脉注射钙剂（外周血管输注葡萄糖酸钙或中心静脉输注氯化钙）以稳定心肌膜电位。促进钾向细胞内转运的措施包括：

- 吸入 β 受体激动剂，如沙丁胺醇（尽管作用最快，但其作用持续时间很短）
- 静脉注射胰岛素（5 ～ 10 U），并同时应用葡萄糖以预防低血糖
- 静脉注射碳酸氢钠，激活 H^+/K^+ 泵，使氢向细胞外、钾向细胞内进行交换

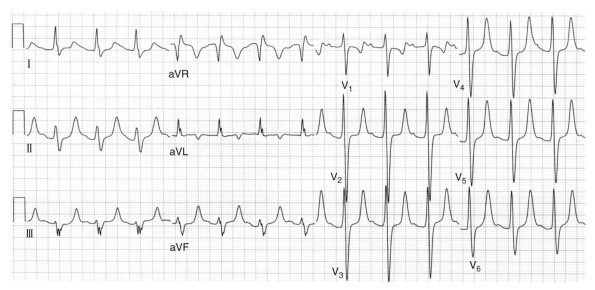

高钾血症相关的 ECG 改变病例。患者是一位 29 岁患有慢性肾病的女性。P 波增宽，有些导联的 P 波难以识别。广泛导联 QRS 波增宽（0.188 秒），T 波高尖对称。这些均是严重高钾血症的典型心电图改变。这位患者的血钾为 8.2 mmol/L

图 28.2　高钾血症的早期心电图改变

祥利尿剂可以从体内去除钾，但有时祥利尿剂的应用可能受限于低血压或容量不足。含碳酸氢钠的祥利尿剂（将结合在难以重吸收的阴离子上的钠，输送到远端肾单位，以增强钾的排泄）以及不含碳酸氢钠的祥利尿剂，可以长期用于慢性肾病和高钾血症患者。聚苯乙烯磺酸钠可从肠道吸收钾，但起效需要几小时，肠梗阻患者因有肠坏死的风险，应避免应用该药。Patiromer 是另一种大分子非吸收聚合物，可以用肠道中的钠钾交换。最后，血液透析可以直接从血中滤出钾。氟氢可的松（一种盐皮质激素）可长期应用于醛固酮缺乏症患者，但它可促进肾对钠的吸收而加重高血压并导致容量超负荷，其作用通常有限。

对高钾血症患者的进一步评估应重点关注用药史并评估合并症，同时尝试纠正任何潜在的肾功能不全。评估患者肾素和醛固酮水平时需要结合患者容量状态及目前的合并用药。值得注意的是，经肾小管钾离子浓度梯度这项指标的实用性并不确切。

低钾血症（表 28.2）

患者血钾 < 3.5 mEq/L 被定义为低钾血症。低钾血症的症状包括全身性虚弱和乏力，随着严重程度的加重，进展为肌力下降、瘫痪和心律失常。低钾血症的病因包括饮食摄入不足（不常见）、钾向细胞内转移，或钾经胃肠道或肾过度丢失。

代谢性碱中毒患者为缓冲体内 pH 的改变，会通过 H^+/K^+ 泵将氢离子转移至细胞外，钾离子随之转移至细胞内。故而代谢性钾中毒患者会出现低钾血症。动脉血 pH 每升高 0.1，血清钾就会下降 0.4 mEq/L。诱导钾转移的药物包括胰岛素、拟交感神经药（包括沙丁胺醇和肾上腺素），以及磷酸二酯酶抑制剂，如咖啡因。**低钾周期性麻痹**是一种罕见的遗传性的肌肉钠、钾或钙通道功能障碍，导致间歇性急性跨细胞钾转移，通常由大量的糖类饮食（胰岛素释放）或运动（儿茶酚胺释放）引起，常见于甲状腺功能亢进患者中，且在亚洲更为常见。

低钾血症最常见的病因是钾的过量丢失。24 小时尿钾是尿钾排泄最准确的定量方法，但完成测定需要 1 天。更快的测试方法包括任意时间尿钾测定并计算钾排泄分数（FEK），计算公式为：

$$(U_K/P_K) / (U_{creat}/P_{creat}) \qquad 公式 28.1$$

$U_K < 40$ mEq/L，$U_K/U_{creat} < 13$ mEq/g 肌酐，以及 $FE_K < 6.5\%$ 提示肾外钾丢失，如腹泻（通常见于阴离子间隙正常的代谢性酸中毒）。肾尽可能重吸收所有滤过的钾，仍无法代偿钾丢失。

$U_K < 40$ mEq/L，$U_K/U_{creat} < 13$ mEq/g 肌酐，以及 $FE_K > 9.5\%$ 表明肾功能异常，是钾丢失过多的原因。伴有阴离子间隙正常的代谢性酸中毒的患者可能患有肾小管酸中毒（RTA）。**1 型 RTA（远端小管酸中毒）**通常表现为异常的碱性尿（尿 pH > 5.5），而 **2 型 RTA（近端小管酸中毒）**则可为正常的酸性尿液（尿 pH < 5.5）。

如果患者伴有代谢性碱中毒，则可归咎于原发性或继发性醛固酮增多症。原发性醛固酮增多症患者肾素水平低，醛固酮水平高，如 **Conn** 或 **Cushing** 综合征。而继发性醛固酮增多症患者的

表 28.2	低钾血症伴代谢性碱中毒		肾素活性（PRA）	
			升高	降低
醛固酮	增多		胃肠减压 Barter 综合征 Gitelman 综合征	Cushing 综合征 Conn 综合征
	减少			Liddle 综合征（高血压）

肾素和醛固酮水平均升高。继发性醛固酮增多症患者可能有快速进展的高血压或恶性高血压、**肾动脉狭窄**、肾素瘤或处于硬皮病危象。

对继发性醛固酮增多症患者应评估血压是偏低还是正常，以鉴别 **Bartter** 和 **Gitelman 综合征**。Bartter 综合征可以源自钠钾氯共转运体（NKCC）、氯-碳酸氢盐交换子或 ROMK 中的某一个基因的缺失突变，其尿液的改变类似于应用祥利尿剂（即高钙尿）。Gitelman 综合征源自远端肾单位 NCC 功能缺失突变，其尿液改变类似于应用噻嗪利尿剂（即低钙尿）。与 Bartter 综合征相比，Gitelman 综合征更常表现为低镁血症，常用于基因检测前从临床上区分两个综合征。最后，对于低肾素和低醛固酮的患者应考虑 Liddle 综合征，Liddle 综合征存在 eNaC 的基因增效突变，导致低钾血症、高血压和代谢性碱中毒。

在低钾血症的潜在病因明确之前，可以给予患者口服和静脉补钾。由于钾会刺激外周静脉，故而常需经中心静脉补钾。一般来说，每补充 10 mEq 的钾离子可提高血钾 0.1 mEq/L。

第29章

高钙血症和低钙血症

TARA HOLDER　著

董爱梅　译；顾　楠　马晓伟　校

概述

　　血液中钙以三种形式存在：离子型、蛋白结合型和复合型。其中约一半的钙为代谢活跃的离子钙；约 40% 的钙与蛋白质主要是白蛋白结合；10% 的钙与硫酸盐、柠檬酸盐以及磷螯合。

　　临床上，通常测量总钙或离子钙浓度。总钙测量法测定的是三种形式钙的总和，即使在离子钙正常时，对蛋白结合型钙的变化仍很敏感。因此，须用白蛋白水平对总钙进行校正。pH 在 7.4 的正常情况下，1 g/dl 的白蛋白可结合约 0.2 mmol/L（0.8 mg/dl）的钙，因而校正公式如下：

$$校正钙（mg/dl）＝总钙测定值（mg/dl）$$
$$＋ 0.8 \times [4 －血清白蛋白（mg/dl）] \qquad 公式 29.1$$

　　与总钙相比，离子钙测量仅评估活性钙，与临床相关性更强。由于测量成本高且缺乏标准化的测量方法，（临床）不常规测量离子钙。血清总钙水平通常在 8.5 ～ 10.2 mg/dl（2.19 ～ 2.76 mmol/L），游离钙浓度在 4.5 ～ 5.5 mg/dl（1.01 ～ 1.26 mmol/L）；不同实验室的参考范围有轻微的变化。

　　低蛋白血症时校正钙非常重要，低蛋白可导致**假性低钙血症**，表现为总钙较低而更具有生理活性的离子钙正常。低蛋白血症的病因包括（但不限于）营养不良、慢性病、败血症、肾病、烧伤、容量过多和肝硬化。

病理生理学

　　平均而言，体重为 70 kg 的健康成人，体内含钙 1 ～ 1.3 kg，其中 99% 在骨骼中以羟基磷灰石的形式存在，其余 1% 存在于细胞外液（extracellular fluid，ECF）和软组织中。通过钙在 ECF、肾、骨骼和肠道之间稳态流动，细胞外液钙浓度受到严格调控。三种主要调节激素是**甲状旁腺激素**（parathyroid hormone，PTH）、**降钙素**和**1,25- 二羟维生素 D**（1,25-（OH）$_2$D$_3$，骨化三醇）。

　　钙稳态主要由骨化三醇和 PTH 调控。PTH 由甲状旁腺合成，在低钙血症、高磷血症或骨化三醇水平降低时释放。PTH 和骨化三醇都刺激破骨细胞和促进骨吸收，增加血清钙浓度。甲状旁腺激素还刺激（主要在肾）25- 羟维生素 D[25（OH）D$_3$] 羟化形成活性型 1,25-（OH）$_2$D$_3$（骨化三醇）。此外，甲状旁腺激素促进肾对钙的重吸收和磷酸盐的排泄。骨化三醇还增加肠道对钙和磷的吸收。降钙素主要受离子钙浓度调节，抑制破骨细胞的骨吸收以及尿液钙的重吸收，以降低血清钙。降钙素似乎发挥短期效应，然而其在人类钙调节中的意义尚不清楚（图 29.1）。

高钙血症

临床表现和鉴别诊断

　　高钙血症的定义是血清总钙水平＞ 10.2 mg/dl（2.76 mmol/L）。高钙血症可引起非特异性症状，如疲劳、抑郁、便秘和厌食，以及心电图异常。症状的轻重取决于高钙血症的严重程度和持续时间。心电图异常表现包括 QT 间期缩短、PR 间期延长、QRS 增宽和房室传导阻滞。

　　引起高钙血症的两个最常见的原因是原发性

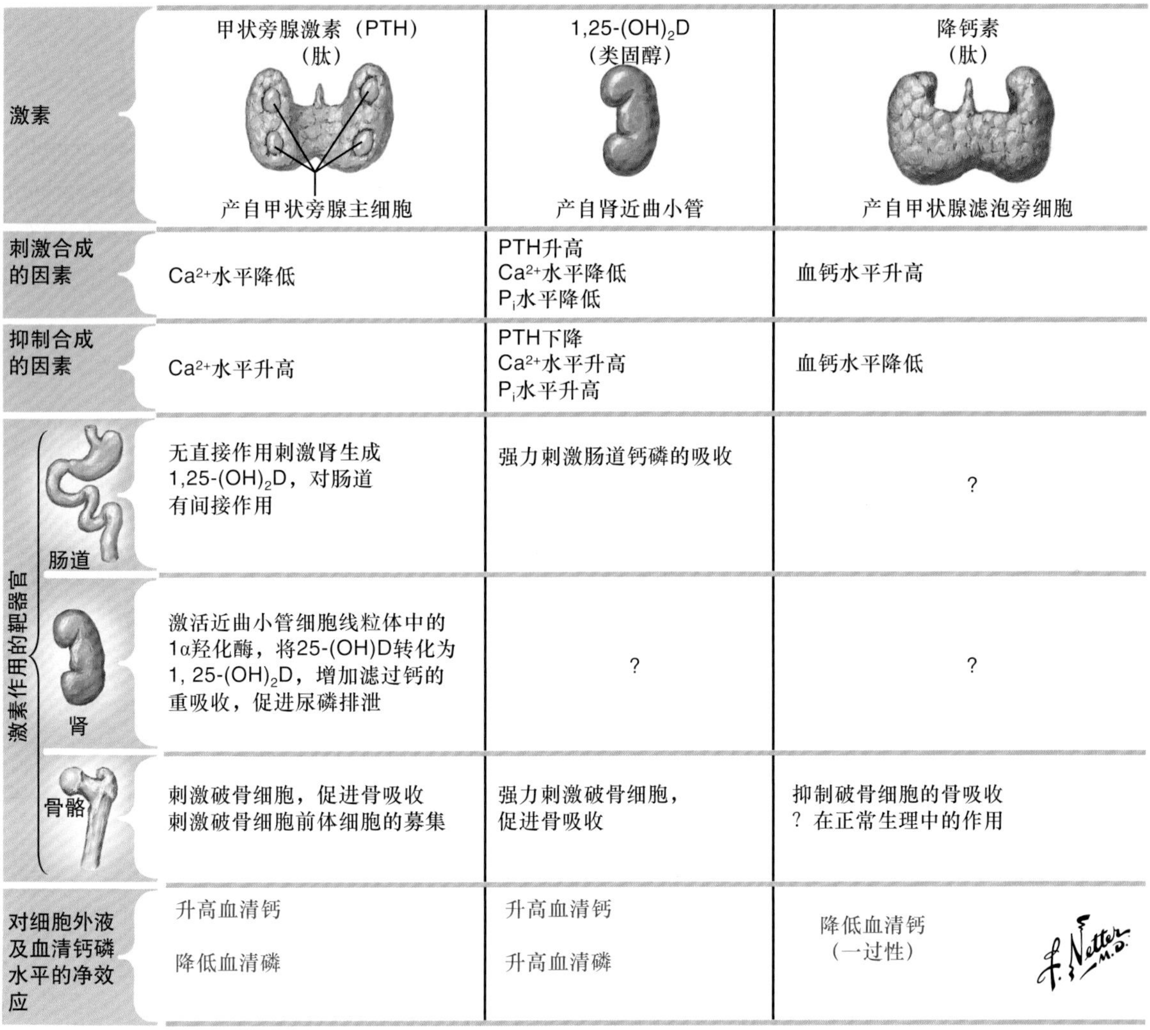

激素	甲状旁腺激素（PTH）（肽）	1,25-(OH)$_2$D（类固醇）	降钙素（肽）
	产自甲状旁腺主细胞	产自肾近曲小管	产自甲状腺滤泡旁细胞
刺激合成的因素	Ca^{2+}水平降低	PTH升高 Ca^{2+}水平降低 P$_i$水平降低	血钙水平升高
抑制合成的因素	Ca^{2+}水平升高	PTH下降 Ca^{2+}水平升高 P$_i$水平升高	血钙水平降低
激素作用的靶器官　肠道	无直接作用刺激肾生成1,25-(OH)$_2$D，对肠道有间接作用	强力刺激肠道钙磷的吸收	?
肾	激活近曲小管细胞线粒体中的1α羟化酶，将25-(OH)D转化为1,25-(OH)$_2$D，增加滤过钙的重吸收，促进尿磷排泄	?	?
骨骼	刺激破骨细胞，促进骨吸收刺激破骨细胞前体细胞的募集	强力刺激破骨细胞，促进骨吸收	抑制破骨细胞的骨吸收? 在正常生理中的作用
对细胞外液及血清钙磷水平的净效应	升高血清钙 降低血清磷	升高血清钙 升高血清磷	降低血清钙（一过性）

图 29.1　钙磷代谢的调控

甲状旁腺功能亢进症（primary hyperparathyroidism，PHPT）和恶性肿瘤，占所有病例的 80% ～ 90%。PHPT 时过量合成 PTH，改变钙稳态，并引起高钙血症（详见第 74 章）。PHPT 的危险因素包括绝经后和 HPT 家族史或多发性内分泌肿瘤。

恶性肿瘤通过多种机制导致高钙血症，最突出的原因是肿瘤分泌**甲状旁腺激素相关蛋白**（parathyroid hormone-related protein，PTHrP）所致的**恶性肿瘤体液性高钙血症**（humoral hypercalcemia of malignancy，HHM），约 50% 的 HHM 病因为鳞状细胞癌，此外还包括乳腺癌和肾细胞癌。在淋巴增殖性疾病（如霍奇金淋巴瘤和非霍奇金淋巴瘤）或肉芽肿性疾病（如肉瘤）中，1,25-(OH)$_2$D$_3$（骨化三醇）常升高。在这两种疾病中，高钙血症主要是由于肠道钙吸收增加，骨化三醇诱导的骨吸收增加也起到一定的作用。浆细胞异常（如多发性骨髓瘤）和有骨转移倾向的恶性肿瘤（如前列腺癌）也可通过溶骨性病变诱发高钙血症。

在门诊，大多数高钙血症患者为 PHPT，而住院患者中，更常见恶性肿瘤。PHPT 通常表现为慢性、稳定的轻度高钙血症。而恶性肿瘤患者高钙血症一般病程更急，血清钙浓度更高。

高钙血症的常见病因中第三位是**乳碱综合征**，据报道高达 12% 的病例与此有关，由于摄入大量的含钙制剂所致，特别是非处方的抗酸药，如用于治疗消化不良的碳酸钙。乳碱综合征典型的临床表现包括高钙血症、代谢性碱中毒和急性肾损伤。回顾是否使用相关非处方药物很重要。

诊断路径（图29.2）

大多数高钙血症是离子（活性）钙增高。初步评估时，需复查以确保血钙值可信，使用血清白蛋白校正钙，并回顾既往的血清钙数值。长期无症状高钙血症提示 PHPT。PTH 应作为鉴别高钙血症病因的最基本实验室检查。甲状旁腺激素水平可以区分 PTH 介导与非介导的高钙血症，PTH 相关的高钙血症包括 PHPT 和罕见的家族性低尿钙性高钙血症（familial hypocalciuric hypercalcemia，FHH），而非 PTH 介导的高钙血症病因包括恶性肿瘤和乳碱综合征。

血清甲状旁腺激素水平受抑制的情况下，下一步的实验室检查包括甲状旁腺激素相关肽（PTHrP）、25-（OH）D_3 和 1,25-（OH）$_2D_3$（骨化三醇）。如 PTHrP 升高则提示 HHM。如果 1,25-（OH）$_2D_3$ 升高，考虑淋巴增生性或肉芽肿性疾病。单纯 25-（OH）D_3 升高提示维生素 D 摄入过多。如果上述基本检查不能明确诊断，应针对多发性骨髓瘤进行血清蛋白电泳（serum protein electrophoresis，SPEP）、尿蛋白电泳（urine protein electrophoresis，UPEP）和血清游离轻链的检查，并重新评估患者病史中是否有过量的钙摄入以提示乳碱综合征。

治疗

高钙血症导致可逆性肾损伤，影响尿液浓缩功能，引起多尿。高钙血症的治疗目的是纠正脱水和急性肾损伤，增加肾钙的排泄，减少骨吸收，治疗潜在的基础疾病。无症状的轻度高钙血症（< 12 mg/dl）患者不需要立即治疗，可进一步评估并在门诊处置。有症状的患者或中度

疾病状况	血清 Ca^{2+}	血清 P_i	血清 PTH	血清 25-(OH)D_3	血清 1,25-(OH)$_2D_3$	相关表现
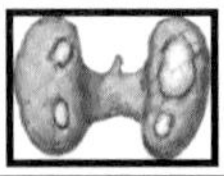 原发性甲状旁腺功能亢进症	↑	正常或↓	正常偏高或↑	正常	正常或↑	80%无症状；肾结石；骨质疏松症；高钙血症相关症状
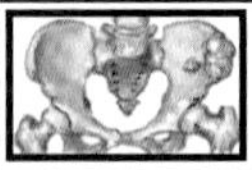 肿瘤广泛性骨转移	↑	正常或↑	↓	正常	↓ 或正常	原发性肿瘤病史；影像学骨扫描提示破坏性病变
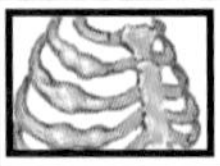 多发性骨髓瘤及淋巴瘤	↑	正常或↑	↓	正常	↓ 或正常	血、尿蛋白电泳异常；骨片异常
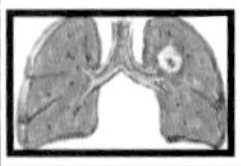 恶性肿瘤体液性高钙血症	↑	正常或↓	↓	正常	↓ 或正常	PTHrP升高；通常有实体肿瘤的证据
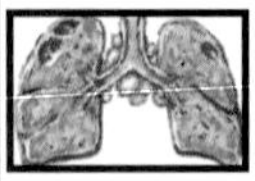 结节病及其他肉芽肿性疾病	↑	正常或↑	↓	正常	↑	肺门淋巴结肿大，肺间质病变，血管紧张素转化酶升高
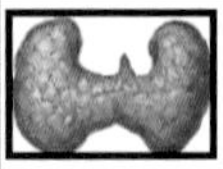 甲状腺功能亢进症	↑	正常	↓	正常	正常	甲状腺功能亢进症的症状；血清甲状腺激素升高
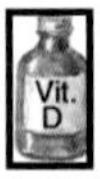 维生素D中毒	↑	正常或↑	↓	显著↑	正常或↑	摄入过量维生素D的病史
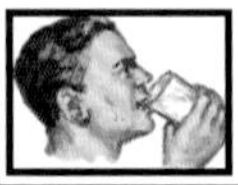 乳碱综合征	↑	正常或↑	↓	正常	正常或↓	过量摄入钙和碱的病史；大量使用非处方含钙抗酸剂
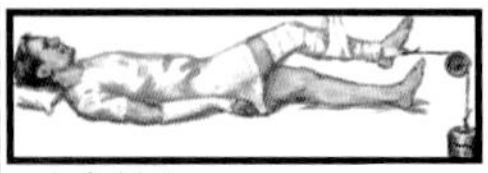 全身制动	↑	正常或↑	↓	正常	↓ 或正常	多发性骨折，瘫痪（儿童，青少年，Paget骨病患者）

图29.2　高钙血症的鉴别诊断

（12～14 mg/dl）、重度高钙血症（> 14 mg/dl）患者，应静脉输注等渗盐水（每日 2.5～4 L），同时使用祥利尿剂（容量恢复后），促进尿钙排泄。虽然这些干预措施可降低血清钙，但不影响高钙根本的病理机制，即骨钙过度动员（除乳碱综合征外）。与 PHPT 或恶性肿瘤相比，乳碱综合征患者没有基础疾病，停服相关口服药物、使用等渗盐水和利尿剂能纠正高血钙，并且不会再次出现高钙血症。

双膦酸盐适用于严重高钙血症及生理盐水和祥利尿剂治疗后仍有症状的患者。肌内注射降钙素（鼻腔喷雾剂无效）也可作为严重高钙血症的应急治疗，但效果持续时间短。必须治疗基础疾病。

低钙血症

鉴别诊断

低钙血症定义为血清总钙浓度小于 8.5 mg/dl（2.12 mmol/L），较常见。严重低钙血症患者可出现癫痫、心律失常、肌肉兴奋性增高，可表现如抽搐、**Chvostek 征** 和 **Trousseau 征**（图 29.3）。心电图异常包括 QTc 延长、T 波倒置、完全性传导阻滞和尖端扭转型室速。经白蛋白校正血钙，并除外假性低钙血症后，成人低钙血症的主要原因包括**甲状旁腺功能减退症**、低镁血症、高磷血症、碱血症和维生素 D 缺乏。

甲状旁腺功能减退症的主要原因包括术后（甲状腺切除术或甲状旁腺切除术）或自身免疫（自身免疫性多发内分泌腺病综合征）。低镁血症可减少甲状旁腺激素分泌，导致骨骼甲状旁腺激素抵抗。甲状旁腺激素水平低会影响骨钙释放及肾钙重吸收，使血钙降低；同时增高血清磷酸盐水平，磷酸盐可结合钙并使钙沉积，导致急性低钙血症。碱血症增加钙与白蛋白的结合，使活性钙降低。维生素 D 缺乏症见于日照减少、营养摄入不足、慢性肾病、慢性肝病和吸收不良（如乳糜泻）等疾病。初级保健中，低钙血症最常见的病因是维生素 D 缺乏。

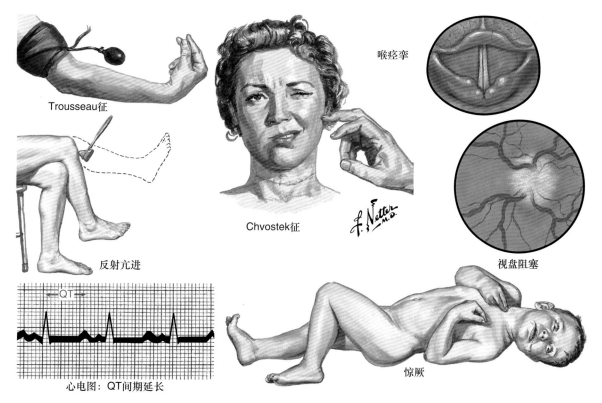

Trousseau征

反射亢进

心电图：QT间期延长

Chvostek征

喉痉挛

视盘阻塞

惊厥

图 29.3　急性低钙血症的临床表现

诊断路径

首先要排除假性低钙血症。一旦确诊低钙血症，基本检查包括 PTH、1,25-（OH）$_2$D$_3$ 和区分上述病因的钙磷镁等代谢组学检查。

治疗

低钙血症的治疗取决于病因、严重程度、发生速度和症状。有症状（癫痫发作、手足搐搦、心电图改变）和无症状但血清校正钙浓度急性下降至 7.6 mg/dl（1.9 mmol/L）的患者，更优选静脉输注葡萄糖酸钙，也可中心静脉输注氯化钙。静脉纠正低钙的过程中，应每 4～6 小时测定血钙，并全程监测心电图，快速纠正低钙血症可诱发心律失常。症状轻微或无症状而血清校正钙浓度 > 7.6 mg/dl（1.9 mmol/L）的患者，可给予口服碳酸钙或柠檬酸钙。如果口服补钙不能改善症状，建议静脉补钙。

如果患者并发低镁血症，还应输注硫酸镁 < 2 g（16 mEq）。维生素 D 缺乏导致的低钙血症需补充**维生素 D$_2$（麦角钙化醇）**或**维生素 D$_3$（胆钙化醇）**。甲状旁腺功能减退症患者不能维持钙稳态及合成骨化三醇，需要终生补充钙和骨化三醇。对低蛋白血症、电解质和 PTH 异常及维生素 D 缺乏的长期治疗，取决于导致上述情况的基础疾病。

第 30 章

急性肾损伤

CHIDIEBUBE C. EGWIM 著

贾晓玉 译；刘立军 校

概述

急性肾损伤（acute kidney injureis，AKI）是指肾小球滤过率（glomerular filtration rate，GFR）在数小时或者数日内出现快速的下降。AKI 的定义涵盖一系列肾损伤和功能异常的疾病，轻者仅化验指标异常而没有任何症状，重者则需要肾替代治疗。因为即使肾功能轻微异常，也会导致住院患者的死亡风险升高，因此 AKI 的定义较急性肾衰竭更为敏感。

诊断标准

AKI 的定义和分期依据血肌酐水平和尿量，它们也是 GFR 的替代指标。目前最广泛使用的 AKI 定义，是由改善全球肾病预后组织（Kidney Disease：Improving Global Outcomes，KDIGO）AKI 工作组制定的，具体如下：

1. 48 h 内血清肌酐上升≥ 0.3 mg/dl

2. 7 天内血清肌酐升至＞ 1.5 倍基线值

3. 连续 6 h 尿量＜ 0.5 ml/（kg·d）

AKI 的分期依据血肌酐和尿量的异常程度，具体见表 30.1。

病因

AKI 的病因通常分为肾前性、肾内（或肾性）和肾后性（图 30.1）。肾前性 AKI 指肾小球滤过率因为肾低灌注，而出现生理性、可逆性的下降。肾性 AKI 指肾结构本身的损伤导致的肾功能下降，包括肾血管、肾小球、肾小管和

表 30.1 急性肾损伤的分期		
急性肾损伤分期	血肌酐	尿量
1 期	升高≥3.0 mg/dl 或较基线增加 1.5～1.9 倍	＜ 0.5 ml/（kg·h），持续 6～12 h
2 期	较基线增加 2.0～2.9 倍	＜ 0.5 ml/（kg·h）持续≥ 12 h
3 期	较基线增加 3 倍或增加至 4.0 mg/dl	＜ 0.3 ml/（kg·h），持续≥ 24 h 或无尿 12 h

经 KDIGO AKIWG 许可使用：Kidney Disease：Improving Global Outcomes（KDIGO）clinical practice guideline for acute kidney injury，Kidney Int 2（Suppl 2012）：S1-S138，1-141，2012.

GFR，Glomerular filtration rate；RRT，renal replacement therapy

（或）肾间质。肾后性 AKI 是指尿液集合系统梗阻导致肾单位压力增高，从而引起肾小球滤过率下降。（值得注意的是，肾后性 AKI 导致肾功能受损时，并不一定伴随无尿。）

肾前性急性肾损伤

人体对血压下降的代偿反应会激活交感神经系统（sympathetic nervous system，SNS），进而引起系统性血管阻力升高。在肾，交感神经系统激活可导致入球小动脉收缩，引起肾血流和 GFR 的下降。如果该作用持续影响 GFR，就会导致肾前性 AKI。（需要指出的是，严重的低血压本身就可引起肾缺血，从而导致急性肾小管坏死，详见后文。）

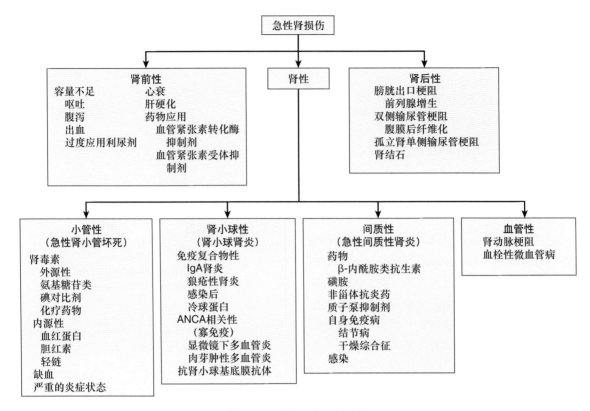

图 30.1 急性肾损伤的病因

引起肾前性 AKI 的主要原因包括容量绝对不足、肾动脉系统灌注不足（如心力衰竭、肝硬化）、脓毒症和药物（如非甾体类抗炎药、血管紧张素受体抑制剂）。

体内容量的绝对不足可以由呕吐、腹泻、出血、利尿剂、皮肤体液丢失（例如发热、烧伤）或者摄入不足导致。

心力衰竭或者第三间隙水肿时（如肝硬化），会导致动脉系统明显容量不足。在心力衰竭时，心排血量下降会导致交感系统慢性激活，引起肾低灌注。右房压力升高可传导至肾静脉，引起肾灌注压力降低。肝硬化时，门脉高压和低血清白蛋白会导致各器官淤血和腹水，从而影响人体的血压水平。同时，容量不足也会导致交感系统的慢性激活，从而进一步影响肾灌注。

脓毒症时，全身的血管扩张会导致低血压和肾的低灌注。同时，严重的炎症反应对肾还有直接的毒性作用，可以引起肾小管坏死。

某些药物的作用机制会诱发或加重肾前性 AKI。例如，前列腺素会促进入球小动脉扩张，而 NSAIDs 药物则会抑制前列腺素的合成，在交感神经系统慢性激活状态（例如心功能不全）的患者中使用 NSAIDs 就会加重肾灌注不足。同样地，肾低灌注会导致血管紧张素 II 的产生，从而引起出球小动脉的收缩，改善肾灌注和肾小球滤过率。而使用 ACE 抑制剂或者血管紧张素受体阻滞剂，则会拮抗该代偿作用，引起 GFR 的下降。

肾性 AKI

肾性 AKI 可以由肾小管、肾小球、肾间质和（或）肾血管损伤引起。

肾小管疾病

急性肾小管坏死是最常见的肾小管疾病，可以由严重的缺血、肾毒性物质或者严重的炎症状态引起。常见的外源性肾毒性物质包括抗生素（如氨基糖苷类）、碘对比剂、阿昔洛韦和多种化疗药物。常见的内源性肾毒性物质包括血红蛋白、胆红素、尿酸和轻链。

肾小球疾病

肾小球肾炎可以由免疫系统的异常激活直接导致肾小球毛细血管的损伤。对其病因的划分，主要根据免疫复合物介导的损伤类型［例如，免疫球蛋白 A（IgA）肾病、狼疮性肾炎、感染后肾小球肾炎、冷球蛋白血症］，寡免疫复合物性 / 抗中性粒细胞（antineutrophil cytoplasmic antibody，ANCA）相关性［如显微镜下多血管炎、肉芽肿性多血管炎（Wegener 肉芽肿）］，以及抗肾小球基底膜抗体介导（如 Goodpasture 病）。具体可见第 95 章。

间质性疾病

急性间质性肾炎（acute interstitial nephritis，AIN）可由肾间质的炎症导致肾小管损伤和管腔闭塞。主要的病因为药物（如 β - 内酰胺类、NSAIDs、质子泵抑制剂），其次可见于感染和自身免疫性疾病。

血管性疾病

血管疾病既可以影响大血管，也可以影响小血管。例如，主动脉夹层或者较大的血栓栓塞可以导致肾动脉急性闭塞，此时对 GFR 的影响主要取决于肾受累的范围，如出现了较大面积的肾梗死，则主要取决于对侧肾的代偿能力。单侧或者双侧肾动脉狭窄也可继发于动脉粥样硬化或者纤维肌性发育不良，在肾低灌注的情况下或者某些药物因素下，如 NSAIDs、ACE 抑制剂、血管紧张素受体阻滞剂等，就可以引起 AKI。

同时，血栓性微血管病（thrombotic microangiopathies，TMA）也可以导致微血管血栓或者闭塞，其中包括血栓性血小板减少性紫癜、溶血尿毒综合征、弥散性血管内凝血、恶性高血压和硬皮病肾危象。

肾后性急性肾损伤

肾后性 AKI 由尿液排出受阻引起肾小管压力增高，从而影响肾小球滤过率。最常见的原因为老年性或肿瘤性前列腺增生。肿瘤转移、结石或者腹膜后纤维化导致的输尿管梗阻，如果发生在双侧，或者孤立肾受累、未受累肾已有慢性损伤无法代偿时，也可以出现肾后性 AKI。

临床表现

AKI 的部分临床表现与病因相关。肾前性 AKI 可以出现容量不足的体征（如心动过速、黏膜干燥或者低血压）。肾性 AKI 的患者可以出现贫血或其他系统性疾病的表现（如发热和皮疹）。肾后性 AKI 可以出现尿路梗阻相关的腹盆腔疼痛。其余的临床表现主要取决于肾损伤的严重程度。尿量可表现为正常，或少尿（< 500 ml/d），甚至无尿（< 50 ml/d）。严重肾功能受损的患者可以出现水肿、高血压甚至尿毒症的症状（恶心、意识障碍或者血小板功能异常导致的出血）。

检查

所有患者都应仔细询问病史和查体，以评估 AKI 的各种病因。病史应该询问所有的合并症，以及可能的肾毒性物质接触史，尤其是药物（包括非处方药物和中草药）和静脉应用对比剂。体格检查应该评估容量情况，注意系统性疾病的体征。

实验室重要检查包括尿渗透压、尿电解质和基础代谢指标的检测。尿电解质可以用来计算尿钠排泄指数（fractional excretion of sodium，FENa），即肾滤过的钠最终由尿液排出的百分比。该指数需使用尿中血清肌酐排泄百分比来进行矫正，用以除外水分重吸收对尿电解质浓度的影响：

$$\frac{尿钠 / 血清钠}{尿肌酐 / 血清肌酐} \times 100 \qquad 公式\ 30.1$$

除 FENa 以外，尿渗透压、尿钠浓度和血尿

素氮 / 肌酐比值等均可以协助鉴别肾前性或肾性 AKI（表 30.2）。在肾前性 AKI 中，去甲肾上腺素水平升高，血管紧张素和醛固酮促进肾单位中尿钠的重吸收，以维持血浆容量平衡，可引起尿钠水平偏低。尿素通常伴随尿钠一起被动重吸收，因此会导致血清尿素氮升高幅度超过肌酐。但是需要注意的是，利尿剂会影响尿钠相关的计算结果。而尿素的排泄指数受利尿剂影响较小，此时更为准确（＜ 35% 代表肾前性疾病）。

尿液分析可以进一步提示 AKI 的病因，尤其配合尿沉渣显微镜检时，可以观察尿中细胞成分和管型（在髓袢升支粗段，由细胞或者蛋白质成分聚集而形成）。尿蛋白（特别是白蛋白）代表肾小球疾病，尿蛋白水平较高（＋＋＋或者更多）可提示肾病综合征，需要进一步行随机尿蛋白 / 肌酐比以定量检测尿蛋白的水平。粗大的棕色管型是 ATN 的典型表现，但不是所有患者都会出现。红细胞管型是肾小球肾炎的特征性表现。白细胞管型则可见于 AIN（少数情况下可见于肾盂肾炎），但是敏感性不高。尿沉渣无有形成分（如没有细胞或管型），或仅有无细胞的透明管型，通常见于肾前性 AKI（详见第 37 章）。

对于病史或临床表现提示尿路梗阻的患者，肾超声可予明确。除此之外，肾超声并不是所有 AKI 初始评估时都要完善的检查。但是对于明确患者是否存在慢性肾损伤时，超声可作为鉴别手段。除糖尿病或者淀粉样变，肾慢性损伤时常表现为肾体积缩小。

表 30.2　肾前性或肾性 AKI 的实验室检查		
	肾前性	**肾性**
尿钠排泄指数	＜ 1%	＞ 2% ～ 3%
尿渗透压 (mOsm)	＞ 500	250 ～ 300
尿钠浓度 (mmol/L)	＜ 20	＞ 40
尿素氮：肌酐	＞ 20 : 1	＜ 20 : 1
尿液分析	尿沉渣基本正常（可见少量透明管型），尿蛋白阴性	尿沉渣活性表现，可见血尿、蛋白尿

第 31 章

酸碱平衡紊乱

MELISSA S. MAKAR · EUGENE C. KOVALIK　著

贾晓玉　译；刘立军　校

概述

人体对于血清中酸性和碱性物质有着极为严格的调控，以时刻维持酸碱平衡。碳酸氢盐是人体最主要的细胞外缓冲液，它通过中和二氧化碳代谢等产生的酸性物质，来维持正常的 pH。碳酸氢盐缓冲体系的原则是二氧化碳（CO_2）与碳酸（H_2CO_3）要保持平衡，而后者则与碳酸氢根（HCO_3^-）保持平衡。它们之间的关系可以总结为：

$$CO_2（溶解）+ H_2O \leftrightarrow H_2CO_3 \leftrightarrow HCO_3^- + H^+ \quad 公式\ 31.1$$

Henderson-Hasselbalch 公式就是由此原理简化而来：$H^+ = 24 \times （PaCO_2/HCO_3^-）$，其中 $PaCO_2$ 为二氧化碳分压。由此可见，人体需要通过呼吸系统调整 $PaCO_2$ 水平，或者肾调整 HCO_3^- 来维持酸碱平衡（图 31.1）。其中，任一系统出现酸碱紊乱时，另一系统可给予部分纠正，即代偿反应。

酸碱平衡紊乱的类型和代偿

酸碱平衡紊乱有 4 种：代谢性酸中毒、代谢性碱中毒、呼吸性酸中毒和呼吸性碱中毒（图 31.2）。酸中毒是指各种原因导致的酸血症，定义为 pH ＜ 7.35。碱中毒是指各种原因导致的碱血症，定义为 pH ＞ 7.45。但是，不同的酸碱紊乱可以同时出现，如呼吸性碱中毒合并代谢性酸中毒。此时，pH 的变化取决于不同酸碱紊乱的综合作用。

代谢性酸中毒是指体内 H^+ 增加或者 HCO_3^- 减少。无论哪种情况，呼吸系统都会通过增加通气，降低 CO_2 的水平以代偿。呼吸系统的代偿反应非常快，可以在代谢性酸中毒出现的数分钟至数小时内，即出现呼吸频率和潮气量的增加。

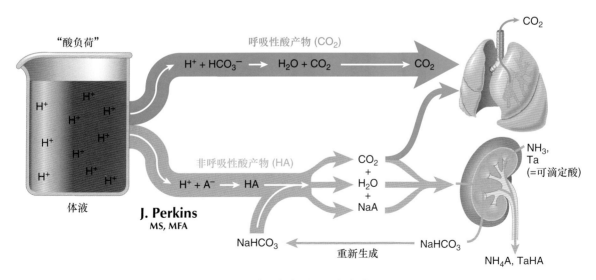

图 31.1　肺和肾在酸碱平衡中的作用

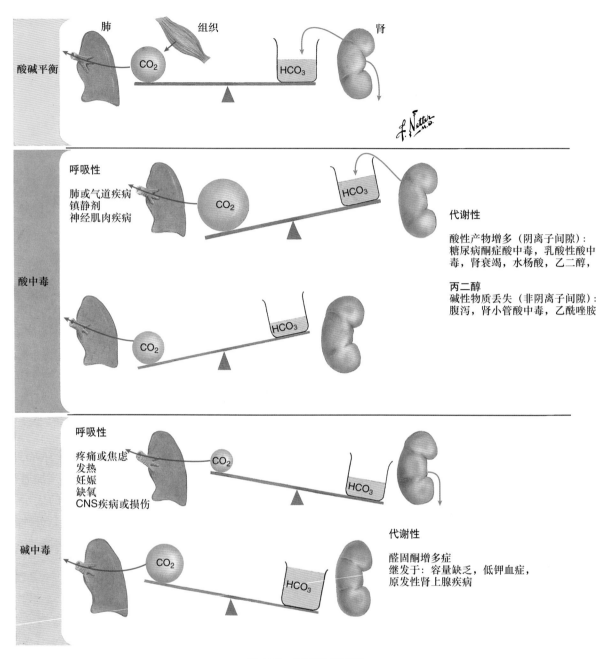

图 31.2 酸碱代谢紊乱
CNS，中枢神经系统

同样，当出现碳酸氢盐水平升高，即**代谢性碱中毒**时，呼吸系统也会迅速代偿。相比于酸中毒时的过度通气，此时呼吸系统会减少通气量，以增加 $PaCO_2$。

呼吸性酸中毒是指由于通气量减少而导致 CO_2 的蓄积。此时肾会通过增加尿液中氢离子的排出，同时将泌氢过程中解离的碳酸氢根重吸收入血以进行代偿。肾的代偿反应是缓慢的，可能需数日方可达到最大的代偿作用。因此该过程在早期阶段，又称为急性呼吸性酸中毒；当肾的泌氢代偿发挥到最大效用时，则进入慢性呼吸性酸中毒。

最后一种酸碱紊乱是**呼吸性碱中毒**，即过度通气导致的二氧化碳水平下降。肾通过尿液中分泌更多的碳酸氢盐，并减少氢离子的排出，以降低血清碳酸氢盐的浓度来进行代偿。同样，肾的代偿反应是缓慢的，因此呼吸性碱中毒也存在急性和慢性两种形式。

酸碱平衡紊乱的诊断

评估酸碱平衡紊乱有不同的方法。以下介绍的是一种较为简便的方法，该方法需要利用动脉血气（ABG）测量动脉血 pH 和 $PaCO_2$，以及通过基础代谢指标（basic metabolic panel，BMP）测量 HCO_3^- 和其他电解质。为了提高准确性，应同时检测 ABG 和 BMP。

第一步：检测 pH。pH 是明确目前体内不同的酸碱代谢过程是否导致酸血症或碱血症。

第二步：检测 HCO_3^- 和 $PaCO_2$ 水平，以明确酸碱紊乱是呼吸性还是代谢性所致。如果患者是酸中毒，低 HCO_3^- 表示代谢性酸中毒，而高 $PaCO_2$ 表示呼吸性酸中毒。如果患者为碱中毒，则高 HCO_3^- 表示代谢性碱中毒，而低 $PaCO_2$ 则表示呼吸性碱中毒。

第三步：计算阴离子间隙。BMP 可检测血清中的主要阴离子（碳酸氢盐和氯离子）以及主要阳离子（钠）的浓度。因为测量所有的阴离子（磷酸盐、硫酸盐、白蛋白、有机阴离子）和阳离子（钾、钙、镁、一些免疫球蛋白等）较为繁琐，而这些未测量的阳离子和阴离子最终的差值可以用阴离子间隙（AG）来代表。

$$AG = Na^+ - (Cl^- + HCO_3^-) \qquad 公式\ 31.2$$

正常人的 AG 通常在 10 ± 3 mEq/L 左右。对于每个人来说，AG 值则取决于血清中主要未测量的阴离子，即血清白蛋白的水平。如果没有其他未测量的阴离子水平增加，那么 AG 应该是血清白蛋白水平（单位为 g/dl）的 2.5 倍。因此，当患者白蛋白为 2 g/dl 时，推算其正常的 AG 值应为 5。如果实际 AG 值是 12，不管是此时 pH 如何，均表明患者有某种未测量的阴离子水平增加，从而导致阴离子间隙升高的酸中毒。

第四步：评估代偿反应。在代谢性酸碱紊乱时，肺会通过改变 $PaCO_2$ 水平来进行代偿，而呼吸性酸碱紊乱时，肾会通过改变 HCO_3^- 的水平来代偿。可通过现有的一些公式来计算每种酸碱平衡紊乱时所应出现的代偿反应，从而推断 HCO_3^- 和 $PaCO_2$ 的改变是否为代偿反应，还是并存了其他的酸碱平衡紊乱。其中应用最多的是计算代谢性酸中毒时呼吸代偿反应的温特斯公式：

$$(1.5 \times HCO_3^-) + 8 + / - 2 \qquad 公式\ 31.3$$

如果 $PaCO_2$ 高于公式预测的值，则患者合并呼吸性酸中毒（在代谢性酸中毒的基础上）。如果 $PaCO_2$ 低于预期，则患者合并呼吸性碱中毒。其他评估代偿的公式见表 31.1。

酸碱平衡紊乱常见的原因

高阴离子间隙的代谢性酸中毒反映了酸性代谢物质的生成过多或排泄不足。原因可以分为内源性（体内代谢产生的酸）或外源性（摄入可产生酸性代谢产物的物质）。

表 31.1 酸碱失衡的正常代偿

呼吸系统对代谢性酸碱失衡的代偿	
原发性	**$PaCO_2$ 应随之变化的水平**
代谢性酸中毒	$(1.5 \times HCO_3^-) + 8 + / - 2$
代谢性碱中毒	$40 + 0.7 \times (HCO_3^- - 24) + / - 5$
代谢系统对呼吸性酸碱失衡的代偿	
原发性	**HCO_3^- 应随之变化的水平**
呼吸性酸中毒	急性：$2 + \left(\dfrac{PaCO_2 - 40}{10} \times 1 \right)$
	慢性：$24 + \left(\dfrac{PaCO_2 - 40}{10} \times 3.5 \right)$
呼吸性碱中毒	急性：$24 - \left(\dfrac{40 - PaCO_2}{10} \times 2 \right)$
	慢性：$24 - \left(\dfrac{40 - PaCO_2}{10} \times 5 \right)$

常见的内源性因素包括糖尿病酮症酸中毒（diabetic ketoacidosis，DKA）、乳酸性酸中毒和肾衰竭。在 DKA 中，胰岛素缺乏会产生过量的酮体。乳酸性酸中毒通常由组织灌注不良引起，如脓毒性休克。在肾衰竭中，由于肾的滤过功能受损，导致硫酸盐、磷酸盐和尿酸盐代谢产生的酸性物质过度蓄积。

可引起高阴离子间隙代谢性酸中毒的外源性因素包括水杨酸盐、乙二醇、甲醇和丙二醇。水杨酸是常用的非处方止痛药（如阿司匹林）的成分，可导致混合性呼吸性碱中毒和高阴离子间隙的代谢性酸中毒。乙二醇是常用的防冻剂成分之一，甲醇则有多种工业用途。丙二醇是静脉注射苯二氮䓬类药物的溶剂，当患者在重症监护病房长时间使用时会出现蓄积。

正常阴离子间隙的代谢性酸中毒是由血中碳酸氢盐的丢失过多而引起，常见于腹泻、肾小管酸中毒（RTA）或乙酰唑胺的使用。肾小管酸中毒（RTA）是由肾近端小管（RTA Ⅱ型）或远端小管（RTA Ⅰ型和Ⅳ型）功能障碍引起的。肾小管酸中毒（RTA）的常见原因包括单克隆免疫球蛋白病、重金属中毒、自身免疫性疾病（干燥综合征、系统性红斑狼疮等）、糖尿病和慢性间质性肾炎。乙酰唑胺是一种利尿剂，通过抑制近端肾小管中的碳酸酐酶来减少肾对碳酸氢盐的重吸收（从而增加其在尿液中的排泄）。

代谢性碱中毒最常见的原因是容量的丢失，例如应用利尿剂或者呕吐。容量丢失会刺激醛固酮的释放，促进钠在远端肾小管的重吸收，而产生的电荷梯度可促进钾和氢离子分泌到尿液中，从而最终导致低钾血症和代谢性碱中毒。Bartter或者 Gitelman 综合征患者也会出现上述类似的情况，其近端肾小管钠的重吸收受损，会导致远端集合管中钠的转运和重吸收增加（同时钾和氢离子分泌增加）。原发性醛固酮增多症，或任何导致低钾血症从而引起醛固酮过度分泌的情况，也同样会引起代谢性碱中毒。多数情况下，纠正低钾血症和（或）容量不足可以缓解碱中毒（详见第 28 章）。

如前所述，根据肾代偿的程度，**呼吸性酸中毒**可分为急性和慢性两种类型。其最常见的病因是慢性阻塞性肺疾病（COPD）而导致的二氧化碳潴留。另外，二氧化碳潴留还可发生在肥胖、阻塞性睡眠呼吸暂停，以及肺气肿或肺炎等影响肺泡气体交换的疾病中。呼吸性酸中毒还可以继发于呼吸中枢受抑制而导致的低通气，例如阿片类药物，还可以继发于呼吸肌和胸壁功能障碍，其中急性者可见于重症肌无力、吉兰-巴雷综合征和严重的低磷血症，慢性者可见于肌萎缩性侧索硬化症和多发性硬化症。

呼吸性碱中毒也可分为急性和慢性，是指各种原因引起的过度通气，例如低氧血症、发热、疼痛和其他可直接刺激呼吸中枢的情况（例如妊娠、水杨酸中毒）。

第 32 章

贫　血

JIGAR CONTRACTOR　著

许蔚林　译；王　倩　校

概述

贫血是临床最常见的实验室异常之一，是指循环中红细胞数量或红细胞容积病理性减少。

贫血通常是通过测定血液中**血红蛋白**浓度来进行评估。血红蛋白是机体主要的携氧蛋白，每个血红蛋白是由两条 α 珠蛋白链和两条 β 珠蛋白链组成的四聚体，每条珠蛋白肽链结合一个由含铁卟啉环构成的血红素分子。贫血也可以通过测定**血细胞比容**或红细胞压积（以红细胞占全血的百分比表示）来评估。

贫血的定义是血红蛋白浓度或血细胞比容低于男性和女性正常值下限 2 个标准差。虽然不同实验室间正常值范围存在差异，但多数临床医生认为男性血红蛋白浓度 < 13.5 g/dl（血细胞比容 < 41%）、女性血红蛋白浓度 < 12 g/dl（血细胞比容 < 36%）即可诊断贫血。

需要注意的是，血红蛋白浓度和血细胞比容在特定的临床情况下并不能准确反映红细胞的容积。例如，腹泻引起血浆容量丢失导致血液浓缩，使得血红蛋白浓度和血细胞比容增加，但红细胞容积不变；相反，心力衰竭可造成血浆容量增加和相应的血液稀释，使得血红蛋白浓度和血细胞比容下降。而急性出血尽管有明显的红细胞丢失，但由于同时失去红细胞和血浆，因此不会立刻引起血红蛋白浓度和血细胞比容的变化。

病理生理学

正常的红细胞在循环中的平均寿命是 120 天，之后衰老的红细胞主要在脾由网状内皮系统清除。正常情况下，红细胞的生成速度与清除速度非常匹配，达到很好的平衡。贫血时，这一平衡被打破：要么是红细胞生成障碍（见于铁或其他微量营养元素缺乏、地中海贫血、其他血红蛋白病），或者是红细胞丢失增多（见于出血或溶血）。

红细胞浓度和心输出量是组织氧合的主要决定因素。为应对贫血，机体为短期内迅速保证重要脏器的氧供会采取以下代偿机制，包括心率增快、射血分数增加、选择性减少皮肤和其他周围软组织灌注，以及组织摄取氧增加。长期缺氧也会诱导有助于纠正贫血的机制，低氧诱导转录因子生成增加特异地促使肾合成促红素，进而使得红细胞生成增加并加速网织红细胞释放进入血循环（图 32.1）。但是在红细胞生成障碍引起的贫血，这一机制的作用非常有限。

诊断路径

评估贫血需要系统地考虑整体的临床情况和一些关键的实验室指标。首先，临床医生应鉴别所观察到的血红蛋白和（或）血细胞比容异常，反映的是血浆容量还是红细胞容量的变化。如果确是由于红细胞减少导致的贫血，进而根据**病程**、**平均红细胞体积（MCV）**和**网织红细胞计数**进行细致的诊断（图 32.2）。

病程

短期快速发生的贫血通常反映的是失血或溶血。相反，亚急性或隐匿出现的贫血可能提示微量营养元素的缺乏或不常见的骨髓造血障碍。

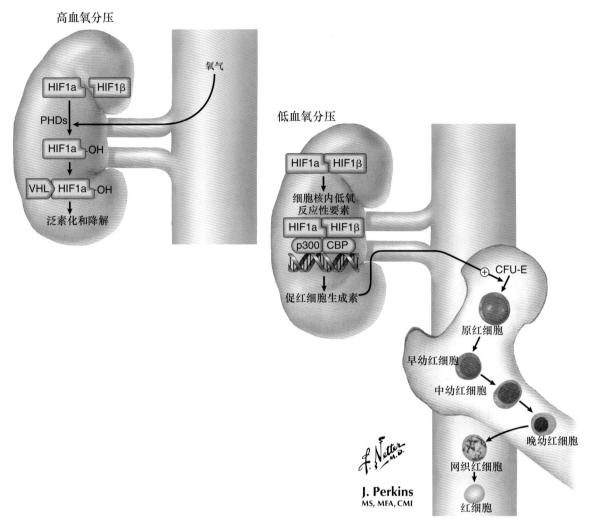

图 32.1 肾在红细胞生成中的作用

CBP，CREB 结合蛋白；CFU-E，红系集落形成单位；HIF，低氧诱导因子；OH，羟基；PHDs，脯氨酰羟化酶；VHL，von Hippel-Lindau 综合征

平均红细胞体积

平均红细胞体积（MCV）用来测量红细胞平均大小，以飞升（fl）为单位。根据 MCV 进行分类：MCV < 80 fl，为小细胞性贫血；MCV 80 ~ 100 fl，为正细胞性贫血；MCV > 100 fl，为大细胞性贫血。

小细胞性贫血

小细胞贫血（MCV < 80 fl）的特点是由于血红蛋白生成障碍导致红细胞内的血红蛋白含量下降。小细胞性贫血的主要病因有铁缺乏、地中海贫血、慢性病贫血和铁粒幼细胞性贫血。

缺铁性贫血（IDA）的病因包括铁丢失（如消化道出血或阴道出血）、饮食限制、胃肠道吸收不良（如胃分流术后或口炎性腹泻）。一些有助于诊断缺铁性贫血的血液检查包括血清铁浓度、反映转铁蛋白（血液中转运铁的主要蛋白）水平的总铁结合力（TIBC）、转铁蛋白饱和度（即血清铁与 TIBC 的比值）和铁蛋白（反映组织贮存铁的主要蛋白）浓度。典型的缺铁性贫血，血清铁浓度下降、由于转铁蛋白生成增加导致 TIBC 升高、转铁蛋白饱和度下降，而作为衡量机体总铁贮存量的铁蛋白浓度也是下降的。外周血涂片红细胞的典型表现是小细胞、低色素（红细胞中心淡染区扩大，超过红细胞直径的

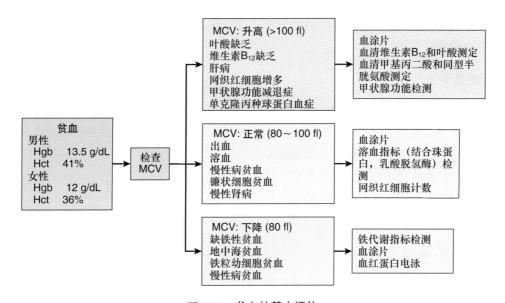

图 32.2　**贫血的基本评估**

Hct，红细胞压积；Hgb，血红蛋白；MCV，平均红细胞体积

1/3)、大小不等、形态异常（红细胞大小形状差异明显，包括铅笔样红细胞）。诊断缺铁性贫血后必须进一步彻底检查以明确导致缺铁的潜在病因。

地中海贫血的发病机制是由于基因异常导致 α 珠蛋白链或 β 珠蛋白链生成减少甚或缺乏。α 型地中海贫血引起多余的 β 珠蛋白链聚集，而 β 型地中海贫血引起多余的 α 珠蛋白链聚集。进一步有关 α 型与 β 型地中海贫血的详情见第 141 章。

地中海贫血的特征是红细胞无效生成。在重症病例，这一特点导致髓外造血，表现为脾大、骨骼及颜面部特征性异常。由于红细胞无效生成和持续的破坏，地中海贫血通常有铁过载，部分原因是长期输血治疗，部分是非输血相关因素。外周血涂片常见靶型红细胞，其由于血红蛋白生成缺陷导致红细胞膜浆比例异常。血红蛋白电泳可诊断 β 型地中海贫血，而 α 型地中海贫血的诊断则需要特殊的 DNA 分析。

铁代谢指标、血红蛋白电泳、血涂片和家族史有助于缺铁性贫血和地中海贫血的鉴别。另外，用来衡量红细胞大小的变异程度的红细胞分布宽度（RDW），在缺铁性贫血通常是升高的（由于红细胞大小不等），而在地中海贫血则是下降的。最后，Mentzer 指数，即 MCV 与红细胞数的比值，在缺铁性贫血中由于红细胞数量减少通常升高，而在轻型地中海贫血，由于红细胞生成的数量正常，往往较低。

铁粒幼细胞贫血是一种罕见的小细胞性贫血，由于红细胞内铁不能结合生成血红素导致铁在线粒体内聚集。获得性铁粒幼细胞贫血可见于铅中毒、酗酒，或者铜、锌及维生素 B_6 缺乏。遗传性铁粒幼细胞贫血通常为性连锁疾病。铁粒幼细胞贫血的确诊需要骨髓检查，显示红细胞内含有环状分布的含铁线粒体（即环状铁粒幼细胞）。

慢性病贫血，也称作炎症性贫血，通常是正细胞性贫血，但约 1/5 的病例可表现为小细胞性贫血。炎症状态引起铁调素生成增加，作为机体调节铁平衡的一种效应分子，铁调素抑制胃肠道铁的吸收和体内铁的利用，从而导致慢性病贫血。在慢性病贫血，铁代谢指标的特征性表现包括血清铁下降或正常、总铁结合力下降、铁饱和度下降或正常、铁蛋白升高。铁蛋白浓度升高的原因有两方面：铁利用障碍导致组织贮存铁增加、铁蛋白本身作为急性相炎症反应物升高。其他的炎症指标，如红细胞沉降率、C 反应蛋白也会升高。由于急性相蛋白升高，血涂片的典型表现可见红细胞缗钱样排列。

正细胞性贫血

正细胞性贫血（MCV 80～100fl）通常反映急性失血、溶血或红细胞生成不足。导致红细胞生成不足的常见病因包括慢性病贫血（如前述）、慢性肾病（与促红素生成障碍相关）和镰状细胞贫血。急性出血短期内引起正细胞性贫血，而长期的出血继发缺铁导致小细胞性贫血。

大细胞性贫血

大细胞性贫血（MCV > 100 fl）可分为巨幼细胞性或非巨幼细胞性。巨幼细胞性贫血通常由维生素 B_{12} 或叶酸缺乏引起。在红细胞系造血过程中，红细胞的体积逐渐缩小。维生素 B_{12} 和叶酸是核酸合成过程中必需的辅因子，两者中任一缺乏都会使得红细胞核浆成熟不同步，导致红细胞体积增大、细胞核大且不成熟。因此，外周血涂片可见大卵圆形细胞（大、卵形红细胞）和多分叶中性粒细胞（六叶或六叶以上）。对于生化检查，叶酸缺乏可引起同型半胱氨酸升高，而维生素 B_{12} 缺乏常引起同型半胱氨酸和甲基丙二酸升高。由于实验室检测的维生素 B_{12} 水平有时不能准确反映其生理性状态，因而对可能为维生素 B_{12} 缺乏的病例应进行同型半胱氨酸和甲基丙二酸水平的检测。

非巨幼细胞性大红细胞增多和大细胞性贫血的病因有：肝疾病和甲状腺功能减退症（由于红细胞膜脂质异常沉积）、网织红细胞增多（反映出网织红细胞体积大于成熟红细胞）和单克隆丙种球蛋白血症。

网织红细胞计数

网织红细胞计数是测量循环中网织红细胞占全部红细胞的比例。网织红细胞生成指数（RPI）有助于评价骨髓对贫血程度的反应，RPI < 2% 提示贫血可能与红细胞生成障碍相关，而 RPI > 2% 可能存在红细胞丢失。RPI 考虑了网织红细胞过早释放进入血循环其成熟时间延长这一因素（图 32.3）。低 RPI 的低增生性贫血包括微量营养元素缺乏、炎症性贫血和肾性贫血。高 RPI 的高增生性贫血可见于溶血和急性失血。

$$RPI=$$
$$[网织红细胞(\%)] \times Hct/正常Hct]/成熟因子$$

成熟因子：
Hct ≥ 35%: 1.0
35% > Hct ≥ 25%: 1.5
25% > Hct ≥ 20%: 2.0
20% > Hct: 2.5

图 32.3 网织红细胞生成指数（RPI）

第 33 章

血小板减少

STEPHANIE J. TANG · ALICE J. TANG · ALFRED LEE　著

许蔚林　译；王　倩　校

概述

血小板在骨髓中由巨核细胞产生。正常情况下，骨髓每天生成（35～50）×10³个血小板，血小板的平均寿命为8～10天。血小板计数 < 150×10³/μl 为血小板减少。血小板不低于50×10³/μl 时，患者通常不会有出血表现；血小板不低于10×10³/μl，通常也不会发生严重的自发出血，如颅内出血。

病理生理学

血小板减少可以发生于血小板生成减少、血小板破坏增多、脾扣押和（或）血液稀释。

血小板生成减少可以发生于不同的情况，包括：维生素 B_{12} 或叶酸缺乏；HIV、EBV、CMV 或肝炎病毒感染；骨髓增生异常综合征，再生障碍性贫血或其他原发骨髓疾病；实体瘤或其他非原发骨髓疾病浸润骨髓排挤了正常造血组织（也即骨髓造血组织萎缩）；以及药物、毒品、毒物（包括酒精、化疗、放射线暴露）。另外，肝疾病可以因促血小板生成素生成减少引起低增生性血小板减少，也可以因脾扣押引起血小板减少（见后述）。

血小板破坏增多可继发于血小板消耗、机械性破坏或免疫性破坏。血小板消耗发生于弥散性血管内凝血（DIC）、血栓性微血管病（TMAs）。DIC 是一种机体凝血和纤维蛋白溶解过程不受控制的病理状态，可继发于脓毒症、重大创伤及恶性肿瘤。TMAs 的病理生理是在微循环中广泛形成血小板血栓，主要有血栓性血小板减少性紫癜和溶血尿毒综合征两大亚型。（见第 142 章、144 章，分别论述 TMAs 与 DIC。）

机械性血小板破坏最常见的情况是心脏机械瓣膜或体外循环（如体外膜式氧合、连续静脉-静脉血液滤过）。

常见的与血小板减少相关的自身免疫性疾病有：系统性红斑狼疮，**特发性血小板减少性紫癜（ITP）**，**肝素诱导的血小板减少症（HIT）**，抗磷脂综合征（APS），输血后异体免疫破坏，以及药物反应。药物可以通过骨髓抑制导致血小板减少（见前述），还可以通过形成药物依赖的抗血小板抗体导致药物诱导的 ITP。最常见的引起血小板减少的药物有：抗生素（如 β - 内酰胺类、头孢曲松、甲氧苄啶-磺胺甲噁唑、万古霉素、利奈唑胺、达托霉素）、抗癫痫药（苯妥英、卡马西平、丙戊酸）、镇痛药（萘普生、对乙酰氨基酚）、呋塞米、质子泵抑制剂和抗组胺药（雷尼替丁、法莫替丁）。

脾扣押是正常的生理过程，脾通常贮存机体1/3 的血小板，保持着与循环池的平衡。机体应激时脾贮存减少，使得循环池中血小板增多。反之，脾体积增大（浸润性疾病如结节病或淀粉样变性，或储存性疾病如戈谢病），脾充血（如慢性肝病或其他原因引起的门静脉高压、脾静脉血栓形成，或溶血性疾病如血红蛋白病或红细胞疾病）使得脾扣押血小板增多，导致外周血血小板计数减少。与其他原因导致的血小板减少不同，脾扣押时机体血小板总容量正常，扣押于脾内的血小板可用于止血过程，所以当脾扣押为血小板减少的唯一病因时，罕有发生出血合并症的。

最后，当患者接受大量输血或某些类型的液体复苏时（特别是胶体，它停留在血管中，不容易渗出），可能会发生**稀释性血小板减少**。但由于脾生理性扣押的血小板可以从脾中动员入血，所以对血小板计数的影响不大。

临床表现、病情评估和诊断

血小板减少往往是偶然发现的，但是对于任何有反复出血（尤其是黏膜表面如牙龈出血）病史和（或）**皮肤瘀点**的患者都应该考虑有血小板减少的可能。

血小板减少病情评估的第一步是复查血小板计数以除外实验室假象。有些患者体内产生一种抗体，这种抗体可以造成患者血小板在体外暴露于乙二胺四乙酸（EDTA，存在于全血细胞分析采血管中用作抗凝剂）后发生聚集，进而导致全血细胞分析仪测定的血小板计数错误地下降，这一现象也称为假性血小板减少。在假性血小板减少，EDTA 抗凝血行涂片检查可见血小板聚集，换用枸橼酸钠抗凝血可以测得真实的血小板计数。

一旦确诊为血小板减少症，应进行详细的病史、体格检查和有针对性的实验室检查。需要特别注意那些提示严重疾病（如急性白血病、DIC、TMAs 或 HIT）的结果。应调查清楚血小板减少发生的时间，是否有潜在的危险因素，如饮酒、感染性暴露，或者接触药物、软性毒品、营养补充剂或毒素。有出血性腹泻病史者应关注志贺毒素介导的溶血性尿毒症综合征。某些特定的饮食或既往的胃肠手术可能容易导致营养不良。个人史或家族史有复发性瘀伤或出血表明血小板减少是先天性或慢性疾病。

患者还应进行系统性疾病评估。例如，肝硬化是脾扣押增多的一个主要原因，在酗酒、静脉使用毒品、输血和高危性行为的患者中应予以考虑。而皮疹和关节疼痛的表现可能提示存在潜在的自身免疫性疾病。在住院患者或近期曾住院的患者，病因可能需要考虑脓毒血症、肝素用药史或体外循环。

有针对性的体格检查也非常重要，血小板减少

少通常会引起皮肤或口腔黏膜的出血点、紫癜或瘀斑；当合并有关节出血或软组织、肌肉或体腔血肿时强烈提示同时存在凝血功能障碍，例如在DIC 即可发生。肢体水肿或坏死提示静脉或动脉血栓形成，这种情况可能继发于 HIT 或 APS。患者应该评估肝硬化的体征（如脾大、腹水、黄疸、脑病）和风湿性疾病的表现（如浆膜炎、关节肿胀、皮疹）。淋巴结病或脾大提示血液系统肿瘤或病毒感染。

实验室检查首先应做全血细胞分析，以明确其他的造血细胞系是否也存在异常。外周血涂片很有必要：幼稚细胞可能提示急性白血病，而破碎红细胞提示 TMA。还应该检测凝血和纤溶指标（PT、aPTT、D- 二聚体、FIB），同时有凝血时间延长、D 二聚体升高、低纤维蛋白血症和血小板减少可考虑诊断 DIC。应使用 4T 评分来评估 HIT 的危险度，4T 评分考虑了：血小板减少与肝素暴露的时间关系、血小板减少的程度、是否存在血栓栓塞、有无其他引起血小板减少的原因。4T 评分中或高积分的患者应该测定其 PF4 抗体，如果阳性，则应进行血清素释放试验，以确定 HIT 的诊断。育龄期妇女应行妊娠试验，妊娠可引起一种类型的 TMA——HELLP（溶血，肝酶升高，血小板减少）（图 33.1）。

一些临床经验值得牢记：

- 患者单纯血小板减少（即仅有血小板减少而没有贫血和白细胞减少）且血小板计数 < 100 000 µl，需考虑 ITP。
- 患者单纯血小板重度减少（即血小板计数 < 10 000 ～ 20 000/µl），应考虑免疫介导血小板减少，如 ITP、药物诱导 ITP 或自身免疫性疾病。
- 患者血小板减少合并血栓栓塞，应考虑HIT、APS。

血小板减少的治疗通常着眼于解决基础疾病（如停用可疑的致病药物、治疗基础的脓毒血症／感染）。没有出血的情况下，血小板计数不低于 $10 \times 10^3/\mu l$ 不建议输注血小板；而在 TTP 或 HIT 患者，通常应避免输注血小板。

HELLP综合征（溶血、肝功能异常、血小板减少）

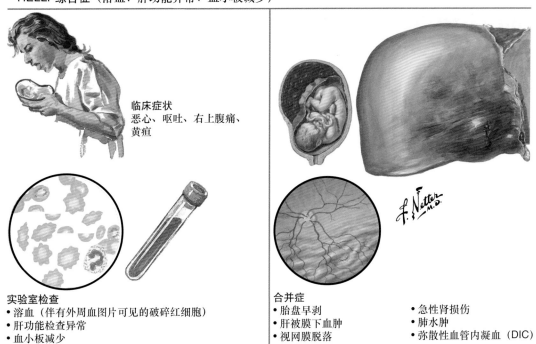

临床症状
恶心、呕吐、右上腹痛、黄疸

实验室检查
- 溶血（伴有外周血图片可见的破碎红细胞）
- 肝功能检查异常
- 血小板减少

合并症
- 胎盘早剥
- 肝被膜下血肿
- 视网膜脱落
- 急性肾损伤
- 肺水肿
- 弥散性血管内凝血（DIC）

图 33.1 HELLP 综合征的临床和实验室表现

第 34 章

凝血功能异常检验

GINA P. JABBOUR　著

许蔚林　译；王　倩　校

概述

止血分为初级止血和次级止血两个不同阶段。**初级止血**是指血小板活化导致血小板血栓形成的过程。**次级止血**也即**凝血过程**，它在血小板血栓表面形成交联的纤维蛋白网。这些过程见图34.1 及图 34.2 所示。

在初级止血（图 34.1），内皮损伤部位内皮下胶原暴露，在血管性血友病因子（vWF）介导下，通过血小板糖蛋白受体 I b/IX/V（GP I b/ IX/V）将血小板与内皮下胶原黏附在一起。血小板被激活，释放颗粒内容物，通过血小板糖蛋白受体 II b/IIIa（整合素 α II bβ_3 或纤维蛋白原受体）发生聚集，形成血小板血栓。

次级止血（图 34.2）即凝血过程，由**外源性**、**内源性**和共同凝血途径组成。在每一条途径中，凝血因子以非活性酶原的形式存在，在凝血过程的特定步骤中裂解为活性蛋白。除凝血因子Ⅷ（在肝和内皮细胞中产生）和 vWF（在巨核细胞、内皮细胞和内皮下胶原中产生）之外，所有凝血因子主要在肝合成。

外源性凝血途径

组织因子（tissue factor，TF）是内皮细胞表达的一种跨膜受体。正常情况下，TF 与循环中凝血因子Ⅶ互相分离，但当内皮表面被破坏时，TF 暴露并与Ⅶ因子结合，将其转化为活化的Ⅶ因子（FⅦa）。TF/Ⅶa 复合物（也称为 tenase complex）将 X 因子激活为 F X a，并将Ⅸ因子激活为 FⅨa。

凝血过程的共同途径

F X a 与 F V a 结合形成复合物，也即**凝血活酶**，将 II 因子（凝血酶原）激活为 F II a（凝血酶）。凝血酶将纤维蛋白原裂解为纤维蛋白，将ⅩⅢ因子激活为 Fa，将 V 因子激活为 F V a。纤维蛋白单体聚合成链，通过 Fa 作用交联成网，在血小板表面形成稳定性交联纤维蛋白。

内源性凝血途径

因子Ⅻ（Hageman 因子）与带负电荷的表面（如玻璃或二氧化硅）接触后被激活为活化的因子Ⅻa（FⅫa），然后 FⅫa 将因子Ⅺ激活为 FⅪa，进而 FⅪa 与因子Ⅸ结合并激活其转化为 FⅨa。FⅨa 与Ⅷ因子（Ⅷ因子在血循环中通常以非活化形式与 vWF 结合）结合，形成活化的 FⅧa /FⅨa 复合物，将 X 因子转化为 F X a，之后进入凝血过程的共同途径。需要注意的是，在生理状态下，通常认为Ⅻ因子在体内凝血过程中并不起主要作用。

以细胞为基础的止血凝血模型

在近十年，提出一种新的以细胞为基础的止血凝血模型，包括起始阶段、扩增阶段和繁盛阶段。**起始阶段**，即凝血的开始，发生在表达 TF 的细胞上，由 TF/FⅦa 复合物（tenase complex）激活形成 F X a 和 FⅨa，生成少量凝血酶。在**扩增阶段**，凝血酶激活血小板、V 因子和Ⅷ因子，使得多个凝血因子聚集在活化的血小板表面。在非活化状态的血小板以单个形态存在于血液循环中。完整的血管内皮合成抑制血小板的活化和聚集的物质：一氧化氮（NO）、前列环素（PGI₂）和CD39

如果血管内皮完整性受损（如动脉粥样硬化或创伤），内皮下基质暴露并触发止血反应，血小板迅速黏附于受损的血管壁。血小板进而释放血栓素A₂（TXA₂）和血小板颗粒内贮存的物质，导致血小板聚集并募集更多的血小板

随着越来越多的血小板聚集，纤维蛋白形成交联结构并使血小板聚集团块稳定形成"白色血栓"。血栓进一步发展，红细胞陷入血小板-纤维蛋白团块中形成"红色血栓"，红色血栓可增大并堵塞血管腔。不论是血小板-纤维蛋白聚集团块还是完整的血凝块，都可以脱落而导致远端动脉栓塞

血小板通过表面特殊的糖蛋白（GP）附着于受损的血管内皮（黏附）和其他血小板（聚集）。在血小板活化过程中，环氧化酶将花生四烯酸（AA）转化为血栓素A₂（TXA₂），后者为强效的血小板激动剂和血管收缩剂。α颗粒和致密颗粒释放其内容物，可引起血小板血栓进一步增大

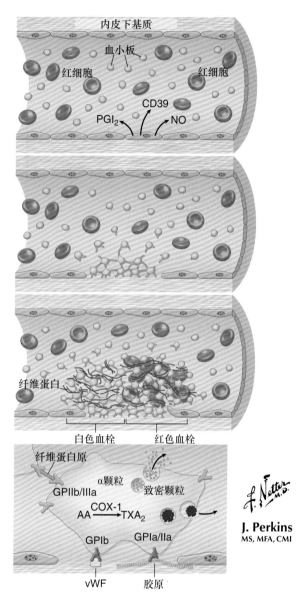

图 34.1　动脉血栓形成中血小板的作用
COX-1，环氧化酶 -1；RBC，红细胞；vWF，von Willebrand 因子

繁盛阶段，凝血活酶促使产生大量凝血酶，将纤维蛋白原转化为纤维蛋白。在这一模型中，尽管各种凝血成分间相互作用较经典模式更为复杂，但单个凝血因子的激活机制与经典的凝血模型中所描述的方式相似。

凝血试验

最常用来评估凝血过程的两种实验室指标是凝血酶原时间（PT）和活化部分凝血活酶时间（aPTT）。

凝血酶原时间（PT）

PT 是测定外源性凝血活性的指标。它反映的是血液样本接触 TF 和磷脂后形成纤维蛋白凝块所需的时间。常见的参考范围是 11 ～ 13 秒。由于 PT 值会因所用试剂和各个实验室的具体情况而有所不同，所以通常用**国际标准化比值**

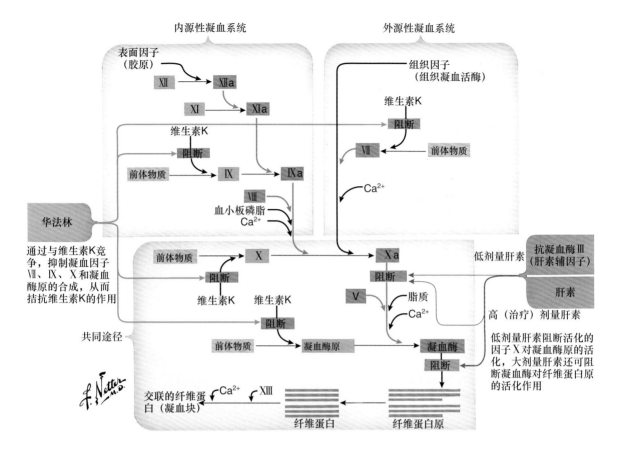

图 34.2 凝血过程以及肝素、华法林的作用位点

（INR）来代替 PT。INR 由实测 PT 与标准化 PT 的比值计算而来，后者是用世界卫生组织开发的凝血活酶参比试剂测定所得。

　　INR 临床最常用于监测**华法林**的治疗活性，华法林抑制维生素 K 依赖的凝血因子 Ⅱ、Ⅶ、Ⅸ 和 Ⅹ 以及体内具有抗凝活性的蛋白质 C 和蛋白 S 的合成。虽然这些因子存在于凝血过程所有三个途径，但 Ⅶ 因子半衰期短使得 INR 成为一种监测华法林抗凝活性特别敏感和准确的指标。

活化部分凝血活酶时间（aPTT）

　　aPTT 是测定内源性凝血活性的指标。它类似于 PT，不同之处在于没有 TF 的情况下（因此称为**部分凝血酶活时间**），加入一种可激活内源性凝血途径的负电荷物质（如二氧化硅）进行反应。aPTT 常见的参考范围是 25～35 秒。

　　aPTT 在临床最常用于监测肝素的抗凝活性。肝素与抗凝血酶结合并大大提高其活性，抗凝血酶可灭活内源性（Ⅻa、Ⅺa、Ⅸa）和共同（Ⅹa、Ⅱa）凝血途径中的多个凝血因子。

PT 和（或）aPTT 延长患者的诊疗

　　由于 PT 测定的是外源性凝血活性，单纯 PT 延长提示 Ⅶ（或 Ⅶa）因子活性受损。而 aPTT 测定的是内源性凝血活性，单纯 aPTT 延长提示存在 Ⅻ（或 Ⅻa）、Ⅺ（或 Ⅺa）、Ⅸ（或 Ⅸa）和（或）Ⅷ（或 Ⅷa）因子活性下降。PT 和 aPTT 都延长表明外源性和内源性凝血途径都有异常，或共同途径（即 Ⅹ/Ⅹa、Ⅴ/Ⅴa 因子，或纤维蛋白原/纤维蛋白）存在异常。

　　如果 PT 和（或）aPTT 延长无法解释，第一步需重复测试，这是因为不适当的标本采集会导致错误的检测结果。采血管混合不充分可能使血液过早凝结，使凝血检测样本失效。采血管剧烈摇晃，或采集样品的处理延迟，可能导致凝血因子过早激活或降解。显著的红细胞增多由于血浆容量下降，导致采血管中枸橼酸盐的相对过量，进而使测得的 PT 和 aPTT 延长。从肝素化的留置导管中抽取的血液，如果没有适当地移除导管中的肝素，也会延长测得的凝血时间。

如果重复测试后凝血异常依然存在，下一步是进行混合试验（纠正试验），以确定凝血异常是由于凝血因子缺乏还是存在凝血因子抑制物。在纠正试验中，患者的血浆与正常血浆（含正常数量的凝血因子）以 1：1 混合；混合后 PT 或 aPTT 可以被纠正提示凝血因子缺乏，而混合后 PT 或 aPTT 延长不能被纠正表明存在因子抑制

物。进一步可以测量单个凝血因子的活性来明确具体的凝血因子缺乏。根据纠正试验结果对 PT 和（或）aPTT 延长的病因分类见表 34.1。

一般来说，由于凝血因子缺乏或凝血抑制物存在引起的凝血功能异常会导致出血风险的增加。但狼疮抗凝物是个例外，它可以引起 aPTT 延长，但同时因抗磷脂综合征导致相关的血栓风险增加（见第 145 章）。狼疮抗凝物是抗磷脂抗体，通过多种细胞依赖性和非细胞依赖性机制导致血栓形成。由于这些抗体结合并隔离 aPTT 反应混合物中的磷脂，狼疮抗凝物通常导致患者体外试验 aPTT 延长。对于没有明显出血史而仅有 aPTT 延长，且 1：1 混合血浆不能纠正延长的 aPTT 的患者，应该怀疑其是否存在狼疮抗凝物。

表 34.1　PT 和（或）aPTT 异常的病因分类			
PT	**aPTT**	**混合血浆可纠正**	**混合血浆不可纠正**
正常	延长	● 因子Ⅷ缺乏 ● 因子Ⅸ缺乏 ● 因子Ⅺ缺乏 ● 因子Ⅻ缺乏 ● 血管性血友病	● 因子Ⅷ、Ⅸ、Ⅺ和（或）Ⅻ抑制物 ● 肝素 ● 狼疮抗凝物
延长	正常	● 因子Ⅶ缺乏 ● 华法林 ● 维生素 K 缺乏 ● 肝疾病	● 因子Ⅶ抑制物
延长	延长	● 因子Ⅹ缺乏 ● 因子Ⅴ缺乏 ● 因子Ⅱ缺乏 ● 异常纤维蛋白原血症或纤维蛋白原减少症 ● 弥散性血管内凝血 ● 严重维生素 K 缺乏 ● 华法林（超治疗剂量）	● 因子Ⅹ、Ⅴ和（或）Ⅱ抑制物 ● 肝素（超治疗剂量）

aPTT，Activated partial thromboplastin time；PT，prothrombin time.

第 35 章

肝功能异常检验

RACHEL FEDER　著

葛超毅　译；帅晓玮　校

概述

　　肝功能检验（liver function tests，LFTs）指一系列评估肝功能的实验室检测方法，主要包括血清白蛋白、丙氨酸氨基转移酶（alanine aminotransferase，**ALT**）、天冬氨酸氨基转移酶（aspartate aminotransferase，**AST**）、碱性磷酸酶（alkaline phosphatase，**ALP**）和**胆红素**等指标。但由于这些指标并不能反映肝实际合成功能，因此 LFTs 这个术语不太恰当。使用**肝相关化学成分**（liver chemistries）这个词可能更为合适。

　　AST 和 ALT 是氨基转移酶，主要参与氨基酸的代谢，其中 AST 能够将天冬氨酸和 α- 酮戊二酸转化为草酰乙酸和谷氨酸，而 ALT 能将 α- 酮戊二酸和丙氨酸转化为谷氨酸和丙酮酸。AST 在肝中的含量最高，但它也存在于心肌、骨骼肌和肾中，此外，在脑、胰腺、肺、白细胞和红细胞中也有少量 AST。相比之下，ALT 的肝特异性更高，但肾、心肌、骨骼肌和胰腺中也有少量 ALT。在肝细胞损伤和分解过程中，肝细胞中的 AST 和 ALT 会释放到血清中，从而使二者的血清浓度升高；二者血清浓度的正常上限为男性 30 U/L，女性 20 U/L。

　　ALP 是一种催化去磷酸化的酶，主要在肝、

胆管上皮细胞、骨骼、肠和胎盘中产生。在胆管阻塞的情况下，潴留的胆汁酸会增加 ALP 的产生，导致后者血清浓度升高。血清 γ- 谷氨酰转肽酶（γ-glutamyl transpeptidase，GGT）与 ALP 浓度同时升高通常反映了潜在的胆道梗阻。GGT 在肝细胞和胆管上皮细胞的胆小管膜以及肾、胰腺和小肠中产生。胆道梗阻会增加 GGT 的产生，导致其血清浓度升高。

　　胆红素是血红素的代谢物，通常在肝中结合，经胆汁排泄。肝相关化学成分包括直接和间接胆红素。如第 9 章所述，直接胆红素相当于结合胆红素，而间接胆红素相当于非结合胆红素。高间接胆红素血症可能由于胆红素生成过多（通常来自溶血）或胆红素摄取、结合过程受损。而当结合胆红素不能正常排泄至胆管或肝细胞受损，胆红素释放到血清中时，就会发生高直接胆红素血症。

　　根据这些酶的位置和功能，肝相关化学成分异常通常可以分为四种类型：肝细胞损伤型、胆汁淤积型、孤立性高胆红素血症型或混合型（表 35.1）。肝细胞损伤型的特点是 AST 和 ALT 浓度升高、不同程度的高直接胆红素血症、ALP 正常或仅轻度升高。胆汁淤积型的特点是 ALP 浓度升高、AST 和 ALT 轻度升高，以及一定程度的高直接胆红素血症。在孤立性高胆红素血症型

表 35.1　肝相关化学成分异常的类型			
	ALT/AST	**碱性磷酸酶**	**胆红素**
肝细胞损伤	↑↑	↑	↑
胆汁淤积	↑	↑↑	↑↑
孤立性高胆红素血症			↑↑

ALT/AST：丙氨酸氨基转移酶 / 天冬氨酸氨基转移酶

中，直接和（或）间接胆红素浓度升高，但其他值正常。混合型以多种异常为特征，但没有明显占主导地位的类型。

虽然这些酶的血清浓度可用于诊断和监测许多肝和胆道系统疾病，但它们不是肝合成功能的指标，在晚期肝病患者中也可能是正常的。相比之下，血清白蛋白浓度和凝血酶原时间能够更准确地反映肝合成功能，因为白蛋白和凝血因子均由肝合成。

评估和诊断

肝细胞损伤型

鉴别诊断取决于指标异常程度（框 35.1）。如果对合并症、用药和补充的病史的评估仍不能得出具体病因，下一步的检查应包括腹部超声和彩色多普勒成像以及额外的实验室检查（下述）。值得注意的是，如果患者出现**肝细胞损伤**并且凝血酶原时间延长和（或）脑病，应立即请肝病专家会诊以评估急性肝衰竭可能性，一旦确诊，需要转诊至肝移植中心。

如果 AST 和 ALT 是正常上限的 2 ～ 5 倍，初始实验室检查应包括慢性病毒性肝炎［乙肝表面抗原（HBsAg）、乙肝表面抗体（HBsAb）、丙肝病毒抗体（抗 HCV）］和血色病（血清铁）相关指标。如果这些指标无明显异常，后续应完善自身免疫性肝炎（抗核抗体、抗平滑肌抗体、抗肝肾微粒体抗体、免疫球蛋白定量）、甲状腺疾病［促甲状腺激素（TSH）、游离甲状腺素（T4）］和乳糜泻（抗组织转谷氨酰胺酶抗体）相关指标。如果这些也无明显异常，接下来进一步完善 Wilson 病（血清铜蓝蛋白、尿铜水平）、血清 α_1- 抗胰蛋白酶抗体、肾上腺功能不全［清晨皮质醇 / 促肾上腺皮质激素（ACTH）、皮质醇刺激试验］和肌病（肌酸激酶）相关指标。

如果 AST 和 ALT 高于正常上限的 5 ～ 15 倍，初始实验室检测应包括急性病毒性肝炎［抗甲型肝炎病毒（抗 HAV）IgM、HBsAg、抗乙型肝炎核心抗原（抗 -HBc）IgM、抗 HCV］、血色病、Wilson 病、对乙酰氨基酚（血清水平）和自身免疫性肝炎相关指标。对于育龄期妇女，应进行血清人绒毛膜促性腺激素（hCG）水平检测，如果还存在贫血和血小板减少症，则考虑 HELLP 综合征（溶血、肝酶升高、血小板减少）。

对于 ALT 或 AST 水平＞正常上限的 15 倍，或 ALT 大量升高（＞ 10 000 IU/L）的患者，最可能的诊断是对乙酰氨基酚中毒或缺血性肝病（肝休克）。

如果经大量检查后 AST 和 ALT 浓度仍然持续高水平且无法解释，则应当进行肝活检。

胆汁淤积型

胆汁淤积型的鉴别诊断见框 35.2。如果病史和查体没有提示特定病因，初始检查应选择腹部超声。如果超声未见异常，下一步应检测原发性

框 35.1 肝细胞损伤的鉴别诊断
AST 和 ALT 升高到正常上限的 2 ～ 5 倍
• 药物性肝炎
• 慢性病毒性肝炎
• 非酒精性脂肪肝
• 酒精性肝病
• 血色病
• 自身免疫性肝炎
• 甲状腺疾病
• 乳糜泻
• α_1- 抗胰蛋白酶抗体
• Wilson 病
• 肾上腺功能不全
• 肝淤血
• 肌病
• 肝浸润性病变（结节病、淀粉样变性、肺结核、恶性肿瘤）
AST 和 ALT 升高到大于正常上限的 5 ～ 10 倍
• 急性病毒性肝炎
• 酒精性肝炎
• 药物性肝炎（特别是对乙酰氨基酚）
• 缺血性肝炎（"肝休克"）
• Budd-Chiari 综合征
• 自身免疫性肝炎
• 肝恶性浸润
• HELLP 综合征（溶血、肝酶升高、血小板减少）
• 毒素引起的肝炎（例如，摄入野生蘑菇）

ALT，丙氨酸氨基转移酶；AST，天冬氨酸氨基转移酶

框 35.2　胆汁淤积型的鉴别诊断
● 胆总管结石
● 急性胆管炎
● 恶性梗阻（原发性或转移性）
● 胆道狭窄（恶性肿瘤、慢性胰腺炎、有创操作后）
● 感染（肝吸虫、蛔虫、肝脓肿、AIDS 相关胆管病变）
● 原发性硬化性胆管炎
● 原发性胆汁性肝硬化
● 药物（参见 LiverTox 数据库）
● 妊娠
● 肝浸润性病变（结节病、淀粉样变性、肺结核、恶性肿瘤）

胆汁性肝硬化中存在的抗线粒体抗体，并行磁共振胰胆管造影（MRCP）。如果 ALP 持续升高而无法解释，则可能需要进行肝活检。

孤立性高胆红素血症

对于孤立的高结合胆红素血症，鉴别诊断是 Dubin-Johnson 或 Rotor 综合征。对于孤立的高未合结胆红素血症，鉴别诊断是溶血、使用某些药物（利福平、丙磺舒）或 Gilbert 综合征（见第 9 章）。

第 36 章

肌钙蛋白升高

TOI N. SPATES 著

胡丽华 译；洪 涛 校

诊断测试的历史

虽然心肌细胞内的肌钙蛋白复合物是在 20 世纪 60 年代中期发现的，但直到 20 世纪 90 年代，检测血清肌钙蛋白水平在技术上才得以实现。在此进展之前，有多种标志物被用于评估心肌损伤。天冬氨酸转氨酶（AST）于 20 世纪 50 年代首先被使用，但其在很多器官普遍存在，因此对心脏损伤的特异性有限。20 世纪 70 年代见证了肌酸激酶（CK）和乳酸脱氢酶（LDH）的应用，尽管它们对心肌损伤更具特异性，仍存在着与其他病理改变的显著重叠。**CK-MB** 同工酶（由于它是使用电泳法检测的，因此又称之为肌酸激酶–心肌带）对心肌损伤更具特异性，并且 20 世纪 90 年代一直在使用，直到开发出肌钙蛋白的放射免疫测定法。肌钙蛋白被证明具有更高的敏感性和特异性，并成为临床使用的主要心脏特异性生物标志物。21 世纪 10 年代开发了第五代高灵敏度肌钙蛋白，与前代产品相比，可检测更低浓度的肌钙蛋白，有助于有效检测那些与急性心肌梗死（AMI）趋势一致的肌钙蛋白。

尽管这些生物标志物的敏感性和特异性各不相同，但在心肌损伤发生后的不同时间窗可检测到：AST 3 ～ 4 小时、LDH 5 ～ 10 小时、CK-MB 3 ～ 8 小时和肌钙蛋白 I/T 3 ～ 8 小时。常用生物标志物的达峰时间包括 24 小时后的 CK-MB 和 12 ～ 24 小时后的肌钙蛋白 I/T（取决于梗死面积）。

背景和病理生理学

心肌细胞包含两个关键的结构成分：含有肌球蛋白的粗丝和含有肌动蛋白的细丝。来自肌钙蛋白复合物和原肌球蛋白的调节性收缩单位控制肌球蛋白和肌动蛋白的相互作用（图 36.1）。这些成分的协调，连同钙触发的腺苷三磷酸（ATP）利用，产生了肌肉的收缩。肌钙蛋白复合物在钙结合的初始步骤中至关重要，它来自三个不同的亚基：肌钙蛋白 C、T 和 I。因此，肌钙蛋白是心肌细胞的基本组成成分，通常仅在心肌经历需求事件导致损伤的病理状态下存在于血清中。由于肌钙蛋白 C 也存在于非心脏的骨骼肌细胞上，医院针对心脏特异性肌钙蛋白的检查方法只检测肌钙蛋白 T 或 I。肌钙蛋白亚基与游离细胞溶质池中的心脏肌丝结合。

心肌需求是指心肌承受的工作或压力的任何增加。在冠状动脉舒张充盈期间，当心肌收缩率超过了身体向心肌供应含氧血液的能力时，需求就会增加。因此，心肌在需求增加时会受到损伤，导致细胞溶质池和其中的肌钙蛋白释放。长时间的心肌需求引起心肌损伤累积，导致心肌坏死、细胞死亡和肌钙蛋白的进一步释放。心肌需求和损伤的经典情景是导致心肌梗死（MI）的急性血栓事件，但在许多临床情景中可以看到心肌需求和心肌损伤的动态变化。

鉴别诊断

当患者血清肌钙蛋白水平升高时，最重要的诊断临界点是其根本原因是否与急性冠脉综合征（ACS）引起的心肌坏死有关，还是非血栓相关心肌损伤所致。（有关 ACS 诊断和治疗的更多详情，请参阅第 58 章。）下面是关于非血栓性心肌

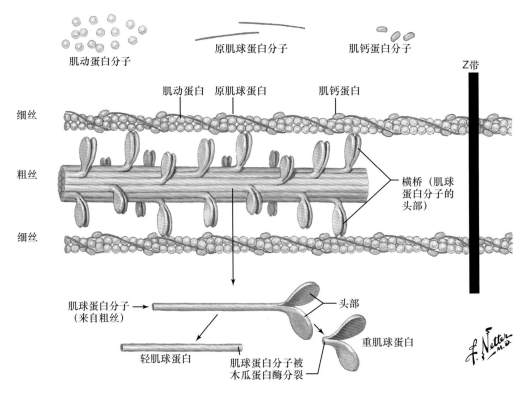

肌动蛋白分子

原肌球蛋白分子

肌钙蛋白分子

Z带

肌动蛋白 原肌球蛋白 肌钙蛋白

细丝

粗丝

横桥（肌球蛋白分子的头部）

细丝

肌球蛋白分子（来自粗丝）

头部

重肌球蛋白

轻肌球蛋白

肌球蛋白分子被木瓜蛋白酶分裂

图 36.1　肌丝的组成和结构

损伤的各种例子的讨论，在每一种情况下，都有由于灌注不足导致的有意义的缺血，而没有血栓性冠状动脉事件和细胞坏死的证据。持续的长时间损伤或心肌需求，即使没有血栓形成，也会造成从缺血进展到真正的心肌梗死和细胞坏死。

对于左心室（LV）功能障碍、容量超负荷或快速型心律失常的患者，肌钙蛋白通常以少量但可检测的量释放，这主要是继发于肌钙蛋白的牵张释放或频率依赖性心肌损伤。这些情况在慢性肾病患者中可能会更加使人困惑，其原因是多次需求发作的累积效应和肾对过滤出的肌钙蛋白的排泄能力有限。患有慢性肾病和已知心血管疾病的患者，其基线肌钙蛋白水平有助于评估肌钙蛋白升高的程度和真正 ACS 事件的可能性。

左心室功能障碍可见于严重**充血性心力衰竭**、暴发性**心肌炎**或肺心病的患者。充血性心力衰竭患者在心室容积和压力增加的发作期间，心肌需氧量增加。容量和压力的增加导致心室壁张力增加，导致牵拉介导的肌钙蛋白释放。肌钙蛋

白升高患者的心室功能障碍通常比未检测到肌钙蛋白的患者更严重。

另一个非 ACS 导致肌钙蛋白释放的原因是 **Takotsubo 应激性心肌病**，通常被认为是排除性诊断。Takotsubo 应激性心肌病可表现为与 AMI 一致的症状和心电图（ECG）变化，但进行心导管检查时并没有发现冠状动脉疾病的证据。心肌损伤与患者在应激情况下儿茶酚胺直接激增有关，进而导致心尖气球样膨胀、矛盾运动和整体左室运动障碍（图 36.2）。

肌钙蛋白升高也可见于心脏挫伤、近期除颤或消融手术患者的心肌直接创伤。上述每种病因都会导致血清肌钙蛋白升高，这种升高没有心肌梗死的血栓性事件特征。

肌钙蛋白升高的非心脏原因包括肺栓塞、心脏毒性药物、低氧性呼吸衰竭、心律失常、严重贫血、半球脑梗死或全心炎。脓毒症（尤其是感染性休克）患者通过心肌需求增加、休克相关的心肌灌注不足以及独立的细胞因子作用导致肌钙

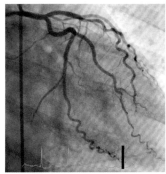 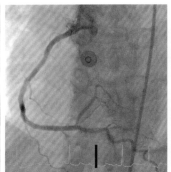 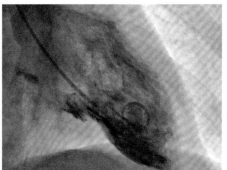

A. 冠状动脉造影显示左冠状动脉非阻塞性疾病　B. 冠状动脉造影显示右冠状动脉非阻塞性疾病　C. 舒张末期左心室造影正常

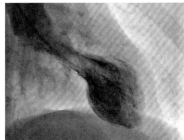 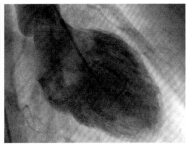 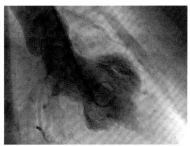

D. 收缩末期左心室造影显示心尖气球样变　E. 舒张末期左心室造影正常　F. 收缩末期左心室造影显示心室中部气球样变

图 36.2　**Takotsubo 应激性心肌病**

蛋白升高。肿瘤坏死因子 - α（TNF-α）、白细胞介素 -1（IL-1）和 IL-6 在脓毒症时都有释放，这种特征性的、失调的炎症反应的部分结果是膜通透性增加，促使肌钙蛋白漏出。大面积脑卒中后所见的炎症介导的细胞因子和皮质醇水平增加，也会引起肌钙蛋白的轻度升高。

诊断

　　全面的病史和体格检查有助于临床医生确定肌钙蛋白升高的潜在病因。虽然一些疾病类型可以直接进行检测，根据临床情况通过连续监测肌钙蛋白水平和心电图来除外真正的 ACS 总是很重要的。

　　基础血液检查，包括基础代谢分析和全血计数，可以评估慢性肾病，其导致肌钙蛋白清除降低和贫血，降低心脏对需求增加的反应能力。其他需要考虑的试验包括充血性心力衰竭的脑利钠肽（BNP）、肺栓塞的 D- 二聚体和改良的 Wells 评分，以及拟交感神经药（如可卡因）的尿液毒理学。

　　心电图对于评估肌钙蛋白升高的患者至关重要（更多细节见第 38 章）。除了不同类型心肌梗死外，心电图可以表明左室功能障碍的劳损迹象。床旁超声心动图可以阐明与特定血管病变区域一致的室壁运动异常，提示冠状动脉疾病。

第 37 章

尿液分析

ANTHONY VALERI　著

杨宏宇　译；刘　莉　校

概述

尿液分析是检验尿液中是否存在一些具有疾病病理意义的成分的筛查性检验，并且该检验方便快捷，是最常见的疾病筛查检验之一。其中尿液干化学试纸检测操作极为简单（图 37.1）。更具体的测试，包括尿沉渣分析及显微镜检查，则可以根据临床需要或在试纸检测阳性时进行补充［例如，尿潜血阳性时可以通过尿沉渣显微镜检查确定每高倍镜视野（HPF）下红细胞（RBC）的数量］。

虽然不是典型试纸检测的一部分，但尿液电解质水平可以反映肾尿液浓缩和电解质代谢能力。

尿液干化学试纸检测

蛋白尿是由多种病理情况所引起的，可以通过尿液分析快速检出。尿液分析可以检测白蛋白和其他大分子蛋白，但可能检测不到小分子量的蛋白质。在尿蛋白阳性时，可通过尿蛋白 / 肌酐比值（PCR）和尿白蛋白 / 肌酐比值（ACR）进行定量，以精确确定尿蛋白的数量和类型；24 小时尿蛋白定量虽然最为准确，但可能会非常耗时。尿蛋白电泳则可以量化每种蛋白质亚型的数量。

由于常规尿液分析可能无法检测到小分子量蛋白，因此试纸检测蛋白尿和 PCR 之间可能存在显著差异。如 PCR 水平明显升高，与试纸检测蛋白尿结果不平行，则提示可能存在过量的小分子量蛋白，如本周蛋白（Bence-Jones 蛋白，免疫球蛋白轻链）。这种情况下应该进一步检查以除外浆细胞病可能，包括意义不明的单克隆丙种球蛋白病（monoclonal gammopathy of undetermined significance，MGUS）或多发性骨髓瘤（详见第 146 章）。

蛋白质可以在尿液分析中被鉴定为痕量到 4 ＋，每个水平都有一个相关的近似数量。ACR ＜ 30 μg/g（1 μg 白蛋白 /1 g 肌酐）被认为是正常的。微量白蛋白尿（糖尿病肾病的早期指标）为 30 ～ 299 μg/g，而大量白蛋白尿＞ 300 μg/g。

PCR 代表尿液中的所有蛋白质；PCR ＞ 3 g/g（1 g 蛋白质 /1 g 肌酐），或 ACR ＞ 2000 μg/g，与肾病范围蛋白尿一致。然而，肾病综合征需要额外的标准，包括血清白蛋白＜ 35 g/L 和外周水肿（详见第 97 章）。非肾病水平蛋白尿可见于各类早期或者其他的肾病，例如糖尿病肾病、肾小管间质性肾病等。

尿葡萄糖升高（糖尿）的最常见原因是血葡萄糖升高，通常是因为糖尿病。血糖正常的糖尿可能代表近端肾小管损伤（肾性糖尿）。范可尼综合征是由过量单克隆免疫球蛋白轻链积累引起的近端肾小管病变。包括低磷血症、低尿酸血症和低镁血症（由于肾过度排泄）和 Ⅱ 型肾小管酸中毒提示范可尼综合征伴近端肾小管损伤。

标准尿液分析中的尿潜血是检测珠蛋白。因此，尿潜血阳性可以源自尿液中的红细胞、游离血红蛋白或肌红蛋白。显微镜检查是进一步尿潜血阳性标本的关键。如果在尿沉渣分析中没有观察到红细胞，则应考虑尿渗透变化压导致尿液中

（例如，间质性肾炎），亚硝酸盐阳性表示存在菌尿，也不一定是尿路感染（例如，定植）。显微镜检查和尿沉渣分析可以量化尿液中的白细胞数量（**脓尿** > 5 WBC/HPF）。然而在临床实践中，在考虑是否需要进行抗生素治疗时，需要同时结合患者症状和检验结果来做出决定。

尿液比重可以近似于尿液渗透压，低比重尿意味着稀释的尿液。然而对于低钠血症、高钠血症、急性肾损伤和尿崩症等患者而言，需要精确测量尿渗透压来评估 / 监测病情，尿比重无法替代尿渗透压检测。尿酮体阳性可能由于饥饿所导致，在糖尿病患者中则提示糖尿病酮症酸中毒。

尿沉渣分析及显微镜检查（图 37.2）

尿沉渣分析和显微镜检查可以进一步完善试纸检测上的发现，并可以进一步检测试纸无法检测的其他物质。**血尿**表示泌尿道任何部位出血，可能的原因包括变形红细胞所提示的肾小球源性血尿、肾结石、肿瘤或尿路感染（详见第14 章）。

脓尿通常与尿路感染或急性间质性肾炎有关。急性间质性肾炎最常由药物引起，尿培养阴性、外周血嗜酸性粒细胞增多、发热、皮疹等表现提示药物引起的急性过敏性间质性肾炎。尿液中的嗜酸性粒细胞支持该诊断，但并非必需的表现。

管型是在在肾小管腔内形成的结构。它们由 Tamm-Horsfall 蛋白和细胞（红细胞、白细胞、小管上皮细胞）组成。红细胞管型提示增生性肾小球肾炎，但是否存在红细胞管型不能作为排除增生性肾小球肾炎的依据。白细胞管型提示间质性炎症。颗粒管型是 Tamm-Horsfall 管型基质中的退化细胞所形成，常出现在肾损伤的情况下；急性肾小管坏死可见棕褐色颗粒管型。透明管型常见于浓缩尿液或服用利尿剂的患者。

在尿沉渣中也可能看到结晶成分，并且可以存在病理意义。

尿液电解质检查

尿液电解质对于多种肾相关疾病的诊断和

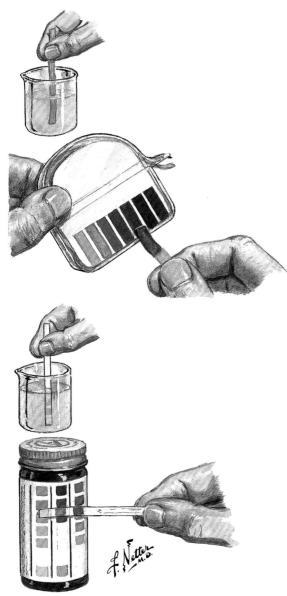

除了可以检测尿 pH（图上部），试纸还可以同时进行多种检测，依照试纸的颜色变化与检测试剂盒外的比色卡进行结果判读（图下部）

图 37.1　试纸检测

的红细胞破坏、血管内溶血导致血液中游离血红蛋白升高或横纹肌溶解导致游离肌红蛋白升高的可能。

白细胞酯酶和**亚硝酸盐**均可评估是否存在尿路感染。白细胞酯酶由白细胞（WBC）产生，阳性表明尿液中存在白细胞。大肠埃希菌可将尿液中的硝酸盐转化为亚硝酸盐，阳性提示该类细菌感染。然而白细胞阳性并不一定存在尿路感染

透明管型
- 可见于正常人群和肾前性AKI患者
- 由Tamm-Horsfall蛋白在远端肾小管形成，尤其在尿流量低、尿液浓缩时容易出现

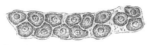

上皮细胞管型
- 由脱落的肾小管上皮细胞和Tamm-Horsfall蛋白在远端肾小管形成
- 常见于急性肾小管坏死

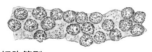

白细胞管型
- 由进入到肾小管管腔的白细胞和Tamm-Horsfall蛋白形成
- 常见于急性间质性肾炎、肾盂肾炎等

红细胞
- 常反映肾小球病变、肾乳头坏死肾盂肾炎、泌尿系结石、膀胱炎、泌尿系肿瘤等

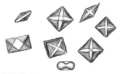

草酸盐结晶
- 常和草酸钙结石伴随出现
- 提示乙二醇过量或高草酸尿

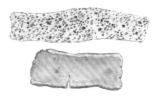

粗颗粒管型
蜡样管型
- 由裂解的细胞管型形成
- 提示肾功能受损
- 棕褐色粗颗粒管型可见于急性肾小管坏死

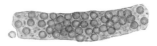

红细胞管型
- 由通过肾小球进入肾小管的红细胞和Tamm-Horsfall蛋白形成
- 提示肾小球疾病

变形红细胞
- 在肾小球毛细血管破坏后，红细胞穿过这些细小孔径而被挤压导致
- 提示肾小球疾病

白细胞
- 常见于膀胱炎、肾盂肾炎、急性间质性肾炎

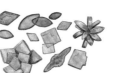

尿酸结晶
- 可同时伴随尿酸结石
- 可见于溶瘤综合征

图 37.2 可能的尿沉渣成分

评估具有重要意义。**钠排泄分数（FE_Na）** 对评估急性肾损伤和低钠血症病因具有指导价值。正在使用利尿剂的急性肾损伤患者应测量**尿素排泄分数（FE_Urea）**，因为利尿会导致尿钠过高（详见第 27 章和第 30 章）。尿钾以及尿钾 / 尿肌酐比和尿钾排泄分数（FE_K）可以帮助区分低钾血症的原因是肾外流失（例如胃肠道流失）还是肾性流失（例如醛固酮增多症）（见第 28 章）。

尿氯（U_Cl）与尿氯排泄分数（FE_Cl）有助于区分代谢性碱中毒的原因。U_Cl < 20 mmol/L 或 FE_Cl < 1% 表明由于容量不足而导致的低氯性代谢性碱中毒。U_Cl > 40 mmol/L 或 FE_Cl > 3% 提示高氯性代谢性碱中毒，更可能是由于原发性或继发性醛固酮增多症、Bartter 综合征、Gitelman 综合征或 Liddle 综合征。

尿阴离子间隙可以帮助代谢性酸中毒的原因判别。尿阴离子间隙计算如下：

$$尿阴离子间隙 = (U_{Na} + U_K) - U_{Cl} \qquad 公式 37.1$$

尿阴离子间隙下降表明近端肾小管中排泌氨（NH_3）增多，这表明非肾性的代谢性酸中毒（例如腹泻等）或 I 型 / II 型肾小管酸中毒。升高的尿阴离子间隙表明氨排泌受损，通常由高钾血症或 IV 型肾小管酸中毒引起。

第 38 章

心电图（ECG）

PAULA ROY–BURMAN　著

陈尔冬　译；马　为　校

概述

心电图（ECG）是一种用于评估心脏结构和功能的无创、廉价的诊断工具。心电图是对心脏不适或心脏疾病进行诊疗的基石，尤其是对于胸痛和心律失常的患者。心电图也被用于评估心脏的代谢和药理学效应。

精确解读 ECG 除了需要理解构成正常 ECG 的波形，还需要一个系统化的步骤。本章将首先描述获取 ECG 记录的各要素步骤（如 ECG 的网格和导联系统）。在讲解波形构成和传导系统构成之后，还将讨论一种通用的判读心电图的方法步骤。

基本原则：纸张与导联

ECG 是一种电压随时间变化的图表，记录在专用的包含 1 mm×1 mm 网格的纸上。网格上每 5 行标线加粗，形成 5 mm×5 mm 的大格。习惯上每 10 mm 高度等于 1 mV，纸张以 25 mm/s 的速度行进。这些参数被标注在每份 ECG 的角落里，每份 ECG 可能因其使用的心电图机而不同。在这种标准参数下，每个 1 mm 的小格代表 0.04 s（40 ms），每个 5 mm 的大格代表 0.20 s（200 ms）。

完整的 ECG 记录 10 s 时间，并从 12 个电学视角观察心脏。ECG 上面的 3 行，每个导联记录 2.5 s 时间。ECG 的最后 1 行被称为节律条图，是一条预先选定导联的 10 s 全程记录（图 38.1）。

12 导联 ECG 被分为**肢体导联**和**胸前导联**。6 个肢体导联通过摆放 4 个电极在右臂（RA）、右腿（RL）、左臂（LA）和左腿（LL）各自的远端获得。其中，右腿（RL）电极作为电基线，而不参与记录。肢体导联记录额面的电活动，进一步分为双极导联（Ⅰ、Ⅱ和Ⅲ）和单极加压导联（aVR、aVL 和 aVF）。双极导联记录两个

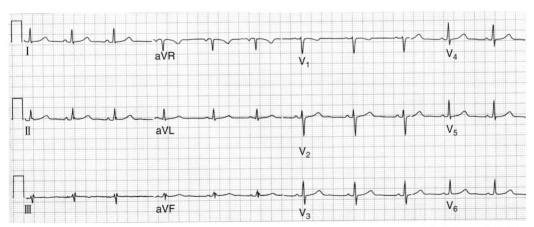

一份正常ECG示例，记录自一位24岁女性。注意P波在Ⅰ导联和Ⅱ导联为正向，在aVR导联为倒置。QRS波群自 V_1 至 V_6 呈阶梯式逐渐由负向变为正向。注意各导联T波极向与QRS波群相似。

图 38.1　正常心电图（ECG）

给定的肢体间（如 I 导联记录 RA 和 LA 之间的电势差）的电势差。单极加压导联记录一个肢体与剩余肢体平均电位之间的电势差（如 aVR 导联记录 RA 到结合 LA 与 LL 两者之间的电势差）（图 38.2）。

剩下的 6 个导联是胸前导联（$V_1 \sim V_6$）。与肢体加压导联类似，这些导联也是单极的，不过每个导联都由独立的电极记录。胸前导联按水平面分布，V_1 和 V_2 导联分别放置于胸骨左侧和右侧的第 4 肋间。V_4 导联放置于第 5 肋间左锁骨中线上，V_6 导联放置于 V_4 导联同水平左侧腋中线上。剩下的 V_3 导联和 V_5 导联分别放置在 V_2 与 V_4、V_4 与 V_6 之间的中点上。

ECG 描记与相关传导系统生理学

ECG 的描记内容包括各波（P 波、QRS 波群、T 波和 U 波）、各段（PR 段、ST 段和 TP 段）与各间期（PR 间期、QRS 间期和 QT 间期）。这些复合成分提供了电活动沿心脏传导系统传导时的各种信息（图 38.3）。

P 波显示了心房先右侧后左侧的除极过程。当除极自窦房结起始时，除 aVR 导联负向（向下）以外，各导联均出现正向（向上）的波折。波形在肢体导联可能存在轻微顿挫，在 V_1 和 V_2 导联通常双向（如先正向后负向）。

电冲动随后在通过房室结和希–浦系统时变

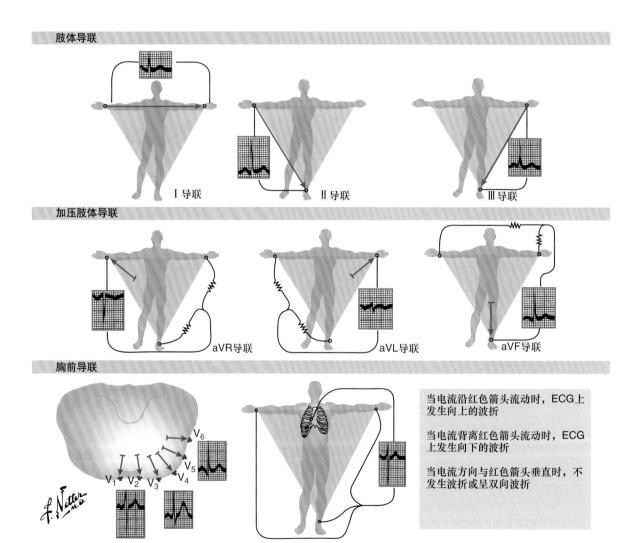

图 38.2 肢体及胸前导联

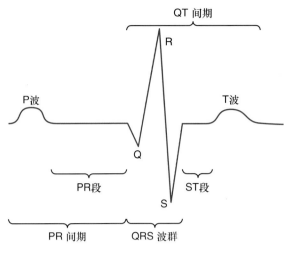

图 38.3 心电图的基本成分

慢。这段过程显示在 PR 段上，在 P 波终末到 **QRS 波群**起始之间。**PR 间期**包含 P 波和 PR 段，持续 120 ～ 200 ms，或 3 ～ 5 个小格。

接着，电冲动沿左束支和右束支传导激动心室，组成 QRS 波群。习惯上，第一个正向的波折称为 **R 波**，R 波前的负向波称为 **Q 波**，R 波后的负向波称为 **S 波**。有时候，S 波后面跟随着的第二个正向波折称为 **R′ 波**。依胸前导联顺序，R 波振幅逐渐增大（同时 S 波振幅逐渐降低），称为 R 波"递增"。正常的 QRS 波群时程（宽度）也就是 QRS 间期，是 60 ～ 100 ms，或 1.5 ～ 2.5 个小格。

在一个大致上的心室恢复期（**ST 段**）之后，紧接着是快速心室复极（**T 波**）。ST 段一般就是电位线，T 波一般是一个宽而不对称的正向波（除了 aVR 和 V_1 导联为负向波）。心室复极时间一般由 **QT 间期**确定，包含 QRS 波群、ST 段和 T 波。正常 QT 间期在男性＜ 440 ms，女性＜ 460 ms。然而，这种测量方法在心率变化的时候相当不稳定。因此有数种计算**校正 QT 间期**（**QTc**）的公式。

ECG 描记的最后一个元素为 TP 段和 U 波。TP 段代表两次心动周期之间的间隔期，此时心肌细胞电活动静止。此段在等电位线上，且常用作决定其他部分是否抬高或压低的基线。U 波的起源尚未明确。当 U 波出现时，表现为紧接着 T 波后一个宽而正向的低振幅波，常与某些异常相关（如心动过缓或低钾血症），也常见于正常心电图的胸前导联。

解读 ECG 的系统性步骤

阅读 ECG 包含几个步骤，此处展示的六步法是一个宽泛而不全面的框架。先评估频率、节律和电轴，随后评估间期、腔室大小和梗死或缺血。

正常心室率介于 60 ～ 100 次 / 分（bpm）之间。心率＜ 60 bpm 为心动过缓，＞ 100 bpm 为心动过速。心室率一般的计算方法是计数标准 ECG 一行（常用节律导联）所包含的 QRS 波群个数再乘以 6。如果 QRS 波群规律性发生，也可用 300 除以两个 R 波之间间期所含的大格数（例如，心率＝ 300/ 大格数）。

心脏节律由是否出现 P 波、各 QRS 波群的规律性和 P 波与 QRS 波群的相关性决定。如果 P 波未见且 QRS 波群规律，应考虑该节律由房室结或心室起源。如果节律不规则且无 P 波，考虑为心房颤动。如果 P 波并非领先于每个 QRS 波群，考虑房室结阻滞或完全性分离（图 38.4）（详见第 21 章）。

心脏在额面上的角度被称为电轴，正常值介于 $-30°$ ～ $+90°$ 之间（图 38.5）。

- **电轴左偏**时在 $-30°$ ～ $-90°$ 之间。
- **电轴右偏**时在 $+90°$ ～ $180°$ 之间。
- 电轴在 $-90°$ ～ $180°$ 之间的称为**极限电轴**（极度右偏或极度左偏）。

判断电轴方向最简单的方法是观察 I、aVF 和 II 导联。如果在 I 和 aVF 导联 QRS 波群向量为正向，电轴正常。如果两者均为负向，则为极度偏移。如果 I 导联负向而 AVF 正向，电轴右偏。如果 I 导联正向而 AVF 导联负向，电轴可能为正常（如介于 0° ～ $-30°$ 之间）或左偏。在这种情况下，II 导联类似于加时赛，如果 II 导联正向则电轴正常，如果负向则为左偏（图 38.6）。

PR 间期、QRS 波群或 QT 间期的延长都是病理性的。PR 延长可诊断为房室结阻滞（即

房室结折返性心动过速

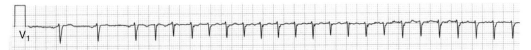

A. V₁导联记录的患者不正常的心律。这条记录显示了一位47岁男性房室结折返性心动过速发作时的情况。前三搏窦性心律之后，紧跟着一个房性期前收缩（早搏），引起了一阵心率170 bpm的房室结折返性心动过速。

室性心动过速

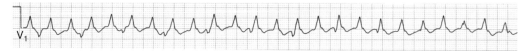

B. 一位56岁男性的室性心动过速心电图，心率150 bpm。QRS波群增宽，可见房室分离。P波提示心房率为73 bpm。

心房颤动

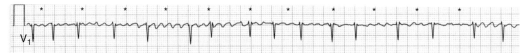

C. 一位50岁女性的房颤示例。注意观察起伏的基线和不规则的QRS波群，心室率105 bpm，图中以星号标记。

完全性房室阻滞

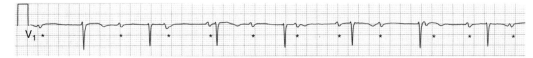

D. 一位78岁女性，完全性房室传导阻滞。心房率为70 bpm，心室率为46 bpm。P波（星号标记）与QRS波群无相关性。

图 38.4 **心律失常示例**

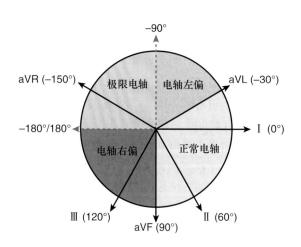

图 38.5 **心电图的电轴**

> 200 ms）。QRS 间期 > 100 ms 可在异常传导中见到，如**右束支传导阻滞**（表现为 QRS 波群 > 120 ms 且 V₁ ～ V₂ 导呈 rSR′ 形），**左束支传导阻滞**（QRS 波群 > 120 ms 且 I 、aVL 和 V₅ ～ V₆ 导联为宽或顿挫的 R 波），或预激综合征如**沃－帕－怀综合征**（图 38.7）。宽 QRS 波群也见于起源于心室的节律。QT 延长的原因很广泛，包括电解质异常（如低钾血症和低钙血症）、低体温、心肌梗死和先天性长 QT 综合征。然而，最常见的引起 QT 延长的原因是药物，包括抗心律失常药物（如胺碘酮）、抗精神类药物（如氟哌啶醇）、抗抑郁药物（如西酞普兰）、抗组胺药物（如氯雷他定）和抗生素（如

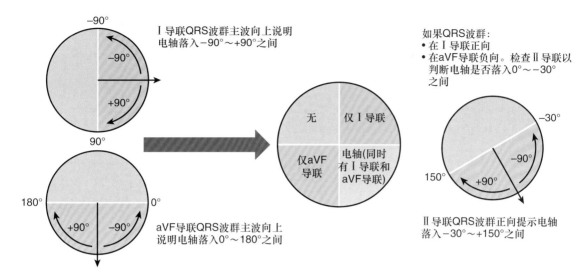

图 38.6　确认正常电轴

红霉素）。

P 波和 QRS 波群的形态分别可用来评估心房和心室的扩大。Ⅱ 导联和 aVF 导联被用来判断心房扩大。**右房扩大**定义为 P 波振幅增大（如 Ⅱ 导联 > 2.5 mm，或 V₁ 导联 > 1.5 mm）。**左房扩大**更精细，表现为 P 波持续时间 > 110 ms（Ⅱ 导联），双峰 P 波的两峰间期 > 40 ms（Ⅱ 导联），或 P 波负向成分的持续时间 > 40 ms（V₁ 导联）。

左室肥厚（LVH）通过多种不同标准评估，以下为常用标准：

- aVL 导联 R 波 > 11 mm（Sokolow-Lyon）
- V₁ 导联 S 波 + V₅ 或 V₆ 导联最高的 R 波 > 35 mm（Sokolow-Lyon）
- aVL 导联 R 波 + V₃ 导联 S 波 > 28 mm（男性）或 20 mm（女性）（Cornell）（图 38.8）

右室肥厚（RVH）定义为电轴右偏，V₁ 导联 R 波优势（> 7 mm 或 R/S 比 > 1），并且 V₅ 或 V₆ 导联 S 波优势（> 7 mm 或 R/S 比 > 1）。

在最后一步，通过回顾 ST 段、T 波和 QRS 波群来评估心肌缺血或梗死。有一点很重要，在缺乏恰当的临床病史或体格检查表现的情况下，异常的 ST 段和 T 波是非特异性的，可见于健康人的正常变异或其他代谢、心肌疾病。

在诊断**急性冠脉综合征（ACS）**时，可见到 ST 段抬高或压低，伴随相应导联的 T 波改变（图 38.9）。上述表现必须同时在两个或两个以上相邻导联出现，并按相应解剖特征分布（表 38.1）。ST 段压低是相较于 TP 段基线向下移位 ≥ 0.5 mm，在 J 点（如 QRS 波群与 ST 段起始相交的点）后 2 mm 测量。ST 段抬高是在 J 点测量，除外 V₂ 和 V₃ 导联，定义为向上移位 ≥ 1 mm。在 V₂ 和 V₃ 导联，抬高幅度的阈值是 40 岁以下男性 ≥ 2.5 mm，40 岁以上男性 ≥ 2 mm，任何年龄女性 ≥ 1.5 mm。虽然 T 波改变可见于正常患者或更多良性情况，新出现的深倒置 T 波，尤其是在连续心电图中波动变化的，应考虑为 ACS（详见滴 58 章）。

判断梗死是陈旧性还是新发的标志是 Q 波。病理性 Q 波发生于 2 个或 2 个以上相邻导联，有各种不同定义（例如，宽 > 1 mm，深 > 2 mm，或 ≥ 25% QRS 高度）。陈旧性前壁心肌梗死可能不表现为 Q 波，而代之以胸导联 R 波增长不良或表现为 V₂ 和 V₃ 导联 QS 波（一种完全负向的 QRS 波形）。新发梗死可见到 Q 波伴随持续的 ST 段抬高和 T 波改变。

束支阻滞

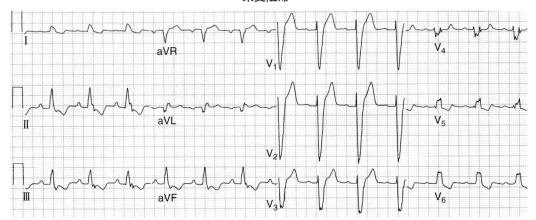

A. ECG所示为左束支阻滞，记录自一位73岁男性。注意QRS波群弥漫增宽，伴随Ⅰ导联、V$_5$和V$_6$导联（侧壁导联）宽R波，以及V$_3$～V$_6$导联顿挫。T波方向和QRS主波方向相反，这是一个继发性T波改变的例子。

心室预激

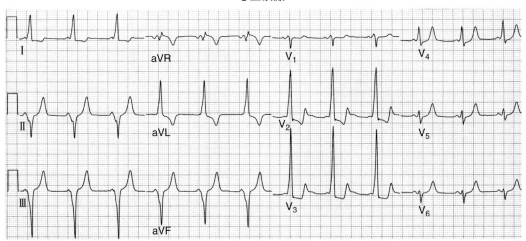

B. ECG所示为心室预激，记录自一位28岁女性。注意缩短的PR间期（0.9 s）和增宽的QRS波群（0.134 s）。QRS波群的起始部分呈现为粗顿（slur），被称为δ波。这种同时存在短PR间期与宽QRS波群伴δ波的称为沃-帕-怀综合征，是一种特定类型的心室预激。注意T波也是异常的，是另一个继发性T波改变的例子。

图 38.7 束支阻滞和心室预激

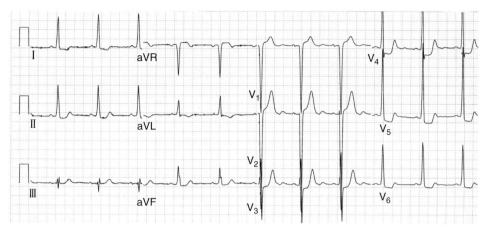

左室肥厚心电图改变的例子，记录自一位83岁女性，患有主动脉瓣狭窄与关闭不全。注意QRS波群振幅增大，QRS间期轻度增长至100 ms，以及ST段和T波的变化。

图 38.8　**左室肥厚（LVH）的心电图表现**

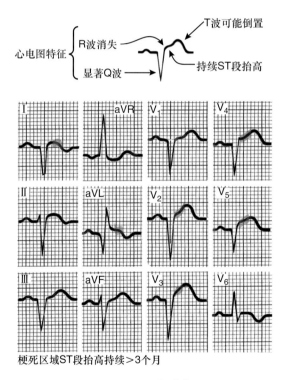

梗死区域ST段抬高持续＞3个月

图 38.9　**ST 段抬高**

表 38.1　解剖部位与心电图关系

导联	室壁	动脉
I 、aVL、V_5、V_6	侧壁	左回旋支
II 、III、aVF	下壁	右冠状动脉
V_1、V_2	间隔	左前降支
V_3、V_4	前壁	左前降支

第 39 章

胸 片

THEODORE T. PIERCE　著

黄俊芳　译；张　红　校

概述

胸片是最常用的影像学检查方法。它快速、便携，能够识别出威胁生命的情况，是诊断疾病的重要组成部分。熟练的胸片解读可以给出有意义的诊断信息。断层扫描技术，如 CT，能够提供更详细的胸部结构信息，并且确认重要的发现。

技术

胸片是通过胸部暴露在 X 线光谱范围内的电磁辐射来获得的。在此能量水平内，不同组织会对射束产生不同程度的衰减，使得仅有部分光子穿透患者到达探测屏上。金属、骨骼的密度和化学结构能够最大限度地衰减 X 线，所以成像发白（低透亮度）。空气不容易衰减射束，故成像发黑（高透亮度）。水、脂肪是中等密度的，故成像是灰的，相对而言，脂肪透亮度更高。当 X 线束与两个不同密度的结构的边界相切时，就能看见一条清晰的结构线。当一个预期界面消失时，称之为"**剪影征**"，可以定位病理改变。

高质量的正位胸片通常在直立位，患者深吸气，X 线自后向前穿透患者［后前位（AP位）——与前后位（PA 位）相反］。同时行侧位投照有助于识别出下叶肺炎、胸腔积液、定位肿物位置。可以按需行特殊位置的投照（例如，可以用胸壁的斜位片观察肋骨骨折，卧位片做胸腔积液的定位，呼气相影像发现空气潴留）。

使用二维胸片描述三维解剖结构是一种挑战，偏离以上技术参数会显著降低发现病灶的敏

感性和特异性。半卧位或者卧位胸片容易掩盖一些疾病，如腹腔游离气、胸腔积液、气胸。此外，吸气不足会导致肺透亮度下降，与肺水肿或肺炎相混淆。前后位胸片放大心脏纵隔轮廓，可与心包积液相混淆。最后，由于各种技术限制，与固定影像系统对比，便携式 X 线机器的影像质量会较差。因此，除非患者的临床状态过于虚弱，限制了他们的体位或不能转运到影像科做检查，否则都应该争取行后前位 / 侧位胸片。

主要诊断

肺炎

在显微镜水平，肺炎是肺泡里的气腔被细菌、炎性细胞、细胞代谢产物或液体填充。这些成分密度大，在胸片上表现为阴影，可局限在肺叶局部、全部肺叶或多个肺叶（详见第 114 章）。由于气腔被物质填充，阴影是容积保留的，不会出现类似于肺不张时的肺容积减少。

剪影征用于肺炎定位。正常膈肌轮廓模糊提示下叶肺炎，右侧心影消失提示右中叶受累（图39.1）。由于肺上叶与下叶背段有重叠，上叶肺炎有时很难仅凭正位胸片来判定，侧位片常常能明确区分二者。侧位片也有助于发现在正位片上不显示的下叶后部的肺炎。正常情况下，侧位胸片上，由上往下胸椎椎体透亮度增加，这一变化消失称之为"**脊柱征**"，意味着出现了异常的不透亮区，如肺炎。

影像学的发现需要结合临床症状、体征和实验室检查结果来解释。某些非感染性疾病在胸片

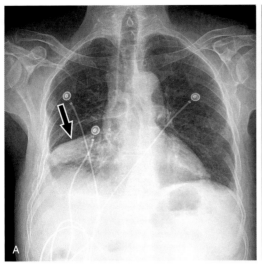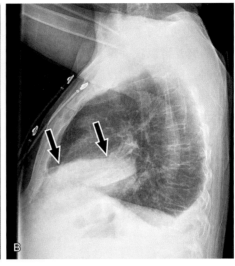

图 39.1　右肺中叶肺炎

57 岁男性，表现为胸痛和发热。（**A**）后前位胸片提示与肺炎一致的右肺中野（箭头）实变影。右心缘模糊提示感染累及中叶。（**B**）侧位胸片证实了肺炎位于右中叶（箭头），位于前部，水平裂下方。同时提示有少量胸腔积液

上会与肺炎相混淆，而某些感染性疾病在胸片上却表现得不明显。当临床上高度怀疑肺炎时，需行胸部 CT 和（或）给予经验性治疗。另外，即使在年轻患者身上，肺炎也可能是潜在的恶性疾病的前驱表现，需要进行影像学随访确定病变已痊愈。

肺不张

尽管肺不张的病理生理机制相当复杂，但它的结局是导致肺泡含气量减少。聚集在一起的相对透光性低的血管和肺实质在胸片上表现为阴影。和肺炎不同，肺泡腔消失导致肺容积下降。导致肺容积下降的后果包括：

- 同侧膈肌抬高
- 纵隔向同侧移位
- 叶裂向阴影移位
- 同侧肺门向病灶方向移位
- 同侧胸腔容积不对称变小

不幸的是上述表现并不总会出现，使得鉴别肺不张和肺炎变得困难。另外，胸片对识别肺不张中合并细小肺炎病灶并不敏感。当然，如果患者有明确的肺容积下降，且不伴感染的症状，往往更可能是单纯的肺不张。

肺不张可累及肺局部（亚段或段肺不张）、肺叶或整个肺。肺不张是常见的影像学异常，通常由于吸气不足造成，其临床后果因临床情况而异。然而，肺不张也可以是一个更险恶过程的前哨信号，如恶性肿瘤引起气道阻塞。没有明确病因的持续性肺不张需要进一步的诊断评估——通常是 CT 或支气管镜。在 CT 上，肺不张表现为明亮、均匀的密度增高，而肺炎的密度增高程度低，且不均匀。

肺水肿

肺水肿是肺实质内液体积聚过多，可累及肺间质和肺泡。间质液体增多导致肺血管边缘模糊不清。肺小叶间的积液导致小叶间隔增厚。在胸片的切线位上，这些增厚的间隔呈分散的长线（1 ～ 2 cm），常沿着胸膜表面分布，称为 **Kerley B 线**。由于淋巴液清除在中部和下部更有效，肺水肿在肺上部和外周更明显。

充满液体的肺泡表现为斑片状模糊影。应该注意的是，双侧模糊影并不是肺水肿特有的表现，也见于肺炎、弥漫性肺泡出血、误吸和（或）急性呼吸窘迫综合征（ARDS）。因此，临床资料仍然是最重要的。肺水肿通常双侧对称，但也可表现为不对称，甚至出现在单侧。

血管内容量增加是肺水肿常见原因，表现为

段或亚段的肺静脉明显。同样，心影扩大（心胸比例大于 1/2）也可见于扩张型心脏病患者。

高质量的胸片可以正确诊断肺水肿。但是，在吸气不足时，便携式前后位胸片会混淆诊断，此时即使在健康人中 X 线片也会显示出模糊的血管影、片状阴影（常继发于肺不张）、血管束增宽（上腔静脉和左锁骨下动脉之间的间隙）和心影增大——上述所有表现都提示肺水肿。即使在低质量的 X 线片上，小叶间隔增厚和胸腔积液也不可能是伪影，但前者在影像表现中不常见，后者是非特异性的。

胸腔积液

胸腔积液反映胸膜腔内的液体。单纯胸腔积液表现为分布于胸腔外周下垂部位（如直立位时的肋膈角）的均匀的密度增高影，边缘光滑，液面常呈半月形。侧位 X 线片对诊断少量胸腔积液更为敏感，此时的胸腔积液位于横膈后方，在正位时被遮挡。除非液体是被包裹的（被薄膜限制），液体可随着患者体位变化而变化，如卧位。在某一个角度，液体密度呈非重力依赖性或表现为一个突出的边界时提示积液包裹。当患者在平卧位或半卧位时，单纯胸腔积液会在后背平铺开，半月形弯液面消失，导致诊断困难。在没有近期手术史等继发因素的提示下，胸腔积液的病因不能通过影像学诊断，必须结合临床（详见第 52 章）。

气胸

气胸是由于空气积聚在胸膜腔里，是一种潜在的危及生命的疾病。在张力性气胸时，胸腔内压力增加使静脉回心血量减少，造成体循环衰竭（图 39.2）。胸片在气胸的诊断中起着至关重要的作用，因为早期的临床表现如胸痛、咳嗽和气促不特异，但胸片往往能诊断。无论摄胸片的原因是什么，每一次胸片检查时都需要仔细评估有无气胸。

气胸表现为外周的、无肺纹理的胸腔内透亮区，邻近的胸膜表现为一条薄且厚度均匀的不透射线的线。在直立位时，胸膜腔内气体通常向头

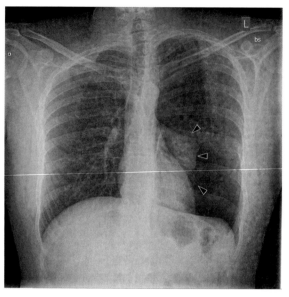

图 39.2　张力性气胸

26 岁男性，急性胸膜性胸痛。正位胸片显示左半胸腔透亮度增加，肺纹理消失，符合气胸表现。左肺门阴影提示塌陷的肺组织（箭头）。病变同侧，即左侧肋间隙增宽，胸腔体积增大，膈肌翻转，纵隔和气管向对侧移位，提示张力性气胸

侧移动，表现为肺尖部积气。空气填充肋膈角可产生**深沟征**，这种表现较罕见。

气胸常见鉴别诊断包括皮褶、骨缘和肺气肿。皮褶表现为一个密度相对升高的区域，紧邻一个密度相对减低的区域。关键的鉴别点是不同于气胸，皮褶的边缘可能会超出胸部的解剖范围。不透射线的肋骨边缘可被误认为气胸线。对于不确定的发现，可以重复进行胸片检查。胸部 CT 往往能确诊。

胸片发现气胸应关注有无张力性气胸表现，尽管患者的临床症状比影像学表现更重要。张力性气胸可表现为气管和纵隔向对侧移位，但患者旋转位时也可能造成假象。其他支持张力性气胸的表现包括同侧肋间隙增宽、同侧膈肌低平或翻转，以及同侧胸廓容积增加。

胸腔肿块

对于评估胸腔肿块，CT 已经在很大程度上取代了普通胸片检查，但大量的胸片检查可以发现不少偶然发现的肿块。肿块表现为边界凸出的局灶密度增高区。为进行合理的鉴别诊断，非常

关键的是判断肿块位于纵隔、肺内还是肺外（胸膜和胸壁）。胸片上发现肿块很少能得出具体的诊断，通常还需要进行增强 CT，以及必要时的组织取样。

纵隔肿块表现为纵隔轮廓异常。根据肿块中心位置将其分为前、中、后三类；这些名称并不反映严格的解剖学界限，而是有助于鉴别诊断，对可能引起肿块的结构进行分组。巨大肿块往往累及纵隔多个分区。

前纵隔肿块经典的鉴别诊断包括下述的 5 个 T：

- 畸胎瘤（teratoma，生殖细胞肿瘤）
- 胸腺病变（thymic lesions，胸腺瘤、胸腺脂肪瘤、胸腺癌）
- 可怕的淋巴瘤（terrible lymphoma）
- 甲状腺（thyroid，通常与甲状腺肿大有关，但也可能是不连续的甲状腺组织）
- 胸主动脉瘤（thoracic aortic aneurysm）

尽管多种病变可导致中纵隔肿物，但很多是少见病或没有典型的影像学表现。双侧肺门淋巴结肿大的原因可以是结节病、淋巴瘤、转移瘤和感染。虽然结节病和淋巴瘤可以表现多种，但单侧淋巴结肿大更应怀疑转移瘤（尤其是原发于肺部恶性肿瘤）或感染。后纵隔肿物通常源于神经、骨或邻近的软组织。

肺内肿块常表现为边界完整的圆形阴影，但大的肿块或邻近胸膜的肿块边界可能不完整。肺

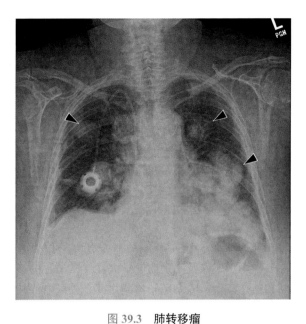

图 39.3　肺转移瘤

67 岁女性，既往黑色素瘤，主诉气促。正位胸片显示双侧多发边界清楚的圆形结节 / 肿块，自肺尖到肺底，逐渐增多。符合转移瘤。留意右胸部位有用于化疗给药的输液港

部肿块的鉴别诊断很多，包括恶性肿瘤、感染和血管畸形。原发性肺癌常表现为孤立结节，且多见于上叶。转移瘤常表现为多发肿块或结节（< 3 cm），下肺多于上肺。真菌感染和脓毒症栓子可表现为双侧多发肿块。细菌、结核分枝杆菌和真菌感染可表现为中心透明的空洞样改变，某些肿瘤（尤其是肺鳞癌）或者血管炎也可以有相似表现。在胸片上发现肿块时，常常需要 CT 做进一步评估。

第 40 章

外周血涂片

HANA I. LIM・ALFRED LEE　著

任劲珉　译；欧晋平　校

概述

外周血涂片作为一种基本而有效的检查方法，常用于成人及儿童血液学大量异常情况的诊断和治疗评估。除了用于诊断之外，外周血涂片可用于监测疾病进展和血液病患者的治疗效果。尽管现代自动血液分析仪可以准确地报告血细胞计数和形态学信息，但进行人工检查血液涂片仍可以为临床医生提供精确而且至关重要的检验信息，来作为不同临床情况下的诊断依据。常见需要人工检查血液涂片的临床情况包括贫血、血小板减少、白细胞增多及全血细胞减少，不同血细胞的形态可以最先为需要开始精确和及时的诊断并制订适当的治疗计划提供线索。

涂片制备

需要经培训的实验室技术人员手工制备外周血涂片。通常情况下，在一张载玻片的一端加一滴血液，然后握住第二张载玻片的背面（专用推片），以 30°～45° 倾角接触血滴。在接触之后，血液会沿着推片的边缘扩散，此时迅速推动推片，使之形成血涂片。一张最佳的外周血涂片应包括由血细胞密度较高片膜的较厚区域，逐渐过渡到成熟红细胞均匀分布片膜的较薄区域。血涂片空气干燥后，同时使用酸性和碱性两种染料进行染色。

最常用的外周血涂片染色剂有瑞氏、吉姆萨和 May-Grünwald 染液。这三种方法都使用了相同的原理，包括酸性伊红与细胞碱性部分相着色（例如血红蛋白和嗜酸性颗粒）呈橙红色，碱性亚甲蓝与细胞酸性部分相着色［例如脱氧核糖核酸（DNA）、核糖核酸（RNA）、碱性颗粒］呈蓝紫色。

涂片检查

临床医生需要说明与外周血涂片相关的临床诊断信息。使用显微镜低倍镜（10× 或 20× 物镜），开始浏览外周血涂片。低倍镜用以判断涂片的染色是否均匀、深浅是否合适，并且检查明显异常的细胞数量、种类、是否聚集。使用低倍镜时，最先浏览涂片两侧边缘及尾部（薄边）。白细胞和胞体较大者在推片时会聚集于此，非常适合寻找异常的白细胞（包括白血病的原始幼稚细胞）、血小板成堆分布、寄生虫如微丝蚴。然后需要检查单层红细胞，片膜较薄的区域通常是红细胞单个分布，有时少量聚集，但极少相互重叠。单层红细胞分布的区域，最适合观察红细胞形态和所有血细胞计数，也可用于检查是否出现异常白细胞，当然如前所述，白细胞也聚集在片膜较厚的区域。

接下来，血涂片需要用高倍镜（油镜）检验（50× 和 100×），观察其详细的细胞特征。红细胞的分布、形状、大小、细胞内含物和碎片都可以进行评价。血小板的聚集、卫星现象和颗粒表现也可以评价描述。注意白细胞内核染色质、是否有核仁、胞浆中的颗粒、空泡及内含物。

红细胞检测

健康人的成熟红细胞为均匀的圆盘状，直

径 1/3 大小的中央区呈轻度苍白。正常成熟红细胞的大小类似于成熟淋巴细胞核，为 6 ~ 8 μm（图 40.1）。小于标准大小的小红细胞，或普遍 > 9 μm 的大红细胞都可能提示贫血（详见第 32 章）。红细胞大小的变异和**不均**（anisocytosis）在各种贫血均常见，并在自动血细胞计数的红细胞分布宽度这一指标中反映出来。红细胞淡染并伴随中心浅染区扩大，称为**低色素**（hypochromsia），提示血红蛋白减少，这是贫血的典型特征。多数常见的形态异常红细胞（图 40.2），具有专用的名词以描述它们的外形特征。一些主要特点是：

- 靶形红细胞，这些红细胞包含一个中央较暗区域。它们的出现是由于红细胞细胞膜和细胞质的比例不均衡导致的。可见于贫血的情况下，尤其是地中海贫血或肝病。

- 球形红细胞，这些细胞呈球形并且没有中心浅染区。它们可见于温抗体型自身免疫性溶血性贫血，或遗传性球形红细胞增多症（一种罕见的遗传性红细胞膜支架异常）。

- 红细胞碎片，这是由两个具有锐利边缘的碎片细胞组成的（例如微血管病性溶血性贫血）（见第 142 章）。

- 咬痕红细胞（咬痕细胞），这些细胞的细胞膜和相邻的细胞质部分被去除，通常是被脾的巨噬细胞所吞噬。此为葡糖 -6- 磷酸脱氢酶缺乏症的特征。

- 椭圆形红细胞，这些细胞呈椭圆形，可见于缺铁性贫血或遗传性椭圆形红细胞增多症（另一种罕见的遗传性红细胞膜支架异常，类似于遗传性球形红细胞增多症的情况）。

- 棘形红细胞，这些细胞的胞膜上具有间隔规律排列的刺状突起，是肝病的特征。

- 皱缩红细胞，这些细胞膜呈平滑的不规则突起，是肾病的特征。

- 泪滴样红细胞，形状像眼泪或雨滴，这是骨髓纤维化及结核性骨髓炎（例如非造血细胞的骨髓充盈）的特征。

一张血涂片可以包含多种不同形状的红细胞，被称为异形红细胞症。

红细胞可有多种内含物，一些重要的内含物有：

- **豪焦小体（Howell-Jolly 小体）**，这是 DNA 的单一残留物，通常由脾的巨噬细胞去除。它们的存在提示脾功能减低或无脾，也可见于脾切除术后的患者。

- **嗜碱点彩**，其特征是细胞浆中存在大量嗜碱性颗粒，这些颗粒都含有 RNA。它们在很多情况下都可以见到，在铁粒幼细胞性贫血和铅中毒中有典型表现。

- **帕彭海姆小体**，这是细胞质内的嗜碱性含铁小微粒。在各种情况下都可以见到，包括地中海贫血、镰状细胞贫血、铁粒幼细胞性贫血和骨髓增生异常综合征（MDS）。

- **寄生虫**，在红细胞内寄生期的主要有两种寄生虫，分别是疟原虫（典型的表现为环状体，通常有耳机样外观）（图 40.3）和巴贝虫（偶尔会呈十字构型的四分体）。

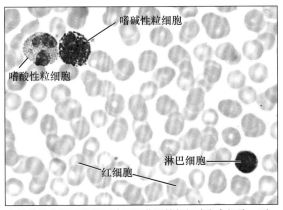

血涂片的光学显微镜图片显示典型的红细胞和白细胞。两种含有不同颗粒的白细胞，分别为嗜酸性粒细胞（EO）和嗜碱性粒细胞（BA）。二者通过颗粒的着色方式不同来区分。淋巴细胞是一种无颗粒的白细胞，细胞核染色质浓集，胞浆缺乏颗粒。红细胞是血液中数量最多的有形成分，无细胞核，大小均匀，直径 7~10 μm，厚度 2 μm。为嗜酸性，是具有中央苍白区的双面凹陷圆盘形状。690×，瑞氏染色。

图 40.1　典型红细胞和白细胞

使用获得授权：Ovalle W, Nahirney P: *Netter's essential histology*, ed 2, Philadelphia, 2013, Elsevier.

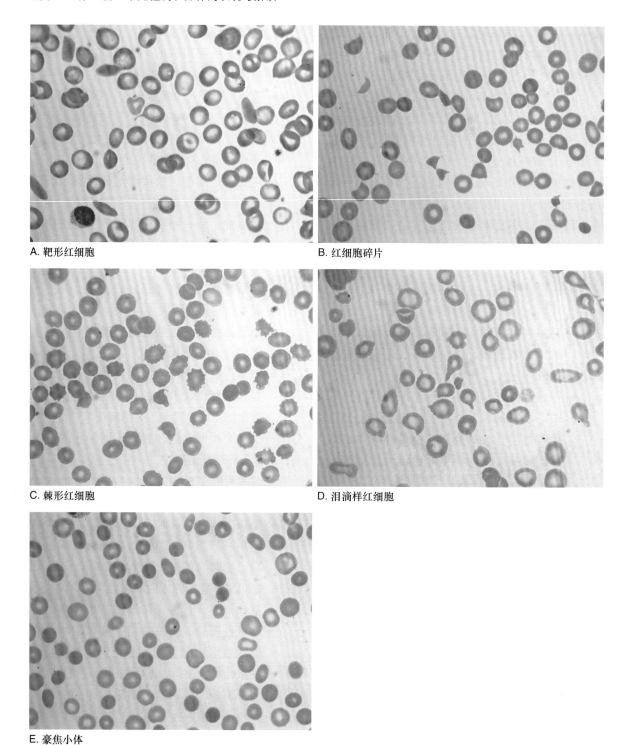

A. 靶形红细胞

B. 红细胞碎片

C. 棘形红细胞

D. 泪滴样红细胞

E. 豪焦小体

图 40.2 红细胞形态

血小板检测

在观察红细胞形态最佳的涂片较薄区域，可以进行血小板的检测和计数。血小板是无核的，标准直径为 $2 \sim 4 \ \mu m$。在显微镜下，正常血小板一般呈圆形或椭圆形，并含有呈淡蓝色到紫色的颗粒。在每个显微镜视野下，估计每 $20 \sim 30$ 个红细胞约有 1 个血小板。在使用油

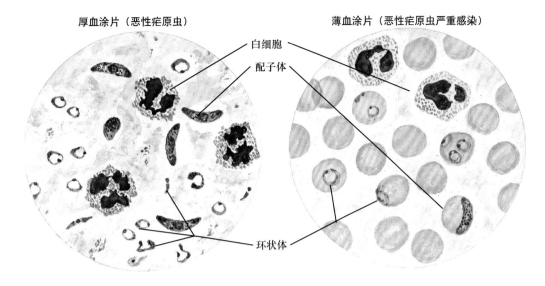

厚血涂片（恶性疟原虫）　　　　薄血涂片（恶性疟原虫严重感染）

白细胞

配子体

环状体

图 40.3　疟原虫的厚 / 薄涂片

镜时（100×），正常情况下每个视野可观察到 15 ～ 20 个血小板，至少计数 10 个视野，取平均值，然后乘以 10 作为人工血小板计数。常见的血小板形态学异常包括：

- 血小板聚集（例如假性血小板减少）（图 40.4），这通常是由于乙二胺四乙酸（EDTA）的存在使得血小板抗体变得活跃，这是一种钙螯合剂，用于标准全血细胞计数检测。由于 EDTA 引起的血小板聚集导致血小板计数人为减少。这仅仅是一种试管内的现象，通常无临床意义。

- 大或巨大血小板，有时在血小板破坏增加（例如原发免疫性血小板减少症）、某些先天性血小板疾病（例如 Bernard-Soulier 综合征）或骨髓增殖性肿瘤的情况下可以观察到，但这些通常无特异性。

- 无颗粒血小板，这是灰色血小板综合征的特征性表现，是一种以血小板 α - 颗粒缺失为特征的先天性疾病。

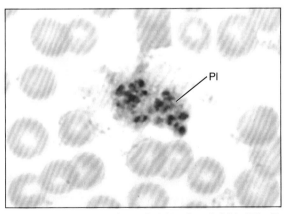

PI

血涂片的光学显微镜图片显示血小板聚集。血小板（PI）是圆形或椭圆形的圆盘，包含中央深染的颗粒区，周围是均匀苍白的透明区。900×，瑞氏染色。

图 40.4　血小板聚集

使用获得授权：Ovalle W，Nahirney P：*Netter's essential histology*，ed 2，Philadelphia，2013，Elsevier.

白细胞检测

在薄区和厚区，对于所有三种类型的白细胞（粒细胞、淋巴细胞、单核细胞）都应该进行检查。白细胞总数可以增加、正常或减少，应注意占比高的白细胞类型。粒细胞（中性粒细胞、嗜酸性粒细胞、嗜碱性粒细胞）在胞浆中含有丰富的颗粒，以染色后呈现不同的颜色来命名，如下：

- 中性粒细胞（图 40.5），这是最常见的白细胞，有 2 ～ 5 个叶的分叶核。中性粒细胞具有 6 个或 6 个以上核分叶是巨幼细胞贫血的一个重要诊断特征，例如维

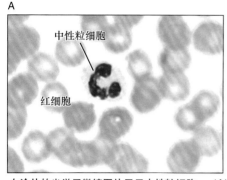

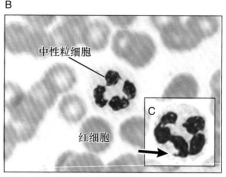

血涂片的光学显微镜图片显示中性粒细胞。 （A）幼稚的中性粒细胞有一个深染的U形细胞核。 （B）中性粒细胞更加成熟；它的核由五叶连接的四个细丝。两个细胞的胞浆都是呈灰白色，并有细碎的斑点。其颗粒较难辨认。中性粒细胞比周围的红细胞大，直径为9～12 μm。1000×。 （C）插图显示中性粒细胞核上的巴氏小体（箭头），它是一个鼓槌的形状，似乎是通过一条细丝染色质连接到细胞核的一个叶上。它存在于女性中，是两条X染色体中的一条失活的异染色质。1500×，瑞氏染色。

图 40.5　中性粒细胞

使用获得授权：Ovalle W，Nahirney P：*Netter's essential histology*，ed 2，Philadelphia，2013，Elsevier.

生素 B$_{12}$ 或叶酸缺乏。粒细胞中，中性粒细胞含有中性颜色的颗粒，其染色呈蓝灰色至灰紫色，缺乏这些颗粒可能提示原发于骨髓的疾病，例如 MDS。在炎症感染或恶性疾病情况下，外周血可以见到未成熟的中性粒细胞，包括**杆状核粒细胞**（未分叶，似带状核）、晚幼粒细胞、中幼粒细胞。

- 淋巴细胞（图 40.6），这些细胞占白细胞总数的 20% ～ 40%。它们是较小的细胞，含有很少的蓝色胞浆，一般没有颗粒，且细胞核为圆形或椭圆形，通常和红细胞的大小相同。在明显感染时，淋巴细胞会成为含丰富的胞浆且形状不规则，有时形成一圆齿状的边缘与邻近的红细胞相接触。这种细胞称为非典型淋巴细胞，是病毒感染的特征性表现，例如 EB 病毒（EBV）。在某些自身免疫性疾病中，也可以观察到一小群含有稀疏蓝色颗粒的大淋巴细胞，称为大颗粒淋巴细胞。

- 单核细胞（图 40.7），这些细胞通常占循环白细胞总数的 5% ～ 10%。它们是很大的细胞，有红细胞的 4 ～ 5 倍大，含

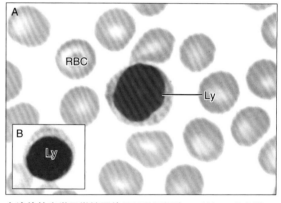

血涂片的光学显微镜图片显示淋巴细胞。 （A）一个大淋巴细胞，具有一圈灰蓝色胞浆，包绕一个深染的圆形细胞核（Ly）。可见红细胞（RBC）。 （B）一个相同放大倍数的小淋巴细胞作为对照。1275×，瑞氏染色。

图 40.6　淋巴细胞

使用获得授权：Ovalle W，Nahirney P：*Netter's essential histology*，ed 2，Philadelphia，2013，Elsevier.

有丰富的灰蓝色至紫色的胞浆，以及多变的细胞核。单核细胞可呈不规则形状，带有细胞突出部分或伪足。当活化时，胞浆可以含有少量的颗粒，也可能有较大的空泡。

- 嗜酸性粒细胞（图 40.8），这些细胞通常 ≤ 5% 循环白细胞的总数。它们含有大而

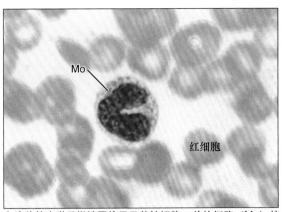

血涂片的光学显微镜图片显示单核细胞。单核细胞（Mo）核呈高度凹陷状且染色比淋巴细胞稀疏。淡蓝色的细胞质中遍及许多微染的颗粒，因此胞浆看上去是土灰色。单核细胞是红细胞的2倍大。1350×，瑞氏染色。

图 40.7　单核细胞

使用获得授权：Ovalle W，Nahirney P：*Netter's essential histology*，ed 2，Philadelphia，2013，Elsevier.

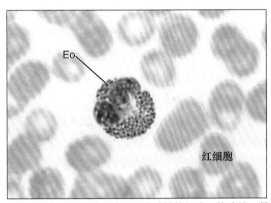

血涂片的光学显微镜图片显示嗜酸性粒细胞。特殊的、紧密排列的嗜酸性颗粒充满了嗜酸性粒细胞（Eo）的胞浆。通常核形不规则，呈双叶形。这种颗粒状白细胞直径比红细胞大。1350×，瑞氏染色。

图 40.8　嗜酸性粒细胞

使用获得授权：Ovalle W，Nahirney P：*Netter's essential histology*，ed 2，Philadelphia，2013，Elsevier.

浓染橙色的胞质颗粒和一个双叶核。它们在过敏和特殊状态下数量增加，包括药物反应、哮喘以及寄生虫感染。

● 嗜碱性粒细胞（图 40.9），这些细胞≤1%的外周血白细胞总数。它们包含大的、高度嗜碱性或蓝色颗粒。大量的嗜碱性粒细胞的存在可与骨髓增殖性肿瘤相关，其中最典型的是慢性粒细胞白血病。

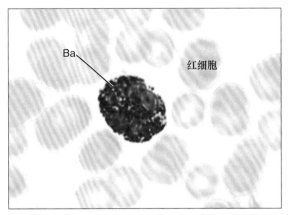

血涂片的显微镜图片显示嗜碱性粒细胞。容易识别的嗜碱性粒细胞（Ba）有许多大的嗜碱性特异颗粒，呈蓝色。由于颗粒的遮挡，细胞核不太明显。红细胞（RBC）比嗜碱性粒细胞体积小。1200×，瑞氏染色。

图 40.9　嗜碱性粒细胞

使用获得授权：Ovalle W，Nahirney P：*Netter's essential histology*，ed 2，Philadelphia，2013，Elsevier.

第 41 章

头颅 CT 扫描

THEODORE T. PIERCE 著

俞 萌 译；袁 云 校

概述

CT 是现代诊断学的一项重大进步，可以快速、无创且相对便宜地对恶性肿瘤、外伤、感染及其他疾病进行三维评估。对影像科医师而言，全面可重复的检索模式对于高效且准确地解读 CT 检查十分关键，而临床医生则可利用症状与体征对影像学检查进行有针对性的评估。影像科医师与临床医生的合作可提高症状病因诊断的敏感性，优化检查的诊断效率。CT 也不是毫无瑕疵，虽然电离辐射较小，但肿瘤风险可广泛接受。然而，CT 也不是没有问题，如电离辐射有引起癌症的风险，虽然不大，但已经被广泛接受。此外，技术进步可以发现更细微的异常，引起了如何将这些偶然发现整合进临床决策的争论。

本章将会回顾 CT 技术，之后讨论头颅 CT 扫描。第 42 章将会讨论造影剂的应用 [尤其是静脉（IV）途径]、其副作用及过敏反应。第 43 章将会讨论口服造影剂及辐射效应。

CT 技术

CT 图像通过围绕患者旋转 X 线源与相应检测器阵列获得，从而在多个方向获得图像或投影（每一张类似一个单独平片）。每个投影提供了透射 X 线强度的一维点阵。利用反投影技术，不同的投影共同组合生成一个二维图像。此过程产生的假象可通过应用预先设定的数学函数作为过滤器，从而大大减少；整个过程被称为**过滤反投影（FBP）**，这是 CT 图像重建的基石。技术

与计算的进步导致了新虚拟重建图像具有独特的属性和迭代重建，从而改进图像质量并减少放射剂量。

FBP 与迭代重建结合可提供高质量轴位图像，但还需要额外的步骤以给患者成像（除非仅需要单个切面）。尽管最早的 CT 扫描仪只能完成单次旋转，之后做下一个图像时则需要松开并移动到下一个位置；如今的扫描仪可利用滑动环使 X 线源 / 探测器环结构连续旋转。患者以连续的运动通过扫描仪，相对于患者的参考帧，X 线源跟踪螺旋线，产生**螺旋 CT**。数学分析允许将数据解析成单独的轴向切片，并通过 FBP 迭代重建。

螺旋扫描比轴向扫描的一个显著优势是，螺旋数据集是固有容积，从而允许在任何所需的平面切割数据。这使得简单地创建冠状位和矢状位图像或任何其他可以想象的平面（包括非线性平面）。这与大多数 MRI 序列不同，后者本质上不允许多平面重建。另一个相对较新的进展是 CT 时间分辨率的提高，现在可以对快速移动的结构进行有效成像，如心脏。

头颅 CT

头颅 CT 常是评估新发神经系统疾病或怀疑颅内异常的一线诊断工具。CT 的快速扫描非常有益，因为颅内病变通常需要及时干预。尽管与 CT 相比，MRI 可以提供更好的组织特征，CT 在识别需要最迅速治疗的颅内异常（如颅内出血）方面更具优势。没有造影剂提高了颅内出血检测的敏感性，有造影剂则可使脑血管的图像模

糊，进而掩盖颅内出血。纠正患者体位有助于使伪影（通常来自牙科的汞合金）远离大脑。动脉期或静脉期的造影后图像可以评估颅内血管。造影后图像对脑实质病变的评价作用已经在很大程度上被 MRI 取代，通常仅在 MRI 禁忌时使用。

重要诊断

出血

颅内出血可发生于多个解剖部位，准确定位可帮助预测潜在病因并指导治疗。**硬膜外血肿**是颅骨与硬膜之间的出血，表现为高密度透镜形结构，不会跨越颅骨缝。硬膜外出血通常是继发于潜在的骨折所致的脑膜中动脉损伤。颅骨骨折很难发现，但出现硬膜外血肿会促使仔细地检查相邻的骨质。出血来源于动脉的特征可能会使出血范围快速扩大，导致脑疝甚至死亡。液体成分的异质性提示有活动性出血。

硬膜下血肿发生于硬膜下，表现为高密度新月形结构，符合脑凸面形态但不在脑沟里交汇。硬膜下血肿不受颅骨缝的限制。这些出血通常由于外伤中桥静脉牵拉所致，有时甚至轻微的外伤

也会引起。脑实质容积减少的老年患者硬膜下血肿进展的风险可能更高。

蛛网膜下腔出血在有外伤病史的患者中很常见。蛛网膜下方的出血表现为脑沟中交汇的高密度。常见位置包括额沟与前颞沟，可能在矢状位图像上显示最佳。体积小、长时间稳定的蛛网膜下腔出血倾向于在保守治疗后缓解。没有外伤的情况下，蛛网膜下腔出血可能提示动脉瘤破裂（图 41.1）。这些患者需要积极的血管造影评估以及仔细检查每一条颅内血管，尤其是动脉分叉处。

最后，**脑实质内出血**可表现为圆形高密度团块。鉴别诊断范围较广，包括此前的外伤、高血压、血管畸形和潜在的恶性肿瘤（MRI 评估更佳）。出血可能延伸至脑室内，通常覆盖侧脑室的底部（由于患者仰卧位成像，常为后角）或延伸至基底池。这些出血可以阻碍脑脊液（CSF）在蛛网膜颗粒处的重吸收，导致快速进展性脑积水，可能需要紧急干预以预防脑实质压迫与脑疝。

脑卒中

缺血性脑卒中是致残的主要原因，及时诊断和治疗可显著改善临床情况。尽管影像学检查在脑卒中治疗中发挥关键作用，最重要的处理仍

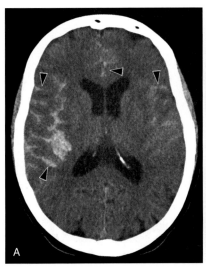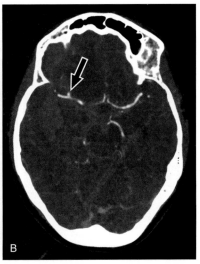

图 41.1　蛛网膜下腔出血

64 岁女性因严重头痛接受 CT 影像。（**A**）轴位非增强 CT 显示右侧脑回间广泛高密度液体（血液）与前方和左侧较小程度液体（箭头）的交汇，符合蛛网膜下腔出血。（**B**）后续进行的造影剂增强 CT 血管成像显示右侧大脑中动脉一个 3 mm 局灶凸起（箭头），符合动脉瘤。综合发现提示动脉瘤破裂

然是临床评估,从而决定谁需要影像学检查[基于病史与体格检查怀疑脑卒中,以及国立卫生研究院脑卒中量表(NIHSS)],以及谁适合于治疗(部分基于症状持续时间)。对于适合治疗的患者,影像学的主要作用是识别或排除溶栓治疗的主要禁忌,尤其是颅内出血,因而非增强头颅 CT 非常敏感。由于 CT 对于检测小的 / 早期梗死并不敏感,患者甚至可在影像学没有明确梗死,但提供了没有禁忌证的情况下,根据临床标准进行经验性溶栓治疗。尽管 MRI 较 CT 对识别小的 / 早期梗死更敏感,但更长的检查时间可能造成不必要的延迟治疗,不同机构间的诊断策略(CT 或是 MRI)有所不同。

梗死的 CT 表现随时间而变。早期脑卒中在 CT 上没有表现。随着脑卒中进展,血管供血区的灰白质界线消失,相对高密度的外层灰质会降低到与内层白质相同。评估岛叶皮质尤其有用,因为该区域常在大脑中动脉梗死时受累(图 41.2)。之后,灰质与白质将会逐渐肿胀且密度更低。水肿可能会有占位效应,导致关键脑结构受压或出现脑疝。绸带样高密度可能沿皮质分布,反映微出血,是皮质层状坏死的结果。更大的内部高密度区域可能反映出血转化。在慢性

期,梗死组织将会萎缩,导致不对称的实质容积减少及先前占据的空间被液体密度所取代。

检查血管时,识别不对称的高密度血管(应注意某些迭代重建算法可能使得双侧血管均表现为假性高密度)可能反映血管内的急性血栓,并可能是症状的原因。血栓的长度与位置对预后有预测价值;长的血栓可能更难溶解;而位置可影响导管引导下血栓清除或动脉内溶栓的决策。

头颈血管影像对脑梗死或短暂性脑缺血发作(TIA)后的识别非常重要,通常经静脉注射造影剂进行增强 CT 血管成像(CTA)。颅内动脉成像可能显示血管突然中断,提示闭塞,可能需要导管引导下动脉内治疗。同时,识别颈动脉粥样硬化性疾病及内科或外科干预的可能性,对于使未来脑卒中风险最小化十分重要。MR 血管成像(MRA)也是血管评估的一个选择,特别是不能耐受 CTA 中使用碘造影剂的患者。

脑积水

脑积水以异常脑室扩张为特征。这样的扩张必须与脑实质容积减少所致的脑室扩大相鉴别,后者通常见于老年患者。弥漫性脑实质容积减少会导致双侧侧脑室与脑沟的增大,而孤立性脑室

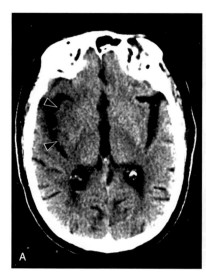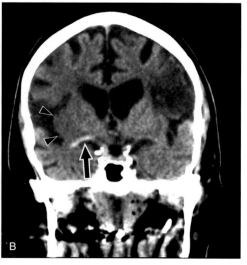

图 41.2 右侧大脑中动脉供血区梗死

71 岁男性表现为左侧无力与左侧面瘫。(**A**)轴位非增强头颅 CT 显示右侧岛叶皮质不对称肿胀与灰白质界线消失(三角)。(**B**)重建冠状斜位图像同样显示岛叶梗死早期征象(三角)。同侧右侧大脑中动脉近端(箭头)较对侧血管密度高,符合急性血栓。这些发现支持急性右侧大脑中动脉供血区梗死,可以解释新发的神经系统疾病

扩张不伴脑沟突起消失需怀疑脑积水。脑积水与容积减少可以同时存在，识别起来很有挑战性。

脑积水可分为梗阻性与交通性脑积水。**梗阻性脑积水**，或称非交通性脑积水，由 CSF 在脑室间流动受阻所致。梗阻风险的关键位置包括 Monroe 孔、第三脑室、大脑导水管以及第四脑室。应对这些区域进行详细评估以除外可能的肿物。梗阻性病变患者常需要 CSF 分流和（或）外科肿物切除。

没有梗阻性病变的脑积水被称为交通性脑积水，可保守或药物治疗，虽然最终可能还是需要分流导管。正常压力脑积水是交通性脑积水的一个亚型，特征为痴呆、尿失禁与步态障碍的典型三联征（图 41.3）。

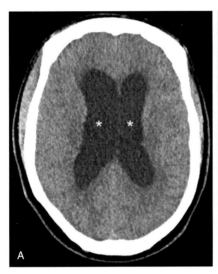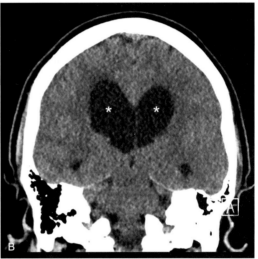

图 41.3　正常压力脑积水

53 岁男性表现为进行性加重的记忆损害、步态障碍以及尿失禁，接受头颅 CT 检查。（**A**）轴位非增强头颅 CT 显示侧脑室对称性扩张（星号）而脑实质容积保留，显示为脑沟突起消失。（**B**）后联合水平冠状位重建图像再次显示侧脑室扩张（星号），导致胼胝体角变窄。没有发现梗阻性占位。这些发现支持临床诊断的正常压力脑积水

第 42 章

胸部 CT 扫描

THEODORE T. PIERCE 著

黄俊芳 译；张 红 校

图像对比度

和常规的胸片一样，CT 可以区分出六种不同的密度：金属（白色／不透明）→骨骼→软组织→液体→脂肪→空气（黑色／透明）。单个像素的强度测量标准单位为 **HU**（Hounsfied units），将纯水的 HU 定义为 0，比水密度高的物质为正值，比水密度低的为负值。由于此系列的取值范围太宽，人眼无法识别细微的差别，为更好地评估感兴趣的脏器或病理变化，需要从不同的窗位（如骨窗、软组织窗、卒中窗）去观察。

由于很多疾病过程与正常的背景结构难以区分，需要使用造影剂凸显异常结构。主要的 CT 造影剂包括静脉造影剂和肠道造影剂（消化道腔内）两种。除改善对比外，静脉造影剂也可以反映血管结构或病灶内血流，具有重要诊断作用。有关肠道造影剂的讨论，请参阅第 43 章。

静脉造影剂

静脉注射的 CT 造影剂是碘基化合物，它增加了内部有血管的结构的密度。静脉造影剂在许多临床情况下有明确的优点，在评价血管结构、腹腔内实体器官或全身软组织时应该使用造影剂。影像科医师可以根据进行检查的结构，调整注射造影剂后采集图像的时间，以获得最佳的图像。这使得影像科医生从临床医生处获得临床病史非常重要。例如动脉期影像可以用于诊断肾癌转移瘤，而在没有提供肾癌病史的前提下，常规不会采集这些图像。

虽然静脉造影或应用较少的口服造影剂在很多场合是至关重要的，但有些时候为获得同样好或更好的诊断图像，不能使用造影剂。例如，头部 CT 扫描使用静脉造影剂会掩盖硬膜下出血，此时不应使用造影剂。对大多数肌肉骨骼疾病，如骨折评估或仅评估肾结石时，不使用造影剂的检查就足够了。

静脉造影剂过敏／预防用药

即使之前使用过静脉造影剂，所有接受静脉造影剂的患者依然有发生不良反应的风险。碘造影剂的反应少见，钆造影剂的反应相当罕见。总体而言，这种反应可以分为两类，即生理性和过敏性，可有不同的严重程度。

生理性造影剂反应包括发热、恶心、潮红、高血压或因迷走神经张力增高偶尔出现的低血压或者心动过缓。这些反应往往短暂，可自行缓解，若症状持续，需对症治疗。例如，患者持续的迷走神经张力增高，出现低血压，需要静脉补液；出现心动过缓，可以使用阿托品。提前用药对预防生理性反应无效。幸运的是，只要患者愿意忍受这些不良反应，轻微的生理性造影剂反应并不妨碍接下来进行增强 CT 检查。

过敏性造影剂反应的症状包括荨麻疹、打喷嚏、瘙痒、面部肿胀、喉头水肿、支气管痉挛或过敏性休克。轻度反应可观察或口服苯海拉明处理。以低血压、心动过速和气道损害为特征的中重度反应可威胁生命，需要及时肌内注射肾上腺素和静脉输液。抗组胺药可作为辅助用药。

无论严重程度如何，此前有过造影剂反应的患者，后续发生严重造影剂反应的风险会增加。有过造影剂过敏史的患者应该在造影剂检查前预防用药，一般使用糖皮质激素联合抗组胺药（详细方案因机构而异）。即使预防用药，药物反应仍可能发生，医生对已知有过中重度造影剂过敏史的患者在再次检查前要非常谨慎。

静脉造影剂和肾功能障碍

造影剂肾病（contrast-induced nephropathy，CIN）是静脉注射造影剂导致肾功能损害的不良反应。精确的生化机制仍在研究中。典型的临床过程包括血肌酐在使用造影剂 24 ～ 48 小时后开始升高，3 ～ 4 天达峰，然后下降，患者较少发展为少尿。起初认为造影剂肾病常见，但现在认为造影剂肾病真实存在但罕见。虽然注射造影剂后的肾功能损伤［造影剂后急性肾损伤（PC-AKI）］仍然很常见，但其致病原因通常认为是共存的基础疾病（如脓毒症、失代偿性心力衰竭、严重创伤）造成的，正是这些疾病促使使用了造影剂，而非造影剂本身。事实上，造影剂肾病的主要危险因素是已经受损的肾功能，不管是急性的还是慢性的（尤其是肌酐清除率 < 30 ml/min）。需要注意的是，无残留肾功能的需要血液透析的终末期肾病（ESRD）患者没有造影剂肾病的风险，因为其已经没有了可以损伤的基础肾功能。

除了在诊断允许的情况下不使用静脉造影剂，没有任何一种方法可以降低造影剂肾病的风险。主要治疗方法是只要患者能耐受，静脉使用等渗液体水化。没有足够的数据支持使用碳酸氢钠、N- 乙酰半胱氨酸或利尿剂。同样，及时的血液透析对肾保护没有明显的益处，仅推荐用于因担心输液导致容量负荷增加的终末期肾病患者。

与 CT 的碘造影剂不同，MRI 中使用的钆造影剂直接肾毒性很小。不幸的是，严重肾功能不全的患者（ESRD 或者肌酐清除率 < 30 ml/min）使用钆造影剂可能会发展为**肾源性系统性纤维化**（NSF），这是一种以多器官系统纤维化为特征的消耗性疾病。在肾功能不全的患者中，肾排出造影剂的时间延长，游离钆解离，诱发全身的纤维化反应。更新、更稳定的造影剂可降低体内游离钆水平，但由于缺乏有效的 NSF 治疗方法，这些患者禁用钆造影剂。近期报告提示，钆可在静脉注射后长时间在某些组织中持续存在（即使在肾功能正常的患者中），其意义尚不清楚。

重要诊断

肿块

肿块或肿块样病变最常被发现，可出现在任何解剖腔内。许多肿块最终诊断是良性的，但需要和恶性肿块相鉴别（图 42.1）。影像学检查的目的是区分良性肿块、恶性肿块和不确定的肿块。对于良性肿块，额外的评估可能引起不必要的焦虑和临床伤害。明确的恶性肿瘤需要及时的治疗。而不确定的肿块往往需要密切的影像学随访或明确的组织病理学诊断。虽然 CT 的作用因恶性程度而异，但其一般用途包括评估肿块的范围（包括局部的和远处转移情况）、治疗反应、监视复发。

CT 是评估肺部肿块和结节（实性病灶 < 3 cm）的理想技术。CT 图像的快速采集可以在一次屏气中完成，以最大限度减少伪影，并可对小病灶进行评估。邻近充气的肺组织为结节和肿块提供良好的内在对比，因此不一定需要静脉造影剂。静脉造影剂可以有效地识别潜在的纵隔内转移的结节性病灶。

在评估肺结节时，结节的内部成分是对诊断有用的特征：钙化或肉眼可见的脂肪几乎都是良性的。空间分布（小叶中心型、淋巴管周围型或随机型）有助于鉴别诊断，尤其在弥漫性肺疾病中。结节不随时间增大提示良性。不幸的是，许多软组织结节无法判断良恶性，需要后续影像学跟踪或组织活检。**Fleischner 标准**依据结节的大小、组成和数量，为偶然发现的肺结节提供进一步检查的建议，适用于年龄大于 35 岁、无免疫抑制、无已知或怀疑的恶性肿瘤的患者。最后，CT 在肺癌管理上起着日益重要的作用，包括肺癌的筛查、CT 引导下经皮肺穿刺和 CT 引导下消融术。

淋巴结肿大用于描述没有明确病因的异常淋巴结。淋巴结肿大可分为反应性和恶性两大

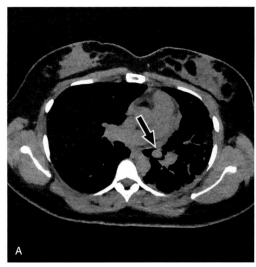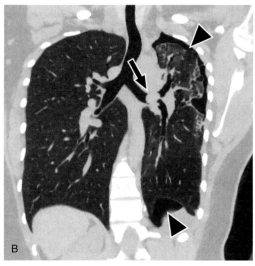

图 42.1 气道内肿物

25 岁女性因左胸壁疼痛和咯血进行检查。（**A**）轴位平扫 CT 软组织窗显示左主支气管水平一个 16 mm 的软组织密度充盈缺损影（箭头）。（**B**）冠状位斜位重建 CT 肺窗图像再次显示病变位于左主支气管分叉处（箭头）。左侧气胸和外周肺被空气从胸壁游离可能是胸痛的原因。支气管镜机械切除后活检病理提示是类癌，符合该病发病年龄和位置特征

类。恶性淋巴结指的是癌细胞扩散的淋巴结，识别出这些淋巴结至关重要，因为它们在活检部位选择、分期、预后和治疗的选择 / 计划中发挥作用。反应性淋巴结是继发于邻近感染或炎症反应所致的生理性肿大。它们通常在原发病灶消失后消退。一般来说，异常淋巴结是指短径＞ 1 cm 且无脂肪样淋巴门的圆形淋巴结。了解正常淋巴引流模式有助于识别出疾病可能的扩散部位。

创伤和胸科急症

　　CT 可以快速且准确地识别出威胁生命的损伤，是评估急性创伤的基石。最佳的方式是使用静脉造影剂的增强 CT 评估血管或实体脏器损伤。一般不使用口服造影剂，以免延误这些危重患者的 CT 扫描和减少误吸风险。创伤相关的危及生命的并发症有气胸，包括张力性气胸；心包积液 / 心包积血（临床上要怀疑心脏压塞）和**血胸**。肺部挫伤和撕裂伤可以很容易通过 CT 识别。外伤性主动脉损伤通常发生在特定部位，包括动脉韧带和膈肌裂孔。骨完整性需要通过使用专用的骨算法进行额外的 CT 图像重建来评估，以提高发现骨折的敏感性。胸椎损伤的识别和定

性有助于指导治疗，减少脊髓损伤的不良后果。肋骨骨折可能导致潜在的肺损伤。至少两处位置的多发相邻肋骨骨折可表现为**连枷胸**，需要临床 / 手术干预。

肺栓塞（详情请参考第 89 章）

　　肺栓塞（PE）是指物质迁移进入肺动脉，最常见的是起源于深静脉系统的血栓。由于肺栓塞的临床症状往往是不敏感和非特异的，影像学成为诊断肺栓塞的基石。

　　发现肺栓塞最常用的诊断检查是胸部增强 CT。为了观察到潜在的肺动脉栓子（通常在常规胸部 CT 上发现不了），需要调整获取图像的参数，故必须在做 CT 前做出评估 PE 的决定。例如，需要改变注射造影剂和图像采集之间的时间间隔，以便在造影剂正位于肺动脉内时进行扫描，使得血栓和血池之间的对比度最大化。血栓表现为肺动脉内的软组织密度充盈缺损。跨越肺动脉分叉部并累及双侧主肺动脉的大栓子称为**鞍型血栓**（图 42.2）。运动伪影可以被误认为小血栓，主要分布在段和亚段肺动脉。一旦发现栓子，需要评估心脏是否有右心劳损迹象，包括右

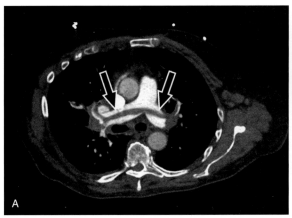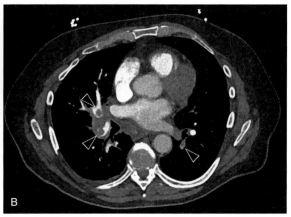

图 42.2　鞍型肺栓塞

70 岁男性，1 周来气促、不对称右下肢痛性水肿，伴腹股沟、颈部淋巴结肿大。（**A**）轴斜位肺栓塞序列的胸部 CT 在主肺动脉水平显示一跨越肺动脉分叉部的线性充盈缺损（箭头），诊断为鞍型血栓。（**B**）第二幅 CT 更靠下层面显示血栓延伸到右肺下叶、右肺中叶和左肺下叶动脉内。该患者最终诊断为右下肢深静脉血栓和滤泡性淋巴瘤，两者都是发生肺栓塞的危险因素

心室直径＞左心室直径、室间隔变平或室间隔异常向左心室弯曲。双能 CT 有助于鉴别栓子引起的肺灌注减少或梗死区域。

主动脉夹层（详见第 64 章）

主动脉夹层（图 42.3）源于主动脉内膜层缺损，高压的动脉血在主动脉壁各层之间纵向通过，形成假腔。虽然多种影像学检查可以发现夹层征象，但由于 CT 敏感度高，且图像获得速度快，使用和不使用造影剂的多期 CT 是最常选用的方法。

夹层成像的第一步是平扫 CT 以评估**管壁内血肿**，相当于夹层，表现为高密度，新月形增厚的主动脉壁提示管壁内血凝块。使用造影剂可能掩盖高密度血肿。平扫 CT 还可以识别出主动脉的整体大小（常在夹层时增大）和移位的内膜钙化。除此之外，动脉期增强 CT 是评估夹层的关键。动脉期增强 CT 主动脉内强化明显，使腔内软组织瓣（或腔内瓣）的显示更清晰。动脉期之后，常需获得延迟期显像，提高检出造影剂外渗的敏感性。大多数情况下，真腔和假腔之间的流速明显不同，导致流速慢的管腔内造影剂强化不均匀，在动脉期容易误诊为血栓，但在延迟期，管腔出现延迟强化可以说明是流速减慢而非血栓。

根据 Stanford 分类标准，A 型夹层指从主动脉瓣到左锁骨下动脉发出部位的主动脉的所有部分。夹层延伸到主动脉根部和心包会导致心包积血，延伸到冠脉导致心肌梗死，延伸到颈动脉导致脑卒中，这些都可以从 CT 上识别出来。当内膜瓣仅在左锁骨下动脉以远的降主动脉出现时，为 B 型夹层。需要评估主动脉主要分支有无受累或受阻，因为这会导致器官缺血，需要进一步干预。

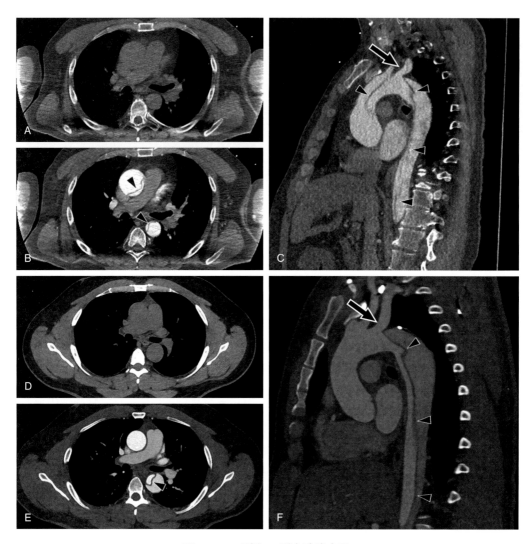

图 42.3 A 型和 B 型主动脉夹层

（A～C）42 岁男性，突发胸骨后剧烈撕裂样疼痛，多期增强 CT 提示 A 型胸主动脉夹层。（A）升主动脉轴位平扫 CT 提示升主动脉扩张。无其他异常表现。（B）同平面轴位增强 CT 提示升、降动脉内有内膜瓣（箭头）。诊断为 A 型夹层。（C）斜矢状位（拐杖糖样）重建图像提示升主动脉、主动脉弓、降主动脉夹层瓣的范围（三角），以及左锁骨下动脉受累情况（箭头）。（D～F）39 岁男性急性发作性向后背放射的胸骨后胸痛，行多期 CT 提示 B 型主动脉夹层。（D）降主动脉中部轴位平扫 CT 提示显著的降主动脉管径膨出，无其他异常表现。（E）同水平轴位增强 CT 动脉期提示降主动脉内膜瓣的存在（箭头），升主动脉未受累。（F）斜矢状位（拐杖糖样）重建图像显示夹层瓣起源于左锁骨下动脉（箭头），诊断 B 型主动脉夹层

第 43 章

腹盆部 CT 检查

THEODORE T. PIERCE　著

葛超毅　译；帅晓玮　校

口服 / 肠道造影剂

　　肠道造影剂安全性高，风险小，已长时间用于评估消化道情况。典型的造影剂在 CT 上表现为不透明或白色，称为**阳性造影剂**，如硫酸钡或稀释的含碘造影剂。肠道造影剂能够加强对肠道的评估，包括：

- 近端空腔脏器穿孔，造影剂从管腔外渗可诊断穿孔并提供定位线索
- **肠梗阻**，可见于造影剂通过延迟或管腔变窄
- 脓肿，因存在造影剂显影为乳白色的肠道，更容易与肠腔外积液区分

造影剂也可以通过其他解剖开口注入，包括直肠、膀胱或造瘘口，以评估穿孔、狭窄或瘘管。

　　第二种类型的口服造影剂是**阴性造影剂**，其本质上是在肠腔内保留大量的水，在 CT 上表现为低密度的腔内液体，有助于识别炎症导致的黏膜强化。事实上，阴性造影剂的主要用途就是评估炎症性肠病，它的局限性主要在于无法区分肠袢和脓肿。由于阳性造影剂会掩盖肿物的强化，肠道血管丰富的区域（如黑色素瘤）在使用阴性造影剂时强化显示更为明显。

　　尽管有诸多好处和安全性保障，还是有许多患者不喜欢口服造影剂，主要原因在于使用造影剂会增加成本，延长成像时间。检查的紧迫性必须与口服造影剂的潜在好处相权衡。口服造影剂的使用因机构不同而异。

CT 中的辐射

　　电离辐射的风险在医学和大众文学中都有详细的介绍。医师和操作者对此应有基本的认识，才能与患者如实讨论相关风险并避免传播迷信。单次高剂量辐射可导致脱发、骨髓抑制、放射病和死亡，暴露于高剂量辐射中的患者也容易患各种恶性肿瘤，这一结论主要基于对日本原子弹幸存者和核事故的研究。然而，这些辐射剂量比用于影像诊断检查的辐射剂量大几个数量级，目前尚不清楚这些后果是否与医学影像学有关。

　　几个理论模型试图阐明重复诊断成像与恶性肿瘤风险的相关性，但每个模型的假设和准确预测未来发生恶性肿瘤的能力都存在争议。**线性无阈值模型**是最被广泛接受和保守的模型，这一模型假设任何量的辐射都是有害的，并且辐射风险与剂量成正比。其他未经证实的模型会认定某一特定的辐射暴露阈值，当辐射超过该阈值时恶性肿瘤风险会增加。在获得更多数据之前，线性无阈值模型提供了有关辐射暴露最谨慎的态度。应该注意的是，电离辐射暴露与辐射诱发的恶性肿瘤之间存在明显的滞后时间（大约 10 年）。因此，预期寿命有限的患者发生辐射所致恶性肿瘤的风险较低。尽管如此，所有使患者暴露于电离辐射的检查都应遵守 ALARA（as low as reasonably achievable，尽可能的低剂量）原则，以合理地减少辐射暴露。

　　近年来，由于技术进步（如改进的扫描仪硬件、迭代的图像重建技术）、减少多期 CT 检查的趋势以及对图像质量的妥协，单次检查的辐射量已显著降低。然而，在全人群辐射量管理中，

最重要的因素仍然是合理使用影像学检查，尤其是 CT。

重要诊断

肿物

与肺部病变不同，腹盆腔实体脏器肿物的背景是软组织而非空气，这显著降低了它们的识别度，因此需要静脉造影来识别和区分。常规腹部 CT 在门静脉期采集图像，以最大限度地提高常见病变的识别度，但某些病变仅在对比增强的其他时期可见。动脉期采集图像能够识别血管丰富的病变，例如肝细胞癌或血流丰富的转移灶。虽然输注一次造影剂能获得多个不同时期的图像，但代价是患者的辐射量增加。由于肿物可能出现在任何器官中，因此每次 CT 检查时都应当进行系统性的阅片以尽可能地发现肿物，这一至关重要的措施能够挽救生命，特别是在肿瘤早期时。

肝和肾等实体器官中最常见的病变是良性**单纯性囊肿**，表现为边界清楚和液性密度［约为 0 Hounsfield 单位（HU）］。肿瘤转移常见于肝，表现为肝大量低密度（但大于液体密度）病灶，通常见于确诊恶性肿瘤（如结肠癌或肺癌）的患者。某些恶性肿瘤（如黑色素瘤、甲状腺癌、肾

癌、神经内分泌癌）的肝转移灶血运丰富，非常典型。动脉期强化的原发性肝病变包括良性病因（如血管瘤、局灶结节样增生、肝腺瘤）和恶性病因（如肝细胞癌）。许多肝病变无法通过 CT 确定，在这种情况下，肝 MRI 可能会有所帮助。

对于肾肿物，CT 的关键作用是区分良性病变（单纯性囊肿、血管平滑肌脂肪瘤）与不确定或可疑恶性病变（有强化的肿物、复杂囊肿），对于后者必须进一步评估。CT 平扫很难从肾实质背景中区分出肿物。在单期增强 CT 上，单纯囊肿内的高密度物质（出血或蛋白质）会表现出类似强化的图像，因此明确诊断有强化的肾肿物需要对比注射造影剂前后的 CT 图像（图 43.1）。

偶然发现的肾上腺肿物称为**意外瘤**，由于病例数较多，因此值得一提。这些肾上腺病变最终大部分被证明是良性的。在 CT 平扫上，CT 值＜ 10 HU 的小肿物（＜ 4 cm）几乎都是良性腺瘤，不需要再行评估。一些更大或 CT 值更高的腺瘤则可能需要使用多期增强 CT 评估才能确诊。一些良性腺瘤存在激素分泌亢进（更多详细内容请参阅第 79 章）。最常见的肾上腺恶性肿瘤是转移瘤，通常来自肺癌。原发性肾上腺恶性肿瘤极为罕见，尤其是＜ 4 cm 的肿物。如果肿物＞ 4 cm，并且没有明确的良性证据，则恶性肿瘤的风险增加，通常需要切除。

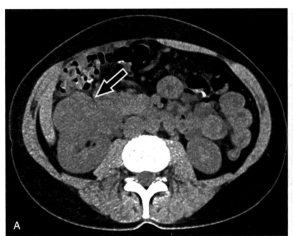
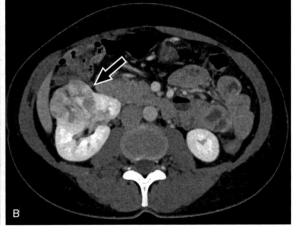

图 43.1　肾肿物

一名 45 岁女性在超声检查时偶然发现右肾病变，并因此进行了有关肾肿物的 CT 检查。（**A**）平扫 CT 在轴位上显示右肾旁等密度的分叶状软组织影（箭头处）。除了异常部分的轮廓外，很难与肾进行区分。肿物内无高密度灶，提示并非出血性囊肿。（**B**）增强 CT 在轴位上清楚地显示右肾实性肿物（箭头处），与正常肾实质相比呈低强化。随后的活检显示病变是嗜酸细胞瘤，这是一种类似肾细胞癌的肾肿瘤

其他腹盆腔器官也会出现肿物。结肠癌表现为环状、节段性**肠壁增厚**，但未扩张的结肠和结肠炎症也可以有类似表现。即使进行专门的图像采集，胰腺肿块也很难被发现，主胰管扩张（＞ 2 ～ 3 mm）伴截断样改变应高度怀疑隐匿性肿物。CT 可能难以充分评估膀胱、子宫和卵巢等盆腔器官，严重的病变可以通过超声或 MRI 进一步评估。骨转移性病变可能不会表现为肿物，而是表现为局灶性、圆形区域的骨溶解。某些原发肿瘤，例如前列腺癌和乳腺癌，可能会导致硬化性骨转移。许多化疗方案会导致骨转移灶看起来更像是硬化性改变，不应被视为疾病进展。

有关淋巴结病变评估的内容，请参阅第 42 章。

外伤和急腹症

在外伤时行增强 CT 检查能提高对腹腔器官损伤情况评估和分级的敏感性。如果临床高度怀疑或有 CT 证据表明存在肝、脾、肾、膀胱或血管损伤，应进行延迟显像以增加发现造影剂外渗的概率，不同结果可能会影响手术处理的方式。因此，如果影像科医生能够直接监督 CT 检查的过程，就能在当时决定是否需要额外成像，这一措施通常是有帮助的。

出血表现为高密度液体，通常＞ 30 HU。临床上，隐匿且危及生命的出血主要积聚在胸腔、腹腔、腹膜后间隙和某侧大腿内四个隔室中，因此需要对每个隔室都进行评估。在持续出血部位（**哨兵血块征**）附近可能会发现相对更密集的出血，有助于定位出血点。随着时间的推移，血液成分发生分离，高密度成分受重力影响倾向于沉积在相对较低的位置，并且通常是在盆腔内，这能够作为鉴别低密度腹水合并出血的有效征象。

由于空气和软组织的对比明显，异常积聚的气体通常很容易被发现。腹腔内游离气体提示潜在的胃肠道穿孔，通常是外科急症（图 43.2）。然而，空气容易经软组织广泛扩散，使得对穿孔部位的定位变得困难。腹部手术后可能存在游离空气，这种情况不一定存在病变。肝中的管状的空气可能位于胆道系统或门静脉系统内。**胆道积气**表现为分支样中心透明的区域，通常是在经内镜逆行胰胆管造影（ERCP）或胆肠吻合术后偶然发现。门脉内气体是不好的征兆，提示存在肠壁**积气**（肠壁内存在空气），且已进入门静脉系统并扩散到肝。肠壁积气时需要担心肠缺血，尽管该病是良性疾病。此外，肠壁积气与混有空气的粪便难以区分。膀胱内的空气通常是与插入导管相关的医源性空气。

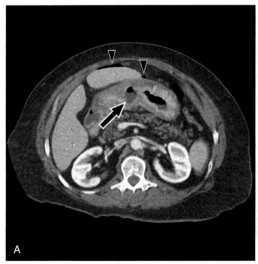
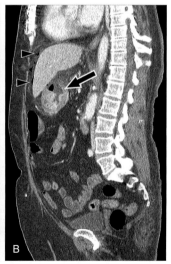

图 43.2　胃穿孔

一名 56 岁女性因呕血就诊急诊科。（**A**）增强 CT 轴位显示腹腔内游离气（三角箭头处），提示潜在的空腔脏器穿孔。仔细检查发现接近胃窦处有一个溃疡（箭头处），在矢状位重新格式化的图像（**B**）上显示得更清楚；还显示出肝前方也存在游离气体（三角箭头处）。随后手术切除的病变提示伴溃疡和穿孔的低分化印戒细胞癌

肠壁增厚和梗阻

肠壁增厚是多种肠道疾病病程中常见的影像学特征，因此通常为非特异性。局灶性肠壁增厚提示内部存在肿物（结肠比小肠更常见），而节段性或弥漫性肠壁增厚可能由感染、炎症或缺血过程引起。**脂肪聚集**是指炎性组织周围脂肪密度衰减，可以突出附近的病变。

感染所致肠壁增厚通常由病毒引起，但大多数情况下无法与细菌感染相鉴别。近期服用抗生素的患者出现明显的弥漫性结肠肠壁增厚应考虑**艰难梭菌感染**；而中性粒细胞减少患者出现明显的盲肠／升结肠壁增厚则提示**伤寒**；结肠憩室附近的肠壁增厚伴周围脂肪堆积提示**憩室炎**；末端回肠肠壁增厚伴周边肠系膜淋巴结坏死提示结核感染，尤其是在结核流行地区。虽然炎症很难与感染鉴别，但弥漫性连续性结肠受累通常提示溃疡性结肠炎，而回肠末端受累提示克罗恩病。

缺血的病因决定其影像表现。全身性低血压导致的缺血表现为分水岭区域（如结肠脾曲）的肠壁增厚。肠系膜静脉血栓形成表现为明显的节段性肠壁增厚，而肠系膜上静脉／门静脉无强化。**肠系膜血栓栓塞**表现为闭塞的供血动脉远端肠壁节段性低强化，如果血流减少而未完全中断，肠壁表现为轻度增厚。

影像学检查能够鉴别机械性肠梗阻及其合并症，协助判断应当选择保守治疗还是手术。机械性肠梗阻表现为近端肠管与远端肠管相比不成比例地扩张，两者间有一个明显的**转变部位**。一般来说，正常小肠的直径 < 3 cm。机械性肠梗阻主要的鉴别诊断是动力性肠梗阻，后者肠道弥漫性扩张而没有转变部位。与结肠相比，小肠更容易发生梗阻。在远端大肠机械性梗阻时，盲肠比横结肠扩张更为明显。因此，横结肠扩张超过盲肠的情况通常提示动力性肠梗阻而非机械性梗阻（但反之则不然）。在机械性梗阻时，肠壁强化程度减弱、肠壁积气和腹腔游离气等表现提示发生肠坏死，需要手术干预。在肠道中如果存在两个很接近的转变部位（之间可能存在不同长度的肠袢）提示闭袢性肠梗阻，由于肠缺血风险高，

需要行外科急诊手术。

肝硬化

肝硬化的形态学表现包括肝结节样变、尾状叶和左外侧段肥大以及肝右叶萎缩。门静脉高压症会导致腹水，表现为围绕相邻组织器官的均匀低密度结构，可以与脓肿进行鉴别，脓肿表现为界限清晰强化的脓肿壁伴内部液体积聚。液体体积通常大于正常育龄妇女的微量盆腔液体。自发性细菌性腹膜炎不能通过影像学检查有效诊断。其他门静脉高压的并发症包括脾大（脾大小阈值因身高而异）和门体侧支循环形成，解剖学上可分为胃食管静脉侧支循环、直肠周围静脉侧支循环、继发于脐静脉再通的脐周静脉侧支循环和腹膜后侧支循环，如门静脉肾分流。

胰腺炎

在胰腺炎中，影像学检查的主要作用是发现和定位胰腺炎相关并发症并协助制定手术计划。急性水肿型胰腺炎可能仅表现为胰周脂肪堆积及正常胰腺实质强化。更严重的炎症可以形成急性胰周液体积聚和急性坏死物积聚，并演变为**假性囊肿**。坏死性胰腺炎是指胰腺部分实质区域无强化或胰周脂肪坏死。随病程进展，急性坏死物积聚可以进展为坏死物包裹，可根据影像学表现选择经皮引流或手术清创。与胰腺炎相关的炎症可以很严重，并沿腹膜后筋膜平面进展至腹部和盆腔。胆结石是胰腺炎的重要病因。这一病变可以在 CT 检查时发现，也可能是隐匿性的；MRI 和超声对胆结石检测的敏感性更高。有关胆囊疾病的更多内容，请参阅第 44 章。

肾盂肾炎

肾盂肾炎是根据症状、查体和实验室检查结果做出的临床诊断，而影像学检查通常不敏感。肾盂肾炎的 CT 下表现（如果有）为整个肾实质中交替出现低强化带（条纹肾）。CT 的作用不是诊断肾盂肾炎，而是发现感染导致的并发症，如**肾脓肿**；或导致感染性病灶，如**肾结石**，这些病灶表现为肾集合系统内的局灶高密度结构。

肠脂垂炎

肠脂垂炎是未被充分认识的急性腹痛病因之一（图 43.3）。肠脂垂是结肠边缘垂下的小脂肪叶，由结肠根部血管供血。该血管容易发生扭转，导致肠脂垂缺血和坏死，从而导致严重的腹痛。CT 图像表现为结肠外缘小的圆形脂肪密度影，周围有炎症，但结肠壁几乎没有增厚。与其他疾病不同，肠脂垂炎是自限性的，不需要手术或药物治疗。

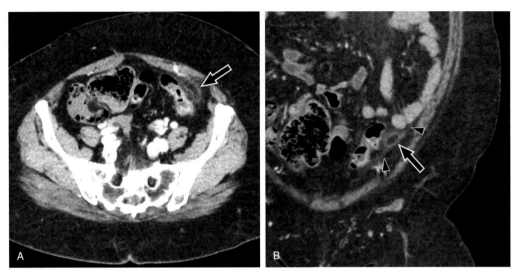

图 43.3　**肠脂垂炎**

一名 58 岁女性因左下腹痛 4 天行增强 CT 检查。（**A**）轴位图像显示左下象限结肠周围脂肪小叶（箭头处）被软组织边缘包围，周围脂肪索条影。（**B**）冠状位重新格式化的图像显示与炎性脂肪小叶（箭头）相邻的筋膜反应性增厚（三角）；这是肠脂垂炎的典型表现

第 44 章

腹部超声

THEODORE T. PIERCE　著

葛超毅　译；帅晓玮　校

概述

　　超声以横截面的方式发射声波，基于声波吸收和反射程度的不同形成图像。各种形状和发射频率的超声探头现已广泛应用于临床。在单个换能器内，压电晶体产生声波，声波被底层结构反射回来后在同一个换能器中接收。对于传统的 B 型超声而言，超声机根据接收回波的时间和相应的回波强度形成图像。其他超声还包括 M 型超声、彩色多普勒、能量多普勒、脉搏波多普勒和弹性成像等，提供了多种无创检查腹腔脏器的手段（图 44.1）。

　　超声的优势包括动态、实时成像，能够进行功能评估及刺激操作，成本相对较低，适用性广泛以及无辐射。主要局限性在于难以通过空气（如肠腔气体）、骨骼和肥胖患者进行成像。技术伪影在超声上很常见，因此超声报告中正常或异常的结果都可能是错误的。最后，超声的图像质量高度依赖操作者的技术和经验。

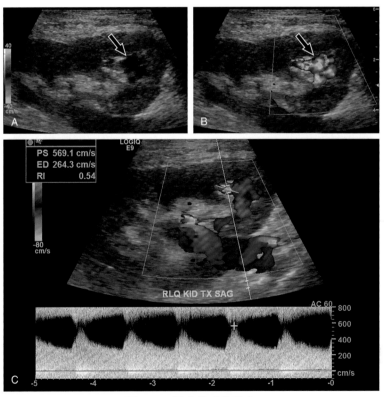

图 44.1　**肾移植动静脉瘘**

一名 57 岁男性因呕吐和呼吸急促行超声评估右下腹肾移植的情况。（**A**）同种异体肾的矢状位 B 超图像显示肾下极（箭头）中的局部液体积聚。（**B**）相应的彩色多普勒图像显示结构为血管（箭头），而不是肾积水或囊性肾病灶。（**C**）血管结构的频谱多普勒图像显示高速低阻性频谱，与动静脉瘘相符

结构特点

阑尾

阑尾炎指阑尾的炎症，通常由阑尾管腔阻塞引起，表现为右下腹痛、厌食和恶心。正常阑尾是直径 ≤ 6 mm 的管状盲端结构。由于相邻的肠道较多，在外观上与阑尾相似，并且阑尾自身体积较小，因此诊断非常具有挑战性。未能找到阑尾使人放心，但仍不能除外阑尾炎。

在超声检查中，炎症状态下阑尾扩张、充满液体（无回声或均匀低回声）、管壁增厚（图 44.2）。周围少量液体可能由炎症引起，而大量液体积聚提示阑尾破裂后脓肿形成。强回声（超声上明亮的部位）的肠系膜脂肪相当于 CT 上的脂肪堆积，提示邻近部位炎症。矿化的阑尾石超声表现为强回声伴后方无回声（**后方**由于声波传播受阻表现为**阴影**）。评估是否存在阑尾石非常重要，因为它会增加阑尾炎发生的概率以及发生阑尾炎时保守治疗失败的可能性。淋巴结表现为低回声团块，可在回肠末端的肠系膜内发现，但这一表现在病毒性肠炎中更为常见；因此，发现肠系膜淋巴结病变提示阑尾炎的可能性较低。

当除外或不能确诊阑尾炎时，可以在同一次超声检查中评估其他有类似症状的常见疾病，如**胆囊炎**、**肾结石**和某些卵巢疾病。在超声检查不能确诊阑尾炎的情况下，需要进行 CT 检查，CT 可以更容易地识别正常阑尾及诊断阑尾炎。如果存在妊娠期等辐射的相对禁忌，应改用 MRI。

胆囊

急性胆囊炎通常由胆结石阻塞胆囊管引起。患者表现为发热和上腹或右上腹疼痛。这些非特异性症状无法区分胆囊炎与非手术疾病（肝炎、胆管炎和胰腺炎），因此需要高度重视。超声特别适合评估胆囊炎症。CT 和 MRI 可以明确可疑的超声检查结果；而**胆囊闪烁显像技术**，如 **HIDA 扫描**，可以评估胆囊管的通畅性。

在超声上，正常胆囊位于肝下方，表现为薄壁（≤ 3 mm）、圆形、充满液体的结构。胆囊炎的表现包括因水肿引起的胆囊壁增厚、胆囊周围积液和超声 **Murphy** 征阳性。强回声伴阴影的病灶是胆石症的典型表现（泥沙样结石可表现为回声不伴阴影），这是胆囊炎的危险因素，但不能据此确诊胆囊炎。超声医师可以对改变卧位的患者进行成像，确定结石可移动并随着患者的体位而改变位置，这种方法可以鉴别胆囊息肉，后者在体位变化时会保持固定位置。但如果结石位于

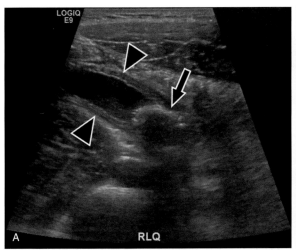
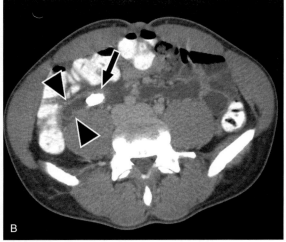

图 44.2　阑尾炎

一名 32 岁男性因右下腹痛 1 周就诊急诊科。（**A**）聚焦超声右下腹逐级加压检查后显示扩张至 17 mm 且不能压缩的盲端管状结构（三角箭头处），与阑尾炎相符。强回声伴阴影（箭头处）提示阑尾石。（**B**）增强 CT 轴位证实了阑尾扩张（三角箭头处）和钙化（箭头处），支持超声检查结果。影像学检查的结论在手术时得到证实

胆囊颈部，可能无法移动，这一例外应当注意。

查体时，Murphy 征指在患者吸气时按压右上腹，随着膈肌收缩，胆囊向下移动并撞击检查者的手指；如果存在胆囊炎症，患者会感到疼痛加重和呼吸困难。使用超声探头对胆囊加压还具有直接定位胆囊的优点，因此超声 Murphy 征比传统手法具有更高的阳性预测价值。

超声还可以对肝总管和胆总管进行显像，如果存在胆管扩张的现象，提示可能存在梗阻性胆总管结石，或称为**胆总管结石症**。如果存在胆管扩张但未发现结石，**磁共振胰胆管造影**（MRCP）可以更好地评估胆道系统的通畅性及可能存在的阻塞性团块。

肾

将超声探头放置在患者侧面的肋间可以防止肋骨和肠气干扰，从而对肾进行最佳成像。较为容易识别的病变包括**肾积水**、肾结石和肿物，但仍然依赖操作者的技术。对于细微或不确定的发现，CT 和 MRI 可以提供更准确的结果。

肾积水是由于肾集合系统和尿道之间的尿路内阻塞，正常排尿受阻所致。肾积水的表现通常比潜在的梗阻更明显，应立即仔细检查或进一步评估梗阻部位。在超声检查中，肾积水表现为肾盏和肾盂扩张，充满液体；在更严重的情况下，髓质锥体变钝。肾积水的主要原因之一是肾结石，后者在超声下表现为圆形强回声和回声后阴影。值得注意的是，小结石可能没有明显的阴影，而正常的肾窦脂肪也可能表现为无阴影的强回声。结石梗阻常位于输尿管膀胱连接处或肾盂输尿管连接处。如果这些位置没有发现结石，那么结石可能停留在中输尿管中，这一区域的结石难以通过超声检查发现，需要行 CT 进行诊断。

虽然超声可以识别肾肿物，但这些肿物具有多种表现，通常需要横断面成像进行界定。**肾囊肿**是一种常见的发现，表现为无回声的圆形结构及后方回声增强伪影（病灶深处回声增强；与肾结石后方阴影相反）、几乎无法识别的囊壁、囊内颜色没有动态变化。虽然肾囊肿是良性的且通常无需治疗，但复杂的囊肿会增加恶性肿瘤的风险。复杂囊肿可能表现出分隔、囊壁增厚或囊内固体成分；在这些情况下需要 CT 或 MRI 进一步评估。

子宫

虽然腹部检查中使用的低频弧形超声探头也可以使子宫可视化，但**经阴道超声**成像允许将探头放置在更靠近目标结构的位置，从而使图像质量更为出色。经阴道超声是评估子宫肌层、子宫内膜和妊娠早期的基石。

子宫平滑肌瘤也被称为**子宫纤维瘤**，是起源于子宫肌层平滑肌细胞的良性肿瘤。该病通常出现在育龄期，是女性最常见的盆腔肿瘤。在超声上，肌瘤通常表现为边界清楚、低回声的子宫肌层内肿物，但由于发病率高，不典型的表现也很常见。肌瘤可能进入子宫内膜（黏膜下肌瘤）或凸出于正常子宫轮廓外（浆膜下肌瘤）。有趣的是，肌瘤在子宫阔韧带或子宫圆韧带等子宫以外的结构中很少见。更奇怪的是，肌瘤可以转移到全身，但仍然是良性的（良性转移性平滑肌瘤）。在没有明显侵犯邻近结构的情况下，通过成像几乎不可能将肌瘤和它们的恶性对应物**平滑肌肉瘤**区分开来，幸运的是，后者非常罕见。

子宫腺肌病由子宫内膜腺体侵入子宫肌层导致，临床表现为异常子宫出血和痛经。在超声下，子宫腺肌病可能表现为子宫增大伴弥漫异质性子宫肌层，有时还会出现子宫肌层囊肿。子宫肌层内更多的子宫内膜腺团可以形成子宫腺肌瘤，这是一种潜在的肌瘤类似物。超声诊断子宫腺肌病在某些情况下相当具有挑战性，这时可以使用 MRI 进行诊断。

经阴道超声能有效评估子宫内膜，正常情况下，子宫内膜在超声下表现为薄的强回声带。异常增厚的子宫内膜可能提示**子宫内膜增生**或癌症。绝经后妇女出现阴道出血，子宫内膜厚度 ≥ 5 mm，需要进行组织取样。绝经前妇女由于持续的月经，子宫内膜可能较厚。子宫内膜息肉表现为宫腔内圆形强回声充盈缺损伴血管柄（在多普勒超声上可见）。超声子宫造影（将液体注入宫腔后行超声检查）可以更好地识别息肉。

卵巢

卵巢表现为一软组织团块。在绝经前妇女中，正常卵巢在超声下表现为许多小囊性结构（卵泡）。经腹超声应在膀胱充盈的情况下进行，以提高图像质量。而经阴道超声可以进一步提高卵巢疾病诊断能力，包括扭转、肿物或**异位妊娠**。

当卵巢蒂发生扭转时会导致**卵巢扭转**，引起淋巴管阻塞、静脉回流受阻、卵巢肿胀和缺血。卵巢肿胀 > 4 cm 是卵巢扭转的关键征象。卵巢扭转的缺血与动脉闭塞无关，因此多普勒成像上动脉波形的存在并不能除外扭转。此外，扭转可能为间断性，无扭转期间可能存在多普勒血流。最后，影像学发现可能是不敏感和非特异性的，经验丰富的临床专家问诊对诊断卵巢扭转非常重要。

复杂的**卵巢囊肿**非常常见且大多数为良性。正常卵泡囊肿内的出血很常见，在多普勒超声上可能表现为囊肿内部均匀的低回声和血流消失。随着囊肿进展，它可以表现出不规则的外观，类

似恶性肿瘤，应当在短期内多次行超声检查以确认。分隔较厚或具有实性成分的多房性囊肿，更可疑为恶性。一般来说，可能为良性但不确定的超声下病变可以通过 MRI 进行确诊以避免手术，而可疑恶性病变应在手术切除和组织病理诊断之前进行 CT 分期。由于卵巢没有包膜作为屏障防止肿瘤转移，因此在癌症进展后很快就会发生腹腔内播散。

异位妊娠指妊娠胚胎在子宫内膜以外着床，其中最常见的部位是输卵管（图 44.3）。由于存在破裂并危及生命的风险，准确诊断非常关键。在妊娠试验阳性的情况下，存在附件区包块应当警惕异位妊娠，但没有发现附件包块也不能排除该病。另外，确定宫内妊娠基本排除了异位妊娠的可能性（尽管体外受精等辅助生殖技术仍可能发生异位妊娠），在没有宫内妊娠时，必须考虑异位妊娠的可能性。但早期宫内妊娠（低于成像分辨率）和早期妊娠失败（流产）的表现相似，通常需要密切的临床随访和重复超声检查。

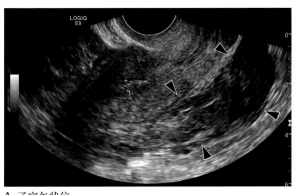
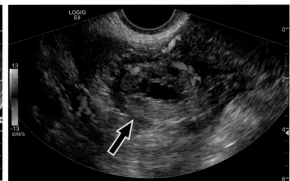

A. 子宫矢状位　　　　　　　　　　　　　　B. 右附件区

图 44.3　异位妊娠破裂

一名 39 岁女性因下腹痛和 β - 人绒毛膜促性腺激素（β -human chorionic gonadotropin，β -hCG） > 10 000 IU/L 就诊急诊科。（**A**）子宫的矢状位 B 超图像显示子宫内膜正常（见右侧标尺），无宫内妊娠囊。直肠子宫陷凹（箭头）中存在大量腹腔积血。（**B**）右侧附件的彩色多普勒图像显示复杂的血管团块（箭头）。这种临床和超声检查结果高度怀疑异位妊娠破裂，随后经腹腔镜检查证实

第 45 章

胃镜和肠镜检查

MARGOT E. COHEN　著

葛超毅　译；帅晓玮　校

概述

食管胃十二指肠镜检查（esophagogastro-duodenoscopy，EGD）是一种能够直接观察上消化道的检查方法，并具有直接干预的能力。EGD或称上消化道内镜检查，提供喉、食管、胃和十二指肠近端的视野。这一检查通常由经过训练的消化科或外科医师以及护士进行，可包括医师指导下的镇静支持。

结肠镜检查是能够直接观察下消化道的检查，并具有干预的能力。结肠镜检查或称下消化道内镜检查，可观察到直肠以及结肠（升结肠、横结肠、降结肠、乙状结肠），最远可观察到回肠末端。小肠其余部分（如空肠、回肠近端）的观察必须另行单独检查（参见本章后面的"相关检查"）。与胃镜检查一样，结肠镜检查通常由消化科或者普外科医师在镇静/麻醉支持下进行。

适应证

胃镜和结肠镜检查适用于包括诊断、监测和治疗等在内的多种目的。活检与否以及活检标本数量主要由操作医师根据具体适应证和检查情况决定。活检标本将会送检行进一步的检查，如幽门螺杆菌检测；高度怀疑病毒感染的患者，尤其是免疫抑制者，会进行病毒染色；如果怀疑恶性病变，则需要进行病理学检查。

胃镜（图 45.1）

存在吞咽困难、吞咽痛、早饱、厌食、体重下降（特别是合并其他上腹部症状）、持续或复发性反流、持续呕吐合并溃疡病史、呕血、呕吐咖啡渣样物、可疑小肠来源的慢性腹泻（如乳糜泻）等症状可考虑行胃镜检查。如果患者超过50 岁，出现上述症状之一，经保守治疗无缓解，应当尽快行胃镜检查评估。

其他胃镜检查的适应证还包括：

- 确认影像检查发现的病变（例如可疑的恶性病变、狭窄或梗阻）
- 慢性缺铁性贫血，结肠镜检查无阳性发现
- 疑似门静脉高压症患者（如肝硬化者）食管静脉曲张的记录或治疗
- 放置评估反流的 pH 监测装置
- 评估腐蚀性物质摄入后的损害
- Barrett 食管、胃肠上皮化生或家族遗传综合征患者的恶性肿瘤监测

治疗性的干预包括去除异物、治疗急性上消化道出血（如夹闭、电凝、光凝、注射以及曲张静脉套扎等）、食管或十二指肠狭窄支架置入、放置营养或减压用胃造瘘管、治疗贲门失弛缓症（如注射肉毒杆菌毒素、扩张），以及治疗肠上皮化生或狭窄性恶性病变。已知或怀疑消化道穿孔是胃镜检查的禁忌。此外，同其他非紧急情况下的侵入性检查一样，缺少患者或委托人的知情同意也不能行胃镜检查。

结肠镜

便血、便潜血阳性、除外上消化道来源的黑便、病因不明的严重腹泻或任何与这些症状相关的体重下降均提示应进行结肠镜检查。怀疑炎症性肠病的患者应行结肠镜检查取活检协助鉴别；已经确诊的患者需定期行结肠镜检查评估治疗反

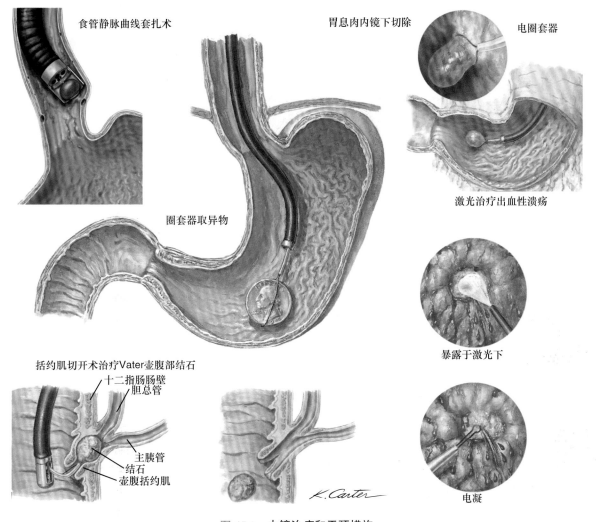

食管静脉曲线套扎术

胃息肉内镜下切除

电圈套器

圈套器取异物

激光治疗出血性溃疡

暴露于激光下

括约肌切开术治疗Vater壶腹部结石

十二指肠肠壁
胆总管

主胰管
结石
壶腹括约肌

K. Carter

电凝

图 45.1　内镜治疗和干预措施

应。结肠镜检查也可用于诊断影像学检查发现的异常（如钡灌肠或 CT 发现的充盈缺损或狭窄）、不明原因的缺铁性贫血或评估手术患者的吻合口瘘或吻合口通畅情况。

结肠癌的筛查和监测是结肠镜检查的主要指征（详见第 160 章）。目前的指南建议对所有 50 岁以上的成年人（一般风险且无症状）进行结肠镜筛查。合并结肠癌家族史、家族性遗传综合征（如家族性腺瘤性息肉病）、患有炎症性肠病或某些肝疾病（如原发性硬化性胆管炎）的患者结肠癌风险更高，结肠镜筛查的时间应当提前。

结肠镜的治疗性干预包括清除异物、治疗急性下消化道出血、扩张吻合口或生理性狭窄、切除息肉（图 45.2）、急性巨结肠或乙状结肠扭转

减压，以及合并狭窄或出血的恶性病变的姑息性治疗（如支架置入、电凝或注射）。结肠镜检查的禁忌包括怀疑或确诊消化道穿孔、暴发性结肠炎或具有高穿孔风险的活动性急性憩室炎，以及无法获得患者或委托人同意。

并发症

内镜检查带来的并发症风险虽小，但仍值得关注。两种检查的死亡率都非常低（胃镜检查为 0.004%，结肠镜检查为 0.007%）。检查的并发症包括镇静导致的心肺症状，如低氧血症、低通气、低血压、误吸和心律失常，这些并发症的风险随着年龄和合并症的增加而升高。出血和穿孔

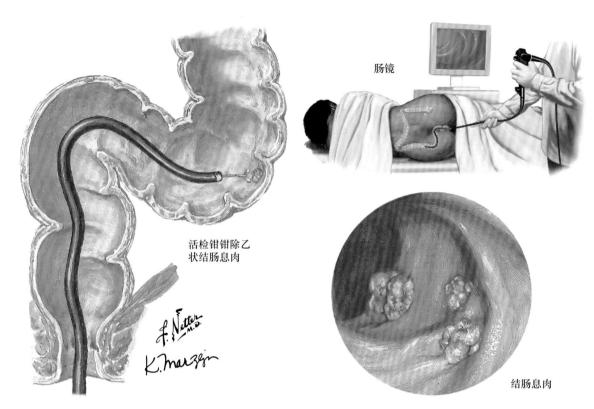

活检钳钳除乙
状结肠息肉

肠镜

结肠息肉

图 45.2　肠镜

也是可能出现的并发症，并且在进行治疗性干预时更为常见。尽管有因不正确的设备清洁技术导致细菌和病毒传播的个案报道，但检查发生感染的风险相对较低。

　　值得注意的是，结肠镜检查还存在与肠道准备相关的并发症，包括电解质紊乱、恶心、呕吐、腹部不适和误吸。

准备

胃镜检查

　　如果检查时间未知，则患者应在计划行胃镜检查当日午夜起禁食水。如果时间已知，患者在计划手术前至少 8 小时内不得经口进食任何东西。除了肝硬化和活动性静脉曲张出血（为预防自发性细菌性腹膜炎）患者外，不需要预防性使用抗生素。

　　中低风险的患者在胃镜前不需要进行术前检查。如果患者有活动性出血或正在接受抗凝治疗，消化科医师可能会要求进行最近的血红蛋白 / 血细胞比容和凝血检验结果。高危患者（如合并晚期心力衰竭或肺部疾病、既往镇静并发症、既往气道管理存在困难）应评估镇静风险，并提前与麻醉医师沟通。

结肠镜检查

　　患者应在结肠镜检查前一天食用低渣饮食或流食，并在当日午夜或计划手术前至少 8 小时禁食水。为了充分清洁结肠以获得最佳观察和干预潜在病变的效果，患者必须在结肠镜检查前进行肠道准备。研究表明，在美国，多达 25% 的患者在结肠镜检查前准备不合适或不充分，这可能导致手术时间延长、并发症风险增加以及病变更难以识别。肠道准备有各种不同的制剂，其剂量、成分和口感各不相同，但为了优化肠道准备质量，均应使用分次方案，其中一半剂量在手术前一晚服用，另一半在结肠镜检查前 5 小时内服用，并至少在检查开始前 2 小时服完。同胃镜检查一样，必要时应进行术前检查和麻醉评估。

相关检查

- **胶囊内镜**：患者吞下一次性胶囊，通过将图像传输到数据记录装置达到直接观察食管至小肠的效果（图 45.3）。
- **小肠镜**：是一种比胃镜更深入小肠的内镜检查方式。各种小肠镜使用不同的方法来实现更深的插管，每种方法都具备诊断和治疗干预的能力。
- **超声内镜**（endoscopic ultrasound，EUS）：使用带有超声探头的内镜可以更好地观察胃肠道附近的结构，并可以进行诊断和治疗干预，特别是相邻结构如胰腺的活检。
- **经内镜逆行性胰胆管造影**（endoscopic retrograde cholangiopancreatography，ERCP）：使用内镜检查胆道和胰腺系统，并注射造影剂以观察导管结构。通过这种方法可以进行诊断和治疗干预，包括活检、细胞学检查、支架置入、胆总管取石和括约肌切开术（更多信息参见第 130 章）。
- **乙状结肠镜**：是一种更灵活的内镜检查，可以看到直肠、乙状结肠，偶尔也可以看到部分降结肠。通过这种方法可以进行诊断和治疗干预，包括活检、止血和支架置入。

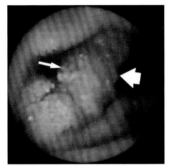

空肠息肉状腺癌（箭头处）

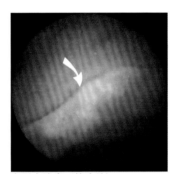

空肠大溃疡（箭头处）

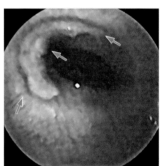

克罗恩病导致的回肠大溃疡

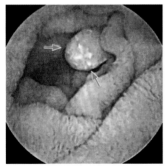

十二指肠息肉

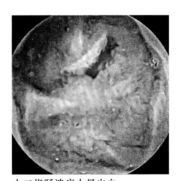

十二指肠溃疡少量出血

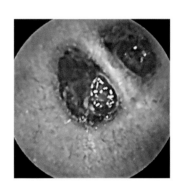

回肠憩室开口

图 45.3 胶囊内镜

第 46 章

肺功能检查

CHRISTOPHER A. PUMILL · TALAL DAHHAN　著

黄俊芳　译；张　红　校

概述

　　肺部疾病是美国负担最重的疾病之一，哮喘和慢性阻塞性肺疾病加起来消耗美国医疗保健系统每年近 400 亿美元。大约 1700 万美国人被诊断有慢性阻塞性肺疾病，它是美国最常见的死亡原因的第四位。此外，哮喘是儿童最常见的疾病之一，是导致儿童缺课的主要原因。

　　肺功能检查（PFTs）提供准确、客观、可重复的评估肺功能的客观方法。有助于各种肺部疾病的筛查、诊断、监测和预后评估。

适应证

　　PFTs 的四个主要适应证：
- 诊断疾病：医生可以对有主观肺部症状（如咳嗽、气促、呼吸困难、喘息）或异常体征的患者行 PFTs。
- 监测疾病：PFTs 有助于监测疾病的进展，评估预后，或客观地衡量治疗的效果。值得注意的是，除了肺部疾病外，PFTs 对有呼吸道症状的其他疾病患者也有帮助，包括心脏病、神经肌肉病或血管疾病。
- 疾病筛查：PFTs 可以帮助高危人群筛查肺部疾病，例如吸烟者或接触有害物质的患者。
- 围术期评估：PFTs 在以下情况下特别有用——需要切除整个肺或一部分肺的手术，其他较大的腹部或胸部手术。

禁忌证

　　PFTs 的禁忌证包括因屏气动作期间胸内压升高而加重的急性疾病，例如气胸、近期心肌梗死或不稳定型心绞痛、近期胸/腹/眼部手术、胸主动脉瘤和咯血。在肺部疾病的急性期行 PFTs，例如 COPD 加重时，通常没有明显效用，一般应推迟到患者康复。虽然不是绝对禁忌证，对神经肌肉疾病患者进行检查时医生应谨慎，尤其是重症肌无力患者，因为患者在进行测试时需要剧烈呼吸，之后有很高的呼吸衰竭风险。β受体激动剂慎用于有快速型心律失常病史或甲状腺毒症的患者。

步骤

　　PFTs 的三个主要组成部分是肺通气功能测定、肺容量测定和肺弥散功能测定。

肺通气功能测定

　　肺通气功能测定是肺功能的第一个组成部分，记录吸入和呼出的气体总量，并绘制出容量和时间对应的点状图。由于测定简单、成本低，且在阻塞性疾病中其诊断作用，肺通气测定常用于初级保健机构。可以计算出**用力肺活量（FVC）、第一秒用力呼气容积（FEV_1）和最大自主通气量（MVV）**。

　　FVC 测定的是肺部最大程度吸气后，用力、彻底地呼出的气体量，反映肺部的最大通气能力。FEV_1 是在测定 FVC 时，第一秒用力呼出的气体量（图 46.1）。这两个值构成比值 FEV_1/FVC，也

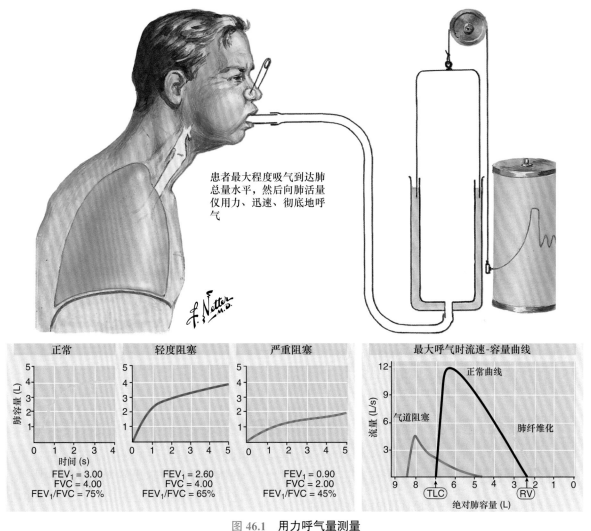

患者最大程度吸气到达肺总量水平，然后向肺活量仪用力、迅速、彻底地呼气

图 46.1　用力呼气量测量

FEV$_1$，第一秒用力呼气容积；FVC，用力肺活量；RV，残气量；TLC，肺总量

就是第一秒从肺用力呼出的气体量占最大可能的呼出气量的比值。在肺通气功能测定时，阻塞模式的患者（见后面的"结果解读"）可能会接受支气管舒张试验，通常使用吸入性 β 受体激动剂，以确定阻塞是否在一定程度上可逆。

MVV 测量的是患者在一段时间内所能产生的总通气量，通常是 1 分钟。患者被要求尽力尽快地呼吸 10～15 秒，测定通气量并换算成 1 分钟通气量。MVV 可以通过与参考值进行比较，作为患者努力的指标。如果技术人员认为检查是有效的，MVV 下降是呼吸肌肉协调性下降、胸壁肌肉病理改变、神经 / 神经肌肉疾病或慢性去适应的非特异性指标。

流速-容量曲线可以通过在 Y 轴上绘制气体流速（单位：L/s）、X 轴上绘制气体容量（单位：L）创建。当用图形表示时，呼吸周期的曲线形态有助于识别各种疾病（图 46.4 和图 46.5）。例如，慢性阻塞性肺疾病存在呼气困难，所以会存在一个勺形的、延长的呼气相。限制性肺部疾病的流速-容量曲线的流速部分（Y 轴）与正常曲线相似，但由于存在限制特点，它们在 X 轴上发生移动，提示容量减少。也许我们从肺通气测定和流速-容量曲线获得的有关限制性和阻塞性肺部疾病的信息有重复，但流速-容量曲线有助于确定阻塞性呼吸系统疾病发生的部位，常被用来区别固定性、胸腔内和胸腔外阻塞。

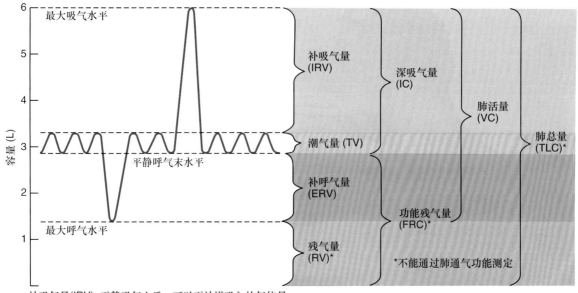

补吸气量(IRV): 平静吸气之后，可以再补增吸入的气体量
潮气量(TV): 呼吸时吸入或呼出的气体量。在平静状态，TV约为500 ml
补呼气量 (ERV): 平静呼气后，可以再增补呼出的气体量
残气量 (RV): 最大呼气后残留在肺内的气体量
深吸气量 (IC): 平静呼气末尽力吸所吸入的气量
功能残气量 (FRC): 平静呼气后肺内残留的气量
肺活量 (VC): 最大呼气后所能呼出的最大气量
肺总量 (TLC): 最大吸气后肺内的总气体量

图 46.2　肺容量

肺容量测定

虽然肺通气测定是一个相对简单的检查，可以在初级保健机构开展，但测定肺容量会复杂许多，通常需要在具有高度专业化设备的专业实验室进行。肺通气功能是测量患者吸入和呼出的气体量，因此仅需测量能在肺部流动的气体。然而，肺内必须有**残气量**以防止肺泡和气道完全塌陷。残气量（RV）和用力肺活量（FVC）相加等于**肺总量**（TLC）（图 46.2）。

测定肺容量有三种方法：

- **惰性气体稀释法**：将少量惰性气体（通常是氦气）吸入到患者肺内。当肺内的气体达到平衡后，通过惰性气体初始容量和浓度计算肺总量。

- **氮气洗脱法**：通过测量吸入纯氧（100%）前后肺内呼出的氮气浓度计算肺总量。需要知道室内空气中氮气的浓度。

- **人体体积描记法**：体描法需要用到密闭的体描箱。要求患者对着口嘴深吸气。此时胸腔容量发生变化，导致体描箱内的空气体积和压力发生变化。根据波意耳定律 $P_1V_1 = P_2V_2$，医生可以从体描箱的气体变化计算得出肺总量（图 46.3）。

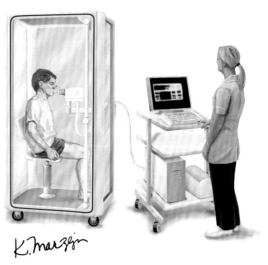

图 46.3　人体体积描记法

相对于对诊断阻塞性疾病最有用的肺通气功能测定，计算肺容量是评估限制性疾病有用的指标。诊断限制性疾病，需要出现肺总量下降。然而，肺总量下降并不是限制性疾病特有的，也可见于其他疾病，包括胸壁疾病、胸腔积液和神经肌肉病。

肺弥散功能测定

PFT 的最后一个组成部分是弥散功能，客观反映患者吸收肺泡气体的速度。通常使用少量、安全剂量的一氧化碳（CO）测量。使用一氧化碳是因为它对血红蛋白亲和力最强。**肺部一氧化碳弥散功能（D_LCO）** 的降低表明气体从肺泡腔到肺循环的能力下降。

结果解读

肺通气功能测定

FEV_1 和 FVC 也许是临床上 PFT 中最重要的两个指标，也是鉴别阻塞性和限制性通气障碍的最可靠方法。虽然 FEV_1 和 FVC 都随着年龄的增长而下降，但两者比值保持不变。在正常肺中，大多数用力呼出的气体应该在第一秒内被呼出——特定的正常值基于性别、年龄、体重、身高和种族。FEV_1/FVC < 70%，表示 < 70% 的气体能在第一秒被呼出来，提示患者存在**阻塞性**通气障碍。在 COPD 中，慢性阻塞性肺疾病全球倡议（GOLD）使用 FEV_1 对阻塞的严重程度进行分级（图 46.4）（详情见第 85 章）。

FEV_1 和 FVC 下降，但 FEV_1/FVC 比值正常的患者可能存在**限制性**通气障碍。可以通过测定肺容量（图 46.5）证实。限制性通气障碍可以进一步通过 D_LCO 来描述。肺内病变，如弥漫性肺实质疾病，D_LCO 降低，但胸壁或神经肌肉疾病由于肺泡解剖结构正常，D_LCO 正常。

通过对阻塞性疾病进行可逆实验可区分哮喘和其他阻塞性疾病（如慢性阻塞性肺疾病或支气管扩张）。如果 FEV_1 增加 ≥ 12%，或者 FEV_1 或 FVC 增加 > 200 ml，表示支气管舒张试验阳性，提示为可逆性阻塞。如果无可逆成分，则很可能是固定性阻塞性疾病，例如肺气肿、慢性支气管炎、囊性纤维化、支气管扩张、闭塞性细支气管炎和 α_1- 抗胰蛋白酶缺乏症。

肺容量测定

肺总量下降提示存在限制性通气障碍。在阻塞性疾病中，TLC 和 RV 常升高，提示有气体滞留，这是一种在阻塞性疾病中常见的现象，包括 COPD 和哮喘。

肺弥散功能测定

D_LCO 下降见于肺实质破坏（见肺纤维化）、血管异常［肺栓塞、通气 / 血流比（V/Q）不匹配、肺高压］和有功能的肺泡数量减少的疾病中。D_LCO 下降的另一个常见原因是贫血，因为循环血红蛋白数量的减少也会降低弥散能力。因此，在进行此项测试时测量患者的血红蛋白水平很重要。

在特殊情况下，D_LCO 会升高。D_LCO 升高的最常见原因包括肺循环增加，如心脏左向右分流、红细胞增多症和哮喘。

最后，弥散功能测定也为接受肺癌手术的患者提供预后信息。D_LCO < 40% 预计值与长期生存率下降有关。

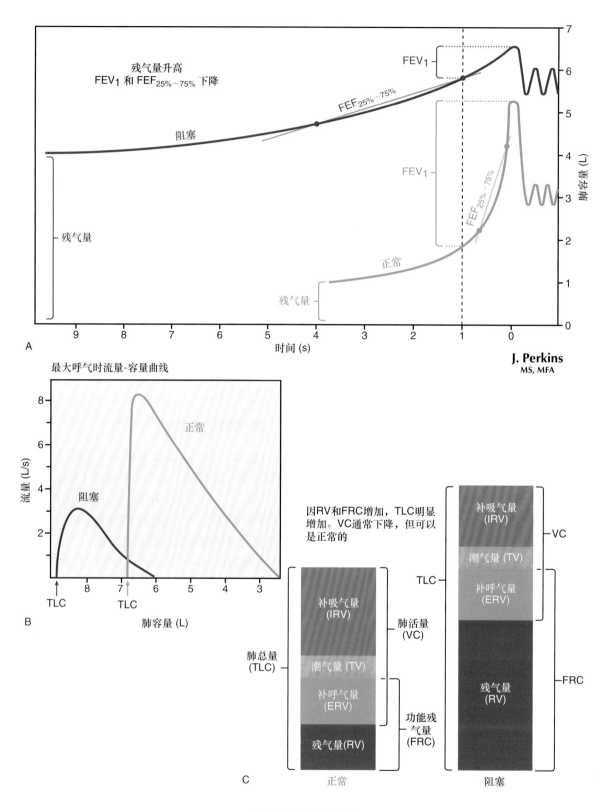

图 46.4 **阻塞性肺病**

FEF，用力呼气流速；FEV_1，第一秒用力呼气容积

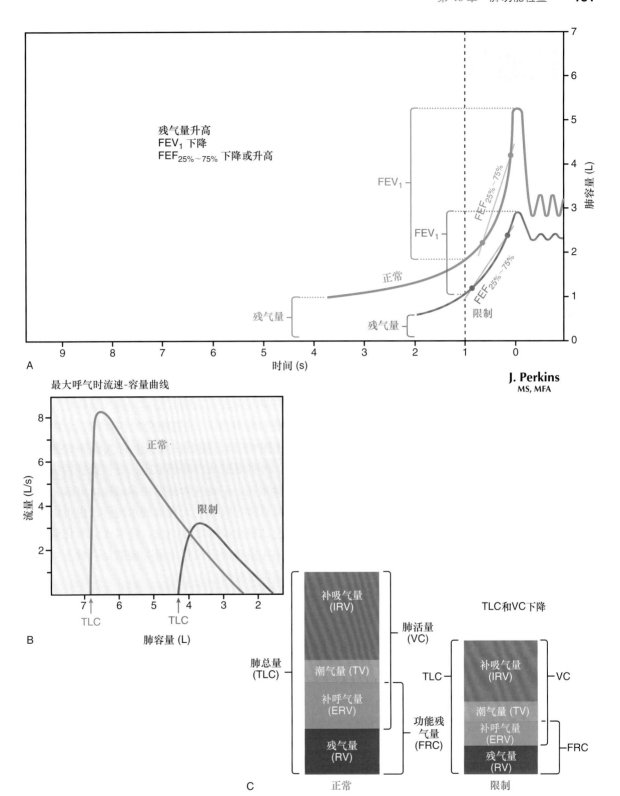

残气量升高
FEV_1 下降
$FEF_{25\%\sim75\%}$ 下降或升高

图 46.5 限制性肺病

FEF，用力呼气流速；FEV_1，第一秒用力呼气容积

第 47 章

机械通气

SARAH P. COHEN 著

黄俊芳 译；张 红 校

概述

机械通气用于补充，甚至有时取代运作的呼吸系统。最常用于危重患者或在手术过程中用于气道保护，较少长时间用于慢性呼吸衰竭患者。机械通气通常通过气管插管（ET），同时调控吸气和呼气。若认为患者仅需短期机械通气，可通过气管插管；若需长期机械通气，需行气管切开。对于无法接受气管插管的患者，可以行环甲膜切开术进行机械通气。

一旦开始机械通气，可以通过调整呼吸机设置来管理氧合和通气，如本章所述。

适应证

主要有以下三个需要机械通气的原因：

1. **低氧性呼吸衰竭**。通常由于肺部病变，如肺炎或急性呼吸窘迫综合征（ARDS）。

2. **高碳酸血症性呼吸衰竭**。可能源于原发性肺部疾病，如慢性阻塞性肺疾病（COPD）；呼吸肌无力，见于肌营养不良或吉兰-巴雷综合征；或因神志状态改变而导致通气不足。

3. **气道保护**。用于患者发生严重中枢神经系统疾病（例如脑干卒中）或神志状态改变导致气道保护性反射缺失。这也是手术操作时插管的指征（例如手术室中）。

上述情况并不相互排斥，因为许多患者同时存在低氧和高碳酸血症性呼吸衰竭或存在呼吸衰竭并需要气道保护。

启动

启动机械通气需要气管内插管。为此，通常采用快速诱导气管插管（RSI）。这个过程包括氧预充、深度镇静和神经肌肉阻滞（肌松）。氧预充可以通过被动地吸入纯氧或通过储氧面罩吸入纯氧。当患者充分氧预充后，开始深镇静，肌松可以使用去极化药物（如琥珀胆碱）或非去极化药物（如罗库溴铵、维库溴铵）。

将喉镜置入口咽腔暴露声带（具体位置取决于喉镜的类型），注意避免损伤牙齿、上颌和下颌（图 47.1），随后在直视下将气管插管插过声带，再将喉镜从口咽部取出，将气管插管尖端的球囊充气。正确气管插管位置的确认方法是听诊闻及双肺呼吸音、无胃部的水泡音，也可以使用彩色二氧化碳浓度监测仪、呼气末二氧化碳监测和胸片检查确定位置（最关键的是直视下可见气管插管通过声门）。

并发症

在气管插管过程中，最令人担心的并发症之一是误入食管，引起胃充气，导致没有肺通气且出现胃内容物吸入。误插入食管可通过前面提到的确认方法来避免。如果气管插管位置过深，会优先进入到右主支气管，导致只有右肺通气；此种情况可以通过听诊或胸片发现，需要重新调整气管插管到适合位置。患者可能会发生误吸，尤其是刚刚经口进食或插管前气囊面罩通气时气体进入胃部导致胃充盈。气管插管操作可能会导致口咽部、声带损伤；插管过程中严重的声带损伤

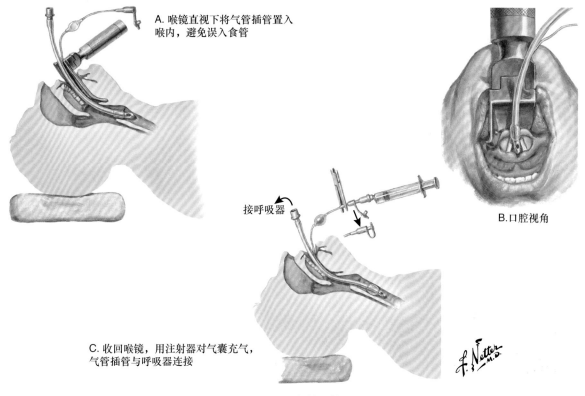

A. 喉镜直视下将气管插管置入喉内，避免误入食管

接呼吸器

B.口腔视角

C. 收回喉镜，用注射器对气囊充气，气管插管与呼吸器连接

图 47.1　气管插管

会造成声带水肿，使得无法建立人工气道或通气，这可能是致命的。因尝试插管而长时间无通气会引起低氧血症，如果不能及时发现和处理，也可能是致命的（图 47.2）。

高压力下机械通气会导致肺气压伤，并可能引起气胸。因此医生必须特别注意肺内压，包括气道峰压和平台压，以避免气压伤和肺损伤。机械通气的患者肺炎发生率较高。长时间气管插管会对声带造成损伤，故机械通气时间大于 1～2 周的患者需行气管切开术。

呼吸机管理基础知识

实施机械通气第一步是选择通气模式。当容量和压力相关时，临床医生仅需要控制其中一个变量，分别是**压力控制模式**和**容量控制模式**。随后操作者决定每分钟呼吸频率，患者的呼吸频率可能大于预设的频率。常用的模式是辅助控制模式，此模式下呼吸机提供一个预设的呼吸频率，施予一个较小的压力支持帮助患者克服气管插管

阻力，患者自主触发呼吸机。患者触发的每一次呼吸都是纯粹的支持或辅助模式。机械通气常用模式包括容量辅助控制模式、压力辅助控制模式和压力支持模式。呼吸机波形提供患者呼吸状态的实时信息（图 47.3）。

接受机械通气的患者通常需要镇静。镇静的目标是让患者感觉舒适，避免人机不协调。人机不协调发生在呼吸机不能满足患者自主呼吸努力时。如果临床情况允许，将辅助控制模式转换至压力支持模式能更好地促进人机同步。此外，给予患者镇静可以进一步提高人机同步性。尽管很多患者需要相对深镇静来适应经气管插管的机械通气，一些患者可以在小剂量镇静下适应机械通气并实现足够的人机协调。和气管插管相比，经气管切开机械通气需要更少的镇静。长期经气切管机械通气的患者在基础通气设置下一般不需要镇静。

除了通气模式，还需要设置呼气末正压（PEEP）和吸入氧浓度（FiO_2）。提高呼气末正压和氧浓度是提高机械通气患者氧合的最基本方法。

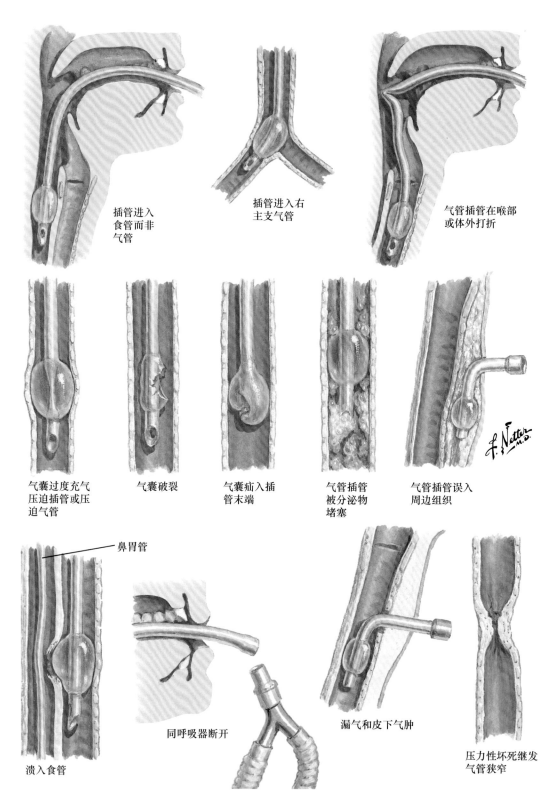

插管进入
食管而非
气管

插管进入右
主支气管

气管插管在喉部
或体外打折

气囊过度充气
压迫插管或压
迫气管

气囊破裂

气囊疝入插
管末端

气管插管
被分泌物
堵塞

气管插管误入
周边组织

鼻胃管

溃入食管

同呼吸器断开

漏气和皮下气肿

压力性坏死继发
气管狭窄

图 47.2 气管插管和气管切开的并发症

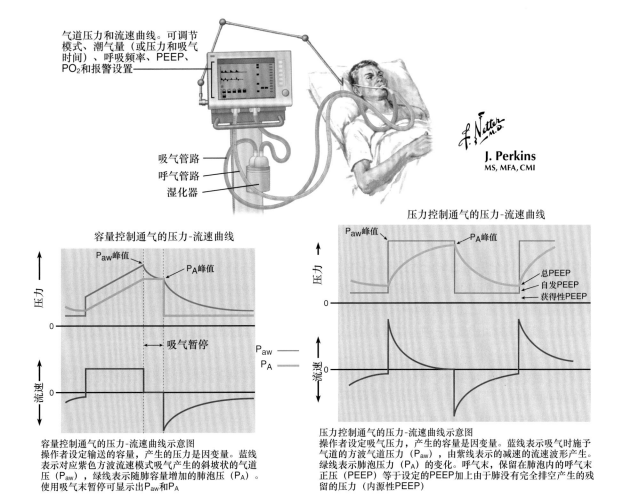

气道压力和流速曲线。可调节模式、潮气量（或压力和吸气时间）、呼吸频率、PEEP、PO₂和报警设置

J. Perkins
MS, MFA, CMI

吸气管路
呼气管路
湿化器

容量控制通气的压力-流速曲线

压力
0
吸气暂停
流速
0

Paw峰值
P_A峰值

Paw ——
P_A ——

容量控制通气的压力-流速曲线示意图
操作者设定输送的容量，产生的压力是因变量。蓝线表示对应紫色方波流速模式吸气产生的斜坡状的气道压（Paw），绿线表示随肺容量增加的肺泡压（P_A）。使用吸气末暂停可显示出Paw和P_A

压力控制通气的压力-流速曲线

Paw峰值
P_A峰值
总PEEP
自发PEEP
获得性PEEP

压力
0
流速
0

压力控制通气的压力-流速曲线示意图
操作者设定吸气压力，产生的容量是因变量。蓝线表示吸气时施予气道的方波气道压力（Paw），由紫线表示的减速的流速波形产生。绿线表示肺泡压力（P_A）的变化。呼气末，保留在肺泡内的呼气末正压（PEEP）等于设定的PEEP加上由于肺没有完全排空产生的残留的压力（内源性PEEP）

图 47.3　**机械通气**

PEEP 是指呼气末肺内仍保存的压力。呼气末正压使肺泡保持开放，避免发生肺不张。PEEP 设置一般不小于 5 cmH₂O。较大体重的患者可能需要更高的 PEEP 来克服胸壁的重量。FiO₂ 是指吸入的气体中氧气的浓度，通常从 21%（室内空气）到 100% 纯氧。尽量在保证有氧呼吸的前提下使 FiO₂ 尽可能低，因为高浓度氧气对肺组织产生氧化损伤。

通气量或排出二氧化碳的决定因素是**每分通气量**，等于呼吸频率乘以潮气量。在辅助控制模式下需设置最低呼吸频率。传统上，压力支持通气模式无需设置呼吸频率，因此，呼吸频率完全依赖于患者的努力。在容量辅助控制通气模式会设置目标潮气量。在压力辅助控制或压力支持模式里，设置吸气压力，潮气量与患者的呼吸顺应

性有关（顺应性差的患者需要更高的吸气压力去达到相同的潮气量）。增加潮气量（或呼气压力）和呼吸频率（在辅助控制模式下的患者）是改善机械通气患者通气量的最基本方法。

当患者临床情况改善，呼吸功能恢复到能够自主呼吸，不再需要机械通气时，需要撤离机械通气。支持参数，包括 FiO₂ 和 PEEP 根据临床状态下调，一般目标是 FiO₂ 30% ～ 40%，PEEP 5 mmHg（根据身体状态而定）。一旦达到最低支持水平，就可以尝试自主呼吸试验，此时减少或停止镇静，患者自行触发呼吸。然后对患者进行长达数小时的监护，如果其生命体征稳定，潮气量可接受，则可考虑拔管。然而，在手术过程中仅为保护气道而插管的患者，通常可以在手术后不久拔管，而不需要真正断开呼吸机或自主呼吸试验。

第48章

超声心动图

LEILA HAGHIGHAT　著

王　洁　译；马　为　校

概述

超声作为一种无创方法用于评估心脏的结构和功能是 20 世纪后期的革命性进步，和单纯的体格检查及心电图相比，能对心脏结构、功能提供更多的细节。随着 20 世纪 80 年代多普勒超声的发展，超声心动图成为一种不需要有创心导管介入就能评估心功能和血流动力学的重要方法。本章主要介绍**经胸超声心动图**（transthoracic echocardiography，TTE），而不是**经食管超声心动图**（transesophageal echocardiography，TEE）（图 48.1）。这两种超声采用相同的原理，但 TEE 对心脏结构提供了更高的分辨率（例如，对诊断心内膜炎等更具有优势）。TTE 的使用频率更高，可以在床旁方便地进行。

基本原理

超声心动图利用换能器内压电晶体产生的声波来生成心脏图像。向这些晶体施加电压会使它们振动并发出 1～10 MHz 范围内的声波。当声波从被分析的结构反弹回来，返回到换能器，在此机械能量被转换回电能量，并呈现在屏幕上。声波返回所需的时间决定了显示的亮度。

TTE 和实际上所有超声的分辨率都取决于发射的声波的波长，而波长取决于所选择的探头的频率。这一关系可总结为方程：$c = f \times \lambda$，其中 c 代表声波的速度，f 代表声波的频率，λ 代表它的波长。更高频率的换能器产生更小的波长和更高的图像分辨率。

现代 TTE 采用多种模式的组合，包括二维（two-dimensional，2D）模式、M 模式和多普勒

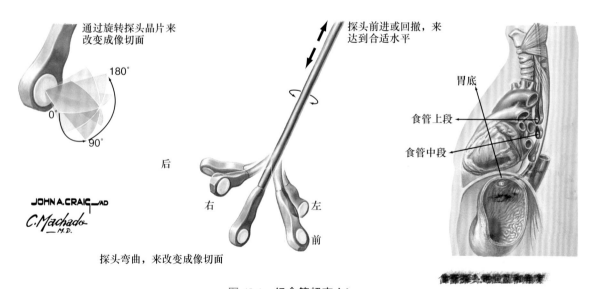

通过旋转探头晶片来改变成像切面

180°

0°

90°

后

右　左

前

探头弯曲，来改变成像切面

JOHN A. CRAIG—MD
C. Machado—M.D.

探头前进或回撤，来达到合适水平

胃底

食管上段

食管中段

图 48.1　经食管超声心动图

模式。2D 成像是超声检查的经典成像模式，M 型（动态）以高速脉冲方式发射一维取样线穿过心脏，分辨率极高，纵轴是深度，横轴是时间。**多普勒超声**采用多普勒原理，基于发射和反射声波的频率差计算血液通过心脏的速度。可以通过简化伯努利方程 $(P_1 - P_2) = 4V^2$ 来计算跨瓣压力梯度，其中 P 代表压力，V 代表速度。当彩色血流图应用于多普勒模式，朝向换能器的血流通常呈红色，远离换能器的血流呈蓝色，血液湍流呈黄色或绿色（图 48.2）。

适应证

　　TTE 用于诊断和监测各种心脏病，包括急性冠状动脉综合征、瓣膜病、充血性心力衰竭和心包积液。由于没有放射性，可以根据需要重复进行 TTE，便于长期监测和比较，如在接受心脏毒性化疗的患者中。由于 TTE 快速且便携，因此它可以用于在紧急情形下诊断危及生命的情况，如心脏压塞、主动脉夹层、心肌梗死和休克。TTE 的局限性和其他超声类似，即致密结构影响更深层结构的观察，包括人工瓣膜、心室辅助装置、体型较大、钙化和骨等可导致超声透射不良。

常用心脏声窗

胸骨旁长轴（图 48.3）

　　探头放置于胸骨左缘、第 3 ～ 4 肋间水平，指向患者右肩。这一切面评估左心室大小和功能，主动脉和二尖瓣的开放、运动和钙化，以及心包积液。轻微将探头向下倾斜，能够获得观察右心和三尖瓣的切面。

胸骨旁短轴（图 48.4）

　　从胸骨旁长轴切面，将探头向患者左肩旋转 90°，向下指向患者左侧。这一切面可显示左室大小和功能，包括评估左室壁各节段运动，以及心包积液。

心尖四腔（图 48.5）

　　探头置于心尖搏动点，向上倾斜，使声束穿过心脏长轴。这一切面可以评估心房和心室大小，以及二尖瓣和三尖瓣的运动、功能。

剑突下（图 48.6）

　　探头置于剑突下 2 ～ 3 cm，指向患者左肩。掌心向下握住探头有助于声束朝上。这一切面与

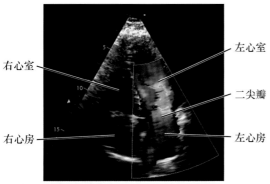

四腔切面的彩色增强
显示血流通过开放的二尖瓣从左心房流入左心室。蓝色是背离置于患者皮肤上的探头，红色是朝向探头。在左心室存在湍流/双向血流，表现为同时存在红色和蓝色。

图 48.2　四腔切面多普勒彩色血流图

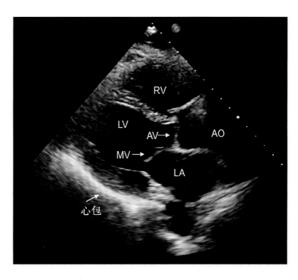

图 48.3　胸骨旁长轴切面
AO，主动脉出口；AV，主动脉瓣；LA，左心房；LV，左心室；MV，二尖瓣；RV，右心室

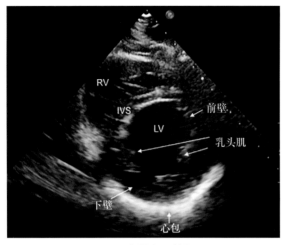

图 48.4 胸骨旁短轴切面

IVS，室间隔；LV，左心室；RV，右心室

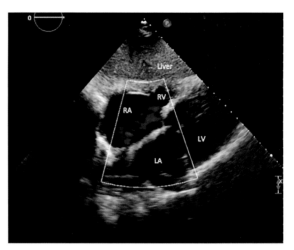

图 48.6 剑突下切面

LA，左心房；LV，左心室；RA，右心房；RV，右心室

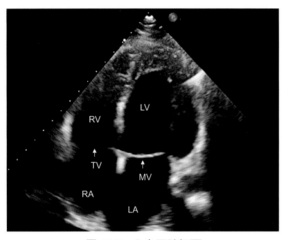

图 48.5 心尖四腔切面

LA，左心房；LV，左心室；MV，二尖瓣；RA，右心房；
RV，右心室；TV，三尖瓣

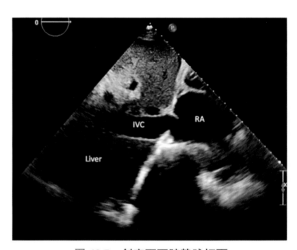

图 48.7 剑突下下腔静脉切面

RA，右心房

心尖四腔切面类似，但可以更好地观察心包积液。

剑突下下腔静脉（图 48.7）

从剑突下切面，将探头逆时针旋转 90°，可以观察到下腔静脉进入右心房。

发现

心脏功能

目前最常用的评估左心室整体功能的方法是基于美国超声心动图学会提出的多节段模型。左心室被分成 17 个节段，每个节段评分在 1 ~ 4 分之间，分值越高，提示运动障碍越严重。将所有节段的分值相加，除以分析的节段数，即得到室壁运动计分指数（wall motion score index，WMSI）。WMSI 1 分为正常，WMSI > 1.7 分与体格检查的心衰体征相关。

左心室收缩功能可以通过多种方法评估。在一般检查中，收缩功能良好表现为心肌向内运动和增厚，二尖瓣环向下运动，室壁各节段收缩均匀。采用 Simpson 双平面法计算**左心室射血分数**（LV ejection fraction，LVEF）。分别在两腔和四腔切面手动描记左室心内膜边界，从而得到心室容积，代入方程：LVEF（%）=（$LVED_{vol}$ − $LVES_{vol}$）/$LVED_{vol}$ ×100，其中 LVEF 代表射血分数，$LVED_{vol}$ 代表舒张末容积，$LVES_{vol}$ 代表收缩末容积。通常认为 LVEF < 55% 是受损的。左室功能的其他量化指标包括每搏输出量、心脏指数、收缩力和 Tei 指数，该指数可评估左心室收缩和舒张功能障碍。

舒张功能可以通过计算 E/A 比值来评估，其中 E 是舒张早期通过二尖瓣的血流速度，A 是舒张晚期心房收缩期间的血流速度。通常，E/A 介于 1.2 ~ 1.5 之间。然而，随着心室顺应性下降，E 波降低而 A 波随着心房的代偿而增高。这会导致正常 E/A 的逆转，即 1 级舒张功能障碍或左室松弛受损。随着时间的推移，心房不能再像以前那样有效收缩，导致 A 波降低并使 E/A 恢复接近正常——此为 2 级舒张功能障碍。舒张功能障碍的进展导致限制性模式，定义为 3 级舒张功能障碍，多普勒超声显示 E/A 增加，E 波下降斜率陡峭（图 48.8）。

心肌梗死

心肌梗死（myocardial infarction，MI）可能首先在 TTE 上被检测到局部室壁运动不良，这种改变发生于梗死后数秒，甚至在胸痛和心电图改变之前。心肌梗死的其他证据包括心肌壁变薄、反常的向外膨出和心肌回声增强。LVEF 是急性心肌梗死发病率和死亡率的最强预测指标。

可能在 TTE 上检测到的心肌梗死的继发机械并发症包括急性乳头肌功能障碍导致收缩期二尖瓣瓣叶向左心房摆动引起的急性二尖瓣关闭不全、室间隔缺损形成，假性室壁瘤由于心室游离壁穿孔而被邻近心包等组织包裹、心脏压塞以及右室梗死。在 TTE 上观察到的心肌梗死的晚期并发症是左室重构、左室室壁瘤，即所有三层心肌向外膨出，以及左室血栓，通常与运动障碍室壁节段的心内膜边界相邻。

心肌病

每种心肌病在 TTE 上都有特征性表现。扩张型心肌病表现为心室腔扩大、室壁厚度正常或变薄以及收缩功能障碍，而限制型和肥厚型心肌病的左室壁厚度正常或增加，且舒张充盈受损。**淀粉样变性**是限制型心肌病的一个特殊原因，表现为 LVEF 保留，心肌回声呈闪烁样增强，双心房扩大，呈猫头鹰眼样（更多细节参见第 147 章）。

在**肥厚型心肌病**中，左室腔通常很小，呈香蕉状，左室收缩功能亢进。可能存在不对称的室间隔肥厚或弥漫性向心性肥厚、二尖瓣收缩期前移伴二尖瓣反流束向后，以及静息时左室流出道压力梯度 > 30 mmHg。左室壁厚度可显著增加，达到 30 mm（正常达 10 mm）。在 TTE 上可检测到的其他类型的心肌病包括左室致密化不全和致心律失常性右室发育不良。

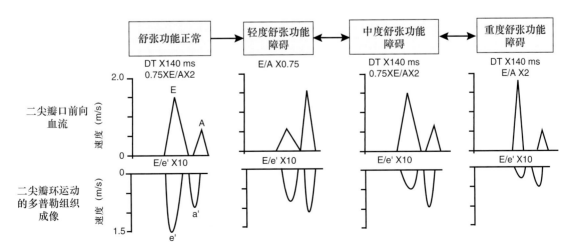

图 48.8　评估舒张功能障碍的多普勒标准

心力衰竭

在急诊室，TTE 可用于评估呼吸困难患者是否可能由心衰加重引起。从胸膜向下到超声屏幕末端的垂直高回声线称为 B 线。这些线的存在已被证明在检测肺水肿方面比胸部 X 线更敏感，并且与利钠肽水平相关。在心衰中，TTE 也可作为心电图的辅助手段用于评估心室同步性——QRS 时限 > 130 ms 的心室不同步患者可能从心脏再同步化治疗中获益。

心包疾病

心包积液表现为心包脏层和壁层之间的低回声区域，在整个舒张期和收缩期都持续存在。仅在收缩期出现的小范围低回声区可能是正常的发现。在 TTE 上根据主动脉和心脏的相对位置关系可以区分心包积液和胸腔积液。心包积液和缩窄性心包炎的区别在于脏层和壁层心包协调运动，而不是壁层心包静止不动。心包血肿具有明显的回声质地，比积液更呈网状和回声更高。在心脏压塞时，右心房在心室舒张晚期、右房压力最低时向内塌陷，并且在吸气期间二尖瓣 E 波下降 > 10% 提示奇脉。

TTE 可识别的其他疾病包括瓣膜性心脏病、主动脉疾病（参见第 5 篇）、心内膜炎（更多信息参见第 116 章）、心脏肿块和先天性心脏病。

第 49 章

动脉血气分析

STEFFNE KUNNIRICKAL　著

唐海燕　译；张　红　校

概述

　　动脉血气（ABG）分析用于快速评估患者的酸碱状态、氧分压、二氧化碳分压和氧饱和度。这些参数对患有各种呼吸系统疾病和严重疾病的危重患者特别重要。

适应证

　　ABG 分析的适应证非常广泛。如果怀疑患者存在严重的氧气和二氧化碳气体交换障碍或酸碱平衡紊乱就应该进行。常见的 ABG 适应证包括：

- 识别和监测呼吸、代谢或混合酸碱紊乱
- 测量氧分压和二氧化碳分压
- 治疗反应评估，如对呼吸衰竭患者进行氧疗或机械通气；诊断评估，如运动对氧饱和度的影响
- 监测既往诊断的慢性疾病的严重程度和进展，如慢性阻塞性肺疾病（COPD）
- 确定携氧能力
- 量化碳氧血红蛋白和高铁血红蛋白水平
- 在静脉抽血困难时，紧急情况下获得血液样本

应避免在下列情形下进行 ABG 取样：

- 远端循环不畅：应避免在有远端灌注不良或侧支循环不佳的肢体采样，避免缺血性损伤的风险
- 局部感染：如果有穿刺部位感染，应避开，选择另一个部位，防止微生物进入血流
- 扭曲的解剖结构：应避免在既往有手术操作的部位、动静脉瘘、血管移植、支架、动脉瘤或血管畸形的部位进行穿刺

- 穿刺动脉存在严重周围血管疾病
- 活动性雷诺综合征

　　超出治疗水平的严重凝血障碍和输注溶栓药物是动脉穿刺的相对禁忌证。治疗性抗凝不是动脉穿刺的禁忌证。此外，血小板 $< 30 \times 10^3 / \mu l$ 的患者应尽量避免动脉穿刺。

并发症

　　与血气分析相关的危及生命的并发症非常罕见。较常见的并发症包括：

- 穿刺部位疼痛
- 穿刺部位出血或撕裂，可导致局部血肿和闭塞
- 动脉痉挛
- 穿刺部位感染
- 空气栓塞或动脉血栓形成
- 邻近结构，如神经损伤

操作过程

　　手术前，向患者说明 ABG 取样的适应证、风险及获益。但是这种告知在某些情况，特别是重症监护和心肺复苏期间，可能无法实施。对于不合作、肥胖、水肿或血管严重痉挛或脉搏不佳的患者，取样在技术上具有挑战性，这种情况下（如有必要）可以使用超声引导技术定位动脉并减少并发症。

穿刺部位选择

　　首先，如果患者有留置动脉导管，可以从留置动脉导管中获得 ABG 样本。动脉血液样本

可以从许多部位获得，包括桡动脉、股动脉、肱动脉、足背动脉和腋窝动脉。**桡动脉**是最常用穿刺的部位，因为它容易穿刺，而且患者的舒适度更高。桡动脉搏动可在腕过伸 20° ～ 30° 时，在桡骨远端与桡侧腕屈肌腱之间，手腕折痕近端 2 ～ 3 cm 处触及。针头可以以 45° 穿刺入皮肤。

第二常用的部位是肱动脉。肱动脉可在手臂伸展、肩外展、肘关节外展、前臂旋后位时，在肘窝内、肱骨内上髁和肱二头肌肌腱之间触及。针应以 30° 穿刺入肘部折痕上方几厘米处。腋窝动脉在手臂过度外展和外旋位的腋窝触及。足背动脉位于姆长伸肌肌腱外侧，针应以 30° 穿刺入足中部。在远端灌注不良的患者中，首选大动脉（如股动脉），因为血肿或撕裂伤影响远端血流的风险相对较低。股动脉位于耻骨联合和髂前上棘之间，在腹股沟韧带下方 2 ～ 4 cm 处。针应以 60° ～ 90° 穿刺。

一旦选定了穿刺部位，评估侧支循环很重要，因为动脉穿刺的并发症之一是穿刺部位远端缺血。如果选择桡动脉，可以进行改良的 **Allen 试验**，通过尺动脉评估侧支循环（图 49.1）。虽然 Allen 试验的可靠性在多个研究中存在差异，但它仍然是评估侧支循环（尤其是高危患者）的重要且易于操作的方法。对于较大的血管，如肱动脉和股动脉，在穿刺前分别评估桡动脉和足背动脉搏动，以确保良好的循环。如果选择足背动脉，阻断动脉和大脚趾甲床，然后松开甲床，评

估血液回流的速度。

设备

许多医院有血气分析取样包，里面备有取样所需的所有材料。如果没有，术前需在患者床旁准备以下用品：手套、消毒液、无菌纱布和绷带、冰袋和 ABG 采血器。ABG 采血器是一个带有帽的预肝素化注射器，可能带有一个保护针头和针套。确保肝素被完全排出注射器，否则可能会改变样品的 pH。将注射器活塞拉开，让血液在操作过程中充满。如果套件中没有提供，可使用 22 ～ 25 号针头。

技术（图 49.2）

- 用非惯用手的两指轻触所选穿刺点的近端脉搏。
- 用皮肤消毒溶液（如氯己定或聚维酮碘溶液）清洁选定的穿刺部位。如需要，可皮下注射 1% ～ 2% 的利多卡因和肾上腺素混合溶液进行麻醉。
- 惯用手持注射器，斜面朝上，以适合所选动脉的角度缓慢插入针头。当动脉被刺穿时，可看到一汩汩搏动的血液。血液应该自动进入注射器，但对于低血压患者或脉搏微弱的患者，可能需要拉动活塞，让血液流入注射器。然而，牵拉活塞可能导致针尖移动，无法更多取样

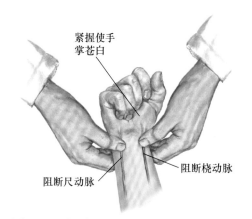
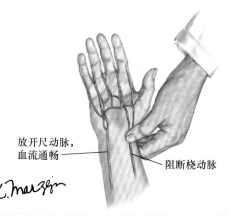

改良Allen试验的演示：使手掌高于心脏水平并握拳。同时阻断桡动脉和尺动脉，让血液从手掌流出，致皮肤苍白。然后放开手，张开拳头，在保持桡动脉闭塞的同时放松尺动脉。血流应在6秒内回到手掌。Allen试验异常表现为血流需要6秒以上的时间回到手掌，此时应该避免对该肢体进行动脉穿刺

图 49.1   Allen 试验

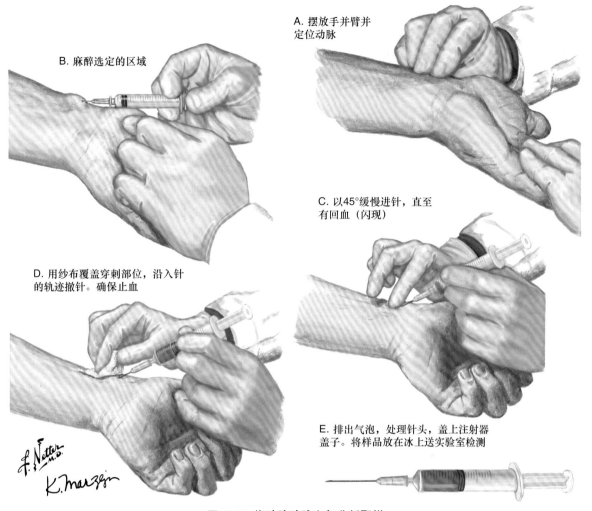

B. 麻醉选定的区域

A. 摆放手并臂并
定位动脉

C. 以45°缓慢进针，直至
有回血（闪现）

D. 用纱布覆盖穿刺部位，沿入针
的轨迹撤针。确保止血

E. 排出气泡，处理针头，盖上注射器
盖子。将样品放在冰上送实验室检测

图 49.2　桡动脉动脉血气分析取样

并可能损伤动脉及其周围结构。

- 如果血流在任何时间点停止，说明针头可能移动了。慢慢退回针，因为它可能已经"穿透"动脉壁。如果仍然没有血液回流，将针撤至皮肤，重新定位，再做一次尝试。如果多次失败，考虑换一个部位进行穿刺，因为即使是轻微的刺激也会导致动脉痉挛和取样失败。

- 抽出足够的血液标本后，拔出针头的同时，用纱布在穿刺部位加压，并保持按压 2～3 分钟或直到出血停止。对于凝血功能障碍患者或抗凝患者，可能需要压迫止血更长的时间。一旦止血，用绷带包扎穿刺部位。

- 盖上注射器并安全处理针头。

- 保持注射器直立，轻轻敲击，让气泡移动到顶部并排出。气泡的存在会影响血气结果。将注射器盖上，在双手之间滚动注射器，充分混匀。将样品放入冰袋，送到实验室进行测定。

操作后，监测患者是否有出血、血肿、持续疼痛、感觉异常或肢体缺血的迹象。

其他信息

由于血气分析提供了患者取样时的生理状态信息，因此记录日期、时间、患者体温、体位、活动水平、呼吸频率、取样部位、吸氧流量和通气方式非常重要。结果应始终与临床情况相对应（见第 23 和 31 章）。

第50章

中心静脉置管

SHARON ZHUO 著

易铁慈 译；马 为 校

概述与适应证

中心静脉置管（central venous catheterization，CVC）是经常用于住院患者，尤其是重症监护室患者的操作。CVC 的主要适应证包括：输注血管刺激性药物（常为血管活性药）、监测中心静脉压和容量复苏。特殊类型的导管还可用于血液透析和血流动力学监测。

导管的选择取决于患者的具体需求。不同的导管的长度、规格和管腔数存在差异。**泊肃叶定律**限定了可以通过导管的流速（Q）：

$$Q = \frac{\pi P r^4}{8\eta l} \qquad \text{公式 50.1}$$

当注入的液体确定时，黏度（η）不变，流速与导管半径（r）的四次方成正比，与导管长度（l）成反比。因此，对于需要快速输注晶体或血液制品的患者，可考虑使用导引鞘管（如 Cordis），其管腔更大、长度较短，可获得更大的流速。另外，三腔导管在导管内有三个独立的管腔，因而管腔直径相对较小，会限制流速；但对于需要同时进行多种输注的患者来说，三腔导管却是一个理想的选择。表 50.1 列出了导管的常见类型及其适应证。

另一种值得关注的 CVC 为**经外周中心静脉导管（PICC）**，这是一种通过手臂上的外周静脉插入的较长的中心静脉导管，一直伸到右心房上腔静脉入口。PICC 导管通常用于长期静脉注射抗生素、化疗或全肠外营养。**隧道式透析导管（TDC）**（也称为血液透析导管）则是一种可以长期留置的用于血液透析的导管。作为一种隧道式导管，TDC 在进入静脉前先需要穿过皮下隧道。它们的置入技术较复杂，但可以降低感染风险。**输液港**则是一种皮下植入的用于输注化疗药物的 CVC。这种导管需要由专业人员留置，通常可留置很长时间。本章重点介绍表 50.1 中列出的临时性 CVC，通常在床旁完成置管。

禁忌证

大多数 CVC 置入的禁忌证都是相对的，这取决于手术的紧急程度。常见的禁忌证是血小板

表 50.1 导管的常见类型及其适应证		
导管类型	**特点**	**常见适应证**
多腔导管（通常为三腔）	有多条管腔可同时输送药物／液体	输注血管活性药或其他药物，监测中心静脉压
透析导管（Vascath，Trialysis）	Vascath：两条管腔，用于暂时性血液透析 Trialysis：两条管腔用于血液透析，辅助腔可用于输注药物／液体	血液透析
鞘管／导引导管（Cordis）	长度短，单·大管腔	快速输液（如大量输血）、作为插入 Swan-Ganz 导管、经静脉起搏器和下腔静脉滤器的通路

减少症或凝血障碍。如果病情严重，可以考虑围术期输注血小板或新鲜冰冻血浆。如果存在静脉血栓、狭窄或解剖结构异常（如外伤），则应选择另一部位放置 CVC。穿刺部位皮肤感染也应考虑选择其他位置。

穿刺部位

三个常用的穿刺部位为颈内静脉、锁骨下静脉和股静脉（图 50.1）。颈内静脉通路由于其可压迫止血和较低的机械并发症的发生率，通常是首选；穿刺锁骨下静脉可能与较低的感染率有关，但气胸的发生率较高，并且在出血时相对难以压迫。由于感染并发症的发生率较高，股静脉往往是最后考虑的通路。以下讨论最常使用的颈内动脉入路。

操作（颈内静脉入路）

- 获得知情同意后，使患者处于仰卧位，

取头低脚高位（**Trendelenburg** 位）。

- 旋转患者头部，使其面朝远离导管插入位置。利用超声定位颈内静脉，常位于胸锁乳突肌的锁骨头、胸骨头和锁骨形成的三角形中。

- 用超声探头沿着颈内静脉的长轴扫描，选择离颈动脉最远的位置，以避免意外穿刺到动脉。通常来说，动脉在颈内静脉的内侧和深部走行。动脉血管壁较厚、搏动性强、不易压迫。事实上，压缩性是超声区别动脉和静脉最准确的特点，因为搏动可能从动脉辐射到邻近静脉。部分可压缩的静脉可能提示存在血栓。在穿刺的理想位置做好标记。

- 用氯己定进行局部消毒，并用无菌铺巾覆盖整个患者。

- 用利多卡因浸润麻醉皮肤和皮下组织。

- 非优势手使用超声再次显示目标血管。使用优势手以 45° 进针，边进针边回抽注射器，直到看到血液回流。一旦出现

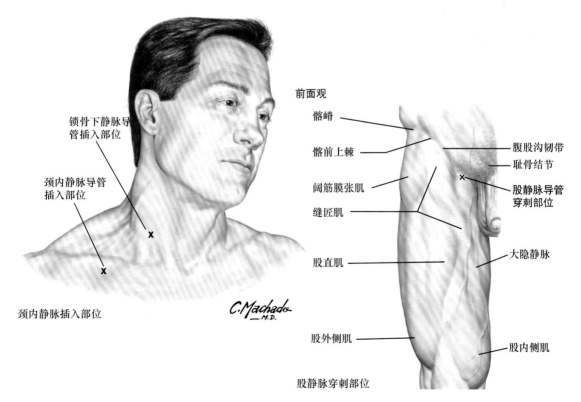

图 50.1　颈内静脉和股静脉置管的穿刺部位

血液回流，放下超声探头并固定穿刺针，压低针头的角度，直到几乎与血管平行，同时继续缩回注射器，确保持续的血液流动。

- 断开与针头连接的注射器，确保针头保持固定以免离开静脉。将**导丝**送入穿刺针，朝向同侧乳头方向。值得注意的是，必须始终用一只手握住导丝，以防止整个导丝滑入静脉。心电监护仪上出现心律失常则表明导丝送入过远、尖端已在右心房或右心室内，稍微回撤导丝时心律失常通常就会消失。

- 置入导丝后，拔出穿刺针。使用超声来确认导丝在静脉中的位置。如果可即时行血气分析，注射器中血液的氧饱和度也可以用来确认血液是静脉血。血气分析结果判读需要始终结合临床，因为严重的心力衰竭或败血症时会使结果容易混淆。

- 确定导丝位置后，用手术刀沿静脉路径在皮肤上做一个小切口。这个切口有助于扩张鞘的插入。将**扩张鞘**沿导丝送入，扩张 1 ~ 2 cm 深。扩张鞘是为了扩张皮下组织，使 CVC 更容易通过，因此不必完全插入扩张鞘。

- 完成皮下组织扩张后，沿导丝撤回扩张鞘，并将中心静脉导管沿导丝送至所需深度（通常约 15 cm，取决于患者的体型和具体的插入位置 / 所在侧）。取下导丝，使用无菌盐水冲洗，确保导管的所有管腔回抽和冲水顺利。在插入导丝之前冲洗每个管腔有助于尽量减少**空气栓塞**的风险。缝合或固定导管以防止移位。用浸有氯己定的敷料覆盖穿刺部位。

- 进行胸部 X 线检查，确认导管位置正确并除外气胸。

并发症

近年来，随着超声引导的应用，机械性并发症的发生率有所下降。一些常见的机械性并发症包括出血、气胸、意外的动脉穿刺、导管错位、心律失常和空气栓塞。长期并发症包括**导管相关血流感染**（central line-associated bloodstream infection，CLABSI）和静脉血栓形成。

放置 CVC 后，如果出现缺氧或低血压，应考虑气胸。如果患者血流动力学稳定，可完善胸片或 CT（详见第 39 章）。如果气胸很小，只需要支持性治疗，对于较大的气胸，则可能需要置入猪尾导管或胸腔引流管。一旦出现血流动力学崩溃，特别是在更容易发展为张力性气胸的机械通气的患者中，则可能需要立即进行针头穿刺减压。空气栓塞也可表现为缺氧和低血压。如果怀疑空气栓塞，将患者置于左侧卧位和头低脚高位，以防止空气栓子从右心进入肺动脉。

如果穿刺到动脉，应立即拔出穿刺针，并在穿刺部位直接按压，以免发生严重并发症。然而，未识别的动脉扩张和置管可能导致危及生命的出血，可能需要手术治疗。这种并发症很少见，通过在扩张 / 插管前用超声观察导丝在静脉的位置和测量抽出的血液中的氧饱和度可以帮助避免。

如前所述，CVC 的晚发并发症包括 CLABSI 和静脉血栓形成。CLABSI 发生的最常见机制是导管被皮肤菌群定植，菌群通常来自患者皮肤，偶尔也来自医护人员的手（图 50.2）。CVC 也可作为其他部位导致的菌血症的定植点。通过在留置 CVC 期间使用全屏障保护，每次进行导管操作时进行适当的手卫生，并且在一旦不再有临床需求时尽快拔除导管，可以将 CLABSI 发生率降至最低。静脉血栓形成可能是由于 CVC 导致的血管内皮损伤引起的。其症状可轻至轻微局部水肿，重至肺栓塞。治疗包括拔除导管，有症状的话需要可能的抗凝治疗。

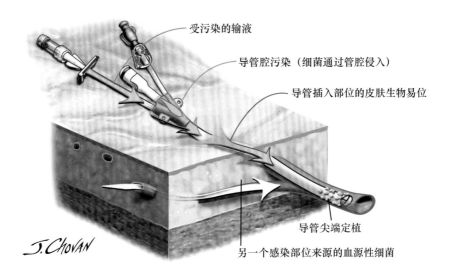

受污染的输液

导管腔污染（细菌通过管腔侵入）

导管插入部位的皮肤生物易位

导管尖端定植

另一个感染部位来源的血源性细菌

图 50.2　导管相关血流感染的发展

第51章

腰椎穿刺

CHRISTOPHER BENTLEY TRANER 著

李 凡 译；袁 云 校

概述

自从 1894 年 Heinrich Quincke 将腰椎穿刺术（lumbar puncture，LP）首次应用于临床实践后，该项技术已经成为了一项标准的临床操作技术。通过经典的腰椎穿刺术可以获得少量的**脑脊液**（cerebralspinal fluid，CSF）标本用于检测分析。腰椎穿刺术是每一位医学生都应该掌握的基本技能和诊断工具，了解相关的解剖结构、并发症、操作步骤和术后实验室结果的判读是保证安全完成腰椎穿刺操作的基础。

适应证

脑脊液为临床医生提供了一个可以窥探大脑及中枢神经系统生理学的透镜。这种缺少溶质且通常无菌的液体相当于包绕着中枢神经系统的一层缓冲垫。然而，病理状态下，脑脊液成分可以出现明显的变化，帮助临床医生辨别潜在的病理改变。因此，腰椎穿刺术的主要适应证是评价当前脑脊液的主要成分以协助诊断和治疗。诊断性腰椎穿刺术在临床实践中的适应证可分为六大类：感染、炎症、肿瘤、神经系统变性疾病、脑积水和出血性脑卒中。

对于临床上表现为高热、精神状态改变、颈强直和剧烈头痛等一系列症状的患者应当考虑**脑膜脑炎**的可能。无论对于感染性疾病（包括细菌、病毒、真菌和寄生虫感染）还是非感染性疾病（包括出血性脑卒中、炎症和癌性脑膜炎），早期腰椎穿刺都可以缩短诊断时间，并且提供对于鉴别诊断中支持或排除其他诊断有价值的重要

信息（详见第 113 章）。

表现为中枢神经系统炎症和自身免疫性疾病也是腰椎穿刺的指征，目的在于排除感染性病因，缩小诊断范围。这类疾病在临床上比较常见，包括多发性硬化以及相关的炎症性疾病［如**急性播散性脑脊髓炎**（ADEM）和**视神经脊髓炎**（NMO）］、结节病、血管炎（包括原发性中枢神经系统血管炎以及系统性血管炎累及中枢神经系统）和药物所致疾病。当遇到上述情况时，如果临床上高度怀疑相关疾病，腰椎穿刺通常可以提供相应的辅助检查证据。

恶性肿瘤对中枢神经系统会产生深远且具有毁灭性的影响。在怀疑罹患肿瘤的患者中，腰椎穿刺可以证实中枢神经系统受累。当怀疑**中枢神经系统淋巴瘤**或**肿瘤软脑膜转移**时，脑脊液细胞学检查尤其有用。在极罕见的情况下，多发性骨髓瘤患者中可以发现脑脊液单克隆丙种球蛋白病。在越来越多的副肿瘤性和非副肿瘤性自身抗体介导性疾病患者中，已证实可能存在脑脊液中自身抗体阳性而血清中抗体阴性的情况。

腰椎穿刺也可以应用于其他一些与急性或慢性脑部感染或炎症无关的疾病。神经系统变性疾病已经越来越多地被认识到可以在患者脑脊液中发现生物学标志物的异常。阿尔茨海默病和**克-雅病**可以通过检测相关蛋白质的异常，作为特异性生物学标志物为诊断提供证据。上述评估涉及一些特殊处置，建议在神经科专科医师的指导下进行。对于临床高度怀疑但是没有 CT 支持证据的**蛛网膜下腔出血**（acute subarachnoid hemorrhage，SAH）患者，需要进一步完善腰椎穿刺以排除一小部分 CT 阴性的蛛网膜下腔出血。

腰椎穿刺可应用于多种疾病的诊断和治疗。很多中枢神经系统疾病以脑脊液分泌增多或者清除率减低为特征，并因为颅内压升高（ICP）[**特发性颅内压增高症（IIH）**]或脑室顺应性异常[**正常压力脑积水（NPH）**]而引起症状。罹患这些疾病的患者可以通过腰椎穿刺来减轻症状。腰椎穿刺可以作为与脑脊液分泌增多相关的其他疾病包括隐球菌性脑膜炎或（不太常见的）神经系统结节病等的治疗手段。

并发症

由精通理论且操作娴熟的临床医师进行腰椎穿刺操作，风险非常低。腰椎穿刺最严重的并发症是脑疝，为了避免脑疝的发生，在穿刺前必须评估患者是否存在颅内压升高的征象，包括**视盘水肿**、严重头痛、意识水平下降和呕吐等。对于某些颅内病变的患者，如果从腰部放出脑脊液，会引起脑脊液总量及脑组织解剖位置的急剧改变，严重的神经系统合并症甚至死亡风险就可能随之而来。尽管如此，腰椎穿刺仍然有可能应用于上述患者，但是需要在神经科专科医师的指导下进行。

对于未经完善头颅 CT 检查的怀疑存在颅内压升高、新出现的癫痫发作或新的局灶神经功能缺损的患者，不应进行腰椎穿刺。对于血小板减少或凝血功能障碍以及使用抗凝治疗的患者要特别小心，因为他们有更高的出现硬膜外或硬膜下血肿的风险。除此以外的穿刺出血风险很小，可以通过避免在上述情况下进行穿刺操作来降低风险的发生。对于特殊情况下的操作及其界定可参阅相关的专业指南。

腰椎穿刺最常见的并发症是术后头痛，典型表现为穿刺操作后出现双侧头痛，虽然通常为自限性，但是症状可能会持续数日。继发于硬膜穿刺的术后持续性脑脊液漏被认为是这种并发症的原因。头痛通常是体位性的，通过平卧休息、补液和止痛药物治疗后一般在几天内自发缓解。很少需要**血贴片**治疗，通常在麻醉师指导下进行。

在穿刺过程中，患者反映出现一过性（时长数秒）的短暂刺痛感的情况并不少见，可能与穿刺针行进过程中神经根被触碰或推移有关。神经根被穿刺针损伤的可能性是存在的，临床上表现为腿部力弱或疼痛。遇到这种情况，应该立刻撤出穿刺针并且重新定位以避免神经长期损伤。

腰椎穿刺的其他并发症还包括局部麻醉作用消失后穿刺部位疼痛。如果严格执行无菌操作，穿刺部位感染和穿刺术后医源性感染（如脑膜炎）是极其罕见的。对于穿刺部位表面的皮肤感染或怀疑硬膜外或脊髓脓肿的患者不宜进行腰椎穿刺操作。

操作

经典的腰椎穿刺要求严格的无菌操作和使用最基本的工具，包括带针芯的腰椎穿刺针、收集管、无菌铺巾和手套、用于皮肤消毒的氯己定（洗必泰）或碘剂、利多卡因和麻醉针（图 51.1）。

每一位接受腰椎穿刺的患者都应该摆放正确的体位，可以侧卧（建议首选，特别是需要进行颅内压测量时），也可以坐在操作台边。无论选择何种体位，患者都应该鼓励患者像胎儿那样，让膝盖尽量靠近前胸以尽可能地打开棘间区。选择坐位的患者可以扶住配偶或倚靠在桌子上。

大多数患者的脊髓末端位于 L1/L2 椎骨水平，因此选择 L3/L4 和 L4/L5 棘间区作为穿刺点是安全的，不会带来脊髓损伤的风险。医生可以通过触诊双侧髂嵴作为典型标识来确定 L3/L4 棘突间隙在正中线上的位置。医生可以选取此处或椎骨下方的某一点作为合适的穿刺点。对于肥胖患者，触诊可能比较困难，采用 CT 或超声引导都有助于识别解剖标志。

标记好穿刺点并完成消毒准备后，可按照以下步骤进行：

- 首先皮下注射利多卡因，沿着穿刺通路将麻药注入深层组织。大多数药箱提供的麻醉注射器针头一般不可能穿刺到脊髓，但是在每次注射麻药前都应该先回抽以确保利多卡因不会被注入静脉。
- 如果可能，应尽量使用 22 号或更小型号

1. 患者取侧卧位，屈腿屈颈。

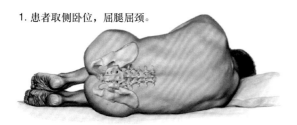

2. 触诊L3与L4的间隙，在患者体表做标记。

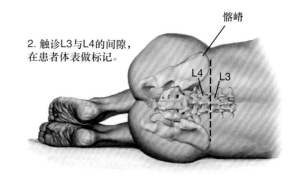

髂嵴

L4　L3

3-6. 在后续步骤中需要使用无菌手套。穿刺部位消毒。以穿刺点为中心向四周沿环形轨迹消毒。铺无菌洞巾，形成无菌操作区。在无菌区进行麻醉操作。

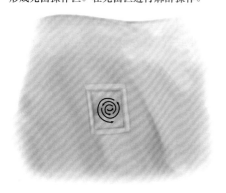

7. 用示指固定穿刺针的方向，保持与床面平行。

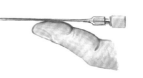

8. 将穿刺针缓慢刺入皮下组织，然后保持角度稍微朝上向脐部倾斜。

针芯

穿刺针

9. 继续进针直至刺透硬脊膜，可有突破感。

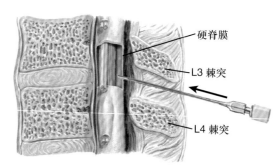

硬脊膜

L3 棘突

L4 棘突

10-11. 穿出脑脊液时，拔出针芯以便留取标本。可逐渐拔出针芯观察有无脑脊液流出。如果没有脑脊液流出，重新放入针芯，移动穿刺针的位置后再次观察有无脑脊液流出。重复上述操作直到有脑脊液流出为止。

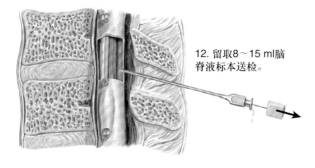

12. 留取8～15 ml脑脊液标本送检。

13-14. 留取标本后，放回针芯，拔出穿刺针。覆盖无菌敷料。

图 51.1　腰椎穿刺操作

的非创伤性穿刺针（Sprotte）。如果没有非创伤性穿刺针，应该使用带有针芯的切割针（Quincke），进针时应该垂直于黄韧带纵向带。即针头斜面在患者侧卧位时应朝上，在患者坐位时应朝向侧方。针尖应该指向脐部，大致呈15°。穿刺针依次穿透皮肤、皮下组织、棘间韧带、黄韧带，最后到达硬脊膜。通常情况下，医生在操作过程中穿过黄韧带和硬脊膜时会有突破感。

- 当针头向前推进后，取下针芯检查有无脑脊液流出。如果没有看到脑脊液，应该将患者的体位和穿刺针的方向重新摆正并调整，然后按照新规划的穿刺路线进针或退针，直到进入蛛网膜下腔。

- 看到脑脊液流出时，使用压力计测量初压（仅限于卧位时）。不建议坐位穿刺的患者在穿刺针到达蛛网膜下腔后将体位改变成侧卧位，反之亦然，其目的在于避免针尖在椎管内移动造成损伤的风险及对无菌区域的污染。

- 完成测压后，留取脑脊液送检。通常情况下收集 4 管脑脊液标本，每管 2～3 ml。虽然可能需要送检的项目很多，但是至少第 1 管和第 4 管（按照留取标本的顺序）的脑脊液标本应该送检细胞计数，用以鉴别腰椎穿刺损伤和蛛网膜下腔出血。

- 留取标本后，重新置入针芯，然后将穿刺针整体拔出。拔出穿刺针后，压住穿刺部位，覆盖绷带辅料。尽管要求患者至少卧床休息 1 小时被认为已经过时，还是应该限制患者的剧烈活动；Valsalva 动作可能对预防穿刺术后头痛有帮助。

术后检验

　　大部分腰椎穿刺术是以明确病因诊断为目的的，因此选择正确的脑脊液检测项目至关重要。每一位患者的脑脊液检查都应送检的项目包括：葡萄糖和蛋白质水平、细胞计数（细胞学）、革兰氏染色与细菌培养。值得注意的是，脑脊液的葡萄糖水平是随血糖水平变化的，因此医生应该注意测量同期的指尖血糖，以便正确解读脑脊液葡萄糖的结果。对于疑似感染的患者，可以选适当的培养基，包括真菌和抗酸杆菌培养等，其他的检测方法还包括病毒聚合酶链反应（PCR）检测、病毒抗体筛查和病原体抗原检测。炎症性疾病的检测不仅包括脑脊液细胞计数，还包括免疫球蛋白电泳、炎症细胞的流式细胞分析或特异性抗体检测（例如针对肉芽肿性多血管炎的 c-ANCA 或 PR3-ANCA 抗体检测）。如果病因学涉及肿瘤或副肿瘤性疾病，可以送检副肿瘤综合征特异性抗体，送至病理学实验室进行脑脊液细胞学检测有助于寻找可能的恶性肿瘤细胞。越来越多的针对神经系统变性疾病的脑脊液生物学标志物检测对于认知障碍患者的诊断很有帮助。除了实验室检测手段，患者的临床表现也应该在腰椎穿刺术后进行连续评估，特别是与检查和治疗相关的内容。精明的医生应该在操作前就清楚需要做哪些检查项目。

第52章

胸腔穿刺

NEELIMA NAVULURI · TALAL DAHHAN　著

唐海燕　译；张　红　校

概述

胸腔穿刺是通过针或导管抽取胸腔积液的操作，用来诊断和治疗**胸腔积液**。通过测定液体的细胞、生化和微生物学特征，将胸腔积液分为漏出液或渗出液。诊断性胸腔穿刺用于不明原因胸腔积液的患者。治疗性胸腔穿刺用于因胸腔积液引起呼吸系统症状的患者。

禁忌证

相对禁忌证包括抗凝治疗、凝血功能障碍、血小板减少的患者。对于存在这些情况的患者，在穿刺前，应根据个体情况给予输注血小板、新鲜冰冻血浆或拮抗抗凝作用的药物，最好可以使血小板计数 > 50 000 /ml、国际标准化比值（INR）< 1.5 和（或）部分凝血活酶时间（aPTT）< 30 秒。机械通气可能增加张力性气胸的风险，根据临床情况，可能是相对禁忌证。胸腔穿刺针应避免穿过皮肤感染的部位，如蜂窝织炎或带状疱疹，如果不能找到确定的安全穿刺部位，就不能进行穿刺。

操作过程

在进行胸腔穿刺前，应向患者解释操作步骤，并获得患者的知情同意。在开始操作前应暂停一下，再次确认患者、部位和要进行的操作。胸腔穿刺术是无菌操作，需要个人防护装备，包括无菌手套、隔离衣和面屏。可使用预先包装好的胸腔穿刺套件，通常包含了手术所需的大部分材料，至少包含消毒液、无菌纱布、手术洞巾、手套、注射器、针头（22 ～ 25 号）和用于穿刺点局部麻醉的局麻药，常用 1% ～ 2% 的利多卡因。诊断性胸腔穿刺术需要 18 号针头，带有导管，连接大注射器，以及无菌敷料和标本采样管。治疗性胸腔穿刺术也需要一根可连接导管的穿刺针、三通阀、高压引流管和引流瓶或无菌引流袋；后者首选，以避免快速引流液体和监测并发症。

患者应坐在床边，在他们的面前放一个床头柜，他们可以俯身向前靠在床头柜上。如果患者不能坐起来，虽然技术上比较困难，也可以采用斜倚位或仰卧位进行操作。

穿刺点最好采用超声定位。超声显示皮肤和皮下组织为多层软组织回声，胸膜为线状高回声。胸腔积液表现为无回声空间（即位于胸壁、膈肌和肺表面之间的无点彩黑色区域）（图52.1）。在呼吸过程中，可以看到液体运动或渗液形状的变化。还可以看到积液内的分隔和碎片。如果没有超声，可以根据物诊确定位置，包括呼吸音减弱或消失、叩诊浊音、触觉语颤减弱或消失。

选择并标记穿刺点后，穿刺步骤如下（图52.2）：

- 应用记号笔标记或留取压迹标记肋间穿刺部位。利多卡因麻醉肋间隙下方、下一肋骨上缘的表皮，利多卡因以小角度皮内注射，形成皮丘。神经血管束沿着每根肋骨的下缘走行，所以应该小心避免这个区域。在形成皮丘后，调整针头使其垂直于皮肤，并通过皮丘进入真皮。

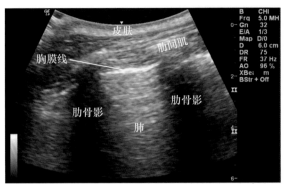

左下肺和肋骨。肋骨影的形成是因为肋骨阻断了超声波

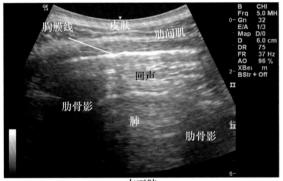

左下肺

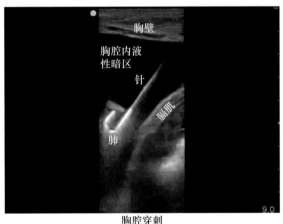

胸腔穿刺

图 52.1 超声在胸腔穿刺中的应用

沿穿刺路径进针，间断在负压下进针，检查血管，注射麻醉剂。

- 一旦抽出胸腔积液，就不要再继续推进针头。应在神经分布密集的壁胸膜周围区域注射更多的利多卡因以减少不适。注意针的穿刺深度，以指导后续的操作。
- 通道被麻醉后，用手术刀或大口径的针在皮肤上刺一个小洞。这样可以使胸腔

穿刺导管更容易进入。

- 将带导管的大口径针头连接到注射器上，在负压下沿着麻醉的穿刺路径前进。一旦抽出胸腔积液，断开注射器，送入导管。导管就位后，拔出针头。导管中心应用戴手套的手指盖住，以防止空气进入，使用带或不带旋塞的注射器连接导管。抽出约 50 ml 液体用于诊断。
- 如果进行治疗性胸腔穿刺，需要使用旋塞开关。一旦注射器充满了 50 ml 液体，关闭通向患者的旋塞。将三通的旋塞端口连接通向引流瓶的引流管，或与推 / 拉注射器和单向阀相连的引流袋。当准备抽出更多胸腔积液时，打开患者和引流系统间的旋塞。建议一次抽取的液体量不超过 1500 ml。咳嗽是肺复张的常见症状，也是预料之中的。停止抽液的指征是持续不缓解的咳嗽或出现明显的胸痛。
- 一旦获得足够的标本，指导患者在呼气末时屏气，同时拔除导管。如果是机械通气的患者，在呼气相拔除导管。用封闭敷料覆盖手术部位。手术后常常需要摄胸片评估并发症。

并发症

常见并发症包括穿刺部位疼痛、咳嗽和局部感染。**气胸**很少见，但确实会发生。如果在穿刺过程中任一时间点吸入空气，或需要多针穿刺，或患者病情危重或使用机械通气，术后应该摄胸片。如果患者有胸痛、呼吸困难或低氧血症，也应该摄胸片（详见第 39 章）。复张性肺水肿是另一种罕见并发症，可能发生在术后 24 小时内，以支持治疗为主。罕见并发症包括血胸、腹腔脏器损伤和空气栓塞。

诊断检测

胸腔积液至少需要送检蛋白和乳酸脱氢酶（LDH）水平。血清蛋白和乳酸脱氢酶水平应在

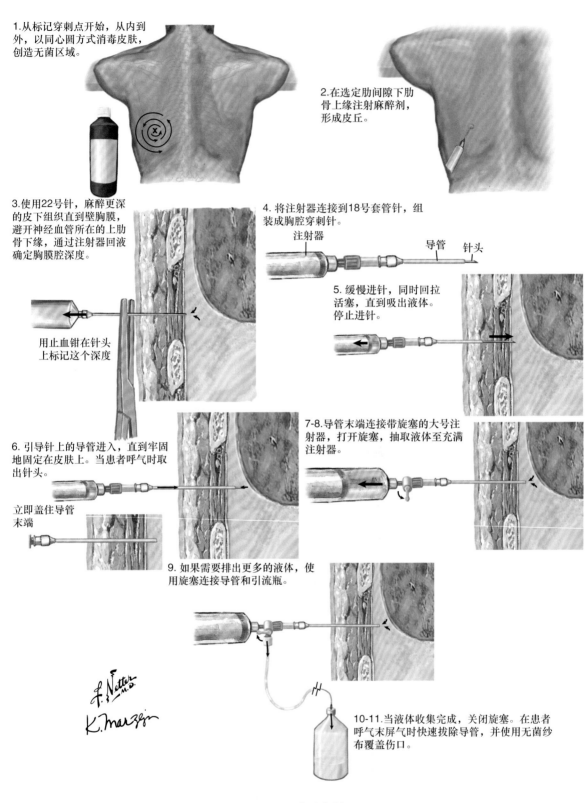

1.从标记穿刺点开始，从内到外，以同心圆方式消毒皮肤，创造无菌区域。

2.在选定肋间隙下肋骨上缘注射麻醉剂，形成皮丘。

3.使用22号针，麻醉更深的皮下组织直到壁胸膜，避开神经血管所在的上肋骨下缘，通过注射器回液确定胸膜腔深度。

用止血钳在针头上标记这个深度

4.将注射器连接到18号套管针，组装成胸腔穿刺针。

注射器　　　　导管　针头

5.缓慢进针，同时回拉活塞，直到吸出液体。停止进针。

6.引导针上的导管进入，直到牢固地固定在皮肤上。当患者呼气时取出针头。

立即盖住导管末端

7-8.导管末端连接带旋塞的大号注射器，打开旋塞，抽取液体至充满注射器。

9.如果需要排出更多的液体，使用旋塞连接导管和引流瓶。

10-11.当液体收集完成，关闭旋塞。在患者呼气末屏气时快速拔除导管，并使用无菌纱布覆盖伤口。

图 52.2 胸腔穿刺

大致相同的时间获得，保证可以进行 **Light** 标准评估。患者的胸腔积液符合以下一条及以上标准，诊断为渗出液：

- 胸腔积液 / 血清蛋白比值 > 0.5
- 胸腔积液 / 血清 LDH 比值 > 0.6
- 胸腔积液 LDH 超过血清 LDH 正常值上限的 2/3（三条中最有价值的标准）

Light 标准具有 98% 的敏感性和 83% 的特异性，值得注意的是，可能会将 25% 的漏出液误诊为渗出液。

渗出液提示胸膜受累，常见疾病包括恶性肿瘤、感染（包括细菌性肺炎、结核和真菌感染）、创伤、胰腺炎、肺栓塞、尿毒症或结缔组织 / 自身免疫疾病［系统性红斑狼疮（SLE）、类风湿关节炎］。

更多的检查包括：葡萄糖、pH、细胞计数、革兰氏染色、细菌和真菌培养、抗酸染色、淀粉酶（胰腺病因性积液）、腺苷脱氨酶（ADA；在结核性胸腔积液中升高）、细胞学检查（表52.1）。特别是疑似渗出液时，应当送检。

表 52.1 胸腔积液分析中渗出液的特征	
渗出液的原因	**胸腔积液分析**
脓胸	脓性液体，胸腔积液培养阳性
恶性	细胞学阳性；可能为血性液体
结核	ADA > 70；< 40 除外结核 涂片找抗酸杆菌阳性率：0% ~ 10% 抗酸杆菌培养阳性率：11% ~ 50% 胸膜活检抗酸染色阳性率：约 70%
胰腺炎	胸腔积液淀粉酶升高
乳糜胸	三酰甘油 > 110 mg/dl
尿胸	胸腔积液 / 血清肌酐 > 1.0
间皮瘤	纤维蛋白 3：血清和（或）胸腔积液中升高 骨桥蛋白：血清中可能升高
血胸	胸腔积液 / 血细胞比容 > 0.5

漏出液是由于静水压增加或胶体渗透压下降导致，通常不涉及胸膜表面的病理变化。漏出液的常见病因包括心力衰竭、肝硬化、严重甲状腺功能减退和肾病综合征。

第53章

腹腔穿刺术

MONIKA LASZKOWSKA　著

葛超毅　译；帅晓玮　校

概述

腹腔穿刺术是指用穿刺针刺入腹腔并采样**腹水**用于诊断和治疗的过程。诊断性腹腔穿刺术是指从腹腔抽取少量液体进行检测，从而鉴别腹水的病因并尽早发现可能危及生命的并发症，如**自发性细菌性腹膜炎**（spontaneous bacterial peritonitis，SBP）。它的适应证主要包括新发腹水，复发性腹水，腹水合并感染症状如发热、腹痛，出现可能由腹腔感染引发失代偿期肝病并发症（包括肝性脑病、高胆红素血症或肾衰竭）。治疗性腹腔穿刺术主要通过引流大量腹水来改善患者因严重腹胀产生的腹痛、腹部不适、呼吸困难及行动不便等一系列症状。

并发症

腹腔穿刺术常见的并发症包括感染、出血，遵守无菌操作原则能够降低相应风险。大量放腹水的患者，由于体液从血管内转移到血管外，并在放腹水后重新积聚到腹腔，可能会出现各种并发症。其中最危险的是**肝肾综合征**（hepatorenal syndrome，HRS），这种并发症具有较高的死亡率。为了预防该并发症的发生，对于一次放腹水超过 5000 ml 的患者需要输注**白蛋白**支持（每放 1000 ml 腹水补充 6 ～ 8 g 白蛋白）。

其他并发症相对少见，通常与操作导致的机械性损伤有关，包括持续性腹水渗漏、血肿或出血（如损伤**腹壁下动脉**）、腹腔内脏器损伤。

虽然许多腹水患者存在国际标准化比值（international normalized ratio，INR）升高和血小板减少，但这并不是腹腔穿刺术的绝对禁忌，在大多数情况下行腹腔穿刺的获益要大于风险。如果仍非常担心出血等风险，可以在操作时输注血小板和（或）新鲜冰冻血浆。但根据统计，只有小于 1% 的患者术后出现需要输血的并发症，因此通常应避免术前预防性输血。有弥散性血管内凝血或原发性纤维蛋白溶解症的患者不应行腹腔穿刺。

在选择进针部位时，应当避开血管、腹壁血肿、感染部位皮肤或手术瘢痕。肝脾大、肠梗阻、腹腔粘连或膀胱膨隆的患者，术中器官损伤风险相对较高，进针应更为谨慎，必要时可考虑使用超声引导识别异常结构并调整操作部位，以避免潜在风险。

操作过程

与其他操作一样，在开始前应当告知患者或者其委托人操作的风险，如出血、感染、腹腔脏器损伤等，签署知情同意书；之后准备好所需物品，放置于患者床旁。许多医疗机构都有专门的穿刺工具包，里面包括可调整长度的针头和钝导管，这些器材能够降低脏器损伤的风险。如果没有这样的工具包，为使操作更容易进行，应设法获取类似的器材。

准备好物品后，患者取仰卧位，可以选择三个部位进针，分别为脐中线以下正中、脐中线左下或右下象限。在脐中线通路中，理想的位置是脐下 2 cm，因为腹白线没有大血管，可以最大限度地降低出血等并发症的风险。或者可以从右下象限或左下象限进针，此处腹壁较薄且腹水囊较深。如果使用这种方法，应先触诊髂前上棘，然后触诊该部位的内侧 2～4 cm 和头侧 2～4 cm。确保所选部位于腹直肌鞘的外侧，避免损伤腹壁下动脉。为了使腹直肌鞘更容易被识别，可以让患者收紧腹部肌肉或咳嗽。一旦患者就位，使用床旁超声检查确认是否存在安全的腹水囊，该腹水囊不应含有会使患者面临穿孔风险的肠袢或粘连（图 53.1）。在确定后标记穿刺点。

定位穿刺点后，应佩戴无菌个人防护设备，包括无菌手术服、手套和带防护罩的面罩。标记部位的皮肤应使用消毒剂（如氯己定或碘溶液）彻底清洁，然后盖上无菌布单。当患者和操作者做好准备时，继续以下步骤（图 53.2）：

- 使用 5～10 ml 1% 或 2% 的利多卡因麻醉进针部位的皮肤组织。用小针头在皮下注射少量利多卡因形成皮丘。几秒钟后，将针头垂直于皮肤，按预定的穿刺路线进针。

- 在针头缓慢推进时，轻轻回抽注射器活塞以确保针头不在血管中，如果没有回血，注射少量利多卡因，然后在负压下继续推进针头。重复此过程直到腹水在负压下流入注射器。到达腹腔后，再注入约 3 ml 利多卡因麻醉腹腔后撤出针头。

- 沿进针通路麻醉后，使用手术刀或大口径针在皮肤上做一个小孔，使穿刺导管更容易通过。

- 将带导管的穿刺针从穿刺点沿麻醉时的通路缓缓进针，同时对连接的注射器的活塞施加负压。进针时应遵循角度进针的方法（针尖与皮肤组织呈 45° 进针）或 Z 形进针的方法（在进针前牵拉进针部位皮肤）。这两种方法的目的在于最大限度减少手术后腹水渗漏。

- 当针头进入腹腔时会有落空感，腹水会充满注射器。随后固定导管并小心地撤出针头。大容量注射器可用于收集诊断用腹水标本。如果穿刺后需要大量放腹水，可以将导管经管路延长连接至吸引装置上，吸引装置可以是真空容器或壁

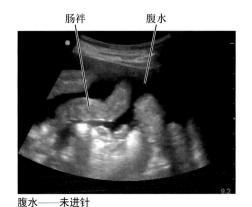

腹水——未进针

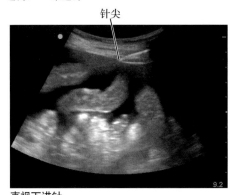

直视下进针

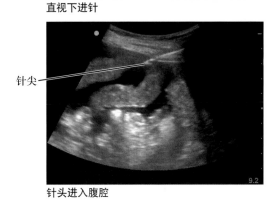

针头进入腹腔

图 53.1　超声引导下腹腔穿刺

式吸引器等。

- 密切监测抽出的液体量，一旦达到目标容量，取出导管并使用无菌敷料覆盖伤口。

诊断性检测

留取的腹水应尽快送检。常用检查项目包括细胞计数、革兰氏染色和培养、细胞学以及蛋白和葡萄糖浓度。有关腹水检查结果解读的更多信息，请参见第 25 章。

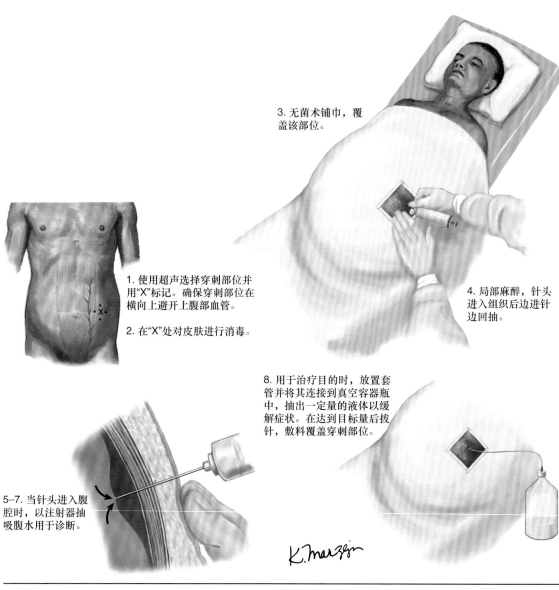

3. 无菌术铺巾，覆盖该部位。

1. 使用超声选择穿刺部位并用"X"标记。确保穿刺部位在横向上避开上腹部血管。

2. 在"X"处对皮肤进行消毒。

4. 局部麻醉，针头进入组织后边进针边回抽。

8. 用于治疗目的时，放置套管并将其连接到真空容器瓶中，抽出一定量的液体以缓解症状。在达到目标量后拔针，敷料覆盖穿刺部位。

5–7. 当针头进入腹腔时，以注射器抽吸腹水用于诊断。

K. Marzgin

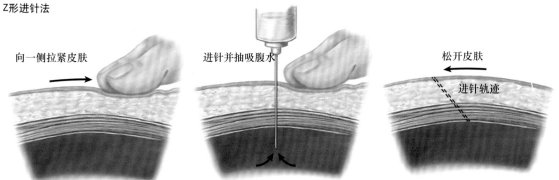

Z形进针法

向一侧拉紧皮肤

进针并抽吸腹水

松开皮肤

进针轨迹

图 53.2　腹腔穿刺术

第 54 章

肾替代治疗

ANTHONY VALERI　著

杨宏宇　译；刘　莉　校

概述

肾替代治疗（renal replacement therapy，RRT）用于治疗严重急性肾损伤（acute kidney injury，AKI）或终末期肾病（end-stage renal disease，ESKD）。它的适应证可以通过 A-E-I-O-U 来帮助记忆：

- A（acid）：纠正由于蛋白质代谢积累的有机酸而导致的酸碱异常。
- E（electrolyte）：纠正电解质异常，尤其是高钾血症。
- I（intoxicants）：去除某些可能对身体有害的有毒物质。
- O（volume overload）：维持容量平衡，通过超滤清除过多的水分。
- U（uremia）：清除蛋白质代谢等人体代谢产生的废物（包括含氮物质），这些物质会导致尿毒症症状。

对于慢性肾病患者，当肾小球滤过率（GFR）$< 10 \sim 15$ ml/（min·1.73 m²）时，通常需要开始肾替代治疗。在患者真正进入 ESKD 前就应当开始进行透析前准备，通常是在 GFR 为 $20 \sim 30$ ml/min 时，肾功能下降快的患者可能需要在更早的时候进行透析前准备。

任何形式的透析都是通过弥散、对流，并使用合适的透析液来实现肾替代治疗。弥散是一种被动过程，液体中的分子沿浓度梯度扩散来通过半透膜——膜的一侧是血液，另一侧是透析液。血液和透析液同时通过一个滤芯，该滤芯包含排列在长毛细管中的膜。血液和透析液以相反的方向流动，以增强弥散。透析液所含的溶质（如钾、碳酸氢盐、钙、镁、磷酸盐）的浓度接近但不完全符合生理条件，可以选择特定浓度以在整个透析过程中产生更有利于透析的浓度梯度，以纠正血液中的溶质浓度（图 54.1）。

对流是在压力梯度下，血浆中的水和部分溶质会通过半透膜，从而被超滤清除出去。当水分子在压力梯度下通过半透膜被清除时，有些溶质可随水分子一起被转运，这一转运方式被称为溶剂拖曳（solvent drag）。

就小分子（< 500 g/mol）的清除而言，弥散或对流的清除效率大致相同，而对流则能够更有效地清除较大的分子。更长的透析时间（例如，夜间血液透析或每日短时间血液透析，稍后描述）也可以有效增加较大分子量毒素（如含氮废物）的清除效率。

透析方式

目前有两种透析方式：腹膜透析和血液透析。通过对尿素这一种 ESKD 患者血液中代表性的代谢废物的清除来评估透析治疗的充分性。

腹膜透析中，透析液通过经腹壁皮肤植入腹膜腔的导管注入。肠系膜毛细血管中的血液可以通过扩散和对流的方式与透析液进行物质交换，腹膜毛细血管/结缔组织/腹膜作为半透膜。腹透液中高渗葡萄糖或不易被吸收的大分子糖类聚合物产生渗透压梯度，以驱动血浆水对流，并通过溶剂拖曳将血液中的电解质引入透析液（图 54.2）。

腹膜透析患者可以接受不同模式的腹膜透析。连续非卧床腹膜透析（CAPD）中，例如患者可以每天更换 4 次透析液，每次透析液在腹腔

适应证
•难以纠正的代谢性酸中毒 •难以纠正的电解质紊乱（如高钾血症） •可被透析清除的有毒物质所致的中毒反应（如水杨酸中毒、锂中毒） •利尿剂治疗无法纠正的高容量负荷 •尿毒症及尿毒症相关的并发症（如尿毒症脑病、尿毒症心包炎、出血） CKD患者合并： •肾小球滤过率<10～15 ml/(min·1.73 m²) •体重下降，厌食，食欲下降 •上面列出的任何肾功能受损相关的并发症

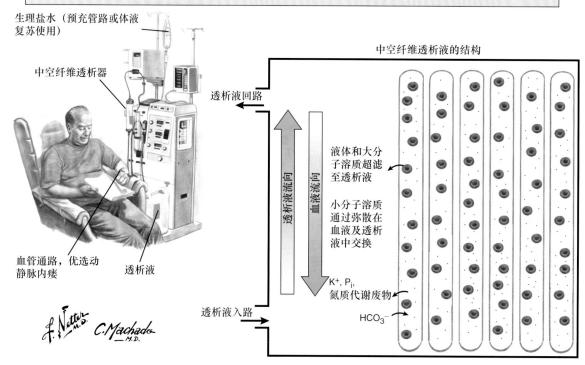

图 54.1　血液透析概览

中停留 6 小时，使得这种透析过程接近连续透析。自动腹膜透析（APD）使用循环机器将透析液泵入腹腔，例如可以使腹透液停留 2 小时，然后自动排出并更换为新的透析液。APD 通常在患者睡觉时进行。连续循环腹膜透析（CCPD）本质上是 CAPD 和 APD 的组合，在夜间使用循环仪，白天进行 1～2 次透析液交换，以实现额外的毒素清除和钠 / 水超滤。

　　血液透析是最常见的透析途径，由半透膜制成的长毛细管最终组成血液透析滤器的滤芯，血液和透析液以相反的方向流过滤器。通常这些滤器膜面积可以达到 1.5～2.2 m²，以更好地提高溶质清除率。

　　传统的间歇性血液透析治疗通常为每次

3～4 小时，每周 3 次，以充分清除小分子量的含氮废物。这种透析模式需要更高的血液流速（通常称为血泵流速）和透析液流速，以实现在短时间内高速清除毒素和多余的水分，使患者可以在两次透析之间间隔更长的时间。这对患者的耐受性具有更高的要求（如血压），因为这种短时间高速的透析模式会增加低血压等事件发生的可能。其他间歇性血液透析模式包括夜间血液透析（每次 8～10 小时，夜间进行，每周 3～6 次，血液和透析液流速可以相对减小）和每日短时间血液透析（每次 2～3 小时，白天进行，每周 5～6 次，血液和透析液流速可以相对减小）。

　　对于血流动力学不稳定的患者，例如需要血

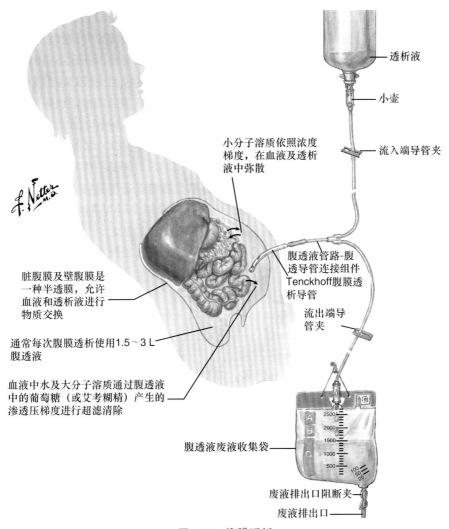

小分子溶质依照浓度梯度，在血液及透析液中弥散

透析液

小壶

流入端导管夹

腹透液管路-腹透导管连接组件Tenckhoff腹膜透析导管

流出端导管夹

脏腹膜及壁腹膜是一种半透膜，允许血液和透析液进行物质交换

通常每次腹膜透析使用1.5～3 L腹透液

血液中水及大分子溶质通过腹透液中的葡萄糖（或艾考糊精）产生的渗透压梯度进行超滤清除

腹透液废液收集袋

废液排出口阻断夹

废液排出口

图 54.2 腹膜透析

管活性药维持血压的患者，或无法耐受常规血液透析在短时间内（3～4 小时）清除大量液体的患者。**连续肾替代治疗**（CRRT）可以提供缓慢、连续的透析治疗，允许在患者在更长的时间（如24 小时）内来完成液体清除目标，在这种模式下每小时液体清除速度相对较慢。尽管 CRRT 可以很好地按照逐个小时来精确控制液体清除速率，但它需要透析导管，并且只能在医院进行。

CRRT 的三种主要形式是：

1. **连续静脉-静脉血液滤过（CVVH）**：血液通过血液滤过器，血浆中的水通过半透膜进行超滤。CVVH 使用高滤过率来实现钠、水和含氮废物的对流清除。给予生理置换液，以补充大部分钠和液体损失，以限制液体去除的净速率；通过置换量和超滤量之间的差值实现脱水目的。

2. **连续静脉-静脉血液透析（CVVHD）**：与血液透析类似，血液和透析液以逆流方式通过透析器。以弥散的方式进行水和溶质清除。

3. **连续静脉-静脉血液透析滤过（CVVHDF）**：本质上是 CVVH 和 CVVHD 的组合，同时具有弥散和对流的清除方式。

透析通路

接受腹膜透析的患者需要置入经过腹壁皮下的腹膜透析导管。由于腹膜透析经常在家中而非在专业的医疗卫生机构中进行，因此拟进行腹膜透析的患者通常需要经过系统培训，并能够理解和遵循一系列规范化的操作流程。错误的操作可能会导致感染和腹膜导管移位。

接受血液透析的患者通常会接受**动静脉瘘**（AVF）手术：在腕部将桡动脉与头臂静脉吻合，或在肘部将肱动脉与头臂静脉／贵要静脉吻合。吻合后，静脉会扩张并发展成位于皮下的高流量血管，足以进行穿刺进行血液透析。血液透析患者也可以使用**动静脉人造血管移植物**（AVG），AVG 是在动脉和静脉之间插入人造血管［如聚四氟乙烯（ePTFE）人造血管］，其也可在皮下创建高流量血管用于血液透析。AVF 和 AVG 在使用前都需要一定时间来使血管成熟（即愈合并适应透析）——通常 AVF 为 2～3 个月，AVG

为 2～3 周。体格检查时，AVF 和 AVG 表现为扩张、曲折的血管，可触及的震颤并可闻及杂音。震颤和杂音小时提示 AVF 和 AVG 发生功能障碍或血栓形成（图 54.3）。

在 CRRT 或急需血液透析的患者中，则会使用双腔中心静脉导管（放置在颈内静脉、锁骨下静脉或股静脉中），以提供透析所需的通路。其中，预期长时间使用中心静脉透析导管的患者可以接受隧道式透析导管。隧道式导管需要更复杂的放置程序，但与临时中心静脉导管相比，感染／出血并发症更少。透析用中心静脉导管不像AVF 需要等待时机成熟，可直接进行使用。

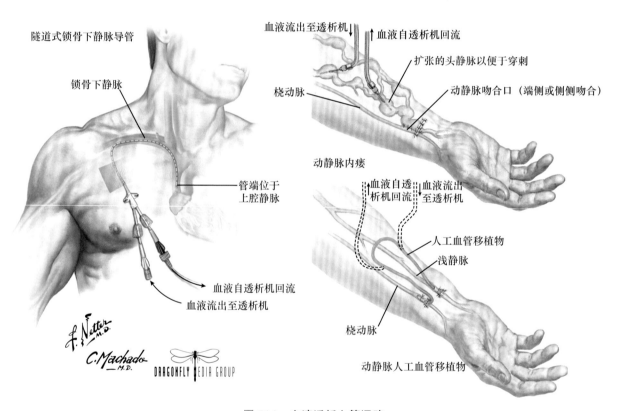

图 54.3　血液透析血管通路

第 55 章

心血管系统解剖学概述

ARMAND GOTTLIEB　著

翁浩宇　译；洪　涛　校

心脏的组织学

心脏位于心包内，心包可将心脏与纵隔的其余部分隔离开来。心包由一层厚的外层纤维层与内层的浆膜层融合而成。浆膜心包分为外面的心包壁层和覆盖心外膜的心包脏层。在这些层之间是心包腔，充满了一层薄薄的浆液，在每次收缩时润滑心脏和心包之间的滑动（图 55.1）。

心脏本身由三层组成：**心外膜、心肌和心内膜**。心外膜是一层薄薄的覆盖心脏的间皮细胞；其内含有支配心脏本身的神经和冠状动脉。最厚的一层是心肌，它是心脏的肌肉层。这一层由富含糖原和线粒体的心肌细胞组成，可为心脏的繁重工作提供燃料。与骨骼肌细胞一样，肌肉收缩是通过收缩蛋白的相互作用完成的，这些收缩蛋白排列成称为肌节的重复单位。心肌细胞也通过闰盘连接，允许离子在细胞之间移动以协调收缩。事实上，这些闰盘允许电信号通过心肌组织传播，尽管其速度比后面描述的专门的传导纤维慢。**心室**中的心肌比**心房**的厚得多，因为必须在心室中产生更大的压力才能将血液输送到全身。

心内膜覆盖心腔和所有四个瓣膜的内表面。最内层由一层薄薄的扁平内皮细胞组成。该层下方是心内膜下层，这是一层包含心脏传导系统的混合结缔组织。

心脏传导

心脏的所有肌细胞都有固有的除极频率，并且会反复地自行收缩和放松。专门的起搏细胞和传导纤维用于控制心率并确保整个心脏的同步收缩。

窦房（SA）结是一组位于右心房的起搏细胞，在心脏中具有最高的固有除极频率，因此，它能够确定其余心肌细胞的速率。电脉冲从窦房结开始，在整个心房的细胞之间传播，并通过结间束到达**房室（AV）结**。心房与心室之间电隔离，除极只能通过房室结扩散到心室。

房室结导致电传导的短暂延迟，从而使心室充满血液。在此延迟之后，除极从房室结沿着希氏（His）束向下传播，到达心室并使心室除极。这些专门的传导纤维构成了**希-浦肯野系统**，允许电信号快速传输穿过心室，从而使肌细胞在很短的时间内收缩。His 束分支成右束支和左束支，分别作用于各自的心室。左束支分裂成前分支和后分支，以确保在较大的左心室内的肌细胞同步收缩（图 55.2）。

心脏腔室

心脏由四个腔室组成：左右心房为上腔室，左右心室为下腔室。心房是相对薄壁的结构，收集血液然后收缩以充盈各自更厚、肌肉更丰富的心室。心脏的右侧收集从身体返回的缺氧血液，通过右心室将血液泵入肺部以去除二氧化碳并进行氧合。然后富含氧的血液返回心脏左侧，在那里血液被左心室强力喷射到体循环中，输送到身体组织。双侧心房和心室分别由房间隔和室间隔

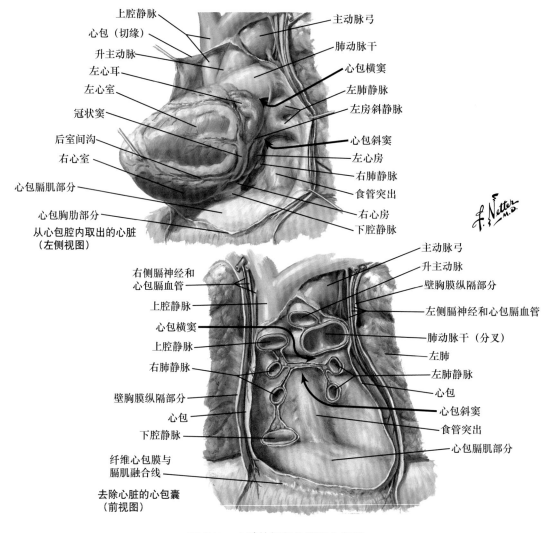

上腔静脉
心包（切缘）
升主动脉
左心耳
左心室
冠状窦
后室间沟
右心室
心包膈肌部分
心包胸肋部分
从心包腔内取出的心脏
（左侧视图）

主动脉弓
肺动脉干
心包横窦
左肺静脉
左房斜静脉
心包斜窦
左心房
右肺静脉
食管突出
右心房
下腔静脉

右侧膈神经和
心包膈血管
上腔静脉
心包横窦
上腔静脉
右肺静脉
壁胸膜纵隔部分
心包
下腔静脉
纤维心包膜与
膈肌融合线
去除心脏的心包囊
（前视图）

主动脉弓
升主动脉
壁胸膜纵隔部分
左侧膈神经和心包膈血管
肺动脉干（分叉）
左肺
左肺静脉
心包
心包斜窦
食管突出
心包膈肌部分

图 55.1　心脏的解剖位置和心包腔

隔开，防止缺氧和含氧血液混合（图 55.3）。

右心房和右心室

上腔静脉和下腔静脉携带来自身体的缺氧血液并流入右心房。然后血液通过**三尖瓣**进入右心室。右心室的内部覆盖着厚厚的肌脊，称为心肉柱。由于与左心室相比，右室室壁相对较薄，因此称为节制带的组织带加强了右心室。然后血液通过**肺动脉瓣**泵入肺动脉和肺部。

左心房和左心室

来自每个肺的两根肺静脉合并，并将血液排入左心房。含氧血液通过**二尖瓣**进入有小梁的左心室。左心室比右心室明显更厚、肌肉更发达，因为它必须产生高压才能使血液通过整个体循环。随着心室收缩，血液穿过**主动脉瓣**进入**主动脉**，分配到全身。

瓣膜

四个心脏瓣膜的存在是为了促进适当的腔室充盈和单向血流。心房通过房室瓣膜与心室分开，三尖瓣位于右侧，二尖瓣位于左侧。主动脉和肺动脉通过半月瓣与心室隔开，之所以这么称呼是因为它们的瓣尖呈半月形，右侧是肺动脉瓣，左侧是主动脉瓣。

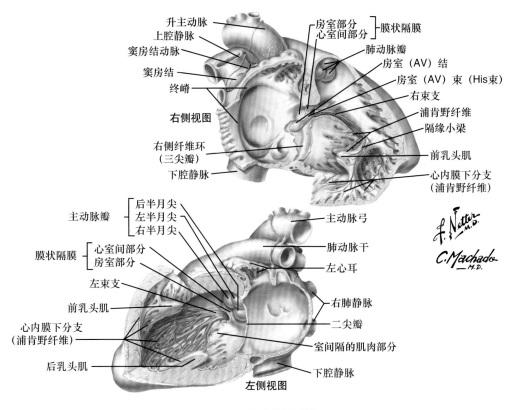

图 55.2　心脏传导系统

三尖瓣有三个小叶：前叶、后叶和隔叶。小叶通过坚韧的纤维腱索连接到三个强壮的乳头肌（前、后和隔），当血液从右心室向前泵出时，这些肌肉会收缩以防止回流。在左侧，二尖瓣有两个小叶（前叶和后叶），它们通过腱索连接到乳头肌，乳头肌收缩以防止血液从左心室回流。半月瓣不像房室瓣那样附着在肌肉结构上，而是由结缔组织的褶皱加固。

冠状动脉

冠状动脉将血液输送到心脏组织。左右冠状动脉的开口位于主动脉的最近端，左心室收缩时血液被立即泵入冠状动脉。**右冠状动脉**为心脏右侧和下心壁供血（因心脏在胸腔内的解剖位置而得名）。右冠状动脉通常供应后降支，将血液输送到心脏后壁。70% 患者的后降支起源于右冠状动脉（称为右侧优势）；10% 的患者后降支起源于**左回旋支**（左优势）；在剩下的 2% 的患者中，

它是左右均势的，由右冠状动脉和左回旋支的吻合形成。

左冠状动脉为心脏左侧和室间隔供血。左冠状动脉的起始部分是**左冠状动脉主干**。左冠状动脉主干分为两个大分支，**左前降支**为前壁和间隔壁供血，左回旋支为心脏侧壁供血。左回旋支进一步环绕至心脏后部，与右冠状动脉的分支吻合。左前降支的分支称为对角支和间隔支，左回旋支的分支称为钝缘支。来自心肌的缺氧血液进入冠状静脉，然后进入冠状窦，将血液排入右心房（图 55.4）。

血管的解剖

动脉将血液从心脏输送到远处的器官和组织。离开左心室的血液进入主动脉，这是体内最大的动脉。主动脉最初向上行进（升主动脉），然后拱起并下降（降主动脉）穿过胸部并进入腹部。三个大血管从主动脉弓分支出来，

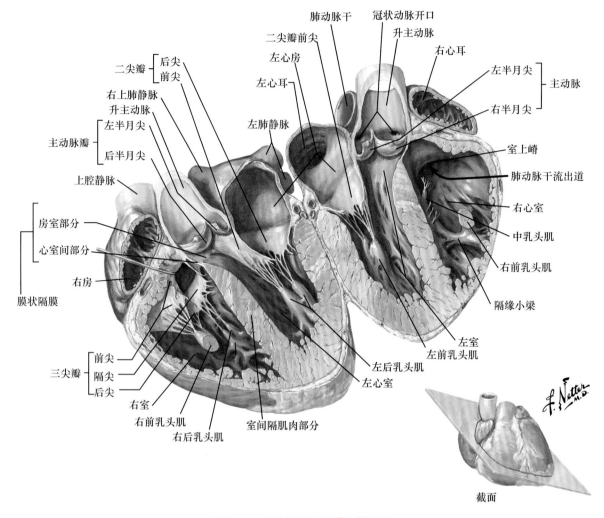

图 55.3 心脏腔室和瓣膜的截面图

为头部和上身供血——首先是头臂干，然后是左颈动脉，最后是左锁骨下动脉。头臂干，也称为无名动脉，迅速分裂形成右锁骨下动脉和右颈动脉。

动脉壁由三层组成：内膜、中膜和外膜。由于构成中膜的厚弹性膜，主动脉和其他大动脉被称为弹性动脉。这有助于维持两次心搏之间的血压。

大多数命名的身体动脉是中等大小的肌性动脉。在弹性动脉和肌性动脉中，外膜都含有神经和为血管壁细胞提供营养的小血管。肌性动脉的中层有厚厚的平滑肌，可以在需要时收缩。最小的动脉被称为小动脉，它明显更小，并且在中层只有一层薄薄的肌肉。然而，由于全身的小动脉总数很大，这些血管通过放松或收缩在调节血压方面发挥着关键作用。

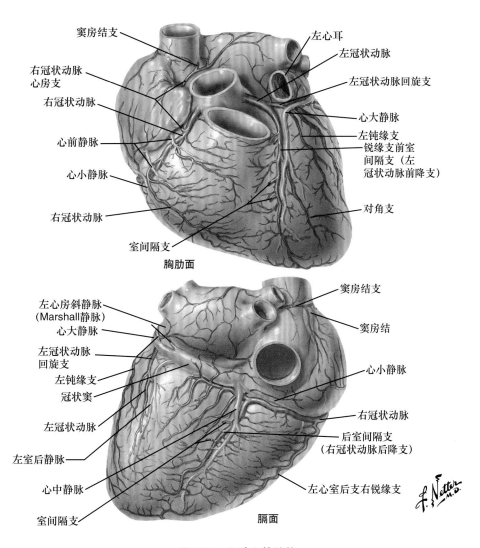

窦房结支

左心耳

左冠状动脉

右冠状动脉
心房支

左冠状动脉回旋支

右冠状动脉

心大静脉

心前静脉

左钝缘支

锐缘支前室
间隔支（左
冠状动脉前降支）

心小静脉

右冠状动脉

对角支

室间隔支

胸肋面

左心房斜静脉
（Marshall静脉）

窦房结支

心大静脉

窦房结

左冠状动脉
回旋支

左钝缘支

心小静脉

冠状窦

左冠状动脉

右冠状动脉

左室后静脉

后室间隔支
（右冠状动脉后降支）

心中静脉

室间隔支

左心室后支右锐缘支

膈面

图 55.4　心脏血管结构

第 56 章

心血管系统生理学概述

ARMAND GOTTLIEB 著

高于斯 译；洪 涛 校

概述

　　心血管系统负责将血液输送至全身各个组织。心脏就如同一个"水泵"，为血液流过全身提供动力，通过动脉将血输送至远端组织，再从静脉将血输送回心脏。通过精准地调节时间和压力，心血管系统持续地将富氧的血液运送至全身，以满足机体代谢的需求。

心动周期

　　心脏的泵血是通过一系列的电活动及机械活动完成的，这被称为**心动周期**（图 56.1）。心动周期的两个基本分期称为**舒张期**及**收缩期**。舒张期是指心室放松且心房的血流入心室，使心室充盈。收缩期指心室收缩，使血液从心脏有力地射出。

　　将血液射入主动脉和肺动脉后心室松弛，因此舒张期开始时所有心脏瓣膜处于关闭状态。心室的压力迅速下降至低于心房压力，导致二尖瓣、三尖瓣打开，使血流从心房流向心室。心室的容量和压力逐渐上升，在接近心室舒张末期时，右房及左房收缩（心房收缩期），将心房的血排空至对应的心室。

　　心房收缩期后短时间，心室本身进行收缩。心室的压力迅速超过心房，使二尖瓣及三尖瓣关闭。这个瓣膜关闭的声音便是心脏听诊时的第一心音，或称为 **S1**，代表着心室收缩期的开始。心室进入等容收缩期，在这个时间里心脏瓣膜保持关闭且心室容量无明显变化，反而导致心室压力的快速上升。一旦心室压力超过主动脉及肺动脉内的压力，主动脉瓣及肺动脉瓣打开，使血液射向体循环及肺循环。

　　每次心室收缩时左室射向主动脉的血液与心室收缩前的总容量（左室舒张末期容量）的百分比被称为**左室射血分数**（left ventricular ejection fraction，**LVEF**）。正常的 LVEF 在 55% ～ 65% 之间。在心室充分收缩将血液射入肺循环及体循环后，心室压力在等容舒张期下降，一旦心室的压力低于主动脉及肺动脉的压力，半月瓣（主动脉瓣及肺动脉瓣）关闭。这个瓣膜关闭的声音便是心脏听诊时的第二心音，或称为 **S2**。吸气会导致胸腔内压的下降，从而使静脉回右心的血量增加。这额外增加的血流会轻微延缓肺动脉瓣关闭的时间，造成所谓生理性的第二心音分裂，也就是 A2/P2。这时心脏又回到了舒张期，心动周期如此一遍遍重复。

　　在许多病理情况下，包括瓣膜或结构的缺陷，异常的血流均可在听诊时闻及额外的声音。根据额外声音的性质和出现时间，它们会被描述为心脏杂音或奔马律（详见第 22 章）。

心脏电生理

　　心脏组织的协调收缩依赖于电信号快速传导通过整个心脏，这些电信号在心动周期中控制心肌细胞的动作（图 56.2）。

　　除极从**窦房结**（sinoatrial node，**SA**）的起搏细胞开始，随后一个细胞一个细胞地传遍整个心房，引起心房收缩。当信号到达**房室结**（atrioventricular node，**AV**）时，信号被延迟以等待心房收缩和心室充盈完成。心室与心房的电信号是隔绝的，除极只能通过从房室结发出的特殊传导纤维传播到心室。经过短暂的延迟，信号沿着**希氏束**（bundle of His）以及**浦肯野纤维**

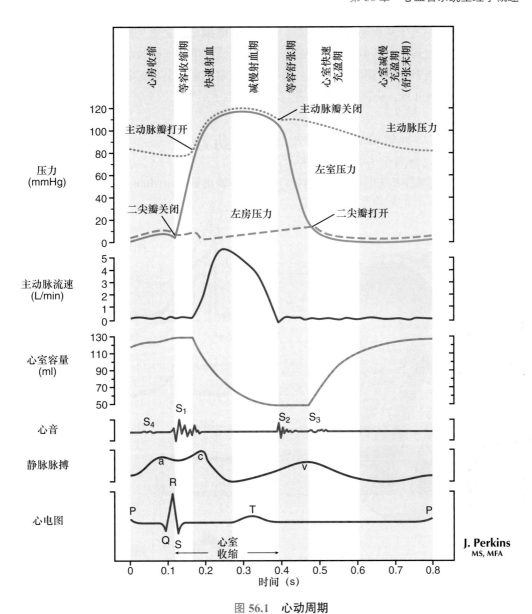

图 56.1　心动周期

（Purkinje fibers）下传到心室肌细胞。通过这些特殊的能进行快速传导的纤维，除极在很短时间内达到整个心室肌细胞，从而让心室协调地收缩，完成有效的射血工作。

这些电信号通过所谓的**动作电位（action potential）**接力传播。心肌组织是由很多束被称为**肌节（saccomeres）**的收缩蛋白组成，它们在钙的参与下产生协调的肌肉收缩。动作电位代表一系列跨心脏细胞膜的离子运动，导致钙离子从肌浆网释放及其后心肌细胞的收缩。

动作电位在细胞静息时开始。对于心肌细

胞而言，这意味着与间质环境相比，细胞内部带有 -85 mV 负电荷，或称为极化。带正电荷的离子离开细胞使细胞极化形成负电位，而带正电荷的离子进入细胞则使其除极回到电中性。以下为动作电位的五个阶段：

0 相：钠通道开放，带正电荷的钠离子进入使细胞迅速除极。

1 相：钠通道关闭，钾通道开始打开。带正电荷的钾离子离开细胞，开始复极过程。

2 相：钙通道开放，钙离子内流，在电荷上与钾离子外流平衡，形成所谓的平台期。细胞内钙离子浓度的增加促使钙离子从肌浆网释放，引起心肌细胞收缩。这个过程使心脏电激动，导致机械收缩，因而被称为兴奋-收缩耦联。

3 相：更多的钾通道开放，钾离子的外流使细胞复极至基线水平。

4 相：为静息电位，此时的细胞电位为 −85 mV。在这个时期，钠离子从细胞中泵出，钾离子被带入细胞，从而维持细胞的电化学梯度。

心电描记法是常用的评价心脏功能的方法。动作电位是单个细胞的电生理活动模型，而心电图（ECG）是整个心脏电生理活动的总和（详见第 38 章）。

血流动力学

心输出量（cardiac output，CO）和平均动

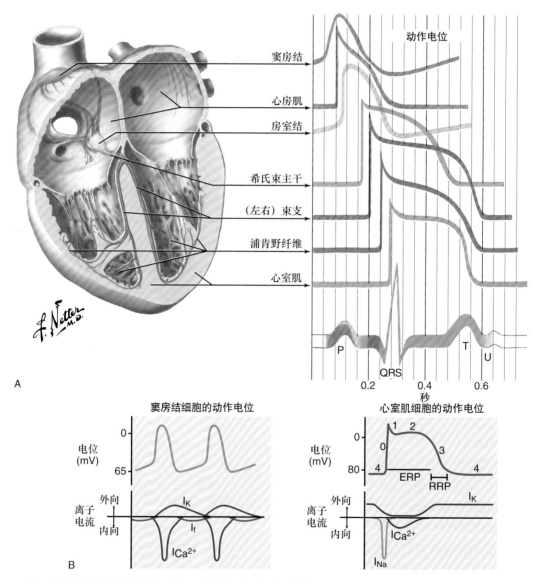

图 56.2 （A）心脏不同区域除极的时机。窦房结（SA）首先除极，随后电流在整个传导系统中传播。（B）动作电位时相。左图描述了窦房结独特的动作电位。起搏电流（funny current，I_f）是钠钾混合电流，能缓慢除极窦房结细胞，确保规律除极，从而使心脏拥有规整的节律。右图描述了钠电流、钙电流、钾电流在典型的动作电位中随着电压变化的规律。在有效不应期（effective refractory period，ERP），细胞在新的刺激下不能再次除极，但在相对不应期（relative refractory period，RRP）内，一个足够大的刺激可以触发除极

脉压（mean arterial pressure，MAP）是评价组织灌注和心血管系统功能的重要参数。

心输出量

CO 为每单位时间内心脏射血的总量。它可以由每搏量（stroke volume，SV）及心率（heart rate，HR）相乘计算得出。

$$CO = SV \times HR \qquad \text{公式 56.1}$$

心率由自主神经系统控制。交感神经系统兴奋加快心率，反之，副交感神经系统兴奋减慢心率。SV 可由左室舒张末期容积减去左室收缩末期容积相减得出。所以，SV 是心脏每个周期下射出的血量，是体现**心肌收缩力、前负荷和后负荷**的参数。

心肌收缩力衡量心肌纤维缩短的有力程度，并受儿茶酚胺和交感神经张力的调节。SV 随收缩力的增加而增加。

前负荷和后负荷是指收缩期前及收缩期后施加于心室的压力。前负荷是心室收缩前血流充盈心室的力（类似于舒张末期压力），在收缩前拉伸心肌细胞。依照 Frank-Starling 机制（图 56.3），前负荷越高，SV 则越大。

后负荷是指心室收缩射血时面对的阻力；这对于左心室就是主动脉压，对右心室就是肺动脉压。当主动脉压力较高时，心室向体循环喷射的血液相对较少，导致 SV 下降。相反地，相对较低的主动脉压使心室收缩和血液流出心室的阻力减小，从而增加 SV。

平均动脉压

心血管系统必须维持合适的 MAP 水平才能

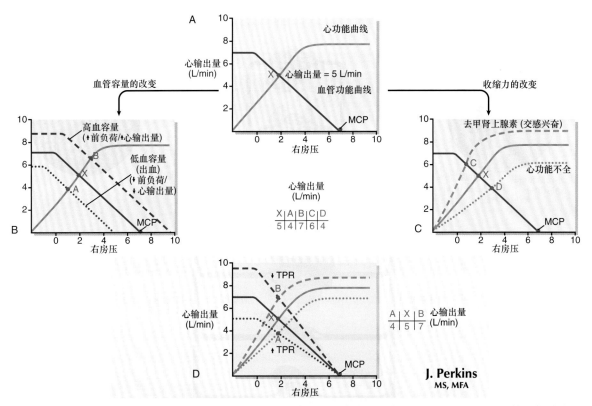

图 56.3　（**A**）Frank-Starling 机制。心输出量会随着右房压（前负荷）增加而增加。相反地，血管功能曲线显示，随着右心房压力增加，由于血液越来越难以返回心脏，心排血量减少。这些曲线的交点决定了在某一给定参数下的心输出量。MCP，平均循环压。（**B**）容量状态对心输出量的影响。容量状态的变化（图中为高血容量及低血容量）会平移血管功能曲线及心功能曲线的交点。（**C**）心肌收缩力对心输出量的影响。心肌收缩力的变化（图中在交感神经兴奋时增加，在心功能不全时减弱）会平移心功能曲线及血管功能曲线的交点。（**D**）心功能及心血管功能曲线的联合变化

保证身体组织的灌注（图 56.4）。类似于欧姆定律的"电压＝电流 × 电阻"（V ＝ I×R），MAP 可由下算式计算：

$$MAP ＝心输出量（流量）× 总外周阻力 \quad 公式 56.2$$

总外周阻力（total peripheral resistance，TPR） 代表整个血管系统的阻力。血管阻力主要来自肌性动脉，特别是中等大小的小动脉，而不是薄壁静脉。

在正常静息心率下，大约 1/3 的心动周期在收缩期，2/3 在舒张期。因此，MAP 可以被估计为以下公式：

$$MAP ＝ 2/3 舒张压＋ 1/3 收缩压 \quad 公式 56.3$$

MAP 既可通过心输出量的增加而升高，也可由外周血管收缩增加 TPR 来升高。然而，这个关系非常复杂，因为当 TPR 改变时，心室的前负荷和后负荷也随之而变。

TPR 主要通过短效压力感受器反射和长效神经体液活动来调节。**压力感受器**是专门感知压力的细胞，位于颈动脉窦和主动脉弓，它感知动脉压力的变化，并将这个信息传递给脑干。脑干通过兴奋交感神经纤维和副交感神经纤维调节心率、收缩力和血管张力，以帮助维持相对恒定的 MAP。例如，由颈动脉窦压力感受器感知的动脉压下降可导致代偿性的心率增加和心肌收缩力增加（进而导致 CO 增加）以及血管张力的增加。

神经体液激活系统在长期维持血压稳定方面起着关键作用。这些系统包括肾素-血管紧张素-醛固酮系统以及抗利尿激素的分泌。这些系统通过影响肾潴留的液体量而影响循环血容量和血压，同时它们对外周血管阻力有一些重要的直接效应（详见第 93 章）。

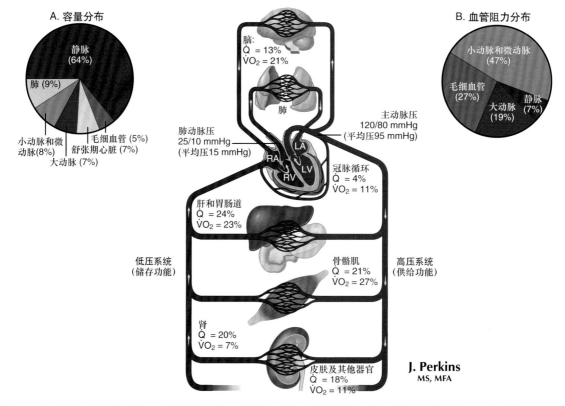

图 56.4 （**A**）血液在整个循环系统中的分布。在任何时候，身体的大部分血液都在静脉中，而在动脉、毛细血管、心脏和肺中仅有小部分的血液。（**B**）血管阻力在整个循环系统中的分布。总血管阻力中大约一半来自小动脉和微动脉。Q，每个器官循环流量的百分比；VO₂，身体各器官耗氧量占总耗氧量的百分比

第57章

冠状动脉性疾病及稳定型心绞痛

JOSHUA LAMPERT　著

施秋萍　译；洪　涛　校

概述

　　冠状动脉是将含氧血液输送至心肌的心外膜血管。超过 1550 万美国人患有**冠状动脉性疾病**（**coronary artery disease，CAD**），定义为在一条或多条冠状动脉中存在动脉粥样硬化斑块。当 CAD 严重到足以引起心肌缺血时，患者可能会出现**心绞痛**症状，通常描述为胸部疼痛、发紧、胀满或挤压感。部分患者，尤其是女性，可能会出现非典型症状，如上腹痛或恶心。

　　大多数冠状动脉斑块不限制血流，且不会引起心绞痛。但如果斑块变得非常大，它可能会在高代谢需求（如有氧运动）时干扰心肌灌注，并导致短暂的心绞痛。这种心绞痛被认为是**稳定的**，因为它与可预测的运动量有关，并可以通过休息或硝酸甘油可靠地缓解。同时，如果任何大小的斑块失去其结构完整性并使循环血液暴露于其内容物，则可能在其表面形成血栓并突然减少下游灌注，导致静息或极少运动时的心绞痛。这种心绞痛是**不稳定的**，并且与急性心肌梗死（myocardial infarction，MI）相关。

　　本章将重点介绍 CAD 的发病机制和稳定型心绞痛的治疗。有关不稳定型心绞痛和心肌梗死的更多详细信息，参见第 58 章。

病理生理学

　　CAD 以前被认为是一种简单的胆固醇沉积性疾病；然而，最近的数据表明炎症在其发生和进展中起主要作用。最初的事件可能是低密度脂蛋白（low-density lipoprotein，LDL）胆固醇颗粒迁移到内膜中（图 57.1）。LDL 与蛋白聚糖结合，聚集成团，然后进行氧化。这种氧化应激可能与其他因素（如湍流）相结合，促使上覆的内皮细胞释放细胞因子，这些细胞因子吸引单核细胞黏附于内皮细胞，继而向内膜迁移。单核细胞分化为巨噬细胞并吞噬氧化的低密度脂蛋白颗粒，形成泡沫细胞。随着泡沫细胞的增殖，脂质条纹变得非常明显。

　　泡沫细胞进一步募集巨噬细胞和淋巴细胞，并同时促进平滑肌细胞（smooth muscle cells，SMC）从中膜向内膜迁移（图 57.2）。SMC 产生细胞外基质成分，如胶原蛋白，形成一个纤维帽，将扩张的斑块与内皮分开。SMC 也可以变成泡沫细胞。阴燃性炎症会导致泡沫细胞局部坏死和凋亡，释放出脂质并聚集形成脂质核心。随着斑块的扩大，它会形成自己的微循环，促进炎症细胞的持续流入，但也可能破裂并导致局灶性出血，钙化也同样可能发生。

　　引起稳定型心绞痛的斑块通常具有厚的纤维帽。相反，导致不稳定型心绞痛的那些通常具有薄纤维帽，薄纤维帽在血流动力学和炎症应激下会破裂，并将潜在的脂质核心暴露在循环血液中。

危险因素

　　几乎所有的 CAD 患者都至少有一个确定的危险因素。主要可改变的危险因素是高血压、高胆固醇血症、糖尿病、肥胖和吸烟。不可改变的主要危险因素包括男性、年龄（男性 ≥ 45 岁、女性 ≥ 55 岁），以及早发冠心病家族史（即 MI 或猝死）。早发冠心病指的是 CAD 发生时男性

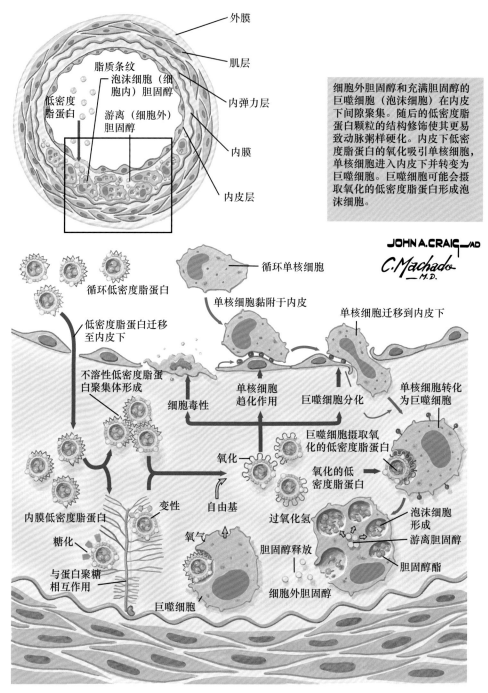

细胞外胆固醇和充满胆固醇的巨噬细胞（泡沫细胞）在内皮下间隙聚集。随后的低密度脂蛋白颗粒的结构修饰使其更易致动脉粥样硬化。内皮下低密度脂蛋白的氧化吸引单核细胞，单核细胞进入内皮下并转变为巨噬细胞。巨噬细胞可能会摄取氧化的低密度脂蛋白形成泡沫细胞。

图 57.1　动脉粥样硬化：脂质条纹形成

< 55 岁或女性< 65 岁。其他危险因素包括代谢综合征、慢性肾病、慢性炎症状态（如类风湿关节炎）、纵隔辐射、HIV 感染和心理压力。规律的、中等强度的运动和升高的血清高密度脂蛋白（high-density lipoprotein，HDL）浓度（> 60 mg/dl）均可降低 CAD 风险。

表现与评估

心绞痛使用加拿大心血管学会系统分级（表 57.1）。存在至少一种危险因素的典型心绞痛病史足以临床诊断 CAD；然而，应继续进行进一步检测以确认诊断、评估疾病负担并确定总体风险。

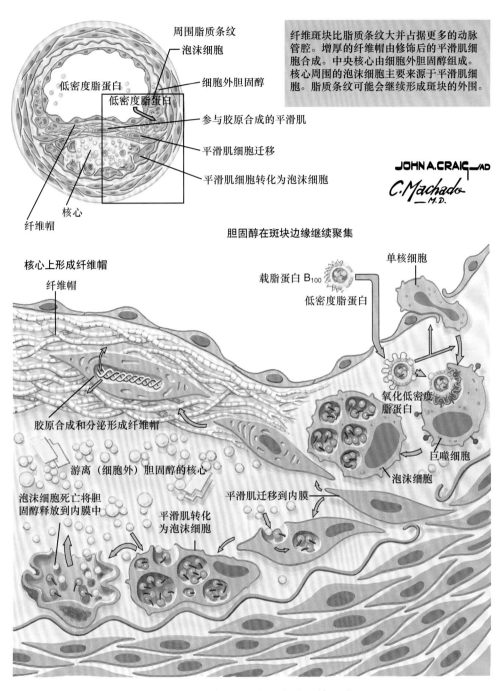

周围脂质条纹
泡沫细胞
细胞外胆固醇
低密度脂蛋白
低密度脂蛋白
参与胶原合成的平滑肌
平滑肌细胞迁移
平滑肌细胞转化为泡沫细胞
核心
纤维帽

纤维斑块比脂质条纹大并占据更多的动脉管腔。增厚的纤维帽由修饰后的平滑肌细胞合成。中央核心由细胞外胆固醇组成。核心周围的泡沫细胞主要来源于平滑肌细胞。脂质条纹可能会继续形成斑块的外围。

JOHN A. CRAIG_AD
C.Machado_M.D.

胆固醇在斑块边缘继续聚集

核心上形成纤维帽
纤维帽

单核细胞
载脂蛋白 B100
低密度脂蛋白
氧化低密度脂蛋白
巨噬细胞
泡沫细胞

胶原合成和分泌形成纤维帽

游离（细胞外）胆固醇的核心

泡沫细胞死亡将胆固醇释放到内膜中

平滑肌迁移到内膜

平滑肌转化为泡沫细胞

图 57.2　**动脉粥样硬化：纤维斑块形成**

可选择的诊断测试是带有心电图监测的活动平板**运动负荷测试**（使用布鲁斯方案）。患者的运动能力、心绞痛症状和 ST 段反应可用于计算 Duke 活动平板评分，该评分可为患者进行风险分组（低、中、高）。有异常表现的患者应进行静息超声心动图检查以评估心室功能。

如果患者有较高的 CAD 验前概率、存在基线心电图异常会妨碍对负荷试验期间 ST 段变化的解读，或无法运动，则基于影像的负荷试验更合适。超声心动图可以显示负荷引起的局部室壁运动异常，而核医学影像［单光子发射计算机断层显像（single-photon emission computer

表 57.1	加拿大心血管学会心绞痛分级
分级	描述
Ⅰ级	日常的体力活动，如散步和爬楼梯不会引起心绞痛；在工作或娱乐中因剧烈、快速或长时间劳累而引起的心绞痛
Ⅱ级	日常活动略有限制。快速步行或爬楼、上坡、饭后步行或爬楼，或在寒冷、风中、情绪压力下，或仅在醒来后的几个小时内发作。可平地步行超过两个街区，并以正常速度和正常状态爬上一层以上的普通楼梯
Ⅲ级	日常体力活动明显受限。可平地步行 1 或 2 个街区，并以正常状态和速度爬一层楼梯
Ⅳ级	无法在不感到不适的情况下进行任何体力活动，心绞痛综合征可在休息时出现

使用获得授权：Campeau L：Grading of angina pectoris，*Circulation* 54：522-523，1976.

tomography，SPECT）或正电子发射断层显像（positron emission tomography，PET）] 可以显示负荷引起的灌注和放射性示踪剂分布的变化。

如果患者无法运动，则使用药物（如类伽腺苷、腺苷或多巴酚丁胺）诱导整体冠状动脉充血，从而确定灌注受损的区域。然而，由于运动能力具有预后意义，因此在可能的情况下，以活动平板为基础的测试优于药理学测试。

治疗

为了降低未来心血管事件的风险，应就可改变的危险因素向所有患者提供咨询，并开具小剂量阿司匹林（81 mg）和大剂量他汀类药物（例如，阿托伐他汀 40 ~ 80 mg 或瑞舒伐他汀 20 ~ 40 mg）。

负荷试验结果高危的患者（如 Duke 活动平板评分高、大面积缺血、左心室功能障碍）应接受有创冠状动脉造影以进一步明确 CAD 的程度并确定是否需要血运重建。与之相反，负荷试验结果中或低危的患者通常可以推迟血管造影，等待抗心绞痛药物的反应。

血管造影的高危发现包括冠状动脉左主干病变、三支血管病变，以及两支血管病变，其中包含左前降支（left anterior descending，LAD）近端高度病变。有此类病变的患者应接受血运重建，这与药物治疗相比能提供生存获益。与之相反，因为生存获益的证据较少，没有高危病变的患者只有在其心绞痛对药物无效时才应进行血运重建。**冠状动脉旁路移植术（coronary artery bypass grafting，CABG）比经皮冠状动脉介入术（percutaneous coronary intervention，PCI）**更适用于患有复杂或广泛病变（根据 SYNTAX 评分确定）的患者，尤其是在存在左心室功能障碍和（或）糖尿病的情况下。

用于治疗心绞痛的三种主要药物类别是 β 受体阻滞剂、硝酸盐类和钙通道阻滞剂。β 受体阻滞剂是最有效的抗心绞痛药物，具有负性肌力和负性变时作用，可降低负荷反应下的心肌耗氧量。硝酸盐类有短效型（即硝酸甘油），是急性心绞痛症状的一线治疗药物；也有长效型，通常用作二线药物。雷诺嗪，一种钠通道阻滞剂，是一种新型的抗心绞痛药，也可作为二线药物使用。

第58章

急性冠脉综合征

CHRISTOPHER R. KELLY　著

刘胜聪　译；洪　涛　校

概述

急性冠脉综合征（ACS）是指冠状动脉血流突然受阻，导致心肌缺血，并且在多数情况下会导致心肌梗死。诱发事件通常是动脉粥样硬化斑块的不稳定，导致形成覆盖于其上的血栓。

阻塞可能位于冠状动脉的大血管或小分支，可能是完全的或部分的，也可能是连续的或间歇性的。这些因素，反过来引起了一系列不同的临床表现，轻则胸痛，重则出现完全的血流动力学崩溃。因此，术语"急性冠脉综合征"实际上包括了三种严重程度逐级降低的诊断：ST段抬高型心肌梗死（STEMI）、非ST段抬高型心肌梗死（NSTEMI）和不稳定型心绞痛（UA）。

当就诊时心电图（ECG）显示ST段抬高时，通常表明大血管完全阻塞，可以诊断为ST段抬高型心肌梗死。而当血清生物标志物（如肌钙蛋白）升高，提示心肌梗死（MI），但心电图无ST段抬高时，通常提示血管部分、远端或间歇性阻塞，即可诊断为NSTEMI。最后，当整体临床表现符合急性心肌缺血，但血清生物标志物不能提示存在心肌梗死时，诊断为UA。

值得注意的是，UA和NSTEMI也可能发生在没有急性冠状动脉事件的情况下，这种现象被称为Ⅱ型心肌梗死或需求缺血。例如，败血症或快速型心律失常导致患者心肌需氧量显著增高，出现短暂性心肌缺血，这通常发生在患者存在稳定型冠心病（CAD）的背景下（详见第36章）。

急性冠脉综合征是常见的，对美国人口造成了相当大的损失。每年，将近100万美国人出现新发的或复发的心肌梗死。大约15%的人无法存活。因此，所有医疗保健提供者必须熟悉急性冠脉综合征的症状，并有能力评估疑似病例，这是至关重要的。

病理生理学

冠状动脉斑块很常见，通常不会引起症状。随着时间的推移，一些斑块变得足够大，当心肌需氧量升高时，足以限制心肌灌注，导致劳累时胸痛，休息时疼痛减轻（慢性稳定型心绞痛）（详见第57章）。

然而，引起ACS的斑块通常不足以引起劳累相关症状。它们的显著特征是被脂质核心中的巨噬细胞和T细胞长期削弱形成的薄而不稳定的胶原帽。

在发生急性冠脉综合征时，胶原帽破裂，其下方的物质暴露在循环血液中。循环血小板与血管性血友病因子和胶原结合，促使释放促进血小板活化的信号分子［例如，腺苷二磷酸（ADP）］。活化的血小板呈扁平状，释放血栓素，促进血管收缩和血小板进一步聚集，被纤维蛋白原交联，促进凝血。

最终的结果是富含血小板的血栓覆盖在破裂的斑块上，阻碍冠状动脉血流，导致下游心肌缺血（图58.1）。长时间的心肌缺血可导致心肌梗死，并可能与室性心律失常、乳头肌断裂（导致急性二尖瓣反流）、室间隔穿孔和游离壁破裂等并发症有关（图58.2）。

尽管大多数ACS事件反映的是斑块变得不稳定，但也有其他不太常见的病因，包括冠状动脉痉挛（如变异型心绞痛、可卡因使用）、冠状

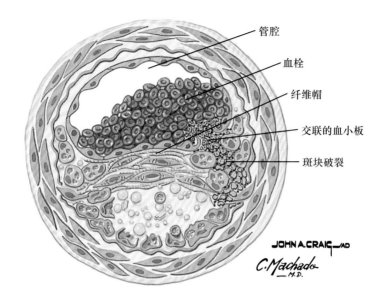

管腔
血栓
纤维帽
交联的血小板
斑块破裂

图 58.1 有破裂斑块的冠状动脉横截面

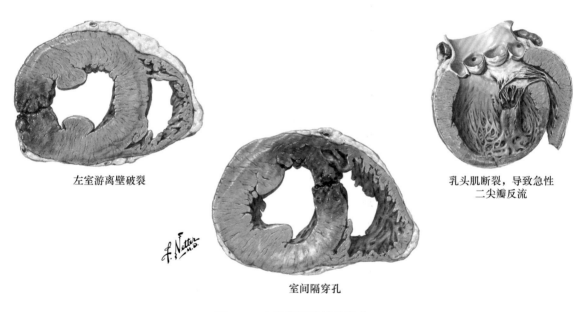

左室游离壁破裂

室间隔穿孔

乳头肌断裂，导致急性
二尖瓣反流

图 58.2 心肌梗死机械并发症

动脉栓塞（如感染性心内膜炎、人工瓣膜血栓形成、心脏黏液瘤）、冠状动脉炎（如川崎病）、先天性冠状动脉异常，以及全身高凝状态等。

危险因素

随着年龄的增长，急性冠脉综合征更为常见，在 50 岁以前较为少见。典型的危险因素包括高血压、高胆固醇血症、糖尿病、肥胖、吸烟、男性和冠心病家族史。将这些因素与不稳定动脉粥样硬化斑块的发生联系起来的确切机制尚不清楚；然而，炎症和血脂异常似乎有核心作用。考虑到共同的危险因素和病理生理学机制，脑血管和外周动脉疾病与冠心病密切相关。

临床表现、评估及诊断

对于可疑急性冠脉综合征的患者，应进行快速评估，包括重点病史、体格检查和 12 导联心电图（详见第 38 章）。

大多数 ACS 患者表现为胸痛（鉴别诊断详见第 6 章）。典型的疼痛是急性发作；压迫感、钳夹感或挤压感；自胸骨后向颈部、下颌和一侧或两侧手臂放射；活动会导致加重；伴有出汗和呼吸困难。有些患者可能既往没有胸痛，而另一些患者则表现为劳力性疼痛变得更严重或更频繁。随着潜在梗阻的逐渐进展和缺血的恶化或缓解（例如，血栓扩大或自发破裂，或病变的血管收缩或舒张），症状可能会波动。

但 ACS 的临床表现多种多样，变化多端。有些表现为烧灼样或刀割样胸痛，可起源于上腹部或右侧胸部。还有的人完全没有胸痛，而是以呼吸困难、恶心甚至呃逆（打嗝）为主要症状。当有多种危险因素的患者出现类似症状时，应考虑 ACS 的可能性。

体格检查一般是非特异性的。大面积梗死的患者可能有心力衰竭的体征（如低血压、低氧血症、肺部啰音）。如果胸痛与体位相关或局部有触痛的，则不太可能是 ACS（但不排除，尤其是当患者有多种危险因素时）。

如有可能，应将心电图与既往的基线心电图进行比较。如果心电图符合 ST 段异常抬高的标准（详见第 38 章），并且没有明显的替代解释，则推定诊断为 ST 段抬高型心肌梗死，需要立即治疗。

如果心电图没有出现 ST 段抬高，则可能是 NSTEMI 和 UA。心电图可能有其他缺血证据（如新的 ST 段压低或 T 波异常），但也可能是正常的。在任何一种情况下，都应该测量血清肌钙蛋白浓度。如果肌钙蛋白升高，没有明显的其他原因（如心肌炎、心脏挫伤），则推定诊断为 NSTEMI。如果连续测量肌钙蛋白没有升高，但总体表现符合急性心肌缺血，则诊断为 UA。值得注意的是，浸润性心肌病或终末期肾病患者的血清肌钙蛋白浓度可能有慢性轻度升高。肌钙蛋白升高及降低的动态演变更符合心肌缺血。

治疗

如果怀疑 ACS，应尽快嚼服大剂量阿司匹林，以抑制血栓素生成和血小板聚集。硝酸甘油可用于治疗胸痛，除非患者有低血压、最近使用过磷酸二酯酶抑制剂（如西地那非）或有下壁梗死的证据（因为右心室可能受累，前负荷降低可能导致低血压）。β 受体阻滞剂可用于减少心肌耗氧量和抑制心律失常，除非患者存在低血压、心动过缓或心脏传导阻滞或有急性心力衰竭的证据。

一旦考虑 ACS 诊断，可应用 P2Y12 受体拮抗剂和抗凝剂以进一步抑制血栓扩大。血小板 P2Y12 ADP 受体有助于血小板活化，其拮抗剂包括口服（替格瑞洛、普拉格雷、氯吡格雷）和静脉注射（坎格瑞洛）药物。用于 ACS 的抗凝剂包括普通肝素、低分子量肝素和比伐卢定。值得注意的是，这些药物对于活动性出血患者都是禁忌。用药的时机和药物的选择通常是在当地机构的规程中指定的。

ST 段抬高型心肌梗死患者应行急诊心导管术以明确和治疗冠状动脉阻塞。如果医院不能进行经皮冠状动脉介入治疗（PCI）（图 58.3），应将患者紧急转运到具备 PCI 能力的中心。如果不可能转运或预期转运显著延迟，则可以使用溶栓药物（例如替奈普酶、阿替普酶、链激酶等）。国家指南建议，从首次医疗接触（FMC）到冠状动脉介入治疗的时间应＜90 分钟（或者，如果需要转运到具备 PCI 能力的中心，则＜120 分钟）。

NSTEMI 或 UA 患者若有顽固性胸痛、血流动力学不稳定或复发性室性心律失常，应立即行心导管术；如果患者有高风险特征（即 ST 段压低、血清肌钙蛋白升高、TIMI 或 GRACE 评分高），应进行紧急（24 ～ 48 小时内）心导管术。不符合这些标准的患者可以进行药物治疗。

所有 ACS 患者均应终生服用阿司匹林，并且服用 P2Y12 受体拮抗剂至少 1 年。有复发性缺血事件且出血风险较低的患者延长 P2Y12 受

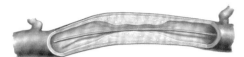

导丝跨过狭窄病变到达远端

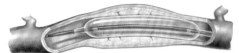

球囊通过导丝推送至狭窄部位并充盈扩张，以便植入支架

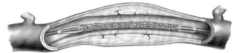

移除初始球囊，并将球囊扩张支架推送至狭窄部位

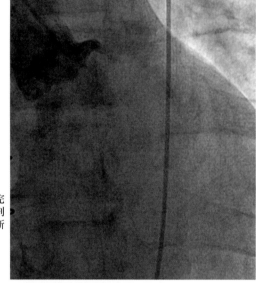

左冠状动脉主干完全阻塞导致造影剂显影突然中断

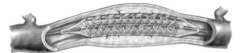

球囊充盈、支架膨胀

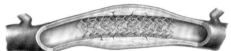

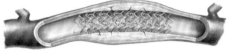

支架为维持血管通畅提供了支撑

C. Machado
— M.D.

JOHN A. CRAIG —AD

D. Mascaro

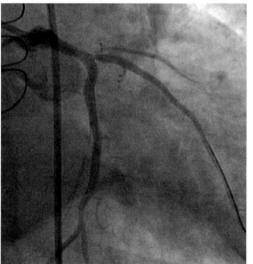

病变球囊扩张后，对比剂进入左前降支和左回旋支并使其显影

图 58.3   经皮冠状动脉介入治疗

体拮抗剂的治疗时间可能获益。高强度的他汀类药物应该在可行的情况下尽快开始并长期持续使用。β 受体阻滞剂和血管紧张素转化酶抑制剂应该用于所有无禁忌证的患者，在左室射血分数减低的患者中最为有益。依普利酮对射血分数减低的患者也是有益的。最后，所有符合条件的患者都应转诊接受心血管康复治疗，并每年接种流感疫苗。

第 59 章

心力衰竭

LAUREN K. TRUBY　著

王　洁　译；马　为　校

概述

心力衰竭（heart failure，HF）是一种临床综合征，其特征是由于心包、心肌、心脏瓣膜或大血管异常导致心脏结构或功能受损，进而充盈或射血能力异常。在美国每年诊断出的病例超过650 000 例，40 岁以上的成年人患心衰的风险为20%。美国目前有超过 500 万人患有心力衰竭，心力衰竭通常表现为呼吸困难、疲劳、运动耐量受限和液体潴留等症状，最终导致充血表现，包括下肢和肺水肿等。尽管心衰的内科和外科治疗取得了重大进展，但 3 年死亡率仍约为 31%。

虽然以下大部分内容与**射血分数减低的心力衰竭（heart failure with reduced ejection fraction，HFrEF）**有关，但特别值得一提的**射血分数保留的心力衰竭（heart failure with reduced ejection fraction，HFpEF）**。HFpEF 是一种临床疾病，患者有心衰的体征和症状，但射血分数正常或接近正常。大多数已证明对 HFrEF 有获益的目标导向药物治疗在 HFpEF 中没有观察到类似的获益，这可能是由于 HFpEF 本身存在异质性，而目前仍有试验正在进行中。

病理生理学

心衰可以被概念化为在一个刺激事件之后发生的进行性障碍，这种障碍会阻碍心脏正常收缩的能力。无论刺激事件的时间进程如何（突然或渐进），患者通常在数月至数年内保持无症状，因为代偿机制维持左心室（left ventricular，LV）功能。这些激素介导的代偿机制包括肾素-血管紧张素-醛固酮系统（RAAS）激活和内源性血管扩张剂的生成增加，例如**心房利钠肽（atrial natriuretic peptide，ANP）**和**脑利钠肽（brain natriuretic peptide，BNP）**。这些机制分别通过增加盐和水潴留以及对抗外周血管收缩来维持心输出量。这允许左室功能相对保留并维持上述的无症状或症状轻微的时期。从无症状到有症状的心衰的转变预示着左室重构的开始，因为这些代偿机制最终变得适应不良。

一般而言，左室产生的力减小导致颈动脉窦、主动脉弓和左室压力的下降。这些区域的压力降低导致抑制性副交感神经刺激的丧失，并最终促进抗利尿激素的释放，导致游离水重吸收增加。降低的压力也会增加传出交感神经的激活，刺激心脏、肾和外周血管。在肾内，RAAS 通路的激活导致肾素释放并增加血管紧张素 II 和醛固酮的循环水平，增加外周血管阻力和游离水潴留。RAAS 激素对心肌有直接和有害的影响，随着时间的推移会导致心肌细胞肥大、纤维化和（之后的）细胞死亡（图 59.1）。同时炎症标志物、活性氧自由基和其他适应不良的生长因子被刺激；正是它们的过度表达与 RAAS 激活相结合，导致了症状性心衰的进展。

临床表现

通常根据受影响的心室将心衰症状分为左侧和右侧症状。症状还取决于心衰的严重程度以及心衰主要影响的是心室收缩还是舒张功能。左侧症状包括疲劳、运动耐量降低和呼吸困难；右侧症状包括下肢水肿和腹部不适 / 恶心。然而必

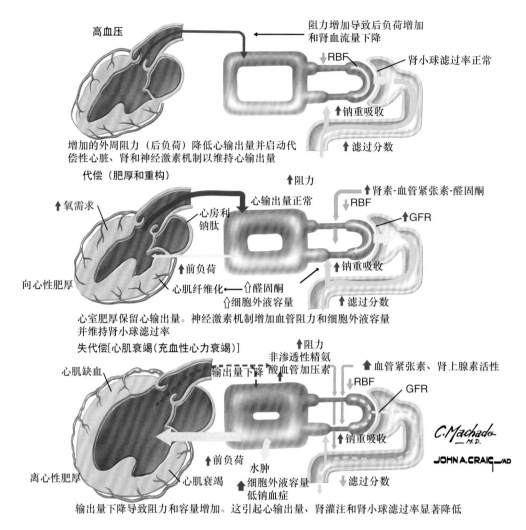

高血压

阻力增加导致后负荷增加和肾血流量下降

↓RBF

肾小球滤过率正常

↑钠重吸收

↑滤过分数

增加的外周阻力（后负荷）降低心输出量并启动代偿性心脏、肾和神经激素机制以维持心输出量

代偿（肥厚和重构）

↑氧需求

心房利钠肽

↑阻力

心输出量正常

↓RBF

↑肾素-血管紧张素-醛固酮

↑GFR

↑钠重吸收

向心性肥厚

↑前负荷

心肌纤维化 ⇐ ⇑醛固酮
⇑细胞外液容量

↑滤过分数

心室肥厚保留心输出量。神经激素机制增加血管阻力和细胞外液容量并维持肾小球滤过率

失代偿［心肌衰竭（充血性心力衰竭）］

心肌缺血

输出量下降

↑阻力
非渗透性精氨酸酸血管加压素

↓RBF

↑血管紧张素、肾上腺素活性

↓GFR

↑钠重吸收

离心性肥厚

↑前负荷

水肿

心肌衰竭

↑细胞外液容量
低钠血症

↓滤过分数

输出量下降导致阻力和容量增加。这引起心输出量、肾灌注和肾小球滤过率显著降低

图 59.1 高血压和心力衰竭

GFR，肾小球滤过率；RBF，肾血流量

须指出的是，右侧［右心室（right ventricular, RV）］衰竭的最常见原因是左心室衰竭，因此左心室衰竭的患者也经常出现右侧症状。

其他症状可能包括端坐呼吸、阵发性夜间呼吸困难和胸痛/压迫感（图 59.2）。由于心肌的异常重构，心衰患者更易患传导系统疾病；因此，新发心律失常（房性或室性）和相关症状可能是他们最初的主诉。

诊断和评估

尽管无创和有创的诊断性检查取得了令人瞩目的进步，但心衰诊断的基石仍然是病史和体格

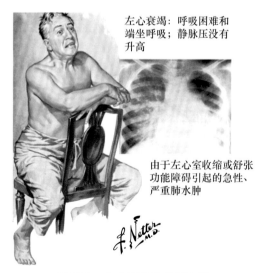

左心衰竭：呼吸困难和端坐呼吸；静脉压没有升高

由于左心室收缩或舒张功能障碍引起的急性、严重肺水肿

图 59.2 心力衰竭中的肺水肿

检查。完整的病史可以为评估心衰的可能病因、严重程度和持续时间提供线索。病史应包括对潜在病因的询问，包括冠状动脉疾病（缺血性）、家族史和饮酒史，以及心衰的危险因素，如控制不佳的高血压或糖尿病。应明确疾病的持续时间以及症状的严重程度。应获得完整的当前（在某些情况下还包括过去）用药史，因为这可能提示心衰的病因（例如化疗相关心肌病）或失代偿的原因（例如最近停用利尿剂）。注意对医生规定的药物方案和饮食（特别是低盐）的依从性，对于发现临床状态改变的潜在原因同样重要。

体格检查应包括对容量状态的全面评估，包括测量颈静脉压力、是否存在肝颈静脉回流征以及下肢水肿的存在／程度。可以预料，心脏和肺部检查至关重要。心脏检查可能显示心尖最强搏动点（point of maximal impulse，PMI）弥散、向左侧移位，提示心脏扩大，S3 奔马律提示心室快速充盈。肺部听诊可能发现提示肺水肿的啰音或哮鸣音。外周脉搏检查可以评估心脏对全身灌注的情况，因为四肢冰凉可能意味着前向血流不良、外周灌注不足。

初始实验室评估应包括全血细胞计数、基础代谢检查（包括肾功能）、肝功能检查以及脂代谢紊乱和糖尿病的筛查。应进行基线心电图（ECG）。尽管尚未确定 BNP 或 NT-proBNP 对预防再入院或预测死亡率的作用，但应在急诊情况下测定、帮助确定治疗决策，以及在门诊测定、帮助确认正常血容量状态。然而，在解释结果时必须谨慎，因为病史和体格检查仍然是诊断心衰的主要驱动因素。在急性情况下，还应测量心肌损伤标志物（例如肌钙蛋白）。对低血压或存在外周灌注不良征象的患者应检查乳酸水平。

所有新发心衰或疑似失代偿慢性心衰的患者都应接受胸片和二维超声心动图的无创影像学检查。胸片有助于评估可能导致典型心衰症状的其他诊断（例如肺炎）。它还可以发现心影扩大、心腔扩大或提示肺水肿的表现。超声心动图是心衰的主要影像学检查，因为它可以提供有关收缩功能（尤其是射血分数）和舒张功能的信息，以及瓣膜功能和心肌结构的变化（有关详细信息，

请参阅第 48 章）。

侵入性血流动力学监测的作用因中心而异，其主要应用于为心衰提供高级、机械支持治疗的大型学术医疗中心。在这种情况下，使用肺动脉导管可以降低死亡率，尤其是在心源性休克患者中。此外，有创监测可以使下列患者受益，包括容量状态难以评估、肾功能恶化、持续利尿伴低血压但容量仍超负荷以及接受高级治疗（包括机械循环支持和移植）评估的患者。

治疗

美国心脏协会／美国心脏病学会（AHA/ACC）治疗心衰的指南基于症状负担分类。

对于 AHA A 期心衰患者（有风险但没有结构性心脏病或心衰症状的患者），应控制合并症，包括高血压和高脂血症。一旦出现结构性心脏病（B 期），就应启动药物治疗，目标是预防不良重构和降低死亡率。对于 HFrEF 患者或近期有心肌梗死的患者，能降低死亡率的药物包括：

- 血管紧张素转化酶抑制剂，例如依那普利或赖诺普利
- 血管紧张素 II 受体阻滞剂（ARB），例如缬沙坦或坎地沙坦
- β 受体阻滞剂，例如卡维地洛或琥珀酸美托洛尔
- 血管紧张素受体／脑啡肽酶抑制剂的联合，如缬沙坦／沙库巴曲

他汀类药物降脂治疗应该用于冠状动脉疾病和缺血性心血管事件的一级或二级预防。结构性心脏病合并既往或现在有心衰症状（C 期）的患者，除上述措施外，还应接受低盐饮食的具体咨询，如果出现充血症状，应开始使用袢利尿剂（图 59.3）。对于射血分数显著降低（＜ 35%）的患者，添加醛固酮拮抗剂（例如螺内酯、依普利酮）可以进一步降低发病率和死亡率。

对于接受至少 6 个月的最佳药物治疗后仍射血分数≤ 30% 的患者，建议植入**自动埋藏式心脏除颤器（automated implantable cardiac defibrillator，AICD）**以降低继发于恶性室性

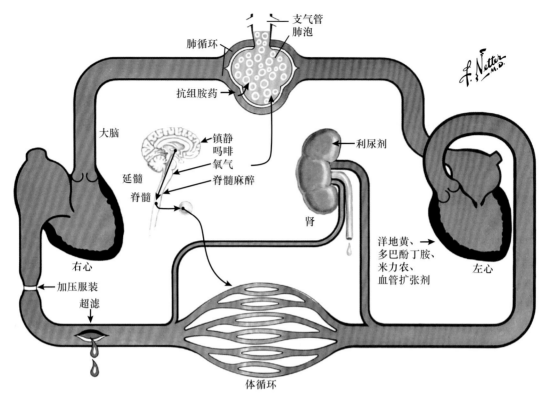

图 59.3　心力衰竭中容量超负荷的治疗

心律失常的心脏性猝死的风险。如果患者的射血分数 ≤ 35% 且心电图上 QRS 波增宽、时限 > 130 ms，患者也可能受益于改善心室同步性和（随后）心输出量的心脏再同步化治疗（图 59.4）。

对于那些有难治性症状的患者，应考虑采用高级治疗方法，例如正性肌力药、具有心室辅助装置的机械循环支持或心脏移植。

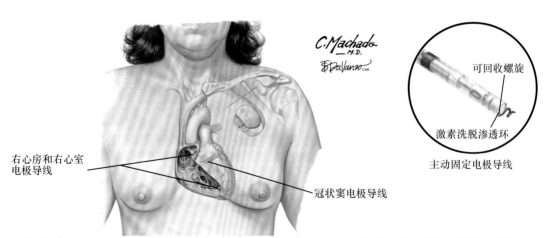

心脏再同步化治疗包括在心脏中放置三根电极导线，分别放置于右心房、右心室和冠状窦，其中冠状窦电极导线作用于左心室。右心房电极导线跟踪心房收缩，通过其他两根电极导线使心室收缩同步

图 59.4　心脏再同步化治疗

第 60 章

心房颤动

VEDRAN ORUC　著

夏驭龙　译；马　为　校

概述

心房颤动（房颤）是成人最常见的心律失常，其特点为由于紊乱的心房电活动导致脉率绝对不齐（图 60.1）。心房收缩力的丧失导致血流淤滞，血流淤滞易形成血栓，并可能导致血栓栓塞并发症，如脑卒中（图 60.2）。同时，持续刺激房室结可导致难以控制的心动过速。据估计，房颤的患病率在所有 20 岁以上的成年人中为 3%，在 75 ～ 85 岁的成年人中增加到 12%。

根据房颤是否持续 7 天以上，房颤可分为**阵发性**房颤和**持续性**房颤。由于心脏重构的发生，房颤可由阵发性房颤进展为持续性房颤。如果没有进一步转复和维持正常窦性心律的意愿，这类房颤被称为永久性房颤。

另外，房颤又分为**瓣膜性**房颤和**非瓣膜性**房颤。当合并风湿性二尖瓣狭窄或机械性心脏瓣膜置换术时，房颤被认为是瓣膜性的。瓣膜性房颤患者血栓栓塞的风险更高，抗凝治疗的选择也更有限。

病理生理学

当心房出现异位局灶性电活动，合并维持心律失常的心脏结构异常时，就可能发生房颤。异位灶最常见于左心房肌袖，并延伸至肺静脉。异位电活动触发一系列紊乱的心房去极化。在结构异常的心肌（如由于老化、炎症和环境因素引起的纤维化改变），肌束之间的电分离导致了折返和快速放电兴奋灶的产生，维持了紊乱的电活动。

这些异位电活动干扰窦房结的正常起搏活动，并长期过度刺激房室结。尽管房室结的不应期导致传导到心室有一个上限频率，但快速传导和心动过速经常发生。

失去有效的心房收缩和心室快速去极化限制了舒张充盈，这对由于慢性高血压、肥厚型心肌病及限制性心肌病导致的心肌肥厚的心输出量影响最大，因为这部分患者主要依赖于舒张充盈以确保足够的前负荷。

随着时间的推移，房颤引起病理性心房重构，使窦性心律的恢复越来越困难。即使恢复窦性心律也不能恢复正常的心房机械功能。此外，心房心肌损伤导致促血栓因子表达增加。因此，即使在恢复正常窦性心律后，房颤患者的远期脑卒中风险也会增加。

危险因素

房颤的众多危险因素包括高龄、男性、白人、高血压、瓣膜性心脏病、甲状腺功能亢进、糖尿病、心肌缺血、心力衰竭、肺栓塞、感染、肥胖、阻塞性睡眠呼吸暂停、手术（包括心脏手术和非心脏手术）、电解质紊乱、家族史、左心室肥大、左心房增大和多种环境危险因素（包括吸烟、运动、饮酒和非法药物使用）。

临床表现、评估和诊断

最常见的症状是疲劳，患者也可能出现心悸、低血压、晕厥、脑卒中、胸痛或心力衰竭。体格检查提示脉搏不规则、没有重复的模式（绝

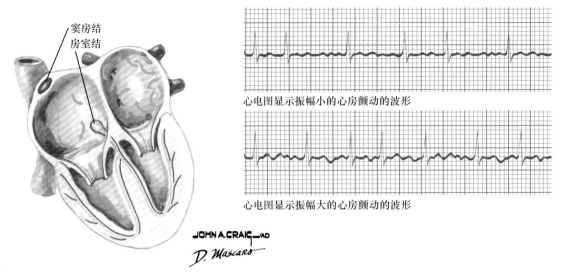

心电图显示振幅小的心房颤动的波形

心电图显示振幅大的心房颤动的波形

图 60.1 心房颤动

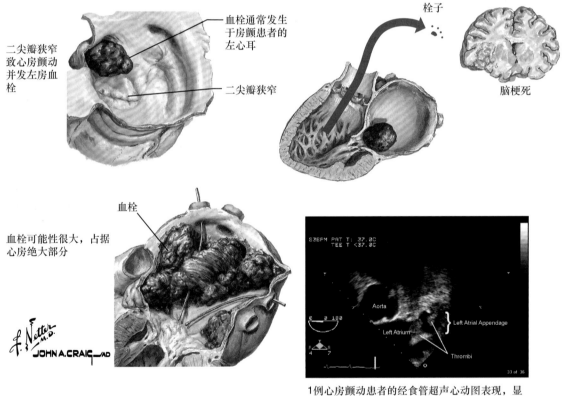

图 60.2 血栓栓塞并发症

对不齐），由于每搏量的不一致，会出现第一心音强弱不等。心电图可证实房颤诊断。

当怀疑阵发性房颤时（即患者表现为间断心悸或有不明原因的栓塞性脑卒中，但诊室心电图正常），应考虑动态心电图或可植入式心电记录仪进行动态监测。如果认为房颤是由于运动诱发，负荷试验可以提供有意义的信息。

新诊断房颤的患者需要有完整的病史和体格检查来评估合并心血管疾病的情况，并确定血栓风险。超声心动图可用于评估心室功能，确定心房大小，并评估瓣膜情况。实验室检查应包括肾功能评估来帮助指导抗凝剂的选择，以及电解质和甲状腺功能检查来筛查可能的病因。

治疗

一般原则

房颤的治疗重点在于减少脑卒中和心血管疾病的危险；抗凝以降低血栓栓塞事件的风险；根据需要**控制心率**；以及对出现房颤相关症状、不能耐受心率控制或对心率控制反应不足的患者进行**节律控制**。

抗凝

无论房颤持续时间长短，或是否决定采用心率或节律控制策略，**抗栓治疗**推荐用于所有有显著卒中风险的房颤患者。然而，是否开始抗凝治疗需要权衡卒中和出血并发症的风险。

可以使用 CHA_2DS_2-VASc 评分确定卒中风险（表 60.1）。除非有其他的适应证，得分为零的患者不需要口服抗凝剂。得分 ≥ 2 的患者除非出血风险高，否则应接受抗凝治疗。

得分为 1 的患者的风险 / 获益不明确，既往采用的抗栓策略既可以是阿司匹林，也可以是抗凝药物。然而最新的数据表明，随着具有较低出血风险的**新型口服抗凝药物**（NOACs）的发展，对于这类患者目前倾向于抗凝治疗，除非该得分仅由女性性别这一因素导致。

口服抗凝药物包括**维生素 K 拮抗剂**（华法林）[其抗凝强度要求国际标准化比值（INR）在 2 ～ 3 之间]、直接凝血酶抑制剂（达比加群）和凝血因子 X a 抑制剂（阿哌沙班、艾多沙班和利伐沙班）。对于非瓣膜性房颤，更推荐使用 NOACs，因为其较华法林更容易管理，并且在卒中预防和降低出血事件上不弱于甚至优于华

表 60.1　2009 伯明翰模式表现为基于分数的评分系统，缩写为 CHA_2DS_2-VASc	
CHA_2DS_2-VASc 评分	**分数**
充血性心力衰竭（左室射血分数 ≤ 40%）	+ 1
高血压	+ 1
年龄 65 ～ 74 岁	+ 1
年龄 > 75 岁	+ 2
糖尿病	+ 1
卒中 / 短暂性脑缺血发作	+ 2
血管性（冠状动脉，外周动脉）疾病	+ 1
性别（女性）	+ 1

改编自：Lip GYH，Nieuwlatt R，Pisters R，et al：Refining clinical risk stratification for predicting stroke and thromboembolism in atrial fibrillation using a novel risk factorbased approach：the Euro Heart Survey on atrial fibrillation，*Chest* 137（2）：263-272，2010.

法林。对于瓣膜性房颤，华法林仍然是唯一有效的口服药物。单用阿司匹林疗效的研究结果不一致，只有一项大型研究显示每天服用 325 mg 阿司匹林可降低卒中风险。同样，阿司匹林和氯吡格雷[双联抗血小板治疗（DAPT）]的疗效不如华法林，但出血风险相似。

有抗凝适应证但出血风险高的患者可考虑左心耳封堵治疗，以降低卒中风险。一种被称为 Watchman 装置的经皮左心耳封堵装置已被批准在美国使用，一些研究表明它在长期降低卒中风险方面并不劣于华法林。

心率控制

多项研究比较了房颤的心率和节律控制策略，发现两者在总人群中疗效相当。大多数患者的心率控制目标是静息心率 < 110 次 / 分（bpm），但对于较高心率即出现症状的患者，更低的心率控制目标可能是合理的。如果没有心室预激、失代偿性心力衰竭或低血压，β 受体阻滞剂和钙通道阻滞剂是控制心率的一线药物。对于失代偿性心力衰竭或低血压患者，地高辛或胺碘酮可能是首选。对于预激患者，房室结阻滞药物存在使用禁忌，因为心房电活动可以通过不应

期短的旁道产生快速传导。

节律控制

当房颤患者出现低血压、心力衰竭恶化或心肌缺血，且对心率控制的药物无反应或不能耐受这些药物时，可以考虑进行**直流电心脏复律**（DCCV）。

对有房颤症状或不能耐受或无法实现充分心率控制的患者，可以使用 I c 或 Ⅲ 类抗心律失常药物进行**药物节律控制**。这些药物的常见禁忌证包括冠状动脉疾病、显著的左心室肥大（定义为左心室壁厚度 ≥ 1.4 cm），以及左心室射血分数减低。

如前所述，卒中风险升高的患者，无论是否采用心率或节律控制策略，均应长期接受抗凝治疗。此外，所有接受药物复律或电复律的患者，由于复律后心房短期电机械分离会增加短期卒中风险，通常应在心脏复律前后接受抗凝治疗。在心脏复律前，所有患者应接受 3 周的有效抗凝治疗或进行经食管超声心动图检查以排除左心房血栓。心脏复律后，所有患者应接受至少 4 周的抗凝治疗。

不能耐受药物治疗或至少一种抗心律失常药物仍控制不足的患者可考虑进行**环肺静脉隔离**（图 60.3）或**房室结消融**，同时置入**永久起搏器**。然而，抗凝治疗的必要性与是否进行这些治疗无关。此外，最近的随机研究表明，与药物治疗相比，导管消融术对射血分数降低（< 35%）的患者可能是有益的，尽管需要更多的数据来确定这一人群中哪个亚组获益最大。同样，因其他适应证而接受心脏手术的患者可进行外科消融（如迷宫手术）以改善节律控制或手术切除左心耳以降低血栓栓塞风险。

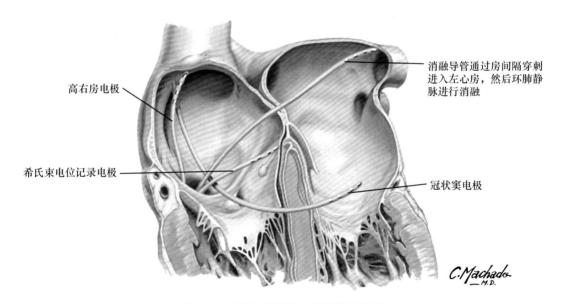

高右房电极

希氏束电位记录电极

消融导管通过房间隔穿刺进入左心房，然后环肺静脉进行消融

冠状窦电极

图 60.3　房颤射频消融：环肺静脉隔离

第61章

心包炎和心包积液

WAQAS A. MALICK　著

张　龙　马　为　译；李建平　校

概述

心包疾病的范围很广，从良性、自限性心包炎到危及生命的急性心脏压塞。心包炎的病因广泛，发现潜在病因是最重要的处理原则。心包炎及其相关症状通常可用各种抗炎药治疗，但心包炎后遗症，尤其是心包积液，可能需要更积极甚至紧急的方式处理。

病理生理学

心包炎是由于各种原因造成的心包炎症所导致的。最常见的是没有发现明确病因的特发性心包炎。大多数病例由病毒性疾病或自身免疫反应引发。与心包炎相关的病毒包括柯萨奇病毒、埃可病毒、腺病毒、人类免疫缺陷病毒（HIV）、EB病毒（EBV）、巨细胞病毒（CMV）和水痘-带状疱疹病毒等。其他感染原包括细菌（结核是分枝杆菌感染率高的地区最常见的原因）、真菌或寄生虫。非感染性病因也有很多，包括：

- 风湿及自身免疫病，包括系统性红斑狼疮、类风湿关节炎、血管炎和系统性硬化
- 恶性肿瘤，常伴有心包积液
- 尿毒症
- 甲状腺功能减退
- 心肌梗死后
- 放射治疗
- 药物诱导，包括肼屈嗪、普鲁卡因胺、异烟肼和苯妥英钠

在正常生理条件下，心包腔含有 30 ~ 50 ml 液体。然而，由于上述任何一种病因，更多液体可能积聚在心包腔内，导致发展为**心包积液**。心包积液在临床上是否对患者有显著的血流动力学影响取决于三个因素：①液体量；②液体积聚的速度；③心包的僵硬度（顺应性）。例如，创伤后心包腔液体量的突然增加，可迅速导致心包腔压力增加，从而出现引发严重血流动力学紊乱的心脏压塞。而心包液体长时间缓慢积聚可能不会产生显著的血流动力学影响，因为心包有时间拉伸并适应液体的增加（图 61.1）。

血流动力学改变在心包积液的预后中起着至关重要的作用。心包液量增加导致心包内压升高；液体积聚越快，心包腔压力增加越快。虽然心包有一定程度的顺应性，但最终它将无法适应不断增长的心包积液，这些积液开始冲击心脏组织本身。这种冲击会导致心肌受到外部压迫，使心脏舒张受损，升高舒张压。心脏舒张压逐渐等于心包内压（称为压力平衡），导致舒张充盈受损；这反过来会导致静脉压升高和前负荷降低，从而通过 Frank-Starling 曲线导致收缩力受损。增加的静脉压被传递到体静脉和肺静脉系统，减少的每搏量将导致代偿性交感神经反应的激活，以增加心输出量。值得注意的是，心包积液在较长时间内缓慢逐渐积聚时，这些效应很少发生（图 61.2 ）。

心包炎发作后，心包本身会失去弹性，反复发作使这种顺应性丧失的可能性更大。弹性丧失和顺应性降低可导致缩窄性心包炎，该病中僵硬的心包由于不能适应心室舒张和充盈，从而损害舒张功能。这导致更大的室间依赖性，改变心脏血流动力学，导致低血压、呼吸困难、活动耐力下降。

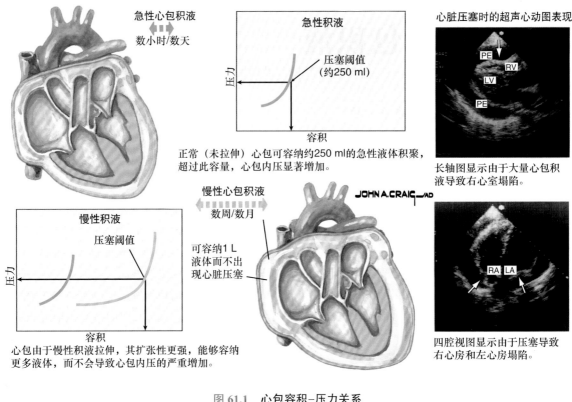

急性心包积液
数小时/数天

急性积液

压力

压塞阈值
（约250 ml）

容积

正常（未拉伸）心包可容纳约250 ml的急性液体积聚，超过此容量，心包内压显著增加。

心脏压塞时的超声心动图表现

长轴图显示由于大量心包积液导致右心室塌陷。

慢性心包积液
数周/数月

可容纳1 L液体而不出现心脏压塞

慢性积液

压力

压塞阈值

容积

心包由于慢性积液拉伸，其扩张性更强，能够容纳更多液体，而不会导致心包内压的严重增加。

四腔视图显示由于压塞导致右心房和左心房塌陷。

JOHN A. CRAIG—AD

图 61.1　心包容积–压力关系
LA，左心房；LV，左心室；PE，心包积液；RA，右心房；RV，右心室

临床表现、评估和诊断

　　急性心包炎的常见症状是胸骨后疼痛，一般疼痛程度剧烈且随吸气加重，前倾时会有所改善。心包炎患者偶尔会听到心包摩擦音，这是一种在收缩期和舒张期都存在的低调摩擦的声音。然而心包积液时，心包摩擦音以及其他正常的心音会减弱。**心脏压塞**是心包炎合并心包积液时最可怕的并发症。心脏压塞的典型表现为三联征：梗阻性休克引起的低血压、心音低钝和颈静脉压升高。其他相关表现包括心动过速和肺水肿。

　　心包积液患者应常规检查的一项重要体征为**奇脉**。正常人呼吸时收缩压（SBP）会发生生理变化，其变化通常 < 10 mmHg。吸气降低胸内压，导致右心室充盈增加，导致室间隔向左心室倾斜，心输出量短暂下降。心包积液的患者，由于心包限制右心室扩张，室间隔倾斜加

剧。这种过度的室间隔倾斜会导致吸气时收缩压大幅下降；奇脉的定义是吸气时收缩压下降 > 10 mmHg。虽然奇脉的存在并不代表一定出现心脏压塞，但它确实表明可能存在压塞的生理学基础。此外，没有奇脉并不能完全排除心脏压塞的可能，尤其是对有心脏疾病的患者，包括主动脉狭窄、肺动脉高压或心内分流。在心包积液患者中，也可以随时间出现变化。

　　心包炎的诊断性检查可以从心电图、胸部X 线片和超声心动图开始。对于急性心包炎，心电图可能会出现广泛性 ST 段抬高和 PR 段压低（图 61.3）。如果急性心包炎发展为心包积液或心脏压塞，心电图表现会发生改变，表现为多导联 QRS 波群出现低电压或**电交替**，电交替的出现主要由于心脏在积液的心包腔内来回摆动，QRS 波群轴向随着心搏不断变化导致。胸部 X线可出现心影增大，在心脏压塞时肺血管充血增

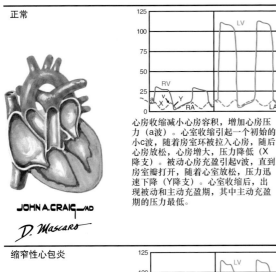

正常

心房收缩减小心房容积，增加心房压力（a波）。心室收缩引起一个初始的小c波，随着房室环被拉入心房，随后心房放松，心房增大，压力降低（X降支）。被动心房充盈引起v波，直到房室瓣打开，随着心室放松，压力迅速下降（Y降支）。心室收缩后，出现被动和主动充盈期，其中主动充盈期的压力最低。

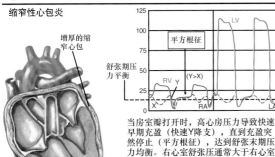

缩窄性心包炎

增厚的缩窄心包

舒张期压力平衡

当房室瓣打开时，高心房压力导致快速早期充盈（快速Y降支），直到充盈突然停止（平方根征），达到舒张末期压力均衡。右心室舒张压通常大于右心室收缩压的1/3，因为肺动脉压通常正常。

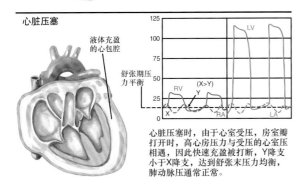

心脏压塞

液体充盈的心包腔

舒张期压力平衡

心脏压塞时，由于心室受压，房室瓣打开时，高心房压力与受压的心室压相遇，因此快速充盈被打断，Y降支小于X降支，达到舒张末压力均衡，肺动脉压通常正常。

图 61.2　正常和病理性心内压

AV，房室；LA，左心房；LV，左心室；RA，右心房；RV，右心室

加。超声心动图对心包积液诊断的敏感性很高，也可以显示血流动力学受损的迹象，包括超声心动图上的奇脉征象、心室间依赖性增加和心

腔受压。

心包穿刺是诊断和治疗心包积液的重要手段。并不是每一个心包积液病例都需要引流，如果病因很容易确定，可以针对心包积液的病因进行治疗。超声心动图能显示最直接的穿刺途径，确定穿刺针的位置；在穿刺后，可以留置猪尾导管，以确保液体充分排出。心包液体应送革兰氏染色和培养（细菌、真菌）、抗酸染色、结核分枝杆菌培养、腺苷脱氨酶（适用于结核性心包炎）和细胞学检查。相关病毒的聚合酶链反应（PCR）可能对诊断有所帮助（图 61.4）。

治疗

没有明显积液的急性心包炎可以通过药物治疗。急性心包炎的治疗是为了减轻心包炎症和控制疼痛。非甾体抗炎药常被用作一线药物，布洛芬、阿司匹林和吲哚美辛都是常用药物。存在非甾体抗炎药使用禁忌的患者可使用糖皮质激素治疗，但需注意使用糖皮质激素与心包炎复发风险增加相关。

秋水仙碱可与非甾体抗炎药联合使用作为急性心包炎的主要药物，特别是对于特发性或病毒性心包炎。值得注意的是，研究表明秋水仙碱不仅可以减轻症状，而且可以降低复发性心包炎的发生率。虽然一般耐受性良好，医生必须小心过量服用秋水仙碱可能导致的骨髓抑制的副作用。

心脏压塞者应行急诊心包穿刺，以减轻梗阻性休克；临时静脉输液可增加心室内压，使心室壁克服心包内压向外扩张，从而改善前负荷和每搏量。如前所述，心包穿刺还可以揭示心包疾病的潜在病因。对于有症状的复发性心包积液患者，可能需要行心包开窗或心包切开术。

对于缩窄性心包炎，疾病早期可以用前述的抗炎药治疗，以减少炎症和保持心包弹性。慢性缩窄性心包炎最终需采用外科心包切除术。

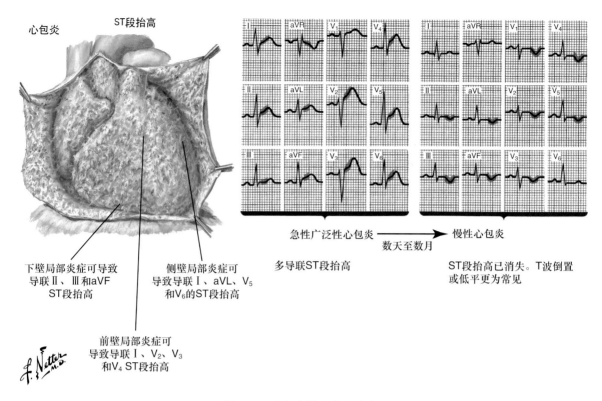

心包炎

ST段抬高

下壁局部炎症可导致
导联Ⅱ、Ⅲ和aVF
ST段抬高

侧壁局部炎症可
导致导联Ⅰ、aVL、V₅
和V₆的ST段抬高

前壁局部炎症可
导致导联Ⅰ、V₂、V₃
和V₄ ST段抬高

急性广泛性心包炎 —数天至数月→ 慢性心包炎

多导联ST段抬高

ST段抬高已消失。T波倒置
或低平更为常见

图 61.3　心包炎的心电图改变

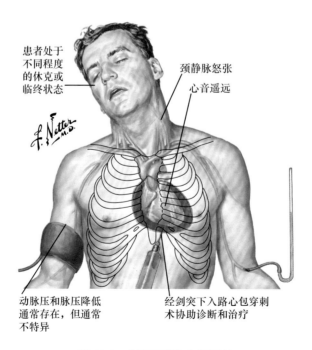

患者处于
不同程度
的休克或
临终状态

颈静脉怒张
心音遥远

动脉压和脉压降低
通常存在，但通常
不特异

经剑突下入路心包穿刺
术协助诊断和治疗

图 61.4　心脏压塞和心包穿刺

第 62 章

主动脉瓣狭窄

MOHSIN CHOWDHURY　著

邱　林　译；马　为　校

概述

主动脉瓣狭窄（aortic stenosis，AS）是发达国家最常见的瓣膜性心脏病。AS 主要见于老年人，患病率从 60 岁时的 0.2% 上升到 90 岁时的 9.8%。65 岁以上的老年人中约有 1/4 至少存在一定程度的主动脉瓣增厚和钙化。

在发展至重度之前，AS 通常无症状。重度 AS 患者可能出现心绞痛、呼吸困难和晕厥，猝死风险增加。目前还没有药物治疗能阻止或延缓 AS 的进展。因此，有必要识别高危患者，密切监测疾病的严重程度和进展，在有指征时及时行瓣膜置换术。

病理生理学

AS 的三个主要病因是三叶式主动脉瓣钙化、先天性主动脉瓣畸形（二叶式或单叶式）合并钙化、风湿性心脏病（图 62.1）。虽然风湿性心脏病在发达国家很少见，但它仍然是世界范围内最常见的 AS 病因之一。其他罕见原因包括放射线暴露和代谢性疾病（如 Fabry 病）。

正常三叶瓣 AS 的发展可分为两个阶段。起始阶段以脂质积聚和炎症为特征，类似动脉粥样硬化；后期主要是钙化，导致瓣膜进行性硬化和狭窄。该病进展过程通常超过 10～15 年，在 60～80 岁之间出现临床症状。加速进展的危险因素包括男性、高龄、肾衰竭、高胆固醇血症、糖尿病、钙代谢紊乱和吸烟。二叶瓣或单叶瓣 AS 患者的疾病进展过程更快，常于 40～60 岁之间出现症状。

AS 引起的左室流出道梗阻（left ventricular outflow tract，LVOT）导致左室收缩压升高，左室与主动脉间收缩压梯度增大。左室代偿性进展为向心性肥厚（即左室壁增厚），但最终将超过代偿限度，导致左室舒张末期压力升高、舒张功能不全和心力衰竭。在疾病后期，心肌收缩力也可能降低，引起收缩功能障碍，心力衰竭进一步恶化。

心肌氧耗量增加（由左室质量增加、左室内收缩压升高、收缩射血期延长所致）与供氧量减少（由冠状动脉血流储备降低和舒张灌注压下降所致）引起进行性心肌供需氧失衡，可导致心肌缺血和心绞痛。最终，如果 AS 足够严重，心输出量无法根据生理需求而增加，患者可出现运动性低血压和晕厥。

临床表现、评估和诊断

AS 最常见的症状是劳力性呼吸困难和头晕。通常情况下，由于病情的渐进性，患者可能不会意识到这些症状的严重性，而是将其归咎于衰老，或者下意识地降低活动量以减少症状发作。随着病情的发展，患者可能出现心绞痛、晕厥和更严重的心力衰竭症状，如阵发性夜间呼吸困难和端坐呼吸。

在体格检查中，AS 患者通常有以下特征性表现：

- **杂音**：AS 的特征性杂音为响亮的、递增递减型的收缩期杂音，右侧第 2 肋间最明显，并向颈动脉放射。收缩高峰出现时间与疾病的严重程度相关，出现越迟，

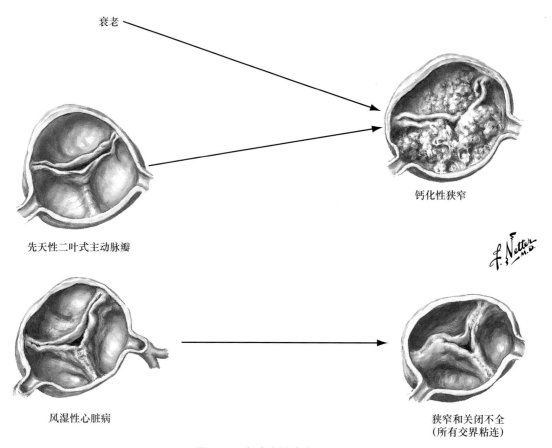

衰老

钙化性狭窄

先天性二叶式主动脉瓣

风湿性心脏病

狭窄和关闭不全
（所有交界粘连）

图 62.1 主动脉瓣狭窄的病因

反映狭窄程度越重。二叶式主动脉瓣狭窄患者可闻及喀喇音。

- **细迟脉**：LVOT 梗阻导致颈动脉搏动减弱和延迟。延迟量可以通过同时触诊颈动脉和心尖搏动来测定。

- **A2 减弱或消失**：疾病严重时，A2 可能减弱或消失，表明主动脉瓣几乎没有打开和关闭。

- **S2 反常分裂**：由于主动脉瓣关闭延迟所致，反映了左室为产生足够的压力而延长收缩。

- **第四心音（S4）**：S4 是一种低频奔马律，由心房收缩时僵硬的心室壁振动产生。

经胸超声心动图（transthoracic echocardiography，TTE）是诊断和评估 AS 的主要检查手段。如表 62.1 所示，根据症状、瓣膜解剖结构和血流动力学、左室特征（如肥厚、功能障碍、室壁增厚）等情况对 AS 进行分期。建议对无症状重

度 AS（C 期）患者进行运动试验，以明确是否确实无症状。对有症状的患者不应进行运动试验。

　　TTE 上反映 AS 血流动力学严重程度的最佳指标是主动脉瓣峰值血流速度和跨主动脉瓣平均压力阶差；然而，一部分 AS 患者由于左室收缩功能障碍、左室射血分数（LV ejection fraction，LVEF）下降或左室肥厚所致左室容积减小、每搏输出量下降等因素而导致跨瓣血流速度减低。这些特殊的低流速 / 低压力阶差患者被分为 D2 期（LVEF 下降）或 D3 期（LVEF 保留），其诊断和治疗面临更多的挑战。

治疗

　　AS 唯一确定有效的治疗方式是主动脉瓣置换术（aortic valve replacement，AVR）。表 62.1 总结了 AVR 的指征。AVR 的具体方法（即外科手术或经导管）取决于患者的整体外科风险（应

表 62.1	主动脉瓣狭窄的分期		
分期	描述	定义	处理原则
A	风险期（无症状）	二叶式主动脉瓣或主动脉瓣硬化 $V_{max} < 2$ m/s	临床监测
B	进展期（无症状）	轻中度钙化或风湿性改变伴交界粘连 V_{max} 2.0 ～ 3.9 m/s 或平均 $\Delta P < 40$ mmHg	临床监测 若 V_{max} 2.0 ～ 2.9 m/s 或 $\Delta P < 20$ mmHg（轻度 AS），每 3 ～ 5 年复查超声心动；若 V_{max} 3.0 ～ 3.9 m/s 或 $\Delta P < 20 ～ 30$ mmHg（中度 AS），每 1 ～ 2 年复查超声心动；如果存在中度 AS 且拟行其他心脏手术，可同期行 AVR
C1	无症状 重度 AS 伴正常 LVEF	重度钙化或瓣叶开放严重受限 $LVEF \geqslant 50\%$ $V_{max} \geqslant 4$ m/s 或平均 $\Delta P \geqslant 40$ mmHg AVA 通常 $\leqslant 1.0$ cm^2	临床监测，每 6 ～ 12 个月复查超声心动；行运动试验以明确有无症状；如果 $V_{max} \geqslant 5$ m/s 或 $\Delta P \geqslant 60$ mmHg（低危患者）、运动试验阳性或拟行其他心脏手术（无论手术风险），可行 AVR
C2	无症状 重度 AS 伴 LVEF 下降	重度钙化或瓣叶开放严重受限 $LVEF < 50\%$ $V_{max} \geqslant 4$ m/s 或平均 $\Delta P \geqslant 40$ mmHg AVA 通常 $\leqslant 1.0$ cm^2	AVR
D1	有症状的重度 AS，高压力阶差	重度钙化或瓣叶开放严重受限 $LVEF \geqslant 50\%$ $V_{max} \geqslant 4$ m/s 或平均 $\Delta P \geqslant 40$ mmHg AVA 通常 $\leqslant 1.0$ cm^2	AVR
D2	有症状的重度 AS，低压力阶差 / 低流速，伴 LVEF 下降	重度钙化或瓣叶开放严重受限 $LVEF < 50\%$ AVA $\leqslant 1.0$ cm^2 伴 $V_{max} < 4$ m/s 或平均 $\Delta P < 40$ mmHg；或者 AVA $\leqslant 1.0$ cm^2 且多巴酚丁胺负荷超声心动图（任何剂量）时 $V_{max} \geqslant 4$ m/s 或平均 $\Delta P \geqslant 40$ mmHg	AVR
D3	有症状的重度 AS，低压力阶差 / 低流速，伴 LVEF 保留	重度钙化或瓣叶开放严重受限 $LVEF \geqslant 50\%$ AVA $\leqslant 1.0$ cm^2 伴 $V_{max} < 4$ m/s 或平均 $\Delta P < 40$ mmHg；当患者血压正常时，需满足 AVA 指数 $\leqslant 0.6$ cm^2/m^2，同时每搏输出量指数 < 35 ml/m^2	如果 AS 是引起症状的最可能病因，则行 AVR

AS，主动脉瓣狭窄；AV，主动脉瓣；AVA，主动脉瓣瓣口面积；AVR，主动脉瓣置换术；ΔP，跨主动脉瓣压力阶差；LVEF，左室射血分数；V_{max}，主动脉瓣峰值流速

使用获得授权：Kanwar A，Thaden JJ，Nkomo VT：Management of patients with aortic valve stenosis，*Mayo Clin Proc* 93（4）：488-508，2018.

用 STS-PROM 评分进行评估）、患者偏好和心脏团队（由心脏外科医生、介入心脏病学专家、心脏影像学专家、麻醉师和老年病学专家等组成）的评估。尽管应用球囊扩张式和自膨胀式瓣膜的经导管主动脉瓣置换术（transcatheter aortic valve replacement，TAVR）（图 62.2）均已获批应用于

外科手术低危（STS-PROM ＜ 4%）的患者，但由于经导管瓣膜等长期耐久性仍不明确，因此年轻的低危患者通常会接受外科瓣膜置换术。中高手术风险患者（STS-PROM ≥ 4%）如果预期生存期大于 12 个月，通常进行 TAVR 治疗。

不需要瓣膜置换术干预的 AS 患者应定期监测，以重新评估狭窄严重程度（表 62.1）。尚无证据表明药物治疗能够延长 AS 患者的寿命，同时其在控制症状方面也作用有限。由于 AS 患者依赖心脏前负荷，因此在治疗心衰症状时，应谨慎应用利尿剂、ACEI、β 受体阻滞剂和血管扩张剂，避免过度利尿和降低前负荷。

球囊扩张式瓣膜

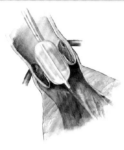
A. 主动脉瓣球囊扩张成形术

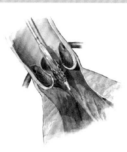
B. 支架式瓣膜定位

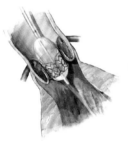
C. 充盈球囊扩张支架式瓣膜

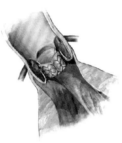
D. 支架式瓣膜最终定位

自膨胀式瓣膜

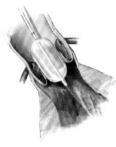
A. 主动脉瓣球囊扩张成形术

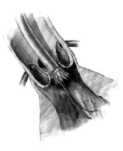
B. 在鞘管中进行支架式瓣膜定位

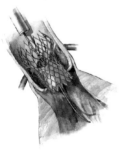
C. 后撤鞘管，人工瓣膜自膨胀

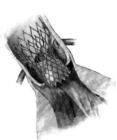
D. 支架式瓣膜最终定位

图 62.2 经导管主动脉瓣置换术

第63章

二尖瓣反流

NIDHI TRIPATHI 著

王 智 译；马 为 校

概述

正常工作的二尖瓣保证血液从左心房向左心室单方向流动。超过轻度以上的反流即认为是病理性反流，尽管中度反流一般可以耐受，重度二尖瓣反流可引起左心室重塑、心输出量减低、神经体液激活、左心室受损、心力衰竭乃至死亡。

二尖瓣反流可以原发于二尖瓣复合体本身的损害，也可以是继发于心肌病。二尖瓣复合体的组成包括瓣环、前叶、后叶、腱索和乳头肌。发达国家最常见的原发性二尖瓣反流的病因是退行性二尖瓣疾病，包括二尖瓣脱垂。**二尖瓣脱垂**是一种瓣膜的黏液样退行性变，可以造成瓣叶增大、腱索延长，造成心室收缩期瓣叶脱垂入左心房。尽管大多数都是良性病变，进行性退变可引起二尖瓣反流（图63.1）。其他引起二尖瓣反流的病因包括风湿性心脏病、感染性心内膜炎、外伤、急性心肌缺血和二尖瓣环钙化。

继发性二尖瓣反流是由于冠心病、非缺血性扩张性心肌病、肥厚性心肌病或长期右心室起搏引起左室重塑后的继发结果。左心室通过腱索和乳头肌支撑二尖瓣复合体，因此左室重塑会影响二尖瓣叶的开闭。

二尖瓣反流可以急性出现，也可以呈慢性代偿性或失代偿性表现，因此对疾病的评估和治疗应基于其发展时相决定。

病理生理学

急性、慢性代偿性或失代偿性二尖瓣反流都具备左室容量负荷过多的特点。在舒张期，左心室同时被肺静脉引流至左心房的正常血液和前次心搏时反流回左房的血液充满。

急性原发性二尖瓣反流是由二尖瓣复合体急性损坏产生的。通常由左心室容量负荷突然过载引起，导致肌小节拉伸，舒张末容积增加和交感神经激活。尽管射血分数通常正常甚至由于收缩力增加、心房阻力减少导致射血分数增加，前向心输出量却减少，因为左室内超过50%的血液逆向射出。急性二尖瓣反流的患者左房顺应性通常是正常的，由于额外反流的容量造成充盈压增加，进而造成肺静脉充血、肺水肿和急性低氧血症。严重的急性二尖瓣反流可以导致休克。

慢性原发性二尖瓣反流发生于长期二尖瓣反流逐渐加重的患者。左心在长期容量负荷过度的情况下逐渐重塑，包括左心室向心性肥厚、左房扩大。由于左室舒张末容积增加，早期左室收缩功能保留，因此尽管反流量很大，心输出量仍然得以保留。由于左房扩大，充盈压仍可保持正常，肺水肿得以避免。因此即便是运动状态，慢性代偿期的患者仍可没有症状。但是，长期容量负荷增大最终导致收缩功能异常和肺充血，患者出现气促、端坐呼吸和低垂部位水肿这些心衰的表现。

继发性二尖瓣反流是由原发于左室的疾病导致乳头肌和腱索功能异常引起的。心室扩张或节段性运动异常改变了左心室和附着于室壁的乳头肌的几何形态，导致二尖瓣闭合异常。随时间推移，引起左室扩张和二尖瓣反流逐渐恶化——即二尖瓣反流加重二尖瓣反流。

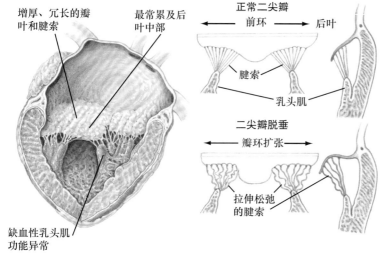

增厚、冗长的瓣叶和腱索

最常累及后叶中部

正常二尖瓣

前环 → 后叶

腱索

乳头肌

二尖瓣脱垂

瓣环扩张

拉伸松弛的腱索

缺血性乳头肌功能异常

瓣环长度增加，瓣叶面积扩张，腱索拉伸导致瓣叶在收缩期屈曲脱垂进入左房

S.Moon, m.s.

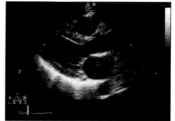

二尖瓣脱垂的表现

2D超声心动图提示收缩期二尖瓣叶形态正常

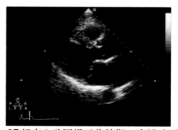

2D超声心动图提示收缩期二尖瓣叶形态异常

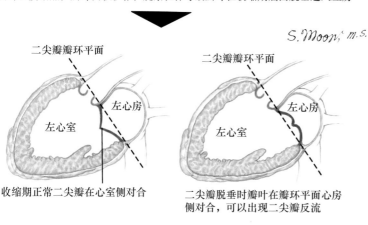

二尖瓣瓣环平面

左心房

左心室

收缩期正常二尖瓣在心室侧对合

二尖瓣瓣环平面

左心房

左心室

二尖瓣脱垂时瓣叶在瓣环平面心房侧对合，可以出现二尖瓣反流

图 63.1　正常二尖瓣和二尖瓣脱垂

2D，二维

危险因素

急性二尖瓣反流可以是急性心肌缺血导致乳头肌功能异常或乳头肌断裂引起，或是心内膜炎、急慢性退行性变或胸壁钝挫伤致腱索断裂产生。缺血性心脏病中后内侧乳头肌受累多于前外侧乳头肌，因其血供仅由右冠脉发出，后者则存在双重血供。慢性代偿性二尖瓣反流则是由原发性瓣膜病变引起，最常见的是二尖瓣脱垂或者是继发于前述心肌病。

临床表现、评估和诊断

轻中度二尖瓣反流通常没有症状，但是重度二尖瓣反流可以导致典型的左室功能不全的症状，如劳力性呼吸困难、端坐呼吸和夜间阵发性呼吸困难。慢性重度反流还可能引起肺高压和右心衰竭，导致腹水和水肿。慢性失代偿性二尖瓣反流的患者上述症状可能比较隐匿，而急性重度二尖瓣反流患者则通常以急性呼吸窘迫和休克起病（图 63.2）。

体格检查可发现由于前向射血量减少导致的血压和脉压降低，但是这种现象并非总是出现，因为有部分患者可表现为高血压。心尖处可闻及全收缩期吹风样杂音，向腋下传导。在急性重度二尖瓣反流患者，杂音可能变得微弱甚至消失，因为在左房顺应性正常时，收缩早期心室心房间的压力阶差会消失。重度二尖瓣反流可闻及 S3

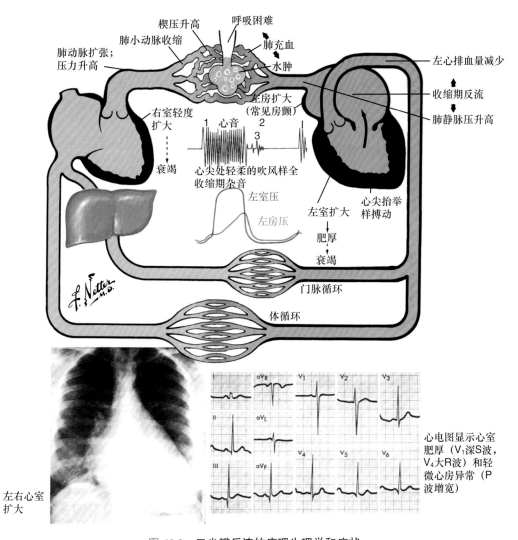

图 63.2　二尖瓣反流的病理生理学和症状

奔马律以及 S2 分裂，前者由大量血液由心房排空入心室产生，后者则是由于大量反流造成通过主动脉瓣的血流减少，引起主动脉瓣提前关闭导致。

心电图（ECG）表现缺乏特异性，但在慢性二尖瓣反流患者中可出现左房扩大和左室肥厚。慢性反流左房扩大的患者可以继发心房颤动。当怀疑急性重度二尖瓣反流时，应注意心电图有无缺血改变。

二尖瓣反流通过超声心动图诊断，既可以量化判断反流程度，也可以辨别反流机制（原发性或继发性）。经胸超声心动图是首选检查，如果二尖瓣显示不清或反流机制不明，经食管超声心动图可以进一步明确。

治疗

急性二尖瓣反流

由二尖瓣复合体突发损坏引起的急性重度反流是外科急诊手术指征。药物治疗和循环支持（主动脉内球囊反搏）可用作外科治疗前的临时措施。血管扩张剂如硝普钠或尼卡地平可降低主动脉压力，进而引导左室血流向前排出，而非反流回左心房，但是其应用受到体循环低血压限制。

主动脉内球囊反搏（IABPs）是放置在降主

动脉内的机械性反搏装置，常用于急性二尖瓣反流。球囊在舒张期充气，增加舒张压及冠脉灌注，在收缩期放气，减少心脏后负荷，增加前向血流（图63.3）。再次强调放置IABP仅是患者接受外科修复/二尖瓣置换术前的临时措施。急慢性原发性二尖瓣反流的患者中，优先选择外科二尖瓣修复术，不适合修复的患者则可考虑二尖瓣置换术。

慢性原发性二尖瓣反流

慢性原发性二尖瓣反流合并收缩功能障碍（射血分数 < 60%）、重度左室扩大或临床失代偿的患者首选瓣膜修复术。高血压患者应控制血压，对血压正常的无症状患者应用血管扩张剂证据不足，因其并未显示可减缓疾病进展。对于重度心功能不全无法耐受外科手术的患者，起始应用包括 β 受体阻滞剂、ACEI/ARB 和醛固酮受体拮抗剂的抗心衰治疗是合理的。

慢性继发性二尖瓣反流

慢性继发性二尖瓣反流的治疗应着眼于原发病和左室功能障碍（β 受体阻滞剂、ACEI/ARB、螺内酯、利尿剂）。继发性二尖瓣反流的瓣膜修复/置换术的获益并不明确，因为原发病变并非在瓣膜本身。这些手术可以在最优抗心衰治疗无效或有其他心脏外科手术适应证的重度症状性二尖瓣反流患者中考虑应用。

在特定的重度继发性二尖瓣反流的患者中，目前可以考虑应用一种创伤更小的机械性二尖瓣修复术，这种方法最早用于治疗外科手术禁忌的重度原发性二尖瓣反流患者。新近研究显示对于特定重度继发性二尖瓣反流患者应用 **MitraClip** 行经皮二尖瓣修复术可以减少患者死亡率、再住院率并改善生活质量。MitraClip 装置经股静脉鞘管植入，通过房间隔进入左心房并放置于二尖瓣的位置。关闭不良的二尖瓣部分被钳夹在一起形成双孔结构，闭合反流孔，从而减少二尖瓣反流。其近似外科的 Alfieri 缝合式。早期入选 MitraClip 临床试验的患者接受了射血分数减低心衰的最大耐受药物治疗，并在有临床适应证的时候接受了心脏再同步化治疗。在接受介入治疗前，他们经过了由心衰专家、介入心脏病医生和心外科医生的多学科团队的评估，以确保他们接受了最优药物治疗和行经皮二尖瓣修复介入手术的技术可行性。在随访 24 个月时，每治疗 6 例患者可预防 1 例死亡事件，MitraClip 系统已被批准用于重度继发性二尖瓣反流患者。

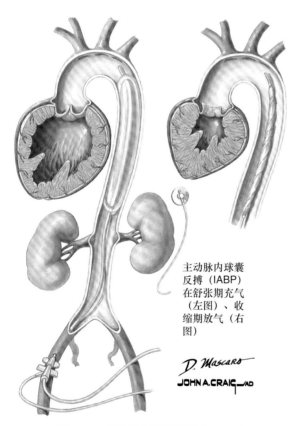

主动脉内球囊反搏（IABP）在舒张期充气（左图）、收缩期放气（右图）

D. Mascaro

JOHN A. CRAIG _AD

图 63.3 主动脉内球囊反搏（IABP）

第64章

主动脉夹层

CHRISTOPHER R. KELLY・WILL HINDLE-KATEL　著

张　斌　译；马　为　校

概述

主动脉夹层是指血液通过主动脉壁内膜层的裂口，进入中膜空间并形成假腔的临床情况（图64.1）。由于假腔的逐渐扩大会影响真腔的血流，所以可能会发生终末器官缺血和危及生命的并发症。

主动脉夹层根据解剖位置可通过 **DeBakey** 或 **Stanford 系统** 进行分类（图64.2）。DeBakey 系统分类如下：

- **Ⅰ型**：夹层起源于升主动脉（头臂动脉近端），并延续到主动脉弓和降主动脉。
- **Ⅱ型**：夹层起源并局限于升主动脉。
- **Ⅲ型**：夹层起源于降主动脉（左锁骨下动脉以远）并向远端延续。Ⅲa型夹层局限于胸主动脉，而Ⅲb型夹层延续至膈下。

同时，Stanford 分类系统将累及升主动脉的称为 A 型夹层，不累及升主动脉的称为 B 型夹层。

相关临床情况还包括主动脉**壁内血肿**，即血液在主动脉壁内聚集，但内膜没有明显撕裂，以及病变延续并穿贯内膜层的穿透性动脉粥样硬化溃疡。这些情况与主动脉夹层一起构成了急性主动脉综合征。

主动脉夹层是一种相对罕见的临床情况，因为许多患者可能会在医疗评估前已经出现了致命的并发症，所以其确切的发生率并未明确。尽管如此，据估计，每年约有10万人患此病，平均年龄为63岁。

病理生理学

主动脉壁主要由三层构成：**内膜**，由内皮细胞和基底膜构成；**中膜**，由内外膜之间同心排列的弹性纤维和平滑肌细胞构成；**外膜**，主要由胶原纤维构成，还包含滋养血管。

主动脉夹层开始于内膜撕裂，随后血液流入中膜层并形成假腔。这种撕裂是由于主动脉壁结缔组织退化或功能障碍和（或）主动脉壁应力增加造成的。

主动脉壁异常可由遗传或获得性危险因素引起。遗传易感因素包括马方（Marfan）综合征（原纤维蛋白缺乏症）、Ehlers-Danlos（胶原蛋白突变）、Loeys-Dietz综合征［转化生长因子-β（TGF-β）突变/过度活化］、Turner综合征、二叶式主动脉瓣和家族性胸主动脉瘤。获得性危险因素包括炎症性动脉炎（如Takayasu大动脉炎）、吸烟和妊娠。许多这些临床情况也与主动脉瘤有关（见第65章），显著增加了夹层的风险。有些患者近期可能有侵入性主动脉操作史（如心导管术），但未发现主动脉壁损伤，这种情况更为少见。

同时，主动脉壁应力增加一般与慢性未控制的高血压有关，3/4的主动脉夹层与此相关；然而，它也可能由使用可卡因/甲基苯丙胺、举重、嗜铬细胞瘤、急性减速损伤（如机动车事故）和主动脉缩窄等情况引起。

主动脉夹层一旦开始出现，可顺行或逆行延伸，可累及分支血管。当假腔扩大时，流经真腔的血流受到影响，并可能发生终末器官损伤。例如，主动脉根部的撕裂会导致冠状动脉（通常是右冠状动脉）闭塞和心肌梗死。累及一侧或两侧颈动脉可引起急性缺血性卒中。

假腔可在一个或多个位置破回真腔，也可延伸至外膜层，导致明显的主动脉破裂。假腔也可形成血栓并稳定。

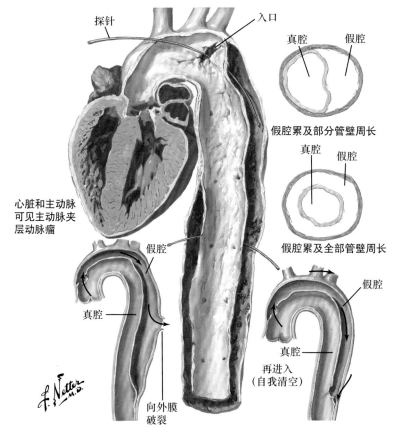

探针

入口

真腔 假腔

心脏和主动脉
可见主动脉夹
层动脉瘤

假腔累及部分管壁周长

真腔 假腔

假腔累及全部管壁周长

假腔

真腔

假腔

真腔

再进入
（自我清空）

向外膜
破裂

图 64.1 主动脉夹层

临床表现、评估和诊断

几乎所有急性主动脉夹层患者都表现为严重的、突发的疼痛，疼痛性质为撕裂样、针刺样或刀割样。疼痛可发生于主动脉全长，常定位于撕裂部位。例如，A 型夹层的患者一般表现为前胸痛，而 B 型夹层的患者可表现为胸痛、背痛或腹痛。一些患者可能在夹层延伸过程中出现移行性疼痛，或者当假腔内压力下降时（如夹层破回真腔）可能会出现暂时的疼痛缓解。

虽然几乎所有夹层都会出现疼痛，但其严重程度和疼痛性质是可变的，因此，考虑到夹层潜在的灾难性并发症，临床上对那些有危险因素的患者需要高度警惕。

伴随症状通常由终末器官缺血所致。神经系统症状包括脑卒中、晕厥、脊髓缺血和周围神经病变。心血管并发症包括主动脉瓣关闭不全（由主动脉根部变型所致）、心包积液、心脏

压塞（血液透过假腔的薄壁渗出或明显的假腔破裂进入心包腔）和心肌梗死（通常由右冠状动脉撕裂所致）。肠系膜、肾和肢体缺血也可能发生。低血压是一种预后不良的体征，通常由心脏压塞（最常见的死亡原因）、严重的主动脉瓣关闭不全或主动脉破裂所致。

考虑到上述症状，所有具有主动脉夹层危险因素和特征性疼痛综合征的患者都应该评估是否存在脉搏短绌 / 血压差（两上臂间差异≥ 20 mmHg 被认为是显著的）、神经功能障碍和潜在的心脏并发症（听诊发现主动脉瓣关闭不全）。

主动脉夹层的实验室评估通常是非特异性的。血清 D- 二聚体浓度几乎总是升高的，但官方指南不建议将此检测作为诊断流程的一部分，因为没有经过验证的临床标准来确定阴性结果时可安全排除此疾病。

所有怀疑有主动脉夹层的患者都应该做心电图以评估心肌缺血。然而，考虑到与夹层相关的

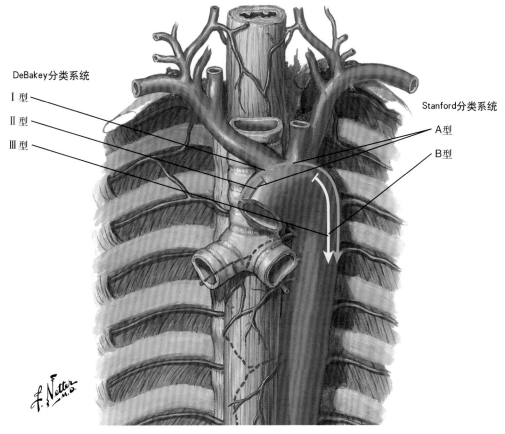

图 64.2　分类系统

冠脉事件的发生率较低，发现 ST 段抬高应立即按照急性冠脉综合征进行紧急治疗，而不是主动脉影像学评估，除非患者有夹层的危险因素或其他提示性症状（如新的局灶性神经功能障碍）。

　　主动脉夹层低或中等概率的患者应接受胸片检查。80% 的病例存在异常的主动脉轮廓或纵隔增宽，但这些临床表现的特异性较低。对于有夹层高危，或有异常表现和（或）持续症状的患者，应立即进行 CT 血管造影，其对疾病诊断的敏感性和特异性为 95%。经食管超声心动图是不稳定患者的首选，可以准确诊断升主动脉和主动脉弓的夹层，但对诊断更远端病变的敏感性较低。

治疗

　　为了减少剪切应力并限制夹层的进一步延伸，患者应接受静脉注射 β 受体阻滞剂以降低心率至 70 次 / 分以下，同时收缩压控制在

100 ～ 120 mmHg。如果 β 受体阻滞剂达到了目标心率，但没有达到目标血压，则可联合应用短效降压药控制血压。

　　所有急性夹层的患者都应由多学科团队进行紧急评估，以确定是否需要干预治疗并制定治疗计划。一般来说，A 型夹层患者需要急诊外科手术修复，而 B 型夹层患者在无严重缺血、难治性症状、夹层延伸、血压无法控制等并发症的情况下可接受药物治疗。

　　手术修复通常包括切除整个受影响部分的主动脉，并将主要血管再植入人工血管。如果累及主动脉根部，可能需要行主动脉瓣成型或置换术。对于 B 型主动脉夹层，血管内支架植入术隔离部分主动脉可能是一种选择。

　　主动脉夹层存活的患者需要定期监测和终生应用 β 受体阻滞剂以控制血压和降低主动脉剪切应力。从长期来看，急性主动脉夹层 10 年生存率为 30% ～ 60%，大部分死亡发生在前 30 天。

第 65 章

主动脉瘤

JONAH RUBIN　著

莫合塔伯尔·莫敏　译；马　为　校

概述

主动脉瘤（aortic aneurysm，AA）是指主动脉病理性的扩张超过正常血管直径的 50%，AA 会削弱血管壁组织并使其易于破裂（图 65.1）。真性动脉瘤是指血管扩张累及血管壁的三层结构（内膜、中膜和外膜）。

AA 分为胸主动脉瘤（thoracic aortic aneurysm，TAA）和腹主动脉瘤（abdominal aortic aneurysm AAA），并可进一步分为梭形（瘤体整体扩张）或囊状（不对称凸出）动脉瘤。升主动脉瘤位于主动脉根部和无名动脉之间，而降主动脉瘤位于左锁骨下动脉和膈肌之间，两者也可能延伸到主动脉弓并累及头臂动脉。AAA 位于膈肌以下。累及胸主动脉和腹主动脉的动脉瘤被归为胸腹主动脉瘤。

AA 在破裂之前通常是无症状的，破裂后会造成毁灭性的后果。因此，必须在并发症发生之前识别、监测和治疗动脉瘤。

病理生理学

弹性蛋白、胶原蛋白和平滑肌细胞的降解或异常产生容易导致动脉瘤的形成。这种紊乱主要与动脉粥样硬化的传统危险因素有关，包括年龄（＞ 50 ～ 60 岁）、吸烟、高血压和高脂血症。然而，糖尿病和 AA 之间存在负相关，其原因仍在研究中，但可能机制包括高级糖基化使主动脉壁中胶原蛋白交联增加，从而防止其降解。此外，纤溶酶是降解胶原蛋白的基质金属蛋白酶的诱导剂，研究发现纤溶酶活性在糖尿病患者中也受到抑制。

TAA 也可能由感染、遗传性疾病、血管炎和外伤引起。感染性 TAA 最常见的病原体是链球菌和沙门菌，其他细菌甚至真菌也可以导致 AA。过去，梅毒（梅毒螺旋体）是感染性动脉瘤最主要的病因，通常累及升主动脉。与 AA（通常为升主动脉瘤）相关的遗传性疾病包括马方综合征、Ehlers-Danlos 综合征（Ⅳ 型）、Loeys-Dietz 综合征、二叶式主动脉瓣、特纳综合征和家族性 TAA。多种类型血管炎可引起 TAA，最常见的是大动脉炎和巨细胞动脉炎。此外，外伤性胸部损伤在极少数情况下可能导致真性全层动脉瘤，通常累及降主动脉。

临床表现、评估和诊断

大多数 AA 是无症状的，通常在患者因为其他原因进行超声心动图、胸部 CT 或胸部 MRI 检查时偶然发现（图 65.2）。对 TAA 的筛查通常仅限于 TAA 相关遗传性疾病患者或 TAA 的一级亲属。建议对 65 ～ 75 岁吸烟（一生中吸烟超过 100 支）的男性使用超声筛查 AAA。

瘤体较大的 AA 通常会引起症状。TAA 可引起疼痛或压迫症状，包括吞咽困难（食管受压引起）、声音嘶哑（喉返神经受压引起）、咳嗽、气促（气管支气管树受压引起）和上腔静脉综合征。升主动脉瘤可导致主动脉瓣关闭不全和心力衰竭。巨大 AAA 可能会导致明显的腹部搏动或腰部或下背部疼痛。

如果发现 TAA，患者应接受超声心动图以评估是否存在主动脉瓣二叶瓣畸形。发病年龄较

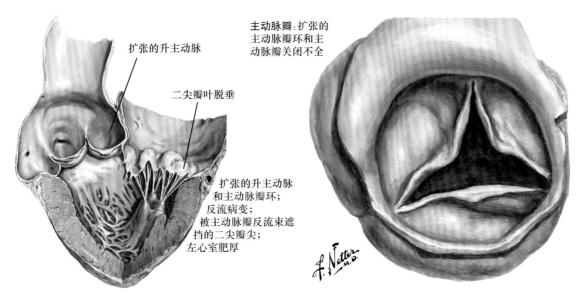

扩张的升主动脉

二尖瓣叶脱垂

主动脉瓣：扩张的主动脉瓣环和主动脉瓣关闭不全

扩张的升主动脉和主动脉瓣环；反流病变；被主动脉瓣反流束遮挡的二尖瓣尖；左心室肥厚

图 65.1　升主动脉瘤

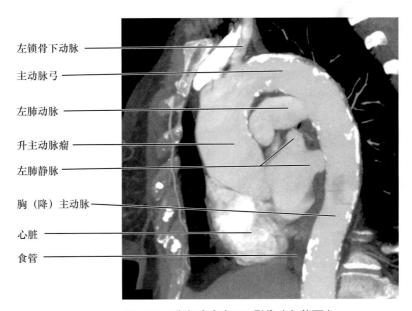

左锁骨下动脉

主动脉弓

左肺动脉

升主动脉瘤

左肺静脉

胸（降）主动脉

心脏

食管

图 65.2　升主动脉瘤 CT 影像（矢状面）

小和（或）一级亲属患有 TAA 的患者应进行基因筛查。

治疗

药物治疗

TAA 患者应接受 β 受体阻滞剂以控制血压和减缓动脉瘤扩张，该结论主要基于马方综合征患者使用 β 受体阻滞剂获益的相关研究。AAA 患者也应该严格控制血压，但目前尚无任何研究证实不同种类降压药物在改善 AAA 方面的差异。包括抗血小板药物、血管紧张素转化酶抑制剂、血管紧张素受体阻滞剂、他汀类药物和多西环素在内的其他药物是否对 AAA 有效，目前仍处于研究中，尚无确切结论。但由于大多数患者合并有动脉粥样硬化，因此需要使用阿司匹林和他汀类药物进行治疗。所有患者都应在恰当时机接受戒烟咨询。

手术治疗

当动脉瘤破裂的风险超过手术风险时，建议进行外科手术干预。例如，当瘤体直径小于 4 cm 时，AAA 破裂风险小于 1%，但当瘤体直径超过 6 cm 时，破裂风险大于 10%。在确定 AA 是否需要手术干预时，需要考虑几个因素，包括瘤体大小、生长速度、症状、病因和遗传基因（框 65.1）。手术决策应与胸外科医生共同讨论后决定。

升主动脉瘤患者需要接受开胸手术。如果主

框 65.1　需要进行手术修复的动脉瘤

- 所有有症状或破裂的动脉瘤，只要有可预期的恢复机会
- 散发性（与遗传综合征无关）升主动脉 TAA，≥ 5.5 cm 或每年生长 > 5 mm
- 与二叶式主动脉瓣相关的升主动脉 TAA，当主动脉瓣疾病需要干预且 ≥ 4.5 cm，或有主动脉夹层的家族史且 ≥ 5.0 cm
- 散发性（与遗传综合征无关）降主动脉 TAA ≥ 5.5 cm（有进行血管内修复的可能）或 ≥ 6 cm（如有必要进行外科手术）
- 遗传综合征相关 TAA（马方综合征、Loeys-Dietz 综合征等）≥ 4 ～ 5 cm，取决于具体情况
- AAA ≥ 5.5 cm，或每 6 个月生长 > 5 mm

AAA，腹主动脉瘤；TAA，胸主动脉瘤

动脉根部受累但主动脉瓣叶正常，则可以将主动脉瓣保留在人工移植物中（David 手术）。如果需要同时置换主动脉瓣，可以使用人工血管-瓣膜复合移植物。如果涉及主动脉弓，必须将头臂动脉分支与多分支人工血管进行吻合。

相反，条件合适的降主动脉瘤和 AAA 患者通常建议动脉瘤腔内修复（endovascular aneurysm repair，EVAR），EVAR 手术是通过植入覆膜血管支架来隔离高压动脉血流和主动脉瘤壁。尽管与开腹手术相比，EVAR 住院时间更短且死亡率更低，但该术式的获益被频繁的术后影像监测和手术相关并发症（内漏等）部分抵消。内漏指 EVAR 后被封闭的瘤腔内持续有血流进入（包括支架封闭失败导致血流进入瘤腔，或通过分支动脉进入瘤腔，或支架发生渗漏），因此内漏发生仍然有主动脉瘤破裂的风险。

监测随访

不符合手术干预标准的 AA 患者应接受定期监测。对于 TAA，首选的方式是 CT 或 MRI，然而，超声心动图可用于监测升主动脉瘤。理想情况下，每次应在同一中心使用相同的成像方式，以便直接比较图像变化。对于 AAA，首选的成像方式是超声。一般 AA 患者，可每年进行一次成像检查，当接近干预阈值时，建议每 3 ～ 6 个月进行检查。

第66章

高血压

MERILYN S. VARGHESE　著

鲍明慧　译；马　为　校

概述

　　高血压是一种以体内动脉压升高为特征的疾病。高血压在美国极为常见，影响 1/3 的成年人，而大多数患有高血压的成年人并不知道他们患有此种疾病。全天范围内的血压波动是正常现象。对于没有慢性高血压的患者，血压可能会因多种因素而产生暂时性升高，包括压力、药物、睡眠模式或液体／钠的摄入量。然而持续且不受控制的血压升高会导致危险的并发症发生。

　　随时间推移，高血压会增加缺血性心脏病、卒中和慢性肾病的风险，同时也是颅内出血的主要危险因素。50 岁时血压正常的男性比高血压患者的寿命长约 7 年。在女性中也观察到了类似的现象。因此，及时地诊断和治疗高血压可以预防这些致命并发症的发生。

病理生理学

　　原发性高血压是指不能归因于其他病因的高血压（图 66.1）。原发性高血压的潜在病因是多因素的。血压受多种因素的影响和调节，包括交感和副交感神经系统、肾素-血管紧张素-醛固酮系统（RAAS）、循环细胞因子和糖皮质激素，而血压升高则继发于上述多种因素间的相互作用。无论如何，一旦机体的脉管系统受到持续高压力的作用，血管会发生重塑以适应更高的压力水平，进而对肾、脑和视网膜等器官造成有害影响。同理，由于后负荷增加，左心室也将出现重塑和肥大。

　　继发性高血压是指由其他原因所引起的高血压。继发性高血压的已知病因包括：

- **肾血管性高血压**：肾动脉狭窄，限制血液流向肾。肾血流受限会导致 RAAS 激活以升高血压、改善肾灌注，最终导致高血压。年轻女性的纤维肌性发育不良和老年人的动脉粥样硬化都可导致肾动脉狭窄。
- **慢性肾病**：可导致某些激素系统（尤其是 RAAS 系统）过度激活，从而造成血压升高。
- **嗜铬细胞瘤**：是一种肾上腺肿瘤，可产生超生理水平的儿茶酚胺（主要为肾上腺素和去甲肾上腺素）。这些激素的升高会导致严重的阵发性血压升高。
- **药物**：包括类固醇和口服避孕药。可卡因和安非他明等违禁药物也会导致高血压。
- **库欣病**。
- **甲状腺功能亢进**。
- **主动脉缩窄**：降主动脉近端狭窄可导致上肢血压升高和下肢血压降低。

危险因素

　　环境和遗传因素的共同作用与高血压发生风险有关。这些危险因素包括年龄增加（尤其是＞65 岁）、超重或肥胖、高血压家族史、非裔美国人、糖尿病、缺乏运动和盐摄入量增加。

临床表现、评估和诊断

　　大多数高血压患者无明显症状。在少数情况

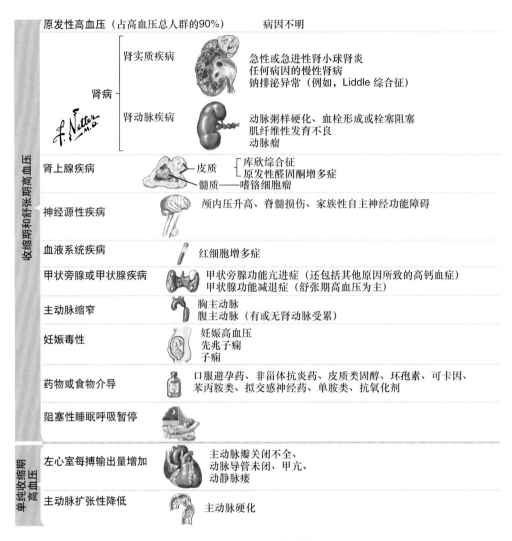

图 66.1 高血压的病因

下，患者可能会出现危及生命的血压升高——这种情况称为**高血压急症**。目前的指南鼓励 > 18 岁的患者每年复查血压。病史和体格检查对于评估高血压的继发性病因十分重要。

若要诊断高血压，患者不一定需要在诊室进行血压测量。动态血压监测允许患者在家中进行全天多次的血压监测，可为高血压诊断提供更多数据。此外，动态血压监测对疑似白大衣高血压的患者有帮助。此类患者在诊室环境中（即看到临床医生的白大衣）的压力会导致血压升高。

在诊室环境中诊断高血压，患者必须在两次不同的门诊随访时出现血压升高。测量血压时，需使患者在测量前至少 5 ～ 10 分钟保持坐位并

放松。应该测量双侧血压并注意双侧血压差异。此外，应确保为患者提供尺寸合适的袖带，袖带过大会导致血压测量值异常降低，而袖带过紧会导致血压测量值异常升高。

针对高血压引起的全身性影响的体格检查（无高血压急症的情况下）是非特异的。检眼镜检查可发现房室（AV）交叉征、棉絮斑或视盘水肿（图 66.2）。心脏听诊可发现 S4。腹部查体应包括听诊肾杂音，这可能提示肾血管性高血压。

高血压定义和治疗的指南定期根据现有数据和专家意见进行修订。根据 JNC 8 指南的推荐，< 60 岁成人收缩压 ≥ 140 mmHg 或舒张压 ≥ 90 mmHg 可诊断高血压。对于 60 岁以上

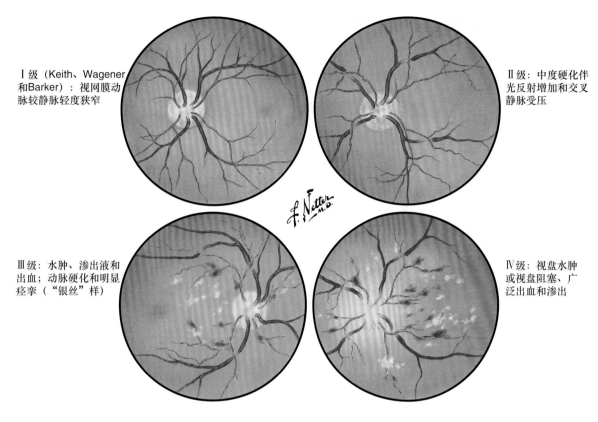

Ⅰ级（Keith、Wagener
和Barker）：视网膜动
脉较静脉轻度狭窄

Ⅱ级：中度硬化伴
光反射增加和交叉
静脉受压

Ⅲ级：水肿、渗出液和
出血；动脉硬化和明显
痉挛（"银丝"样）

Ⅳ级：视盘水肿
或视盘阻塞、广
泛出血和渗出

图 66.2　高血压眼部表现

成年人，建议采用较宽松的诊断标准，即收缩压 ≥ 150 mmHg 或舒张压 ≥ 90 mmHg。然而，2015 年的 SPRINT 研究表明，更严格的血压控制目标（< 120/80 mmHg）可降低某些特定患者的死亡率，但其对一般人群的适用性仍在评估当中。2017 年，美国心脏病学会发布了高血压管理指南。

当我们诊断高血压时，绝大多数患者为原发性高血压，因此不建议常规对继发性高血压进行特异性检测。诊断时需要进行的检查包括基础代谢情况（包括电解质和肌酐）、血脂和用于评估蛋白尿的尿液分析。一旦做出高血压诊断，还需获取心电图（ECG）以评估是否存在左心室肥厚等各种心脏病变（图 66.3）。

治疗

或许对高血压最重要的初始干预是生活方式改善。肥胖和超重者的体重减轻可能会非常有效，限盐也是如此。目前指南建议，高血压患者的氯化钠摄入应 < 1500 mg/d。吸烟是另一个可改变的危险因素，虽然它可能不会直接降低血压，但可以降低患冠状动脉疾病的风险。

目前有多种类型的药物被用于高血压治疗，最常用的药物包括**钙通道阻滞剂（CCB）、ACE 抑制剂、血管紧张素受体阻滞剂（ARB）、噻嗪类利尿剂和 β 受体阻滞剂**。其他用于治疗高血压的二线和不太常用的药物包括硝酸盐（如单硝酸异山梨酯）、直接血管扩张剂（如肼屈嗪）和 α 受体阻滞剂（如可乐定）。每类药物的使用应基于患者特征及合并症。开始降压治疗后，应在 1 个月内重新检测血压水平以评估治疗反应。如果没有达到目标，则应开始使用第二种非同类降压药，药物联用比简单增加药物剂量更有效。

CCB 可阻断肌性动脉壁对钙的吸收，减少动脉收缩，从而产生血管舒张作用。CCB 对合并症的限制很少，但可致外周水肿。外周作用（二氢吡啶类）CCB 不直接影响心脏，包括氨氯

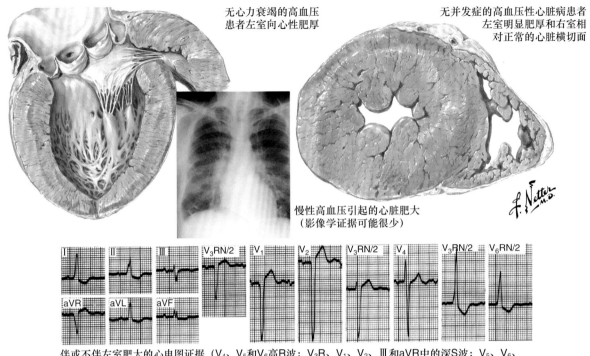

无心力衰竭的高血压
患者左室向心性肥厚

无并发症的高血压性心脏病患者
左室明显肥厚和右室相
对正常的心脏横切面

慢性高血压引起的心脏肥大
（影像学证据可能很少）

伴或不伴左室肥大的心电图证据（V₄、V₅和V₆高R波；V₃R、V₁、V₂、Ⅲ和aVR中的深S波；V₅、V₆、
Ⅰ、Ⅱ、aVL和aVF中的ST段压低和T波倒置）

图 66.3　高血压性心脏病

地平和硝苯地平。中枢作用（非二氢吡啶）CCB 会影响心脏的钙动员，降低心肌收缩力和变时性，包括维拉帕米和地尔硫草。

ACEI 作用于 RAAS，阻止血管紧张素 I 转化为具有缩血管作用的血管紧张素 II。ACEI 的副作用包括肾功能损害和高钾血症（因醛固酮减少）。肾功能中度下降，肌酐升高不超过 30% 认为是可以接受的。一些患者会因 ACEI 产生缓激肽而出现咳嗽，应从 ACEI 换用为 ARB。与激肽活性增加相关的 ACEI 的另一个不良反应是血管性水肿，需停药。ACEI 类包括赖诺普利和依那普利等。

ARB 也作用于 RAAS 系统，抑制血管紧张素受体。ARBs 也可导致肾功能异常和高钾，但由于不直接影响 ACE，因此没有与 ACEI 相同的血管性水肿或咳嗽风险。对于糖尿病患者，ACEI 和 ARB 对肾功能不全的进展具有保护作用，通常优先使用。ARB 类包括氯沙坦和缬沙坦等。

噻嗪类利尿剂作用于肾单位并抑制远曲小管中的 Na^+-Cl^- 转运蛋白。噻嗪类药物可引起低钠血症、高尿酸血症和高钙血症。噻嗪类包括氢氯噻嗪（HCTZ）和氯噻酮等。对于非裔美国人，噻嗪类药物和 CCB 比 ACEI 和 ARB 更有效。

β 受体阻滞剂主要作用于 β₁ 受体或 β₂ 受体。β₁ 受体会增加变时性（心率）和正性肌力（收缩性），因此阻断它们会降低心输出量，从而降低动脉压。β₂ 受体介导平滑肌舒张，虽然阻断它们可以产生轻微的血管收缩作用，但这被对 β₁ 受体的影响所掩盖。值得注意的是，一些 β 受体阻滞剂，包括拉贝洛尔和卡维地洛，同时也作用于介导血管收缩的 α₁ 受体并导致血管舒张。

第67章

高脂血症

ANKEET S. BHATT　著

李昱熙　译；马　为　校

概述

　　高脂血症是指血清中脂质（lipids）和胆固醇（cholesterol）水平的升高。高脂血症是动脉粥样硬化和阻塞性冠状动脉疾病发生和发展的主要危险因素。脂质由胆固醇酯（cholesteryl esters）和三酰甘油（triglycerides）组合而成，并被包装成称为脂蛋白（lipoproteins）的分子。脂蛋白包含脂质核心，其被亲水性磷脂和称为**载脂蛋白**（**apolipoproteins**）的蛋白质所包围。载脂蛋白是细胞表面蛋白，有助于多种组织中脂质的靶向和吸收。

　　脂蛋白有五大类别，按密度增加的顺序分别是：**乳糜微粒**（**chylomicrons**）、**极低密度脂蛋白**（**VLDLs**）、**中间密度脂蛋白**（**IDLs**）、**低密度脂蛋白**（**LDLs**）和**高密度脂蛋白**（**HDLs**）。与更高密度脂蛋白相比，更低密度的脂蛋白在结构上具有更高的三酰甘油–蛋白质比率。

　　高脂血症这一术语通常指的是血清中高水平的循环总胆固醇和低密度脂蛋白。高脂血症很常见，美国疾病控制和预防中心的数据报告称，超过30%的美国人LDL水平升高，并且只有不到1/3的患者通过饮食、运动或药物治疗良好地控制了他们的血脂。因此，了解高脂血症的机制、临床表现和可用的治疗方案对于医疗保健专业人员至关重要。

病理生理学

　　脂质的生成、循环、分解和再生需要复杂的途径，主要涉及胃肠道（GI）、肝和外周组织（图67.1）。

　　外源性途径（exogenous pathway）是将摄入的膳食脂肪合成脂质的主要途径。膳食脂肪在小肠中被吸收并包装成富含三酰甘油的乳糜微粒，随后进入血清。循环中的乳糜微粒被运送到肌肉和脂肪组织，在那里，脂蛋白脂肪酶（LPL）催化游离脂肪酸的释放并进入组织。乳糜微粒残粒（chylomicron remnant）返回肝进行进一步处理，其中一些被纳入胆汁酸并分泌到十二指肠中，最终完成外源性途径。

　　内源性途径（endogenous pathway）是肝重新包装和回收脂质分子的主要机制。乳糜微粒残粒被肝重新包装成VLDL，后者由肝分泌入血。当VLDL接近目标外周组织时，它会将游离脂肪酸输送到这些组织中，从而逐渐增加密度并依次转化为IDL，然后是LDL。LDL通过受体介导的内吞作用被肝回收，用更高水平的三酰甘油重新包装，并以VLDL的形式释放到血清中。

　　胆固醇逆向转运是指胆固醇从外周组织到肝的净转运。该过程是HDL的有益作用的基础；HDL接受来自外周组织的胆固醇并将其酯化。然后，HDL将酯化胆固醇与来自LDL和IDL的三酰甘油进行交换。LDL和IDL中的胆固醇酯可以被肝摄取并排泄到胆汁中。

危险因素

　　发生高脂血症的可识别危险因素包括可改变的危险因素和易感条件。饱和脂肪的饮食摄入会增加循环LDL的水平。肥胖、腰围增加（男性> 100 cm，女性> 89 cm）、吸烟和空腹血糖升

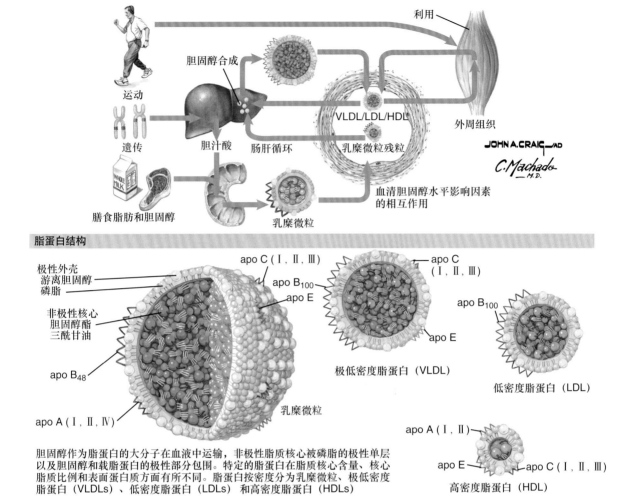

胆固醇作为脂蛋白的大分子在血液中运输，非极性脂质核心被磷脂的极性单层以及胆固醇和载脂蛋白的极性部分包围。特定的脂蛋白在脂质核心含量、核心脂质比例和表面蛋白质方面有所不同。脂蛋白按密度分为乳糜微粒、极低密度脂蛋白（VLDLs）、低密度脂蛋白（LDLs）和高密度脂蛋白（HDLs）

图 67.1　胆固醇的合成与代谢

高也是已确证的危险因素。定期、中等强度的有氧运动可以增加 HDL 水平并促进胆固醇从循环中的清除。

家族性高胆固醇血症是一种遗传综合征，包括影响胆固醇代谢的多种遗传缺陷。家族性高胆固醇血症的总体患病率为 1/500 ～ 1/250。常见的遗传变异涉及肝细胞上的 LDL 受体。这些基因突变改变了肝细胞上 LDL 受体的结构，削弱了肝清除循环中 LDL 的能力。家族性高胆固醇血症患者通常具有极高的 LDL 水平，随之而来会加速动脉粥样硬化的进展，以及更高的冠状动脉疾病、心肌梗死、外周动脉疾病和卒中的发病率。

临床表现、评估和诊断

评估和筛查高脂血症应包括完整的病史采集、体格检查、实验室检查和所需的影像学检查。在大多数情况下，高脂血症与高血压类似，可能没有任何症状，因此需要借助临床怀疑和详细的病史采集来识别那些有风险的患者。关键病史包括膳食脂肪 / 糖摄入量、运动频率 / 持续时间以及社会和家族史。早发冠心病、外周动脉疾病、脑血管疾病和心肌梗死家族史应积极考虑潜在家族性高胆固醇血症的可能性。

阳性的体格检查发现可能只见于少数高脂血症患者，包括皮肤脂质沉积（称为黄色瘤）和角膜边缘的环状形成（称为角膜弓）。此外，心绞痛或跛行史和（或）听诊时闻及血管杂音（颈动脉 / 股动脉），也提示要评估是否合并高脂血症。

实验室检查应包括完整的血脂谱，包括总胆固醇、LDL、HDL 和三酰甘油。总胆固醇水平 ≥ 240 mg/dl，考虑高脂血症。如可能，患者应在禁食至少 12 小时以上进行实验室检查，因为餐后三酰甘油水平会急剧上升。LDL 可以直接测定或根据特定检验方法计算得到。更进一步的检验，包括载脂蛋白 B 和 LDL 峰值粒径，可能在特殊情况下有用。

在评估高脂血症时经常进行的影像学检查包括动脉成像，以发现动脉粥样硬化。这些动脉成像检查包括检眼镜、颈动脉或腹主动脉超声，以及胸部和骨盆动脉的 CT 等。

治疗

传统上，高脂血症的治疗重在降低 LDL（通常是 LDL-C，或计算得出的 LDL），因为有强有力的证据表明 LDL-C 水平的升高与心血管风险增加有关。关于降脂最佳目标和监测的争论仍在继续，尤其是否基于特定的 LDL-C 水平、特定心血管危险因素或两者的组合来指导治疗（图 67.2）。

最具代表性的高脂血症治疗手段是他汀类药物。他汀类药物抑制 HMG-CoA 还原酶，这是肝胆固醇合成的限速酶。他汀类药物按强度分类，高强度他汀类（阿托伐他汀 40 ～ 80 mg/d，瑞舒伐他汀 20 ～ 40 mg/d）能够达到平均 ≥ 50% 的 LDL 降幅。2019 年美国心脏病学会 / 美国心脏协会（ACC/AHA）血脂管理指南推荐对以下人群进行中到高强度他汀类药物的治疗：①已知的动脉粥样硬化性心血管疾病（ASCVD）；② LDL ≥ 190 mg/dl；③ 40 ～ 75 岁的糖尿病患者；④估测 10 年 ASCVD 风险 ≥ 7.5%。对于年龄 > 75 岁的患者，应进行临床评估和医患共同风险讨论。指南使用 ASCVD 风险评估对一级预防的患者进行分类。接受他汀类药物治疗的患者应定期进行肝功能检查，因为他汀类药物可导致 1% ～ 2% 的患者发生转氨酶升高。他汀类药物还可引发肌病，罕见情况下引发肌炎和横纹肌溶解，但严重肌炎的发生率低于 1%。他汀类的剂量反应和耐受性应在开始治疗或剂量改变后 4 ～ 12 周内进行评估。

其他不常使用的降脂药物包括胆汁酸螯合剂（考来烯胺、考来替泊、考来维仑）、烟酸和贝特类药物。虽然这些药物可能会降低循环血脂水平，但尚未系统地证明它们可以改善心血管疾病一级和二级预防的临床结局。此外，这些药物还有着显著的胃肠道副作用。与单独使用中等强度他汀类药物相比，将胆固醇吸收抑制剂依折麦布与中等强度他汀类联用可改善既往心肌梗死患者的心血管结局，但如果能够耐受，这些患者仍应优先接受高强度他汀类的治疗。

可用于治疗高脂血症的新型药物包括前蛋白转化酶枯草杆菌蛋白酶 /kexin9 型（PCSK9）抑制剂。PCSK9 抑制剂加速 LDL- 受体复合物进入肝的内吞作用，并允许 LDL 受体快速到达肝细胞表面，再次与循环脂质结合。这些药物使更多的脂质从循环中清除，与单独使用最佳他汀类药物治疗相比，可以达到额外 ≥ 40% 的 LDL 降幅。这类药物率先在家族性高脂血症中被证实，并且现已被批准作为他汀类药物的附加疗法，用于使用他汀类和依折麦布时 LDL 仍无法达标的高危患者。

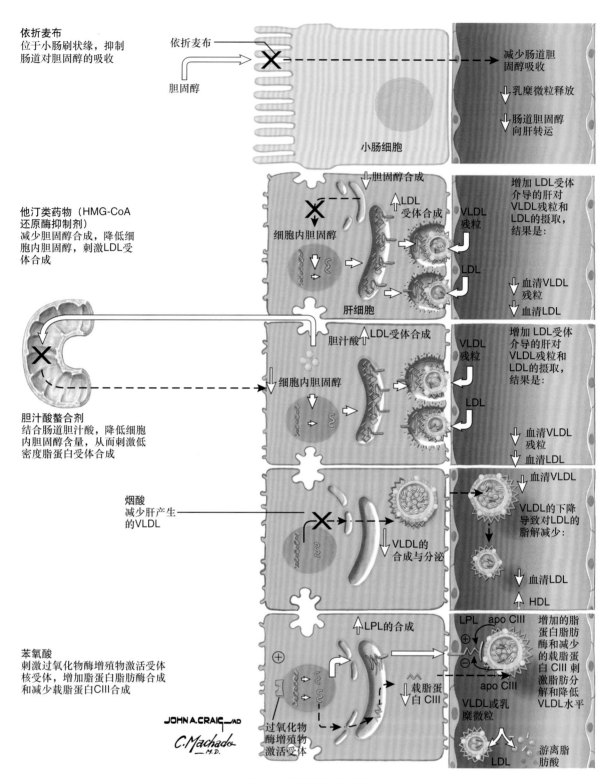

依折麦布
位于小肠刷状缘，抑制肠道对胆固醇的吸收

他汀类药物（HMG-CoA还原酶抑制剂）
减少胆固醇合成，降低细胞内胆固醇，刺激LDL受体合成

胆汁酸螯合剂
结合肠道胆汁酸，降低细胞内胆固醇含量，从而刺激低密度脂蛋白受体合成

烟酸
减少肝产生的VLDL

苯氧酸
刺激过氧化物酶增殖物激活受体核受体，增加脂蛋白脂肪酶合成和减少载脂蛋白CIII合成

图 67.2 降脂药物的机制
HDL，高密度脂蛋白；LDL，低密度脂蛋白；LPL，脂蛋白脂肪酶；VLDL，极低密度脂蛋白

第 68 章

胰腺解剖学及生理学概述

SARA J. CROMER　著

马晓伟　顾　楠　译；袁戈恒　张俊清　校

解剖学

　　胰腺是一个横向位于后腹腔的腹膜外器官，在胃和横结肠后，腰椎 L1-L2 前方，具有**外分泌**和**内分泌**两种功能。胰腺在解剖学上分为头、颈、体和尾，从十二指肠弯曲包绕的胰头、幽门处的胰颈，延伸至胰尾达脾门和脾肾韧带处。胰颈后方为肠系膜上动脉和静脉，胰头包括肠系膜上血管之间的后钩突。**主胰管（Wirsung 管）**横跨胰腺全长，与胆总管相连，终止于 **Vater 壶腹**，导管分泌的调节由位于十二指肠第二段（降段）十二指肠主乳头处的 Oddi 括约肌控制。许多人还存在副胰管（Santorini 管），副胰管位于胰头内主胰管的背侧，通常经小乳头引流到十二指肠第二段。

　　胰头的血液供应包括腹动脉干的分支胰十二指肠上动脉和肠系膜上动脉的分支胰十二指肠下动脉。胰体和胰尾的血液供应由肠系膜上动脉和脾动脉的胰腺分支提供。胰腺由副交感神经纤维支配，其来自迷走神经后干的腹腔支（图 68.1）。

外分泌胰腺

　　组织学上，大部分胰腺组织由腺泡细胞构成的小叶组成，小叶再汇入导管，最终汇入主胰管和副胰管，发挥外分泌功能。胰腺外分泌组织分泌消化酶和碳酸氢盐，在糖类、蛋白质和脂肪的胃后消化中起着关键作用。进食后，位于十二指肠和空肠内的肠内分泌细胞（称为 **I 细胞**）释放**胆囊收缩素（cholecystokinin，CCK）**，CCK

可以激活胰腺腺泡细胞内的腺苷酸环化酶。同时，胃排空过程导致十二指肠 **S 细胞**释放**促胰液素**（secretin），进而通过 Gq-G 蛋白偶联受体（GPCR）通路动员细胞内钙离子。

　　CCK 和促胰液素在腺泡细胞和中心腺泡细胞中协同作用，促进消化酶的释放，包括 α- 淀粉酶、胰蛋白酶、糜蛋白酶、羧肽酶和胰脂肪酶，同时促进碳酸氢盐的分泌。碳酸氢盐具有中和胃酸的作用并维持上述消化酶作用所需的最佳 pH。

内分泌胰腺

　　尽管内分泌胰腺在胰腺质量中占比 < 5%，但在代谢调节中起着不可或缺的作用。胰腺内分泌组织为小细胞簇，称为胰岛或**朗格汉斯胰岛**。胰岛内最重要的细胞是 β 细胞和 α 细胞，β 细胞产生**胰岛素**，α 细胞产生**胰高血糖素**。然而，最近的研究证明还存在含量较少的 δ 细胞、γ 或 **PP（胰腺胰多肽）细胞**和 ε 细胞，它们也分泌激素，调节消化和能量稳态。

　　β 细胞合成并分泌胰岛素。血中葡萄糖通过双向 GLUT2 转运蛋白以易化扩散方式自由进入 β 细胞。随着细胞内葡萄糖水平的升高，葡萄糖激酶以浓度依赖的方式启动糖酵解，增加细胞内腺苷三磷酸（ATP）水平。ATP 增加导致钾离子通道关闭，细胞内钾增加。随着细胞膜电位的升高，电压门控钙通道开放，导致钙离子快速内流，胰岛素囊泡胞吐，最终胰岛素释放入血。胰岛素释放还受其他多种信号通路的调控，包括

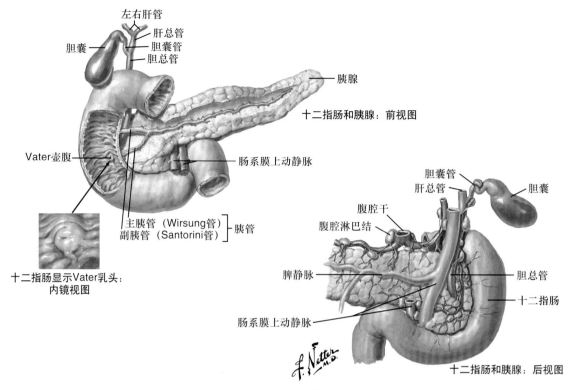

图 68.1 胰腺的解剖

乙酰胆碱活化的 Gq-GPCR 途径；胆囊收缩素、胰高血糖素或肠促胰素活化的 Gs-GPCR，以及生长抑素活化的 Gi-GPCR 通路（图 68.2）。

胰岛素在体内发挥着一系列重要的作用。最重要的是增加组织对葡萄糖的摄取，从而降低血糖，抑制分解代谢，促进合成代谢。胰岛素与胰岛素受体二聚体结合，形成酪氨酸激酶，进一步激活胰岛素受体底物 1（insulin receptor substrate 1，IRS1）。胰岛素受体 -IRS1 复合物是胰岛素信号传导中细胞内活性部分。

胰岛素上调位于脂肪组织和横纹肌的内皮细胞管腔面的葡萄糖转运蛋白 GLUT4，高血糖时使葡萄糖易化扩散到细胞中。胰岛素还可以激活脂肪细胞中的脂蛋白脂酶，在细胞内葡萄糖水平升高的联合

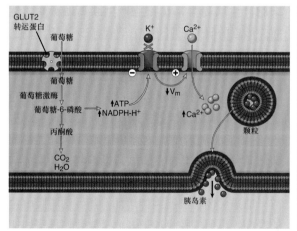
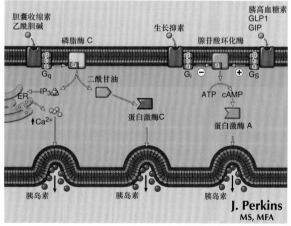

图 68.2 胰岛素的分泌机制

ATP，腺苷三磷酸；cAMP，环磷酸腺苷；ER，内质网；GLP1，胰高血糖素样肽 -1；IP$_3$，三磷酸肌醇；NADPH，烟酰胺腺嘌呤二核苷酸磷酸

作用下，发挥促进三酰甘油合成和储存的作用。在肝细胞和心肌细胞中，胰岛素激活糖原合酶，使过量的葡萄糖以糖原形式储存。其他作用还包括通过多种不同信号传导机制促细胞增殖和分化，这些与胰岛素的多种促合成代谢作用一致（图 68.3）。

胰腺 α 细胞合成和分泌胰高血糖素。对于胰高血糖素分泌的调节因素目前还不完全清晰。然而，已知低血糖和肾上腺素刺激胰高血糖素分泌，胰高血糖素的抑制因素包括生长抑素、胰岛素、**胰高血糖素样肽 -1（GLP1）**和血清中高水平分解代谢产物（如游离脂肪酸、酮酸和尿素）。胰高血糖素通过动员储存的能量应对禁食过程，通过激活糖原磷酸化酶使糖原分解，促进肝糖原消耗，并刺激肝糖异生。胰高血糖素还可刺激蛋白质和脂肪分解，产生糖酵解中间产物，进入肝糖异生的 Krebs 循环或参与酮体生成。这一过程为大多数组织提供非葡萄糖能源，同时，允许优先利用葡萄糖而非其他能量物质的组织（如大脑和红细胞）继续以葡萄糖为优势的代谢过程。

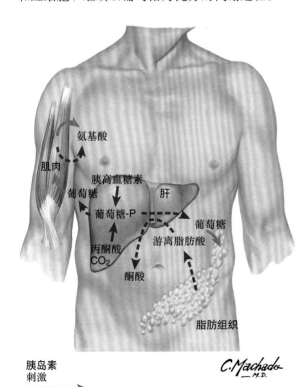

胰岛素
刺激
→

抑制
⇢

图 68.3　胰岛素的作用

δ 细胞在胰岛细胞中比例较低，在小肠黏膜中也有分布。δ 细胞分泌生长抑素，在调节代谢反应中作用复杂。生长抑素具有减少生长激素、促胃液素和胃酸分泌以及降低空腹血清胰岛素水平的作用。

γ 细胞分泌 PP，自主调节胰腺外分泌和内分泌功能。虽然对消化功能的确切作用尚不清楚，但已知 PP 在禁食、低血糖和蛋白质摄入时增加，在给予生长抑素或静脉输注葡萄糖时降低。PP 还可刺激胃酶分泌，对抗 CCK 作用，并有可能降低食欲。

ε 细胞分泌**生长激素释放肽（ghrelin）**，禁食刺激其释放。Ghrelin 通过改变饥饿感和饱腹感调控体重平衡以及调控脂肪和糖类储存稳态的作用机制较复杂。Ghrelin 及其类似物可导致体重增加，且不成比例地增加脂肪组织。

代谢调节

胰腺外分泌和内分泌功能间相互交叉作用，使机体对能量摄入的调控作用达到最佳，形成许多类似于机体其他激素通路的反馈环。当食物经胃排空进入十二指肠时，CCK 和促胰液素刺激胰腺外分泌组织释放消化酶和碳酸氢盐。其中，α- 淀粉酶将多糖分解成多种单糖，触发肠促胰素的释放。肠促胰素具有促进胰岛素释放的作用，它包括来自肠道 L 细胞的 GLP1 和来自肠道 K 细胞的胃抑制肽［亦为葡萄糖依赖性促胰岛素肽（GIP）］。近年来肠促胰素相关研究最多，肠促胰素已成为重要的药物治疗靶点，使其失活的**二肽基肽酶 -4（DPP4）**也成为重要的药物靶点。

进餐后肠促胰素增加胰岛素释放，同时可减缓胃排空、增强饱腹感，从而形成负反馈环路。类似地，当血糖升高时，β 细胞释放胰岛素，同时释放胰淀粉素。而胰淀粉素同样具有减缓胃排空、诱导饱腹感和抑制食欲的作用。

总之，在进食和禁食的不同状态下，外分泌和内分泌胰腺通过复杂的激素通路共同促进消化功能和调节机体代谢。这些激素根据机体的不同状态通过储存和动员能量物质按需生成稳定的能源。

第69章

糖尿病

BEVERLY G. TCHANG　著

袁振芳　袁晓勇　译；袁戈恒　张俊清　校

概述

糖尿病是一种以胰岛素分泌不足、胰岛素抵抗以及引起的并发症为特征的慢性疾病。根据2014年的人口普查数据，2009—2012年，共有2910万美国成年人患糖尿病，占美国人口的9.3%。2012年，确诊了超过150万例的糖尿病新病例。糖尿病与多种并发症有关，包括高血压、心血管疾病、脑卒中、失明、肾病和截肢。

糖尿病传统上分为两种类型（1型和2型），但疾病的范围已经扩展到包括糖尿病前期、妊娠期糖尿病（GDM）和青少年起病的成年型糖尿病（MODY），以及近几十年发现的许多其他亚型。本章旨在介绍糖尿病的病理生理学，以了解1型和2型糖尿病的临床评估和管理的基础。

病理生理学

两种类型糖尿病的病理生理学并不相同。**1型糖尿病（T1DM）**的特征是自身免疫介导的胰腺胰岛 β 细胞的破坏，通常导致胰岛素完全缺乏。许多自身抗体参与了这一过程，包括GAD65抗体、胰岛细胞抗体、锌转运蛋白抗体和胰岛素抗体。这些自身免疫发生的病因被认为是遗传因素和环境因素共同作用的结果，但具体机制仍待充分阐明。

与T1DM相比，**2型糖尿病（T2DM）**的特征是胰岛素抵抗、胰岛素分泌减少（但不是胰岛素缺失）和肝糖原分解增多。多项研究表明，2型糖尿病的机制涉及促炎细胞因子、脂肪组织功能失调和胰岛素受体表达或胰岛素细胞内信号的下调。

无论是胰岛素绝对缺乏（如T1DM）还是胰岛素相对不足（如T2DM），由于葡萄糖转运蛋白受损，身体无法从血液中摄取葡萄糖。葡萄糖缺失导致身体感知到正处于禁食状态，进而刺激肝糖原分解为葡萄糖（图69.1）。随后，血糖升高增加了血浆渗透压，引起尿糖和多尿，导致全身水容量消耗，最后产生口干和烦渴的感觉。如果身体持续处于这种禁食状态，它将进入饥饿状态，并启动提供替代能量的过程，如脂肪酸氧化、蛋白质分解代谢和酮症（见第70章）。总之，由于没有足够的胰岛素调节周围组织摄取葡萄糖，身体会进入能量缺乏状态，临床上表现为体重减轻。血糖持续升高也会引起血管内皮细胞的炎症，从而导致微血管病变和大血管病变，引起多器官损伤（图69.2）。

危险因素

T1DM 的危险因素包括种族或者民族，通过遗传和基因影响自身免疫系统，即人类白细胞抗原（HLA）。现在已知 HLA-DQ、HLA-DR 和 HLA-DP 与 T1DM 相关，多见于欧洲人群。由于自身免疫性疾病往往与其他自身免疫性疾病同时发生，因此如患有甲状腺功能减退、系统性红斑狼疮、类风湿关节炎、乳糜泻、白癜风和脱发等，可能预示更容易发生 T1DM。

T2DM 的危险因素更加异质，包括：

- 超重［体重指数（BMI）$\geq 25 \ kg/m^2$］或肥胖（BMI $\geq 30 \ kg/m^2$）

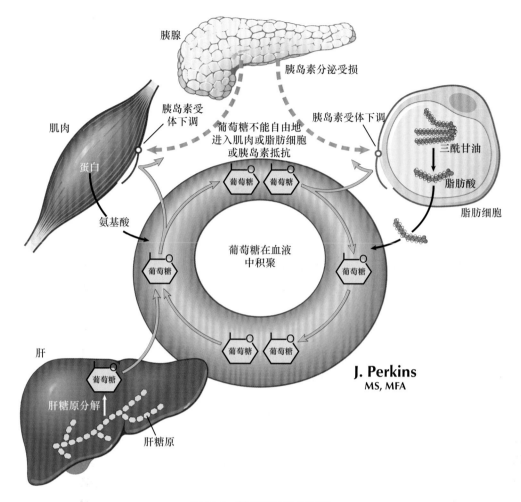

胰腺

胰岛素分泌受损

肌肉

胰岛素受体下调

葡萄糖不能自由地进入肌肉或脂肪细胞或胰岛素抵抗

胰岛素受体下调

三酰甘油

脂肪酸

蛋白

脂肪细胞

氨基酸

葡萄糖在血液中积聚

葡萄糖

葡萄糖

葡萄糖

葡萄糖

葡萄糖

葡萄糖

J. Perkins
MS, MFA

肝

葡萄糖

肝糖原分解

肝糖原

图 69.1　糖尿病的发病机制

- 缺少体力活动
- 一级亲属患有糖尿病
- 高风险种族 / 民族（例如，非裔美国人、拉丁裔、印第安人、亚裔美国人、太平洋岛民）
- 生产巨大儿的女性（婴儿出生体重＞ 4 kg）或曾诊断 GDM 的女性
- 多囊卵巢综合征（PCOS）
- 高血压
- 高密度脂蛋白胆固醇（HDL）≤ 35 mg/dl 或三酰甘油≥ 250 mg/dl
- **HbA$_{1c}$**（糖化血红蛋白，或 A1c）≥ 5.7%
- 心血管疾病病史

临床表现、评估和诊断

　　T1DM 最常见于儿童时期，但随着年龄的增长和自身免疫功能改变，也可以在成年后出现。T2DM 可以在生命中的任何时候出现。虽然过去认为 T2DM 是一种成人发病的疾病，但现在儿童 T2DM 的发病率在逐渐增加。T1DM 和 T2DM 的症状相似：多尿、烦渴、恶心、纳差和消瘦。T1DM 和 T2DM 也可以因为血糖或 HbA$_{1c}$ 升高而在常规体检中被发现，不伴有任何症状。长病程且血糖控制不佳的糖尿病患者更有可能出现糖尿病神经病变、糖尿病肾病、糖尿病视网膜病变或心血管疾病等并发症。虽然经典的糖尿病酮症酸中毒（DKA）与 T1DM 相关，但 DKA 在 T1DM 或 T2DM 中都可以发生。T2DM 比 T1DM

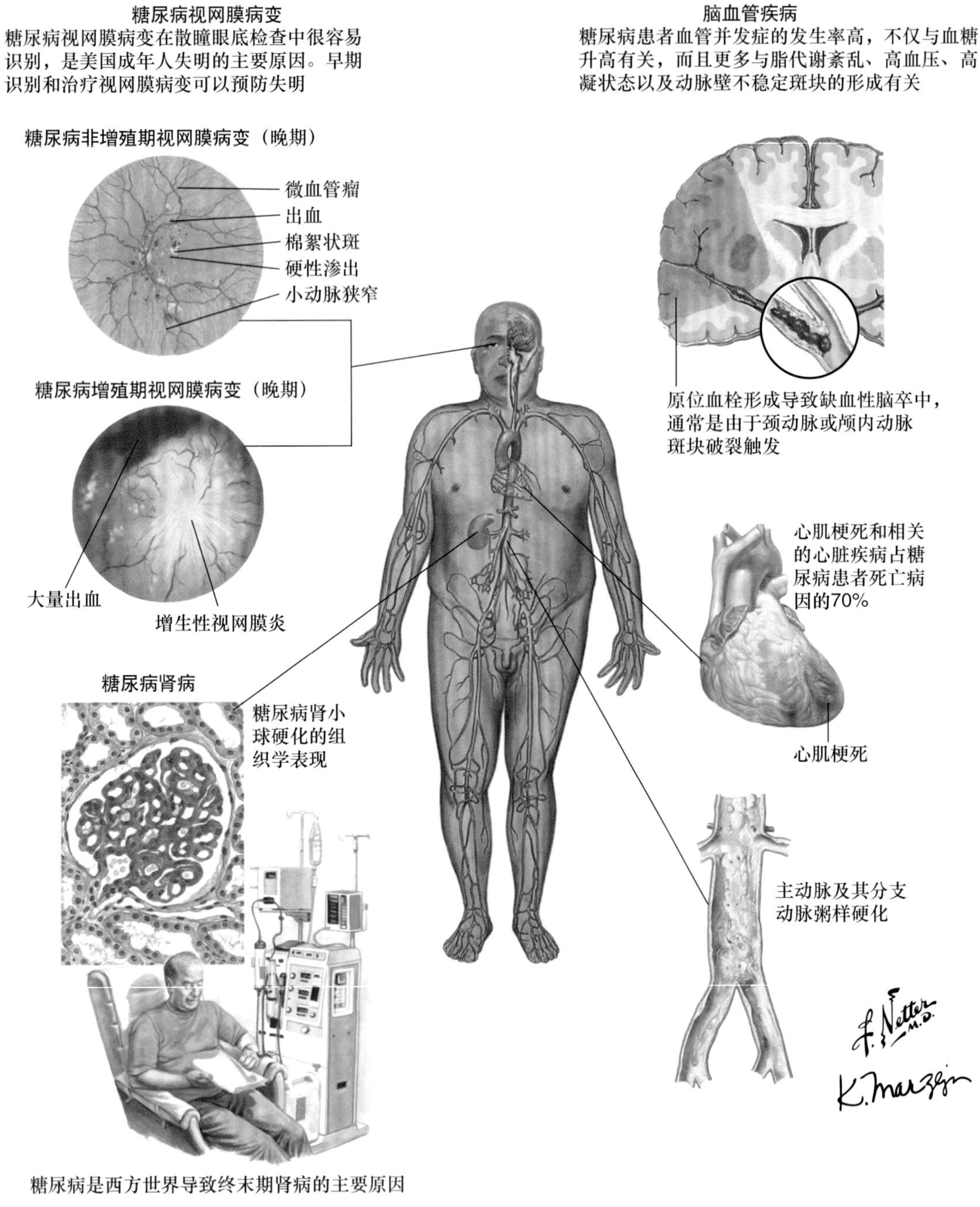

糖尿病视网膜病变

糖尿病视网膜病变在散瞳眼底检查中很容易识别，是美国成年人失明的主要原因。早期识别和治疗视网膜病变可以预防失明

糖尿病非增殖期视网膜病变（晚期）

- 微血管瘤
- 出血
- 棉絮状斑
- 硬性渗出
- 小动脉狭窄

糖尿病增殖期视网膜病变（晚期）

大量出血

增生性视网膜炎

糖尿病肾病

糖尿病肾小球硬化的组织学表现

糖尿病是西方世界导致终末期肾病的主要原因

脑血管疾病

糖尿病患者血管并发症的发生率高，不仅与血糖升高有关，而且更多与脂代谢紊乱、高血压、高凝状态以及动脉壁不稳定斑块的形成有关

原位血栓形成导致缺血性脑卒中，通常是由于颈动脉或颅内动脉斑块破裂触发

心肌梗死和相关的心脏疾病占糖尿病患者死亡病因的70%

心肌梗死

主动脉及其分支动脉粥样硬化

图 69.2 糖尿病的微血管和大血管并发症

更有可能合并代谢综合征。

疑似糖尿病患者的病史询问应包括关于前面列举出的糖尿病症状，以及上述糖尿病并发症的相关症状。体格检查应评估所有靶器官损伤的体征（如视物模糊、肢端麻木、足溃疡）和与胰岛素抵抗相关的情况（如高血压、肥胖、黑棘皮

症）。糖尿病诊断的确诊，必须满足以下美国糖尿病协会（ADA）规定的标准之一：

- 空腹血糖 $\geq$ 126 mg/dl（6.1 mmol/L）
- 口服 75 g 葡萄糖耐量试验后的 2 小时血糖 $\geq$ 200 mg/dl（11.1 mmol/L）
- $HbA_{1c} \geq$ 6.5%

- 随机血糖 ≥ 200 mg/dl（11.1 mmol/L），并且具有典型的高血糖或高血糖急性并发症的症状

HbA$_{1c}$ 能够对 3 个月内的平均血糖浓度进行评估，所以能评估的时间略低于红细胞的平均寿命。与静脉血浆血糖相比，HbA$_{1c}$ 对诊断糖尿病的敏感性低。此外，对于患有血红蛋白病、贫血以及改变红细胞周转率疾病或状态（例如近期输血、妊娠、正在促红细胞生成素治疗或溶血）的患者，应谨慎解释 HbA$_{1c}$。

治疗

　　糖尿病的治疗方案取决于糖尿病的类型和诊疗的环境（住院患者管理或者门诊患者管理）。对于 T1DM，指导原则是这些患者完全依赖于外源性胰岛素注射。标准的治疗方案是基础-大剂量方案，其中长效胰岛素可以控制内源性葡萄糖生成引起的空腹血糖升高，而短效胰岛素可以控制富含糖类食物摄入后引起的餐后血糖升高。大多数 T1DM 患者的治疗方案是一天注射一次长效胰岛素联合每天随餐注射三次短效胰岛素。还有一些患者使用连续皮下胰岛素注射（CSII），即胰岛素泵进行治疗（图 69.3）。

　　胰岛素剂量取决于许多因素。长效胰岛素的初始剂量通常是根据体重计算的。短效胰岛素的剂量是根据患者的胰岛素敏感因子（ISF）和胰岛素-糖类比值（ICR）计算的。ISF 为 1：50 表示，1 单位胰岛素能使患者的血糖降低 50 mg/dl。ICR为 1：30，表示 1 单位胰岛素能覆盖 30 克糖类。我们需要指导 T1DM 患者使用 ISF 来纠正高血糖，使用 ICR 和糖类含量控制每顿饭的血糖。值得注意的是，虽然理论上 ISF 和 ICR 可以应用于 T2DM 患者，但他们的血糖管理通常不需要如此严格计算。关于非胰岛素类药物，只有经皮下注射的胰淀粉素类似物——普兰林肽被 FDA批准用于 T1DM。其他非胰岛素药物仍在研究观察中或不推荐使用。

　　对于 T2DM，饮食和生活方式的改变仍然是一线治疗方案。ADA 指南建议饮食和生活

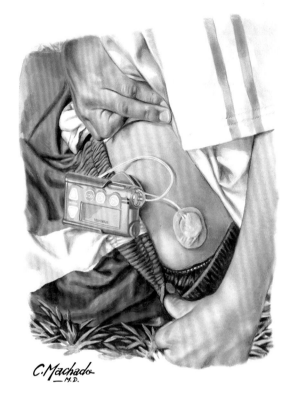

图 69.3　胰岛素泵

方式改变包括：①减少糖类的摄入量；②每周150 分钟的体育活动；③至少减轻体重 5%。此外，鉴于二甲双胍的长期安全性和微血管疾病的获益，强烈推荐二甲双胍作为单药治疗的首选，UKPDS-34 等重大意义的随机对照试验已经对此做过验证。对于已经使用二甲双胍的患者，二线或联合治疗药物的选择主要根据患者的个人偏好或并发症制定。联合第二种药物时，必须要考虑到每种药物对体重、肾损害和低血糖风险的影响。表 69.1 总结了 T2DM 的非胰岛素治疗方法。研究证明减肥手术也是一种有效的血糖管理方式，术后糖尿病几乎完全缓解。基于一些具有里程碑意义的临床试验，如 ACCORD 研究和ADVANCE 研究，对于 T1DM 和 T2DM，ADA指南规定血糖的控制目标为 HbA$_{1c}$ < 7%，以降低微血管并发症的风险。对所有的糖尿病患者的门诊管理都应包括：定期的 HbA$_{1c}$ 检查、尿微量白蛋白进行肾病筛查、眼底检查进行视网膜病变筛查、足部检查或足病随访。

　　糖尿病患者的住院管理超出本章范围，但指

表 69.1	2 型糖尿病的非胰岛素药物（T2DM）			
名称	使用方法	降糖机制	优势	缺点
双胍类（二甲双胍，二甲双胍 XR）	PO	• 抑制糖异生 • 增加胰岛素介导的葡萄糖利用率	• 低血糖风险低 • 减轻体重 • 便宜	• 胃肠道副作用 • 肾损害患者中使用的问题 • 乳酸酸中毒
磺脲类药物（格列本脲，格列吡嗪，格列美脲）	PO	• 刺激胰腺胰岛素的释放	• 长效制剂 • 便宜	• 体重增加 • 低血糖风险 • 肾损害和老年（> 65 岁）患者中使用的问题
GLP1 受体激动剂（司美格鲁肽，利拉鲁肽，度拉糖肽，艾塞那肽）	SQ PO	• 激动胰高血糖素样肽 -1 受体，刺激胰腺胰岛素的释放 • 降低胃排空，抑制餐后胰高血糖素的释放，减少食物的摄入量	• 减轻体重 • 改善 CV 患者的 CV 结局 • 低血糖风险低	• 胃肠道副作用
DPP4 抑制剂（西格列汀，沙格列汀，利格列汀）	PO	• 抑制二肽激肽酶 -4，减少 GLP1 分解	• 低血糖风险低 • 体重的影响是中性的	• 使用沙格列汀治疗可能增加心力衰竭的风险（不一定是此类的效应）
噻唑烷二酮（吡格列酮）	PO	• 增加胰岛素敏感性，增加葡萄糖利用率，减少葡萄糖生成	• 改善脂肪分布	• 增加液体潴留、心力衰竭的风险 • 骨折风险增加 • 体重增加
SGLT2 抑制剂（恩格列净，达格列净，卡格列净）	PO	• 抑制肾的钠-葡萄糖共转运体蛋白 2，增加肾葡萄糖的排泄量	• 减轻体重 • 改善 CV 患者的 CV 结局	• 泌尿系感染 • 外阴阴道念珠菌病 • 正常血糖的 DKA 风险
格列奈类（瑞格列奈，那格列奈）	PO	• 阻断 β 细胞中 ATP 相关的钾离子通道，刺激胰岛素释放		• 体重增加 • 每餐都要服药 • 肾损伤患者避免使用
普兰林肽	SQ	• 人类胰淀粉素的人工合成类似物，减缓胃排空的速度，抑制食欲，抑制饭后胰高血糖素释放	• 减轻体重	• 低血糖风险 • 每天多次注射
阿卡波糖	PO	• 阻断 α - 葡萄糖苷酶，一种使糖类分解释放为葡萄糖的肠道消化酶	• 体重的影响是中性的 • 胰岛素增敏 • 便宜 • 可以在一定程度肾损伤患者中使用	• 腹胀、腹泻

ATP：腺苷三磷酸；CV：心血管疾病；DKA：糖尿病酮症酸中毒；PO：口服；SQ：皮下注射

数据来源：Nathan DM，Buse JB，Davidson MB，et al：Medical management of hyperglycemia in type 2 diabetes：a consensus algorithm for the initiation and adjustment of therapy：a consensus statement of the American Diabetes Association and the European Association for the Study of Diabetes，*Diabetes Care* 32（1）：193-203，2009.

导原则包括以下几条：

- 目前 ADA 指南建议普通住院患者的血糖目标是：随机血糖为 140～180 mg/dl（7.8～10.0 mmol/L）；一篇多项研究的荟萃分析强烈支持这一血糖目标，NICE-SUGAR 研究也证明更严格的血糖控制与死亡率增加存在相关性。

- 尽管二甲双胍的副作用很少见，鉴于二甲双胍与乳酸酸中毒相关的病例报道，在入院时通常停用二甲双胍，特别是对于存在既往肾病的患者。

- T1DM 患者是一种特殊的人群，永远不能停止使用长效胰岛素。虽然在门诊管理中这并不是一个常见的问题，但当 T1DM 患者住院时有些医生可能会陷入陷阱，尤其是因为预期的禁食状态或一些其他操作而限制使用胰岛素的时候。应当注意的是，即使在这些情况下，基础胰岛素也应继续使用以控制内源性葡萄糖产生引起的空腹血糖升高，应减少基础胰岛素的剂量。

- 对于肠内 / 肠外营养治疗的患者或类固醇诱导高血糖患者，应该寻求内分泌专家的协助。

第70章

糖尿病酮症酸中毒和高血糖高渗状态

JOSHUA R. COOK　著

李　戈　译；袁戈恒　张俊清　校

糖尿病酮症酸中毒

病理生理学

理解胰岛素缺乏、高血糖和脂肪酸代谢交互作用导致**糖尿病酮症酸中毒（diabetic ketoacidosis，DKA）**的发生机制需要认识以下两个方面的内容。第一个方面，胰岛素在靶组织的作用存在剂量效应。刺激骨骼肌利用葡萄糖所需的胰岛素浓度比抑制脂肪组织脂解所需浓度高 10 倍。因此，2 型糖尿病（type 2 diabetes mellitus，T2DM）患者由于尚存在一定的内源性胰岛素储备，当血糖升高，刺激其胰岛素分泌时，外周胰岛素剂量已足以抑制过多的脂肪酸从脂肪组织外排。然而，1 型糖尿病（type 1 diabetes mellitus，T1DM）常常存在绝对的胰岛素缺乏。胰岛素缺乏难以抑制脂肪分解。

第二个方面，DKA 的发生不仅仅以胰岛素缺乏为扳机点。胰岛素和其相关负调节激素（尤其是胰高血糖素）之间的失平衡对 DKA 的发生发展发挥关键的作用。在胰岛素和胰高血糖素同时减少的情况下，如胰腺切除术后，DKA 很少发生。高血糖或其他负调节激素增加（如感染或者应激）或者胰岛素水平突然减少（如对胰岛素治疗方案的依从性差）可以导致 DKA 的发生。

胰岛素和胰高血糖素通过不同方式调节酮体生成。首先，在胰岛素绝对缺乏的情况下，胰高血糖素可以显著促进脂肪分解，增加输送到肝的甘油和脂肪酸，促进乙酰辅酶 A 的生成。其次，胰岛素和胰高血糖素可以共同调节乙酰辅酶 A 的代谢转化。胰岛素促进乙酰辅酶 A 的完全氧化，生成 ATP 或者新的脂肪酸，而胰高血糖素促进乙酰辅酶 A 的部分氧化，生成乙酰乙酸和 β - 羟丁酸等酮体。酮体是神经元在饥饿状态下的应急能源物质，呈弱酸性，可以消耗血清中的碳酸氢根，造成代谢性酸中毒。酮体还可以增加血浆渗透压，与高血糖症共同作用，使细胞脱水，造成渗透性利尿，导致机体大量水分丢失（图 70.1）。

临床表现、评估及诊断

DKA 的临床症状在发病 1 ～ 2 天时最为明显。除了视物模糊、多饮、多尿和多食等高血糖表现外，DKA 患者经常会出现腹痛、恶心和呕吐等不适，从而加重机体血容量丢失。在出现渗透压升高或者电解质紊乱的状态下，患者也可以出现疲乏、无力等不适，这些在**高血糖高渗状态（hyperosmolar hyperglycemic state，HHS）**时更常见。查体可闻及呼气有水果味，可见深大呼吸（称为 **Kussmaul 呼吸**），以代偿代谢性酸中毒。还可以出现血容量不足的体征。

在怀疑 DKA 的病例中，应该要检测指尖血血糖和尿液分析，以评估尿糖和尿酮体水平。值得注意的是，酮症酸中毒常伴有高血糖，但即使酮症酸中毒程度严重，血糖也多处于 250 ～ 400 mg/dl 的水平。血糖正常的 DKA 也可以在服用 SCLT2 抑制剂的患者中出现。与 DKA 患者相比，在高血糖高渗状态下，血糖水平会更高。DKA 需要评估阴离子间隙和代谢性酸中毒的程度。检测 β - 羟丁酸等酮体可以进一步明确 DKA 诊断。临床医生还需要分析检测导致 DKA 的潜在诱发因素。

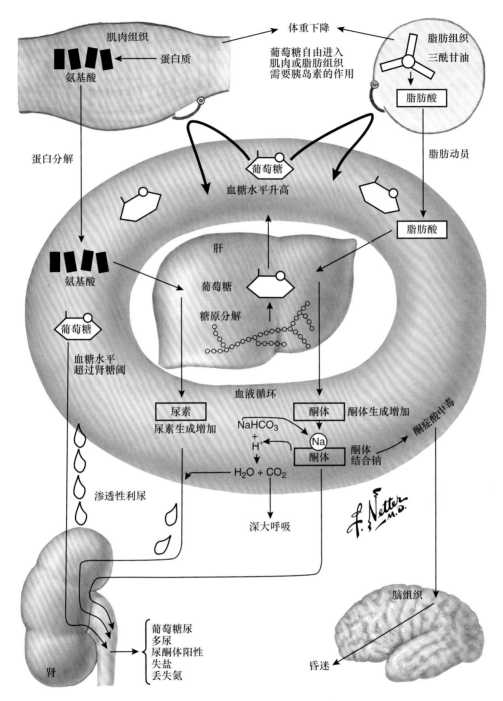

图 70.1　胰岛素水平降低的影响

治疗

　　DKA 为临床急症之一。需要针对 DKA 的治疗形成相应的临床路径，以尽快诊治、减少差错。治疗原则主要包括纠正酮症和阴离子间隙异常、降低高血糖和补充血容量。DKA 治疗的最

终目标是替代缺乏的胰岛素。经典的治疗措施是静脉输注比纠正高血糖更高剂量的胰岛素，通常采用 0.1 U/（kg·h）的剂量。胰岛素替代治疗可以通过直接作用于脂肪组织和间接抑制胰腺胰高血糖素分泌来减少脂肪动员。胰岛素还可以促进骨骼肌和脂肪组织吸收葡萄糖，减少肝糖异

生，从而降低血糖。

胰岛素的应用需要维持至酮症酸中毒缓解，而非高血糖的纠正，因为酮体及其相关酸中毒会对患者生命健康产生巨大威胁。胰岛素静脉输注停止的时机需要根据阴离子间隙的纠正情况来评估。当阴离子间隙接近正常且患者可以进食，患者应当接受基础长效胰岛素（如甘精胰岛素）或者中性鱼精蛋白（neutral protamine hagedorn，NPH）胰岛素的治疗，以预防阴离子间隙再次增宽。胰岛素的常规静脉输注与长效胰岛素的应用应该要有 2 小时的重叠时间，以让长效胰岛素充分发挥作用。DKA 患者均应接受长效胰岛素的治疗。

DKA 导致容量不足，需要及时开始等张生理盐水或 1/2 张盐水的补液治疗。补液甚至需要早于胰岛素治疗。在高氯血症恶化的情况下，也会采用乳酸林格液进行补液。在常规的补液治疗中，要注意避免以下两种潜在风险的发生。首先，连续的胰岛素输注容易导致低血糖，因为纠正阴离子间隙比纠正高血糖需要更高剂量的胰岛素。DKA 指南建议当患者血糖降至 250 mg/dl 时，需要在盐溶液中添加 5% ～ 10% 葡萄糖，让血糖维持至 70 ～ 150 mg/dl 的目标值。另外，胰岛素静脉输注容易造成低钾血症，这是由于胰岛素会激活细胞膜上的 Na^+-K^+-ATP 离子泵。当进行胰岛素治疗时，需要应用氯化钾进行补钾治疗，同时需要每 2 ～ 4 小时定期监测血钾变化。值得注意的是，出现低钾血症的患者需要在进行胰岛素治疗前积极补钾，因为低钾血症与心律失常的发生相关。

当上述这些紊乱得到纠正时，治疗可以过渡至基础联合餐前胰岛素治疗，同时加强胰岛素治疗方案的患者教育。

高血糖高渗状态

病理生理学

高血糖高渗状态的发病率与 DKA 相似。但与 DKA 不同，HHS 的发生是由严重高血糖造成的。HHS 是在胰岛素抵抗的基础上发生，主要发生在仍有少量内源性胰岛素储备的 T2DM 患者中。如前所述，这与胰岛素激活其下游代谢通路的剂量效应相关。与 DKA 相似，HHS 的发展伴随着高血糖或其他负调节激素的增加。容易造成高血糖的药物，如糖皮质激素或噻嗪类利尿剂等，也可能导致血糖代偿失调，引发 HHS。

在 HHS 患者中，血浆葡萄糖水平通常高于 DKA 患者，超过 600 mg/dl，有时甚至超过 1000 mg/dl。由于葡萄糖具有渗透活性，这种严重的高血糖会使细胞脱水，影响近曲小管对葡萄糖重吸收的能力，导致大量糖尿和严重的血容量不足。HHS 可能会影响患者获取液体的能力，这种影响在老年人中尤其明显。血容量不足会造成肾小球滤过率下降，从而限制进一步的葡萄糖排泄，形成恶性循环。严重的血容量不足和持续的神经元细胞脱水会降低脑灌注，造成精神状态改变，从而导致迟钝和昏迷的发生。

临床表现、评估及诊断

尽管昏迷是 HHS 典型的临床特征，但只有不到 1/3 的患者在就诊时即处于昏迷状态。然而，根据 HHS 的定义，HHS 患者血清渗透压＞ 320 mOsm/kg，常常与精神状态改变有关，从轻度注意力不集中到迟钝和昏迷不同程度的精神状态改变均与之相关。HHS 也可能出现局灶性神经系统症状，这可能是由于大量的中枢神经系统（CNS）细胞脱水或特定脑神经麻痹所致。HHS 也可能出现癫痫发作。HHS 的另一个主要表现是由多尿导致的容量不足。即使在液体摄入量增加的情况下，HHS 也会出现血容量不足。查体可见皮肤弹性下降、腋下和口腔黏膜干燥，以及病情严重时会出现低血容量性休克。虽然腹痛和恶心 / 呕吐是 DKA 的常见症状，但不是 HHS 的典型表现。由于 HHS 没有出现明显的酸碱紊乱，HHS 患者不会出现 Kussmaul 呼吸。

美国糖尿病协会制定了 HHS 的诊断标准。尽管 HHS 和 DKA 的诊断标准存在明显差异，但依然存在很多重叠之处（表 70.1）。

表 70.1　高血糖高渗状态（HHS）的诊断标准			
指标	结果	指标	结果
血糖	≥ 600 mg/dl	血清 β - 羟丁酸	< 3 mmol/L
动脉血 pH	> 7.30	有效血清渗透压 [a]	> 320 mOsm/kg
血清碳酸氢根	> 18 mEq/L	阴离子间隙	正常
尿或血清酮体	阴性或者少量	精神状态	大多数出现昏睡、昏迷

[a] 根据美国糖尿病协会的定义，排除了血尿素氮对计算的影响

数据来源：American Diabetes Association：Hyperglycemic crises in diabetes，Diabetes Care 27：S94-S102，2004. https://doi.org/10.2337/diacare.27.2007.S94；Umpierrez GE：Hyperosmolar hyperglycemic state：a historic review of the clinical presentation，diagnosis，and treatment，*Diabetes Care* 37（11）：3124-3131，2014. https://doi.org/10.2337/dc14-0984.

治疗

与 DKA 一样，HHS 的治疗核心是纠正高血糖和容量不足，但往往不需要纠正明显的酸碱代谢异常。胰岛素输注和补液是主要的治疗手段。但目前还缺乏针对特定胰岛素方案的前瞻性随机试验。许多临床医生会使用与 DKA 相似的胰岛素治疗方案，但与 DKA 不同，HHS 最终的治疗目标是纠正精神状态的异常、高渗透压和高血糖，而不是纠正阴离子间隙增宽。过快地纠正高血糖，容易出现高渗透压，从而导致脑水肿。因此专家建议初始降糖治疗时可将血糖维持在 300 mg/dl 左右。当患者能够自主进食和饮水，则可以转为间断胰岛素治疗，血糖可以进一步控制至正常范围。补液仍然是 HHS 治疗的重要方面。通常使用生理盐水或乳酸林格液进行补液治疗，并且需要频繁监测和纠正电解质异常。精神状态改变明显的患者可能需要进行气管插管以保护气道。

第71章

甲状腺和甲状旁腺解剖学与生理学概述

MICHELE YEUNG 著

高 莹 于 楠 译；袁戈恒 张俊清 校

甲状腺

解剖学和组织学

甲状腺位于气管前方、喉部下方，形如蝴蝶。甲状腺由两个侧叶组成，中间由窄带状组织相连，称为峡部。甲状腺侧叶上达甲状软骨中部，侧面是颈总动脉。峡部通常位于第二和第三气管环前方。甲状腺会存在正常的解剖变异，包括峡部缺如或多一个叶，称为**锥体叶**。人群中超过 50% 存在锥体叶，其位于峡部的上方，是甲状舌管的遗迹，因为原始的甲状腺在胚胎发育期间是从舌底下降到颈部的最终位置（图71.1）。

甲状腺外覆有纤维囊。甲状腺周围有几个关键结构如甲状旁腺（详见后面"甲状旁腺"部分）和**喉返神经**，在甲状腺手术中需格外关注。喉返神经支配喉部的感觉和运动，因此手术损伤喉返神经会导致声音嘶哑甚至喘鸣的症状。甲状腺的血液供应主要来自左右甲状腺上、下动脉。甲状腺上动脉来自颈外动脉，甲状腺下动脉来自甲状颈干。甲状腺淋巴引流主要涉及中央室的颈深淋巴结。

在显微镜下，甲状腺由滤泡组成。每个滤泡都由单层滤泡细胞围成，滤泡腔内充满胶质，是甲状腺激素前体——**甲状腺球蛋白**的蛋白储存库。除了甲状腺滤泡细胞，甲状腺还有滤泡旁细胞或称 C 细胞。**滤泡旁细胞**只占甲状腺细胞的 2% ~ 4%，位于甲状腺滤泡之间的结缔组织中。

甲状腺激素的合成与调控

甲状腺的主要功能是产生充足的甲状腺激素。甲状腺激素几乎影响身体的所有器官系统，包括心脏、中枢神经系统、自主神经系统、骨骼、胃肠道和总体的新陈代谢。

促甲状腺激素［thyroid-stimulating hormone（TSH）］与甲状腺滤泡细胞基底外侧的促甲状腺激素受体（TSHR）结合刺激经钠/碘（Na/I）转运体的碘摄取。这使得碘可以主动转运穿过细胞膜。进入细胞内部后，碘就会迅速扩散到细胞顶端表面，通过 Pendrin 蛋白（一种细胞膜上的碘/氯转运体）运输到滤泡的胶质中。**甲状腺过氧化物酶（TPO）**快速氧化碘，并将其与胶质内甲状腺球蛋白的酪氨基残基共价结合。这形成了甲状腺激素的前体分子——单碘酪氨酸（MIT）和双碘酪氨酸（DIT）。**三碘甲状原氨酸（T_3）**是一个 MIT 和一个 DIT 分子耦联产生的，而**甲状腺素（T_4）**是两个 DIT 分子耦联产生的。这些反应也是由 TPO 催化的。新合成的激素一直贮存在甲状腺滤泡的胶质中，直到 TSH 与其受体结合，触发内吞作用，使碘化甲状腺球蛋白分子再回到滤泡细胞中。在那里，溶酶体酶分解碘化的甲状腺球蛋白分子，释放游离的 T_3 和 T_4 分子进入血循环（图71.2）。

在血液中，循环中 < 1% 的 T_3 和 T_4 是未结合的，未结合的游离 T_3 和 T_4 可以自由地穿过细胞膜的脂质层。循环中其余 99% 的 T_3 和 T_4 与特殊转运蛋白——甲状腺素结合球蛋白（TBGs）、白蛋白或其他血浆蛋白结合。这种结合可以防止它们自由扩散到体细胞中。当血清 T_3 和 T_4 的水平较低时，结合的 T_3 和 T_4 从这些血浆蛋白中释放出来，并很容易地穿过靶细胞膜。T_3 比 T_4 的作用更强，许多细胞通过去除碘原子将 T_4 转化为 T_3。

TSH 严密调节甲状腺释放 T_3 和 T_4。血液中 T_3 和 T_4 水平降低会刺激下丘脑释放**促甲状腺**

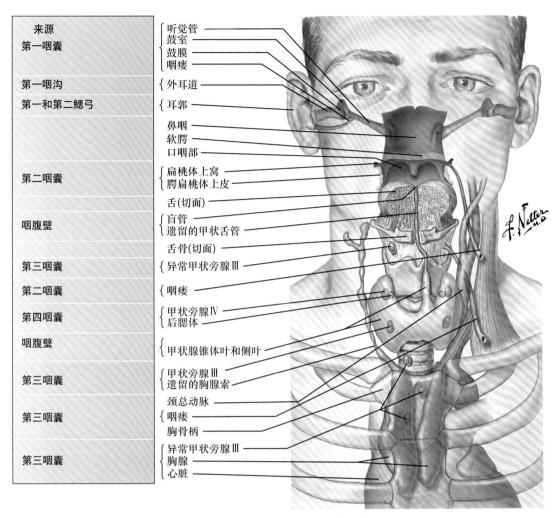

来源		
第一咽囊	{	听觉管 鼓室 鼓膜 咽瘘
第一咽沟	{	外耳道
第一和第二鳃弓	{	耳郭
		鼻咽 软腭 口咽部
第二咽囊	{	扁桃体上窝 腭扁桃体上皮
		舌(切面)
咽腹壁	{	盲管 遗留的甲状舌管
		舌骨(切面)
第三咽囊	{	异常甲状旁腺Ⅲ
第二咽囊	{	咽瘘
第四咽囊	{	甲状旁腺Ⅳ 后腮体
咽腹壁	{	甲状腺锥体叶和侧叶
第三咽囊	{	甲状旁腺Ⅲ 遗留的胸腺索
		颈总动脉
第三咽囊	{	咽瘘 胸骨柄
第三咽囊	{	异常甲状旁腺Ⅲ 胸腺 心脏

图 71.1　甲状腺和甲状旁腺的发育

激素释放激素（**TRH**），进而刺激垂体前叶分泌 TSH。反过来，TSH 刺激甲状腺分泌 T_3 和 T_4。TRH、TSH、T_3 和 T_4 的水平由一个经典的负反馈系统来调节，其中 T_3 和 T_4 水平升高会抑制 TSH 的产生和分泌。

甲状腺滤泡旁细胞和甲状旁腺一起严密调节血清钙的稳态。血钙升高时，分泌**降钙素**。降钙素可通过抑制破骨细胞的活性和增加尿钙的排泄来降低血钙水平。

甲状旁腺

解剖学和组织学

甲状旁腺体积很小，大约一粒米粒的大小，通常埋在甲状腺背侧表面内。一个厚厚的结缔组织囊将甲状旁腺与甲状腺组织分开。大多数人有四个甲状旁腺，根据位置分成两对，但数量的变异也很常见。通常，两个上甲状旁腺位于甲状腺中叶到上叶的后外侧的表面，两个下甲状旁腺位于甲状腺下极附近。胚胎发生过程中的迁移模式会导致甲状旁腺表现出一系列的解剖变异。这些个体差异增加了甲状腺切除术中损伤或不慎切除甲状旁腺的风险。

上甲状旁腺的大部分血液供应来自甲状腺下动脉。15% ~ 20% 的患者中，上甲状旁腺也由甲状腺上动脉的分支供血。下甲状旁腺的血液供应来自甲状腺下动脉。与甲状腺类似，甲状旁腺的淋巴管汇入颈深淋巴结和气管旁淋巴结。

甲状旁腺包含两种主要的细胞类型：**主细**

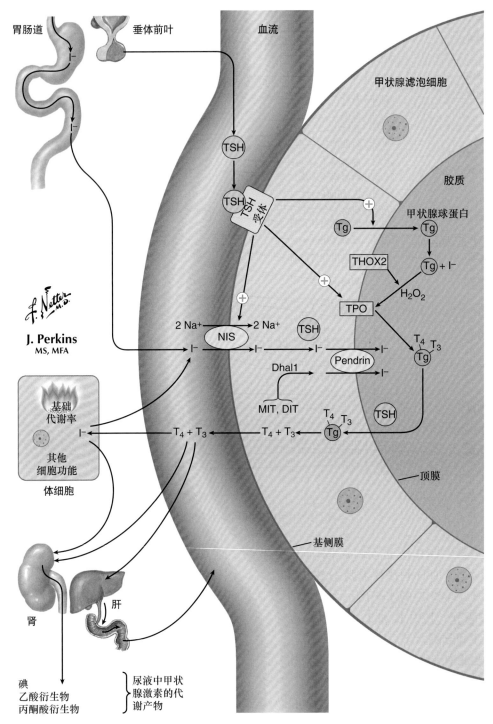

图 71.2 甲状腺激素的生理学

DIT，双碘酪氨酸；MIT，单碘酪氨酸；NIS，钠／碘转运体；THOX2，甲状腺氧化酶 2；TPO，甲状腺过氧化物酶；TSH，促甲状腺激素

胞和嗜酸细胞。主细胞合成并分泌**甲状旁腺激素（PTH）**，其是参与调节血钙水平的主要激素。嗜酸细胞没有明确的内分泌功能。

钙稳态的维持

甲状旁腺通过 PTH 的产生和分泌来维持钙稳态。甲状旁腺细胞表面的钙敏感受体（CaSR）

检测到细胞外钙浓度的变化，进而调节 PTH 的分泌。细胞外磷酸盐、骨化三醇和成纤维细胞生长因子 -23（FGF23）也对 PTH 的分泌起到相对小的调节作用。PTH 对维持钙稳态至关重要。同时，PTH 也受到负反馈调节，即血钙升高时抑制甲状旁腺 PTH 的进一步释放。

PTH 直接作用于骨骼和肾，并间接作用于胃肠道。在骨骼中，PTH 间接刺激骨骼中钙的释放。这种刺激是间接的，因为只有成骨细胞存在 PTH 受体。PTH 与成骨细胞上的受体结合，导致**核因子 κB 受体活化因子配体（RANKL）**表达的增加。RANKL 与破骨细胞前体上的受体结合刺激它们融合并成熟为破骨细胞，最终增强骨的重吸收。

PTH 在肾中有两个主要作用：增加钙的重吸收和阻止肾小管中磷酸盐的重吸收。PTH 还在近端小管中上调 α_1- 羟化酶的表达，α_1- 羟化酶在形成维生素 D 的生物活性形式［1,25- 二羟维生素 D（骨化三醇）］中起到重要作用。骨化三醇与骨骼中的受体结合，与 PTH 一起刺激破骨细胞对骨的重吸收（图 71.3）。

虽然 PTH 对胃肠道没有直接影响，但它可通过骨化三醇间接发挥作用。骨化三醇与小肠细胞上的受体结合，增加钙和磷酸盐的吸收。

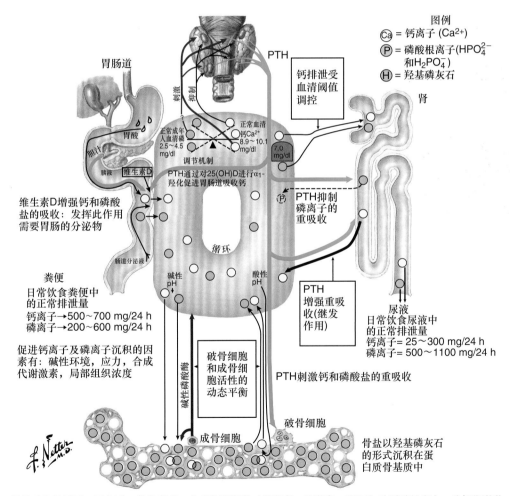

图 71.3　甲状旁腺激素的生理学

IGF1，胰岛素样生长因子 -1；PTH，甲状旁腺激素

第72章

甲状腺功能减退症

ABHINAV NAIR 著

张 扬 译；袁戈恒 张俊清 校

概述

甲状腺功能减退症（甲减）以甲状腺激素缺乏为特点，是最常见的内分泌疾患之一。它可由下丘脑-垂体-甲状腺轴（hypothalamic-pituitary-thyroid，HPA）上任何地方的缺陷引起；原发性甲状腺功能减退症是最常见的病因，尽管极少数情况下，罪魁祸首是一个中枢过程。诊断临床甲状腺功能减退症需要明确一系列与疾病相匹配的症状，且起始激素替代治疗后可改善症状。

据估计，0.1%～0.2%的人口患临床甲状腺功能减退症，但4%～10%的人可能患亚临床疾病。女性患甲状腺功能减退症的可能性是其5倍以上，并且发病率随年龄增加而显著增加，尽管与年龄相关的促甲状腺素（thyroid-stimulating hormone，TSH）正常增加存在一些争议，有可能会混淆此现象。

病理生理学

检测甲状腺功能需要同时考虑临床症状和甲状腺相关激素的水平，主要是TSH。虽然诊断甲状腺功能减退症并不需要检测三碘甲腺原氨酸（triiodothyronine，T_3）和甲状腺素（thyroxine，T_4）的水平，但其可能会影响治疗决策，尤其是在TSH轻微升高的病例或在危重疾病的情况下。游离甲状腺素（free thyroxine，FT_4）是T_4的组成部分，非蛋白结合并有生物学活性，使其成为临床甲状腺状态有意义的衡量标准。

原发性甲状腺功能减退症中，T_3和T_4浓度的降低引起了代偿性的TSH升高；因此，临床甲减是通过升高的TSH（通常＞10 mU/L）和低FT_4诊断的。TSH升高，但FT_4正常的患者可诊断为亚临床甲状腺功能减退症；这些患者经常缺乏甲状腺功能减退症的典型体征和症状。

由于碘对甲状腺激素的产生至关重要，碘缺乏是世界范围内甲状腺功能减退症的主要病因。在碘充足地区，例如美国或其他在食物中添加碘的国家，自身免疫性甲状腺炎（桥本甲状腺炎）是最常见的病因。桥本甲状腺炎以细胞介导和抗体介导的甲状腺组织破坏为特征。组织学显示淋巴细胞浸润，绝大多数临床甲状腺功能减退症的患者自身抗体升高，最常见的是过氧化物酶（thyroid peroxidase，TPO）抗体。不推荐常规检测甲状腺自身抗体用于诊断，仅用于亚临床疾病或存在甲状腺肿时预测疾病进展。

中枢性甲状腺功能减退症以异常的下丘脑-垂体功能异常为特点，导致对甲状腺刺激不足。这种缺陷可能由下丘脑水平的甲状腺释放激素（thyroid releasing hormone，TRH）减少或垂体前叶的TSH分泌减少引起。中枢性甲状腺功能减退症的患者有甲状腺功能减退症的体征和症状，并常表现为低FT_4水平，而TSH水平可低、正常（不恰当的）或轻度升高（通常＜10 mU/L）。中枢性甲状腺功能减退症的患者也经常出现其他提示中枢功能障碍的内分泌异常，例如性腺功能减退和皮质功能减退。

甲状腺功能正常病态综合征或非甲状腺疾病综合征表示重症疾病期间甲状腺功能检测的变化。近3/4的住院患者会出现HPA轴异常，这些异常会在急性非甲状腺疾病解决后消失。T_3水平首先下降，继而是总T_4，然后是TSH。在非甲状腺疾病的急性期，游离 T_4 水平倾向于不变，低 FT_4 是整体预后不良的标志。症状史和体格检查是区分由甲状腺功能正常病态综合征引起的甲状腺功能检查异常与真正、明显甲状腺功能减退的异常的关键，但这些情况在住院患者中通常很难区分。检测**反 T_3** 可能有所帮助，反 T_3 在非甲状腺疾病中升高，而在真正的甲状腺功能减退症病例中降低。

危险因素

除碘缺乏和慢性自身免疫性甲状腺炎外，其他原发性甲状腺功能减退症的病因包括药物（例如锂剂、胺碘酮、免疫调节剂）、环境毒素[例如多溴二苯醚（PBDE）、阻燃剂]、浸润性疾病（例如淀粉样变和血色病）和甲状腺的先天异常。某些甲状腺功能减退症患者可能以前患甲状腺功能亢进症，并接受了甲状腺切除术或放射性碘消融术，而导致甲状腺功能减退症。颈部外放射是另一个众所周知的医源性病因。有垂体肿物、梗死、手术或放射性治疗病史的患者有发生中枢性甲状腺功能减退症的风险。

甲状腺功能减退症进展的时间间隔是可变的，通常取决于潜在的病因。虽然缺乏正式的随机对照研究，但许多人认为筛查甲状腺功能减退症是一种对 50 岁以上女性具有成本效益的预防策略。美国甲状腺协会和美国临床内分泌医师协会建议对任何高危者进行筛查，包括既往头 / 颈部的放疗、既往甲状腺手术、甲状腺疾病家族史和个人自身免疫疾病史（包括 1 型糖尿病）。

临床表现、评估和诊断

甲状腺功能减退症的表现可能非常异质性，因此其临床表现可能缺乏特异性。因为每个细胞都需要甲状腺激素才能发挥功用，因而机体代谢过程减慢导致最常见的症状：乏力、畏寒、体重增加、认知缓慢、月经不规律、皮肤干燥、指甲变脆、头发稀疏和便秘。患者可能有心动过缓、舒张期高血压、运动缓慢和反射延迟。细胞外糖胺聚糖（glycosaminoglycans，GAGs）在组织间隙沉积会导致皮肤干燥、喉咙嘶哑、舌体肥大以及非可凹性水肿。血液学改变包括高凝（来自获得性 von Willebrand 综合征）和巨红细胞性贫血。实验室检测还可能显示高胆固醇血症[低密度脂蛋白（LDL）]、肌溶解引起的血清肌酸激酶升高以及游离水清除率降低引起的低钠血症（图 72.1）。

最终，临床的严重程度取决于激素缺乏的程度、衰退的剧烈程度及其持续时间和长期性。**黏液性水肿昏迷**是最可怕的并发症，经常由严重的长期疾病引起，并由急性应激因素加重。本质上是失代偿的严重甲状腺功能减退症的临床诊断。虽然诊断反映了多器官功能障碍的症状，但其标志包括精神状态改变和低体温。这是一种死亡率很高的医疗急症，因此需要及早识别和积极治疗。

总体而言，鉴于临床表现的可变性，甲状腺功能减退症的诊断主要取决于实验室检查。TSH 是首选的筛查指标；如果 > 10 mU/L，即可诊断甲状腺功能减退症。TSH 升高但 < 10 mU/L 的患者应检测 FT_4 水平，如果怀疑中枢性甲状腺功能减退症，FT_4 是首选的筛查指标，因为 TSH 可以是可变的。

治疗

除非个体的临床原发性甲状腺功能减退症是暂时的或可逆的（例如药物导致的），否则通常需要甲状腺激素终生替代治疗。每日口服合成 T_4 补充剂**左甲状腺素**是标准的治疗选择，因为 T_4 在体内通过不同的脱碘酶以调节的方式转化成 T_3。起始剂量基于体重（约 1.6 µg/kg），但个体的需求量可能有很大差异。患已知冠状动脉性疾病和心动过速的患者应该起始低剂量（一般是 25 µg/d），其后滴定增加以减少心脏缺血事件的风险。为帮助吸收，药片不应靠近进餐服用，尤其不应与食物或含铁或钙的药物同服，因为这些会大幅阻碍左甲状腺素的吸收。最好在晨起醒来后立刻口服左甲状腺素。

患者应注意到在起始服用左甲状腺素的最

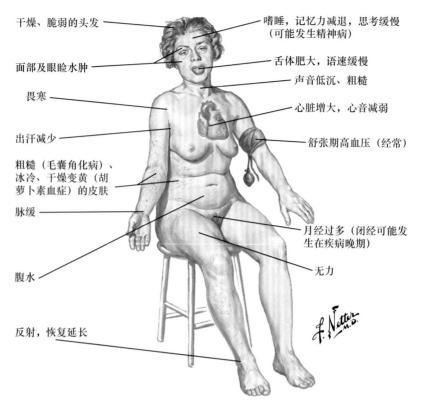

干燥、脆弱的头发

面部及眼睑水肿

畏寒

出汗减少

粗糙（毛囊角化病）、冰冷、干燥变黄（胡萝卜素血症）的皮肤

脉缓

腹水

反射，恢复延长

嗜睡，记忆力减退，思考缓慢（可能发生精神病）

舌体肥大，语速缓慢

声音低沉、粗糙

心脏增大，心音减弱

舒张期高血压（经常）

月经过多（闭经可能发生在疾病晚期）

无力

图 72.1 甲状腺功能减退症的临床表现

初几周临床症状改善，但直到 6 周才达到稳定状态。剂量逐渐滴定以达到正常的 TSH，但是剂量调整和重复的 TSH 测定通常不应比每 4 ～ 6 周更频繁，因为达到稳定状态至少需要那么长的时间。开处方者应总是根据临床症状进行剂量调整，努力避免过度替代和亚临床甲状腺功能亢进症，这可能在绝经后妇女中表现为心房颤动或骨丢失加速，特别是当 TSH 降至 0.1 mU/L 范围时。

亚临床甲状腺功能减退症的患者应在诊断后大约 6 周复测 TSH 和 FT$_4$ 水平，因为有些患者的实验室值已恢复正常。中枢性甲状腺功能减退症的患者应接受实验室检查，如果可以，还应行垂体的 MRI 检查。因为在应用糖皮质激素替代治疗前，任何伴有肾上腺皮质功能不全的患者都不可起始左甲状腺素治疗，这一点至关重要。在中枢性甲状腺功能减退症中，左甲状腺素滴定以达到 FT$_4$ 水平在正常参考范围的上半部分的目标。由于甲状腺功能减退症的中枢基础，在这些患者中检测 TSH 无用。

第73章

甲状腺功能亢进症和甲状腺毒症

TARIQ CHUKIR　著

张　扬　译；袁戈恒　张俊清　校

概述

甲状腺功能亢进症是一种合成和分泌甲状腺激素增多的状态。然而**甲状腺毒症**是一种以任何原因导致的甲状腺激素水平升高为特点的临床状态。甲状腺素（thyroxine，T_4）是甲状腺激素的主要循环形式，是甲状腺激素的生物活性形式三碘甲腺原氨酸（triiodothyronine，T_3）的前激素。在美国，甲状腺毒症的估计患病率为1.3%。

病因和病理生理学

很多疾病均能导致甲状腺毒症。**格雷夫斯（Graves）病**是最常见的甲状腺毒症病因，占50%～80%的病例。Graves病涉及循环免疫球蛋白G（immunology G，IgG）自身抗体，可结合并激活促甲状腺激素受体，导致滤泡肥大和增生，其后甲状腺激素（T_4和T_3）产生增加，进而导致甲状腺功能亢进症。Graves病患者的女性：男性比例为（5～10）∶1，大多数病例的诊断年龄在40～60岁（图73.1）。

孤立性毒性腺瘤和**毒性多结节性甲状腺肿**（multinodular goiter，MNG）是甲状腺毒症第二常见的病因。甲状腺毒症是通过一个或多个结节自主过量产生甲状腺激素介导的，与促甲状腺激素（thyroid stimulating hormone，TSH）无关（图73.2）。

甲状腺炎指一组疾病，因甲状腺细胞破坏导致预先形成的甲状腺激素释放入血循环中。值得注意的是，这不是甲状腺功能亢进症的同义词，因为在Graves病和毒性腺瘤的病例中会出现甲状腺激素分泌过多，而在甲状腺炎中甲状腺激素的产生是适当的，但从被破坏的甲状腺细胞中不适当地释放（图73.3）。它占甲状腺毒症病例的10%。甲状腺炎的临床病程的特点是，最初持续1～3个月的甲状腺毒症期，其后为甲状腺功能正常期。尽管有些患者会经历暂时性或永久性甲状腺功能减退状态，但大多数患者确实会在症状出现后的12～18个月内恢复到甲状腺功能正常阶段。基于临床表现，甲状腺炎可分为两种类型：痛性甲状腺炎和无痛性甲状腺炎。

痛性甲状腺炎包括亚急性甲状腺炎和化脓性甲状腺炎。亚急性甲状腺炎也称为亚急性肉芽肿性甲状腺炎或de Quervain甲状腺炎，被认为是由病毒感染引起的，例如腺病毒、柯萨奇病毒、EB病毒、流感病毒或HIV。化脓性甲状腺炎一般是由细菌病原体导致的；然而，真菌、分枝杆菌和寄生虫病原体也是报告的病因。与亚急性甲状腺炎相反，化脓性甲状腺炎很少见，因为甲状腺的包膜、丰富的血供、高碘含量以及广泛的淋巴引流网络使其对细菌感染具有抵抗力。

无痛性甲状腺炎包括无症状性甲状腺炎、**产后甲状腺炎**、药物诱导的甲状腺炎以及**Riedel甲状腺炎**。无症状性甲状腺炎也被称为**亚急性淋巴细胞性甲状腺炎**，本质上可能是自身免疫性疾病。产后甲状腺炎是产后12个月内出现的甲状腺功能异常。

几种药物与甲状腺炎的发生有关，例如胺碘酮、免疫治疗、锂剂以及干扰素-α。免疫治疗诱发的甲状腺炎发生在患者暴露于细胞毒性T细胞相关抗原-4（cytotoxic T-lymphocyte-

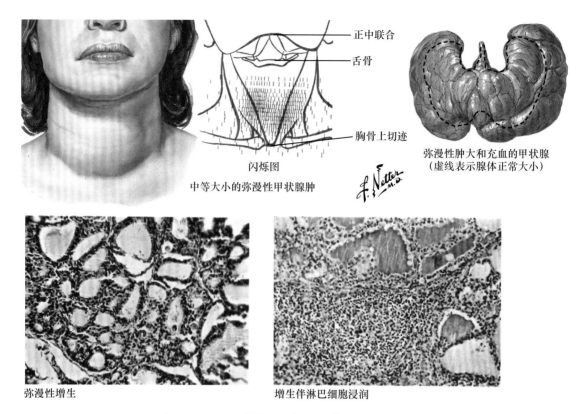

正中联合

舌骨

胸骨上切迹

闪烁图
中等大小的弥漫性甲状腺肿

弥漫性肿大和充血的甲状腺
（虚线表示腺体正常大小）

弥漫性增生

增生伴淋巴细胞浸润

图 73.1　Graves 病

associated antigen-4，CTLA-4）抑制剂以及程序性细胞死亡 -1 或其配体（programmed cell death-1 or its ligand，PD-1 或 PD-L1）后，据报道发病率为 5%～ 20%。Riedel 甲状腺炎是一种很罕见的疾病，以甲状腺进展性的纤维化为特点；其病理生理学尚不清楚，但可能涉及 IgG4 浆细胞积聚。

　　一个最常见的甲状腺毒症病因是医源性摄入甲状腺激素，以血清低甲状腺球蛋白水平为特点。少见情况下，TSH 分泌的垂体腺瘤或卵巢瘤综合征（即卵巢畸胎瘤）生成甲状腺激素而导致甲状腺毒症。

危险因素

　　甲状腺毒症患病率随年龄增加而升高，并更常见于女性。有 Graves 病和其他自身免疫疾病家族史的患者患 Graves 病的风险升高。在低碘摄入地区，孤立性毒性腺瘤或毒性 MNG 更常见。化脓性甲状腺炎的危险因素包括此前存在的甲状腺疾病、先天异常和免疫抑制。甲状腺过氧化物酶抗体（antithyroid peroxidase，anti-TPO）升高、有 1 型糖尿病或甲状腺疾病个人史或有甲状腺疾病家族史的女性发展为无症状性甲状腺炎和（或）产后甲状腺炎的风险增高。

临床表现、评估和诊断

　　甲状腺毒症的临床表现很广泛，从几乎没有症状到甲亢危象，后者也是最严重和危及生命的表现。甲状腺毒症的症状包括焦虑、震颤、心悸、怕热、消瘦、发热、失眠、腹泻、淡漠、出汗和（或）月经不调。甲亢危象是一种严重的甲状腺功能亢进状态，在此状态下，机体无法代偿肾上腺素过多的症状，导致终末脏器损伤。

　　甲状腺毒症的体格检查中值得注意的是甲状腺肿、心动过速、反射亢进、眼睑挛缩和上睑迟滞以及所有交感神经过度激活的表现。与这些

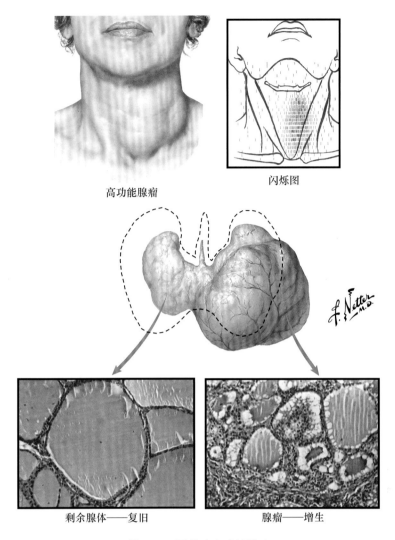

高功能腺瘤　　　　　　　　　　　闪烁图

剩余腺体——复旧　　　　　　　　腺瘤——增生

图 73.2　甲状腺高功能腺瘤

临床发现相比，胫前黏液性水肿和眼球突出是 Graves 病的特异临床特征，因为它们是免疫介导的（图 73.4）。

在没有垂体疾病的情况下，诊断甲状腺毒症最合适的检查是 TSH 水平，因为 TSH 低于正常值有很高的敏感性和特异性。总 T_4 实验室检查测定的是与甲状腺结合球蛋白（thyroid-binding globulin，TBG）结合的 T_4 水平。很多疾病改变 TBG 水平（例如妊娠升高其水平，而肾病综合征降低其水平），因此推荐同时测定总 T_4 和游离 T_4 的水平。单纯的 T_3 水平升高可见于 T_3 型甲状腺毒症的患者，因此建议测定 TSH 的同时测定 T_4、游离 T_4 和总 T_3。

要鉴别甲状腺毒症的病因还需进一步的生化检验和成像。区分甲状腺功能亢进症原因的金标准检查是**放射活性碘摄取**（radioactive iodine uptake，RAIU）**扫描**，使用 ^{123}I 同位素检测甲状腺内的过度活跃区域。该检测显示在 Graves 病中以同质模式摄取增多；在毒性腺瘤中斑驳、局灶摄取；在甲状腺炎中低摄取。含高浓度碘的药物（例如胺碘酮）或者应用碘对比剂会限制 RAIU 扫描的应用。RAIU 扫描在妊娠期是禁忌的。Graves 病的诊断也可通过检测 TSH 受体抗体（thyrotropin receptor antibodies，TRAbs）[例如甲状腺刺激性免疫球蛋白（thyroid-stimulating immunoglobulin，TSI）或 TSH 结合

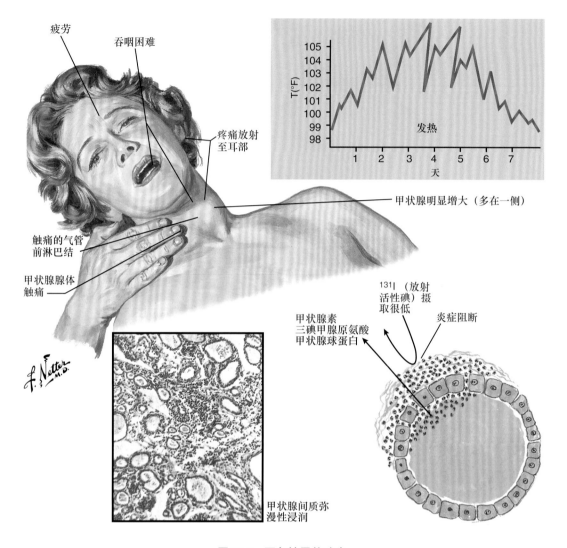

图 73.3 亚急性甲状腺炎

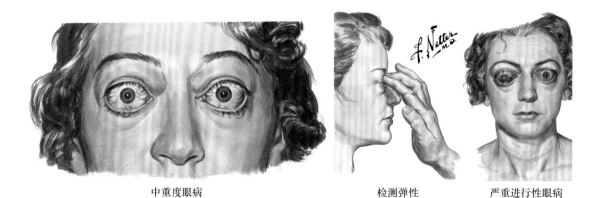

中重度眼病 检测弹性 严重进行性眼病

图 73.4 Graves 眼病

抑制性免疫球蛋白（thyrotropin-binding inhibitory immunoglobulin，TBII）]确认。多普勒成像显示血管增多是非特异性的，但也提示 Graves 病。

治疗

控制甲状腺毒症的治疗方法包括症状控制和针对潜在病因的明确治疗方案。β 受体阻滞剂可在按需应用，通过减少交感神经刺激和 T_4 向 T_3 的转化而有效地改善甲状腺毒症的症状。

Graves 病可以通过**药物治疗**、**放射活性碘消融**或手术治疗控制。**硫酰胺类**药物，例如甲巯咪唑和丙硫氧嘧啶（propylthiouracil，PTU），通过抑制碘化物的有机化和碘化甲腺原氨酸的偶联而减少甲状腺激素的合成。PTU 还可以抑制外周 T_4 向 T_3 转化。甲巯咪唑通常优于 PTU，因为它起效快、给药简单，每日服用一次以及肝毒性发生率更低。由于甲巯咪唑的致畸形风险，PTU 更适用于妊娠早期的女性。除肝毒性之外，粒细胞减少是硫酰胺类药物罕见但严重的不良反应，估计发生率在 0.1%～0.3%。接受药物治疗的患者的复发率在 30%～60%。

放射活性碘消融是治疗 Graves 病安全且有效的干预手段。放射性碘消融后会出现永久性甲状腺功能减退，为此需要终生补充甲状腺激素。放射活性碘消融禁用于患严重眼病、妊娠和哺乳期的患者。接受放射性碘消融治疗的患者的估计复发率为 21%。通过甲状腺全切术进行手术干预适用于阻塞性甲状腺肿、严重眼病、计划在不久的将来妊娠的患者，以及那些硫酰胺类药物治疗失效或有不良反应的患者。甲状腺全切术可导致永久性甲状腺功能减退，这些患者需要终生补充甲状腺激素。

毒性腺瘤和毒性 MNG 的治疗选择包括暂时使用硫酰胺类药物控制症状，其后通过手术切除含有腺瘤的甲状腺腺叶。甲状腺半切除术将使这些患者有 50% 的机会出现甲状腺功能减退，因此他们可能需要也可能不需要在术后应用左甲状腺素的甲状腺激素替代。如果患者年龄较大或不能耐受手术，他们可以终生接受硫酰胺类药物治疗而非手术。

甲状腺炎的治疗包括在基于需要的基础上应用 β 受体阻滞剂和抗炎药物以减轻甲状腺毒症的症状和疼痛。NSAIDs 是甲状腺炎相关疼痛的一线治疗药物。类固醇仅用于严重和（或）NSAID 难治性病例。

第74章

甲状旁腺功能亢进症

ZOË LYSY　著

王紫薇　译；袁戈恒　张俊清　校

概述

　　甲状旁腺功能亢进症可根据病因分为原发性、继发性及三发性3种。本章节将着重介绍原发性甲状旁腺功能亢进症（primary hyperparathyroidism，PHPT），这是一种原发性内分泌疾病。**继发性甲状旁腺功能亢进症**是由低骨化三醇、低钙或高磷血症引起的**甲状旁腺激素（parathyroid hormone，PTH）**生理性适度升高。**三发性甲状旁腺功能亢进症（tertiary hyperparathyroidism）**是继发性甲状旁腺功能亢进症长期作用的结果，常见于慢性肾病（chronic kidney disease，CKD），即使者肾移植术后肾功能恢复正常时也可持续存在。

　　原发性甲状旁腺功能亢进症是以血清钙与PTH之间的正常反馈机制失调为特征的疾病。正常情况下，PTH水平与血钙水平呈负相关性，因此血钙降低会伴随着PTH的升高（以恢复正常血钙水平）；相反，血钙升高会导致PTH抑制（直至恢复正常血钙水平）。PTH对钙水平的反应存在个体差异，一定程度上由**钙敏感受体（Ca sensing receptor，CaSR）**决定，甲状旁腺通过其检测钙的水平。PTH作用于肠道、肾以及激活维生素D，以调节血钙水平。

　　原发性甲状旁腺功能亢进症患者可出现PTH正常或升高，这取决于个体的血钙水平。例如，在血钙正常的情况下，PTH升高被认为是异常的；当血钙升高时，PTH正常亦可视为处于不适当的正常水平。与许多依赖反馈调节的内分泌疾病一样，在确定是否存在甲状旁腺功能亢进症时必须要考虑到血钙水平。这也是其与继发性

甲状旁腺功能亢进症的重要区别，后者指在高磷血症、低维生素D水平、低钙血症或CKD的情况下出现PTH生理性的适度升高。

病理生理学

　　在病理生理学上对原发性、继发性及三发性甲状旁腺功能亢进症进行区分是十分重要的。继发性甲状旁腺功能亢进的特征是PTH适度（生理性）的升高，最常见于**25-羟维生素D[25(OH)D]**缺乏。另一种常见的病因是CKD［估算肾小球滤过率（eGFR）< 60 ml/min］状态下磷酸盐潴留、骨化三醇生成减少、低钙血症和CaSR调定点偏移的相互作用导致的继发性甲状旁腺功能亢进症。当继发性甲状旁腺功能亢进症持续存在并导致PTH自主、不受控制地分泌，且对血钙水平无反应时，即为三发性甲状旁腺功能亢进症。在实验室检查方面，继发性和三发性甲状旁腺功能亢进症的主要区别是三发性甲状旁腺功能亢进症中存在血钙升高，这一现象不能通过外源钙补充来解释；而继发性甲状旁腺功能亢进症中通常存在低钙血症，这与骨化三醇合成受损、肾吸收钙减少导致的胃肠道钙吸收减少相关。

　　原发性甲状旁腺功能亢进症的主要原因是一个或多个甲状旁腺的自主分泌。以下三种病理状态均可出现PTH过多分泌：甲状旁腺腺瘤、甲状旁腺增生或甲状旁腺癌。大多数（80%～85%）病例为单发腺瘤。多发腺瘤占2%～15%，而增生占2%～20%，其中高达26%的患者同时患有多发性内分泌腺瘤病（**MEN1**或**MEN2A综合征**）。不足1%的病例为甲状旁腺癌（图

74.1）。

另一种值得注意的疾病是**家族性低尿钙性高钙血症（familial hypocalciuric hypercalcemia，FHH）**，是一种罕见的家族性、常染色体显性遗传的甲状旁腺功能亢进症。FHH 的特征是存在于甲状旁腺和肾小管上的 CaSR 失活突变。在这种情况下需要更高的钙水平来抑制 PTH（导致 Ca/PTH 曲线右移），同时肾小管对钙的重吸收增加（即出现低尿钙）。由于抑制 PTH 需要更高的钙水平调定点，患者会表现为血钙轻度升高和高

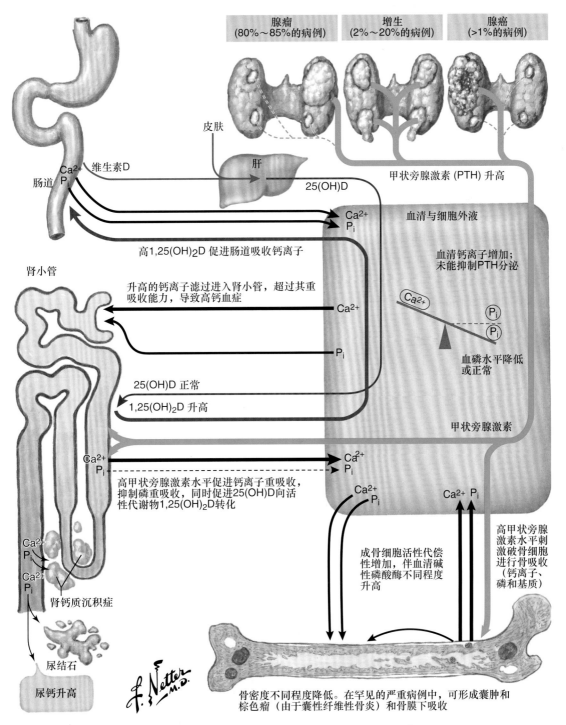

图 74.1　原发性甲状旁腺功能亢进症的病理生理学

PTH 水平。

其他家族性原发性甲状旁腺功能亢进症可作为 MEN1 或 MEN2A 综合征的一部分出现，在临床表现上与其他内分泌腺瘤病同时存在。除此之外，遗传性原发性甲状旁腺功能亢进症还包括家族性孤立性甲状旁腺功能亢进症（familial isolated hyperparathyroidism，FIHP）和甲状旁腺功能亢进症-颌骨肿瘤综合征（hyperparathyroidism jaw-tumor syndrome，HPT-JT）。这些疾病通常表现为甲状旁腺增生。

临床表现、评估与诊断

原发性甲状旁腺功能亢进症最常表现为常规实验室检查中血钙轻度升高，85% 的患者无明显症状。甲状旁腺功能亢进症的其他表现主要发生于骨骼、肾等 PTH 作用的器官。甲状旁腺功能亢进症的症状主要由高钙血症引起，经典的口诀称之为"骨骼（bones）、结石（stones）、呻吟（groans）和鸣咽（moans）"，反映了 PTH 升高

和随之引起的高钙血症的作用：

- 骨骼疼痛由纤维囊性骨炎引起，其中破骨活性增加，导致骨骼脱矿与囊样棕色瘤形成（为纤维组织，非真正的肿瘤）
- 肾结石（尿钙升高引起的肾结石）
- 腹部症状引起的呻吟（高钙血症引起的便秘、恶心症状）
- 精神异常的鸣咽（嗜睡、疲乏、抑郁、认知障碍）

甲状旁腺功能亢进症的其他表现包括骨质疏松、皮质骨不成比例受损、近端肌肉无力以及肾功能逐渐恶化。有观察性数据提示本症可引起心脏与血管的变化以及骨折率增加（通常为椎骨，但前臂远端、髋部、骨盆和肋骨骨折亦有报道）（图 74.2）。

应特别注意获得完整的用药史，尤其是锂盐和噻嗪类利尿剂的使用。锂通过降低产生 PTH 的腺体对血钙负反馈的敏感性，使 Ca/PTH 曲线右移。噻嗪类利尿剂可通过减少尿钙排泄、升高血钙显示出原发性甲状旁腺功能亢进症的相关表现。

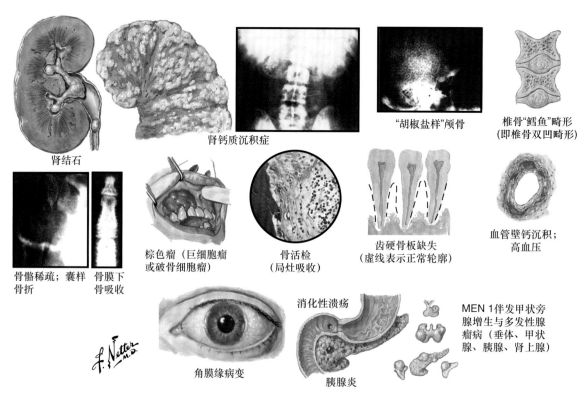

肾结石

肾钙质沉积症

"胡椒盐样"颅骨

椎骨"鳕鱼"畸形
（即椎骨双凹畸形）

骨骼稀疏；囊样骨折　　骨膜下骨吸收

棕色瘤（巨细胞瘤或破骨细胞瘤）

骨活检（局灶吸收）

齿硬骨板缺失（虚线表示正常轮廓）

血管壁钙沉积；高血压

角膜缘病变

消化性溃疡

胰腺炎

MEN 1 伴发甲状旁腺增生与多发性腺瘤病（垂体、甲状腺、胰腺、肾上腺）

图 74.2　原发性甲状旁腺功能亢进症的病理学与临床表现

MEN1，多发性内分泌腺瘤病

PTH 和血钙水平对于诊断甲状旁腺功能亢进症至关重要。甲状旁腺功能亢进症的实验室检查结果包括 PTH 升高（在血钙正常或升高的情况下），或 PTH 正常（在血钙升高的情况下，PTH 不适当地表现为正常水平）。必须同时测量血钙水平以保证对 PTH 水平的正确解读。一般情况下对血钙进行评估时，如果白蛋白水平异常，必须校正钙的水平；也可以使用游离钙离子水平。

为确定甲状旁腺功能亢进症的病理生理学特征，需进行一系列实验室检查以指导治疗。25 羟-维生素 D 是反映全身维生素 D 储备最准确的测量指标，需测量其水平以确证 PTH 的升高不是继发性的（即 25 羟-维生素 D 水平 < 50 mmol/L 时）。亦应测量肾功能和磷酸盐水平以除外继发性甲状旁腺功能亢进症（由 CKD 或高磷血症引起）。应检测尿钙排泄率以区分原发性甲状旁腺功能亢进症（尿钙排泄升高）与 FHH，在 FHH 中尿钙-肌酐比值（Ca∶Cr）常小于 0.01。

进一步检查可评估甲状旁腺功能亢进症的影响，这将相应地决定治疗方式。在基线时完善双能 X 线吸收测定（dual-energy X-ray absorptiometry，DEXA）扫描，以评估骨破坏及骨病的程度。所有患者应行肾影像学评估，因为肾结石可无明显症状；但肾结石如果存在，即为甲状旁腺切除术的指征。对肾功能的评估能够发现高钙血症或阻塞性肾结石引起的急性肾损伤，且在确认 CKD 的情况下合并 PTH 水平升高时，应怀疑继发性甲状旁腺功能亢进症的可能。持久的继发性甲状旁腺功能亢进症可导致三发性甲状旁腺功能亢进症。

一旦通过各项检查确诊 PHPT，下一步即为通过对甲状旁腺进行核素摄取扫描（称为 **sestamibi 扫描**）来定位病变部位。sestamibi 是 ^{99m} 锝与 6 个 mibi 配体组成的配位复合物，在原发性甲状旁腺功能亢进症的大多数情况下，如甲状旁腺腺瘤或甲状旁腺增生时，sestamibi 可被摄取。当医生怀疑原发性或三发性甲状旁腺功能亢进症时应完善这一检查（图 74.3）。在继发性甲状旁腺功

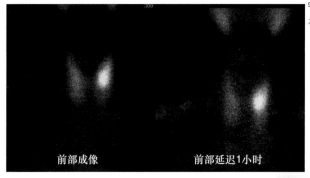

^{99m}锝sestamibi扫描显示，在即刻与1小时延迟显像中，在颈部左侧观察到放射性示踪剂蓄积的异常病灶

前部成像　　　　前部延迟1小时

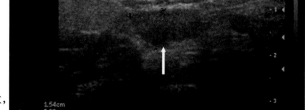

矢状面静态超声影像显示甲状腺左叶下方均匀低回声占位，对应左下甲状旁腺腺瘤

图 74.3　颈部术前核素显像：闪烁扫描图与超声图

使用获得授权：Delaney C editor：*Netter's surgical anatomy and approaches*，Philadelphia，2013，Elsevier.

能亢进症中通常不进行核素显像，其治疗目标是逆转 PTH 升高的潜在驱动因素（高磷血症、维生素 D 缺乏、CKD）。

治疗

原发性甲状旁腺功能亢进症的外科手术治疗效果确切。甲状旁腺切除术的手术方法和范围取决于 sestamibi 扫描的结果（单个腺瘤还是增生）。接受甲状旁腺手术的患者必须监测术后低钙血症的发生以及可能的神经损伤带来的声音改变。继发性甲状旁腺功能亢进症的治疗目标是纠正甲状旁腺功能亢进的潜在驱动因素。因此，二者的鉴别对于指导治疗至关重要。同样，在药物诱导的甲状旁腺功能亢进症中，如果可能，应停用致病药物；在家族性低尿钙性高钙血症（FHH）中，通常采取保守治疗方式（即观察）。

对有症状的 PHPT 患者应行手术治疗。对于无症状甲状旁腺功能亢进的患者，指南建议如果发生以下情况，应进行甲状旁腺切除术：

- 血钙水平高于正常参考上限 > 1 mg/dl
- 肾功能下降（eGFR < 60 ml/min）
- 双能 X 线吸收测定（DEXA）提示骨密度 T（或 Z）值 < − 2.5 和（或）非创伤性椎骨骨折病史
- 年龄 < 50 岁
- 24 小时尿钙水平 > 400 mg/d 或影像学检查提示当前合并结石 / 肾钙质沉积症

对于不符合此前手术标准或不适合手术的无症状患者，医生必须定期监测血钙水平与肾功能，以及每 1 ～ 2 年行骨密度检查，以确保其未进展至手术适应证范围。幸运的是，许多患者（占所有原发性甲状旁腺功能亢进症患者的 30%）在未进行药物或手术干预的情况下可保持病情稳定数十年之久。然而，医生应鼓励患者接受充分的水化与体力活动以预防骨吸收，并保证足够的膳食钙与维生素 D 摄入。医生应建议避免高钙饮食（> 1000 mg/d）和避免应用存在高钙血症副作用的药物。

在不能接受手术的有症状患者中，药物治疗包括双膦酸盐以及拟钙剂，如西那卡塞，可模拟组织中钙的作用，本质上是使身体认为已存在足够的钙，从而减少对 PTH 分泌的刺激。拟钙剂已被推荐用于治疗 CKD 患者的继发性甲状旁腺功能亢进症；然而，由于恶心症状等副作用，其在治疗剂量下通常难以耐受。

第 75 章

骨质疏松症

KAHLI E. ZIETLOW 著

姚 军 张 健 译；袁戈恒 张俊清 校

概述

骨质疏松症是以骨量减少及骨微结构破坏引起骨脆性增加及骨折风险增高为特征的疾病。由于循环雌激素水平降低可导致骨吸收增强，骨质疏松症在绝经后妇女中最为常见。但本症在老年男性中也较常见，特别是那些有骨质疏松易患状况或危险因素的男性。

1/3 的绝经后女性和 1/5 的老年男性会经历骨质疏松性骨折，随着人口老龄化加剧，这一比例预计会进一步攀升，高患病率使其成为一种全球性疾病。本症患者发生骨折前罕有临床表现，因此常常会被漏诊。但是，骨质疏松症既可治疗且一定程度亦可预防，因此对其进行适当的筛查、诊断和处理非常重要。

病理生理学

骨量的维持是一个动态持续过程。骨骼在常规身体活动中经历着持续微创伤及创伤后重塑：**破骨细胞**吸收现有骨骼，而**成骨细胞**使新生骨骼沉积。随着年龄的增长，这种平衡发生变化，骨吸收超过骨形成。成年人的骨量在 30 岁左右达到峰值，峰值骨量不足是随后发生骨质疏松症的危险因素。营养状况、体力活动量、吸烟、饮酒、某些药物、遗传因素最终均会影响一个人的峰值骨量。

骨重塑是由多种外源性和内源性激素调节的复杂过程。作为该过程的一部分，成骨细胞分泌核因子 - κ B 受体活化因子配体（receptor activator of nuclear factor- κ B ligand，RANKL）及护骨素（osteoprotegerin，OPG）。RANKL 与破骨细胞上的核因子 - κ B 受体活化因子（receptor activator of nuclear factor- κ B，RANK）结合，促进破骨细胞分化及骨吸收；而 OPG 结合并灭活 RANKL。绝经后，由于失去雌激素对 RANKL / OPG 的调节作用，骨吸收显著增加。因此，绝经后女性有很高的骨质疏松症患病率。但青年男性及女性若峰值骨量较低和（或）暴露于骨质疏松症的危险因素下，也会成为骨质疏松症的易患人群。

危险因素

高龄和女性绝经是骨质疏松症最大的危险因素。其他危险因素包括饮酒、吸烟、营养不良、缺乏体力活动、低体重指数（body mass index，BMI）、性腺功能减退、骨质疏松症和（或）脆性骨折的家族史。许多药物也会增加骨质疏松症的患病风险，特别是糖皮质激素，其可通过包括诱导成骨细胞凋亡在内的多种机制促进骨吸收并抑制骨形成。其他增加骨质疏松症风险的药物包括抗癫痫药、噻唑烷二酮类药物、肝素、环孢素、他克莫司、选择性 5-HT 再摄取抑制剂、抗代谢药物（如甲氨蝶呤）、芳香酶抑制剂、促性腺激素释放激素激动剂、抗雄激素药物、高剂量孕酮。此外，越来越多的证据表明质子泵抑制剂会减少钙的吸收并可能增加骨质疏松症的风险（图 75.1）。

临床表现、评估及诊断

没有发生骨折的骨质疏松患者通常没有临床

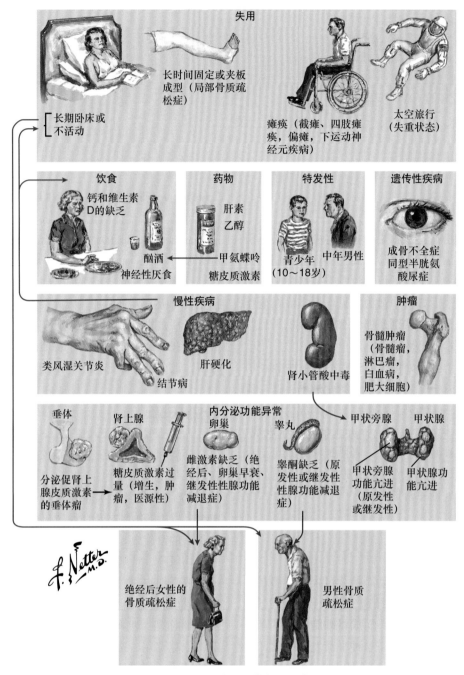

失用

长时间固定或夹板成型（局部骨质疏松症）

长期卧床或不活动

瘫痪（截瘫、四肢瘫痪，偏瘫，下运动神经元疾病）

太空旅行（失重状态）

饮食

钙和维生素D的缺乏

酗酒
神经性厌食

药物

肝素
乙醇

甲氨蝶呤
糖皮质激素

特发性

青少年（10～18岁） 中年男性

遗传性疾病

成骨不全症
同型半胱氨酸尿症

慢性疾病

类风湿关节炎

结节病

肝硬化

肾小管酸中毒

肿瘤

骨髓肿瘤（骨髓瘤，淋巴瘤，白血病，肥大细胞）

内分泌功能异常

垂体

分泌促肾上腺皮质激素的垂体瘤

肾上腺

糖皮质激素过量（增生，肿瘤，医源性）

卵巢

雌激素缺乏（绝经后、卵巢早衰、继发性性腺功能减退症）

睾丸

睾酮缺乏（原发性或继发性性腺功能减退症）

甲状旁腺

甲状旁腺功能亢进（原发性或继发性）

甲状腺

甲状腺功能亢进

绝经后女性的骨质疏松症

男性骨质疏松症

图 75.1　骨质疏松的危险因素

症状。当引起骨折的创伤很轻微，例如从站立高度跌倒甚至只是打喷嚏，这些仅在低冲击下即引起的骨折被称为**脆性骨折**，是骨质疏松症的特征性表现。最常见的骨折部位是脊柱、髋部和桡骨远端（也称作 Colles 骨折），但实际上任何骨骼均易发生脆性骨折（图 75.2）。

椎体骨折的表现差异较大，可能表现为急性严重背痛、神经根病，也可能无临床症状。有时，椎体骨折的唯一表现是身高变矮或脊柱后凸畸形的进展（图 75.3）。股骨头和桡骨远端骨折通常表现为受累部位的急性疼痛。髋部骨折与死亡率及功能丧失显著相关，髋部骨折后 1 年的死亡率高达 25%。

骨质疏松症通常由**双能 X 线吸收测定法**

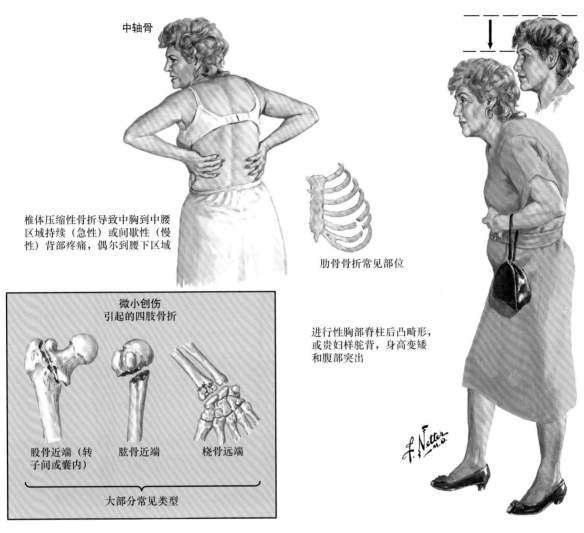

中轴骨

椎体压缩性骨折导致中胸到中腰区域持续（急性）或间歇性（慢性）背部疼痛，偶尔到腰下区域

肋骨骨折常见部位

进行性胸部脊柱后凸畸形，或贵妇样驼背，身高变矮和腹部突出

微小创伤引起的四肢骨折

股骨近端（转子间或囊内）　　肱骨近端　　桡骨远端

大部分常见类型

图 75.2　骨质疏松症的临床表现

（dual energy X-ray absorptiometry，DEXA）进行诊断，这是一种可以评估**骨矿物质密度（bone mineral density，BMD）**的成像技术。测量到的 BMD 值与健康青年人（参考人群）的 BMD 进行比较，得出 T 分数。在男性[①]和绝经后女性中，T 评分≤参考人群平均 BMD 的−2.5 个标准差，即符合骨质疏松症的诊断标准。T 评分在−1.0 ～−2.5 之间符合骨量减少（一种低 BMD 中间阶段）的诊断标准。绝经前妇女不适用 T 评分诊断，这个人群中 BMD 与骨折风险之间的关系尚不明确。由于 DEXA 测量的 BMD 不是衡量骨骼质量的完美指标，任何发生脆性骨折

的患者也符合骨质疏松症的诊断标准。

　　多达 40% 的绝经后妇女符合骨质疏松症的诊断标准。由于这种疾病广泛流行并且可以治疗，美国预防工作组（US Preventative Task Force，USPTF）建议所有年龄≥ 65 岁的女性，以及未到此年龄但骨质疏松症风险等同或高于 65 岁人群的白人女性，应通过 DEXA 进行骨质疏松症的筛查。USPTF 对男性 DXSA 筛查没有给出建议。然而，目前有证据支持应筛查年龄＞ 70 岁的男性及未到此年龄但具有多种骨质疏松症危险因素的男性。任何发生脆性骨折的人都应接受 DEXA 检查来评估他们的 BMD，这主要是

①目前建议 50 岁以上男性。——译者注

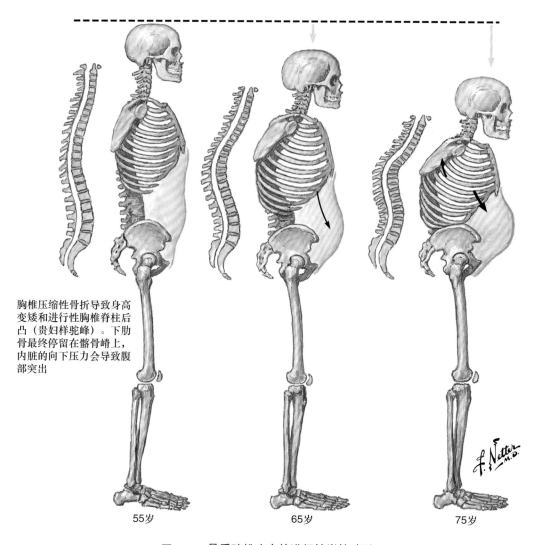

胸椎压缩性骨折导致身高
变矮和进行性胸椎脊柱后
凸（贵妇样驼峰）。下肋
骨最终停留在髂骨嵴上，
内脏的向下压力会导致腹
部突出

55岁   65岁   75岁

图 75.3   骨质疏松症中的进行性脊柱畸形

为了确立治疗前的基线 BMD，而不是做出骨质疏松症的诊断，如前所述，发生脆性骨折已经符合了骨质疏松症的定义。

一旦诊断低骨密度或脆性骨折，医师应评估致病因素：骨质疏松症的继发因素及其他鉴别诊断。除了骨质疏松症，低创伤性骨折的鉴别诊断还包括恶性肿瘤、骨软化症、肾性骨营养不良、Paget 病以及暴力虐待。仔细的病史询问及体格检查，包括评估患者的营养状况、体力活动水平和用药史，可以帮助评估继发性骨质疏松症的病因。此外，还应检查基础生化检验（包括钙和磷）、维生素 D、甲状旁腺激素（parathyroid hormone，PTH）、全血细胞计数、肝功能检查和促甲状腺激素。尿钙升高可作为提示高钙尿症的证据。

治疗

对于所有年龄 > 50 岁且 BMD 的 T 评分 ≤−2.5 或有脆性骨折病史（即符合骨质疏松症诊断标准）的患者，应给予药物治疗。对有骨折高风险人群，也应给予药物治疗。可以使用**骨折风险评估工具（fracture risk assessment tool, FRAX）**评估骨折风险。FRAX 是一种可线上使用的评估模型，它可根据患者 DEXA 测量的 BMD 及其他可获得的临床数据，计算患者 10 年髋部骨折风险及其他骨质疏松性骨折的综合风险。任何髋部骨折风险 ≥ 3% 和（或）骨质疏松性骨折风险 ≥ 20% 的人均可以接受骨质疏松症的药物治疗，尽管对于其中未诊断骨质疏松症的患者药物治疗预防骨折的效果相对较差。需要注意的是，FRAX 未在绝经前女性或 40 岁以下男性中得到验证。

应向包括骨量减少在内的任何低 BMD 人群提供生活方式干预的指导。所有患者均建议每天摄入 1200 mg 的元素钙，如果不能通过饮食获得足够的元素钙，则需要额外补充钙剂。此外，低 BMD 的患者应每天摄入 800 IU 的维生素 D。患者的体力活动应包括力量训练及负重运动。包括物理治疗和平衡训练在内的防跌倒措施，对于老年和体弱骨质疏松症患者的骨折预防尤为重要。如果可能，应建议所有患者限制饮酒及戒烟。

对于需要药物治疗的患者，**双膦酸盐**是一线药物。市场上有许多双膦酸盐，根据不同的给药途径分为口服剂型及静脉注射剂型。这些药物对骨骼有很高的亲和力，它们被骨骼吸收并阻止破骨细胞介导的骨吸收。口服剂型类的双膦酸盐可能会刺激食管［引起胃食管反流病（gastroesophageal reflux disease，GERD）、食管炎］，因此禁用于食管功能障碍的患者。症状可被药物控制的 GERD 患者可以安全地口服双膦酸盐。估算肾小球滤过率（estimated glomerular filtration rate，eGFR）< 35 ml/（min · 1.73 m^2）

的患者禁用双膦酸盐。颌骨坏死和非典型股骨骨折是双膦酸盐明确肯定但极为罕见的副作用。如果可能，服用这类药物期间应避免进行牙槽手术。应用双膦酸盐的患者应在连续治疗 5 年后暂停用药，以降低非典型股骨骨折的风险。此外，任何应用双膦酸盐的患者出现新发髋部或腹股沟区疼痛，均应评估非典型股骨骨折。因双膦酸盐可能导致低钙血症，既往存在低钙血症和（或）维生素 D 缺乏的患者应在起始双膦酸盐治疗前纠正这些情况。

对于双膦酸盐存在禁忌的患者，或尽管使用双膦酸盐治疗但 BMD 仍进行性下降的患者，可根据患者的合并症情况及用药偏好使用替代治疗。对于有食管副作用的患者，可选择每年一次静脉注射双膦酸盐治疗。特立帕肽及阿巴洛帕肽是可刺激骨形成的 PTH 类似物，给药方式为每天注射一次。地诺单抗是一种抗 RANKL 抗体，给药方式为每月注射一次[①]。选择性雌激素受体调节剂（selective estrogen receptor modulators，SERMs），如雷洛昔芬，可以改善 BMD，但仅作用于脊柱。SERMs 的副作用包括潮热及血栓栓塞事件风险增加。双膦酸盐、PTH 类似物、地诺单抗也可用于治疗男性骨质疏松症。此外，性腺功能减退的男性应考虑睾酮替代治疗。指导绝经前骨质疏松症患者治疗的数据很少，但这些患者应彻底排查继发性病因，如营养缺乏、雌激素不足及甲状旁腺功能亢进症。

---

①中国上市的地舒单抗每 6 个月注射一次。——译者注

第76章

肾上腺解剖学和生理学概述

SARA J. CROMER　著

王　薇　易圣果　译；袁戈恒　张俊清　校

概述

　　肾上腺是小的、锥体状的内分泌腺体，成人期每个重 4 ～ 5 g，位于双侧肾上极的上方。每个肾上腺上都有一层薄薄的被膜。由于不同的胚胎起源，肾上腺本身可分为外层的皮质（中胚层起源）和内层的髓质（神经嵴起源）（图 76.1）。

　　肾上腺的血供丰富，来源于肾上腺上、中、下动脉，分别来自膈下动脉、腹主动脉和肾动脉。右肾上腺通过右肾上腺静脉直接汇入下腔静脉（IVC），左肾上腺静脉先流入左肾静脉，然后再汇入下腔静脉。

　　肾上腺皮质分为三个带——**球状带**、**束状带**和**网状带**，利用各个带的酶产生不同的激素（图 76.2）。值得注意的是，肾上腺皮质合成的所有激素都是来源于胆固醇分子的**类固醇激素**。因为肾上腺皮质使用胆固醇作为合成激素的底物，皮质细胞在组织学上富含脂质。类固醇激素是亲脂性的，所以这些激素的大部分在血清中与蛋白相结合。这些类固醇激素在靶细胞的细胞核内发挥作用，与细胞内受体结合，受体作为激素依赖的转录因子调控脱氧核糖核酸（DNA）的表达，并在数小时到数天内发挥作用。

盐皮质激素

　　肾上腺皮质的最外层——球状带产生**盐皮质激素**。这些激素包括**醛固酮**（最主要的盐皮质激素），增加水、钠在肾的重吸收，从而增加细胞外液。醛固酮的分泌受**肾素-血管紧张素-醛固酮系统（RAAS）**的调节。

　　RAAS 始于肾素分泌的增加，肾素是肾小球

旁器分泌的一种激素。多种生理变化可刺激肾素分泌：入球小动脉压力感受器感知肾灌注压降低（继发于真正的低血容量 / 低血压或其他引起肾血流减少的原因，如肾动脉狭窄）；致密斑感知远曲小管钠转运的减少；或交感神经细胞激活肾小球旁器 β₁ 受体。肾素将血管紧张素原转化为血管紧张素 I，然后在肺组织通过血管紧张素转化酶（ACE）转化为血管紧张素 II。血管紧张素 II 引起血管收缩，在低血容量情况下升高血压，并促进肾上腺醛固酮的分泌。值得注意的是，高钾血症、低钠血症和促肾上腺皮质激素（ACTH）升高也会刺激醛固酮的分泌，但刺激程度要小得多（图 76.3）。

　　醛固酮作用于细胞核上的盐皮质激素受体，从而上调上皮钠离子通道（ENaCs）和基底外侧钠钾泵。这些蛋白增加了远曲小管和皮质集合管中肾小管上皮细胞对钠和水的重吸收，从而增加了细胞外液。这些钠离子的重吸收伴随着钾离子、氢离子的分泌（维持电荷平衡），分别通过主细胞内的钠钾泵和闰细胞内的 H^+-ATP 酶作用。醛固酮虽有增加结肠对水钠吸收，同时减少唾液和汗腺水、钠分泌的协同作用，但作用较小。

糖皮质激素

　　肾上腺皮质的中间区域是束状带，它产生**糖皮质激素**，主要是**皮质醇**。糖皮质激素的合成和分泌主要由垂体前叶产生的 ACTH 调节，而垂体前叶本身则受下丘脑促肾上腺皮质激素释放激素（CRH）分泌的调节。CRH、ACTH 和皮质醇的分泌具有昼夜节律性，清晨血清水平达到峰值，晚上血清水平降到低谷。

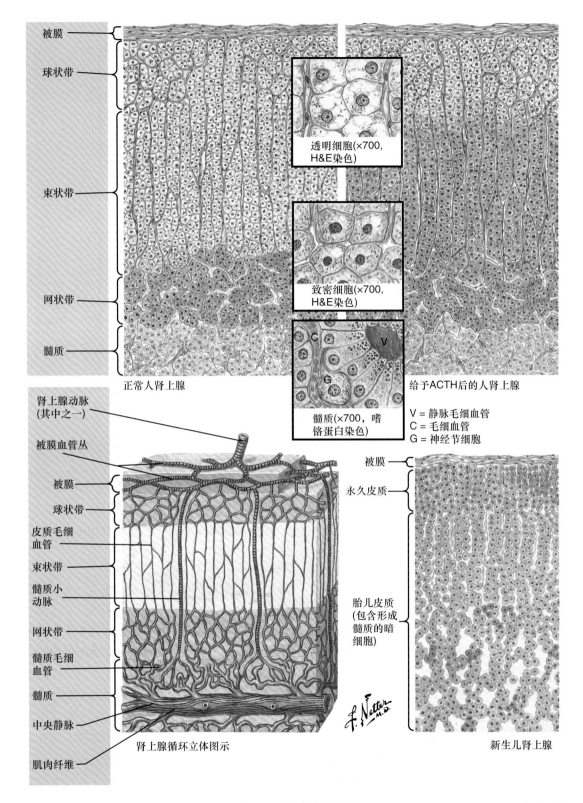

被膜

球状带

束状带

网状带

髓质

透明细胞(×700,
H&E染色)

致密细胞(×700,
H&E染色)

C

V

G

髓质(×700，嗜
铬蛋白染色)

正常人肾上腺

给予ACTH后的人肾上腺

V = 静脉毛细血管
C = 毛细血管
G = 神经节细胞

肾上腺动脉
(其中之一)

被膜血管丛

被膜

球状带

皮质毛细
血管

束状带

髓质小
动脉

网状带

髓质毛细
血管

髓质

中央静脉

肌肉纤维

肾上腺循环立体图示

被膜

永久皮质

胎儿皮质
(包含形成
髓质的暗
细胞)

新生儿肾上腺

图 76.1　肾上腺的组织学
ACTH，促肾上腺皮质激素；H&E，苏木精–伊红染色

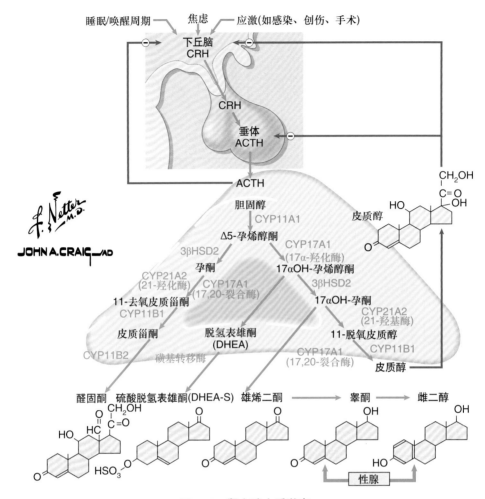

图 76.2 肾上腺皮质激素

ACTH，促肾上腺皮质激素；CRH，促肾上腺皮质激素释放激素；3βHSD2，3β-羟类固醇脱氢酶；CYP11B1，类固醇 11β-羟化酶；CYP11B2，醛固酮合酶

糖皮质激素在体内有多种功能，通常是在应激反应下分泌出来的。急性情况下，糖皮质激素会增加肝和肌肉组织的糖原分解，如果禁食时间延长，它们可以通过促进肝糖异生，利用肌肉分解产生的氨基酸和脂肪分解产生的脂肪酸作为替代能源，使身体为饥饿状态做好准备。它还能诱导抗炎分子的上调，从而损伤个体免疫反应；具体来说，糖皮质激素通过稳定溶酶体膜、阻止蛋白水解酶的释放、降低毛细血管通透性和白细胞趋化性来调节免疫应答。长期糖皮质激素过剩也会导致淋巴组织萎缩，进一步影响免疫反应，以及增加骨转换和皮肤变薄 / 容易瘀斑。值得注意的是，皮质醇也有轻微的盐皮质激素活性，可导致高血压，这在皮质醇增多症中很常见。

肾上腺雄性激素

皮质最内侧的网状带产生雄性激素，包括脱氢表雄酮（DHEA）、硫酸脱氢表雄酮（DHEA-S）、雄烯二酮和 11- 羟基雄烯二酮，以及少量的雌激素和孕酮。虽然这些激素在两性的早期性发育和青春期都有微弱的作用，但它们的主要作用是通过外周或肾上腺外在男性转化为睾酮，而在女性中则通过芳香化酶转化为雌激素。网状带也部分地被 ACTH 激活。

儿茶酚胺

肾上腺髓质与皮质的区别在于前者分泌由嗜

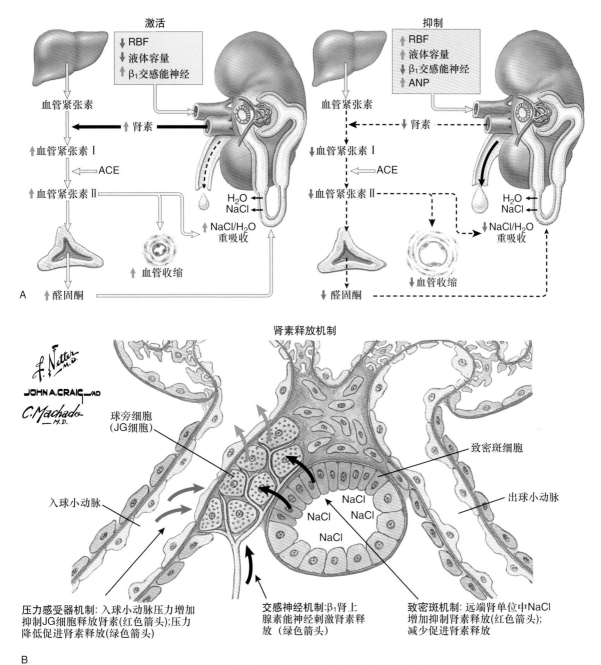

图 76.3　**肾素–血管紧张素–醛固酮系统的调节**
ANP：心房利钠肽；RBF：肾血流

铬细胞合成的非甾体儿茶酚胺激素。肾上腺髓质通常被认为是交感神经系统的延伸，因为它起源于胚胎的神经嵴细胞，并受到来自脊髓中外侧角的节前交感神经释放的乙酰胆碱的调节。在应激状态交感神经系统激活时，髓质释放儿茶酚胺，包括约80%的**肾上腺素**、20%的**去甲肾上腺素**，以及微量的多巴胺。这些激素与全身的肾上腺素

受体和多巴胺受体结合，通过增加心率、呼吸频率和外周血管阻力以及其他影响来调节急性应激反应（图76.4）。

值得注意的是，其他嗜铬细胞存在于全身，大多在中线复合体中，包括主动脉旁嗜铬体（Zuckerkandl organ）。这些细胞簇被认为来自没有成功迁移到肾上腺髓质的神经嵴细胞。

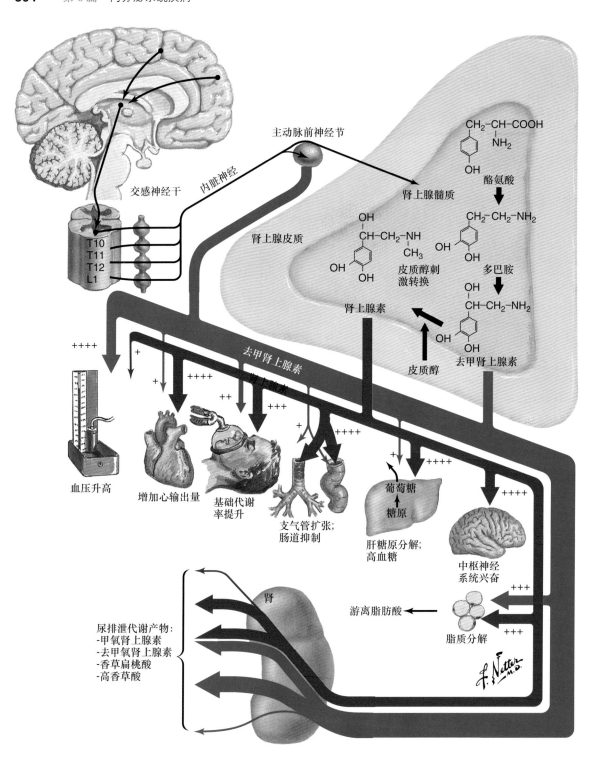

图 76.4 儿茶酚胺的合成、代谢和作用
关于儿茶酚胺活性的更多信息请参见第 18 章。BMR：基础代谢率；CNS：中枢神经系统

第77章

库欣综合征

BENJAMIN D. GALLAGHER　著

邵一民　译；袁戈恒　张俊清　校

概述

库欣综合征是指由糖皮质激素过量引起的一系列体征和症状。由于糖皮质激素常被用来治疗各种疾病，因此目前**皮质醇增多症**最常见的原因是医源性的。本章将讨论库欣综合征的内源性病因。

病理生理学

内源性皮质醇增多症是由于促肾上腺皮质激素（ACTH）的过量产生（80%的病例）或由一个或两个肾上腺自主分泌过多皮质醇（20%）引起的。ACTH依赖性库欣综合征的原因包括垂体促皮质腺瘤（称为**库欣病**，占全部病例的70%）和垂体外肿瘤（称为异位ACTH综合征，占10%）。异位ACTH综合征多由小细胞肺癌或类癌引起。ACTH非依赖性库欣综合征最常见的原因是良性肾上腺皮质腺瘤，较少见的是肾上腺皮质癌（ACC）和双侧肾上腺增生。

库欣综合征是一种罕见的疾病，发病率为20万～50万人/年。总体上女性与男性的比例为3∶1，但因病因不同而有所不同。虽然女性比男性更易患库欣病，比例为5∶1，通常在30～40岁确诊，但异位ACTH综合征在老年男性中最常见，主要是因为这一群体中肺癌的发病率增加。库欣综合征死亡的主要原因是心血管疾病，合并严重的感染和静脉血栓栓塞事件也显著导致死亡。

临床表现、评估和诊断

由于糖皮质激素作用于身体各个组织，因此库欣综合征的临床表现多种多样。最突出的表现可能是腹部周围脂肪增加（中心性肥胖）、面颊部脂肪堆积（满月脸）、颈背部脂肪垫（水牛背）以及锁骨上窝脂肪垫。皮肤菲薄、易发瘀斑、多血质和宽大的紫纹是常见的皮肤表现。过量的皮质醇分解代谢作用导致近端肌无力、骨形成减少和骨吸收增加，从而导致早发性骨质疏松症和骨折易感性增加。葡萄糖不耐受和显性糖尿病可能发生，可归因于糖异生增加和肥胖引起的胰岛素抵抗。与普通人群相比，由于凝血因子合成增加和纤溶功能受损，库欣综合征患者发生静脉血栓栓塞事件的风险高出10倍（图77.1）。

尽管机制尚不清楚，但库欣综合征与神经精神障碍、免疫抑制和月经不规律有关。当糖皮质激素水平超过肾中11β-羟基类固醇脱氢酶使皮质醇失活为可的松的能力时，就会出现盐皮质激素过量的迹象（包括高血压、水肿、低钾血症和代谢性碱中毒）。

色素过度沉着只出现在ACTH依赖的库欣综合征，因为ACTH是作为前阿片黑素细胞皮质激素（POMC）的一部分分泌的，该前体肽还包括黑素细胞刺激激素（MSH）。色素过度沉着在异位ACTH综合征中最常见，因为其ACTH水平相当高。由于肾上腺是女性而不是男性雄激素的主要来源，只有女性可能出现雄激素过量的症状，如多毛症和痤疮。由于肾上腺皮质癌可以产生肾上腺雄激素和皮质醇，因此高雄激素的表现在肾上腺皮质癌中非常明显。

库欣综合征的很多特征是非特异性的并且在一般人群中很常见，因此使得其诊断具有挑战性。快速进展、合并多种严重皮质醇增多症的临

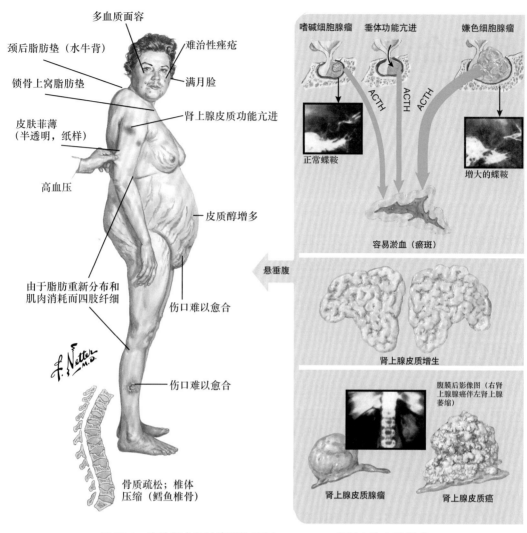

图 77.1 库欣综合征的表现和病因。ACTH，促肾上腺皮质激素

床表现最具诊断价值。容易瘀斑、多血质面容、近端肌病、皮肤紫纹和不明原因的骨质疏松症被认为有最好的鉴别价值。

疑似患有库欣综合征的患者应接受以下三种皮质醇增多症筛查试验中的一种：24 小时尿游离皮质醇检测、夜间唾液皮质醇检测和隔夜 1 mg **地塞米松抑制试验**。尿液测试的结果代表了 24 小时内的皮质醇排泄总量，而唾液测试是对皮质醇每日最低点的测量（因此，皮质醇水平升高意味着皮质醇过剩）。如果选择以皮质醇为基础的任何一种方法作为初始检测，由于库欣综合征中皮质醇水平的可变性，应至少获得两个样本。在地塞米松抑制试验中，患者在睡前服用 1 mg 地塞米松，并在第二天早上 8 时测量血清皮质醇（此时皮质醇处于每日峰值）。在正常受试者中，地塞米松抑制了晨间皮质醇水平，但库欣综合征患者由于自主皮质醇分泌，晨起皮质醇水平未被抑制。假设患者有典型的昼夜、清醒 / 睡眠周期，对于睡眠模式不规律的患者（如夜班工人），地塞米松抑制试验可能需要进行调整。

如果患者有一项筛查试验阳性，则应接受另一项试验进行确认。如果初筛试验为阴性，但是高度怀疑库欣综合征的患者，则有理由进行不同的试验。两项筛查试验结果不一致的患者，或两次检测为阴性但临床高度怀疑的患者，应在内分泌科医生的指导下进行进一步评估。

一旦确定了库欣综合征的诊断，下一步就是通过测量血浆 ACTH 水平来确定其病因。ACTH 受抑制患者为 ACTH 非依赖性库欣综合征，应行肾上腺断层显像。ACTH 水平升高的皮质醇增多症患者，可能是库欣病或者异位 ACTH。这两种诊断很难鉴别。虽然绝大多数患者会患有库欣病，但垂体 MRI 在检测促皮质腺瘤时只有 50% 的敏感性，皮质腺瘤可能性非常小，而且考虑到在一般人群中临床无关紧要的微腺瘤的高发病率，腺瘤不应该被认为是病因，除非测量直径＞6 mm。

还有三种非侵入性生化检测。改良的小剂量地塞米松抑制试验中，患者服用 2 mg 地塞米松（分 48 小时给药），在最后一次服用地塞米松 6 小时后的早上测量皮质醇。与传统的 1 mg 地塞米松抑制试验相比，该试验可能具有更好的特异性。在大剂量地塞米松抑制试验中，患者在睡前服用 8 mg 地塞米松，第二天上午 8 时测量血清皮质醇。因为库欣病患者对负反馈抑制只有相对抵抗，他们的皮质醇将被抑制到基线清晨皮质醇的 50% 以上，而在垂体外来源的 ACTH 患者中，清晨皮质醇要么无法被抑制，要么只会抑制到基线清晨皮质醇的 50% 以下。然而，近年来，由于大剂量地塞米松对垂体和异位肿瘤反应的显著重叠，大剂量地塞米松抑制试验已不再受欢迎。

促肾上腺皮质激素释放激素（CRH）兴奋试验是指注射 CRH 后测定血清 ACTH 和皮质醇的变化。促皮质腺瘤对 CRH 仍然敏感，因此在库欣病中 ACTH 和皮质醇水平会升高，但在异位 ACTH 综合征中并不升高，因为垂体外肿瘤是完全自主的，因此对 CRH 无反应。然而，由于 CRH 制剂的缺乏，CRH 兴奋试验从实际角度来看是难以实施的。

鉴别垂体库欣综合征和异位库欣综合征的金标准试验是**岩下窦静脉取血（IPSS）**。在这个过程中，导管被引入双侧的岩下窦（垂体引流位置）以测量 ACTH 水平在基线和 CRH 刺激下的反应。由于 IPSS 具有侵袭性，而且只有在专门的中心才能开展，因此许多临床医生只有在生化检测提示库欣病并且垂体 MRI 没有显示腺瘤或腺瘤直径＜6 mm 时才会考虑 IPSS。

如果定性诊断提示为 ACTH 综合征，需要进一步进行影像学检查来寻找垂体外肿瘤；大多数情况下，胸部影像学检查会有较高的阳性率。

治疗

所有类型的库欣综合征的一线治疗都是外科手术。肾上腺皮质腺瘤或 ACC 患者需行单侧肾上腺切除术。双侧肾上腺增生患者可通过肾上腺静脉取血评估双侧皮质醇水平，如果双侧皮质醇产生均升高，必要时需行双侧肾上腺切除术。在异位 ACTH 综合征中，应切除原发肿瘤。

库欣病的标准化治疗是经蝶窦手术（TSS）（选择性腺瘤切除术），可以使微腺瘤缓解率达 80%，而大腺瘤缓解率＜50%。库欣病的成功缓解也高度依赖于神经外科医生的技术和经验；因此库欣病患者最好到有经验的医院或外科医生那里治疗。

如果 TSS 不成功或复发，二线选择包括再次手术、放疗和药物治疗。药物治疗包括类固醇生成抑制剂（酮康唑、甲吡酮、依托咪酯）、肾上腺素抑制剂（米托坦）、抗垂体药物（帕西瑞肽、卡麦角林）和糖皮质激素受体拮抗剂（米非司酮）。对难治性库欣病，双侧肾上腺切除术可能对改善症状有效。术后肾上腺皮质醇负反馈作用消失，可能导致促肾上腺皮质激素腺瘤生长、ACTH 极度升高和明显的色素沉着，这种情况称为 Nelson 综合征（图 77.2）。

所有接受库欣综合征手术的患者都需要糖皮质激素替代，直到被抑制的下丘脑–垂体–肾上腺（HPA）轴恢复（通常是几个月到 1 年），而接受双侧肾上腺切除术的患者则需要终生糖皮质激素和盐皮质激素替代。

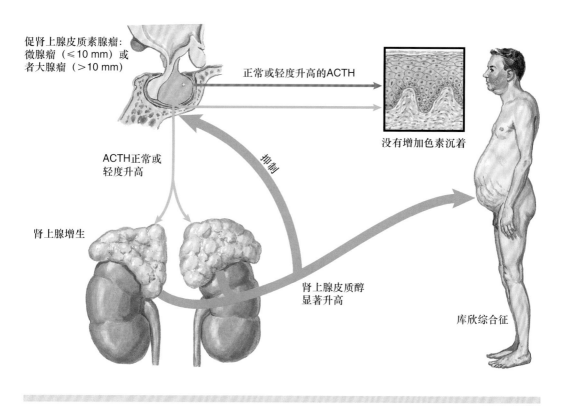

促肾上腺皮质素腺瘤：
微腺瘤（≤10 mm）或
者大腺瘤（>10 mm）

正常或轻度升高的ACTH

没有增加色素沉着

ACTH正常或
轻度升高

抑制

肾上腺增生

肾上腺皮质醇
显著升高

库欣综合征

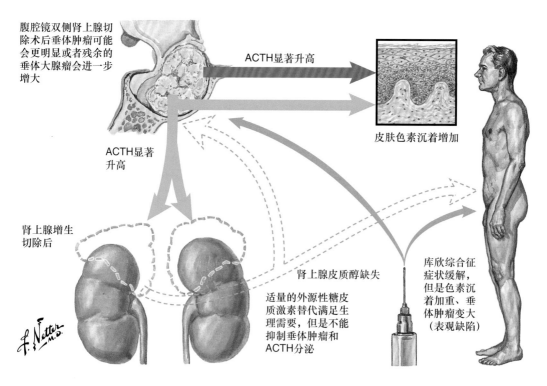

腹腔镜双侧肾上腺切
除术后垂体肿瘤可能
会更明显或者残余的
垂体大腺瘤会进一步
增大

ACTH显著升高

皮肤色素沉着增加

ACTH显著
升高

肾上腺增生
切除后

肾上腺皮质醇缺失

适量的外源性糖皮
质激素替代满足生
理需要，但是不能
抑制垂体肿瘤和
ACTH分泌

库欣综合征
症状缓解，
但是色素沉
着加重、垂
体肿瘤变大
（表观缺陷）

图 77.2 **Nelson** 综合征
ACTH，促肾上腺皮质激素

第 78 章

肾上腺皮质功能不全

RICHARD K. KIM 著

郑 佳 译；袁戈恒 张俊清 校

概述

当肾上腺无法产生足够量的类固醇激素时，就会发生肾上腺皮质功能不全（AI）。对应于下丘脑-垂体-肾上腺（HPA）轴的 AI 分为三种类型：原发性、继发性和三发性。肾上腺的损伤或抑制可能是潜伏的或急性的，相关的临床表现或易于误诊，或十分紧急。AI 的诊断通常与虚弱、厌食和直立性低血压相关。随机或早晨皮质醇水平低可能意味着需要进一步的实验室检测和HPA 轴影像以明确病因。

原发性 AI 或**艾迪生病**在美国很少见，发病率为 1/25 000。全球原发性 AI 最常见的原因是结核。继发性 AI 更常见，并且通常是由外源性类固醇给药引起的医源性 AI。心脏和感染并发症，以及诊断和治疗的延误，可导致显著的发病率和死亡。

病理生理学

慢性原发性 AI 最常见的原因是肾上腺的自身免疫性破坏（**自身免疫性肾上腺炎**），由 21-羟化酶和 17-羟化酶的自身抗体引起，这些酶对类固醇激素的合成至关重要。在结核病和真菌病中，肉芽肿炎症直接破坏了合成类固醇的细胞。虽然肾上腺有丰富的血液供应，但出血和缺血也会导致原发性 AI。转移性癌（通常来自乳腺癌、肺癌和肾癌）的生长会干扰腺体结构，导致内分泌功能障碍。糖皮质激素、盐皮质激素和雄激素不足都可能发生，但必须累及超过 90% 的腺体才会导致慢性疾病症状的显现。

在继发性 AI 中，垂体前叶无法产生促肾上腺皮质激素（ACTH）。在三发性 AI 中，下丘脑不产生促肾上腺皮质激素释放激素（CRH）。两者都会导致束状带萎缩和皮质醇分泌减少。与原发性慢性 AI 不同，继发性和三发性 AI 中仅表现糖皮质激素不足。如前所述，大多数病例来自使用了合成的糖皮质激素，但垂体疾病、手术、促肾上腺皮质激素的自身免疫性破坏和（或）辐射也会导致 ACTH/CRH 不足。

急性 AI 是指应激反应时类固醇生成不足或完全缺乏。身体可以适应慢性 AI，但如果任何炎症应激导致需要立即增加类固醇合成，打破了平衡，就可能会出现急性 AI。长期使用皮质类固醇会导致 HPA 轴抑制和肾上腺萎缩。类固醇依赖患者停用外源性类固醇或在急性应激期间未能增加剂量可诱发急性 AI 或**肾上腺危象**。

任何导致显著低血压和（或）休克的危重疾病都可能导致肾上腺低灌注和梗死。特别是当严重的细菌性败血症（最常见于脑膜炎奈瑟菌）导致感染性休克和细菌在肾上腺血管直接定植时，就会发生 **Waterhouse-Friderichsen 综合征**。这又会进一步触发弥散性血管内凝血，导致肾上腺大量出血和肾上腺皮质功能不全（图 78.1）。

危险因素

自身免疫性肾上腺炎在女性和儿童中更为常见。在成人中，它最常出现在 30 ～ 50 岁之间。自身免疫病的个人或家族史，包括 1 型糖尿病、桥本甲状腺炎、白癜风、恶性贫血和抗磷脂综合征，与艾迪生病的较早发病有相关性。其他危险

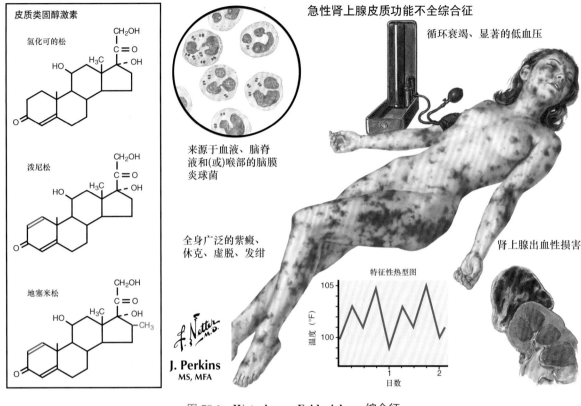

图 78.1 **Waterhouse-Friderichsen 综合征**

因素包括外源性类固醇激素依赖、结核病暴露、艾滋病和癌症。沉积病，包括血色病、淀粉样变和结节病与原发性慢性 AI 相关。抗惊厥药物和麻醉剂依托咪酯与肾上腺抑制尤其相关。新型单克隆抗体化疗药（如伊匹单抗）导致继发性 AI 的副作用逐渐广为人知。

临床表现、评估和诊断

在慢性原发性和继发性 AI 中，厌食、乏力和直立性低血压很常见。肌痛、关节痛外以及恶心和呕吐都可能出现。实验室化验异常包括低钠血症和高钾血症。原发性 AI 还表现为皮肤和黏膜色素沉着。ACTH 和促黑素细胞激素（MSH）共享相同的前体分子，肾上腺皮质功能不全导致 ACTH 合成上调使得 MSH 随之增多，进而导致上述皮肤变化（图 78.2）。医生应该寻找可能存在的其他自身免疫性疾病的体征和症状，例如自身免疫性多内分泌综合征 2 型，其特征包括原发

性 AI、原发性甲状腺功能减退症和 1 型糖尿病。

急性肾上腺危象的患者可能会有发热、对静脉（IV）补液无反应的低血压、低血糖等表现，伴有腹痛、踝痛或背痛，常见精神状态改变。

在住院患者中，可用随机血清皮质醇进行初步评估。任意血清皮质醇 > 20 μg/dl 提示肾上腺功能完好。清晨的血清皮质醇水平是一个更好、更敏感的指标，因为血清皮质醇应在苏醒的过程中升高。清晨血清皮质醇 < 5 μg/dl 强烈提示 AI，而 < 10 μg/dl 也有提示意义，但需要进行**促肾上腺皮质激素兴奋试验（CST）**。值得注意的是，白蛋白或皮质醇结合球蛋白（CBG）异常的患者，皮质醇测量值可能不准确。这包括肝硬化、肾病综合征患者，或服用口服避孕药（可提高 CBG 水平）的女性。如有条件，可以考虑测量游离皮质醇水平和 CBG。如果鉴别诊断认为 AI 可能性大并且计划立即使用类固醇，则可随之测量血清 ACTH 水平。ACTH 在原发性 AI 中升高，而在继发性 / 三发性 AI 中降低。

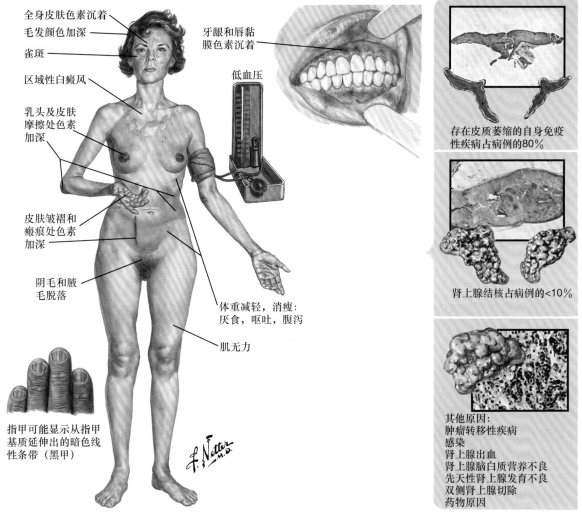

全身皮肤色素沉着

毛发颜色加深

雀斑

牙龈和唇黏膜色素沉着

区域性白癜风

低血压

乳头及皮肤摩擦处色素加深

皮肤皱褶和瘢痕处色素加深

阴毛和腋毛脱落

体重减轻，消瘦：厌食，呕吐，腹泻

肌无力

指甲可能显示从指甲基质延伸出的暗色线性条带（黑甲）

存在皮质萎缩的自身免疫性疾病占病例的80%

肾上腺结核占病例的<10%

其他原因：
肿瘤转移性疾病
感染
肾上腺出血
肾上腺脑白质营养不良
先天性肾上腺发育不良
双侧肾上腺切除
药物原因

图 78.2　慢性肾上腺衰竭的症状和体征

　　CST 的试验方法为，予患者静脉或肌内注射 ACTH 250 μg，给药后 30 分钟和 60 分钟分别测量皮质醇水平。药物刺激后皮质醇值＞ 20 μg/dl 证实肾上腺功能完好。在早期急性继发性或三发性 AI 中测得值可能出现假阴性，因为肾上腺可能仍然有反应。对于血流动力学不稳定的患者，应使用地塞米松作为类固醇替代治疗，因为它对大多数皮质醇测定的干扰较小，便于必要时行 CST。但任何多于数日或高于生理替代剂量的类固醇应用都可能会干扰检测结果。

　　在 CST 中，败血症患者的 30 分钟和 60 分钟的皮质醇反应可能降低，但这种"相对性 AI"的诊断仍然存在争议。虽然 CST 有助于预测败血症的死亡率，但它不能预测补充皮质类固醇的获益。

　　如果怀疑原发性 AI，尤其是急性 AI 或感染风险较高的 HIV/AIDS 患者，可以考虑进行肾上腺 CT 检查。如果怀疑不依赖于外源性类固醇的继发性 AI，垂体 MRI 可以检测病变。由于缺乏 ACTH 的脉冲刺激，病程较长的继发性或三发性 AI 患者，肾上腺影像学可能有萎缩表现。

治疗

　　急性肾上腺危象需要使用等渗生理盐水和静脉注射氢化可的松进行容量复苏。氢化可的松的起始量通常为每 6 小时 50 ～ 100 mg，在 3 ～ 5 天内逐渐减少。对于疑似 AI 的病情不稳定患者，可以使用地塞米松代替，以便随后的诊断检查可以避免皮质醇交叉反应。

在感染性休克中补充氢化可的松尚缺乏共识。尽管"拯救脓毒症运动"指南继续推荐将其用于难治性休克，但最大规模的随机对照试验在外源性类固醇对脓毒症休克预防、发病率和死亡率的影响上得出了不同的结论。氢化可的松的使用仍然依医疗机构和患者的情况而不同。

原发性慢性 AI 需要糖皮质激素和盐皮质激素同时替代治疗。糖皮质激素包括氢化可的松、泼尼松和地塞米松，而氟氢可的松可补充盐皮质激素活性。糖皮质激素泼尼松和氢化可的松在高于生理替代剂量时具有盐皮质激素活性，而地塞米松在任何剂量下都没有盐皮质激素活性。因此，原发性 AI 患者在应激等情况下服用超生理量的氢化可的松或泼尼松时，可能需临时停用氟氢可的松。继发性慢性 AI 仅需要糖皮质激素替代治疗，因为盐皮质激素功能受肾上腺球状带中肾素–血管紧张素–醛固酮系统（RAAS）的调节。生理性皮质醇每日分泌量相当于氢化可的松 10 ～ 25 mg/d 或泼尼松 4 ～ 7 mg/d。由于糖皮质激素由细胞色素 P450 系统代谢，故服用 P450 诱导剂，如利福平和苯妥英的患者需要更高的剂量。服用 P450 抑制药物，如蛋白酶抑制剂的患者需要较低的剂量。应由初级保健医生和内分泌专科医生密切监测替代不足或替代过度的表现，前者如虚弱、头晕，后者如库欣样外貌、骨质疏松症。

由于 HPA 轴功能失调，处于生理应激下的患者可能需要额外剂量的类固醇，称为应激剂量。慢性 AI 患者出现急性疾病时的最佳应激剂量尚未确定。一种常见的做法是将院外的类固醇维持剂量加倍或增加至 3 倍，随着患者病情好转逐渐减量至基线水平。例如，在妊娠期间使用维持剂量，但在分娩期间使用应激剂量。

手术是一种急性应激源，应考虑在慢性 AI 患者围术期补充类固醇。目前尚无如何识别有肾上腺危象风险的患者的共识，但任何在一年内接受过相当于泼尼松 5 mg/d 以上剂量、持续 > 3 周的类固醇治疗的患者都被认为有风险。牙科治疗或活检等表浅手术可能不需要补充。类固醇的最佳补充剂量也存在争议。目前，小手术应当静注氢化可的松 25 mg；中等手术应当静注氢化可的松 50 ～ 75 mg，在 1 ～ 2 天内逐渐减量。大手术需要静注氢化可的松 100 ～ 150 mg，在 1 ～ 2 天内逐渐减量。

第 79 章

肾上腺肿物

JUDITH KIM　著

吴　恺　译；袁戈恒　张俊清　校

概述

随着 CT、MRI 等断层影像学的推广，临床医生发现了越来越多的肾上腺肿物。肿物发现的增多带来了一个新的诊断，称为**意外瘤**，指意外发现的直径大于 1 cm 的肿物。尸检研究发现，人群中 1%～9% 可以发现肾上腺肿物，发病率随年龄增加。

肾上腺肿物可有多种临床表现和影响。它可能是良性的，并进一步根据激素分泌能力而划分为无功能或功能性；也可能是恶性肿瘤，包括有或无激素分泌能力的原发肾上腺癌和其他恶性肿瘤的转移灶。识别恶性肿瘤和分泌激素的肿瘤非常关键，因为这对于最终治疗方案和生存率十分重要。

评估、诊断和治疗

良性肿物

大多数肾上腺肿物是良性的。多为无功能性肾上腺皮质腺瘤，但大约 10% 分泌过量的激素。所有肾上腺肿物患者都应当进行醛固酮性高血压（最常见的病种，亦称 Conn 综合征）、**库欣综合征**、**嗜铬细胞瘤**的生物化学检查。

大约 6.7% 肾上腺意外瘤产生皮质醇，导致亚临床或临床的库欣综合征表现。典型的患者缺少显著的库欣外貌，但更容易出现高血压、血脂代谢异常、糖尿病、动脉粥样硬化等。过夜地塞米松抑制试验可以确认非促肾上腺皮质激素（ACTH）依赖的皮质醇分泌，进一步的检查

可以诊断库欣综合征。有过量内源性糖皮质激素分泌的患者应考虑单侧肾上腺切除术，特别是对于年轻患者或因过量糖皮质激素导致疾病的患者（详见第 77 章）。需注意这些患者接受单侧肾上腺切除术后往往会发生肾上腺功能不全，这是由于健侧肾上腺的皮质醇分泌受到抑制而导致的，手术数月后可恢复。

嗜铬细胞瘤占肾上腺意外瘤的约 3%。嗜铬细胞瘤可能有特征性影像学表现，包括直径大于 3 cm、密度更高、血管增多、造影剂廓清较慢等。所有肾上腺意外瘤都应评估是否存在儿茶酚胺过量分泌，但当影像学提示嗜铬细胞瘤可能性大时，应检测血浆分馏甲氧肾上腺素。血浆甲氧肾上腺素具有较高的敏感性，但特异性较低。对于嗜铬细胞瘤可能性较低的患者，检测 24 小时尿分馏甲氧肾上腺素和儿茶酚胺可能更好。嗜铬细胞瘤应及时切除，因为即使临床寂静型的嗜铬细胞瘤也会导致显著的心血管并发症（图 79.1）。

醛固酮瘤占肾上腺肿物的不足 1%。有高血压合并肾上腺意外瘤，或高血压合并低钾血症的患者，应当鉴别醛固酮瘤。初步评估应检测血浆醛固酮浓度（PAC）和血浆肾素活性（PRA），PAC：PRA 比值大于 20 提示原发性醛固酮增多症的可能，但只有当同时存在自发性低钾血症、肾素水平测不出以及醛固酮浓度大于 20 ng/dl，方可确诊。如果患者不符合上述标准，接下来则应口服氯化钠（NaCl）并检测尿醛固酮分泌情况。原发性醛固酮增多症患者尿醛固酮水平在口服钠负荷下仍保持升高。当影像学提示双侧肾上腺异常时，可以使用肾上腺静脉采样以鉴别单侧醛固酮瘤和双侧肾上腺皮质增生。这一检查也可

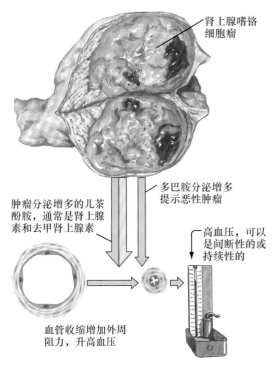

肾上腺嗜铬细胞瘤

多巴胺分泌增多提示恶性肿瘤

肿瘤分泌增多的儿茶酚胺，通常是肾上腺素和去甲肾上腺素

高血压，可以是间断性的或持续性的

血管收缩增加外周阻力，升高血压

嗜铬细胞瘤是一种分泌过量儿茶酚胺的嗜铬细胞肿瘤，可导致外周血管阻力升高和高血压

嗜铬细胞瘤可能的部位

交感干
主动脉弓
膈
脾
肾上腺髓质
腹主动脉
肾
Zuckerkandl体（主动脉旁副神经节）
卵巢
膀胱壁
睾丸

多数嗜铬细胞瘤起源于肾上腺，但也可出现于多种其他部位，且可能与多发性内分泌腺瘤病（MEN）相关。多数是散发，但有些是遗传性的

嗜铬细胞瘤的临床表现

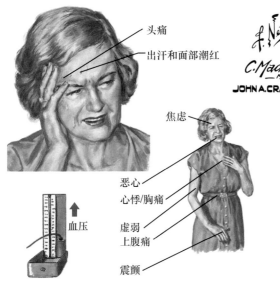

头痛
出汗和面部潮红

焦虑

恶心
心悸/胸痛

虚弱
上腹痛

震颤

血压

症状继发于过量儿茶酚胺分泌，常为发作性的。大于90%的嗜铬细胞瘤患者单独或同时有头痛、心悸、大汗症状

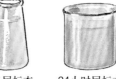

随机尿标本　　24小时尿标本

随机尿肌酐和甲氧肾上腺素检验，或24小时尿甲氧肾上腺素和游离儿茶酚胺检验可用于诊断

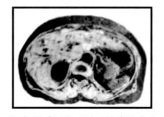

CT扫描或MRI可显示肿瘤的存在

图 79.1　嗜铬细胞瘤

用于年龄较大的患者，这些患者患肾上腺意外瘤的可能性大于醛固酮瘤。单个醛固酮瘤患者更建议行单侧肾上腺切除术，但双侧肾上腺皮质增生导致醛固酮增多症的患者更建议药物治疗。

如果检查未发现激素分泌增多，则考虑该肾上腺肿物为良性、无功能肿物。此时应于 6 ～ 12 个月后复查影像学以评估可能的恶性发展，且每 1 ～ 3 年应复查激素检查。如果初次检查结果为阴性，可每年复查一次地塞米松抑制试验，连续 4 年。因为肾上腺功能的异常可能在基线时并未表现，而在后续的检查中发现，但该类检查的有效性尚不明。

恶性肿物

恶性病变只占肾上腺肿物中的一小部分。2% ～ 5% 的肾上腺肿物是原发性肾上腺癌，0.7% ～ 2.5% 是非肾上腺恶性肿瘤的转移。

肾上腺皮质癌（ACC） 是一种少见的疾病，发病率为每年（1 ～ 2）/100 万。该病各个年龄均可发生，但高峰期为 5 岁前和 30 ～ 50 岁。女性患者较男性更多。患者可表现为肿瘤占位效应导致的腹痛或侧腹痛，也可表现为与肾上腺过量分泌皮质醇、雄激素、雌激素或醛固酮相关的症状。约 60% 的 ACC 患者有激素过量分泌的临床表现，最常见的是库欣综合征，但根据分泌激素的不同，也可表现出男性化、女性化或醛固酮增多症。其余肿瘤是无功能的，或分泌激素为亚临床水平而无明显症状。

典型 ACC 可以通过影像学表现与良性腺瘤区分。ACC 与较大的肿物直径显著相关，90% 的直径大于 4 cm。与腺瘤相比，典型的 ACC 表现为不规则、富血管、不均质。在无对比剂增强 CT 中，ACC 的密度较高（大于 10 Hounsfield 单位）。有报道显示，在延迟增强 CT 中，以注射对比剂 10 分钟后廓清大于 50% 作为腺瘤的诊断标准，与腺癌、嗜铬细胞瘤、转移瘤对比，可达到 100% 敏感性和特异性。ACC 患者应及时行肾上腺切除术，因为该病进展迅速，而药物抗肿瘤治疗不足以治愈。

肾上腺转移瘤是比 ACC 更常见的一类肾上腺恶性肿瘤。通常发现肾上腺肿物时，原发肿瘤已经得到了诊断。结节的细针针吸活检可用于鉴别转移瘤和原发肾上腺肿瘤，但该检查必须由内分泌外科医师、内分泌内科医师联合进行，因为可疑的 ACC 不应进行活检，这有使 ACC 在腹膜播散的风险。然而，有原发肿瘤和已知转移瘤的患者也不需要进行活检。

双侧肿物

约 15% 肾上腺意外瘤患者有双侧肾上腺肿物。最常见的诊断是转移瘤、先天性肾上腺增生、双侧肾上腺皮质腺瘤和肾上腺浸润性疾病。双侧肾上腺肿物患者可能出现肾上腺皮质功能不全，应根据临床判断进行功能不全的筛查。

第 80 章

垂体解剖学和生理学概述

YING L. LIU 著

刘 林 译；袁戈恒 张俊清 校

解剖学

垂体是人体最重要的内分泌腺，负责调控机体的多种代谢、生殖稳态。它位于**鞍区**颅底，由两个叶组成：较大的前叶（也称为腺垂体）和较小的后叶（也称为神经垂体）。垂体前叶起源于口咽（**Rathke 囊**），发育过程中向上生长，与神经起源的垂体后叶汇合。**垂体柄**连接下丘脑和垂体，包含起源于下丘脑的轴索和神经突触，将下丘脑信号传递到垂体后叶。垂体柄也包含**垂体门脉系统**，将下丘脑合成的激素传递到垂体前叶。

蝶鞍位于海绵窦内，被硬脑膜形成的**鞍膈**覆盖，海绵窦内还包括脑神经（CN）Ⅲ、Ⅳ和Ⅵ，以及 CN V1 和 V2。此外，视交叉位于鞍膈上方。因此，垂体体积增大（腺瘤）或炎症（垂体炎）可引起神经压迫，导致眼外肌功能障碍（CN Ⅲ、Ⅳ或Ⅵ）、同侧面部疼痛（CN V1 和 V2）或双颞侧视野偏盲（视交叉压迫）（图 80.1）。

生理学

垂体激素的分泌受到来自下丘脑的调节信号以及来自下游腺体（如甲状腺或肾上腺）的负反馈信号的严格控制。这个复杂的调节系统被称为**下丘脑-垂体轴**，任何对这个严格调节轴的干扰都可能导致疾病状态。

垂体后叶（图 80.2）

催产素

催产素是下丘脑神经元合成的 9 个氨基酸的肽，通过垂体柄轴突运输到垂体后叶，释放入血。催产素刺激乳腺导管分泌乳汁并刺激分娩时子宫平滑肌收缩。催产素在母亲和婴儿的关系和行为中也有作用。乳头刺激可促进催产素释放，而其他性激素和应激压力会抑制催产素释放。垂体后叶催产素是催产素的一种合成形式，可用于诱发子宫收缩。

抗利尿激素

抗利尿激素（ADH），又称**加压素**，是一种在下丘脑合成的 9 个氨基酸的肽，通过神经轴突转运、储存到垂体后叶，并释放入血循环。ADH 通过与肾集合管细胞上的受体结合来调节体内的水容量，它通过水通道蛋白（肾小管中的膜通道）促进水分的重吸收。ADH 的分泌受到血浆渗透压的严格调节，下丘脑中的渗透压感受器感知血浆渗透压改变，当血浆渗透压高于调定点时，渗透压感受器刺激 ADH 的分泌；当血浆渗透压低于调定点，渗透压感受器抑制 ADH 的分泌。尽管血浆渗透压是 ADH 最敏感的调节因子，但血压 / 血浆容量的大幅度降低可刺激心脏 / 大动脉中的压力感受器而刺激 ADH 分泌。

与 ADH 分泌紊乱有关的两种疾病——**ADH 分泌不当综合征（SIADH）**和**尿崩症（DI）**。SIADH 以 ADH 分泌过多为特征，手术、中枢神经系统（CNS）紊乱、创伤和药物治疗（最常见病因）等多种病因可引起 ADH 分泌增多，并可伴有低钠血症；治疗包括治疗 / 消除潜在原因和液体限制（详见第 27 章）。

DI 患者出现多尿，如果患者无法获得水或口渴机制丧失，则可能导致脱水和高钠血症。有

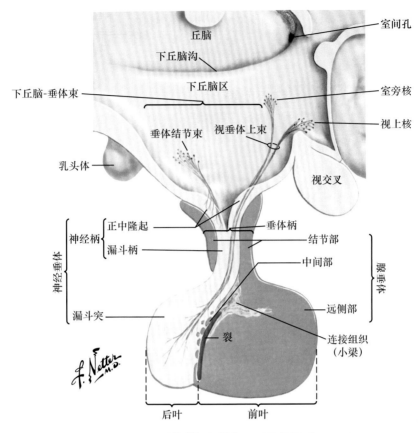

丘脑

室间孔

下丘脑沟

下丘脑区

下丘脑-垂体束

室旁核

垂体结节束

视垂体上束

视上核

乳头体

视交叉

正中隆起

垂体柄

神经柄

漏斗柄

结节部

神经垂体

中间部

腺垂体

漏斗突

远侧部

裂

连接组织
（小梁）

后叶　　前叶

图 80.1　**垂体的解剖及与下丘脑的关系**

两种形式：中枢性或下丘脑性和肾源性。中枢性 DI，是由于垂体后叶的损伤或功能受损导致 ADH 分泌不足引起。抗利尿激素类似物，如去氨加压素，可以治疗中枢性 DI。在肾源性 DI 中，通常是由于肾单位受损或编码突变的 ADH 受体或水通道蛋白的基因突变，导致肾不能对 ADH 作出反应而引起 DI，治疗包括低盐、低蛋白饮食、利尿剂（诱导轻度容量减低，从而增加肾单位早期钠和水的重吸收）和非甾体抗炎药（NSAIDs），NSAIDs 可以减少前列腺素的合成，后者通常拮抗 ADH。

垂体前叶（图 80.3）

促肾上腺皮质激素

促肾上腺皮质激素（ACTH）由垂体前叶的促肾上腺皮质激素细胞分泌，受下丘脑**促肾上腺皮质激素释放激素（CRH）**的调控，应激刺激可致 CRH 分泌。ACTH 作用于肾上腺，刺激以**皮质醇**为主的糖皮质激素分泌。除了全身效应外，皮质醇可负反馈抑制下丘脑 CRH 分泌。阿片黑皮素原（POMC）是促肾上腺皮质激素（ACTH）一种大的前体蛋白，它包括一些其他肽［例如，黑素细胞刺激素（MSH），控制黑色素沉着］。

与促肾上腺皮质激素过度分泌有关的最常见疾病是库欣综合征，主要为功能亢进的垂体腺瘤过度分泌促肾上腺皮质激素引起的**库欣病**，表现为皮质醇增多症及其伴随的症状（详见第 77 章）。

促甲状腺激素

促甲状腺激素（TSH）是由垂体前叶促甲状腺素细胞受到下丘脑的甲状腺释放激素（TRH）刺激而分泌的。TSH 是一种由 α 和 β 两个亚单位组成的糖蛋白，α、β 亚单位以非共价结

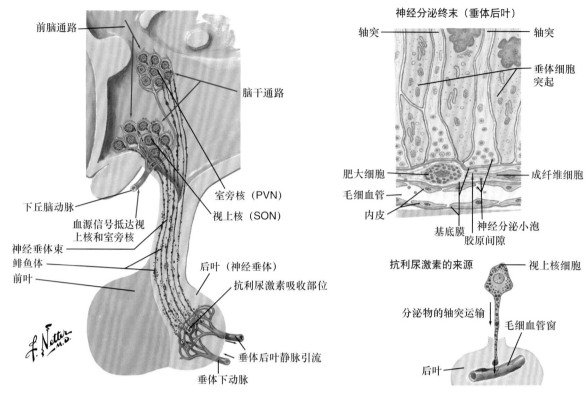

图 80.2 垂体后叶功能概述

合成活性形式。促甲状腺激素与甲状腺的受体结合，促进甲状腺合成甲状腺素（T$_4$）和三碘甲腺原氨酸（T$_3$），进而调节多种代谢途径。TSH 也促进甲状腺外 T$_4$ 向 T$_3$ 的转化，T$_4$ 和 T$_3$ 抑制 TSH 和 TRH 的分泌。甲状腺功能亢进或甲状腺功能减退可出现 TSH 水平紊乱（详见第 71 章）。

催乳素

催乳素是一种单链蛋白激素，由垂体前叶的促乳素细胞和妊娠子宫分泌。催乳素刺激乳腺发育和泌乳。催乳素可以降低雌激素和睾酮的水平。与其他垂体前叶激素不同，下丘脑通过多巴胺抑制催乳素的分泌。刺激乳头和其他激素如 TSH 也能刺激催乳素，抑制多巴胺释放后刺激催乳素分泌。**高催乳素血症**是一种常见的疾病，可导致女性闭经（月经周期缩短）和溢乳（过度/自发分泌乳汁）、男性性腺功能减退和女性乳腺肥大（乳房增大）（详见第 81 章）。

生长激素

生长激素（GH）是垂体前叶的生长激素细胞合成的由约 190 个氨基酸组成的一种蛋白质。它通过与脂肪细胞上的 GH 受体结合直接调节生长和代谢，并通过刺激肝中胰岛素样生长因子 -1（IGF1）的分泌间接调节生长和代谢。IGF1 刺激肌肉、骨骼和软骨的生长，并调节蛋白质、脂质和糖类的代谢。下丘脑分泌的生长激素释放激素（GHRH）和胃合成的**肽激素（ghrelin）**刺激生长激素的合成和分泌。**生长抑素**是一种在下丘脑产生的肽，抑制生长激素释放激素刺激的生长激素释放。此外，IGF1 在负反馈回路中抑制 GH 和 GHRH 的分泌，GH 本身也抑制 GHRH 的分泌。这个复杂的系统导致了生长激素的脉冲分泌、基础的低浓度生长激素和入睡后生长激素的峰值分泌。

生长激素缺乏或结合受体缺陷可导致生长迟缓和**侏儒症**。生长激素分泌过多可导致儿童巨人

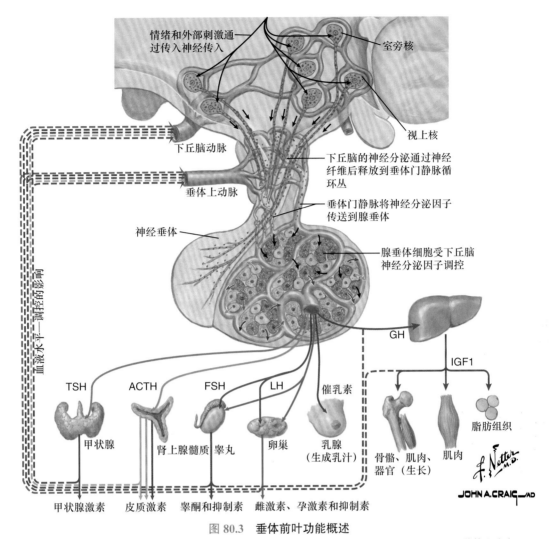

图 80.3　垂体前叶功能概述

ACTH，促肾上腺皮质激素；FSH，卵泡刺激素；GH，生长激素；IGF1，胰岛素样生长因子 -1；LH，黄体生成素；TSH，促甲状腺激素

症或成人肢端肥大症（图 80.4）。重组生长激素可用于治疗病理性身材矮小的儿童。

卵泡刺激素和黄体生成素

卵泡刺激素（FSH）和**黄体生成素（LH）**俗称**促性腺激素**，是刺激男性睾丸和女性卵巢的必需生殖激素。它们有与 TSH 相同的 α 亚单位糖蛋白，但具有不同的 β 亚单位。FSH 刺激女性卵泡成熟，为排卵做准备，FSH 促进男性精子生成和精曲小管功能。在男性，LH 与睾丸基质受体结合促进酮合成和分泌。在女性中，LH 与卵巢的卵泡膜细胞受体结合促进睾酮的分泌，随后睾酮由相邻的颗粒细胞转化为雌激素。在女性

中，黄体生成素（LH）也起着重要的作用，LH 脉冲分泌刺激卵泡排卵、**黄体**形成，黄体是维持妊娠所必需的**孕酮**和**雌二醇**的重要来源。

促性腺激素释放激素（GnRH）是下丘脑合成和分泌的肽类激素，GnRH 与垂体前叶促性腺激素细胞上的受体结合，刺激 FSH/LH 的释放。FSH/LH 的合成也受到性类固醇（睾酮、雌激素和孕酮）负反馈调节，从而形成 FSH/LH 的脉冲式分泌，最终形成月经周期性模式。激素避孕药通常包含雌激素和孕激素的组合，利用这种负反馈回路来抑制 LH 脉冲峰和排卵。LH/FSH 分泌减少临床可表现为男性精子生成减少、女性月经过少 / 闭经。

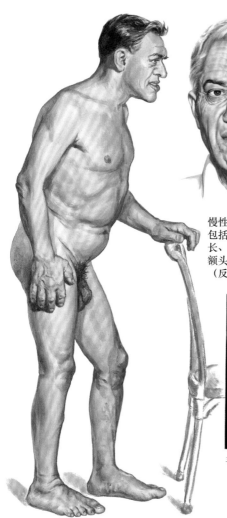

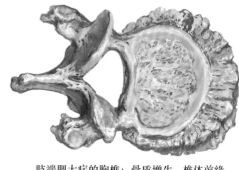

肢端肥大症的胸椎：骨质增生，椎体前缘骨质增生明显

慢性生长激素过量的影响包括肢端和软组织过度生长、面部特征粗化、前突、额头隆起和进行性错殆（反殆）

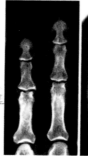

手指骨簇绒和脚趾骨缩窄

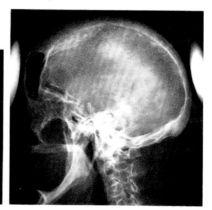

肢端肥大症的头颅X线片：蝶鞍增大，伴有枕部隆起，颅骨增厚，鼻窦和下颌骨增大

图 80.4 肢端肥大症

GH，生长激素

第81章

垂体肿物

PAULA ROY-BURMAN 著

李 昂 译；袁戈恒 张俊清 校

概述

垂体瘤占所有颅内肿瘤的 10% ~ 15%。大约 90% 的肿物是来源于垂体前叶的良性**腺瘤**，这将是本章的重点。

垂体腺瘤有两个特征：大小和细胞起源。超过 ≥ 10 mm 的肿物被称为**大腺瘤**，那些 < 10 mm 的称为**微腺瘤**。垂体前叶由 5 种主要的细胞类型组成——泌乳素细胞、促性腺激素细胞、促肾上腺皮质激素细胞、促生长激素细胞和促甲状腺素细胞，这些也是腺瘤发生的来源。垂体腺瘤可能很多年都不被发现，直到发生了以下情况之一：出现神经系统症状（如头痛或视力障碍）、激素紊乱（如闭经或溢乳）或 MRI 偶然发现鞍区占位（**垂体意外瘤**）。

值得留意的是，鞍区占位的鉴别诊断很广泛，很多其他诊断可能在类似的情况下出现。垂体增生在妊娠期的泌乳素细胞增生中最常见，可能表现为像腺瘤一样的鞍区占位征象。**垂体炎**，或垂体炎症反应，引起垂体增大伴严重头痛。Rathke 囊的残余物可形成囊肿（Rathke 囊肿），这是垂体意外瘤最常见的病因。当囊肿足够大时，会引起头痛、视力障碍和激素异常。良性肿瘤，如颅咽管瘤和脑膜瘤，也会引起头痛和视力损害，特别是当发生在鞍周区域时。不常见但值得注意的垂体肿物病因包括原发性恶性肿瘤（如异位松果体瘤、垂体细胞瘤和淋巴瘤）、转移瘤（如最常见乳腺癌和肺癌）、海绵窦动静脉瘘和垂体脓肿。

病理生理学

垂体腺瘤的临床症状分为下游内分泌效应和局部肿瘤效应。

每种垂体前叶细胞都会释放激素，进入下丘脑-垂体-肾上腺轴（详见第 80 章）。反馈抑制受损是促肾上腺皮质激素、促生长激素和促甲状腺激素肿瘤激素效应的根源。

- 促肾上腺皮质激素腺瘤分泌**促肾上腺皮质激素（ACTH）**，导致肾上腺产生皮质醇。皮质醇的负反馈无效化，而不被抑制的 ACTH 会引起皮质醇增多的症状和体征。这被称为**库欣病**（而库欣综合征是由于促肾上腺皮质激素腺瘤以外的原因引起的皮质醇增多）。

- 生长激素腺瘤分泌过多的**生长激素（GH）**。肝下游产生的胰岛素样生长因子 -1（IGF1）不能抑制垂体过多分泌的 GH。由于 IGF1 和 GH 过量，发生广泛的临床效应，导致**肢端肥大症**。

- 在同一静脉中，促甲状腺腺瘤分泌促甲状腺激素（TSH），对甲状腺素（T_4）和三碘甲腺原氨酸（T_3）的反馈抑制具有抵抗力。除了引起甲状腺功能亢进的症状和体征外，多达 1/4 的促甲状腺素腺瘤还会分泌大量的 GH 或催乳素，并引起其他症状。

促性腺激素腺瘤和泌乳素细胞腺瘤（**催乳素瘤**）与前面描述的一般机制略有不同。促性腺激素肿瘤在激素产生方面非常低效，几乎完全没有临床异常表现。相反，催乳素瘤往往非常高效。

高水平的催乳素通过抑制下丘脑促性腺激素释放激素（GnRH）而影响促性腺激素。如果没有卵泡刺激素（FSH）和黄体生成素（LH）来激活性腺产生雌激素、孕酮和睾酮，就会导致**低促性腺激素性性腺功能减退症**。

大腺瘤可产生局部肿瘤占位效应，可导致神经症状和（或）激素缺乏。头痛，有时伴有恶心和呕吐，是由肿瘤侵入骨质或扩张到鞍膈所引起的。肿瘤向鞍上延伸导致视力障碍。肿瘤压迫视交叉可导致**双颞侧偏盲**（左右视野的外侧丧失视力）（图 81.1）。肿瘤压迫下丘脑垂体柄，称为**垂体柄效应**，导致激素缺乏，最常见的是 GH 和 FSH/LH 缺乏。虽然 GH 缺乏在成人中没有显著的临床表现，但 FSH/LH 缺乏会导致低促性腺激

素性性腺功能减退症。此外，垂体柄压迫损伤了多巴胺对催乳素的抑制作用，导致非泌乳素分泌腺瘤中催乳素水平的轻–中度升高。

危险因素

垂体腺瘤与多种遗传疾病有关。**多发性内分泌肿瘤 1 型（MEN1）**是一种常染色体显性遗传综合征，以垂体、甲状旁腺和胰岛细胞瘤为特征。**家族性孤立性垂体腺瘤（FIPA）**是一种常染色体显性遗传病，发生在外显率可变的家族中。散发性病例可能是由于垂体瘤转化基因（PTTG）过度表达，或在某些生长激素腺瘤中鸟嘌呤核苷酸刺激蛋白（Gs-α）基因功能获得

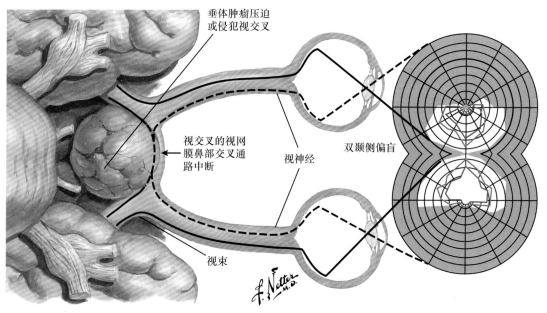

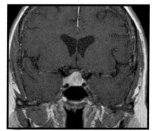

MRI显示垂体大腺瘤伴鞍上及右侧海绵窦扩张，视交叉轻度升高，但视野正常

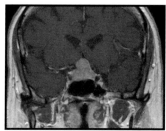

MRI显示垂体大腺瘤伴鞍上及双侧海绵窦扩张，视交叉受压，导致双颞上象限视力丧失

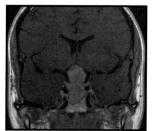

MRI显示垂体大腺瘤伴鞍上、双侧海绵状和蝶骨延长，视交叉显著受压，导致完全双颞侧偏盲

图 81.1　垂体肿物对视野的影响

性突变所致。

临床表现、评估及诊断

虽然大多数腺瘤会导致激素异常，但通常会促使患者寻求诊治的是神经系统症状。视力损害的典型表现为双颞侧偏盲，但也可能表现为复视或视力下降。症状起病隐匿，头痛没有固定的描述。然而，突然发作的严重头痛和伴随的复视应引起对于**垂体卒中**（急性出血或垂体梗死）的怀疑，这通常与腺瘤有关（图 81.2）。

催乳素瘤和引起的垂体柄效应的肿瘤可以表现为**低促性腺激素性性腺功能减退症**，表现在几个方面。对男性来说，直接询问可能会发现性欲下降、阳痿和不育；检查可发现男性乳腺发育。在绝经前妇女中，最常见的主诉是月经过少（或闭经）和不孕。除非有神经症状，绝经后妇女可能漏诊，因为这些患者性腺功能已然低下。患者可能会疲劳和嗜睡，虽然不具有特异性，但这些表现一定程度上反映出垂体功能减退。对于催乳素瘤，绝经前妇女和男性（罕见）可能出现溢乳。

促肾上腺皮质激素、促生长激素和促甲状腺素肿瘤分别表现为皮质醇增多症、肢端肥大症和甲状腺毒症。皮质醇增多症与许多表现有关，包括向心性肥胖、满月脸、颈部脂肪垫、面部多血质、多毛、易瘀青、紫纹、高血压、胰岛素抵抗和骨折。肢端肥大症的典型症状是手／脚增大、颚部增大、舌体增大、声音变粗和内脏器官增大。肢端肥大症的变化较为隐匿，通常是肿瘤大到足以产生局部占位症状的时候才被诊断，平均诊断时间为 12 年。尽管非常罕见，但促甲状腺素腺瘤患者除了有怕热、心悸、震颤、腹泻和多汗等症状外，还可表现为弥漫性甲状腺肿。

垂体腺瘤的常规检查包括影像学检查和激素异常的筛查。首选的影像学检查是增强 MRI。激素筛查包括血清催乳素、IGF1（代表 GH 分泌的综合指数）、清晨 8am 血清皮质醇或 24 小时尿皮质醇（代表血清皮质醇的日变化）、TSH 和游离 T_4。性腺功能减退症的筛查除了睾酮（男性）和雌激素（女性）外，还包括 FSH 和 LH。

诊断因腺瘤类型而异，但通常是综合 MRI 表现和激素异常的情况下作出的。诊断催乳素瘤的切点是催乳素水平 > 500 ng/ml，而催乳素水平 > 250 ng/ml 提示催乳素瘤。泌乳素水平在 20 ～ 200 ng/ml 之间时，如果存在肿块，则可能提示非泌乳素细胞腺瘤或其他鞍区占病变位（图 81.3）。

促肾上腺皮质激素腺瘤的诊断具有挑战性，因为大多数病例在影像学上表现为微腺瘤或未见明显异常。如果 24 小时尿皮质醇升高，清晨 ACTH 处于正常上限或偏高，则怀疑可能是促肾上腺皮质激素腺瘤，需要进一步检查。IGF1 升高提示肢端肥大症；模棱两可的结果可以通过口服葡萄糖负荷后检查 GH 水平来进一步评估，正常受试者 GH 水平可以被抑制。T_4 和 T_3 水平升高伴 TSH 正常或增高可考虑促甲状腺素肿瘤。除非与 LH 共同的 α 亚单位及 FSH 水平升高，通常促性腺激素腺瘤的诊断是术后根据腺瘤的病理而确定的。

治疗

垂体腺瘤的治疗取决于肿瘤的大小和细胞类型，包括内科和外科治疗。

除催乳素瘤外，**经蝶窦入路手术**是所有症状性腺瘤的首选治疗方法。一些促肾上腺皮质激素微腺瘤在 MRI 上缺乏图像相关性，仅通过激素水平诊断。在这种情况下，通常进行**岩下窦取血**以定位垂体高分泌 ACTH 区域；如果 ACTH 的中心到外周梯度检测呈阳性，则为达到切除微腺瘤的目的，80% ～ 90% 的垂体将被切除。促甲状腺素腺瘤用生长抑素类似物进行预处理以达到甲状腺功能正常并减轻肿瘤负担的目的。生长激素肿瘤导致的肢端肥大症患者在手术切除后可能需要使用生长抑素类似物进行治疗，并通过监测 IGF1 水平来指导治疗。所有大腺瘤患者围术期应考虑使用类固醇激素，因为非腺瘤组织可能在术中被意外地切除。

催乳素瘤的一线治疗是多巴胺激动剂的药物治疗。鉴于卡麦角林没有太多副作用并且给药

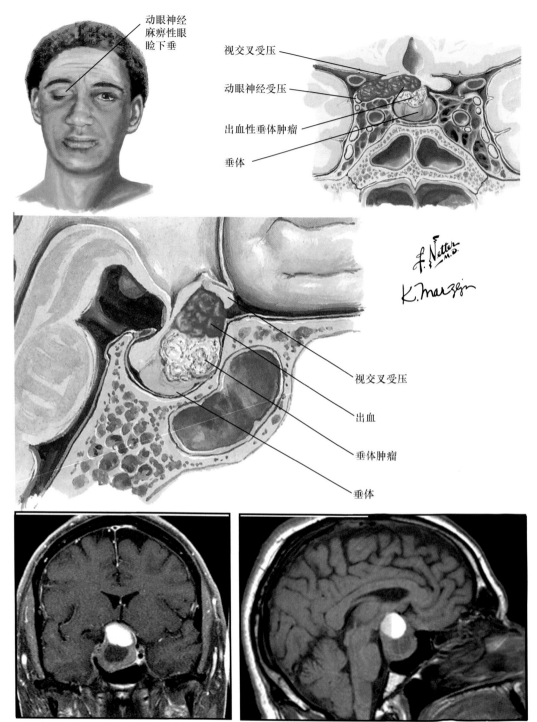

MRI显示垂体瘤卒中。冠状位（左）显示鞍内部分囊性垂体瘤出血成分延伸至鞍上方。
矢状位（右）显示近期出血区域内的液平面

图 81.2 垂体卒中

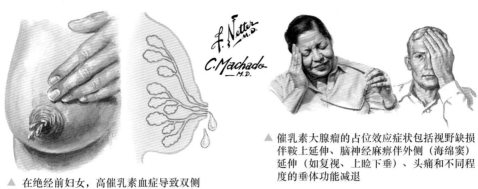

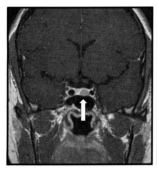

▲ 在绝经前妇女，高催乳素血症导致双侧自发性溢乳

▲ 催乳素大腺瘤的占位效应症状包括视野缺损伴鞍上延伸、脑神经麻痹伴外侧（海绵窦）延伸（如复视、上睑下垂）、头痛和不同程度的垂体功能减退

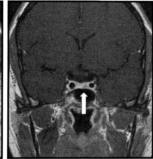

◀ 来自一个9 mm催乳素微腺瘤患者（箭头）的连续头部MRI扫描（冠状位）。诊断时（左图），血清催乳素水平为280 ng/ml。右图是用多巴胺激动剂使血清催乳素正常化6个月后复查的结果，催乳素瘤大小减少了50%以上

▶ 一例6.5 cm催乳素大腺瘤患者的头部MRI（左冠状位和右矢状位），肿瘤内有散在的囊状区域，右下额叶区域最大的囊状区域使前角变形，导致轻微的中线结构左移，肿瘤包绕海绵窦的上缘和侧缘，患者表现为视野缺损和继发性性腺功能减退症，基线血清催乳素水平为6100 ng/ml

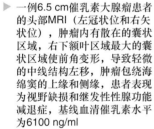

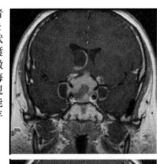

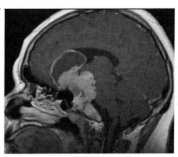

▶ 使用多巴胺激动剂使血清催乳素水平正常化6个月后，同一患者的头部MRI（左冠状位和右矢状位），显示肿瘤明显萎缩，视野缺损缓解，垂体功能恢复正常

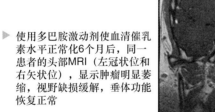

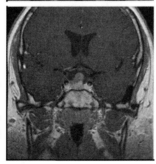

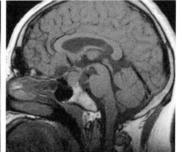

图 81.3 催乳素瘤

方便，故为首选。溴隐亭是一种替代药物，但有更多的胃肠道副作用且给药频繁。如果肿瘤对多巴胺激动剂治疗反应不佳或患者不能耐受上述药物，则可能需要手术治疗。

术后，患者需要进行定期监测 MRI 和激素水平，以监测肿瘤复发和激素缺乏，这些可能是由于手术的副作用而发生的。如果肿瘤复发，患者可以接受二次手术、药物治疗或放射治疗。

第82章

呼吸系统解剖学概述

BINA CHOI　著

唐海燕　译；张　红　校

胸腔

肺位于胸腔内，胸腔的上部和外围是骨性结构，下部是**膈肌**。肋骨间有三层肋间肌相连，从外到内依次为：肋间外肌、肋间内肌和肋间最内肌。

包裹胸腔的肌肉辅助呼吸，其中膈肌是最主要的呼吸肌。膈肌时，膈肌收缩向下、肋间外肌收缩向外和向上扩张胸腔，从而增加胸腔容积，并在胸腔内产生负压，负压诱导空气从大气中进入肺部，使其扩张。呼气基本上是一个被动的过程，肋间内肌和肋间最内肌可以收缩辅助。运动时，为应对增加的氧气需求，身体需要调动额外的肌肉。吸气时，斜角肌（前、中、后）和胸锁乳突肌收缩，进一步抬高胸腔；呼气时，腹直肌、腹斜肌和腹横肌收缩。

胸腔和肺表面由浆膜覆盖，称为**胸膜**。肺表面是**脏胸膜**，胸壁表面是**壁胸膜**。脏胸膜与壁胸膜相连续。胸膜腔是两层胸膜之间的腔隙，通常很薄，充满约 20 ml 的胸膜内液体，在呼吸过程中充当肺和胸壁之间的润滑剂。这个潜在的空间在各种疾病状态下可以扩大并被填满，出现胸腔积液或炎症，导致胸膜炎。

肺通过与肺门的连接在胸腔内保持稳定。肺门由从纵隔发出的血管、淋巴管、气管和肺韧带组成。肺韧带不是真正的韧带，而是壁胸膜从肺门向下延伸与脏胸膜的融合，同时帮助固定下肺的位置。

肺

肺由左肺和右肺组成，每个肺有四个面。前、后面凸出并与胸腔内侧相邻；下面凹陷，与其下的膈肌接触；内侧与纵隔相邻，有心脏和降主动脉的印记。内侧包含肺门，肺门包含进出肺的结构：**肺动脉**、**肺静脉**、支气管和淋巴管（图82.1）。

每个肺被进一步分成叶。右肺有三个叶：上叶、中叶和下叶。水平裂在肺门前方，将上叶和中叶分开。右侧斜裂通过肺门，在前部将下叶与中叶分开，在后部将下叶与上叶分开。左肺有两个肺叶：上叶和下叶，由斜裂分开。舌叶位于左上叶的前下方。

鼻、口咽和喉

吸气时，气流从周围的空气中经过鼻孔进入鼻腔。空气由面部两侧四个相连的**鼻旁窦**（额窦、上颌窦、筛窦和蝶窦）进行加温湿化。鼻旁窦内排列有柱状上皮细胞，突出的纤毛可以捕获灰尘颗粒。然后空气到达喉的后部，也就是鼻咽部。空气进入肺部也可以通过嘴进入口腔，然后进入口咽。鼻咽和口咽由软腭和悬雍垂分开，共同构成咽。空气从咽进入咽喉（或称下咽），然后进入**喉**。

喉通过会厌与上呼吸道其他部分分开。吞咽时会厌可以关闭通往喉的入口，防止误吸。声带位于喉部，由一对黏膜皱襞组成，它们可以打

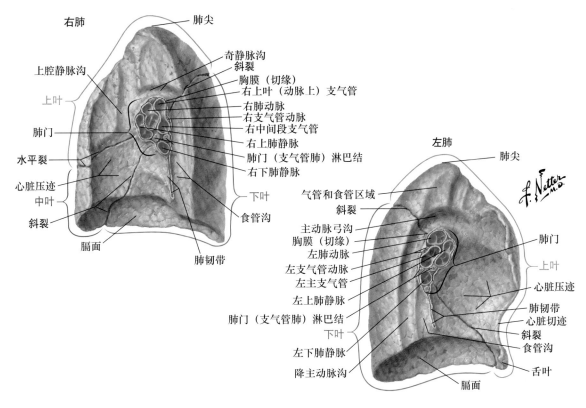

图 82.1 肺大体解剖

开、关闭和振动发声。空气继续从喉进入气管。

传导气道

气管分为左、右两个主支气管，分别通向左、右肺。隆突是气管到支气管的分界点。每个支气管经过平均 23 次分级，逐级分到细支气管。这些细支气管进一步分为终末细支气管，然后是过渡细支气管，最后是呼吸性细支气管，终点是肺泡囊（肺泡）。

气管、支气管、终末细支气管和过渡细支气管组成**传导气道**。传导气道的作用是将环境中的空气导入人体，将人体中的二氧化碳导出到环境中。传导气道不参与气体交换，构成解剖上的无效腔（约 150 ml）。传导气道壁由内侧上皮层、中间基底膜层和外周软骨环组成，软骨环为传导气道提供刚性的结构支撑。内侧上皮层由假复层纤毛柱状上皮和分泌黏液的杯状细胞组成。黏液会吸附进入气道的灰尘，纤毛会把黏液推送到越

来越大的气道，直至支气管、气管和喉部，然后被咽下去。这种作用称为黏液纤毛转运系统。

基底膜层包含平滑肌细胞，分别由舒张和收缩气道的交感神经和副交感神经支配。这些神经在哮喘和慢性阻塞性肺疾病（COPD）等疾病过程中发挥着重要作用。

腺泡气道

呼吸性细支气管、肺泡管和肺泡囊组成了**腺泡气道**（图 82.2）。呼吸性细支气管的作用是进行气体交换，因此软骨环消失，细胞层变薄。分泌细胞（Club 细胞，最初称 Clara 细胞）出现在更小的细支气管，分泌黏多糖来保护呼吸道黏膜并可再生杯状细胞。

空气一旦进入肺泡，就必须通过一层薄薄的组织进入血液。这层组织由肺泡上皮层、间质层和肺毛细血管内皮层三层组成（图 82.3）。

上皮层由两种主要细胞构成：

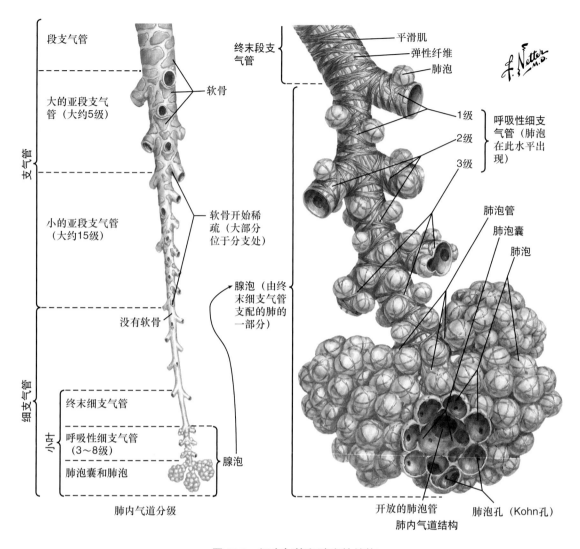

图 82.2 细支气管和肺泡的结构

- Ⅰ型肺泡上皮细胞（Ⅰ型扁平细胞），允许气体从肺泡腔扩散到肺毛细血管。它们是扁平的细胞，细胞核小，胞浆薄，便于气体扩散、交换。这些细胞没有通过有丝分裂进行再生的能力，组成肺泡表面的大部分。

- Ⅱ型肺泡上皮细胞（Ⅱ型立方分泌细胞），**产生表面活性物质**，附着在肺泡内壁，在肺泡塌陷时降低表面张力。在正常呼吸情况下，吸气和呼气之间的胸腔压力差大到足以使肺泡完全塌陷。表面活性物质覆盖在肺泡内侧壁，在吸气时，降低打开肺泡所需对抗的表面张力。表面

活性剂还有先天免疫功能，并防止间质液体进入肺泡。Ⅱ型肺泡上皮细胞有通过有丝分裂进行再生的能力，从而可以在受损时再生Ⅰ型肺泡上皮细胞。

间质层由结缔组织构成，包含成纤维细胞、组织细胞和肥大细胞。

毛细血管内皮细胞类似于Ⅰ型细胞，它们也有小的核和薄的胞浆突起，以促进气体的扩散。值得注意的是，细胞连接处存在渗漏，允许液体和溶质在血液和间质层之间交换。内皮细胞也参与合成蛋白质（如血管紧张素）和脂质（如前列腺素）。

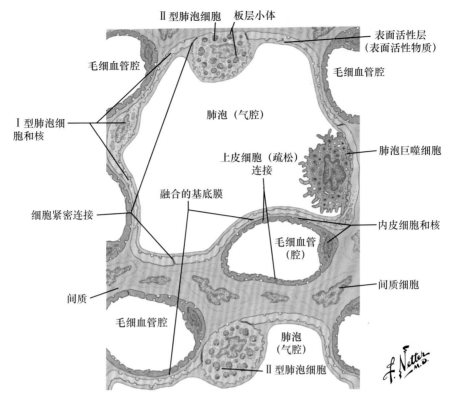

II 型肺泡细胞　　板层小体

表面活性层
（表面活性物质）

毛细血管腔

毛细血管腔

I 型肺泡细
胞和核

肺泡（气腔）

上皮细胞（疏松）
连接

肺泡巨噬细胞

融合的基底膜

细胞紧密连接

内皮细胞和核

毛细血管
（腔）

间质细胞

间质

毛细血管腔

肺泡
（气腔）

II 型肺泡细胞

图 82.3　肺泡和毛细血管结构

肺血管

　　血液从右心室流向肺动脉，肺动脉分为肺小动脉，然后进入由内皮细胞构成的毛细血管（如前所述）。毛细血管形成密集的网络，围绕着肺泡进行弥散介导的气体交换。肺泡壁厚 0.2 ～ 0.3 μm，表面积 50 ～ 100 m^2，毛细血管壁厚 < 0.3 μm。气体交换可以通过氧被动弥散轻易完成。新的氧合血通过肺静脉进入左心房（图 82.4）。

呼吸控制

　　髓质的网状结构，以及脑桥的呼吸暂停中枢和呼吸调整中枢控制呼吸运动。大脑皮质可以凌驾于这种自动控制之上，通过人体可自主憋气或过度通气证明这种作用的存在。呼吸的频率和模式在情绪状态下受边缘系统和下丘脑的影响，但更重要的是受化学感受器的影响。中枢化学感受器位于髓质，对血液中 H$^+$ 和 PaCO$_2$ 的变化作出反应。例如，PaCO$_2$ 升高会导致呼吸性酸中毒，被化学感受器感知，触发这些感受器导致呼吸频率增加，通气量增加，也就是呼出二氧化碳增加，从而降低血液中 PaCO$_2$，使血液 pH 恢复正常。

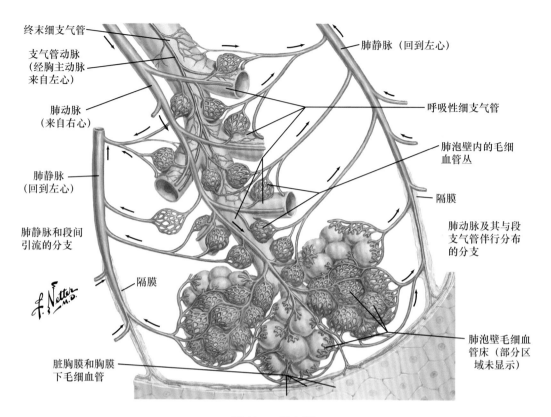

终末细支气管

支气管动脉
(经胸主动脉
来自左心)

肺动脉
(来自右心)

肺静脉
(回到左心)

肺静脉和段间
引流的分支

隔膜

脏胸膜和胸膜
下毛细血管

肺静脉（回到左心）

呼吸性细支气管

肺泡壁内的毛细
血管丛

隔膜

肺动脉及其与段
支气管伴行分布
的分支

肺泡壁毛细血
管床（部分区
域未显示）

图 82.4　肺血管

第 83 章

呼吸系统生理学概述

WILLIAM C. MCMANIGLE　著

唐海燕　译；张　红　校

概述

　　呼吸的主要目的是维持身体内适当水平的氧气和二氧化碳。这是通过在一个专门的解剖框架内执行一系列协调的集成功能来完成的。本章将重点介绍呼吸生理学，包括呼吸力学、**通气**、**弥散**和**灌注**。

呼吸力学

　　人体必须能够吸入和呼出气体才能有效地交换氧气和二氧化碳。要吸入气体，肺外部的压力（大气压）必须超过肺内部的压力（胸腔内压）才能驱动气体进入体内。要呼出气体，必须是相反的情况，才能驱动气体呼出。呼吸肌主要负责改变肺的大小，从而改变肺的总容量和胸腔内压。值得注意的是，这些肌肉的收缩和舒张可以是主动的，也可以是被动的。呼吸力学的另一个关键因素是肺组织自身的扩张和收缩能力。肺**顺应性**可以通过确定肺组织内每单位压力变化引起的容积变化来计算。某些疾病会导致病理性顺应性增加，如严重的肺气肿。另一些疾病可导致病理性顺应性降低，如纤维化性肺疾病。与顺应性相关的是弹性，定义为吸气后肺恢复到原来大小的能力。肺在每次呼吸时能够有效地扩张和收缩是非常重要的。顺应性和弹性都取决于肺内功能性弹性组织和**表面活性物质**的存在，表面活性物质是肺内合成的一种液体物质，附着在肺泡表面，降低表面张力。

通气

　　通气定义为空气从外界环境移动到**肺泡-肺毛细血管交界面**的过程，在这里发生气体交换。健康个体的大脑会触发被动呼吸，也有能力发起主动、有目的的呼吸。潮气量（TV）是随着被动呼吸（吸气或呼气）而吸入（或呼出）的气体量。吸气量（IC）是指从被动呼气结束开始，用力吸气能够吸入的总气体量。从 IC 中减去 TV 得到补吸气量（IRV）。补呼气量（ERV）是指从被动呼气结束开始，用力呼气能够呼出的总气体量。用力呼气结束时在气道中残留的气体量称为残气量（RV）。换句话说，RV 是不能主动呼出的气体。IC 加上 ERV 等于肺活量（VC），即从最大深吸气后深呼气时所能呼出的最大气体量。VC 加上 RV 称为肺总量（TLC）。除肺容积外，患者通气能力的另一个重要指标是**每分通气量**，定义为每分钟进入和离开气道的气体量。在临床中，可以通过一些特定的操作来测量这些值，包括肺量计、体积描记法和稀释技术。适当的通气需要神经系统、胸壁和相关肌肉组织（包括膈肌）以及气道的协同作用。测量肺泡内的二氧化碳和氧气表示为分压，即 $PaCO_2$ 和 PaO_2（详见第 46 章）。

弥散

　　弥散的原理是分子被动地从浓度较高的区域移动到浓度较低的区域。这一原理适用于肺泡-肺毛细血管交界面的氧气和二氧化碳。与健康个体的乏氧的混合静脉血相比，外部空气（即吸气末肺泡内的气体）的氧气浓度更高，二氧化碳浓度更低。应用弥散原理，在肺泡-肺毛细血管交界面，氧气从肺泡（高 $[O_2]$）向肺毛细血管内的混合静脉血（低 $[O_2]$）扩散。相反，二氧化碳从混合静脉血（高 $[CO_2]$）向肺泡（低 $[CO_2]$）扩散，最终通过呼气呼出。这就是一个循环，通过这个循环，作为有氧代谢必要反应物的氧气，不断地被体循环输送给细胞；也是通过这个循环，二氧化碳可以不断地从这些组织中清除。在某些情况下，即使有适当的通气和灌注，异常的弥散也会导致气体交换不足。

灌注

灌注，定义为血液从体循环到肺泡-肺毛细血管交界面的流动。灌注是保证气体交换的必要条件，需要有能循环血液的功能正常的心脏，还要有足够数量的富含血红蛋白的红细胞（图 83.1）。

乏氧血从外周组织通过静脉血管，最终到达下腔静脉或上腔静脉，然后进入右心房。从右心房开始，乏氧血通过右心室到达肺动脉，肺动脉和全身血管一样，分支为肺小动脉，最终形成毛细血管。和体循环一样，肺动脉负责调节肺循环的血管压力。肺泡-肺毛细血管交界面是气体交换的部位，当血液通过毛细血管时，氧气和二氧化碳沿着各自的浓度梯度扩散。经过适当的通气和弥散，新的氧合血从出肺的毛细血管经过肺静脉到达左心，流经左心房、左心室和主动脉到达体动脉血管和全身毛细血管。在这个界面上，血管内的血液相对于周围的组织是富氧和乏二氧化碳的。氧气从富氧血液转移到乏氧组织，二氧化碳从高二氧化碳的组织转移到低二氧化碳的血液，然后循环再次开始。血液中溶解的二氧化碳和氧气的水平用动脉系统的分压表示，即 $PaCO_2$ 和 PaO_2。

要保证充分的气体交换，必须保证通气

（V）和灌注（Q）之间的平衡，两者间比例称为 V/Q 比。理想情况下，健康的个体中，每分钟通过肺泡循环的血液量是足够的，以确保适当的氧气和二氧化碳交换。身体会根据需要调整流向肺部不同部位的血流量，以优化 V/Q 比。在病理状态下，V/Q 比失调，导致体内氧气和（或）二氧化碳水平失调。假设一个人因右主支气管被异物、黏液堵塞或肿瘤阻塞，导致右肺突然没有通气，为了优化灌注，供应右肺的血管应该收缩，使流向不能有效地进行氧气和二氧化碳交换的肺泡的血流量最小化。如果流向左肺和右肺的血液没有代偿，一半通过肺部返回体循环的血液就会是缺氧的。如果同时，一个大的肺栓子阻塞了左肺的灌注，而血液继续流向右肺，通过肺血管的血液完全没有被氧合。因此，V/Q 比是适当气体交换的重要组成部分，取决于许多因素，包括足够的心功能、体循环和肺循环内适当的血压控制，以及肺内适当的血流量分布（图 83.2）。

值得注意的是，并不是每一个肺泡-肺毛细血管交界面都存在完美的 V/Q 比，这是因为肺在体内处于垂直位，受重力影响。肺尖通气多于灌注，V/Q 值较高；肺底灌注多于通气，V/Q 值较低。整体上，正常的 V/Q 比为 0.8。

酸碱调节

除气体交换外，肺也是负责体内酸碱平衡调节的主要器官之一。在人体内，从临床意义上说，酸碱平衡中起主要作用的是由肾调节的碳酸氢根（HCO_3^-）和由肺调节的二氧化碳（CO_2）。肾调节需要几天的时间，肾通过调节体内的排泄和吸收的差值，改变碳酸氢根的浓度。呼吸调节二氧化碳浓度可以相对较快。过度通气增加每分通气量，降低体内二氧化碳浓度，进而升高 pH。通气不足，减少每分通气量，增加了体内的二氧化碳水平，从而降低了 pH。呼吸调控在第 31 章中有更全面的介绍。

A. 低V/Q比情况

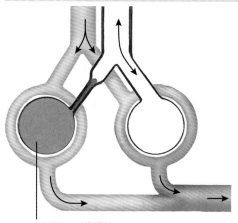

无通气，正常灌注

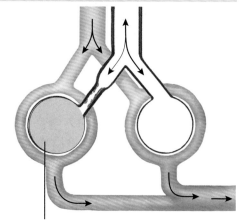

低通气，正常灌注

B. 高V/Q比情况

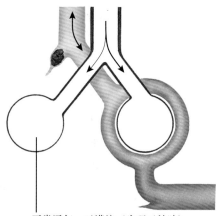

正常通气，无灌注（生理无效腔）

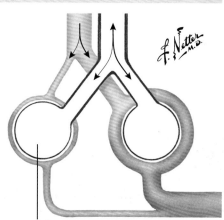

正常通气，低灌注

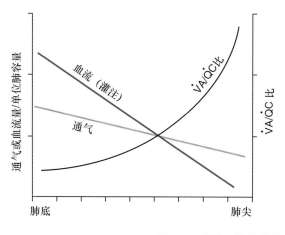

通气和血流都是重力依赖的，从肺底到肺尖逐步下降。血流的梯度比通气更明显，因此通气血流比从肺底到肺尖逐步升高

图 83.1　通气-灌注的关系

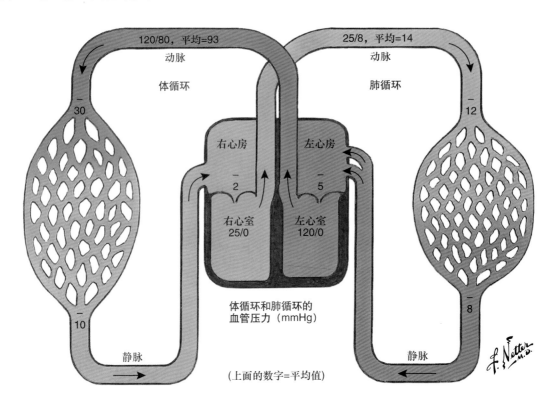

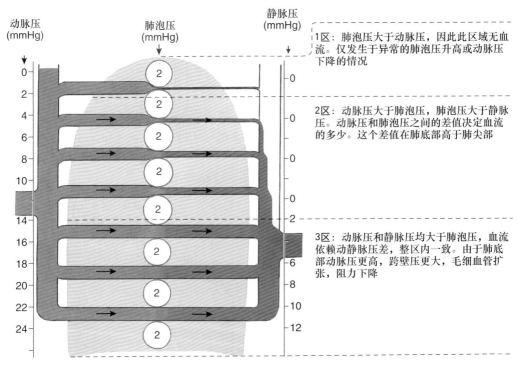

图 83.2 体循环和肺循环的血管压力（mmHg）——肺血流的分布

第 84 章

哮 喘

JESSE TUCKER 著

唐海燕 译；张 红 校

概述

哮喘是一种复杂的气道慢性疾病，以可变和反复发作的症状、**气流阻塞**、气道高反应性、平滑肌增生和潜在的炎性反应为主要特征。哮喘是一种常见疾病，近几十年来在全球范围内发病率不断上升，现在被认为是导致残疾、医疗花费和可预防性死亡的主要原因。在美国，哮喘的患病率和严重程度在某些弱势群体中最高，包括儿童、生活在贫困线以下的人群以及特定的少数群体（波多黎各人、黑人、非西班牙裔美国人）。非裔美国人比白种人更容易住院，而且因哮喘导致的死亡率更高。

多年来，哮喘的治疗主要针对潜在的过敏机制，但最近的研究表明，哮喘的异质性强，有各种病理生理机制、相关危险因素和分子 /临床表型。

病理生理学

哮喘的特点是由多种细胞和分子机制引起的阵发性气道阻塞、肺过度充气和气流受限（图84.1 和图 84.2）。主要免疫异常是下呼吸道的 **2型免疫反应**，由 $CD4^+$ 的 2 型 T 辅助细胞（Th2）和**免疫球蛋白 E（IgE）**介导。2 型免疫反应驱动一系列下游事件，包括 IgE 介导的超敏反应、气道上皮细胞的活化、效应细胞（肥大细胞、嗜酸性粒细胞和嗜碱性粒细胞）的趋化作用，以及上皮细胞和上皮下基质的重塑。聚集在哮喘和过敏性炎症中的**嗜酸性粒细胞**是最具特征性的细胞，它的存在通常与疾病的严重程度有关。**肥大细胞**的数量在哮喘患者气道中也会增加，可以发现其与气道平滑肌细胞密切相关。除了产生支气管收缩介质（如组胺、前列腺素和白三烯），肥大细胞还储存和释放肿瘤坏死因子 - α（TNFα），在炎性细胞的募集和激活以及气道平滑肌功能的改变中起到重要作用。

危险因素

哮喘是多种环境因素、宿主因素和遗传背景之间复杂相互作用的结果。哮喘的最强危险因素是**特应性**家族史，定义为具有针对特定过敏原的 IgE 抗体，这是发生过敏性疾病的先决条件。在成年人中，患哮喘的概率随着对常见过敏原的皮肤试验阳性数量的增加而增加。由于许多过敏性哮喘与对室内过敏原（包括屋尘螨、狗和猫的皮屑和蟑螂过敏原）过敏有关，婴幼儿时期过敏原暴露增加是哮喘发病率上升的一个驱动因素。其他环境暴露，包括职业暴露（如火灾、混合清洗剂、工业泄漏、护理和商业清洁职业）与新发哮喘风险增加有关。虽然人们普遍认为空气污染会加剧已有的哮喘，但很难证明空气污染会导致哮喘的发病。

生命早期的严重病毒感染，特别是呼吸道合胞病毒（RSV）和某些鼻病毒株的感染，与儿童哮喘的发生发展有关，甚至可能持续到成年。虽然人们不认为典型的细菌感染会导致哮喘，但非典型肺炎的两个原因——肺炎衣原体和肺炎支原体——与慢性喘息疾病的发生有关。

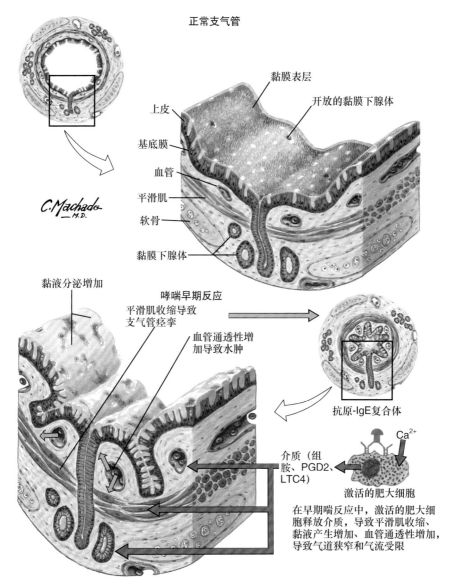

图 84.1　哮喘的气道病理生理改变

IgE，免疫球蛋白 E；LTC，白三烯；PGD，前列腺素

临床表现、评估和诊断

大多数哮喘患者有间断呼吸困难、咳嗽和（或）**喘息**，会打断正常、无症状的时期。急性加重时会出现呼吸困难和喘息，通常伴有呼气时相延长。感染、冷空气、运动或环境暴露是诱发因素。咳嗽可能伴有咳痰，并可在夜间或活动时加重。此外，一些患者在病情加重时出现束带状胸闷。除了上述这些症状，哮喘患者通常有其他过敏性疾病（湿疹、荨麻疹、特应性皮

炎），以及伴随鼻道炎症和鼻息肉的上呼吸道炎症和阻塞。许多不同的疾病可以与哮喘混淆，包括鼻-鼻窦炎、声带功能障碍、慢性阻塞性肺疾病（COPD）、囊性纤维化、支气管扩张、充血性心力衰竭、睡眠呼吸暂停、肺炎、变应性支气管肺曲霉菌病或真菌病（ABPA 或 ABPM）、作为 Samter 三联症一部分的阿司匹林过敏和结节病。

哮喘的临床检查通常从肺功能检查开始。最典型的表现是**阻塞性**通气功能障碍，并在给予支

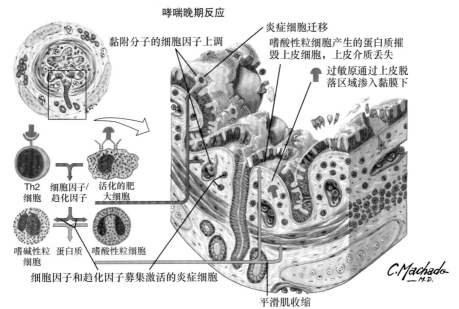

哮喘晚期反应

黏附分子的细胞因子上调

炎症细胞迁移
嗜酸性粒细胞产生的蛋白质摧毁上皮细胞，上皮介质丢失

过敏原通过上皮脱落区域渗入黏膜下

Th2细胞　细胞因子/趋化因子　活化的肥大细胞

嗜碱性粒细胞　蛋白质　嗜酸性粒细胞

细胞因子和趋化因子募集激活的炎症细胞

平滑肌收缩

哮喘晚期反应以细胞因子和趋化因子介导的炎症反应以及嗜酸性粒细胞和嗜碱性粒细胞介导的上皮损伤为主要特征

慢性哮喘

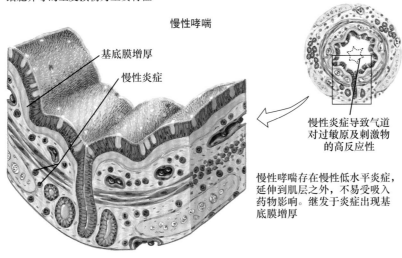

基底膜增厚

慢性炎症

慢性炎症导致气道对过敏原及刺激物的高反应性

慢性哮喘存在慢性低水平炎症，延伸到肌层之外，不易受吸入药物影响。继发于炎症出现基底膜增厚

图 84.2　哮喘的气道病理生理改变（续）
Th，T辅助细胞

气管扩张剂治疗后改善。定义为吸入 2～4 吸短效支气管扩张剂后，1 秒用力呼气容积（FEV1）增加＞12% 和 200 ml。轻度阻塞性通气功能障碍时，FEV1 与用力肺活量（FVC）的比值在基线时可能是正常的，唯一的异常是在肺容积中等范围内（FEV 25%～75%）时呼出气流下降。肺功能正常时，通过乙酰胆碱激发试验的反应性也可以做出诊断，阳性定义为 FEV1 较基线下降≥20%（详情见第 46 章）。

目前还没有血液检查可以诊断哮喘或评估其严重程度，但全血细胞计数（CBC）和分类有助于筛查嗜酸性粒细胞增多或严重贫血。过敏原检测对诊断哮喘没有作用，但有助于确认诱发呼吸道症状的可疑过敏物质。中度至重度持续性哮喘患者应测定血清总 IgE 水平，特别是考虑使用抗 IgE 单克隆抗体（奥马珠单抗）治疗或怀疑有变应性支气管肺霉菌病时。

在没有合并症或急性加重的情况下，哮喘患

者的胸部 X 线检查通常是正常的。对 40 岁以上新发、中度至重度哮喘的成年患者应进行胸片检查，以排除其他疾病（如伴有气管压迫的纵隔肿物、心力衰竭或 Churg-Strauss 综合征）。当常规胸片上发现的异常需要分辨或怀疑有其他病变，如支气管扩张、闭塞性细支气管炎、气管软化或累及中央气道的解剖异常时，可进行断层扫描成像（高分辨率 CT）。

治疗

哮喘的药物治疗包括慢性症状控制和制定**哮喘行动计划**来应对急性发作（图 84.3）。当前指南推荐以阶梯方式调整治疗，以减少日常症状和急性加重的风险，同时尽量减少药物的使用。一般来说，这样的计划包括日常使用的缓解病情的抗炎药物［如低剂量**吸入糖皮质激素（ICS）**］作为长期控制药，以及按需使用的短效**支气管扩张剂**（如沙丁胺醇）快速缓解发作性症状。使用计量吸入器（MDI）吸入的短效 β 受体激动剂（SABAs），包括沙丁胺醇和左旋沙丁胺醇，是快速缓解发作性症状的最主要的药物。也可以使用雾化溶液在急诊或住院环境中作为急性加重的快速治疗。

ICS 是疾病维持治疗的主要药物，可以减轻哮喘症状，改善肺功能，并减轻气道炎症。因此，这些药物被认为是所有需要使用大于 2 次 / 周 SABA 患者的一线治疗用药。全身用糖皮质激素仍然是治疗急性加重的主要药物，但因为存在多种不良反应，通常不用于长期治疗。长效 β 受体激动剂（LABAs）对长期症状控制有效，在改善哮喘控制和减少急性加重方面有一定作用，但必须告知患者 LABAs 不能作为急救药物。此外，只在合并使用 ICS 的情况下开具 LABA，并警告患者 LABA 单药治疗有潜在危险。对于急性哮喘发作，特别是难治性哮喘，其他有效的治疗包括静脉注射（IV）硫酸镁和吸入氦氧混合气（70% 氦气和 30% 氧气的混合物），混合气要和沙丁胺醇同时使用，以减少氧气的湍流。无创通气在哮喘中的应用并没有像在 COPD 或心衰患者中的应用一样得到充分的研究，但有必要在对药物治疗无效但还不需要插管的患者中尝试进行无创通气治疗。气管插管的适应证包括呼吸频率 / 呼吸努力下降、精神状态改变和进行性高碳酸血症或低氧血症。

白三烯调节剂（LTMs）作用于白三烯通路，该通路可介导支气管收缩、黏液分泌过多和气道平滑肌黏膜水肿。LTMs 具有一定的支气管扩张作用，可改善哮喘症状，减少加重频率，但通常不如 ICS 有效。LTMs 通常作为 ICS 治疗的辅助用药，但在运动诱发哮喘和哮喘症状相对较轻、不需要 ICS 治疗的患者中，可作为单药治疗。

奥马珠单抗是一种单克隆抗体，批准用于对吸入性抗原敏感、已有维持治疗控制不佳的中重度持续性过敏性哮喘患者。奥马珠单抗针对 IgE 的受体结合部分，阻止它与免疫细胞相互作用产生脱颗粒。其临床应用有限，因为费用高昂，在治疗期间需要进行监测，并需要仔细选择可能受益的患者。未来的治疗靶点包括白细胞介素 -5（IL5），可介导嗜酸性粒细胞增生，以及 IL13，可促进 B 细胞中 IgE 的产生、平滑肌收缩和嗜酸性粒细胞趋化剂的产生。

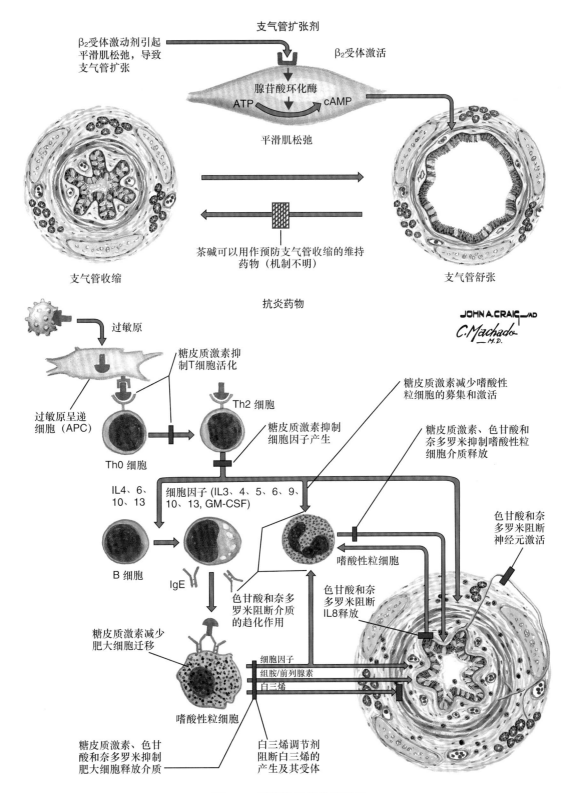

支气管扩张剂

β₂受体激动剂引起平滑肌松弛，导致支气管扩张

β₂受体激活

腺苷酸环化酶
ATP → cAMP

平滑肌松弛

茶碱可以用作预防支气管收缩的维持药物（机制不明）

支气管收缩

支气管舒张

抗炎药物

JOHN A.CRAIG_MD
C.Machado_M.D.

过敏原

糖皮质激素抑制T细胞活化

Th2 细胞

糖皮质激素减少嗜酸性粒细胞的募集和激活

过敏原呈递细胞（APC）

Th0 细胞

糖皮质激素抑制细胞因子产生

糖皮质激素、色甘酸和奈多罗米抑制嗜酸性粒细胞介质释放

IL4、6、10、13

细胞因子 (IL3、4、5、6、9、10、13, GM-CSF)

色甘酸和奈多罗米阻断神经元激活

B 细胞

IgE

嗜酸性粒细胞

色甘酸和奈多罗米阻断介质的趋化作用

色甘酸和奈多罗米阻断IL8释放

糖皮质激素减少肥大细胞迁移

细胞因子
组胺/前列腺素
白三烯

嗜酸性粒细胞

糖皮质激素、色甘酸和奈多罗米抑制肥大细胞释放介质

白三烯调节剂阻断白三烯的产生及其受体

图 84.3　哮喘药物的作用机制

ATP，腺苷三磷酸；cAMP，环磷腺苷；GM-CSF，粒细胞-巨噬细胞集落刺激因子；IgE，免疫球蛋白 E；IL，白介素；Th，T辅助细胞

第85章

慢性阻塞性肺疾病

MICHAEL MURN　著

余　勍　译；张　红　校

概述

慢性阻塞性肺疾病（**COPD**）是一种以气流受限为主要表现的进展性疾病。发病机制推测为对有害刺激的过度炎症反应，这些有害刺激会累及小气道和肺实质。持续刺激导致慢性不可逆转的变化，进而极大地影响生活质量。

COPD 最重要的病因是剂量依赖性的烟草暴露。其他病因虽然在 COPD 中的占比很小，也需要考虑，包括其他环境吸入暴露因素和遗传因素（如 α_1- 抗胰蛋白酶缺乏症）。

COPD 会导致慢性气流受限和症状。**COPD急性加重（AECOPD）**的定义是咳嗽和咳痰症状的突然恶化，无法通过门诊基础的治疗方案进行控制。最常见的急性加重的诱因是上呼吸道感染，而细菌感染引起的可能性几乎是病毒引起的 2 倍。稳定期 COPD 诊断和严重程度分级的金标准是**肺功能检查（PFT）**。

COPD 影响了大约 3000 万美国人。尽管是一种慢性病，由它导致的死亡在美国排在第四位。在世界范围内，COPD 也是导致死亡的主要原因之一，因此无论执业领域还是所在国家，所有临床医生都应充分了解这个疾病。

病理生理学

COPD 是由刺激物触发的不可逆的大气道或小气道阻塞的结果，刺激物引起的炎症反应持续时间比暴露时间长。反复暴露会导致慢性炎症，最终出现气道的纤维化，降低气道管腔口径，从而降低气流速度（图85.1）。这些变化会导致气道阻塞和气体交换受限。

从机制上讲，肺实质破坏导致保持气道开放的弹性回缩力减小（图85.2），气流受限随之产生。正如**泊肃叶定律**（Poiseuille's law）所预测的那样，随着气道半径的减小，阻力会增加 4 倍，大大降低了气体流速。最终，弹性回缩力大大降低，以致发生气道塌陷，随后的每次呼吸都无法将气体完全排出，造成气体滞留和肺体积增加。持续的过度充气导致膈肌低平，正如拉普拉斯定律所预测的那样，为重新获得机械优势并排出滞留的空气，身体会使用颈部、胸部和腹部的辅助呼吸肌，以产生更高的张力去重新打开气道。

随着肺实质的破坏，气体交换的总表面积减少。可以预见，这是一个在肺内分布不均一的异质性过程，导致明显的通气–灌注（V/Q）不匹配。

危险因素

到目前为止，最深入研究的危险因素是吸烟。虽然有剂量依赖关系，危险因素的因果关系中有显著的遗传和环境成分，导致个体差异很大。例如，年龄增加和男性已被确定为独立危险因素。在不吸烟的情况下，吸入呼吸道刺激物也可能是危险因素，例如室内炉灶和烧柴火。

个体基因与 COPD 发生及进展的相互关系也在不断研究中。研究最深入的遗传危险因素是 α_1- 抗胰蛋白酶缺乏症；这种蛋白酶保护组织免受弹性蛋白酶等酶的破坏，当缺乏抗胰蛋白酶时，弹性蛋白酶活性不受抑制，导致肺实质破坏。任何在 50 岁之前发病的 COPD 患者都应考

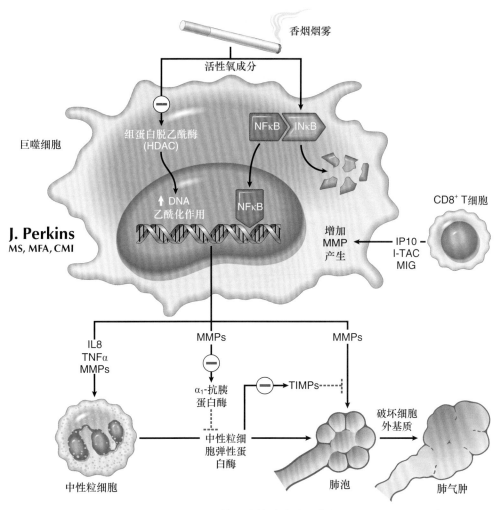

图 85.1　慢性阻塞性肺疾病：炎症

DNA，脱氧核糖核酸；IL，白介素；INκB，活化 B 细胞的核因子 κ - 轻链增强抑制剂；IP，干扰素 γ 诱导蛋白；I-TAC，干扰素诱导型 T 细胞 α - 趋化剂；MIG，γ 干扰素诱导的单核因子；MMP，基质金属蛋白酶；NFκB，活化 B 细胞的核因子 κ - 轻链增强剂；TIMPs，金属蛋白酶组织抑制剂；TNFα，肿瘤坏死因子 - α

虑这种遗传异常的可能。其他在临床上需要考虑的危险因素是职业和环境暴露，如金粉和煤尘，以及气道高反应性，如哮喘，但这些关联尚未得到明确的证实。

AECOPD 的危险因素包括年龄、既往 COPD 加重史、某些合并症（包括心力衰竭和糖尿病）、下呼吸道感染、药物依从性差和胃食管反流病（GERD）。

临床表现、评估和诊断

由于治疗是根据呼吸困难和咳嗽等主观症状的变化制定的，因此建立症状基线对于长期治疗至关重要。要记录的重要信息包括基线功能状态，如当前的运动能力和完成日常生活活动的能力。医生应询问咳嗽的性质、持续时间和痰量，以及最近的任何变化。应询问既往与呼吸相关的住院信息，这是评估未来住院风险的最佳预测指标。最后，临床医生应当讨论当前的治疗方案，包括依从性和有关治疗方案的问题，因为许多 AECOPD 事件源于缺乏依从性或不正确的吸入技术。

患者的一般情况随疾病的严重程度不同而不同，轻者外观正常，重者全身消瘦、三脚架体位

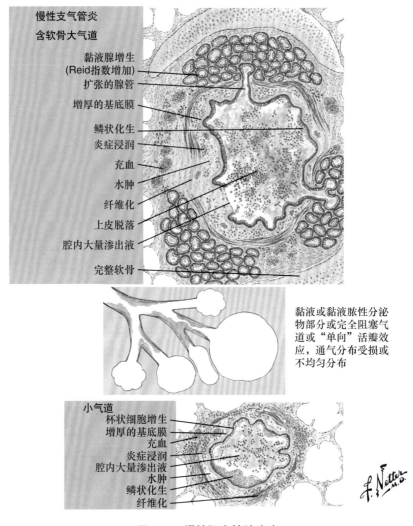

慢性支气管炎
含软骨大气道

黏液腺增生
(Reid指数增加)

扩张的腺管

增厚的基底膜

鳞状化生

炎症浸润

充血

水肿

纤维化

上皮脱落

腔内大量渗出液

完整软骨

黏液或黏液脓性分泌
物部分或完全阻塞气
道或"单向"活瓣效
应,通气分布受损或
不均匀分布

小气道
杯状细胞增生
增厚的基底膜
充血
炎症浸润
腔内大量渗出液
水肿
鳞状化生
纤维化

图 85.2 慢性阻塞性肺疾病

（以两手掌或两肘部支撑体重的前倾体位）和肢端发绀。在肺部体格检查中，可以听到喘息、湿啰音和呼气相延长，提示气体流速减慢和气体滞留（详见第 24 章）。

COPD 评估的金标准是肺功能检查（PFT），第 1 秒用力呼气容积（FEV1）和 FEV1 与用力肺活量（FVC）比值的变化显示有明显的阻塞性特征（详见第 46 章）。肺功能检查是**全球慢性阻塞性肺疾病倡议（GOLD）**标准中的主要分类标准之一。诊断阈值是 FEV1/FVC < 0.70。疾病严重程度按 FEV1 占预计值百分比进行分级。通常，COPD 在 FEV1 占预计值 > 80% 时被称为轻度，在 50% ～ 80% 之间被称为中度，在 30% ～ 50% 之间被称为重度，在 < 30% 时被称为极重度。虽然 PFT 在门诊治疗中很有用，但在急性加重的情况下不推荐进行。如前所述，对于 50 岁之前发生 COPD 的患者，临床医生应考虑检测 α_1- 抗胰蛋白酶。

AECOPD 的诊断需要病史中存在呼吸困难加重、咳嗽加重或痰量和性质发生变化。胸片可显示肺过度充气，并且可以揭示潜在的急性加重的诱因，并帮助排除引起呼吸困难的其他原因，包括急性失代偿性心力衰竭、气胸或胸腔积液（图 85.3）。动脉血气分析可以确定高碳酸血症的程度，并证明呼吸急促等代偿机制的有效性，以及是否需要呼吸支持。

上叶

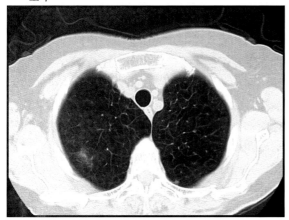

中叶

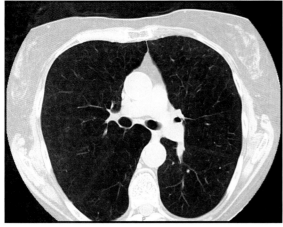

下叶

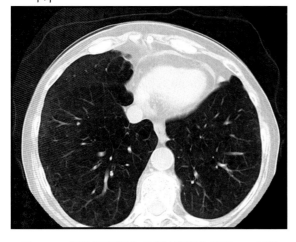

图 85.3 慢性阻塞性肺疾病肺部高分辨率 CT 扫描
CT 扫描显示肺上野（上叶和中叶）和下野（下叶）严重的全小叶的肺气肿

治疗

COPD 的治疗应分为急性期和慢性期/稳定期的治疗。已证明只有三种干预措施可以降低死亡率：戒烟，静息时氧饱和度 < 88% 的氧疗，以及对以上叶为主的亚型的肺气肿患者行**肺减容手术**。

COPD 治疗中使用的主要药物类别是 **β₂ 受体激动剂、抗胆碱能药和糖皮质激素**。这些药物旨在减少会导致进行性气道破坏的慢性炎症，并增加气道管腔的口径以改善气流速度。具体用药的选择应基于当地的条件、个体症状和经济因素而定。此外，虽然目前没有直接证据证明可降低死亡率，仍建议 COPD 患者每年接种流感疫苗、进行肺康复治疗。

急性加重的治疗包括频繁吸入短效 β₂ 受体激动剂（如沙丁胺醇）和抗胆碱能药物（如异丙托溴铵），全身使用糖皮质激素，氧疗以维持脉氧饱和度（SpO_2）> 88%。对于中重度急性加重的患者，可根据当地耐药情况使用抗生素。对于无合并症的病例常用的抗生素为多西环素或阿奇霉素，对于有合并症的病例可选用阿莫西林-克拉维酸或左氧氟沙星。对于有铜绿假单胞菌危险因素的患者应使用对该类菌有抗菌活性的抗生素。呼吸衰竭的患者应考虑进行**无创正压通气**。如果即将出现严重呼吸衰竭，则应考虑气管插管和机械通气。

稳定期 COPD 治疗基于 GOLD 标准，根据病情严重程度逐渐增加药物。这些治疗方式的目标是控制症状，并降低急性加重的严重程度和频率。对于 GOLD 分级中 1 级和 2 级的患者，可初始选择短效 β₂ 受体激动剂（沙丁胺醇、特布他林）或抗胆碱能药物，根据症状按需使用。随着症状变得更加持续存在，医生可以选用长效抗胆碱能药物（噻托溴铵、乌美溴铵、阿地溴铵）和（或）长效 β₂ 受体激动剂（沙美特罗、福莫特罗、奥德特罗）。一旦 FEV1 降低 < 50%（GOLD 3 级和 4 级），应加用吸入性糖皮质激素。

治疗也可以通过 GOLD "ABCD" 分组进一步细化。"ABCD" 分组是根据症状的严重程度（根据 CAT 评估分为症状少组和症状多组）和急性加重风险（急性加重风险低组和急性加重风险高组）对 COPD 患者进行分组。"A" 组（症状少，急性加重风险低）初始治疗为按需使用短效支气管扩张剂；"B" 组（症状多，急性加重风险低）初始治疗可使用长效 β_2 受体激动剂或抗胆碱能药；而 "C" 组（症状少，急性加重风险高）初始治疗建议使用长效抗胆碱能药物；"D" 组（症状多，急性加重风险高）初始治疗可选择使用长效抗胆碱能药物、联合使用长效抗胆碱能药物和 β_2 受体激动剂，或联合使用长效 β_2 受体激动剂和吸入性糖皮质激素。在治疗中仍出现急性加重，可能需要额外加用上述药物。

在反复加重患者中，可能会考虑更进一步的治疗，如**罗氟司特**。它是一种选择性 4 型磷酸二酯酶抑制剂，可能有助于减少急性加重。肺康复治疗可帮助 COPD 患者减轻症状并防止病情恶化。外科肺减容手术适用于伴有严重空气滞留、上叶分布为主的肺气肿、FEV1 < 30% 预计值且活动耐力差的患者，该手术可延长患者寿命。

第86章

囊性纤维化

ANNE M. MATHEWS 著

余 劲 译；张 红 校

概述

囊性纤维化（CF）是一种多脏器受累的疾病，可累及肺、消化系统（包括肝）、汗腺和生殖系统。囊性纤维化患者的氯和钠在分泌性上皮细胞中存在转运异常，导致支气管、胆道、胰腺、肠道和生殖系统中的分泌物增厚、黏稠（图86.1）。尽管该疾病是全身性疾病，进展性的肺病仍然是发病和死亡的主要原因。因此，本章将重点介绍 CF 相关鼻窦和肺部疾病的病理生理学、临床表现、评估和诊断。

CF 是白种人中最常见的致命的常染色体隐性遗传病。据报道，在活胎中发病率为 1/（2500～3000）。近年来，由于对导致囊性纤维化的遗传基础有了更好的了解，使其在其他族裔中更多被发现。大约 7% 的囊性纤维化患者在成年后才被诊断出来。根据囊性纤维化基金会 2014 年在美国、加拿大和欧洲 CF 中心的登记报告，其中位生存期约为 40 岁。女性似乎比男性有更高的发病率和死亡率，这已在人群中得到证实。目前提出的可能的潜在机制假说是由于雌激素的促炎作用。

CF 的进展可以在一个高度可变的时间过程中发生，从出生后的几个月到几十年不等。患者最终会发展为具有一系列特征性细菌菌群分布的慢性呼吸道感染。大多数 CF 患者会发生气道内的慢性细菌感染，每种细菌类型的流行率随患者年龄而异。最后，慢性呼吸道感染和气道阻塞导致进行性呼吸功能不全和最终的**呼吸衰竭**。

遗传学和病理生理学

CF 器官功能障碍的发病机制尽管已经在人类和动物模型［特别是 CF 跨膜传导调节因子（CFTR）敲除小鼠］中进行了研究，但仍知之甚少。CF 是由 7 号染色体上编码 **CFTR 蛋白**的单个大基因的突变引起的（图86.2）。CFTR 作为受调节的氯离子通道，也可能反过来调节细胞表面其他氯离子和钠离子通道的活性。已经发现有超过 2000 种突变，根据特征分为 5 类，包括不能合成、合成减少、加工缺陷、调节缺陷和传导缺陷。基因突变的最终结果是气道分泌物发生改变，变得黏稠且难以清除。除了分泌物变黏稠外，气道 pH 的改变和黏液纤毛运输的缺陷也在疾病进展中起作用。

分泌物黏稠和慢性炎症导致慢性气道阻塞。CF 气道分泌物的物理和化学性质异常导致独特的细菌慢性感染，特别是**假单胞菌属**，但也包括流感嗜血杆菌、金黄色葡萄球菌和洋葱伯克霍尔德氏菌复合体。其他常见的病原微生物包括嗜麦芽窄食单胞菌、木糖氧化产碱杆菌和克雷伯菌属。此外，非结核分枝杆菌和真菌（如曲霉菌）也会导致 CF 患者的感染。

一旦发生感染，炎症细胞，特别是中性粒细胞会大量浸润到肺组织中。然而，中性粒细胞无法控制细菌并随后释放弹性蛋白酶，抑制肺的抗蛋白酶活性并导致组织破坏。此外，大量脱氧核糖核酸（DNA）和细胞质基质蛋白通过中性粒细胞脱颗粒释放，导致气道分泌物黏性增加。

慢性炎症导致气道损伤，引起气道重塑和纤维化，最终发展为不可逆的**支气管扩张**和进行性呼吸衰竭。肺实质内，通常在扩张的气道内和周围都填充有大量脓性分泌物（图86.3）。气道上皮增生伴有糜烂和鳞状上皮化生，同时还有黏膜下腺肥大和气道平滑肌增生。疾病晚期可以出现

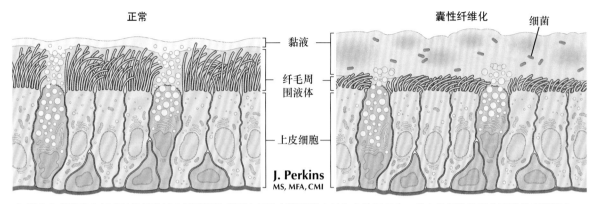

正常　　　　　　　　　　　　　　　　　　　　　　囊性纤维化　　　　　细菌

黏液

纤毛周围液体

上皮细胞

J. Perkins
MS, MFA, CMI

气道上皮的异常电解质运输导致纤毛周围液体 (PCL) 层和气道黏液中钠和水的净吸收。较小的PCL体积会导致纤毛滞留在顽固的黏液中，从而影响有效的黏液清除

图 86.1　异常的电解质运输

低氧血症、高碳酸血症，发展为肺动脉高压。

临床表现、评估和诊断

最常见的症状和体征包括持续肺部感染、胰腺功能不全和汗液氯化物水平升高。然而，许多患者症状轻微或不典型，因此即使只出现某些常见表现，临床医生也应保持对 CF 的警惕性。经典囊性纤维化诊断时常有不止一个器官系统受累且诊断测试呈阳性，常见为汗液氯化物检测。非经典囊性纤维化的患者特征是病变较轻，局限于一个器官系统或诊断测试结果不确定。

肺功能检查（PFT）在确定预后和评估治疗效果方面起着关键作用。早期表现为残气量 / 肺总量增加。随后的变化表现出阻塞型通气功能障碍，包括第 1 秒用力呼气量（FEV1）和 FEV1/用力肺活量（FVC）下降，以及由于过度充气导致的肺总量增加（详见第 46 章）。肺功能检查也可用于评估急性加重。

治疗

已经研究了多种用于治疗 CF 相关肺疾病的方法并且证明是有效的。这些方法包括机械气道廓清、抗菌药物、支气管扩张剂、氧疗、黏痰溶解剂和其他新疗法。

抗生素尚未得到充分验证，但标准做法是在急性加重期，除了应用针对经培养确认的微生物的治疗外，还同时使用两种抗假单胞菌抗生素。抗生素疗程存在相当大差异，没有经过验证的研究明确阐述抗生素的疗程。口服抗生素可用于治疗有明确培养结果的轻度急性加重。吸入抗生素不是替代品，而是作为辅助治疗和维持治疗。吸入治疗，如妥布霉素、氨曲南和黏菌素，可以改善肺功能，提高生活质量，用于维持治疗时减少急性加重。也可以间断口服阿奇霉素治疗。没有证据支持长期抗葡萄球菌或抗假单胞菌治疗有效。

其他常用的长期治疗包括有气道高反应证据时使用支气管扩张剂。吸入性糖皮质激素的使用没有足够的证据，全身性糖皮质激素不适用于维持治疗。大剂量 NSAID 已被证实可用于儿童的长期治疗。黏液清除剂具有良好的安全性，包括链道酶、高渗盐水、胸部理疗和震动装置。这些治疗可用于改善气道廓清并减少急性加重的频率和持续时间。所有患者都应接种 PCV12 和 PPSV23 肺炎球菌疫苗，并每年接种流感疫苗。

在过去的十年中，已经实施了针对特定基因突变的新疗法。伊伐卡托（ivacaftor）于 2012 年获得批准，可增加通过功能异常离子门的离子流量。该药物后来与 lumacaftor（一种旨在增加 CFTR 通道的细胞表面密度的药物）结合，为具有细胞表面定位突变的患者提供治疗。

双侧肺移植仍然是终末期 CF 患者的一种选

CFTR突变类型

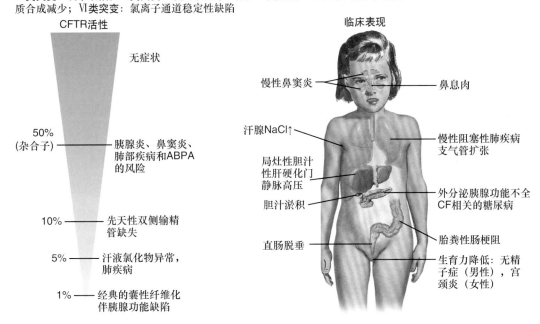

Ⅰ类突变：由于转录缺陷导致蛋白质合成缺陷；Ⅱ类突变：蛋白质成熟和降解缺陷；Ⅲ类突变：调节缺陷；Ⅳ类突变：氯离子传导不良；Ⅴ类突变：由于转录减少，蛋白质合成减少；Ⅵ类突变：氯离子通道稳定性缺陷

CFTR活性

无症状

50%（杂合子）—— 胰腺炎、鼻窦炎、肺部疾病和ABPA的风险

10% —— 先天性双侧输精管缺失

5% —— 汗液氯化物异常，肺疾病

1% —— 经典的囊性纤维化伴胰腺功能缺陷

临床表现

慢性鼻窦炎

鼻息肉

汗腺NaCl↑

慢性阻塞性肺疾病支气管扩张

局灶性胆汁性肝硬化门静脉高压

胆汁淤积

外分泌胰腺功能不全CF相关的糖尿病

直肠脱垂

胎粪性肠梗阻

生育力降低：无精子症（男性），宫颈炎（女性）

发病机制

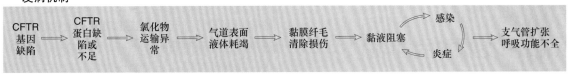

CFTR基因缺陷 ⇒ CFTR蛋白缺陷或不足 ⇒ 氯化物运输异常 ⇒ 气道表面液体耗竭 ⇒ 黏膜纤毛清除损伤 ⇒ 黏液阻塞 ⇒ 感染 / 炎症 ⇒ 支气管扩张呼吸功能不全

图 86.2　囊性纤维化（CF）的病理生理学和临床表现
ABPA，过敏性支气管肺霉病；CFTR，CF 跨膜传导调节因子

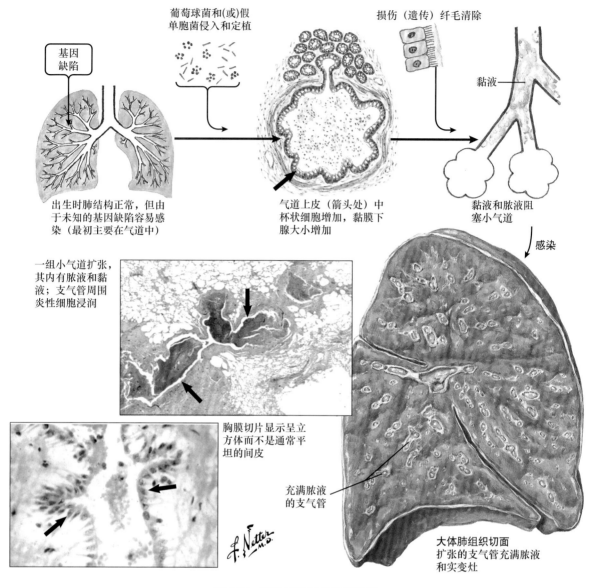

葡萄球菌和(或)假单胞菌侵入和定植

损伤（遗传）纤毛清除

基因缺陷

黏液

出生时肺结构正常，但由于未知的基因缺陷容易感染（最初主要在气道中）

气道上皮（箭头处）中杯状细胞增加，黏膜下腺大小增加

黏液和脓液阻塞小气道

感染

一组小气道扩张，其内有脓液和黏液；支气管周围炎性细胞浸润

胸膜切片显示呈立方体而不是通常平坦的间皮

充满脓液的支气管

大体肺组织切面扩张的支气管充满脓液和实变灶

图 86.3 囊性纤维化的发病机制

择，其生存率优于其他疾病的肺移植生存率，平均存活时间为 8.3 年。

其他器官受累和注意事项

囊性纤维化是一种多器官受累的慢性疾病，CFTR 通道在其他器官系统中起着关键作用。最常受影响的是胃肠道，囊性纤维化患者可发生肠梗阻、局灶性肝硬化和胆石症。囊性纤维化是儿童肝移植的主要适应证之一，肝衰竭是由黏稠分泌物阻塞胆管引起的。**胰腺功能不全**也是重要的表现，会导致脂肪吸收不良、脂溶性维生素的丢失、与囊性纤维化相关的糖尿病。鼻窦疾病导致慢性鼻窦炎和鼻息肉。由于男性先天性双侧输精管缺失和女性宫颈黏液增厚，囊性纤维化患者也可能难以生育。

第 87 章

睡眠呼吸暂停

KARTIK N. RAJAGOPALAN · DIANNE M. AUGELLI　著

余　勍　译；张　红　校

概述

睡眠呼吸暂停，或称睡眠呼吸障碍（SDB），是一种导致睡眠期间正常呼吸中断的疾病，包括中枢性睡眠呼吸暂停（CSA）和阻塞性睡眠呼吸暂停（OSA）。CSA 由大脑呼吸控制中枢失调引起，不伴有任何结构性气道疾病。CSA 可以是原发性（特发性）的，也可以继发于中枢神经系统损伤（包括毒素）、充血性心力衰竭、心房颤动或肾衰竭等疾病。CSA 的治疗包括治疗基础疾病以及正压通气治疗。本章将主要关注 OSA，它由睡眠期间上呼吸道塌陷引起，占 SDB 的绝大部分。

随着**肥胖**发病率的增加，OSA 的发病率也在增加，一些研究估计其在成年人中的发病率为 2% ~ 4%。男性发病率高，随年龄增长发病率增高。

危险因素和病理生理学

OSA 源于**不稳定的上气道**。由于在睡眠期间维持上气道张力的神经冲动减少，危险因素会进一步削弱上气道张力，促进气道塌陷。当上气道张力降低与腔外压力增加相结合时，气流被阻断。努力呼吸对抗短暂的气道阻塞会出现打鼾和胸内压变化。神经肌肉冲动导致呼吸暂停事件自行终止，恢复气道通畅（图 87.1）。

呼吸暂停发作引起低氧血症和高碳酸血症，颈动脉化学感受器可以感知这些变化，然后向大脑中的各种氧敏感和二氧化碳敏感的神经元发出信号，引起交感神经兴奋，导致大量微觉醒。交感神经系统的反复刺激会导致 OSA 最常见的表现之一——日间**高血压**，大约一半的 OSA 患者都有高血压。事实上，交感神经活性增加也会导致 OSA 患者的血管紧张素 II 和醛固酮水平升高。

在呼吸暂停或低通气事件期间，胸内压的急剧下降导致肺循环中的血液淤积，左心室前负荷减低，每搏输出量随之降低。降低的每搏输出量反过来导致反射性全身血管收缩，增加心脏后负荷。这些短暂的后负荷增加以及由 OSA 引起的高血压，会导致患者出现心脏收缩和舒张功能障碍。此外，**交感血管收缩**导致冠状动脉灌注减少，同时左心室后负荷增加，最终导致心肌缺血和心律失常，包括缓慢型心律失常和心房颤动 / 扑动。睡眠期间气道阻塞，导致低氧血症加重，引起**肺血管收缩**，从而重塑并增加肺血管压力，导致右心室功能障碍。

OSA 最常见的危险因素是肥胖。咽部脂肪沉积会导致腔外压力增加和上呼吸道塌陷。躯干肥胖会导致胸外压力增加，胸部顺应性降低，从而产生胸内负压。其他重要的危险因素是颅面异常，例如小下颌，或导致气道狭窄的上颌骨后倾。

临床表现、评估和诊断

OSA 最常见的症状是**白天过度嗜睡**。尽管患者认为有充足的睡眠，仍可能出现。其他症状包括夜尿增多、晨起头痛、注意力下降、记忆力减退、性欲减退和易怒。非常重要的是，如果患者有同睡的人，可以询问此人患者是否打鼾、是否在睡眠期间发出倒抽气声 / 窒息声，或者在

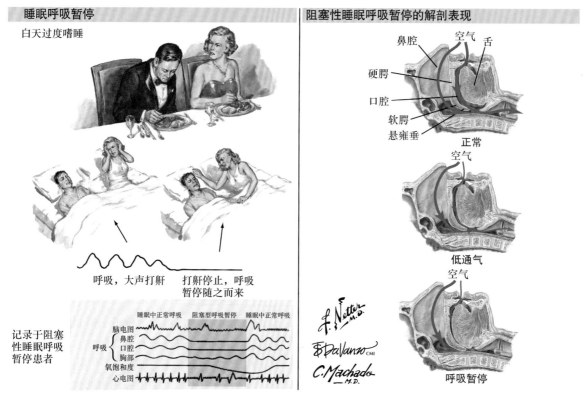

睡眠呼吸暂停

白天过度嗜睡

呼吸，大声打鼾　打鼾停止，呼吸暂停随之而来

记录于阻塞性睡眠呼吸暂停患者

脑电图
鼻腔
口腔
胸部
氧饱和度
心电图

睡眠中正常呼吸　阻塞型呼吸暂停　睡眠中正常呼吸

阻塞性睡眠呼吸暂停的解剖表现

鼻腔　空气　舌
硬腭
口腔
软腭
悬雍垂

正常
空气

低通气
空气

呼吸暂停

图 87.1　阻塞性睡眠呼吸暂停

短时间内呼吸停止（图 87.1）。患者在就诊时可能 OSA 尚未确诊，但已经出现并发症；因此对于没有其他明确原因的充血性心力衰竭、难治性高血压、心房颤动或肺动脉高压的患者，应考虑进行 OSA 检查。需要注意的是，生活在高海拔地区的患者可能会出现呼吸暂停和代偿性过度通气，称为高海拔呼吸，是 CSA 的一个已知亚类。

　　疑似 OSA 的患者需接受**多导睡眠图（PSG）**检查，通常称为睡眠监测，这是诊断 OSA 所必需的。传统上 PSG 需要在有技术支持的睡眠实验室中进行，但现在也可以使用便携式设备在家中进行监测。家庭睡眠监测虽然监测的临床参数较少，但可以安全地用于没有已知心肺疾病的中、高可能性的 OSA 患者。在睡眠监测期间可以监测各种生理参数，包括气流、氧饱和度和呼吸努力。PSG 可以测定患者的**呼吸暂停 / 低通气指数（AHI）**，即每小时发生气道阻塞事件的次数。OSA 的严重程度可由 AHI 进行分级：5 ～ 15 个事件为轻度，15 ～ 29 个事件为中度，> 30

个事件为重度。虽然 AHI ≥ 5 可证实 OSA 的诊断，但 OSA 综合征的临床定义为 AHI ≥ 5 且有合并症，如嗜睡、高血压、情绪障碍、认知功能障碍、冠状动脉疾病、脑卒中、充血性心力衰竭、心房颤动或 2 型糖尿病。或者 OSA 可以定义为在没有任何症状的情况下 AHI ≥ 15 或更高。

治疗

　　正压通气（PAP）是 OSA 最标准和最有效的治疗方法。正压通气旨在克服导致气道塌陷的腔外力，包括几种不同的模式：持续气道正压（CPAP）、双水平气道正压（BiPAP），或自动调定式气道正压（APAP）。这些模式可以通过鼻或口–鼻面罩实现。通常首选 CPAP，BiPAP 是二线治疗，用于那些因高压呼气困难而不能耐受 CPAP 的患者和患有通气不足的患者，如肥胖低通气和神经肌肉病。此外，由于睡眠期间气道张力的变化，在夜间的不同时间点将气道打开所需的压力也可能不同。如果无法进行实验室内滴定，也可以使用 APAP 模式，它可以根据患者的呼吸暂停 / 低通气事件滴定正压。进行正压通气后，必须在后续访视中了解患者的依从性、嗜睡的解决情况以及患者和一起入睡者的满意度。

除了 PAP，患者还必须进行**行为矫正**以改善睡眠卫生。肥胖患者应开始减肥计划，并应劝告所有患者睡前避免摄入咖啡因、尼古丁和酒精，并仅在床上睡觉。用于重新定位下颌骨或舌以增加气道口径的口腔矫正器可用于轻度至中度 OSA，并且也是不耐受或气道正压通气治疗失败的中度和重度 OSA 患者的一种选择（图 87.2）。

手术治疗也是 OSA 的一种选择，适用于其他无创治疗失败的患者。这些手术可能涉及上呼吸道重建或下颌 / 上颌前移。新的治疗方式，例如舌下神经刺激器，也可能适用于传统疗法失败的患者。减肥手术在常规治疗 OSA 病例中并不常见，但可以作为 PAP 的辅助手段：体重指数（BMI）≥ 40 kg/m^2，或 ≥ 35 kg/m^2 且有合并症，并无法自行减轻体重的患者应考虑进行。用于治疗 OSA 的药物很少，鼻用皮质类固醇治疗可能对鼻炎患者有所帮助。仅仅氧疗对治疗 OSA 没有帮助，反而可能会延长呼吸暂停，从而加重睡眠期间的高碳酸血症。

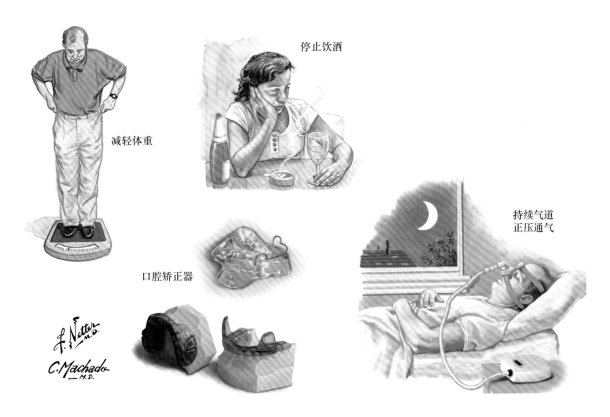

图 87.2　**阻塞性睡眠呼吸暂停的治疗**

第 88 章

弥漫性肺实质疾病

MARY ELIZABETH CARD　著

余　勍　译；张　红　校

概述

弥漫性肺实质疾病（DPLD），或称间质性肺疾病（ILD），指的是一组由 > 100 种不同疾病组成的异质性疾病，在肺实质中有不同程度的炎症和纤维化，肺泡、外周气道和血管均可能受累。诊断主要基于患者的临床表现和影像学检查，包括胸片和高分辨率 CT（HRCT），有时诊断需要组织病理学检查结果（图 88.1 和图 88.2）。一般来说，DPLD 的自然病程差异很大，以炎症性肺实质病变为主的患者可以完全康复，而终末期纤维化可导致患者死亡。患者的治疗应以稳定病情和预防进展为目标。通常根据患者特定的 DPLD 诊断、呼吸状况、合并症和个人情况进行个体化管理。

病理生理学和危险因素

DPLD 是指一类病因广泛的肺部疾病，每一种疾病都有其独特的病理生理学特点。发展为 DPLD 的危险因素包括：①暴露于有害环境和（或）职业暴露；②遗传易感性；③合并症，如胶原血管病；④感染；⑤基于基因组学的异常修复反应，最终导致肺实质持续炎症和重塑。

分类

DPLD 诊断具有挑战性，因为它需要综合临床、放射学和组织病理学结果（表 88.1）。从广义上讲，DPLD 可以分为已知病因和未知原因的肺部疾病。已知原因包括尘肺病（例如石棉、硅、硬金属、煤炭粉末）、结缔组织病相关的 DPLD（CTD 相关 DPLD）、过敏性肺炎（例

如鸟、干草、真菌、分枝杆菌）。

未知病因（特发性）的 DLPD 分类系统复杂，并且经历了多次修订。2013 年发布的最新且广为接受的共识指南将**特发性间质性肺炎（IIPs）**分为三大类：常见的 IIPs、罕见的 IIPs 和不可分类的 IIPs。常见的 IIPs 包括：慢性纤维化性肺疾病，如**特发性肺纤维化（IPF）**和**非特异性间质性肺炎（NSIP）**；吸烟相关肺疾病，如呼吸性细支气管炎伴间质性肺疾病（RB-ILD）和脱屑性间质性肺炎（DIP）；急性和亚急性 IIPs，如**急性间质性肺炎（AIP）**和隐源性机化性肺炎**（COP）**。罕见的 IIPs 包括淋巴细胞性间质性肺炎（LIP）和特发性胸膜肺实质弹性纤维增生症（PPFE）。最后，不可分类的 IIPs 包括那些由于现有临床数据之间存在不一致或表现为多种疾病模式，导致临床、影像学资料不充分或组织病理学检查不足以做出确切诊断的 DPLD。

临床表现、评估和诊断

不同形式的 DPLD 可能需要截然不同的治疗和管理策略，特别需要不断通过由临床医生、影像科医生和病理科医生（需要时）组成的多学科讨论（MDD）共同决定。

详细的临床资料是诊断 DPLD 的最重要工具。DPLD 患者通常表现为劳力性呼吸困难和干咳，症状会在数月至数年内进展。但也有例外，例如 AIP、急性嗜酸性粒细胞性肺炎、急性过敏性肺炎、弥漫性肺泡出血、药物反应所致 COP 和急性加重。急性 DPLD 时，如果患者在使用抗生素或利尿剂后症状没有改善，临床医生可能会考虑到 DPLD 的诊断。其他非特异性全身症状包

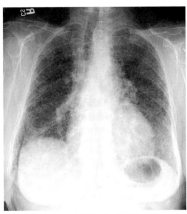

后前位胸片显示具有典型蜂窝表现的
广泛肺纤维化

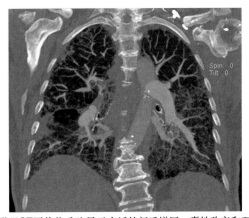

胸部增强CT冠状位重建显示广泛的间质增厚、囊性改变和双侧
蜂窝改变，囊性改变累及上肺多于下肺。右侧胸壁可见融合性
胸膜增厚

图 88.1　严重肺纤维化

非特异性间质性肺炎

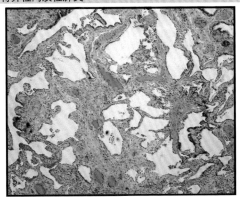

纤维化型NSIP表现，可见肺泡壁因致密纤维化均匀
增厚。肺的结构相对保留，致密纤维化的形成时间
大致相同。不存在成纤维细胞灶，纤维化型NSIP很
难与UIP可靠区分

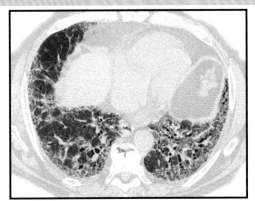

HRCT 显示双侧对称磨玻璃影伴牵拉性支气管扩张、
肺容积减少。不存在蜂窝表现

呼吸性细支气管炎合并ILD

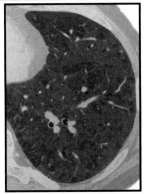

HRCT 显示散在分布的磨玻璃影和
一些边界不清的结节影

淋巴细胞性间质性肺炎

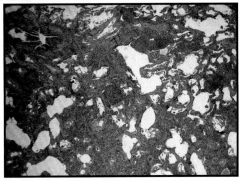

弥漫性淋巴细胞浸润，伴有反应性滤泡延伸穿过肺间质。
间质中有混合的淋巴细胞和浆细胞

图 88.2　特发性间质性肺炎

HRCT，高分辨 CT；NSIP，非特异性间质性肺炎；UIP，寻常型间质性肺炎

表 88.1　特定弥漫性肺实质疾病（DPLDs）的分类和特征

临床诊断	临床过程	体格检查	组织学类型	影像学表现	肺泡灌洗（BAL）细胞学分析
已知病因的 DPLD，尘肺病					
慢性铍病（CBD）	暴露病史			肺门淋巴结肿大；沿支气管血管束分布的结节影	细胞形态一致；淋巴细胞增殖试验阳性
石棉肺	暴露病史；逐渐出现的呼吸困难			不规则的线状阴影伴以背侧胸膜下为主的小叶间隔增厚，胸膜斑	除外感染，出血和恶性疾病
硅沉着病（矽肺）	暴露病史；逐渐出现的呼吸困难			上肺野和中肺野区域分布的实性、边界清楚的结节	含二氧化硅的巨噬细胞，除外感染，出血和恶性疾病
已知病因的 DPLD，CTD 相关的 DPLD					
结缔组织疾病 • 类风湿关节炎（RA） • 系统性硬化症（SSc） • 系统性红斑狼疮（SLE） • 多发性肌炎/皮肌炎（PM/DM） • 原发性干燥综合征 • 混合性结缔组织病 • 未分化的结缔组织病	快速起病，迅速恶化 胸膜炎（SLE, RA） 眼部症状 皮疹 胃食管反流病，吞咽困难（硬皮病） 雷诺现象 关节痛，关节炎 晨僵 干燥症状（干燥综合征） 肌痛，肌肉无力 年轻，女性	肺部听诊可闻及胸膜摩擦音（RA, SLE） 结节性红斑 毛细血管扩张（硬皮病） 钙沉着症（硬皮病，PM/DM） 皮下结节（RA） 皮肤紧绷，手指溃疡（硬皮病） 巩膜炎（SLE） 干燥性角结膜炎 肝肿大 滑膜炎，关节炎 心包摩擦音（SLE） 雷诺现象 干燥性角结膜炎（干燥综合征） 唾液腺肿大（干燥综合征） 向阳性皮疹（PM/DM） Gottron 丘疹（PM/DM） 技工手（PM/DM） 肌肉无力，肌炎（PM/DM）		磨玻璃影 胸腔积液 心包积液 心包增厚 食管扩张 HRCT 上呈 NSIP 表现	除外感染，出血和恶性疾病

（续表）

临床诊断	临床过程	体格检查	组织学类型	影像学表现	肺泡灌洗（BAL）细胞学分析
已知病因的 DPLD，过敏因素					
过敏性肺炎（HP）	暴露后出现，呈急性或慢性过程；但值得注意，多达 30% 的组织学证实有过敏性肺炎的患者没有暴露史	肺部听诊可有异常呼吸音		急性：双侧分布的磨玻璃影和边界不清的小叶中心小结节；慢性：网格状纤维化伴 / 不伴蜂窝样改变，以及牵拉性支气管扩张伴 / 不伴磨玻璃影，上叶分布为主	淋巴细胞 > 15%（> 50% 更加支持诊断）除外感染、出血和恶性疾病
嗜酸性粒细胞性肺炎（EP）	胸片可见弥漫浸润影，激素治疗快速起效			双侧外周胸膜下变影	> 1% 嗜酸性粒细胞（> 25% 嗜酸性粒细胞对急性 / 慢性 EP 有诊断意义）
药物反应	快速起病，迅速恶化，有用药史			可以出现类似于各种 ILD 的影像表现	> 15% 淋巴细胞；出血；除外感染和恶性疾病
特发性，常见，呈纤维化表现					
特发性肺纤维化（IPF）	• 年龄 > 70 • 男性 • 亚急性 / 慢性起病的呼吸困难 • 干咳	• 肺部听诊双肺底可闻及撕裂样湿啰音 • P2 亢进 • 杵状指	UIP	常见网格影，牵拉和支气管扩张，主要分布在外周，胸膜下和基底部，可不对称和呈片状分布，很少或无磨玻璃影	> 3% 中性粒细胞
非特异性间质性肺炎（NSIP）	• 年龄 40～50 岁，儿童也可发病 • 男性 = 女性 • 亚急性起病的呼吸困难、咳嗽、乏力、体重减轻	基底部湿啰音	NSIP	双侧磨玻璃影，不规则网格影伴牵拉性支气管扩张和细支气管扩张。主要分布在外周，胸膜下，基底部，呈对称、均匀分布，纤维化主要分布在基底部，通常呈对称分布，蜂窝影不常见	典型的 BAL 细胞分类，除外感染、出血和恶性疾病

（续表）

临床诊断	临床过程	体格检查	组织学类型	影像学表现	肺泡灌洗（BAL）细胞学分析
特发性，常见，吸烟相关					
呼吸性细支气管炎伴间质性肺疾病（RB-ILD）	• 年龄 30～40 岁 • 男性＞女性 • 吸烟 • 症状轻微；少数患者会出现严重的呼吸困难和低氧血症		呼吸性细支气管炎（RB）	支气管壁增厚和磨玻璃影弥漫分布，常见上肺分布为主的小叶中央磨玻璃小结节	含色素的肺泡巨噬细胞增多，无淋巴细胞增多；除外感染、出血和恶性疾病
肺朗格汉斯细胞组织细胞增多症（PLCH）	• 亚急性起病的呼吸困难 • 有气胸病史			囊腔和小叶中心结节，可进展为空洞性病变 主要分布于上中肺野	CD1a 阳性细胞＞5%；除外感染、出血和恶性疾病
脱屑性间质性肺炎（DIP）	• 年龄 30～40 岁 • 男性＞女性 • 吸烟史 • 数周至数月出现呼吸困难和干咳，可以发展为呼吸衰竭		DIP	跨越多个肺小叶的磨玻璃影，通常分布于下肺野和肺外周 磨玻璃影区域内可见多发簇状分布的囊腔	含色素的肺泡巨噬细胞增多 典型的 BAL 细胞分类 除外感染、出血和恶性疾病
特发性，急性/亚急性					
急性间质性肺炎（AIP）	• 年龄 50 岁 • 男性＝女性 • 急性，病毒样前驱症状，快速进行性低氧血症	弥漫性湿啰音和实变	弥漫性肺泡损伤（DAD）	早期，渗出性：弥漫性肺磨玻璃阴影，片状实变和磨玻璃阴影，实变主要分布在重力依赖区域 晚期，机化性：支气管血管束扭曲和牵拉性支气管扩张	主要为中性粒细胞 除外感染及血
隐源性机化性肺炎（COP）	• 年龄 55 岁 • 男性＝女性 • 亚急性起病（中位时间＜3 个月），出现咳嗽、呼吸困难、体重减轻、寒战、间断发热，类似病毒性上呼吸道感染后的肌痛		机化性肺炎（OP）（以机化性肺炎为特征的斑片状阴影，可累及肺泡和细支气管，伴或不伴细支气管腔内息肉）	斑片影，游走性实变影 主要分布在胸膜下，支气管周围或呈带状分布，通常在基底部，但也可以在任何地方； 通常双侧分布 不规则的实变和磨玻璃影，暂时性的支气管扩张和肺结构的扭曲 环礁征/反晕征（中心区域为磨玻璃影，周围呈实变影）和肺小叶周围增厚对机化性肺炎有提示作用	淋巴细胞＞15%（＞25% 时更加支持诊断）

（续表）

临床诊断	临床过程	体格检查	组织学类型	影像学表现	肺泡灌洗（BAL）细胞学分析
特发性，罕见					
淋巴细胞性间质性肺炎（LIP）	• 女性 • 年龄 40 岁 • 逐渐加重的咳嗽和呼吸困难，时间≥3 年 • 表现出与潜在的全身性/自身免疫性疾病一致的症状	• 湿啰音 • 淋巴结肿大	LIP	下肺分布为主的淋巴管周围囊肿，典型位于支气管血管束周围双侧散在的磨玻璃影；胸膜下和淋巴管周围结节影	淋巴细胞 > 15%；除外出血、感染及恶性疾病
特发性胸膜肺实质弹性纤维增生症（PPFE）	• 年龄 50 ~ 60 岁 • 反复感染 • 气胸			胸膜下实变影伴牵拉性支气管扩张，结构扭曲；上叶肺容积减少	
淋巴管平滑肌瘤病（LAM）	• 咯血 • 女性 • 亚急性起病的呼吸困难 • 有气胸病史			全肺分布，在正常肺组织围绕中随机分布的薄壁囊肿	除外感染、出血及恶性疾病
弥漫性肺泡出血（DAH）	• 快速起病，迅速恶化 • 咯血 • 胶原血管疾病（特别是红斑狼疮）			散在或弥漫分布的磨玻璃影	连续 BAL 可见逐渐增加的红细胞；除外感染及恶性疾病
特发性，其他					
结节病	眼部症状 皮疹 关节痛，关节炎 双侧肺门淋巴结肿大	结节性红斑 葡萄膜炎 唾液腺肿大 淋巴结肿大 肝脾大 肌肉无力，肌炎 滑膜炎 P2 亢进（终末期） 心包摩擦音		肺门/纵隔淋巴结肿大，在中/上肺野可见沿支气管血管束分布的结节影	淋巴细胞 > 15%（> 25% 时更加支持诊断）；CD4/CD8 > 3.5 增加诊断特异性

（续表）

临床诊断	临床过程	体格检查	组织学类型	影像学表现	肺泡灌洗（**BAL**）细胞学分析
肺泡蛋白沉积症（PAP）	亚急性起病的呼吸困难			肺泡填充样表现	呈乳白色样液体，PAS染色阳性，可见无定形物质 除外感染、出血和恶性疾病

BAL，支气管肺泡灌洗；CTD，结缔组织病；GERD，胃食管反流病；ILD，间质性肺疾病；LAD，淋巴结肿大；PAS，过碘酸-希夫染色；UIP，寻常性间质性肺炎；URI，上呼吸道感染

数据来源：Travis W，Costabel U，Hansell D，et al：An Official American Thoracic Society/European Respiratory Society Statement：Update of the International Multidisciplinary Classification of the Idiopathic Interstitial Pneumonias，*Am J Respir Crit Care Med* 188：733-748，2013.

括盗汗、发热、疲劳、体重减轻、眼科症状、胃肠道症状和肌肉骨骼问题，可辅助诊断并提示病因。需要询问全面的用药史，询问患者是否有各种环境 / 职业暴露史，包括无机毒素、霉菌、宠物（鸟类）和吸烟。

尽管大多数 DPLD 不是遗传性的，但某些形式的疾病与特定的遗传异常有关，具有特定遗传变异的患者似乎确实更易患 DPLD，尤其是 IPF、**结节病**和慢性铍综合征。

体格检查的异常发现因 DPLD 的特定类型而异。例如，没有纤维化的患者在肺部听诊中可以没有异常，而大多数肺纤维化患者可以听到细小的、吸气性的、撕裂样的爆裂音，伴有杵状指。肺外的阳性体征还包括结节性红斑、皮肤紧绷、手指溃疡或干燥，所有这些都可能提示 CTD 相关的 DPLD。如果怀疑 CTD 相关 DPLD，患者应进行确认性血清学检测（例如，抗核抗体和抗可提取核抗体检测）。

胸片通常会显示弥漫性双侧肺部浸润影。由于肺顺应性下降，肺功能检测（PFT）显示限制性通气功能障碍，由于肺间质中存在纤维化和（或）炎性细胞，导致弥散功能下降。HRCT 比胸片有更好的敏感性和特异性，具有极高的阴性预测价值。某些形式的 DPLD，比如 IPF，因具有特征性 HRCT 发现，无需进一步检查即可做出诊断。然而，如果 HRCT 不能做出诊断时，则应通过支气管镜检查、支气管肺泡灌洗（BAL）分析和（或）经支气管壁肺活检进行进一步的组织病理学评估。根据医生的临床怀疑，还可以进行额外的检查，例如微生物学检测、特殊染色和细胞标记检测以及恶性细胞的细胞学检查。如果结合患者临床过程、体格检查和胸部影像学以及 BAL 细胞学分析仍然不能作出特定的 DPLD 诊断，应该进行外科肺活检，可以采用视频辅助胸腔镜手术（VATS）或开胸肺活检。

治疗和预后

DPLD 的治疗和预后取决于具体的诊断。一般而言，病情管理包括以下一种或多种方式：支持治疗、治疗患者的潜在合并症、免疫抑制治疗、抗纤维化药物、肺移植和姑息治疗。因特殊暴露所致的 DPLD，治疗上必须去除暴露因素。

临床医生可以采用多种客观检查来监测疾病进展，包括肺功能检查（PFT）、一氧化碳弥散量（DLCO）、6 分钟步行试验（6MWT）、氧合血红蛋白饱和度变化和连续影像学监测。值得注意的是，由于缺乏有效性的验证以及对患者造成的辐射风险，目前不建议将连续 HRCT 作为监测疾病进展的手段。

应评估患者是否需要氧疗，目标是使 SpO_2 在休息和运动时均 > 90%。肺康复通过教授患者呼吸技巧来帮助患者，并且作为一种社会支持形式，有助于识别焦虑和抑郁等并发症，以便患者可以转诊给合适的专科医生。胃食管反流病（GERD）以及鼻后滴流和分泌物的控制可以防止疾病恶化。

此外，患者的合并症也应治疗。这些合并症包括冠状动脉疾病（CAD），IPF 患者的 CAD 的风险增加；肺结节往往出现在异常肺实质和正常肺实质的交界处；有人认为 GERD 会导致 DPLD 的发展；继发性肺动脉高压；代谢性骨病。

某些形式的 DPLD，例如 COP、嗜酸性粒细胞性肺炎、结节病和 NSIP，对含有糖皮质激素的免疫抑制治疗反应良好。其他 DPLD，例如 CTD 相关的 DPLD，可能需要长期激素治疗。在这种情况下，应考虑在治疗方案中加入一种不含激素的药物，如硫唑嘌呤或吗替麦考酚酯。更严重的 DPLD 可能需要使用细胞毒类药物（如环磷酰胺）进行更积极的免疫抑制。对于肺纤维化的患者，几乎没有有效的治疗选择。两种显示出潜在获益的药物是吡非尼酮（一种抗纤维化小分子药物）和尼达尼布（一种靶向多种生长因子受体的多激酶抑制剂）。这些药物在延缓症状方面有一些作用，但鉴于它们的副作用，指南建议对于是否使用需充分讨论、共同决策。

对于患有纤维化肺病的患者，最终可能需要进行肺移植，国际心肺移植学会（ISHLT）制定了移植指南。如果不选择肺移植，则选择姑息治疗，包括临终关怀。一个新兴的研究领域旨在识别生物标志物，用于帮助诊断、治疗和（或）预测 DPLD 的预后。迄今为止，已发现的生物标志物尚未在任何大规模独立研究中得到验证。

第89章

肺栓塞

EMILIA A. HERMANN 著

王　玺　译；张　红　校

概述

肺栓塞（PE）是指肺动脉或其远端小动脉被阻塞，最常见的是血栓栓塞。在＞95%的病例中，栓子起源于下肢的**深静脉血栓形成（DVT）**；然而，血栓也可能源于上肢或右心。PEs很常见，估计发病率为70/10万人；然而，实际数据可能要高得多，因为DVT患者中有40%～50%会出现临床无症状的PE。如果未经治疗，急性PE相关的死亡率接近30%，而得到诊断和治疗的PE的死亡率约为8%。PE的临床表现多样，诊断需要高度的临床怀疑。患者的初始临床表现和血流动力学稳定性决定了诊断检查和治疗的选择。

病理生理学

经典的血栓形成的因素又称Virchow三联征：血流淤滞、高凝状态和血管内皮损伤。当源自下肢静脉系统的血栓脱落穿过静脉血管系统和右心，并阻塞肺动脉的分支时，就发生了PE。肺动脉阻塞导致肺动脉压力升高和血栓远端血管痉挛。此外，栓塞部位远端会出现肺泡塌陷和肺不张。由于肺有肺动脉和支气管动脉双重循环，梗死并不常见，但可能发生，特别是发生在大的完全阻塞血管的血栓。虽然PEs最常见的原因是血栓，但非血栓因素，包括空气、脂肪、羊水或异物也可以引起肺动脉或其远端小动脉的栓塞。

危险因素

PE的危险因素包括增加深静脉血栓形成可能性的因素，如静止不动（即长途汽车或飞机旅行、住院/术后的恢复期）、先天性或获得性血栓前状态、创伤或恶性肿瘤（图89.1）。既往发生的PE/DVT也是PE的危险因素。

临床表现和评估

急性PE患者可有多种临床表现，从几乎无症状到心源性休克。典型的PE患者表现为突发性呼吸急促或轻度活动后呼吸困难加重（图89.2）。患者也可能主诉胸膜性胸痛、咳嗽、端坐呼吸和咯血（罕见）。

由于PE增加了肺血管的阻力，增加右心室的后负荷，患者经常会出现心动过速。由于肺动脉血流中断，通气/灌注不匹配，引起低氧血症、二氧化碳排出减少、氧摄取减少。这一过程导致呼吸急促，这是PE患者的另一种常见异常体征。重要的是，由于一部分肺有通气但缺少灌注，即使进行氧疗，低氧血症会持续存在。

PE患者体格检查结果是非特异性的。血流动力学不稳定的PE患者可能出现心源性休克表现（四肢冰冷、精神状态改变）或右心脏张力增加表现（颈静脉怒张、新出现三尖瓣杂音或第二心音增强）。血流动力学稳定的PE患者在肺听诊中表现为非特异性异常，如爆裂音或散在的哮鸣音。既往或现存的不对称下肢肿胀或足背屈时腓肠肌疼痛（Homan征）提示存在DVT。

常规的实验室检查和初步筛查并不能对PE做出诊断，但可提高或降低临床对PE的怀疑。最常用的是检测纤维蛋白原的代谢产物——**D-二聚体**。D-二聚体在DVT/PE时升高，具有高敏感性，主要用于排除血栓栓塞。动脉血气的常见异常包括低氧血症、呼吸性碱中毒和肺泡-动

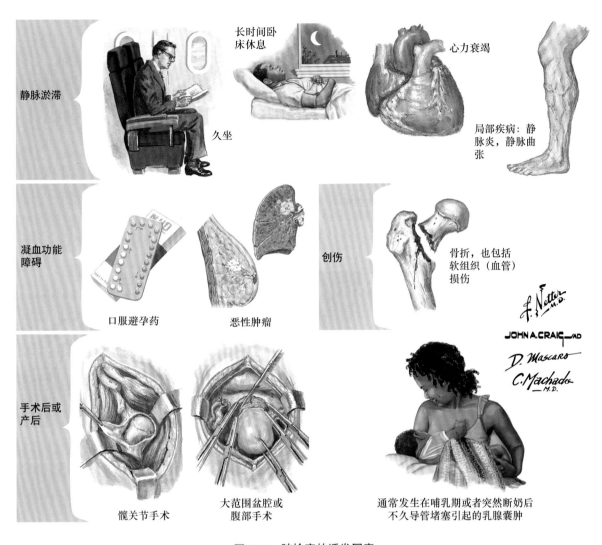

图 89.1　肺栓塞的诱发因素

脉（A-a）氧分压差增加。A-a 氧分压差不够敏感，正常不能排除 PE。在血流动力学不稳定的 PE 和右心室（RV）负荷增加的患者中，心脏生物标记物，如 pro-BNP 和肌钙蛋白也会升高。

经典的 S1Q3T3 的心电图（ECG）表现——Ⅰ 导联深 S 波、Ⅲ 导联出现 Q 波和 T 波倒置——非常罕见，只出现在 10% 的急性 PE 患者中。PE 患者更常见的心电图异常为窦性心动过速和右室劳损的表现，包括完全或不完全的右束支传导阻滞（RBBB）、$V_1 \sim V_4$ 导联或下壁导联（Ⅱ、Ⅲ 和 aVF）的 T 波倒置、右轴右偏、肺型 P 波（Ⅱ 导联峰值 P 波高度 > 2.5 mm），以及 V_1 导联 R 波为主波（图 89.3）。

PE 患者的胸片表现非特异，可以出现肺不张或胸腔积液。很少能发现 PE 的直接证据，包括近端肺血管突然截断（Westermark 征）、肺门肺动脉增粗（Fleischner 征）或胸膜下楔形影（Hampton 驼峰）。

诊断和治疗

疑似 PE 患者的诊断检查和治疗基于患者的血流动力学稳定性。经典的治疗流程根据血流动力学稳定性和右心室负荷增加的证据，将 PE 分为大块、次大块和非大块肺栓塞。

在血流动力学稳定的患者中，PE 的诊断应

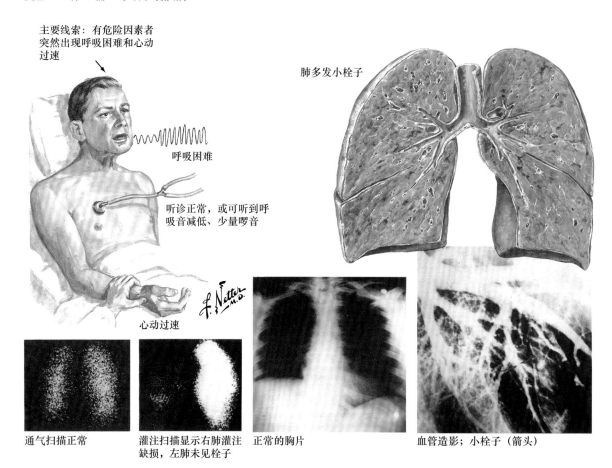

图 89.2 轻度肺栓塞（无梗死）

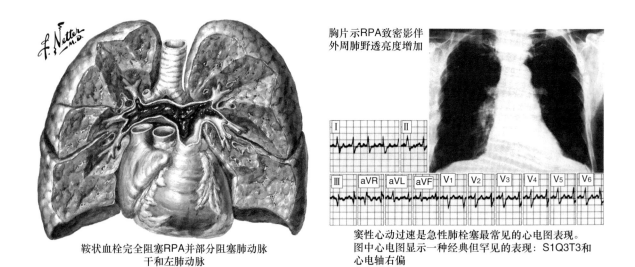

图 89.3 大块肺栓塞

RPA，右肺动脉

遵循逐步渐进的方法。首先基于患者的临床表现和潜在的危险因素进行临床风险评估。使用临床决策辅助工具，如 **Wells 评分**或 Geneva 评分，将患者分入不同的 PE 概率组，选择相应的诊断检查，对得出结果做出解释。

在血流动力学稳定、PE 可能性为低或中等的患者中，酶联免疫吸附试验（ELISA）的 D-二聚体检测具有很高的阴性预测价值。低 PE 可能的患者中，阴性 D- 二聚体结果提示 3 个月内 PE 的风险约为 0.15%，不需要进一步检查。重要的是，其他疾病也会导致 D- 二聚体升高，使诊断 PE 的特异性降低，如活动的恶性肿瘤、肾功能不全和（或）妊娠。除外老年患者 PE 需要使用年龄调整后的 D- 二聚体和临床评分。

临床高 PE 可能性和（或）D- 二聚体阳性患者应进行 CT 肺动脉造影（CTPA），这是诊断 PE 敏感性和特异性最好的影像学方法。其他影像学检查，如通气 / 灌注（V/Q）扫描，可以用于无法进行 CTPA 或存在禁忌时（如肾衰竭）；然而，V/Q 扫描的阳性预测值低于 CTPA，只有50% ～ 70% 的疑诊 PE 患者可以得到诊断。

对于血流动力学不稳定的患者，最初的治疗重点是稳定患者的生命体征，如氧疗、静脉输液、需要时使用血管活性药维持血压（通常使用去甲肾上腺素）。在血流动力学不稳定患者中，CTPA 仍为首选的影像学检查方法。如果 CTPA 不能立即进行，或者患者病情不稳定以致无法转运时，确定 PE 诊断可采用经胸超声心动图检查评估右室功能障碍或应用经食管超声心动图寻找肺动脉干栓塞证据。

一旦确诊为肺栓塞，应根据有无心肌功能障碍的证据，对患者进行不良预后的风险分层，以指导治疗决策。RV 功能障碍的评估可以通过实验室检测心脏标志物〔B 型利钠肽（BNP/pro-BNP，肌钙蛋白）〕或检查超声心动图。CTPA 显示室间隔平直 / 偏向左心室，或计算右心室与左心室的比值可证实 RV 扩大提示右室负荷增高。

血流动力学不稳定的 PE 患者应立即进行静脉溶栓。溶栓治疗的禁忌证包括未控制的高血压、近期的大手术或创伤和颅内疾病，因为会增加致命性颅内出血的可能性。对于溶栓禁忌或失败的患者，应考虑手术或经导管栓子切除术。手术栓子切除术对近端血栓最有效，特别是还在途中的血栓（通过超声心动图或 CTPA 显示的心内血栓）。伴有卵圆孔未闭（PFO）的患者，发生脑血管意外的风险增加，建议在专门中心进行手术干预。经导管定向溶栓，如超声辅助技术，在过去几年中取得了巨大的进展。在某些情况下，效果可接近全身溶栓。

有右心室功能障碍证据的血流动力学稳定患者应收入重症监护病房或有心脏监护的病床进行监测。患者应接受全身抗凝治疗。血栓负荷高、需氧量高、明显心动过速或严重右室负荷高 / 功能障碍的患者应根据个体情况考虑经导管溶栓治疗。PE 响应团队（PERT）的会诊对选择个体化治疗方案非常重要。

无 RV 负荷增高证据的血流动力学稳定的患者可考虑在门诊进行抗凝治疗。简化的肺栓塞严重度指数（sPESI）可以帮助临床医生评估稳定、低风险 PE 患者进行门诊治疗的安全性。

全身抗凝治疗的选择包括低分子肝素、磺达肝癸钠、静脉注射肝素、华法林，或直接口服抗凝剂。选择合适药物时，必须考虑患者因素，如肥胖、恶性肿瘤、既往肝素相关毒性、肾衰竭和妊娠。抗凝治疗的绝对禁忌证包括近期手术史、出血性脑卒中或活动性出血。在这些患者中，替代的治疗方法包括放置腔静脉滤网。

治疗的持续时间取决于 PE 有无明确的危险因素。如果有一过性危险因素，患者应至少抗凝3 个月。对于无明确诱因的、复发性 PE 患者或 PE 危险因素持续存在的患者，应考虑进行无限期抗凝。

第90章

肺动脉高压

ASHLEY L. SPANN 著

王 玺 译；张 红 校

概述

肺动脉高压（PH）是指肺动脉压力持续性升高。PH 定义为肺动脉平均压 > 25 mmHg，肺动脉压力越高提示疾病越严重。引起 PH 的病因多样，因此 PH 的临床表现也是多样的。PH 根据病因分类，可指导选择合适的管理措施。

病理生理学

肺的血液供应包括两种不同循环途径。支气管循环是高压力、低流量的体系，通过直接为气道提供富含氧气的血液来维持肺功能；肺循环是低压力、高流量的体系，源于右心室的静脉血液到达肺泡毛细血管进行气体交换，然后注入左心房（图 90.1）。

肺循环由毛细血管前肺动脉、肺毛细血管床和毛细血管后肺静脉三部分组成。主肺动脉内的压力受右心室心输出量、肺血管阻力和毛细血管后压力的影响，后两者增加时会导致肺动脉高压。右心室输出量增加引起的压力增高，会被肺血管床的血管舒张所抵消，但左心室心输出量降低会增加毛细血管后肺静脉的压力，从而导致肺动脉高压。为适应长期升高的肺动脉压力，肺血管树进行重构，如肺肌性动脉和弹性动脉增生、右心室肥大，以提高收缩性能，克服肺动脉压力的增加。由于肺动脉系统是一个低压系统，右心室在应对肺动脉高压时往往会出现扩张，导致右心室衰竭，出现肺动脉高压的临床表现。

流行病学

导致肺动脉高压的病理生理学变化有各种原因，PH 可以发生在任何年龄。世界卫生组织（WHO）根据 PH 的病因，将 PH 分类如下（图 90.2）：

第 1 类：动脉性肺动脉高压（PAH）

第 2 类：左心疾病相关 PH

第 3 类：肺部疾病和（或）缺氧性 PH

第 4 类：慢性血栓栓塞（CTEPH）所致 PH

第 5 类：未明原因和（或）多因素所致 PH

第 1 类包括结缔组织疾病（系统性硬化症最常见），这是引起 PAH 非常重要的危险因素。艾滋病可导致肺动脉病变，进而引起 PAH。已知与 PAH 相关的药物包括食欲抑制剂（芬-芬、右芬氟拉明）和妊娠期使用的选择性 5- 羟色胺再摄取抑制剂（SSRI）。心脏疾病所致的 PH 包括左心室收缩和舒张功能障碍、射血分数正常的心力衰竭和左心瓣膜病。肺部疾病，如慢性阻塞性肺疾病（COPD）和间质性肺疾病（ILD）、特发性和继发于结缔组织疾病的 ILD，都是 PAH 的危险因素。此外，还有全身性疾病，包括结节病、镰状细胞病和糖原贮积病。

临床表现、评估和诊断

潜在 PH 的评估应该从病史和体格检查开始。最常见的主诉包括劳力性呼吸困难、运动耐力下降和疲劳，疾病进展期会出现由右心衰竭引起的晕厥、下肢水肿和腹胀。体格检查可以发现颈静脉压升高，沿胸骨左缘可触及右心室抬举性搏动。听诊可闻及肺动脉 S2 增强、三尖瓣反流杂音和 S4 心音。晚期肺动脉高压时，右心室衰竭的临床表现明显（如 S3 心音、肝大、腹水、外周水肿、低血压和外周脉搏减弱）。

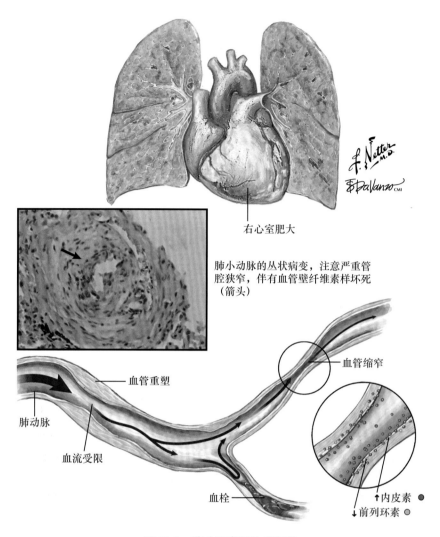

右心室肥大

肺小动脉的丛状病变，注意严重管腔狭窄，伴有血管壁纤维素样坏死（箭头）

血管缩窄

血管重塑

肺动脉

血流受限

血栓

↑内皮素 ●
↓前列环素 ●

图 90.1　肺动脉高压的病理学

　　当怀疑有肺动脉高压时，超声心动图是最合适的初步筛查方法。超声心动图中多普勒超声可以估测**右心室收缩压（RVSP）**，可以作为肺动脉收缩压的替代。超声心动图还可显示 PH 的心脏形态学特点，包括右心室正常/肥大/扩张、三尖瓣反流、右房增大和室间隔平坦，以及左心室、二尖瓣和主动脉瓣的情况。如果超声心动图上的 RVSP 升高和（或）存在其他疑似 PH 的表现，建议进行**右心导管**来诊断 PH，同时通过**肺毛细血管楔压（PCWP）**评估左心疾病。还可以进行血管扩张药物的治疗即刻反应的评估，以确定这些患者适当的初始治疗。

　　其他检查包括胸片、心电图（ECG）和实验室检查（图 90.3）。胸片可以显示膨隆的肺血管和右心室增大，心电图可能发现右心室肥厚伴劳损和心电轴右偏。除了基础的生化（包括评估肝功能以发现门脉性肺动脉高压）外，还应对患者进行艾滋病病毒检测，筛查抗核抗体（ANA）以评估结缔组织疾病。有血栓栓塞病史的患者可进行通气/灌注（V/Q）扫描，而肺功能测试（PFTs）用于明确是否存在肺部疾病。

　　已诊断的 PH 患者应进行运动评价，最常见的是 **6 分钟步行试验（6MWT）**。6MWT 简易，包括连续的脉氧测量和患者在 6 分钟内能行走的距离；连续的测量可以用来评估随时间的运动耐量变化，以及对治疗的潜在反应。6MWT 较长的行走距离与更长的生存期有关。

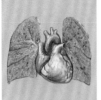

1. 动脉性肺动脉高压

- 特发性肺动脉高压
- 遗传性
- 药物和毒物相关
- 新生儿持续性肺动脉高压
- 疾病相关：
  - 结缔组织病
  - HIV感染
  - 门脉高压
  - 冠心病
  - 血吸虫病
  - 慢性溶血性贫血

1A. 肺静脉闭塞病和肺毛细血管疾病

2. 左心疾病引起的肺动脉高压

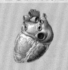

- 收缩功能不全
- 舒张功能不全
- 瓣膜疾病

3. 肺部疾病和(或)低氧所致肺动脉高压

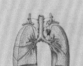

- 慢性阻塞性肺疾病
- 间质性肺疾病
- 其他阻塞性和限制性并存的肺疾病
- 睡眠呼吸障碍
- 肺泡低通气综合征
- 发育障碍性疾病

4. 慢性血栓栓塞和(或)其他肺动脉阻塞性病变所致

- 慢性血栓栓塞性肺动脉高压

5. 未明原因和(或)多因素所致肺动脉高压

- 血液系统疾病
- 系统性疾病
- 代谢性疾病
- 其他

改编自Simonneau G, Gatzoulis MA, Adatia I, et al: Updated clinical classification of pulmonary hypertension, *J Am Coll Cardiol* 62:D34–D41, 2013.

图 90.2　WHO 肺动脉高压分类体系

治疗

治疗旨在缓解呼吸困难，改善运动耐受性、右心室功能和整体血流动力学。患者按世卫组织的功能分级进行分层（图90.4）：

Ⅰ级：最低程度的症状，不需要针对性药物治疗

Ⅱ级：轻微体力活动受限

Ⅲ级：体力活动明显受限，但休息时无不适

Ⅳ级：不能进行体力活动，休息时有症状和（或）存在晕厥

一般来说，所有肺动脉高压患者都应接受非药物治疗，包括肺康复、饮食咨询和运动训练。

所有患者都应接种流感疫苗和肺炎链球菌疫苗，并建议所有 PH 女性患者避免妊娠。因全身性疾病引起的肺动脉高压患者应接受针对基础疾病的治疗干预，以期缓解 PH 症状。对所有 PH 患者有益的支持治疗包括使用利尿剂以减轻液体潴留和给予氧疗以减少缺氧导致的血管收缩（特别是 WHO 分类3类）。2类 PH 患者可使用地高辛，4类 CTEPH 患者可采用抗凝联合肺动脉内膜剥脱术。

Ⅱ～Ⅳ级疾病的患者可以选择药物治疗。在开始治疗前需接受右心导管检查，对血管扩张剂治疗有即刻反应的患者中，钙通道阻滞剂（如长效地尔硫䓬、氨氯地平、硝苯地平）治疗有效。

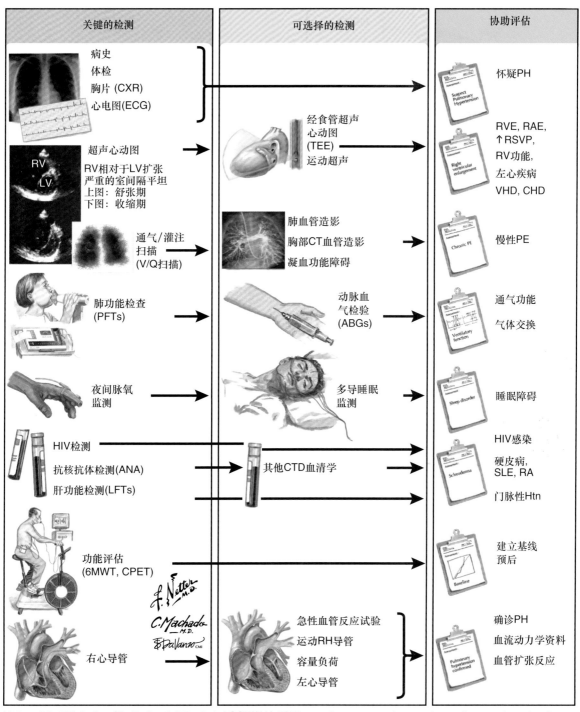

关键的检测	可选择的检测	协助评估
病史 体检 胸片 (CXR) 心电图(ECG)		怀疑PH
超声心动图 RV相对于LV扩张 严重的室间隔平坦 上图：舒张期 下图：收缩期	经食管超声 心动图 (TEE) 运动超声	RVE, RAE, ↑RSVP, RV功能, 左心疾病 VHD, CHD
通气/灌注 扫描 (V/Q扫描)	肺血管造影 胸部CT血管造影 凝血功能障碍	慢性PE
肺功能检查 (PFTs)	动脉血 气检验 (ABGs)	通气功能 气体交换
夜间脉氧 监测	多导睡眠 监测	睡眠障碍
HIV检测 抗核抗体检测(ANA) 肝功能检测(LFTs)	其他CTD血清学	HIV感染 硬皮病, SLE, RA 门脉性Htn
功能评估 (6MWT, CPET)		建立基线 预后
右心导管	急性血管反应试验 运动RH导管 容量负荷 左心导管	确诊PH 血流动力学资料 血管扩张反应

McLaughlin VV, Archer SL, Badesch DB, et al: ACCF/AHA 2009 expert consensus document on pulmonary hypertension a report of the American College of Cardiology Foundation Task Force on Expert Consensus Documents and the American Heart Association developed in collaboration with the American College of Chest Physicians; American Thoracic Society, Inc.; and the Pulmonary Hypertension Association, *J Am Coll Cardiol* 53:1573–1619, 2009.

图 90.3　**肺动脉高压的诊断**

CHD，冠心病；CPET，心肺运动试验；CTD，结缔组织病；Htn，高血压；LV，左心室；PE，肺栓塞；PH，肺动脉高压；RA，类风湿关节炎；RAE，右心房增大；RH，右心；RVSP，右室收增压；RV，右心室；AVE，右心室增大；SLE，系统性红斑狼疮；VHD，心脏瓣膜病

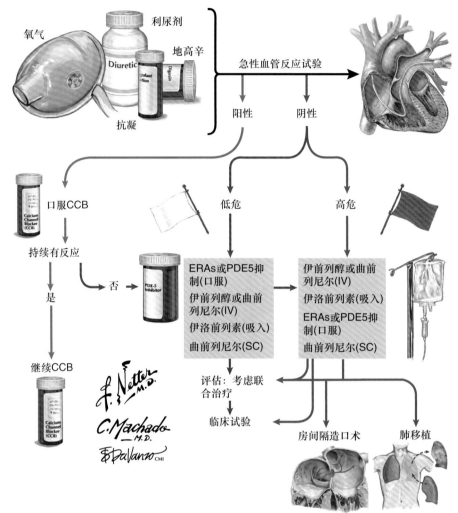

McLaughlin VV, Archer SL, Badesch DB, et al: ACCF/AHA 2009 expert consensus document on pulmonary hypertension a report of the American College of Cardiology Foundation Task Force on Expert Consensus Documents and the American Heart Association developed in collaboration with the American College of Chest Physicians; American Thoracic Society, Inc.; and the Pulmonary Hypertension Association, *J Am Coll Cardiol* 53:1573–1619, 2009.

图 90.4 肺动脉高压的治疗

CCB，钙通道阻滞剂；ERAs，内皮素受体拮抗剂；IV，静脉注射；PDE5，5 型磷酸二酯酶抑制剂；SC，皮下注射

应避免使用负性肌力作用较强的维拉帕米。前列环素通路激动剂可以促进肺动脉扩张，最常见的途径是持续静脉输注（伊前列醇、曲前列尼尔）、皮下注射（曲前列尼尔）、吸入（伊洛前列素和曲前列尼尔）或口服（曲前列尼尔和司来帕格，一种前列环素受体激动剂）给药。一氧化氮（NO）相关疗法包括磷酸二酯酶 V 型抑制剂（西地那非、他达拉非）和可溶性鸟苷酸环化酶刺激剂如利奥西呱（刺激 NO 产生并抑制其代谢），同样也会促进血管扩张。内皮素受体拮抗剂（波

生坦、安立生坦和马昔腾坦）可以减少平滑肌收缩对肺循环的影响。以上疗法经常联合使用。

肺动脉高压的外科治疗包括针对 WHO 第 4 类疾病的肺动脉内膜剥脱术。针对症状严重患者可选择球囊扩张房间隔造口术，这是一种降低右心压力的姑息性措施，旨在等待肺移植手术。双侧肺或心脏移植是最终治疗肺动脉高压的首选方法，适用于对药物治疗不敏感、快速进展性疾病或 WHO Ⅲ/Ⅳ 级患者。

第91章

急性呼吸窘迫综合征

NEELIMA NAVULURI　著

王　玺　译；张　红　校

概述

急性呼吸窘迫综合征（**ARDS**）是一种急性、弥漫性、炎症性肺损伤，是以影响有效的气体交换为特征的临床综合征。病理特点包括**弥漫性肺损伤（DAD）**、血管渗漏、肺重量增加和含气区域减少。成人 ARDS 比儿童更常见，被临床医生低估。在美国 ARDS 的死亡率可高达40%。幸存者面临着长期功能下降、精神疾病和生活质量不佳的风险。

病理生理学

ARDS 的病因包括直接损伤和间接损伤。直接损伤原因包括肺炎、胃内容物的误吸、吸入性损伤、肺挫伤、血管炎和溺水。间接损伤通常源于全身炎症状态，包括非肺源性脓毒症、严重创伤、胰腺炎、严重烧伤、非心源性休克、药物过量、多次输血和输血相关的急性肺损伤。

这些不同的损伤引发炎症过程、细胞因子释放和自由基产生，损伤肺血管内皮细胞和肺泡上皮细胞，从而增加肺毛细血管的通透性（图91.1）。导致渗出物在肺泡腔内聚集、肺透明膜形成——即 DAD 的急性期。

后期，虽然肺水肿消退，但肺顺应性未恢复，并且由于细胞增殖、胶原沉积和表面活性物质缺乏而不能产生有效的气体交换。最终，损伤可能发展为纤维化状态。广泛的肺实质破坏和缺氧引起肺血管收缩，导致肺动脉高压和右心衰竭。

ARDS 的支持治疗可能会进一步参与肺损伤的恶性循环。过度的正压通气导致气压伤和容量伤，进一步增加炎症和水肿；高浓度氧疗可产生更多的氧自由基。

临床表现、诊断和评估

最初的症状因诱发事件的不同而不同。所有患者均伴有急性起病的呼吸困难、低氧血症和肺听诊时的双肺弥漫性啰音。根据肺损伤的严重程度，患者会出现严重的呼吸窘迫表现，包括呼吸急促、心动过速、大汗和辅助呼吸肌参与呼吸（图91.2）。

疑似 ARDS 患者应接受包括胸部影像学（X线或 CT 扫描）、动脉血气分析和心脏功能评估在内的全面检查。按照**柏林标准**定义，当呼吸衰竭时有以下表现可诊断 ARDS：

- 已知的临床损害或新发呼吸道症状，起病在 1 周内（大多数患者在 72 小时内）。
- 胸部影像或 CT 扫描上与肺水肿一致的特征性双侧渗出影。
- 不能用心力衰竭或容量过负荷完全解释。

既往对 ARDS 的定义需要测量肺动脉楔压以除外心源性肺水肿，但鉴于肺动脉导管使用减少，建议进行无创性评估（如体格检查、脑利钠肽、超声心动图）。

只要患者接受 ≥ 5 cmH$_2$O 的持续气道正压通气，则使用**动脉氧分压（PaO$_2$）与吸入氧浓度（FiO$_2$）的比值**来确定 ARDS 的严重程度。轻度 ARDS 被定义为 PaO$_2$/FiO$_2$ 的比值为 200 ～ 300，中度 100 ～ 200，重度 < 100。死亡率从轻度 ARDS 患者的 35% 增加到重度 ARDS 患者的46%。

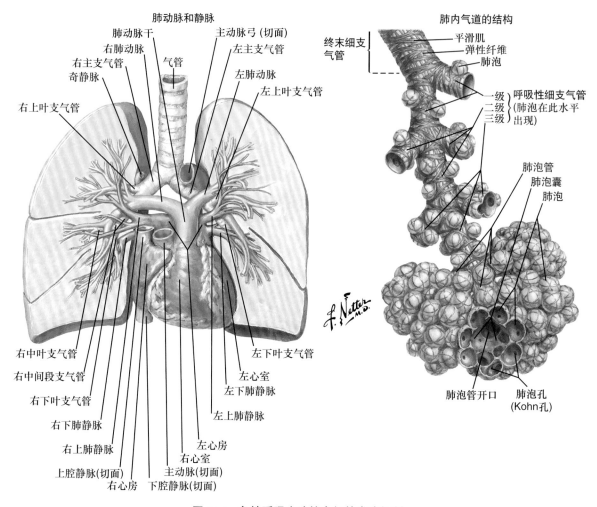

图 91.1 急性呼吸窘迫综合征的发病机制

治疗

大多数 ARDS 患者需要镇静、气管插管和机械通气。应将患者安置在重症监护室，仔细监测其血流动力学、气体交换和酸碱状态（详见第47 章）。

ARDS 临床试验协作网（ARDSNet）的重要的随机临床试验确定了 ARDS 患者最佳通气策略。研究主要发现，使用**小潮气量**（即 6 ml/kg理想体重对比传统的 10 ~ 15 ml/kg），且控制目标平台压 ≤ 30 cmH₂O，降低了总体死亡率。这个方案建议初始呼吸机设置为潮气量 8 ml/kg，随后每 2 小时降低 1 ml/kg，以达到目标 6 ml/kg的潮气量。如果平台压仍 ≥ 30 cmH₂O，潮气量可进一步降低至最小 4 ml/kg。

使用小潮气量会导致通气不足和呼吸性酸中毒。在这种情况下，呼吸性酸中毒被称为**允许性高碳酸血症**，此时的肺保护作用和高碳酸血症本身的获益可以超过酸中毒的危害。这些获益包括心输出量增加导致氧气输送增加，低氧加剧血管收缩，促进更好的通气 / 灌注（V/Q）匹配，以及氧解离曲线右移。如果 pH < 7.30，则方案建议将呼吸频率提高至不超过 35 次 / 分，以最大限度地提高每分通气量。如果即使采取了这些措施，pH 仍然 < 7.15，则方案建议增加潮气量，即使平台压超过 30 cmH₂O。

该方案也提供了设定适当的**呼气末正压（PEEP）**和 F$_I$O₂ 组合的建议；目标是达到 PaO₂ 55 ~ 80 mmHg 或外周氧饱和度为 88% ~ 95%（表 91.1）。

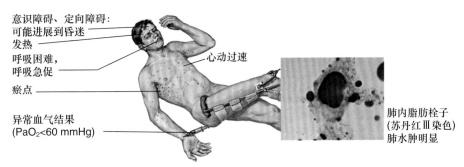

成人呼吸窘迫综合征（ARDS）的诊断标准包括：临床损伤1周内出现呼吸症状，胸片双侧弥漫性浸润，无肺炎和心源性肺水肿。在本例脂肪栓塞引起的急性呼吸窘迫综合征中，出现瘀点和意识障碍为全身炎症反应综合征（SIRS）

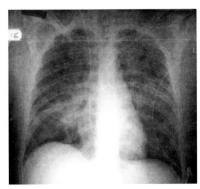

一例胸部创伤引起的成人呼吸窘迫综合征患者的胸片。可见双侧渗出影

经允许转载自：Adam A, Dixon AK, Grainger RG, et al: *Grainger & Allison's diagnostic radiology*, ed 5, Philadelphia, 2007, Elsevier.

图 91.2 成人呼吸窘迫综合征

表 91.1　ARDS 中依据氧合设定 FiO_2 和 PEEP								
FiO_2	0.3	0.4	0.5	0.6	0.7	0.8	0.9	1.0
低 PEEP（cmH_2O），高 FiO_2	5	5～8	8～10	10	10～14	14	14～18	18～24
高 PEEP（cmH_2O），低 FiO_2	5～14	14～16	16～20	20	20	20～22	22	24

ARDS，急性呼吸窘迫综合征；FiO_2，吸入氧浓度；PEEP，呼气末正压
数据来源：ARDSnet：NIH NHLBI ARDS clinical network mechanical ventilation protocol summary. http://www.ardsnet.org/files/ventilator_protocol_2008-07.pdf.（Accessed 13 January 2020）.

有利于重度或难治性 ARDS 患者的其他治疗方法包括**神经肌肉阻滞**和**俯卧位通气**。这两种干预措施都在使用小潮气量通气和深镇静后仍无改善的早期 ARDS 伴 $PaO_2/FiO_2 < 150$ 的患者中进行了研究。

尽管采取了这些措施，仍未得到改善的患者可以选择使用高频振荡通气。**体外膜式氧合（ECMO）** 也越来越多地用于抢救治疗。在 ECMO 中，血液从腔静脉或右心房排出，使用机械泵通过氧合器和热交换器循环，并通过大静脉［即静脉-静脉（VV）ECMO］或动脉［静脉-动脉（VA）ECMO］内的导管返回体内。因此，ECMO 绕过了肺部。在 VA 回路中，ECMO 也绕过了心脏。氧合器使血红蛋白完全氧合，并去除二氧化碳（CO_2），CO_2 的去除程度取决于逆流气体的流速（冲刷）。考虑到 ECMO 的复杂性和相关的潜在并发症，它不应用于 ARDS 的初始治疗或在经验丰富的中心之外使用。

治疗 ARDS 的药物有限。有研究使用表面活性物质治疗儿童急性呼吸窘迫综合征，但没有证据表明对成人有益。使用糖皮质激素减轻肺部炎症的作用有争议。使用吸入一氧化氮可以改善有通气功能的肺的灌注，目前还在积极研究中。

第 92 章

泌尿系统解剖学概述

PEROLA LAMBA　著

黄　婧　译；刘　莉　校

大体解剖

　　成人有 2 个肾，它是如拳头大小的豆状器官，每个重量约 150 g。肾在解剖上位于胸腔下方的腹膜后间隙，在脊柱两侧分别沿着腰大肌边缘分布。由于肝的影响，右侧肾位置低于左侧肾。

　　肾由肾周脂肪、肾血管蒂、腹部肌肉和腹腔内脏器官共同支撑固定。在肾的一侧有一个向内凹陷的裂隙，称为肾门，肾血管、肾神经及输尿管从此处穿过。

　　肾最外面是肾包膜，由一层薄的结缔组织所构成。肾大体上可以分为肾皮质和肾髓质。肾发挥功能主要依靠广泛分布于肾皮质和肾髓质的肾小管和血管，它们由肾间质所包绕和支撑。

　　肾包膜下是肾皮质，肾皮质内是肾髓质，肾髓质位于肾的中心区域。肾皮质向肾盂方向凸出的结构称为肾柱。肾皮质包括肾小体及随机缠绕的肾小管和血管，肾髓质包含由平行排列的肾小管和血管组成的肾锥体。肾锥体围绕肾门呈放射状排列。肾锥体的顶端称为肾乳头，肾乳头汇合形成肾小盏，收集由肾小管产生的尿液。几个肾小盏汇合形成一个肾大盏，肾大盏汇合形成肾盂，肾盂逐渐变细并与输尿管相连接（图 92.1）。

　　输尿管连接肾和膀胱，将尿液从肾转运至膀胱。输尿管全程走行约 30 cm，呈光滑的 S 形曲线，从膀胱后下表面斜插入膀胱。膀胱是一个中空的肌性器官，是储存尿液的地方，容量400 ～ 500 ml。膀胱壁主要由逼尿肌组成，其收缩使尿液通过尿道排至体外。膀胱位于骨盆内，

排空时位于耻骨联合后方，充盈时位于耻骨联合上方。肾盏、肾盂、输尿管、膀胱和尿道的内表面由移行上皮细胞组成，允许这些器官伸展以容纳不同量的尿液。

肾单位

　　肾单位是肾的功能性单位，它调控血容量和血液成分，包括酸碱平衡状态和电解质水平，促进水、毒素和代谢产物的排出。每个肾包含约100 万个肾单位。每个肾单位由肾小体和肾小管组成，不同肾单位的肾小管融合形成集合管，集合管在肾乳头汇合形成肾盏，最后形成输尿管。

　　肾小体是球形结构，外层有肾小囊（鲍曼囊），它是上皮细胞所形成的空心球状结构。肾小球是毛细血管祥互相簇拥形成的复杂结构，血液从入球小动脉流入肾小球内。鲍曼囊包绕肾小球，入球小动脉（流入）和出球小动脉（流出）在血管极处穿过鲍曼囊。肾小球中的血液通过毛细血管基底膜超滤进入鲍曼囊所包绕形成的空腔内，也就是肾小囊腔（鲍曼腔）（图 92.2）。

　　肾小管从肾小球血管极对面的鲍曼囊引出，排出囊中的内容物。肾小管内衬上皮细胞，其上有多个离子通道和交换蛋白，这些离子通道和交换蛋白能根据人体的生理状态来重吸收和分泌某些电解质和其他物质（详见第 93 章）。

　　肾小管的第一段是近端肾小管，它包含一段卷曲的部分，称为近曲小管，其后紧跟着一段较短直的部分，称为近直小管。近曲小管拥有由微

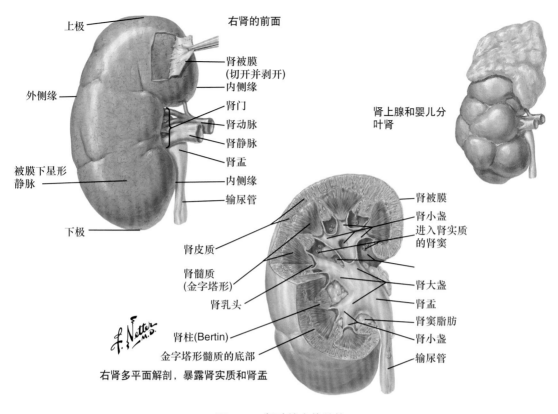

图 92.1　肾脏的大体结构

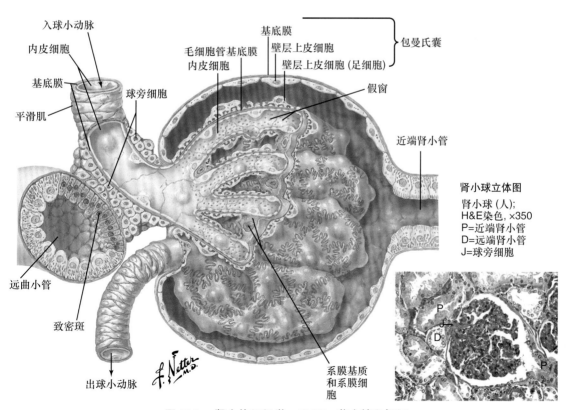

图 92.2　肾小体组织学。H&E，苏木精和伊红

绒毛组成的刷毛缘，其主要具有重吸收功能。近端小管主要位于肾皮质和外髓质区域。

近端肾小管的下一段是**髓袢降支**，它深入到髓质的各个层面，在某个层面突然反转形成发夹状结构，向皮质方向延伸，成为**髓袢升支**。在髓袢升支的起始段肾小管管壁较薄（升支细段），其后一段肾小管管壁变厚（升支粗段）。髓袢升支粗段从髓质穿出，进入皮质，靠近鲍曼囊的血管极。在血管极附近的肾小管含有一组特殊的细胞，它们构成**致密斑**。该区域的所有这些结构统称为**球旁器**，在调节肾单位的血流量和系统血压方面起着重要作用。

髓袢的下一段是**远曲小管**，它通向连接小管，连接小管与其他几个肾单位的集合管汇合形成皮质集合管。皮质集合管向下走行进入髓质，互相汇合形成大集合管，最终排空至肾盂内的肾盏，肾盏与输尿管相连（图 92.3）。

血管

肾动脉在 L1/L2 水平起源于腹主动脉，紧邻肠系膜上动脉。右肾动脉较长，从下腔静脉后方通过。在肾门附近，肾动脉分成 5 条段动脉供给不同的肾段，然后进一步分成走行于肾柱之间的叶间动脉和走行于肾乳头基底部的弓形动脉，最后形成小叶间动脉。

最小的动脉分成入球小动脉，将血液运送到肾小球毛细血管网。血液离开肾小球毛细血管网进入出球小动脉，然后进入包绕肾单位的管周毛细血管（直行血管）。管周毛细血管中的血液汇入小静脉，这些小静脉以不同的方式结合形成肾静脉，肾静脉汇入下腔静脉。肾静脉位于肾动脉前面，较长的左肾静脉穿过主动脉前方（图 92.4）。

输尿管的动脉血供主要有三个来源：肾动脉、睾丸／卵巢动脉和腹主动脉。输尿管的静脉引流进入肾静脉和睾丸／卵巢静脉。副肾静脉常见，有时压迫输尿管，导致肾积水。膀胱由髂内动脉的分支供血，静脉引流入髂内静脉的分支。

淋巴引流

肾淋巴管引流入腰淋巴结。输尿管的淋巴管回流入腰、髂总、髂内及髂外淋巴结。膀胱的淋巴则引流进入膀胱、髂外、髂内和髂总淋巴结。

神经支配

肾和输尿管由肾神经丛支配，它由交感神经、副交感神经和内脏传入纤维组成。肾神经丛由腹盆内脏神经纤维支配。输尿管的腹腔段由腹主动脉和上腹下神经丛支配。膀胱的交感神经纤维由盆丛（T11 ～ L3 脊髓水平）分出；副交感神经纤维是逼尿肌的运动神经，由骶髓水平的骨盆内脏神经和腹下神经丛分出。

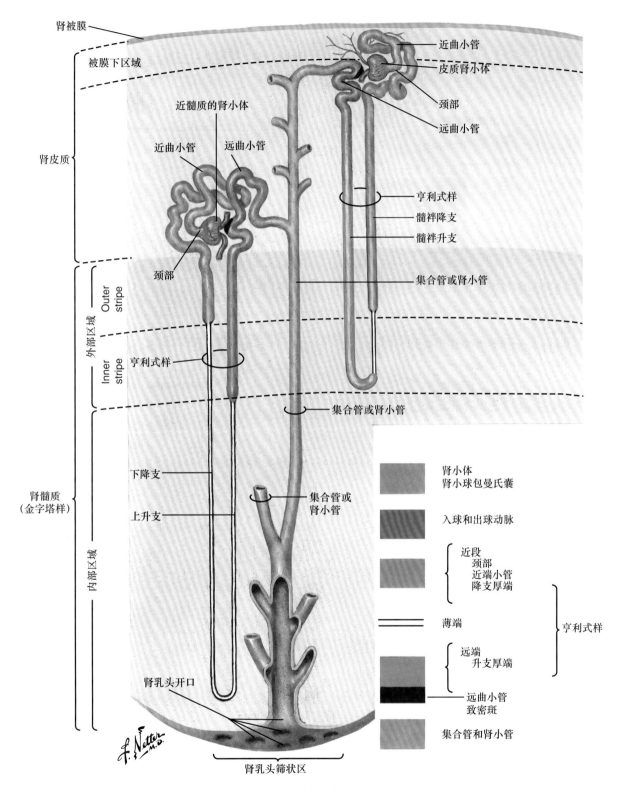

图 92.3 **肾单位的解剖**

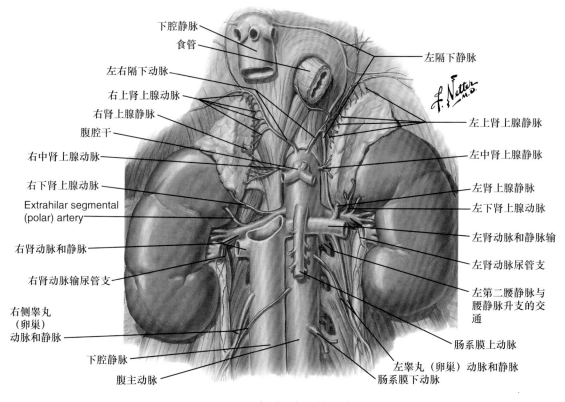

图 92.4 肾脏局部血管系统

泌尿系统生理学概述

FANGFEI ZHENG 著

黄 婧 译；刘 莉 校

概述

  肾在维持体内稳态方面有重要功能，包括排泄水和电解质，调节酸碱平衡，以及通过潴留或排泄水和释放血管活性激素来控制血压。肾也有助于维生素 D 的活化和调节红细胞生成。

  肾的功能单位是肾单位（图 93.1），包括肾小球和肾小管。肾小管分为近端部分、髓袢和远端部分，远端部分与其他肾小管连接形成集合管，最后汇入肾盂（详见第 92 章）。

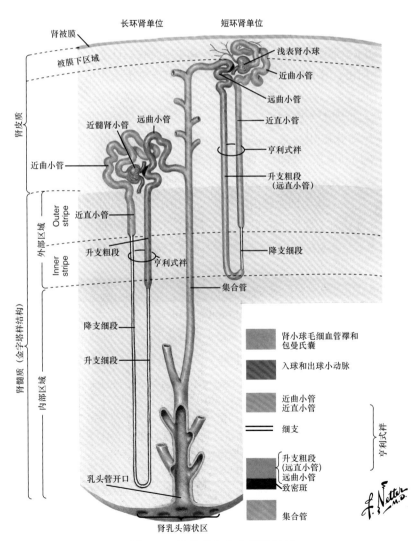

图 93.1 肾单位和集合管的解剖

肾小球的滤过作用

尿液生成的第一步是血浆通过肾小球毛细血管过滤，允许特定大小分子量和携带特定电荷的分子通过，同时阻止其他分子（如白蛋白、红细胞）通过。**肾小球滤过率（GFR）**是单位时间内滤过的血液体积，可作为肾功能的定量评估指标。

肾小球滤过率可以根据某些可以自由通过肾小球毛细血管的物质在血浆和尿液中的浓度来估算，这些物质在肾小管中既不被吸收，也不被代谢或分泌。在实验室中，用于精确的 GFR 测量（与估算的 GFR 相对）的理想物质是**菊粉**，但在临床实践中最广泛用于评估 GFR 的物质是**肌酐**，它在肾小球中自由滤过，且在小管中既不被代谢也不被重吸收。然而，随着 GFR 的下降，肌酐分泌到近曲小管的量也在增加，因此基于它的公式可能会高估真实的 GFR。肌酐是在肌酸代谢过程中产生的，因此利用肌酐计算 GFR 时必须用肌肉质量或其替代指标（如年龄、性别）进行校正；有几个公式考虑了这些校正因素（表 93.1）。

肾动脉压与系统性动脉压相一致，是 GFR 的主要决定因素。当平均动脉压下降时，**肾素–血管紧张素–醛固酮系统（RAAS）**的激活增加了出球小动脉的张力，使肾小球毛细血管内的压力增加，从而增加了滤过分数（详见下文）。

肾小管系统

肾小管可以通过离子通道、离子交换体、协同转运体和腺苷三磷酸（ATP）驱动泵将大部分过滤后的血浆和电解质重吸收回管周毛细血管。这些过程受到许多机制调控，以保持体内稳态。例如，根据血清渗透压、血容量和调节激素〔如**抗利尿激素（ADH）**〕的释放的变化，尿液渗透压可在 $50 \sim 1200$ mOsm/L 之间变化。

大部分钠的重吸收发生在近端小管（图 93.2）。至近端小管末段，滤过钠的 2/3 已经通过钠–氢交换器和各种协同转运子被重吸收，同时伴随着葡萄糖、氨基酸、有机酸和磷酸盐的重吸收。在肾小管腔中，在碳酸酐酶的作用下，为交换 Na^+ 而分泌的 H^+ 与滤过的碳酸氢根结合生成碳酸（H_2CO_3）。碳酸分解成 CO_2 和 H_2O，二者都可以被动重吸收。一旦进入肾小管上皮细胞，CO_2 和 H_2O 再次在碳酸酐酶作用下生成 H_2CO_3。H_2CO_3 经过质子解离（分泌以交换另一个 Na^+）生成 HCO_3^- 和 H^+，HCO_3^- 与 Cl^- 协同转运到管周毛细血管。通过这种方式，几乎所有滤过的碳酸氢盐都被重吸收。

钠的重吸收建立了一个渗透梯度，促进细胞间水的重吸收。水的被动扩散与溶质的重吸收成比例，使近端小管末端的滤过液与血浆保持等渗。近曲小管也向尿液分泌大量物质，如有机阴离子、药物（如呋塞米）和少量肌酐。

表 93.1 肾小球滤过率（GFR）估算公式

GFR 估算公式	发表时间	GFR（mL/min/1.73 m²）
Cockcroft-Gault[a]	1973	〔（140 −年龄）× 身高〕/（72× 血肌酐）×0.85（女性）
MDRD（四变量）[b]	1999	175× 血肌酐$^{-1.154}$× 年龄$^{-0.203}$×1.212（黑人）×0.742（女性）
CKD-EPI[c]	2009	141×min（Scr/κ，1）α ×max（Scr/κ，1）$^{-1.209}$×0.993 年龄 ×1.018（女性）×1.159（黑人） 肌酐指血肌酐（mg/dl）；κ 在女性是 0.7，男性是 0.9； α 在女性是− 0.329，男性是− 0.411 min 指的是 Scr/κ 的最小值或 1 max 指的是 Scr/κ 的最大值或 1

[a]*Cockcroft-Gault*：Cockcroft DW，Gault MH：Prediction of creatinine clearance from serum creatinine，*Nephron* 16（1）：31-41，1976.
[b]*MDRD*：Levey AS，Bosch JP，Lewis JB，et al：A more accurate method to estimate glomerular filtration rate from serum creatinine：a new prediction equation. Modification of Diet in Renal Disease Study Group，*Ann Intern Med* 130（6）：461-470，1999.
[c]*CKD-EPI*：Levey AS，Stevens LA，Schmid CH，et al：A new equation to estimate glomerular filtration rate，*Ann Intern Med* 150（9）：604-612，2009.

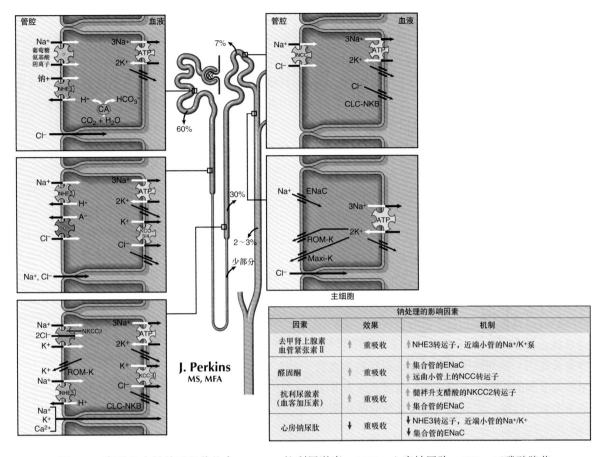

钠处理的影响因素		
因素	效果	机制
去甲肾上腺素 血管紧张素Ⅱ	↑ 重吸收	↑NHE3转运子，近端小管的Na+/K+泵
醛固酮	↑ 重吸收	↑集合管的ENaC ↑远曲小管上的NCC转运子
抗利尿激素 （血管加压素）	↑ 重吸收	↑髓袢升支醋酸的NKCC2转运子 ↑集合管的ENaC
心房钠尿肽	↓ 重吸收	↓NHE3转运子，近端小管的Na+/K+ ↓集合管的ENaC

图 93.2　**肾单位中钠的重吸收位点。**ADH，抗利尿激素；ANP，心房钠尿肽；ATP，三磷酸腺苷

等渗滤过液流出近端小管进入髓袢，并穿过肾髓质。髓袢降支对水有很强的通透性，水可以通过水通道蛋白 -1 被重新吸收。相反，髓袢升支粗段不透水，但是 Na $^+$、K $^+$ 和 Cl $^-$ 可以通过 Na $^+$ -K $^+$ -2Cl $^-$（NKCC2）协同转运子转运至肾间质；因此，髓袢升支粗段也被称为"稀释段"。在髓袢升支粗段溶质的重吸收使肾间质呈高渗状态，这促使了水在髓袢降支的早期重吸收；间质液与流经直小血管的血流相匹配，从而把重新吸收的水和溶质带走。从这一点上看，不同于髓袢升支粗段（由于溶质的重吸收而低渗），髓袢降支内液体是高渗的（由于水的重吸收）。新的滤液从近曲小管流出，促使液体沿髓袢流动，髓袢升支粗段的低渗液流入远曲小管和集合管。这种重复的过程最大限度地提高溶质重吸收，最大限度地减少水分丢失，被称为**逆流倍增系统**。

尽管经过肾小球滤过的液体只有 1/10 到达集合管，但集合管决定了尿液的渗透压，对钾的稳态和酸碱平衡调节也至关重要。血清渗透压的增加或者血容量的减少会引起 ADH 的释放；ADH 与血管加压素 -2 受体结合，触发水通道蛋白 -2 受体插入管腔侧细胞膜，从而使该部位对水通透。

肾小管集合管中水的移动方向取决于管腔内和间质之间的浓度梯度。在集合管起始段，肾间质的渗透浓度高于管腔中的滤液，管腔中的水被重吸收。然而，结果是滤液变得更加浓缩。滤液越沿着集合管方向流动就越浓缩。在这个过程中，为了进一步促进水的重吸收，肾间质的浓度也必须继续升高，始终保持肾间质和管腔内液体的浓度梯度，以利于水的重吸收（而不是分泌）。这种浓度梯度的建立有两方面的原因，一是在尿素向内髓质区的被动扩散，二是在髓袢升支粗段，通过 NKCC2 协同转运子使 Na $^+$、K $^+$ 和

Cl⁻一起被重吸收。当使用袢利尿剂时，由于它抑制了 NKCC2 协同转运子的功能，使肾浓缩尿液的功能受损；因此，袢利尿剂可以用于治疗低钠血症（详见第 27 章）。

肾小球旁器和肾素-血管紧张素-醛固酮系统

肾小球旁器（JGA）位于靠近肾小球的髓袢升支粗段部分，是肾对循环容量感知和反应的主要部位（图 93.3）。髓袢升支粗段中有一个特殊部分，称为**致密斑**，是肾小球旁器的感知部位。

在容量不足的情况下，针对氯化钠的输送及尿流量的减少，致密斑会反射性地促进附近的颗粒细胞释放**肾素**。在容量不足的情况下，交感神经系统也被激活，同样也可以触发肾素的释放。肾素会激活一系列酶促级联反应，引起血清血管紧张素 Ⅱ 和醛固酮水平的升高。血管紧张素 Ⅱ 引起全身血管收缩，尤其是出球小动脉收缩更明显

（从而增加肾小球静水压和滤过分数），同时增加近端小管钠的重吸收，**醛固酮**进一步增加远端肾单位对钠的重吸收。这些共同的作用机制引起容量的保持和血压的升高。尽管交感神经系统会引起肾小球入球小动脉的收缩，但同时致密斑感受到血流量的减少会引起入球小动脉的舒张，因此会部分减轻入球小动脉的收缩程度。

相反，作为对氯化钠输送和尿流量增加的反应，致密斑（沿着肾小球入球小动脉的牵张感受器）促进肾小球入球小动脉收缩（引起尿流量恢复正常）并抑制肾素的释放（以减少容量的滞留）。

值得注意的是，有效循环容量并不等于身体内总容量。在某些水肿性疾病状态下（如充血性心力衰竭、肝硬化），大量的第三间隙液体会导致 RAAS 的慢性激活，引起容量增加；然而增加的容量不会都在血管内，反而会导致更加严重的水肿和容量超负荷。RAAS 在肾血管疾病（即肾动脉狭窄）中也会被激活，这可能导致容量介导的高血压。

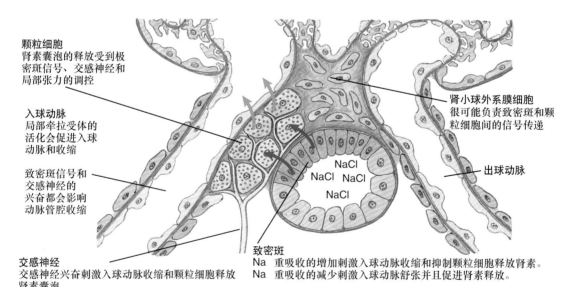

颗粒细胞
肾素囊泡的释放受到极密斑信号、交感神经和局部张力的调控

入球动脉
局部牵拉受体的活化会促进入球动脉和收缩

致密斑信号和交感神经的兴奋都会影响动脉管腔收缩

肾小球外系膜细胞
很可能负责致密斑和颗粒细胞间的信号传递

出球动脉

NaCl
NaCl　NaCl
NaCl

交感神经
交感神经兴奋刺激入球动脉收缩和颗粒细胞释放肾素囊泡

致密斑
Na　重吸收的增加刺激入球动脉收缩和抑制颗粒细胞释放肾素。
Na　重吸收的减少刺激入球动脉舒张并且促进肾素释放。

刺激	效果
肾小管的流量增加	入球动脉收缩，抑制肾素的释放
肾小管的流量减少	入球动脉舒张，刺激肾素的释放
入球动脉被牵拉	入球动脉收缩，抑制肾素的释放
交感神经兴奋	入球动脉收缩，刺激肾素的释放

图 93.3　肾素-血管紧张素-醛固酮系统

第 94 章

急性肾小管坏死

DIVYANSHU MALHOTRA　著

李　阳　译；刘　莉　校

概述

急性肾损伤（acute kidney injury，AKI）（见第 30 章）在全球范围内具有很高的发病率，并是引起高死亡率的重要原因。AKI 的两个最主要病因是肾前性氮质血症和急性肾小管坏死（acute tubular necrosis，ATN），合计占病例总数的 65% ～ 75%。ATN 占肾实质性肾损伤病因的近 3/4，在住院患者中很常见。由于缺乏有效治疗，有必要对 ATN 患者采用通用的预防策略，并尽早识别 AKI。

病理生理学

过去认为，两种主要类型的 ATN 是**缺血性**和**肾毒性**，两者发病率几乎相等。最近，人们已认识到，无论血压和肾灌注如何，通常严重的炎症，特别是脓毒血症都可因细胞因子的直接肾小管毒性导致 ATN。在许多情况下，ATN 是多个因素共同作用的结果。

在 ATN 中，多种机制导致的损伤直接发生于肾小管上皮细胞（图 94.1）。尽管肾小球通常未受影响，但由于**管球反馈**，肾小球滤过率下降

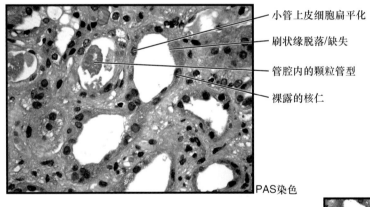

小管上皮细胞扁平化
刷状缘脱落/缺失
管腔内的颗粒管型
裸露的核仁

PAS染色

刷状缘脱落/缺失

小管上皮细胞扁平化伴嗜酸性粒细胞增多

肾小管上皮细胞脱落

H&E染色

图 94.1　急性肾小管坏死的组织病理学改变
H&E，苏木精-伊红；PAS，过碘酸-希夫

（图 94.2）。溶质重吸收受损（继发于肾小管上皮细胞损伤）导致钠和氯向致密斑的运输增加，引起腺苷释放，从而导致入球小动脉的强烈收缩。在严重 ATN 时，受损的肾单位会阻止滤液进入，以防止钠的大量丢失和相应的全身容量不足。

另有其他两种机制导致肾小球滤过减少。首先，因为损伤后的小管上皮细胞之间不再黏合，滤过后的物质会返漏到管周毛细血管中。其次，来自脱落细胞、晶体等形成的管型会堵塞小管，导致鲍曼囊中的静水压增加。

缺血性急性肾小管坏死

缺血性 ATN 发生在长期严重肾灌注不足的情况下，可继发于多种**肾前性氮质血症**。在肾前性氮质血症中，一些肾单位（取决于它们的位置和血供程度）发生缺血，但足够多的肾单位尚无任何结构性损伤。因此，当灌注恢复时，滤过率基本恢复至基线。在缺血性 ATN 中，大部分肾单位受损，因此滤过率不会随着肾灌注的恢复而改善。缺血性 ATN 有多个阶段，包括灌注受损期（为缺血性 ATN 所特有）、损伤始发期、损伤进展期、维持期和修复期。

缺血性 ATN 最常见于外科手术（尤其是心脏手术和腹主动脉瘤修复术）、败血症、急性胰腺炎和严重的血容量不足。病理生理机制之间存在复杂的相互作用，包括交感神经张力增加、血管收缩和血管扩张因子之间的失衡（包括内皮素增高和一氧化氮减少）、内皮损伤伴灌注中断和组织氧合减少、活性氧的产生、肾小管破碎和阻塞、滤液通过受损的肾小管上皮细胞返漏以及炎症介质的募集、再灌注导致肾小管细胞进一步损伤等。

肾毒性急性肾小管坏死

肾毒性 ATN 可由各种毒素导致，这些毒素进一步分为内源性或外源性（框 94.1）。肾小管损伤可由各种直接毒性作用、肾内血流动力学变化或两者联合作用引起。

内源性毒素

肌红蛋白和血红蛋白通过抑制一氧化氮的合成来促进活性氧的产生并降低肾灌注。尿酸、草酸钙等物质可在肾小管内结晶，造成损伤和梗阻；危险因素包括肿瘤溶解综合征（导致尿酸水平升高）和减肥手术（导致草酸盐重吸收增加）。骨髓瘤轻链等物质可造成管型堵塞，阻碍肾小管腔内流动并对肾小管有直接毒性作用。

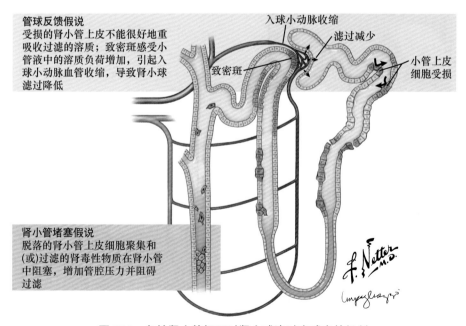

图 94.2　急性肾小管坏死时肾小球滤过率减少的机制

框 94.1　急性肾小管坏死的常见原因

- 严重肾缺血
- 出血
- 循环衰竭
- 脓毒血症
- 肾毒性物质暴露
  - 外源性毒素
    放射性对比剂
    抗生素（例如氨基糖苷类）
    抗病毒药物（例如西多福韦）
    抗真菌药物（例如两性霉素 B）
    钙调磷酸酶抑制剂
    乙二醇
    甲苯
  - 内源性毒素
    肌红蛋白
    血红蛋白
    草酸盐
    尿酸
    骨髓瘤轻链

外源性毒素

多种治疗药物具有直接肾毒性作用。氨基糖苷类经常通过损伤线粒体引起近端肾小管损伤，通常发生在治疗后 1 周。高剂量的万古霉素也与肾小管损伤有关。两性霉素 B 通过甾醇类相互作用破坏细胞膜；溶酶体制剂的肾毒性稍低。抗病毒药物西多福韦和替诺福韦会破坏线粒体和其他细胞功能，而阿昔洛韦、茚地那韦和阿扎那韦（以及环丙沙星）会导致晶体形成和肾小管阻塞／损伤。许多化疗药物与肾小管损伤有关，最常见的是铂类药物、异环磷酰胺、伊马替尼和光辉霉素。含碘造影剂可导致血管收缩效应并可直接损伤肾小管（详见第 42 章）。渗透性溶质（如蔗糖、右旋糖酐、甘露醇、羟乙基淀粉）可引起渗透性肾病，伴有肾小管肿胀、细胞破坏和肾小管腔堵塞。

临床表现、评估及诊断

根据肾小管损伤的程度和持续时间，最初的表现可以从无症状的血清肌酐浓度升高到伴有危及生命的电解质酸碱平衡紊乱的暴发性少尿。如

第 30 章所述，鉴别诊断包括肾前性 AKI、急性间质性肾炎、急性肾小球肾炎和尿路梗阻。以下情况应怀疑 ATN：患者无容量不足证据时，需基于病史、检查和实验室的评估（即钠排泄分数＞2%，尿钠＞ 20 mEq/L，尿渗透压＜ 350 mOsm/L）；尿液镜检可见粗褐色颗粒管型（由脱落和降解的肾小管上皮细胞组成）和（或）游离的肾小管上皮细胞；以及近期发生过持续低血压、严重炎症或曾接触已知的肾毒性物质。

治疗及预防

在住院患者中**预防 ATN** 对于降低死亡风险和改善预后起关键作用。重要的是尽可能避免接触外源性肾毒素，在不得不接触的情况下，应密切监测肾功能并确保在发生肾损伤时停止任何暴露。

ATN 以**支持治疗**为主，因为一旦发生 ATN，没有任何治疗被证明是有益的。通常在容量超负荷的情况下给予利尿剂，以尝试将少尿型 ATN 转换为非少尿型 ATN；然而，虽然这可能会改善患者的症状，但并未显示可以减少 ATN 的持续时间或死亡风险。多种药物已被评估用于预防或改善 ATN。尽管其中一些已在动物研究中证实有效，但有关低剂量多巴胺、非诺多泮（一种多巴胺受体激动剂）、加压素和 N- 乙酰半胱氨酸等药物的临床试验结果都令人失望。这种差异的原因可能是临床发生 ATN 时细胞凋亡可由多种不同途径导致，以及由于肌酐升高滞后于实际结构性损伤所导致的治疗延迟。

如果出现肾衰竭的并发症，包括难治性容量超负荷、严重酸中毒或危及生命的电解质异常（通常是高钾血症），则应提供**肾替代治疗（renal replacement therapy，RRT）**。在没有此类并发症的情况下，尚无关于 RRT 应何时开始的确凿证据。

ATN 的预后是多变的。不良预后因素包括高龄、营养不良、男性、少尿、需要机械通气、肝衰竭、心肌梗死（MI）和疾病的总体严重程度。在上述情况下，院内死亡率约为 50%，在术后或脓毒症患者中甚至会更高。

第 95 章

肾小球肾炎

BRYAN M. TUCKER　著

李　阳　译；刘　莉　校

概述

　　肾小球肾炎（GN）是指肾小球炎症，可能继发于许多不同的疾病过程。GN 的各种原因通常分为三类，它们反映了共同的发病机制特征和显微镜检查结果：免疫复合物介导的、**抗中性粒细胞胞浆抗体（ANCA）相关**和**抗肾小球基底膜（抗 GBM）**抗体相关。

发病机制

　　当**免疫复合物**被肾小球毛细血管捕获，导致补体激活、中性粒细胞募集和细胞毒素生成时，就会发生免疫复合物 GN。这些免疫复合物反映了存在系统性免疫疾病（如狼疮性肾炎），或存在针对与肾小球毛细血管相结合的抗原的抗体（如感染后肾小球肾炎）。

　　当抗中性粒细胞胞浆抗体直接激活中性粒细胞，引起血管炎时，就会发生 ANCA 相关肾小球肾炎，该血管炎可单独或作为全身性疾病的一部分影响肾小球毛细血管。最后，抗 GBM 抗体直接与 GBM 结合并引发炎症反应。在某些情况下，抗 GBM 抗体也会结合肺毛细血管，导致弥漫性肺泡出血（Goodpasture 综合征）（框 95.1）。

临床表现

　　GN 的临床表现可从无症状**血尿**到不同程度的**肾炎综合征**［急性肾损伤（AKI）、**高血压**、水肿、**蛋白尿和血尿**］。无论发病机制如何，只要 GN 导致肾功能突然、显著丧失，就会定义为急进性肾

> **框 95.1　肾小球肾炎（GN）的常见类型**
>
> - 免疫复合物 GNs
>   - IgA 肾病
>   - 过敏性紫癜性肾炎
>   - 感染后（链球菌感染后）肾小球肾炎
>   - 膜增生性肾小球肾炎
>   - 狼疮性肾炎
> - ANCA 相关 GNs
>   - 肉芽肿性多血管炎（韦格纳综合征）
>   - 显微镜下多血管炎
>   - Churg-Strauss 综合征
> - 抗 GBM 抗体相关 GN
>   - Goodpasture 综合征

小球肾炎（rapidly progressive GN，RPGN）。

　　一般而言，免疫复合物 GNs（特别是 IgA 肾病）的表现较轻，而 RPGN 更常见于 ANCA 相关或抗 GBM 抗体相关 GNs；然而，任何急性 GN 都可能有严重或暴发性病程。

　　与其他原因引起的血尿不同，急性肾小球肾炎的血尿表现为**变形红细胞**（RBC）和（或）尿液显微镜下的红细胞管型（图 95.1）。这些表现对肾小球源性血尿具有高度特异性，因为 RBC 在通过受损的 GBM 时会变形，而 RBC 管型是在髓袢升支粗段产生的。虽然变形红细胞和红细胞管型的存在本质上是 GN 的诊断，但它们的缺失并不能除外 GN。

诊断

　　所有表现为肾炎综合征的患者都应接受详细的评估。应对蛋白尿进行定量。应测量补体水平，因为它们在所有免疫复合物 GNs（IgA 肾

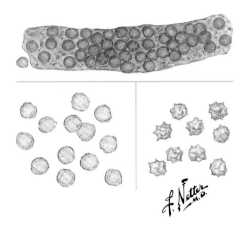

图 95.1　急性肾小球肾炎的尿沉渣表现
可见红细胞管型（上图）、红细胞（左下）、变形红细胞
（右下）

病除外）中都被抑制，但在寡免疫型 GN 和抗
GBM 病中是正常的。

　　根据病史、临床表现、血清学检查和（在大
多数情况下）肾活检结果，可以区分 GN 的不同
原因（图 95.2）。

　　光镜下常表现为毛细血管内细胞增多，即内
皮细胞和系膜细胞增殖以及中性粒细胞浸润导致
毛细血管闭塞。同时，RPGN 的一个明确特征是
毛细血管外增生，无论具体病因如何，当炎症严
重到中性粒细胞破坏肾小球毛细血管并沿鲍曼囊
的边缘聚集时就会发生这种情况，形成类似于新
月的结构。

　　免疫荧光显示的免疫球蛋白和（或）补体
在肾小球的沉积方式为深入了解潜在的致病机制
（图 95.3）提供了线索。

　　免疫球蛋白和补体的团块、颗粒样沉积提
示免疫复合物 GN。而免疫球蛋白和补体沿毛细
血管壁的连续线样沉积表明抗体与 GBM 直接结
合，因此是抗 GBM 病的特征。

　　免疫球蛋白或补体沉积的普遍缺乏（即寡免
疫沉积）表明循环 ANCAs 的存在，ANCA 被认
为可直接激活肾小球毛细血管中的中性粒细胞。
随之而来的炎症通常会导致 RPGN，它可能局限
于肾，也可能是全身性血管炎的一部分。ANCA
可细分为以细胞质染色为主（c-ANCA）或核周
染色（p-ANCA）为主。c-ANCAs 通常与肉芽肿

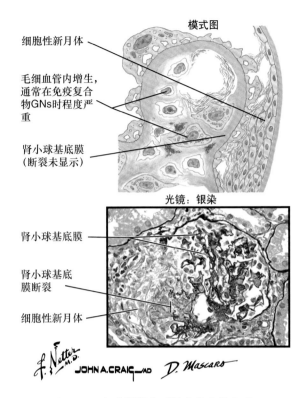

图 95.2　急进性肾小球肾炎的光镜表现

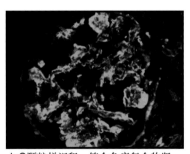

IgG颗粒样沉积，符合免疫复合物肾
小球肾炎

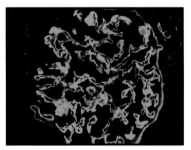

IgG线样沉积，符合抗GBM病

图 95.3　肾小球肾炎的免疫荧光表现
免疫复合物 GNs 典型的团块状沉积（上图）和抗肾小球基底
膜（GBM）病典型的线样沉积（下图）。IgG，免疫球蛋白 G

性多血管炎（韦格纳肉芽肿）有关。p-ANCAs 通常与 Churg-Strauss 综合征和显微镜下多血管炎有关。韦格纳肉芽肿和显微镜下多血管炎通常以肺出血为特征，而 Churg-Strauss 综合征通常以哮喘和嗜酸性粒细胞增多为特征。

治疗

急性 GN 的治疗取决于病因，但通常涉及抑制免疫反应；一个例外是感染后 GN，其治疗的重点是根除任何残存感染。

第96章

急性小管间质性肾炎

DENNIS G. MOLEDINA　著

贾晓玉　译；刘　莉　校

概述

急性小管间质性肾炎（acute tubulointerstitial nephritis，AIN）是急性肾损伤（acute kidney injury，AKI）的主要病因，多发生于药物暴露，其次是自身免疫性疾病或者**感染**。肾功能受损的原因是肾间质炎症细胞的浸润，导致间质水肿和肾小管的损伤。2%～3%的肾活检标本中都可见AIN的表现；而在AKI患者中，该比例可高达13%～20%。

病理生理学和危险因素

AIN的主要病因是药物、自身免疫病和感染（图96.1）。

在发达国家中，AIN中＞70%都有**药物**因素的参与。肾在药物超敏反应中很易受累，同时常常不伴有全身表现。AIN相关的常见药物为抗生素、质子泵抑制剂（proton-pump inhibitors，PPIs）和非甾体类抗炎药（NSAIDs）。由于在全球范围内的广泛应用，PPIs目前已成为AIN的常见病因，

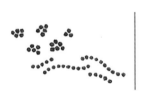

感染
链球菌，大肠埃希菌，结核分枝杆菌，军团菌，钩端螺旋体，巨细胞病毒，EB病毒，腺病毒

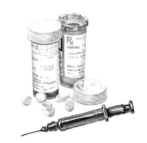

药物（主要病因）
- 抗生素（特别是β-内酰胺、喹诺酮、万古霉素、利福平）
- 非甾体抗炎药
- 磺胺
- 质子泵抑制剂
- 免疫检查点抑制剂
- 利尿剂
- 氨基水杨酸

自身免疫性疾病
- 结节病
- 干燥综合征
- 小管间质性肾炎和葡萄膜炎（TINU）综合征
- IgG4相关疾病
- 系统性红斑狼疮
- ANCA相关性血管炎

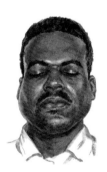

图96.1　急性间质性肾炎的病因
ACNA，抗中性粒细胞胞浆抗体；IgG4，免疫球蛋白G4

近期很多研究也显示服用 PPIs 的人群会增加发生 AIN、AKI 和 CKD 的风险。免疫检查点抑制剂，包括细胞毒性 T 细胞抗原 -4（CTLA-4）和细胞程序性死亡受体 1（programmed cell death-1，PD-1）或其配体 1（PD-L1），可恢复 T 细胞针对肿瘤细胞的活性，并彻底改变癌症的治疗。不过，这些药物也与一系列免疫反应相关，包括 AIN。已有很多病例报道对引起 AIN 的其他药物耐受的患者，仍然可出现对免疫检查点抑制剂的不耐受。

系统性自身免疫病是发达国家中 AIN 的第二常见病因。自身免疫性 AIN 更常见于年轻患者，老年人中少见一些。最常见的疾病是结节病和干燥综合征。AIN 也是**小管间质性肾炎和葡萄膜炎**（**tubulointerstitial nephritis and uveitis，TINU**）**综合征**的临床表现之一；因此年轻 AIN 患者病因不明时，需要警惕有无葡萄膜炎。**IgG4 相关肾病**是一组临床综合征的表现之一，其特征包括血清 IgG4 水平升高并在组织中沉积，同时可以累及多个器官（包括唾液腺、胰腺、后腹膜和肾）。系统性红斑狼疮（SLE）和 ANCA 相关小血管炎也可以引起孤立性 AIN，但更多见的还是肾小球肾炎。

发达国家中，感染不是 AIN 的常见病因，占不到 5% 的病例。

以上提到的各种病因可通过不同的机制引起淋巴细胞（某些情况下，还有嗜酸性粒细胞）在肾间质中的浸润（图 96.2）。继而引起肾间质水肿，造成小管内压力增加，并影响肾小球正常的滤过功能。除此以外，淋巴细胞还可以穿过间质进入小管壁和管腔内，这种现象也称为**小管炎**。淋巴细胞进入小管后可使尿中出现白细胞（WBCs）或者白细胞管型。小管持续损伤可导致尿中出现肾小管细胞和颗粒管型。持续的、未经控制的肾间质炎症可以进展为间质纤维化，这

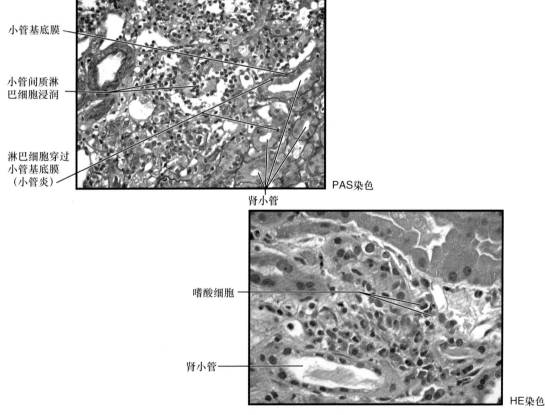

图 96.2　急性间质性肾炎的肾活检表现
HE，苏木精-伊红；PAS，过碘酸-希夫

种不可逆的损伤最终可导致慢性肾病（CKD）。

临床表现、评估和诊断

大多数药物相关 AIN 的患者没有症状。系统性过敏反应，例如发热和荨麻疹，更常出现在 β-内酰胺类药物相关的 AIN，但通常不会出现在 PPI 或者 NSAIDs 药物相关的 AIN。经典的临床三联征发热、皮疹和嗜酸性粒细胞增多，在药物相关 AIN 中不足 10%。

从药物使用到 AIN 诊断的时间，抗生素类通常为数日，PPI 和 NSAIDs 则为数周至数月。系统性疾病相关的 AIN（如结节病、IgG4 相关疾病）多会有相关疾病的病史。在 TINU 综合征中，患者可以出现色素膜炎，即眼睛发红疼痛和畏光。

尽管针对血肌酐升高的患者都会常规排查 AIN，但是经过肾活检证实的 AIN 患者有一半患者不符合 AKI 的诊断标准，而是在数月内肾功能更为隐匿的下降，从而使其难以与进展性 CKD 相鉴别，并可能导致 AIN 的识别延误。

约 20% 的患者尿沉渣可正常。但多数病例的尿沉渣会出现异常。非感染性的脓尿或白细胞管型高度提示 AIN。同样地，患者也可出现低水平的（肾小管性）蛋白尿（NASIDs 相关 AIN 例外，患者可以合并肾小球疾病，出现肾病水平蛋白尿）。**尿中嗜酸性粒细胞**试验对 AIN 诊断的敏感性及特异性均不高，而且 AIN 的常见病因已发生了显著变化，与早期关于尿嗜酸性粒细胞意义的研究已有不同。血中嗜酸性粒细胞升高提示 AIN，但无法据此诊断。少数患者还可以出现肉眼血尿。

肾影像学，如泌尿系超声，有助于除外其他肾病因。超声下 AIN 患者的肾体积可增大，回声可增强，但是其并没有疾病特异性。IgG4 相关疾病导致的 AIN 可以有后腹膜纤维化，导致泌尿系梗阻。

总体来说，AIN 的诊断具有挑战性，因为其没有特征性的临床特点，肾功能减退可以为缓慢进展性，非侵入性检查难以确诊。肾活检是诊断的金标准。因此应对该疾病保持警惕，对不恢复或进展性的 AKI 或出现肾功能减退急性加重的 CKD 患者，要考虑肾活检。

治疗

AIN 诊疗最重要的是识别致病原因，并及时纠正。因为药物相关 AIN 往往对同类药物均有反应，因此不推荐更换为同类的其他药物。根据 AIN 的发病机制，免疫抑制是非常合理的治疗选择；但是目前仍没有相关的随机对照研究证实其有效性，现有的证据均来自回顾性、小样本、单中心研究。尽管如此，在肾功能有望恢复（表现为轻微的间质纤维化）且没有激素使用禁忌的患者中，给予短期的糖皮质激素治疗（＜4 周）仍是可以考虑的。诊断延误，诱发药物的接触时间过长，以及糖皮质激素治疗时机过晚，均是患者肾功能无法完全恢复及发生 CKD 的危险因素。

第97章

肾病综合征

ROBERT DIEP 著

贾晓玉 译；刘立军 校

概述

肾病综合征是指患者出现**肾小球**疾病，表现为大量（或肾病水平）**蛋白尿**，其定义为大于 3.5 g/ 24 h，同时伴有**低白蛋白血症**（＜ 3 g/dl）、外周水肿和高脂血症。

肾病综合征可以是原发，也可以继发于系统疾病。引起肾病综合征最主要的原发疾病是**微小病变**、**局灶节段肾小球硬化症**和**膜性肾病**。但应注意，这些疾病同样可以继发于其他病因；例如，微小病变可以由血液系统恶性肿瘤引起，而膜性肾病可以作为实体肿瘤的首发症状。

肾病综合征的常见继发病因是糖尿病（**糖尿病肾病**）、系统性红斑狼疮（狼疮性肾炎）、淀粉样变、多发性骨髓瘤和 HIV 感染（HIV 相关肾病）。另外，还有一些肾炎也可以出现大量蛋白尿，导致肾病综合征；最主要的疾病为 IgA 肾病和膜增生性肾小球肾炎（详见第 95 章）。

病理生理学

肾小球毛细血管根据分子量和电荷对物质进行选择性的滤过。正常情况下，由于白蛋白分子量较大且带有负电荷，不能从肾小球中滤过或仅少量滤过；滤过的白蛋白在近端肾小管中会被重吸收。引起肾病综合征的各种疾病情况下，正常肾小球屏障被破坏，导致蛋白和脂质漏出到尿液中（图 97.1）。

引起这种滤过屏障破坏的机制很多。例如，微小病变是以特发性足细胞足突融合为特征，而足突是滤过屏障的重要组成部分。膜性肾病则是以免疫复合物介导的足细胞损伤或足突消失为特点。

蛋白尿量比较大时，患者可出现低白蛋白血症、血管内渗透压下降，致使第三间隙积液。血管内容量也因此减少，导致肾低灌注、水钠潴留增加、水肿进行性加重。高脂血症既往被认为是由于白蛋白丢失、肝合成能力增加所致。但近期的研究表明，由于脂蛋白脂肪酶的活性改变，引起脂质代谢的紊乱可能起到了更重要的作用。

尽管白蛋白是肾病综合征中尿液中漏出的最主要的蛋白成分，其他血浆蛋白也可以漏出，包括转铁蛋白、抗凝血因子（尤其是蛋白 C 和 S）、免疫球蛋白和激素载体蛋白。因此，晚期肾病综合征也可以合并高凝倾向（尤其是肾静脉血栓的风险增加）、免疫缺陷，以及维生素缺乏（如由于维生素 D 结合蛋白的丢失导致维生素 D 缺乏）。

危险因素

肾病综合征有很多潜在病因，危险因素也各有不同。在普通人群中，肾病综合征最常见的病因是糖尿病。原发肾病综合征最常见的病因则是局灶节段性肾小球硬化症，既可是原发，也可为继发于肥胖、静脉毒品使用、镰状细胞病和合成类固醇药物的应用。在成人肾病综合征中，膜性肾病也是常见的病因，可以为原发或者继发于血液系统和实体肿瘤、药物（金制剂，青霉胺，NASIDs，抗肿瘤坏死因子）、慢性感染（乙肝病毒 B 或梅毒）。丙肝病毒（HCV）可以导致膜增生性肾小球肾炎，少数情况下可导致膜性肾病。

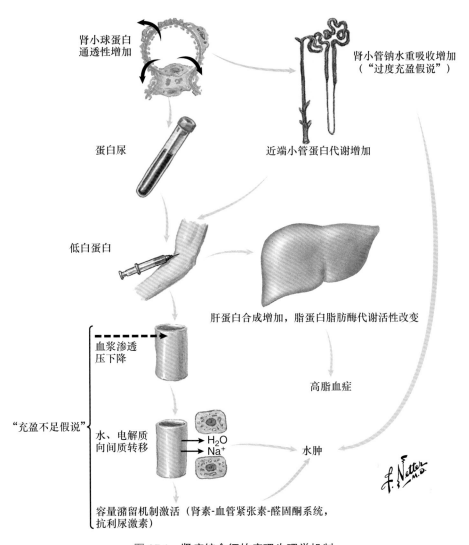

肾小球蛋白通透性增加

肾小管钠水重吸收增加（"过度充盈假说"）

蛋白尿

近端小管蛋白代谢增加

低白蛋白

肝蛋白合成增加，脂蛋白脂肪酶代谢活性改变

血浆渗透压下降

高脂血症

"充盈不足假说"

水、电解质向间质转移

H_2O

Na^+

水肿

容量潴留机制激活（肾素-血管紧张素-醛固酮系统，抗利尿激素）

图 97.1　肾病综合征的病理生理学机制

HIV 可以引起 HIV 相关肾病（HIVAN），导致肾病综合征。儿童肾病综合征目前最常见的病因仍是微小病变；成人中，继发的微小病变最常见于 NSAIDs 药物。

临床表现、评估和诊断

所有水肿和（或）尿试纸条法检测蛋白尿阳性的患者，均应考虑肾病综合征（图 97.2）。患者还可出现晨起面部水肿加重的特征性表现，这是由于患者夜间仰卧位睡眠导致，但并不普遍。与心衰患者不同，肾病综合征通常不伴有显著的呼吸困难，因此夜间平卧位并不会引起不适，但可以引起相应部位的水肿。部分患者还会出现泡沫尿，这是由于大量脂蛋白在尿液中导致。

询问病史应注意近期药物使用史，同时评估所有已知或潜在的系统疾病。老年患者应筛查恶性肿瘤和相关危险因素。体格检查最突出的是水肿，严重者还可出现全身显性水肿。患者还可以出现胸腔积液、血栓栓塞或脂质代谢紊乱（如爆发性黄色素瘤）的相应表现。其他表现取决于基础疾病（例如糖尿病肾病患者还可出现视网膜病变）。

尿沉渣镜检可由于脂质尿而出现脂肪管型，偏振光下呈现为马尔他十字小体。尿液检查通常没有细胞成分，但是如果蛋白尿是继发于肾炎，

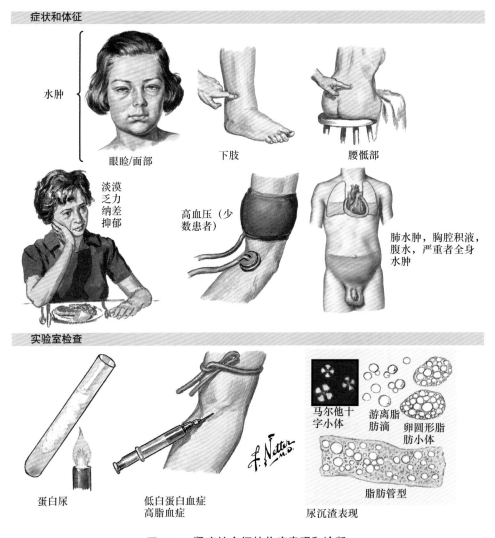

症状和体征

水肿 { 眼睑/面部   下肢   腰骶部

淡漠
乏力
纳差
抑郁

高血压（少
数患者）

肺水肿，胸腔积液，
腹水，严重者全身
水肿

实验室检查

蛋白尿

低白蛋白血症
高脂血症

马尔他十
字小体

游离脂
肪滴

卵圆形脂
肪小体

脂肪管型

尿沉渣表现

图 97.2　肾病综合征的临床表现和诊断

尿沉渣也可以有非常活动的表现。24 小时尿液可以提供精确定量检测，同时可以区分白蛋白和非白蛋白尿；但是随机尿液的蛋白 / 肌酐比（mg/mg）也可作为替代检查，与 24 小时尿蛋白排泄量的相关性很好。

在有其他症状和体征提示系统性炎症或某种疾病时，还有一些实验室检查可用于筛查，例如 C 反应蛋白、糖化血红蛋白 A_{1c}、抗核抗体、抗双链 DNA 抗体、补体水平、血游离轻链、血尿免疫固定电泳、快速血浆反应素、HIV 血清学检查、乙肝和丙肝病毒，以及冷球蛋白。抗磷脂酶 A2 受体（PLA2R）抗体是特发性膜性肾病的特异性抗体（尽管其敏感性仅 > 70%），抗体滴度与疾病活动和缓解相关。目前抗 PLA2R 抗体仅在部分实验室开展，但已经可供临床检测使用。

肾超声有助于判断疾病的慢性程度，为肾活检的安全性提供保障。肾增大提示糖尿病、HIV 感染和浸润性疾病（如淀粉样变）。肾活检通常是较为安全的，但如果肾已萎缩，肾活检出血风险会升高且获益可能不大。为了明确诊断和指导治疗，多数情况下肾病综合征都需要肾活检，儿童肾病综合征例外，微小病变是其最常见的病因，只有经验性激素治疗无效时，方评估是否进行肾活检。

治疗

治疗需要针对肾病综合征的潜在病因和临床表现。对症治疗包括大剂量 ACE 抑制剂和血管紧张素 Ⅱ 受体拮抗剂（ARBs），通过降低肾小球内压来减少或者缓解蛋白尿；螺内酯可以作为有效的辅助药物，但是使用时患者需要密切监测血钾，警惕高钾血症。大剂量利尿剂可减轻水肿，他汀类药物可以改善脂质代谢紊乱。患者需低盐饮食（钠摄入每日＜ 2 g），限制液体入量（每日＜ 2 L）。预防性抗凝治疗证据并不强，但多数临床医生会在患者血白蛋白持续＜ 1.5 g/dl 时采用。如果需要抗凝但存在禁忌，可以考虑在肾静脉以上的位置放置下腔静脉滤网，以预防血栓发生的风险。

第 98 章

多囊肾病

MARYAM GONDAL　著

贾晓玉　译；刘立军　校

概述

多囊肾病（polycystic kidney disease，PKD）是一种遗传性疾病，以肾囊肿形成、持续生长，从而最终导致肾功能受损为特征（图 98.1）。PKD 根据遗传特点，分为两种不同的临床综合征。**常染色体显性遗传 PKD（ADPKD）**更为常见，以肾缓慢增大为特征，约半数肾衰竭发生在 50 ～ 60 岁之间。ADPKD 大概每 800 ～ 1000 人中就会发生 1 例，在所有终末期肾病（end-stage renal disease，ESRD）中占 2.5%。**常染色体隐性遗传 PKD（ARPKD）**多见于较年轻的患者，往往还可伴有胆管发育不良，引起肝纤维化。发病率在新生活婴中约为 1/20 000。

病理生理学

ADPKD 和 ARPKD 中，囊肿的发生主要与纤毛介导的信号转导缺陷相关。初级纤毛是一种毛发状的细胞器，存在于体内大多数细胞的表面，包括肾单位，它从肾上皮细胞的顶端投射到肾小管腔。初级纤毛信号传导通路的异常，包括细胞内钙离子、Hedgehog 信号通路和环磷酸腺苷（cAMP），可能是触发 PKD 中囊肿产生和扩张的机制。

ADPKD 与 *PKD1* 或 *PKD2* 基因突变有关；这两个基因编码蛋白 polycystin-1 和 polycystin-2，它们在纤毛形成中有重要作用。*PKD1* 位于 16 号染色体短臂上，*PKD2* 位于 4 号染色体长臂上。*PKD1* 突变约占 PKD 病例的 80%，通常发病年龄偏早。

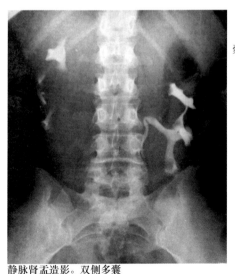

静脉肾盂造影。双侧多囊

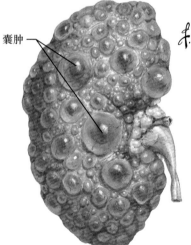

囊肿

多囊肾，表面观

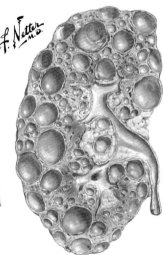

多囊肾，切面观

图 98.1　常染色体显性遗传多囊肾的大体标本

而 ARPKD 与 *PKHD1* 的突变有关，*PKHD1* 位于 6 号染色体短臂上，编码蛋白 fibrocystin。

临床表现、评估和诊断

ADPKD 患者多数会在 40 ～ 50 岁时出现腰痛或者血尿，是囊肿破裂引起的临床表现。高血压是另一常见的临床表现，见于 2/3 的患者，其机制是由于囊肿扩大，导致肾血管受压，引起肾内部缺血，激活肾素-血管紧张素-醛固酮系统（RAAS）。其他体征还包括早饱、上腹饱胀感、气促和下背部不适，均是由增大的肾对周围脏器压迫所引起（图 98.2）。由于尿液停滞引起的肾结石也比较常见，20% ～ 30% 患者可出现。肾外表现包括颅内**动脉瘤**，以及肝、胰腺、甲状腺和精囊囊肿。ADPKD 患者中，有 40% 合并颅内动脉瘤。

ARPKD 临床表现的异质性更为明显。绝大多数在妊娠期或围生期就已经诊断。典型表现包括羊水过少、肾体积增大回声增强、肺发育不全、颜面缺损、脊柱畸形和四肢畸形。有些患者肾功能损害程度较轻，出现在儿童期晚期，通常伴发肝纤维化和胆道疾病，如门脉高压症或胆管炎。

对所有怀疑 ADPKD 的患者都应询问家族史，尤其是涉及未来的遗传咨询时。超声检查可以评估肾的大小，对多发、大的囊肿也较易发现，可以作为初筛的手段。ADPKD 的诊断标准为，15 ～ 39 岁患者出现至少 3 个单侧或者双侧囊肿；40 ～ 59 岁患者至少在每个肾出现两个囊肿；60 岁以上的患者每个肾至少出现 4 个囊肿。不管是否使用钆对比剂，MRI 都是评估肾体积演变的金标准。当肾囊肿不断增长、导致患者出现症状以及 PKD 相应的病理表现时，在不同时间点对肾体积（随时间增加）进行评估，可以看到肾的体积与肾小球滤过率（GFR）呈负相关，并且可以间接反映 GFR 的下降情况。

治疗

尽管 ADPKD 目前尚无有效的治疗方法，有一些措施可以延缓疾病的进展。控制血压非常关键，与血压正常的患者相比，长期血压控制不佳

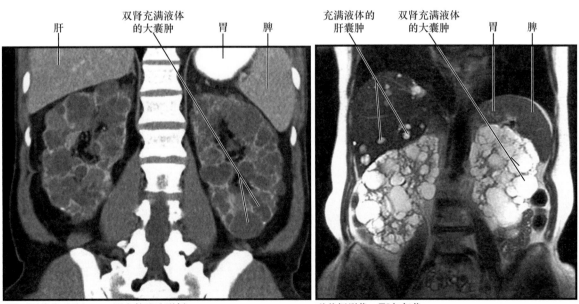

肝　　双肾充满液体的大囊肿　　胃　　脾

充满液体的肝囊肿　　双肾充满液体的大囊肿　　胃　　脾

CT（冠状位重建），口服和静脉造影剂

磁共振影像，T2 加权像

（注意以上影像不是来自同一个患者）

图 98.2　常染色体显性多囊肾的影像学表现

的患者进入 ESRD 会更快，心血管并发症也更多。降压药物优先选择 RAAS 抑制剂，如 ACE 抑制剂或血管紧张素受体拮抗剂（ARBs）。限盐（2 ～ 4 g/d）、低蛋白饮食，以及每日锻炼也有利于控制血压、改善预后。囊肿的生长受 ADH 控制，因此 ADPKD 患者应充分保证液体的摄入，以抑制 ADH 的产生。

镇痛药可缓解腹痛的症状，但应避免使用 NSAIDs 药物。NSAIDs 会减少前列腺素的合成，而前列腺素在 CKD、心衰、肝硬化、高龄或者容量不足的患者中，可以通过扩张入球小动脉，保证肾的血流。前列腺素合成减少会影响 GFR 的水平，进而导致急性肾损伤。严重、难治性疼痛的患者，可以选择囊肿去顶减压术。ESRD 患者可给予肾替代治疗。新的治疗方法包括 mTOR 抑制剂、生长抑素类似物，以及（更有前景的）血管加压素受体拮抗剂等尚在研究中，有可能在延缓囊肿扩张和保护肾功能方面有一定的希望。

ARPKD 患者通常需要在患者年龄较小时就采取综合处置。生长迟缓是比较常见的现象，应当通过胃造瘘或者鼻胃管补充必需的营养元素。患者最终往往会需要肾替代治疗和肾移植。根据肝纤维化的程度和合并症，患者有时也需要进行肝移植。

第 99 章

肾结石

MARINA MUTTER　著

谭　萌　译；刘立军　校

概述

肾结石是指上尿路形成的结石。肾结石是很常见的，大约 10% 的男性和 7% 的女性在一生中都会发生肾结石。75% ~ 80% 的结石是钙基的（草酸钙或磷酸钙）。其余类型包括磷酸盐类（镁 - 磷酸盐）结石（15%）、尿酸结石（5%）和半胱氨酸结石（1%）。但是，需要注意的是，结石通常是混合组成的，诊断和治疗必须考虑到这一点。

结石从肾通过输尿管是痛苦的，是基层就诊和急诊的一个常见原因。治疗方法取决于结石的大小和患者的临床情况。预防策略对于降低复发风险也很重要。

病理生理学和危险因素

当尿液中形成结石的成分过饱和时，就会发生肾结石，这可能是由于这些化合物的排泄增加和（或）尿液液体减少造成的。此外，结晶抑制剂的存在，如尿酸，可以帮助防止钙基或尿酸肾结石的形成。微小的晶体是形成结石的基础，随后的晶体可以在此基础上固定和生长（图 99.1）。

尿液的浓度和成分决定结石形成的可能性和形成的肾结石的类型。对于草酸钙结石，主要的危险因素包括尿量少、肾钙排泄过多（来自原发性甲状旁腺功能亢进、维生素 D 过量）、草酸排泄过多 [来自炎症性肠病（IBD）、饮食过量、饮食钙减少] 和（或）尿酸排泄过低 [例如，肾小管酸中毒（RTA）、其他酸中毒、慢性肠病]。尿酸性结石的危险因素包括尿 pH 5.5 和血尿酸

的升高。磷酸盐结石通常是由产生尿素氮的生物体感染引起的，而半胱氨酸结石发生在患有胱氨酸尿症（一种先天性代谢异常）的个体中。

临床表现

肾结石需要几周到几个月的生长才会变得足够大而引起症状。有些患者可能是在这期间偶然发现的，但大多数肾结石是在疼痛发生时才发现的（图 99.2）。

疼痛的严重程度从轻微不适到需要静脉注射药物的严重致残疼痛不等。结石从肾盂向膀胱转移时引起输尿管痉挛，引起阵发性绞痛。疼痛常发生在结石同侧腹，但根据其位置可呈放射痛。例如，输尿管上段的结石会引起腹部疼痛，而输尿管下段的结石会引起外阴部疼痛。

大多数患者可有肉眼或显微镜下血尿。较不常见的症状包括恶心、呕吐、排尿困难和尿急。

诊断

尿常规通常表现为血尿，在某些情况下，有不同程度的脓尿。影像学检查选择的是腹盆部平扫 CT，可以发现结石和任何相关并发症的证据，比如尿路梗阻或继发感染。如果不能进行 CT 扫描，超声是另一种可接受的影像学检查，尽管它对较小的结石和位于输尿管的结石不太敏感。2014 年的一项研究比较了超声与 CT 在肾结石诊断上的差异，发现两种方法在诊断准确性和严重不良事件方面没有明显差异，但超声组的辐射剂量更低。然而，腹部平扫 CT 仍然是诊断肾

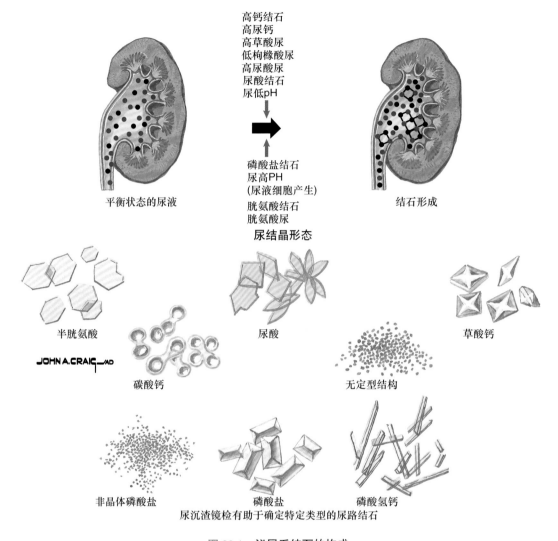

高钙结石
高尿钙
高草酸尿
低枸橼酸尿
高尿酸尿
尿酸结石
尿低pH

磷酸盐结石
尿高PH
(尿液细胞产生)
胱氨酸结石
胱氨酸尿

平衡状态的尿液

结石形成

尿结晶形态

半胱氨酸

碳酸钙

尿酸

无定型结构

草酸钙

非晶体磷酸盐

磷酸盐

磷酸氢钙

尿沉渣镜检有助于确定特定类型的尿路结石

JOHN A.CRAIG—AD

图 99.1　泌尿系结石的构成

结石的首选影像方式，因为它可以在鉴别诊断其他急腹症。

处理

　　肾结石的处理取决于患者的临床情况和结石的大小。许多患者可以通过止痛剂和水化来治疗。大多数直径为 5 mm 以内的结石都可以到达膀胱而无需干预，医生可以指导监测患者在家排尿后好转。通过滤尿液收集到的肾结石，可以用于结石分析。α 肾上腺受体激动剂，如坦索罗辛，也可以通过扩张膀胱颈促进小于 10 mm 的结石排出。通过钙通道阻滞剂还可以帮助充分地水合和舒张平滑肌。

　　如果不进行泌尿外科治疗，直径大于 10 mm 的结石是不可能排出的。5 ～ 10 mm 之间的结石通常首先接受保守治疗，尽管最终有多达一半的结石需要干预。如果已经出现并发症（如急性肾衰竭、尿毒症、无尿或持续疼痛、恶心和呕吐），则需要更紧急的干预。

　　对于紧急清除肾结石和解除泌尿系统梗阻，标准程序包括肾盂造瘘或输尿管支架。**肾造瘘管**是通过皮肤插入肾盂的一根管，连接造瘘袋以收集尿液。这种方法将尿液转移到造瘘管中，而不是通过输尿管进入膀胱。**输尿管支架**是一根插入输尿管的细管，使结石周围的尿液排出。

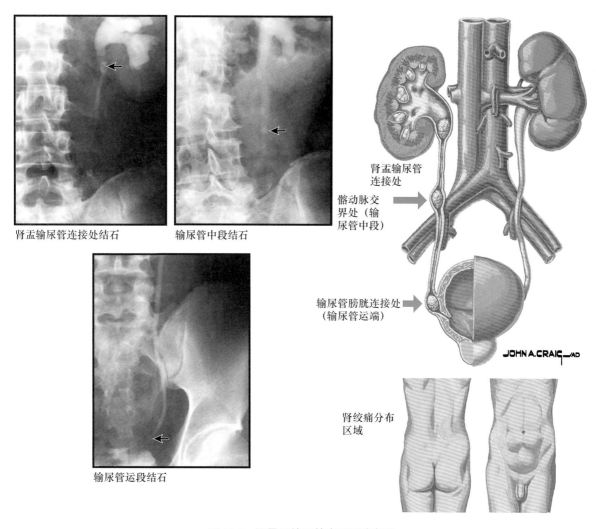

肾盂输尿管连接处结石

输尿管中段结石

输尿管运段结石

肾盂输尿管
连接处

髂动脉交
界处（输
尿管中段）

输尿管膀胱连接处
（输尿管运端）

JOHN A.CRAIG AD

肾绞痛分布
区域

图 99.2   泌尿系结石的主要阻塞部位

在不那么紧急的情况下，可以实施**体外冲击波碎石（ESWL）**来碎石并促进结石的排出。在ESWL 中，冲击波产生并直接传递到肾结石，在结石表面聚集并释放能量，随后结石碎裂（图99.3）。

超过一半的有症状性肾结石患者将在 10 年内经历复发事件。因此，如果结石没有明显的原因（如脱水）或患者经历过多次发作，应进行检查以确定结石的病因和成分。实验室检测应包括尿液分析和血生化［血清尿素氮（BUN），肌酐，尿酸，钙，磷酸盐，氯，碳酸氢盐，甲状旁腺激素（PTH）］。在尿液分析中，应注意 pH，碱性尿液促进磷酸钙和尿酸盐结石的形成，而酸性环境促进尿酸和半胱氨酸结石的形成。尿液分析还可以显示结石类型（草酸钙、尿酸、半胱氨酸等）的晶体。实验室检查可能会提示结石的原因，如原发性甲状旁腺功能亢进导致的甲状旁腺激素/钙（Ca）升高、尿酸升高导致的尿酸性结石，或代谢性酸中毒/RTA 导致的结石。

根据临床疑诊，可能需要收集 24 小时尿液中的某些电解质。在 24 小时尿液的收集中，除了尿量外，还需要测量钙、磷酸盐、钠、草酸、尿酸、镁和半胱氨酸的水平。上述任何一种成分的高含量都会促进结石的形成，而低含量尿酸则会促进钙基结石的形成。此外，如果有肾结石或结石碎片，应进行结石成分分析。

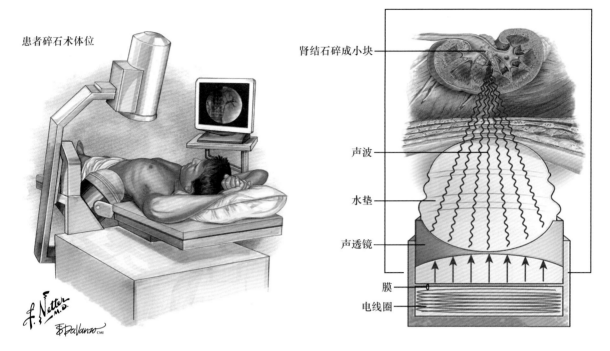

患者碎石术体位

肾结石碎成小块

声波

水垫

声透镜

膜

电线圈

图 99.3　体外冲击波碎石术

预防

　　尿液稀释可以降低任何类型结石形成的风险，因此，应该鼓励患者每天至少喝 2～3 L 水。肾结石的进一步预防取决于结石的具体成分。对于草酸钙结石，重点在于治疗潜在病因；对于特发性高钙尿，噻嗪类利尿剂经常被用于降低尿钙排泄。高草酸尿症应采用低草酸饮食，低尿酸尿症可补充尿酸。有些矛盾的是，患有草酸钙结石的患者应该在大多数餐食中食用乳制品，因为钙会在肠道中与草酸结合，阻止其吸收。然而，服用钙补充剂会增加患结石的风险。对于原发性甲状旁腺功能亢进导致肾结石的患者，需手术治疗（详情见第 74 章）。碱化尿液和增加液体摄入量有助于尿酸和半胱氨酸结石，而抗生素适用于磷酸盐结石。

第 100 章

慢性肾病

CAROL TRAYNOR　著

谭　萌　译；刘立军　校

概述

慢性肾病（CKD）影响了 2000 万美国人；其定义为肾功能下降或肾损伤（尿检、影像学或活检检查异常）≥ 3 个月。根据估计的肾小球滤过率（eGFR）和蛋白尿程度将 CKD 分为不同的分期（表 100.1）。

2015 年，66 万美国人患有肾病 5 期 [**终末期肾病（ESRD）**]；1/3 的患者接受了有效的肾移植，其余患者需要持续透析。由于更好的高血压治疗和 ACE 抑制剂的使用，延缓了肾功能不全的进展，ESRD 的年发病率已经稳定。与年龄、性别和种族匹配的对照组相比，CKD 患者的预期寿命显著缩短。

病因和发病机制

美国 2/3 以上的 CKD 患者由糖尿病（DM）和高血压引起，其他原因包括局灶性节段性肾小球硬化、肾小球肾炎、HIV 相关肾病、多囊肾病（PKD）和慢性梗阻性肾病或反流性肾病。无论潜在疾病如何，剩余的肾单位最初通过增加滤过率来代偿 GFR。然而，这些变化最终成为适应不良性改变，因为这些肾单位经历肾小球内高血压、传入小动脉血管舒张和促纤维化细胞因子增加（部分由血管紧张素 II 增加驱动），共同促进肾小球硬化、小管间质纤维化和进一步的肾单位损失。

表 100.1　慢性肾病的分期		
慢性肾病的分期	**描述**	**eGFR [ml/（min · 1.73 m² ）]**
1	伴有正常或升高的肾小球滤过率的肾损伤	＞ 90
2	轻度减低	60 ～ 89
3a	轻到中度减低	45 ～ 59
3b	中到重度减低	30 ～ 44
4	重度减低	15 ～ 29
5	肾衰竭	＜ 15
蛋白尿分期	**描述**	**尿白蛋白排泄率（mg/d）**
A1	正常到轻度升高	＜ 30
A2	中度升高	30 ～ 300
A3	重度升高	＞ 300

改编自：Levey AS，de Jong PE，Coresh J，et al：The definition，classification，and prognosis of chronic kidney disease：a KDIGO Controversies Conference report，*Kidney Int* 80（1），2011.

肾功能评价

肾小球滤过率（GFR）在健康人和患者中都是最好的肾功能综合评估指标；然而，GFR 在临床实践中并不是直接测量的，而是根据血清肌酐方程估计（表 100.2）。值得注意的是，eGFR 在急性肾损伤的情况下是不准确的，因为肾功能（以及血肌酐水平）不是处于稳定状态。

临床表现

CKD 的表现取决于潜在的病因和疾病分期。例如，许多长期糖尿病或高血压患者在筛查中发现了 CKD。相反，常染色体显性遗传 PKD（ADPKD）患者可能表现为腹部肿块和高血压（见第 98 章）。部分患者因进行性贫血和氮质血症而出现非特异性症状，如疲劳和厌食。在最严重的病例中，患者可能会出现尿毒症，这是一种与通常由肾清除的毒素积累相关的症状（图 100.1）。

并发症和处理

CKD 患者在疾病进展之前通常无症状。因此，在高危患者如糖尿病或高血压患者中筛查 CKD 及其并发症是非常重要的。CKD 的初期治疗应以基础疾病为主。一般建议包括停止使用烟草制品（以降低心血管风险并可能减缓 CKD 的进展）和避免使用肾毒性药物（如非甾体抗炎药和碘对比剂）。

高血压

80% 的患者出现高血压，这既是 CKD 的原因，也是 CKD 的后果。高血压的治疗可以减缓 CKD 的进展，降低心血管并发症的风险。常见的血压目标是 < 130/80 mmHg，肾素-血管紧张素系统（RAS）抑制剂（ACE 抑制剂或血管紧张素 II 受体阻滞剂）是首选，特别适用于存在蛋白尿的患者。RAS 抑制的起始需要监测高钾血症和急性肾损伤。肌酐在基线值的 30% 以内的上升是可以接受的，因为这通常不表明实际的结构性肾损伤，而是由于出球小动脉扩张导致的滤过率降低。许多患者至少需要两种降压药物，其他药物可根据具体适应证而定（例如，治疗水肿可使用利尿剂，治疗缺血性心脏病可使用 β 受体阻滞剂）。

贫血

许多晚期 CKD 患者发展为正色素性、正常细胞性**贫血**。主要原因是肾促红细胞生成素分泌减少和铁缺乏（因为铁调素的升高，抑制了口服铁的吸收和从网状内皮系统的转化）。然而，要筛查患者贫血的其他原因很重要：检查红细胞计数、铁三项、维生素 B_{12} 水平、叶酸水平、网织红细胞计数和血小板计数（详见第 32 章）。CKD 贫血可用的治疗方法包括补充铁和**红细胞刺激剂（ESAs）**。转铁蛋白饱和度 < 30%、铁蛋白浓度 < 500 ng/ml 时应补充铁。由于口服铁补充剂可能难以可靠地吸收，静脉注射铁更合适。尽管铁储备充足，但血红蛋白水平持续 < 10 g/dl 的患者可能需要 ESAs（如重组促红细胞生成素）治疗。目标是将血红蛋白维持在 10 ～ 11.5 g/dl 即可，因为较高的血红蛋白目标与心血管事件的增加有关。

骨矿物质代谢障碍

肾磷排泄量随 eGFR 下降而下降。此外，由

表 100.2	GFR 估算公式
方式	**公式**
CKD-EPI 公式	GFR $[\text{ml}/(\text{min} \cdot 1.73\ \text{m}^2)]$ = 141×min $(\text{SCr}/\kappa, 1)^{\alpha} \times \text{max}(\text{SCr}/\kappa, 1)^{-1.209} \times 0.993^{\text{Age}} * (1.018\ 女性) * (1.159\ 黑人)$ SCr 是血肌酐水平（mg/dl） κ 女性为 0.7，男性为 0.9 α 女性为 -0.329，男性为 -0.411 min 是在 SCr/κ 和 1 之间取小值 max 是在 SCr/κ 和 1 之间取大值
Four-variable MDRD 公式	GFR $[\text{ml}/(\text{min} \cdot 1.73\ \text{m}^2)]$ = 175× $(\text{SCr})^{-1.154} \times (年龄)^{-0.203} \times (0.742\ 女性) \times (1.212\ 黑人)$ SCr 是血肌酐水平（mg/dl）

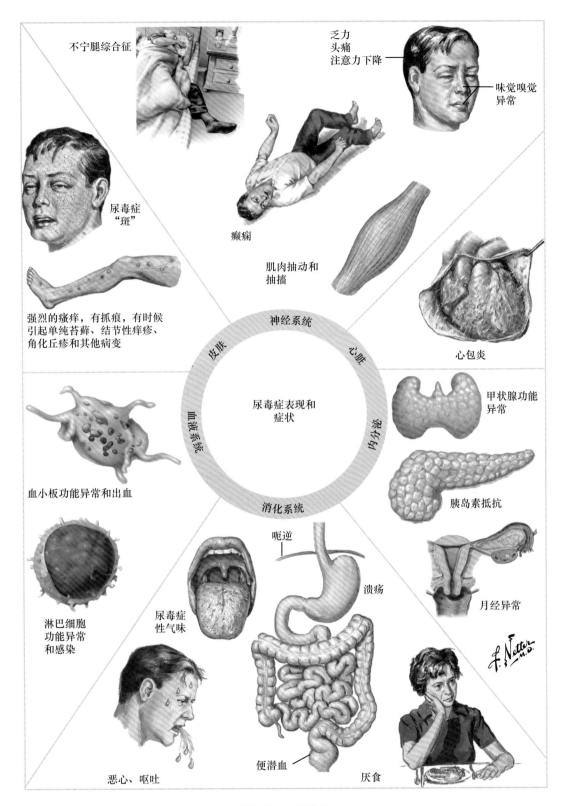

图 100.1　**尿毒症**

于 1,25-二羟基维生素 D（肾产生的维生素 D 的活性形式）水平低，胃肠道（GI）的钙吸收减少。由此引起的高磷血症、低钙血症和 1,25-二羟基维生素 D 水平的降低产生**继发性甲状旁腺功能亢进**。甲状旁腺激素（PTH）的升高最初是为了维持血清钙和血清磷在正常范围内，尽管是以增加骨代谢为代价的。不受控制的继发性甲状旁腺功能亢进可导致囊性纤维性骨炎，这是一种以高骨转换和纤维化为特征的骨病（见第 74 章）。

继发性甲状旁腺功能亢进的治疗包括饮食磷酸盐限制、口服磷酸盐结合剂和活性维生素 D 类似物，如骨化三醇。西那卡塞是一种拟钙剂，用于顽固性病例；它作用于甲状旁腺的钙敏感受体，降低血清甲状旁腺激素水平，从而降低血清磷浓度。

酸中毒

代谢性酸中毒是 CKD 的常见并发症。当肾小球滤过率下降到 40 ～ 50 ml/（min · 1.73 m²）以下时，减少的肾单位不能以正常的速度排出酸或通过氨化产生新的碳酸氢盐。随之而来的慢性代谢性酸中毒会导致肌肉分解代谢、全身炎症增加、心肌收缩力受损和死亡率增加。它还与进行性肾功能障碍的高风险有关。代谢性酸中毒患者应采用补充碱治疗，如碳酸氢钠，使碳酸氢根离子浓度维持在正常范围内。

高钾血症

由于慢性肾病进展和与肾排泄无法匹配的口服摄入，**高钾血症**变得更常见。预防措施包括低钾饮食和避免可能增加血清钾的药物，如非甾体抗炎药（抑制肾素合成，损害血管紧张素 Ⅱ 诱导的醛固酮分泌，从而减少尿钾排泄）。使用袢利尿剂和治疗代谢性酸中毒也可降低血清钾水平。如果高血钾难以纠正，可能需要透析。

容量超负荷

明显容量超负荷的症状，如外周水肿和肺水肿，在晚期 CKD 中更常见。然而，即使在 CKD 的早期阶段，机体处理盐负荷能力也会受损，而伴随心力衰竭的盐摄入量增加会导致容量超负荷。CKD 和容量超负荷的患者通常需要限制钠摄入（＜ 2 g/d）和使用袢利尿剂治疗。

心血管疾病

心血管疾病是 CKD 患者死亡的主要原因。虽然 CKD 患者的传统危险因素（如糖尿病、高血压、高脂血症）患病率增加，但 CKD 本身是一个独立的危险因素，因为它与左室肥厚（由于高血压和贫血）、血管钙化（主要由钙和磷酸盐异常驱动）和慢性炎症有关。

肾替代治疗的准备和时机

所有 CKD 患者都应该了解不同的**肾替代治疗（RRT）**方式（包括可能需要血管通路手术）和肾移植的可能性（详见第 54 章）。

当患者对利尿剂反应欠佳出现容量超负荷、代谢紊乱（如高钾血症或代谢性酸中毒）无法通过药物治疗纠正，或心包炎和脑病等尿毒症症状时，通常采用肾替代治疗。在无症状的进展性 CKD 患者中，没有明确的 eGFR 阈值作为透析起始；然而，当 eGFR ＜ 10 ml/（min · 1.73 m²）时，应考虑启动 RRT，因为可能出现危及生命的并发症。

选择血液透析的患者如果评估在 1 年内可能需要启动透析，应建立动静脉瘘（AVF），因为瘘成熟可能需要几个月。与其他形式的血管通路（如隧道式透析导管）相比，自体动静脉瘘的死亡率最低，且具有良好的长期通畅率。周围静脉穿刺损伤可使血管不再适用于建立 AVF；因此，应指导患者和卫生保健提供者避免在手部以上进行静脉穿刺，特别是在非优势肢体，以保留潜在的手术部位。选择腹膜透析（PD）的患者应在预期需要透析前 3 ～ 4 周置入 PD 导管。

肾移植是绝大多数 ESRD 患者的治疗选择。及时转诊进展性 CKD 患者，有利于早期寻找潜在的活体供体，实现尽早移植，改善患者和移植物生存。

第 101 章

骨性关节炎

JOHN I. O'REILLY　著

潘元星　译；施学东　校

概述

　　骨性关节炎（OA）是最常见的关节疾病。它可以影响一个或多个关节，最常见于负重关节，如脊柱、膝关节和髋关节，以及手的小关节。骨关节炎曾被认为是一种由于老化而引起的磨损性疾病，可导致关节软骨的侵蚀，但现在认为其病理学更为复杂。促炎分子导致整个关节受累，包括关节囊、滑液和软骨下骨。

　　骨性关节炎被认为是一组相关的潜在原因导致的，有共同放射学、病理学和临床表现的疾病。可分为**原发性**和**继发性**。继发性疾病是由一个已知的致病因素所导致，如创伤、手术、髋关节发育不良，或炎症性关节炎，如类风湿关节炎。原发性骨性关节炎是特发性的，但它与遗传危险因素以及年龄和肥胖有关。

　　骨性关节炎是世界范围内的常见疾病之一。发病率因其定义的不同而有显著差异，因为一半以上有症状的骨关节炎患者在影像学上没有阳性征象。患病率也随着年龄的增长而急剧增加，手部骨性关节炎尤其常见，超过 50% 的患者年龄 ≥ 65 岁。

病理生理学

　　关节软骨是一种无血管基质，由软骨细胞、胶原和蛋白多糖组成。蛋白多糖具有亲水性的侧链，可截留水分并润滑关节。传统上，OA 被认为是非炎症性的，因为滑液中只有少量白细胞。

然而，现在已经知道 OA 存在先天免疫系统激活，导致细胞因子和趋化因子的活化。

　　最初，软骨细胞在承受最大应力的区域受到损伤，导致它们增殖并释放炎症介质。介体降解并重塑基质，暴露底层骨。此外，血管生长因子释放导致新血管和神经的发育，从而引起炎症和疼痛。软骨下骨成为新的关节面，导致关节间隙变窄。表面长期的机械应力导致软骨下骨的生长和硬化。这种应力引起的局部骨质过度生长称为**骨赘**，或骨刺。小块的软骨和骨断裂，形成影像上所见的游离体。晚期骨性关节炎的另一个影像学表现是**骨囊肿**，它是由局部骨坏死和随后的再吸收区域形成的（图 101.1）。

危险因素

　　年龄是 OA 的最大危险因素；50 岁以上的发病率显著增加。其他危险因素包括肥胖、女性、先天性髋关节发育不良、既往外伤或需要体力劳动的职业。在关节疾病发展之前，体育锻炼可以预防骨性关节炎，但可能会加重已经受到影响的关节的症状。双胞胎研究也显示 OA 有很强的遗传相关性。

临床表现、评估和诊断

　　OA 患者通常表现出疼痛和僵硬，查体表现为关节活动度下降，可触及摩擦感。疼痛往往是最初的主诉并导致患者就诊。疼痛深在且

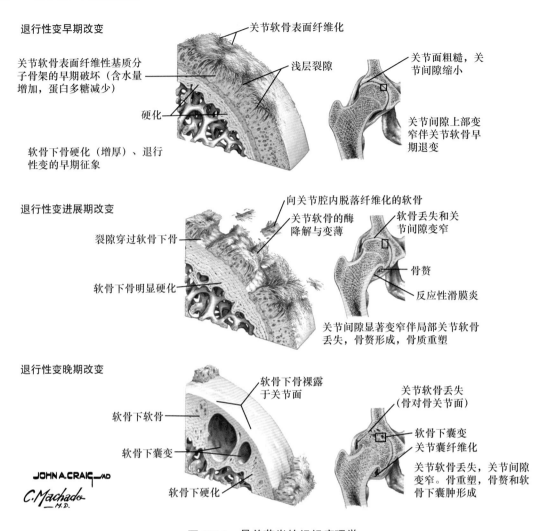

退行性变早期改变

关节软骨表面纤维化

关节软骨表面纤维性基质分子骨架的早期破坏（含水量增加，蛋白多糖减少）

浅层裂隙

硬化

关节面粗糙，关节间隙缩小

软骨下骨硬化（增厚）、退行性变的早期征象

关节间隙上部变窄伴关节软骨早期退变

退行性变进展期改变

向关节腔内脱落纤维化的软骨

关节软骨的酶降解与变薄

裂隙穿过软骨下骨

软骨丢失和关节间隙变窄

软骨下骨明显硬化

骨赘

反应性滑膜炎

关节间隙显著变窄伴局部关节软骨丢失，骨赘形成，骨质重塑

退行性变晚期改变

软骨下骨裸露于关节面

软骨下软骨

关节软骨丢失（骨对骨关节面）

软骨下囊变

软骨下囊变关节囊纤维化

JOHN A.CRAIG—MD

C.Machado M.D.

软骨下硬化

关节软骨丢失，关节间隙变窄。骨重塑，骨赘和软骨下囊肿形成

图 101.1　骨关节炎的组织病理学

严重，持续数月到数年。由于关节的过度使用，病情会逐渐恶化。急性的剧痛往往提示另一种诊断。

　　关节僵硬通常出现在早晨，但随着活动在 30 分钟内消退；这种短暂的僵硬称为**关节胶着**。若早晨出现 1 小时以上的僵硬，则与类风湿关节炎或其他炎症性关节疾病更为一致。关节可能有骨性肿胀和关节线压痛，病情严重则关节常常会变得粗大和变形。随着骨性关节炎的进展，患者可能会变得活动量下降，并出现肌肉萎缩，导致关节无力，尽管检查中没有出现关节不稳定（图101.2）。骨性关节炎不应出现关节发热或红斑，尽管可能会发生渗出增加。

　　骨性关节炎最常影响单个关节。在负重关节中发现时通常是双侧的，尽管一侧可能占优势。很少出现在脚踝、肘部和肩部；这表明患者存在职业过度使用的模式。手 OA 是一个特殊的情况，因为它是典型的双边且优先影响远端和近端指间关节。**Heberden 和 Bouchard 结节**是骨赘，可能分别出现在远端指间关节（DIP）和近端指间关节（PIP）上。掌指关节（MCP）受累，伴有 Boutonière 和天鹅颈畸形，更常是类风湿关节炎的特征。

　　骨性关节炎是一种临床诊断，往往不需要进一步的检查。如果诊断不确定，平片可以提供额外的支持证据。MRI 偶尔被用来检测平片上未发现的早期病变。实验室检查和关节穿刺仅用于排除其他原因导致的关节疾病。

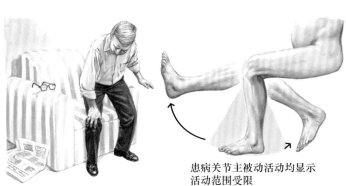

关节疼痛和僵硬，特别是在休息后

患病关节主被动活动均显示活动范围受限

膝关节常保持弯曲伴内翻畸形

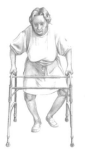

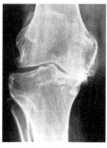

影像学：膝内翻及膝关节内侧半脱位

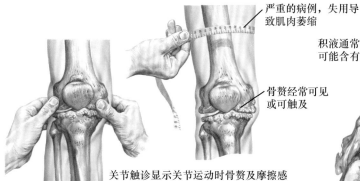

严重的病例，失用导致肌肉萎缩

骨赘经常可见或可触及

关节触诊显示关节运动时骨赘及摩擦感

积液通常清亮，细胞计数低，可能含有软骨碎片

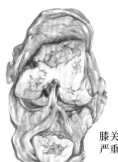

关节穿刺对除外其他关节疾病非常有用

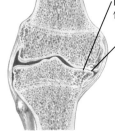

内侧关节间隙变窄伴关节半脱位

关节软骨丢失

膝关节切开示意图：关节软骨严重侵蚀，滑膜改变较小

JOHN A. CRAIG—AD
C. Machado
—M.D.

膝关节骨性关节炎表现为内翻畸形、内侧半脱位、关节软骨丢失和骨赘形成

左膝半屈正位(左)和MRI
(右)。除了常规X线片上所见的关节间隙狭窄(软骨丢失)和骨赘形成外，MRI还提供了一些额外征象的评估，如关节下骨髓水肿、滑膜炎和半月板完整性
图片由Steven B. Abramson医生提供

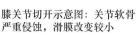
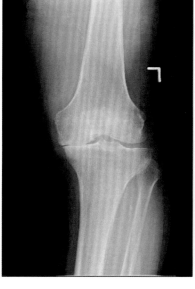

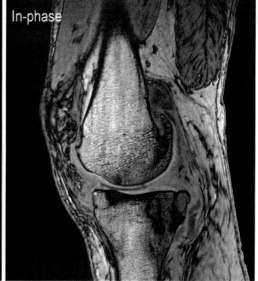

In-phase

图 101.2　骨关节炎的临床表现

治疗

所有 OA 患者的核心干预措施是教育、减肥和体育锻炼。即使是少量的体重减轻也能显著改善 OA 的症状。体育锻炼的目的应该是提高受影响关节周围的肌肉力量。目前还没有药物被证明能减缓骨性关节炎的进展。疼痛应首先用对乙酰氨基酚或外用非甾体抗炎药治疗。口服非甾体抗炎药和阿片类药物应避免，因为它们有相当大的副作用，尤其是应用在有肾、心血管和胃肠道基础病的患者身上。氨基葡萄糖和软骨素是非处方药物，但并没有被证明是有益的。如果疼痛持续不缓解，关节内类固醇注射可能提供短期缓解。透明质酸注射也有助于减轻症状，但费用稍昂贵。

如果患者有持续的剧烈疼痛或功能受限，手术是一种选择。最常见的关节置换手术是膝关节和髋关节置换术，但是肩关节和肘关节置换术也有很好的临床效果。关节镜在骨性关节炎中没有作用，除非同时存在韧带损伤。

第 102 章

类风湿关节炎

ISABELLE AMIGUES 著

常冬元 李志盈 译；刘立军 校

概述

类风湿关节炎（RA）是一种慢性炎症性疾病，主要影响关节，引起对称性疼痛、僵硬、肿胀以及多个关节的活动和功能受限。虽然 RA 主要累及关节，但是也可以出现其他器官的炎症。如果不进行治疗，或者对治疗无反应，炎症和关节破坏会导致畸形、身体功能丧失和严重残疾，并增加死亡风险。

据估计，130 万美国人患有 RA，没有明显种族偏好。平均发病年龄 50 岁，发病率男女比例约为 2：1。

病理生理学和危险因素

RA 是一种免疫介导的炎症性疾病。炎症性**滑膜炎**是最初的损伤，也是导致关节破坏的原因（图 102.1）。这种滑膜炎是由多种机制引起的，包括 T 淋巴细胞的细胞免疫激活。浆细胞产生的抗体［**如类风湿因子（RF）、抗瓜氨酸蛋白抗体（ACPA）**］参与免疫复合物的形成，但抗体不是发生侵蚀性 RA 所必需的。除了活化的 T 淋巴细胞外，在疾病早期，巨噬细胞也向病变滑膜迁移，并产生炎性细胞因子和趋化因子，如肿瘤坏死因子（TNF）、白细胞介素 -1（IL-1）和 IL-6。全身和关节疾病表现是这些炎症介质释放的结果。

在关节水平，炎性增生的滑膜组织，也就是血管翳形成许多绒毛褶皱并释放炎症介质，导致滑液产生过多，并分别通过产生基质金属蛋白酶和活化破骨细胞造成软骨和骨破坏。

RA 通常发生在 40～60 岁的女性。吸烟是该病最重要的行为危险因素，尤其在 RA 自身抗体［RF 或者抗环瓜氨酸蛋白（抗 CCP）抗体］阳性或有自身免疫性疾病家族史的患者中。超重或肥胖也与 RA 患病风险增加相关。

临床表现、评估和诊断

目前普遍认为，疾病早期是 RA 最佳的治疗窗。因此，对疑诊 RA 的患者，应快速进行评估，包括详细的病史、体格检查、血液检查和关节 X 线检查，以便确诊并启动适当的治疗，从而防止进一步的损害。

RA 的典型表现是慢性（＞6 周）、固定性、对称性炎症性多关节炎，累及腕和手的小关节，包括掌指（MCP）关节和近端指间（PIP）关节，但不累及远端指间关节。足部也经常受到影响，尤其是跖趾（MTP）关节。但是，早期 RA 有时可能表现为单关节炎、少关节炎或回纹性关节炎，在后者，包括疼痛和关节肿胀在内的症状可以反复出现和消失。

症状通常是隐匿的。持续＞30 分钟的晨僵、肿胀和疼痛并且对抗炎药物有反应证实存在炎症性关节炎。当患者有以下一种或多种症状时，建议全科医生尽快将这些患者转诊至风湿病专家处就诊，症状包括：手足挤压试验阳性（在 MCP 和 MTP 关节处）、一个或多个关节肿胀、晨僵 ≥30 分钟。当 RA 进展数月或数年时，还可能出现关节畸形和活动范围受限（图 102.2）。检查者还应仔细寻找 RA 的关节外表现（图 102.3），这提示可能需要更高强度的免疫抑制治疗。

一旦疑诊，通过实验室检查也可以确定疾病的炎症性，包括 C 反应蛋白（CRP）和红细胞沉降率（ESR）升高以及全血细胞计数显示慢性炎

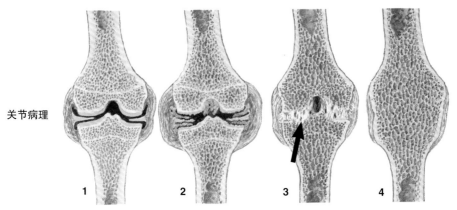

关节病理

关节病理的不同进展阶段：1.滑膜急性炎症（滑膜炎），并且开始出现增生性改变。2.炎症进展伴血管翳形成；出现软骨破坏和轻度骨质疏松。3.炎症消退；纤维性强直（箭头）。4.骨性强直；晚期骨质疏松

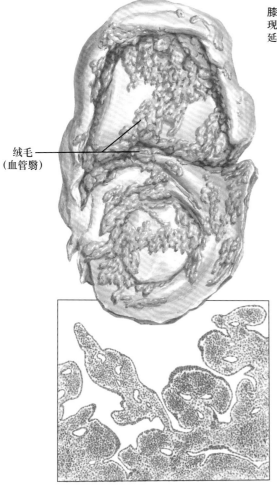

膝关节前剖面，髌骨向下反折。增厚的滑膜出现炎症；息肉状赘生物和大量绒毛（血管翳）延伸到股骨和髌骨的粗糙的关节软骨上

绒毛
（血管翳）

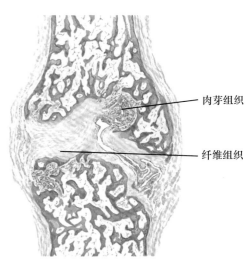

肉芽组织

纤维组织

近端指间关节切面
关节软骨和软骨下骨破坏显著；被造成关节间隙大部分闭塞及骨侵蚀的纤维和肉芽组织替代

滑膜切面
绒毛增生伴广泛的淋巴细胞和浆细胞浸润

图 102.1　类风湿关节炎的关节病理

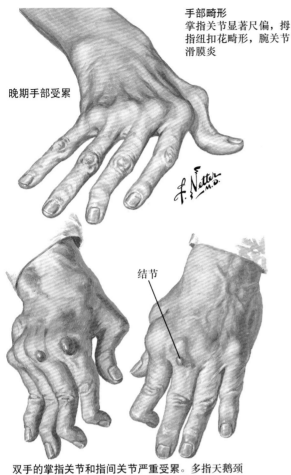

手部畸形
掌指关节显著尺偏，拇
指纽扣花畸形，腕关节
滑膜炎

晚期手部受累

结节

双手的掌指关节和指间关节严重受累。多指天鹅颈
畸形，拇指纽扣花畸形，多发皮下结节

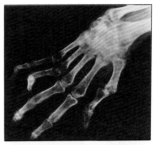

X线片：近端指间关
节软骨变薄，腕关节
被侵蚀，骨质疏松和
手指畸形

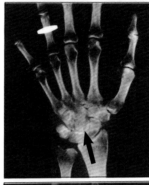

X线片：早期关节软
骨丢失和骨量减少
（箭头）

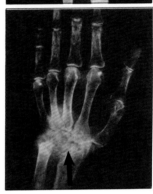

同一个患者14 年后：
腕关节和尺骨头被完
全侵蚀（箭头）

图 102.2 类风湿关节炎的晚期手部受累

症性贫血。在基线时需要进行生化全项以及乙型和丙型肝炎血清学检验，用于除外使用**改善病情的抗风湿药（DMARDs）**的禁忌证。

在排除其他病因如感染或结晶性关节炎时，应进行**关节穿刺术**以评估滑液中的细菌、结晶和细胞计数。RA 患者的滑液是炎症性的（细胞计数通常为 2000 ~ 50 000），并且无菌、无结晶。早期 RA 的 X 线片通常是正常的，但 X 线片对评估侵蚀、半脱位和畸形非常重要。手和足的 X 线片通常是最早显示关节损伤迹象的，可用作基线检查。

自身抗体的评估对于诊断和预后都很有价值。约 60% 的患者 RF 阳性。检测的特异性和敏感性约为 75%。RF 血清阴性的患者中，ACPA 检出率高达 40%，该指标对 RA 有更高的特异性

（95%）。它们的出现也与更高的侵蚀风险相关。抗核抗体（ANA）也可能阳性（15% ~ 20%），有时与抗 SSA 和抗 SSB 抗体相关，后两者可能提示继发性干燥综合征的诊断。自然病程和侵蚀的出现有助于确诊 RA。

治疗

在过去十年中，对 RA 的潜在的病理生理学有了更深入的了解，也提出了许多治疗方案。尽早对患者进行适当的治疗是防止进一步损伤的关键。

RA 的主要治疗方案是使用 DMARDs 控制炎症以防止对关节和其他器官造成损伤。目标治疗策略是 RA 患者接受度最高的治疗方案，其目标是达

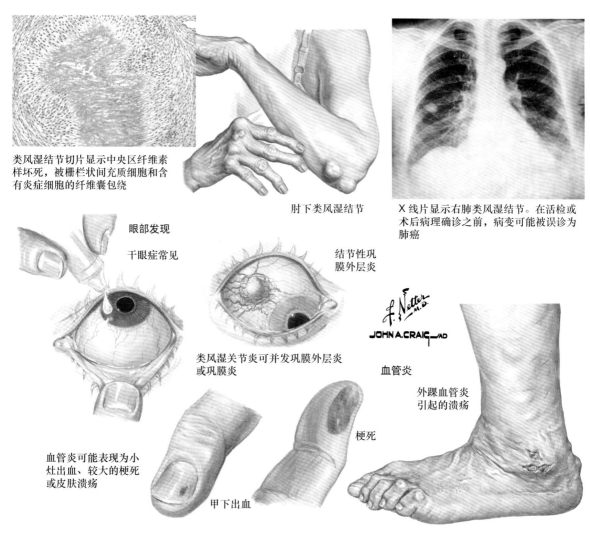

类风湿结节切片显示中央区纤维素样坏死，被栅栏状间充质细胞和含有炎症细胞的纤维囊包绕

肘下类风湿结节

X 线片显示右肺类风湿结节。在活检或术后病理确诊之前，病变可能被误诊为肺癌

眼部发现

干眼症常见

结节性巩膜外层炎

类风湿关节炎可并发巩膜外层炎或巩膜炎

血管炎

外踝血管炎引起的溃疡

血管炎可能表现为小灶出血、较大的梗死或皮肤溃疡

梗死

甲下出血

图 102.3　类风湿关节炎的关节外表现

到缓解或降低疾病活动度，为患者赢得最佳预后。

美国风湿病学会制定了 RA 的治疗指南。对于新诊断为 RA 且疾病活动度为低或中度的患者，通常推荐甲氨蝶呤单药治疗联合补充叶酸，除非存在禁忌证（比如慢性肝病或肺病）。其他非生物 DMARDs（来氟米特、羟氯喹、柳氮磺吡啶）可用作替代药物。对于服用适量甲氨蝶呤（最多每周 25 mg）疾病仍持续活动的患者，建议联合另外两种 DMARDs 转为三联疗法（甲氨蝶呤、羟氯喹、柳氮磺吡啶）或在非生物 DMARD 基础上联合一种生物制剂（通常建议选用 **TNF 抑制剂**，如依那西普、英夫利昔单抗或阿达木单抗）。疾病早期或者复发时，可有限期地使用小剂量泼尼松（5～15 mg/d）。

在开始使用任何生物制剂之前，患者应使用**纯化的蛋白衍生物（PPD）**或**干扰素 - γ 释放试验（IGRA）**评估潜伏结核感染，如果呈阳性，应进行治疗（治疗 1 个月后可以安全地开始生物制剂治疗）。除了为一般人群推荐的疫苗接种（包括每年的流感疫苗）外，还建议接种肺炎球菌疫苗和带状疱疹疫苗。在使用生物制剂之前接种这些疫苗尤为重要，因为使用这些制剂会增加严重感染的风险。一旦开始治疗，使用生物制剂的患者禁止接种活疫苗。

病情得到控制后，患者应定期接受随访，通常每 3 ～ 4 个月 1 次，以评估他们对治疗的耐受性（全血细胞计数、生化全项）和治疗反应。如果疾病未得到充分控制，应调整治疗。

第 103 章

化脓性关节炎和化脓性滑囊炎

PRANAY SINHA　著

崔云鹏　译；施学东　校

概述

化脓性关节炎是单关节疼痛和肿胀患者需要考虑的重要诊断。如果不及时治疗，感染会迅速造成受累关节的软骨破坏并损伤软骨下骨。许多患者会发展为永久性关节炎、关节不稳定或畸形。化脓性关节炎的死亡率通常在 7% ～ 15%，但是对于多关节受累（10% ～ 20%）或伴有其他合并症的患者，死亡率可高达 30% ～ 50%。为了预防不良后果，需要快速地对关节液进行评估，并应用抗生素进行初始治疗，以及关节积液引流。**化脓性滑囊炎**是一类单独的疾病，病情较轻且容易与化脓性关节炎混淆。本章主要涵盖原发性关节感染，不包含关节置换术后出现的假体关节感染。

病理生理学

病原体通过血液直接种植或通过邻近感染灶蔓延至关节间隙。细菌黏附在滑膜表面的黏附蛋白上进行复制，同时宿主免疫系统针对细菌的入侵启动炎症级联反应。白细胞移行至关节间隙并释放炎性细胞因子，导致脓性滑液的形成和患者后续表现出的症状。

细菌生成的酶会损伤关节软骨，降低滑液的黏度，从而降低滑液的润滑特性。然而，体内的炎症反应也会对关节造成很大的伤害。炎症反应会腐蚀软骨，抑制软骨细胞增殖，并破坏软骨下骨。炎性渗出物还会增加关节内压力，从而降低关节血供，引起滑膜的缺血性损伤。因此，如果不及时治疗，在炎症反应、磨损和血管损害的共同作用下，关节软骨可在数天内迅速遭到破坏（图 103.1）。

化脓性滑囊炎通常由较浅的滑囊遭受外伤引发，血源播散引起的深部化脓性滑囊炎较少见。化脓性滑囊炎的炎症反应程度显著低于化脓性关节炎。

危险因素

血源性播散发生在患有菌血症、心内膜炎或静脉药物使用的患者中。病原菌还可以通过创伤、叮咬、关节注射和关节手术直接种植。此外，还可来源于邻近部位的骨或软组织感染的侵犯。性生活会增加淋球菌关节炎的风险。糖尿病、HIV 疾病、补体缺乏或使用免疫抑制药物引起的免疫抑制与化脓性关节炎有关。类风湿关节炎（RA）和骨性关节炎引起的关节结构异常也会增加了感染的风险。

临床表现、评估和诊断

化脓性关节炎分为急性和慢性。大多数患者仅累及单个关节，10% ～ 20% 的患者会出现多个关节受累。膝关节是最常见的感染部位，其次是髋关节。其他常见的关节包括肩关节、腕关节和肘关节。化脓性滑囊炎主要见于肘后滑囊和髌前滑囊。

关节周围中度至重度疼痛、关节活动度减小和**关节积液**是化脓性关节炎的常见症状（图 103.2）。膝关节和髋关节感染的患者可能由于疼痛表现出患肢无法负重。发热很常见，但并不总

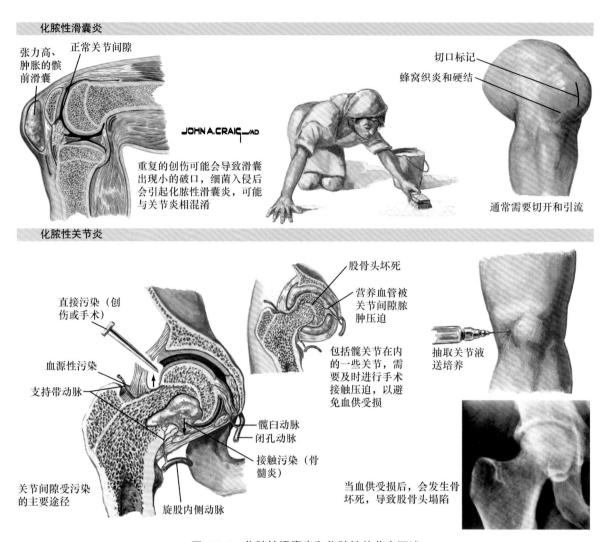

化脓性滑囊炎

张力高、肿胀的髌前滑囊

正常关节间隙

切口标记

蜂窝织炎和硬结

JOHN A. CRAIG—AD

重复的创伤可能会导致滑囊出现小的破口，细菌入侵后会引起化脓性滑囊炎，可能与关节炎相混淆

通常需要切开和引流

化脓性关节炎

直接污染（创伤或手术）

血源性污染

支持带动脉

关节间隙受污染的主要途径

旋股内侧动脉

股骨头坏死

营养血管被关节间隙脓肿压迫

包括髋关节在内的一些关节，需要及时进行手术接触压迫，以避免血供受损

髋臼动脉

闭孔动脉

接触污染（骨髓炎）

抽取关节液送培养

当血供受损后，会发生骨坏死，导致股骨头塌陷

图 103.1　化脓性滑囊炎和化脓性关节炎概述

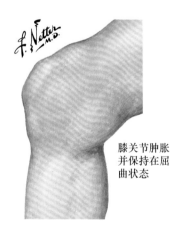

膝关节肿胀并保持在屈曲状态

图 103.2　膝关节化脓性关节炎的体格检查

是存在。细菌感染引发的急性化脓性关节炎患者症状会持续数天、1 周或 2 周。结核（TB）或其他非细菌病原微生物引发的慢性化脓性关节炎，在较长时间内症状都比较隐匿，临床表现不典型。化脓性滑囊炎造成的关节活动度减小以及疼痛通常较轻。对于肘后滑囊炎，肘关节屈曲会增加滑囊内和局部疼痛。而肘关节伸直则会增加关节腔内压力并加剧肘关节化脓性关节炎患者的疼痛。严重的化脓性滑囊炎可能很难在临床表现上与化脓性关节炎区分开。

　　金黄色葡萄球菌是化脓性关节炎最常见的病原菌，其次是链球菌属（经常累及多个关节）。革兰氏阴性菌感染在新生儿、老年人、免疫功能低下和静脉吸毒者中更常见。总体而言，革兰氏阴性细菌相关的化脓性关节炎占总数的 5%～20%。近年来淋球菌相关的化脓性关节炎的发病率有所下降。

化脓性关节炎和滑囊炎患者的外周血白细胞计数、红细胞沉降率和 C 反应蛋白水平可能升高，但这些并不是特异性标志物。关节液或囊液革兰氏染色、培养、细胞计数和晶体分析是诊断所必需的。对于慢性关节炎或滑囊炎患者，也应进行真菌和分枝杆菌培养，但对于高危患者，应考虑行敏感性更高的滑膜活检以明确诊断。

细菌性关节炎通常会导致关节液中白细胞计数 > 50 000/µl，并且以中性粒细胞为主，但较低水平的白细胞增多并不能排除化脓性关节炎的诊断。分枝杆菌和真菌性感染中，关节液白细胞计数通常 < 50 000/µl，且白细胞并非以中性粒细胞为主。与之不同的是，结晶性关节病患者的关节液中白细胞计数也会 > 50 000/µl。化脓性滑囊炎患者滑液中的细胞计数通常 > 1000/µl，但细胞计数明显低于化脓性关节炎。约 90% 的非淋菌性细菌性关节炎患者的关节液培养呈阳性结果。

血培养阳性结果率高，应在抗生素治疗前抽取。如果有邻近的伤口，也应该同时做培养。如果怀疑淋球菌性关节炎，应从口腔、直肠和生殖器（详见第 121 章）采集标本进行黏膜和核酸

扩增检测。具有蜱叮咬或生活在流行病地区等危险因素的患者应通过血清学检测莱姆病。

对受累关节进行 X 线检查来了解关节的基本情况（图 103.3）。通过 X 线片对关节内异物、关节周围骨质疏松症、关节间隙丢失和软骨下骨破坏进行评估。CT 和 MRI 对邻近的骨髓炎具有较高的敏感性，也可用于评估深部滑囊的感染。

与化脓性关节炎和滑囊炎进行鉴别诊断的疾病范围较大。由细小病毒 B19、基孔肯雅病毒、风疹病毒、乙型肝炎病毒、丙型肝炎病毒和各种 α - 病毒引起的关节炎可呈急性表现，与细菌或真菌性关节炎不同，病毒性关节炎不会产生脓液。痛风和假痛风等结晶性关节炎，临床表现可能与化脓性关节炎和滑囊炎相似，需要通过显微镜镜下观察关节液或滑液中的结晶物质进行诊断。少数情况下，患者可合并结晶性和化脓性关节炎。炎性疾病如反应性关节炎、类风湿关节炎、系统性红斑狼疮、系统性幼年类风湿关节炎和系统性血管炎患者也会出现多关节炎的表现。

治疗

及时的关节引流加上早期、适当的抗生素治疗可以降低化脓性关节炎的并发症和致残率。应紧急清除受累关节内的脓液。关节内脓液的清除

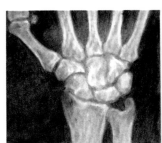
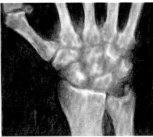

受累的腕关节在4周内迅速进展，从几乎正常（左）到关节软骨明显破坏和严重骨质疏松（右）

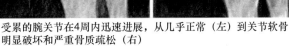

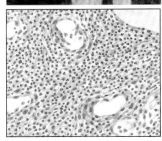

滑膜活检提示滑膜内多形核细胞、淋巴细胞、单核细胞浸润，组织增生伴新生血管形成

图 103.3　化脓性关节炎的影像学检查和活检

可以通过针吸、关节镜或关节切开来完成。脓液送检培养和革兰氏染色，有助于指导抗生素的选择。

髋关节等深部关节感染需要紧急关节切开术以防止股骨头的坏死性损伤。膝关节和肩关节感染则优先考虑关节镜进行引流。任何化脓性关节炎的治疗都应该在骨科医生的指导下进行。

获取培养后应及时应用抗生素，并尽早根据培养结果进行调整。具有杀菌作用的抗生素在化脓性关节炎的治疗中是必须给予的，应采用静脉给药的方式。抗生素治疗的周期取决于致病病原体类型。

抗生素的选择应经验性覆盖金黄色葡萄球菌；万古霉素广泛应用于耐甲氧西林金黄色葡萄球菌的治疗。如果 MRSA 的发生率＜ 10%，可以考虑萘夫西林或头孢唑林。合并糖尿病或 RA 等免疫功能低下的患者，革兰氏阴性菌感染的风险增高，应给予第三代头孢菌素治疗。现存或既往曾感染超广谱产 β- 内酰胺酶病原菌的患者，应使用碳青霉烯类进行革兰氏阴性菌的覆盖。对于存在假单胞菌感染风险的患者应考虑抗假单胞菌抗生素的应用（例如头孢他啶、哌拉西林-他唑巴坦）。

莱姆病关节炎用多西环素治疗，而淋病性关节炎用头孢曲松治疗。结核性关节炎的治疗方案与肺结核相同。真菌性关节炎的治疗取决于具体病原菌类型。

化脓性滑囊炎在应用抗生素治疗的同时，应每天抽吸囊液直至囊液无脓性渗出。抗生素的选择由囊液病原菌培养结果决定。14 ～ 21 天的疗程通常是合适的。在严重的情况下，可能需要进行滑囊切除术。

第 104 章

痛 风

PAULINE B. YI 著

常冬元 李志盈 译；刘立军 校

概述

痛风是一种由于**尿酸单钠结晶**沉积于关节导致的**炎症性关节病**，在美国，痛风患者超过 800 万人。痛风经常与**高尿酸血症**和胰岛素抵抗、高血压及慢性肾病（CKD）等情况相关。在滑膜液中观察到尿酸单钠结晶可以确诊该病，反复出现痛风发作的患者可能会进展为慢性痛风石性痛风。

假性痛风或焦磷酸钙结晶沉积（CPPD）病是另一种经常与痛风混淆的炎症性关节病。它是由于 CPP 结晶在软骨中沉积造成的。这些结晶从关节释放到滑膜液中，可以导致类似急性痛风发作的表现。在偏振光下，这些菱形晶体呈正双折射。CPPD 最常见的部位是膝盖，最常见的类型是骨性关节炎。CPPD 的其他不太常见的原因包括甲状腺功能减退症、甲状旁腺功能亢进症、低镁血症、高钙血症和（或）血色病。对于急性假性痛风，治疗包括非甾体抗炎药、秋水仙碱、关节内注射糖皮质激素和（或）全身糖皮质激素。

病理生理学

尿酸是嘌呤代谢的最终产物，在生理条件下以尿酸盐的形式存在。**黄嘌呤氧化酶**是尿酸合成的末端酶；但是人类缺乏将尿酸盐转化为更易溶解的尿囊素的尿酸酶（图 104.1）。当血清中的尿酸盐浓度升高并维持一段时间的时候，它就会在关节沉积。尿酸单钠结晶沉积可以诱发免疫反应。细胞因子和中性粒细胞涌入沉积部位会扩大免疫反应，这种炎症反应是导致急性痛风症状的原因。

尿酸盐在肾清除，它可以自由地经肾小球滤过，然后在近端肾小管进行分泌和重吸收。肾对尿酸盐清除减少是痛风最常见的危险因素。尽管

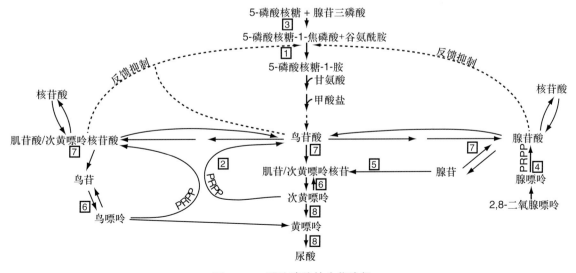

图 104.1 嘌呤清除的生化途径

尿酸水平升高是晶体析出和沉淀所必需的，但是高达 20% 的成年人存在高尿酸血症，有些是无症状的。所以，在没有典型体征和症状的前提下，检测血清尿酸浓度不作为痛风的实用筛查工具。

临床表现

突发关节炎伴典型红肿，可临床诊断为痛风。**足部痛风**是痛风的一种典型表现，第 1 跖趾关节疼痛、红肿，持续 12 ~ 24 小时。首次痛风发作通常累及单个关节，随着关节内沉积的尿酸盐负荷增加，症状反复发作时，可以是单关节也可以是多关节。全身炎症的表现很常见，包括发热、白细胞增多和**炎症标志物**升高（图 104.2）。可出现软组织炎症，经常被误认为蜂窝织炎。需要注意的是，因为任何导致血清尿酸水平急剧升高或降低的诱因都可能引起痛风发作，所以急性发作期间血清尿酸水平可以是降低的。因为上述多变性，故应在急性发作后评估血清尿酸水平。高嘌呤的食物，如酒精、红肉、贝类和果糖含量高的食物会增加痛风发作的风险。某些药物也会升高尿酸水平，如利尿剂（如呋塞米和噻嗪类）、低剂量阿司匹林和环孢素。

痛风控制不佳和反复发作的患者可能会出现慢性痛风性关节病。**痛风石**（一个或多个）是单钠结晶在含有脂质和糖蛋白的基质中沉积形成的，它可以出现在慢性受累的关节中。痛风石性

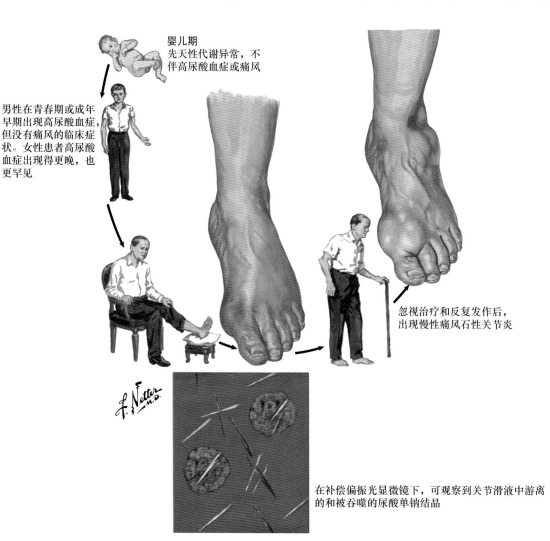

婴儿期
先天性代谢异常，不伴高尿酸血症或痛风

男性在青春期或成年早期出现高尿酸血症，但没有痛风的临床症状。女性患者高尿酸血症出现得更晚，也更罕见

忽视治疗和反复发作后，出现慢性痛风石性关节炎

在补偿偏振光显微镜下，可观察到关节滑液中游离的和被吞噬的尿酸单钠结晶

图 104.2 痛风的临床经过

痛风可导致骨侵蚀和关节损毁，以及皮肤溃疡和感染（图 104.3）。

诊断

任何急性单关节肿胀都应怀疑痛风，临床上应鉴别化脓性关节炎。诊断痛风需要对受累关节行关节穿刺术并行滑膜液分析。滑膜液可以用显微镜检查，在偏振光显微镜下观察到负双折射的针状单钠结晶可以确诊痛风。细胞外结晶在慢性痛风中更常见，而细胞内结晶在急性发作中更常见。滑膜液呈炎症性，有核细胞数 2000 ～ 50 000/µl，以中性粒细胞［多形核（PMN）］为主。革兰氏染色和培养用于除外感染。

也可以参照美国风湿病学会（ACR）痛风分类标准（框 104.1）做出痛风的临床诊断。X 线片可用于识别典型的痛风骨侵蚀，如穿凿样病变，表现为痛风石沉积于骨质，造成骨缘突出。

框 104.1　美国风湿病学会原发性痛风急性关节炎标准

在没有尿酸盐结晶证据的情况下，需满足以下条目中的 6 条：
- 急性关节炎发作＞ 1 次
- 炎症反应在 1 天内达到高峰
- 单关节炎发作
- 第 1 跖趾关节疼痛或肿胀
- 单侧第 1 跖趾关节发作
- 单侧跗关节发作
- 痛风石
- 高尿酸血症
- 关节不对称肿胀
- 皮质下囊肿，X 线片无侵蚀
- 关节液中尿酸盐结晶
- 发作期间关节液培养呈阴性

使用获得授权：Wallace SL，Robinson H，Masi AT，et al：Preliminary criteria for the classification of the acute arthritis of primary gout，*Arthritis Rheum* 20（3）：895-900，1977.

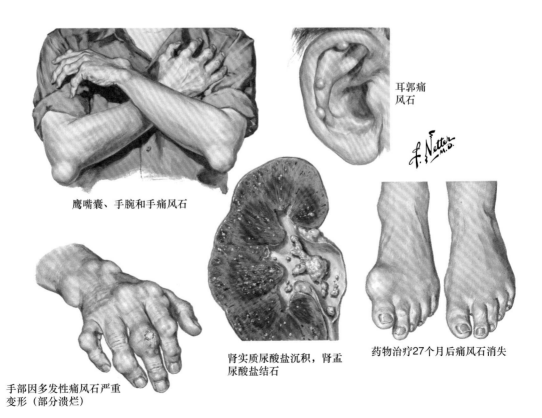

耳郭痛风石

鹰嘴囊、手腕和手痛风石

肾实质尿酸盐沉积，肾盂尿酸盐结石

药物治疗27个月后痛风石消失

手部因多发性痛风石严重变形（部分溃烂）

图 104.3　痛风石性痛风

治疗

急性痛风发作应在症状出现后 24 小时内进行治疗。治疗选择取决于患者的合并症和接受口服药物的能力。NSAIDs，如萘普生和吲哚美辛可用于轻中度或单关节发作，但其使用可能会受到肾、心血管和胃肠道合并症的限制。如果治疗启动足够早，也可以选择秋水仙碱，部分患者服用秋水仙碱可以在出现症状的最早期中止痛风发作。糖皮质激素仍然是对抗痛风典型炎症反应的有效药物。

对于单关节发作，关节内注射类固醇可以迅速有效地缓解症状，但医生必须警惕化脓性关节炎的可能（单独或与痛风关节炎并存）。如果患者有多关节痛风或不接受关节内注射，可使用口服糖皮质激素。白细胞介素 -1（IL-1）已被确定为急性痛风发作的主要细胞因子。IL-1 抑制剂，如阿那白滞素、卡那单抗或列洛西普，是治疗持续发作及预防启动降尿酸治疗后急性发作的潜在药物，相关研究正在进行。

患者在急性痛风发作缓解后应接受降尿酸治疗。ACR 规定以下患者应启动降尿酸治疗：

- 1 年内急性痛风发作 2 次以上
- 有慢性痛风性关节病的临床或放射学表现
- 出现痛风石
- CKD 2 期及以上
- 尿酸盐肾结石病史

通常在痛风急性发作结束后开始降尿酸治疗。无痛风石患者的血清尿酸目标＜ 6 mg/dl，有痛风石患者的血清尿酸目标＜ 5 mg/dl。降尿酸治疗通常通过减少尿酸的产生（如黄嘌呤氧化酶抑制剂）或促进其在尿液中的排泄来发挥作用。

对于中度或重度 CKD 患者，别嘌醇（黄嘌呤氧化酶抑制剂）是首选药物。别嘌醇降低了尿酸的产生。由于 HLA-B5801 阳性患者的皮肤不良反应的风险可能增加，因此应避免使用别嘌醇。患有慢性肾病的汉族、泰国和韩国人等高危人群在服用别嘌醇时也应严密监测。非布司他是另一种黄嘌呤氧化酶抑制剂，也可用于最大剂量别嘌醇未达到目标尿酸水平、不良反应风险较高或肌酐清除率小于 15 ml/min 的患者。

丙磺舒是一种促尿酸排泄剂，可阻断尿酸在肾重吸收。它可以作为辅助治疗用于对尿酸排泄治疗没有禁忌的患者，例如合并 CKD 或尿酸生成过多的患者。虽然丙磺舒可以单药用于治疗痛风，但是在美国，丙磺舒并非一线治疗，因为大多数患者存在尿酸排泄不足。丙磺舒会增加肾结石的风险，因此禁用于有肾结石病史的患者。其他肾病用药，如氯沙坦或非诺贝特，可能对已经服用别嘌醇的高血压或高脂血症患者有效。

对于晚期难治性痛风或痛风石严重的患者，可使用聚乙二醇化酶或拉布立酶。**尿酸酶**是将尿酸盐转化为尿囊素的酶，尿囊素是一种可溶性嘌呤降解产物。由于累积的突变，这种酶在人类中没有活性。Pegloticase 是一种聚乙二醇化尿酸的特异性酶，已被证明对 40% 的常规降尿酸治疗无效的患者有效。由于过敏风险高，在用药时必须仔细监测过敏症状。如果用药过程中尿酸水平升高，也应停止使用该药物，因为接受该药物的患者中会产生抗该药物的抗体。抗体滴度高与药物有效性降低和不良输液反应风险增加有关。应用 Pegloticase 时不应使用其他降尿酸药物，因为它们可能会掩盖血清尿酸水平的早期升高。Rasburicase 是一种用于预防肿瘤溶解综合征中急性尿酸肾病的非甲酰化尿酸酶，在治疗痛风方面尚无临床研究。

由于血清尿酸水平的变化可导致痛风发作，秋水仙碱或非甾体抗炎药可作为预防措施在开始降尿酸治疗期间合用。ACR 建议在血清尿酸水平达到目标后 3 个月（无痛风石）或 6 个月（有痛风石）继续使用预防药物。接受降尿酸治疗的患者在急性发作期间应继续服用药物，因为血清尿酸的变化会加重痛风发作。

第 105 章

脊柱关节炎

AMIT LAKHANPAL　著

崔云鹏　译；施学东　校

概述

脊柱关节炎（SpA） 以炎症性关节相关表现为临床特征，涉及骶髂关节（SI）、脊柱，以及肌腱止点（附着点关节炎）和一些特定的关节外表现。通常除了炎性标志物的升高之外没有其他相关的血清学检验。在高加索人群中，该病的发生常与 I 类基因 *HLA-B27* 表达相关。脊柱关节炎多变且非特异性的表现常常使患者在症状出现后才能明确诊断。SpA 发病率在 0.1% ～ 1.4% 之间，与 *HLA-B27* 等位基因的基线发生率相关。在美国的患病率约为 1%，最常见的是**强直性脊柱炎（AS）**和**银屑病关节炎（PsA）**。目前一些新的治疗方法提高了医生延缓这些疾病进展的能力。

分类

尽管 SpA 的诊断基于临床，目前多种分类方案已被用于筛查和科学研究。最广泛使用的是由国际脊柱关节炎评估工作组（ASAS）基于临床、影像和实验室数据提出的分类方案。已有较多文献将该分类方案的诊断标准与临床专家诊断相比较，该方案的敏感性和特异性在 70% ～ 80% 之间。

根据具体的临床表现，SpA 可以分为以下亚型：

- AS
- PsA
- 肠病性 SpA（EnA）
- 反应性关节炎（ReA）

- 未分化 SpA（uSpA）

病理生理学

SpA 的病理生理过程尚不明确，不同亚型间可能存在差异。遗传易感性和环境因素共同在疾病发病机制中起作用。无论上游分子机制如何，脊柱疾病都会从炎症发展到韧带赘生物，最终导致关节侵蚀和破坏。

HLA 复合物是人体内的主要组织相容性复合物（MHC），负责向适应性免疫系统呈递包括致病抗原在内的肽片段。SpA 约 1/5 的遗传倾向与 HLA 区域的变异有关。*HLA-B* 等位基因表达与 SpA 相关，*HLA-B* 控制 MHC1 复合物并负责将细胞内容物呈递给细胞毒性 T 细胞。最显著的是，*HLA-B27* 几乎与所有 SpA 均相关，其中与 AS 的相关性最大。然而，尽管 SpA 患者中 *HLA-B27* 的表达率远高于对照组，但 *HLA-B27* 表达人群中，发生疾病的小于 < 5%，因此，临床上将 *HLA-B27* 的检测作为诊断标准而非筛查指标。

有关特定 *HLA* 等位基因如何影响 SpA 发病的机制尚不清楚。早期理论认为，这些等位基因呈现的细菌肽片段在结构上与自身抗原相似，从而激活自身免疫的 T 细胞应答。但是，有证据显示 T 细胞缺陷的动物模型也能发生此类疾病。另一种观点认为某些 *HLA* 等位基因产物可能更容易错误折叠和积累，从而导致白介素 23（IL-23）释放。

全基因组测序研究显示 SpA 还与许多非 *HLA* 基因关联，包括 IL-23/Th17 信号轴的几个成员，这些结果对疾病的分子机制有一定的启发，研究显示 IL-23 诱导 IL-17 生成，同时激活滑膜细胞、软骨细胞和破骨细胞。*NOD2* 的变异与 SpA 患者的肠道受累相关。

考虑到 SpA 患者肠道相关症状的发生频率和肠道感染的影响，**肠道微生物群**是一个值得关注的领域。微生物代谢物可直接激发宿主免疫系统产生病理反应或改变肠道对微生物抗原的通透性，从而激活免疫反应。PsA 和 AS 患者的粪便微生物群与健康对照组不同，由于和动物模型的肠道免疫状态存在差异，很难直接将研究成果在人体上应用，但通过调节微生物群来治疗疾病的前景仍然是一个令人感兴趣的领域。

临床表现、评估和诊断

患者通常在青年时期表现出来，而病史可追溯至青少年时期。男女总体发病比例接近 1 : 1，但仍存在一些性别的差异。男性患者往往更年轻，疾病程度较轻，以轴性疾病多见。女性患者年龄偏大，疾病更严重，表现为更频繁的指（趾）关节炎和附着点炎，并且总体上受影响的关节数量更多。

临床特征包括炎性背痛、指（趾）关节炎、不对称性少关节炎和附着点炎。非肌肉骨骼症状通常涉及眼、皮肤和肠道。任何 SpA 诊断的关键在于确定疼痛的本质是否具有炎症性质，可参照以下 5 条标准：

- 40 岁以前发病
- 隐性发病，持续数月以上
- 夜间痛，醒来后疼痛有所改善
- 锻炼后疼痛改善
- 休息不能改善

强直性脊柱炎（AS）

AS 是最常见的脊柱关节炎。AS 的典型发病年龄在 15 ～ 40 岁之间，主要临床表现是炎性下背痛，通常被描述为两侧臀部交替出现的疼痛，可能被误认为其他相关疾病。1/4 的患者会伴有髋部或肩部疼痛，而上肢几乎总是得以幸免。脊柱活动度检查可用于对已确诊患者疾病程度的监测，但由于其基线水平在人群中差异较大，无法作为有用的诊断标准。尽管影像学表现明显的患者通常会伴有较严重的临床表现，但寻找**骶髂关节炎**而对骶髂关节和脊柱进行放射学评估的举措（图 105.1），逐渐产生了影像学阴性 AS 的概念；SI 关节 MRI 扫描对疑似病例有诊断意义，但也可能导致假阳性结果。实验室检测的作用有限，主要用于排除其他亚型、评估炎性标志物水平和检测是否存在 *HLA-B27* 表达。

非轴性症状在 AS 患者中较常见，特别是急性**前葡萄膜炎**（30% ～ 40%）、银屑病（10%）和炎症性肠病（IBD，5% ～ 10%）。前葡萄膜炎

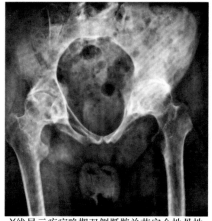

X 线显示疾病晚期双侧骶髂关节完全性骨性强直

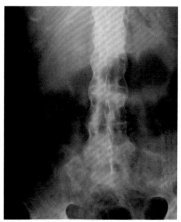

腰椎"竹节"样骨性强直。骨化会加剧椎间盘突出

图 105.1　强直性脊柱炎的 X 线表现

表现为突发的单侧角膜缘充血、疼痛和视力改变。可反复发生，两侧眼睛受累概率相同，其被看作 AS 对类固醇治疗有反应的一个方面。银屑病皮损提示患者有 PsA 的可能性，但也会同 AS 一起发病。同样，AS 患者的肠道炎症发生率高于对照组，但临床症状明显的 IBD 更应考虑肠病性 SpA 的可能性。

银屑病关节炎（PsA）

当既往曾患银屑病或存在银屑病家族史的患者出现少关节炎或远端多关节炎时，应怀疑 PsA 的诊断。尽管诊断困难并且通常需要咨询风湿病学家，但 CASPAR 分类标准（包括本节中描述的特征）可以帮助早期识别潜在疾病人群。既往史的询问应涉及吸烟、创伤和既往感染情况。回顾性研究显示，约 30% 的银屑病患者患有 PsA，其中约 10% 患者会出现轴性疾病。体格检查应仔细注意患者的指甲，90% 的 PsA 表现为多个指甲凹陷或甲床剥离。约一半 PsA 患者会出现指（趾）关节炎或整个手指的肿胀和红斑。附着

点炎比关节炎更常见。受累关节的影像学检查显示关节周围侵蚀或新骨形成，呈现特征性"铅笔帽"外观（图 105.2）。实验室检测指标有限，但急性期反应物升高可能预示着更严重的病情。

肠病性 SpA（EnA）

SpA 患者伴有慢性血性腹泻、腹痛和体重减轻应怀疑 EnA 的诊断。根据临床症状可分为两类：①关节症状与 IBD 严重程度相关的少关节不对称大关节炎；②与 IBD 症状相关性较低的多关节小关节炎（见第 134 章）。

反应性关节炎（ReA）

对于最近发生过细胞内微生物感染，并伴有 SpA 关节或关节外特征表现，尤其是足趾关节炎的患者，应高度怀疑 ReA 的诊断。该疾病经典的临床表现为下肢不对称性少关节炎 / 附着点炎、结膜炎和尿道炎组成的三联征，尽管这三者很少同时出现（图 105.3）。与 ReA 相关的感染主要包括泌尿生殖器（例如衣原体）或肠道（例

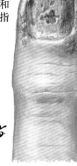
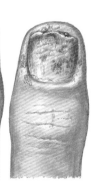
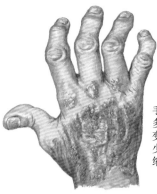

手指甲凹陷、褪色和腐蚀，并伴有远端指间关节梭形肿胀

手背银屑病斑块，多指间关节肿胀变形，因骨量减少造成的手指短缩

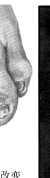
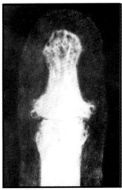
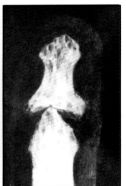

脚趾香肠样肿胀、皮肤损伤和指甲改变

远端指间关节的影像学改变。左侧：病变早期，关节边缘可见骨质侵蚀。右侧：病变晚期，骨量进一步减少，出现"铅笔帽"样外观

图 105.2　银屑病关节炎的临床和影像学表现

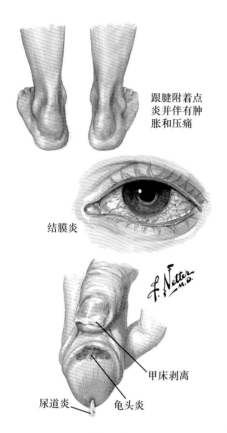

跟腱附着点炎并伴有肿胀和压痛

结膜炎

甲床剥离

尿道炎　龟头炎

图 105.3　反应性关节炎的经典三联征

如沙门菌、志贺菌、耶尔森菌、弯曲杆菌）感染。关节炎症状通常发生在急性感染后的 1 ~ 6 周内，并且受累的关节可能需要关节穿刺术来排除化脓性关节炎。

未分化 SpA（uSpA）

出现 SpA 症状但未能归入任何已知亚型的患者被归类为 uSpA。通常 uSpA 患者会表现出较多症状而接受治疗，但关于由 uSpA 发展成特定已知亚型的临床数据非常有限。

治疗

可耐受范围内物理治疗和运动是对于所有 SpA 患者常见的治疗措施。与大多数炎性疾病一样，SpA 的药物治疗核心在于下调炎症反应，药物包括 NSAIDs、类固醇、改善疾病的抗风湿药物（DMARDs）和特定生物制剂。**肿瘤坏死因子（TNF）抑制剂**被证实对 60% NSAID 抵抗的 AS 患者有效，包括英夫利昔单抗、依那西普、阿达木单抗、戈利木单抗和赛妥珠单抗。最近，针对 IL-17/IL-23 信号通路的直接（苏金单抗，乌司奴单抗）或间接（托法替尼）靶向药物治疗也显示出较好的前景。

对于 SpA 的外周关节症状，应用 NSAIDs 作为一线治疗通常是有效的。糖皮质激素治疗可以缓解关节症状，但银屑病患者应该谨慎使用，避免激素停药后病情出现严重反弹。如果受影响的关节数量较少，关节内注射糖皮质激素可以改善症状。通常应在生物制剂之前尝试其他 DMARDs 类药物，如柳氮磺吡啶、甲氨蝶呤或来氟米特。TNF 抑制剂的应用很普遍，尽管在停药后数月内复发率很高。轴性疾病的治疗方法与外周关节的治疗相似，通常会由 NSAID 逐步向生物制剂过渡，而糖皮质激素、DMARDs 类药物的疗效有限。

在 ReA 中，NSAID 治疗可以加快急性症状的消退，也可能演变为需要用 DMARD 或生物制剂治疗的慢性病。对于由胃肠道（GI）感染诱导的 ReA，首选柳氮磺吡啶治疗。甲氨蝶呤和依那西普对慢性病的持续性关节问题有效。

对于 EnA，考虑到肠道疾病恶化的风险，应谨慎使用 NSAID 和 COX-2 抑制剂。在 DMARDs 中，柳氮磺吡啶是首选用药，但如果耐药，可以选择除依那西普外的 TNF 抑制剂进行治疗。

第 106 章

系统性红斑狼疮

ALEXANDRA C. PEREL-WINKLER　著

常冬元　李志盈　译；刘立军　校

概述

系统性红斑狼疮（systemic lupus erythematosus，SLE）是一种慢性自身免疫性疾病，其特征是产生自身抗体和多器官受累。狼疮症状在病程中可以出现变化；部分患者有轻微的皮肤和关节受累，部分患者可能有严重的、危及生命的器官受累。SLE 患者患其他疾病的风险更高，包括冠状动脉疾病、恶性肿瘤感染和**抗磷脂综合征**（antiphospholipid syndrome，APLS）（详见第 145 章）。SLE 最常发生在育龄女性，在亚洲、非洲裔美国人和西班牙裔人群中病情更为严重。

SLE 常见发病年龄为 15 ～ 45 岁。SLE 的患病率为 20 ～ 150/100 000 人。女性发病率较高，55 岁前女性-男性比例为（10 ～ 15）∶1，绝经后该比例缩小至 3∶1。有证据表明遗传因素参与 SLE 的发病机制。同卵双胞胎研究表明，同卵双胞胎发生 SLE 的概率为 25% ～ 50%，异卵双胞胎的风险仅为 2% ～ 5%。一级亲属患 SLE（6 倍）和非 SLE 自身免疫性疾病（4 倍）的风险增加。

病理生理学

SLE 的发病机制尚未完全明确，遗传和环境因素均参与发病。免疫调节机制失调，如凋亡细胞清除不良、免疫耐受性丧失、补体缺乏、T 细胞活化增加和 B 细胞抑制缺陷，导致 B 细胞过度活跃和致病性自身抗体产生，这些自身抗体可导致免疫复合物的形成，从而导致组织损伤。

危险因素

SLE 发病的危险因素包括固有因素和可变因素。固有因素包括遗传易感性，例如存在 *MHCDR2* 和 *MHCDR3* 等位基因或 C1q 缺陷，非裔美国人、亚洲人或西班牙裔血统以及女性。可变因素包括紫外线（UV）暴露、外源性雌激素的使用、吸烟和某些可能加重疾病的药物，包括噻嗪类药物、磺胺类药物和非甾体抗炎药。

临床表现、评估和诊断

由于涉及多系统和多变的临床表现，SLE 的诊断和治疗具有挑战性。系统性红斑狼疮国际临床协作组（Systemic Lupus International Collaborating Clinics，SLICC）的分类标准列出了 SLE 患者常见的临床和免疫学表现，可作为 SLE 诊断的指南（表 106.1）。满足四项或更多标准（包括至少一项临床标准和一项免疫学标准），可诊断 SLE（敏感性为 97%，特异性为 84%）。

建议将抗体检测作为 SLE 诊断检查的一部分，表 106.2 示 SLE 相关抗体。需要注意的是，在抗核抗体（ANA）或抗双链 DNA（dsDNA）抗体阳性的情况下，活检证实**狼疮性肾炎**患者也符合 SLE 的诊断标准。

典型狼疮皮疹称为**颧部皮疹**，也称为蝶形红斑。这种皮疹涉及脸颊和鼻梁，但不累及鼻唇沟。皮疹通常是粉红色，皮肤可能会略微凸起。光过敏很常见，定义为暴露于紫外线后皮肤出现红斑或刺激症状。盘状皮疹影响面部、头皮和耳部，呈淡粉色，向外扩展但留下中央瘢痕，可能

表 106.1	系统性红斑狼疮国际临床协作组分类标准（2012）
临床标准	**描述**
1. 急性皮肤狼疮（＋＋＋）	颧部皮疹（非圆盘状），光敏，斑丘疹；大疱或中毒性表皮坏死松解症
2. 慢性皮肤狼疮（＋）	盘状狼疮（瘢痕）、狼疮性脂膜炎 / 深部
3. 脱发（＋＋）	无瘢痕；弥漫性头发稀疏，头发断裂
4. 口腔或鼻腔溃疡（＋＋）	无痛；上颚、口腔、舌、鼻孔
5. 炎性关节炎（滑膜炎）（＋＋＋）	两个或多个外周关节有压痛、肿胀、积液、发热，触诊时滑膜不齐或晨僵＞30 分钟
6. 浆膜炎（＋＋）	胸膜炎、心包炎
7. 肾病（＋＋）	持续性蛋白尿≥ 0.5 g/d 或红细胞管型
8. 神经系统疾病（＋＋）	中枢神经系统：癫痫、精神病、脑神经缺损、脑炎、昏迷、脊髓炎、脑雾 外周神经系统：多发性单神经炎
9. 溶血性贫血（＋）	Coombs 试验阳性
10. 白细胞减少症（＋＋）	至少一次白细胞减少＜ 4000/μl 或淋巴细胞减少＜ 1000/μl
11. 血小板减少症（＋＋）	血小板＜ 100 000/μl
免疫学标准	
1. ANA（＋＋＋）	阳性（1：320 或更高）
2. 抗双链 DNA（＋＋）	阳性
3. 抗 Sm（＋＋）	阳性
4. 抗磷脂抗体阳性（＋＋）	以下之一：狼疮抗凝物试验阳性、抗心磷脂抗体（中高滴度）阳性、β_2-糖蛋白抗体 /RPR 假阳性
5. 低补体（＋＋＋）	低 C3、C4 或 CH50
6. 直接 Coombs 试验（＋）	不伴溶血性贫血

＋，不常见；＋＋，常见；＋＋＋，很常见；ANA，抗核抗体；RPR，快速血浆反应素

使用获得授权：Petri M，Orbai AM，Alarcon GS，et al：Derivation and validation of the Systemic Lupus International Collaborating Clinics classifi cation criteria for systemic lupus erythematosus，*Arthritis Rheum* 64（8）：2677-2686，2012.

是色素减退或色素沉着过度。可以对这些皮疹进行活检以协助诊断（图 106.1）。

关节痛是没有肿胀和滑膜炎的关节疼痛，晨起加重，而关节炎是关节疼痛，表现为发热、肿胀、渗液和（或）滑膜炎。狼疮患者不会发展为侵蚀性关节炎，但可能有一种称为 Jaccoud 关节病的可逆性畸形，其外观类似于天鹅颈畸形，由关节囊和韧带松弛引起，而非骨破坏。

贫血患者应评估溶血性贫血程度。患者通常在没有溶血性贫血的情况下，Coombs 试验呈阳性，因此其他溶血标志物（例如乳酸脱氢酶、结合珠蛋白和胆红素）有助于诊断。Coombs 试验阴性提示慢性炎症引起的贫血可能性更大。白细胞减少症与疾病活动性增加相关，淋巴细胞减少症比中性粒细胞减少症更常见，但两者都很少达到感染风险增加的程度。

狼疮性肾炎（LN）是狼疮最常见和最严重的表现之一。活动性狼疮性肾炎患者可表现为肾病综合征，但有些患者可能无症状。因此，所有 SLE 患者都应每 3 个月进行一次肾功能和尿液筛查，以发现肌酐、蛋白尿和细胞管型是否增加。如果尿蛋白 / 尿肌酐比值＞ 1、＞ 0.5 伴血尿或细胞管型，或无其他原因的肌酐升高，应考虑活检（图 106.2）。

表 106.2　狼疮抗体靶点及其相关疾病	
抗体靶点	**相关疾病**
dsDNA	SLE 高特异性 与疾病活动度相关
Smith	SLE 高特异性
组蛋白	药物性狼疮，SLE
Ro/SSA	新生儿狼疮 光敏 干燥综合征 亚急性皮肤狼疮
La/SSB	新生儿狼疮，干燥综合征
核糖体 P 蛋白	SLE、神经精神狼疮高特异性
磷脂抗体	血栓形成、反复流产、血小板减少
U1-RNP	混合性结缔组织病 / 重叠综合征

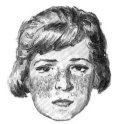

蝶形红斑

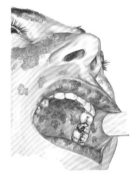

无痛性口腔溃疡

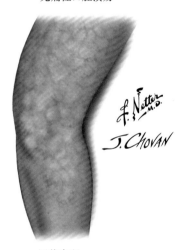

网状青斑

图 106.1　**系统性红斑狼疮的皮肤和黏膜表现**

中枢神经系统（CNS）受累可以是弥漫性或局灶性。脑病的范围可以从轻度认知功能障碍到意识模糊和昏迷。脑脊液（CSF）检查为细胞数升高，弥漫性 CNS 受累时脑脊液免疫球蛋白 G（IgG）和寡克隆带（CSF 中自身抗体产生的标志物）升高。局灶性 CNS 受累，如脑卒中和短暂性脑缺血发作时，通常会伴随 APLS。

心包炎是最常见的心脏表现（高达 40%～50% 的患者），通常无症状且在超声心动图上可见。Libman-Sacks 心内膜炎是瓣膜上炎性物质的积聚，虽然不是感染性的，但患者发生亚急性细菌性心内膜炎的风险会因此升高。早发冠心病（无法用典型危险因素解释）、心肌梗死和充血性心力衰竭是狼疮患者死亡的主要原因。

肺受累表现为弥漫性肺泡出血，通常见于控制不佳、高度活动的疾病患者。胸膜炎更常见，通常是双侧的（如果是单侧的，应排除感染）。间质性肺病很少见，肺栓塞最常见于伴随 APLS。胃肠道（GI）受累并不常见，可能包括食管动力障碍、浆膜炎和肠系膜血管炎（更罕见）、蛋白质丢失性肠病和自身免疫性肝炎。

治疗

药物和生活方式调整包括运动、避免吸烟和外源性雌激素。狼疮患者均需要避免阳光直射，并佩戴 UVA 和 UVB 防护（SPF ≥ 30）。在开始免疫抑制治疗前接受适当的免疫接种。

免疫抑制剂是 SLE 治疗的核心，具体治疗方法的选择取决于患者的临床表现。**羟氯喹（HCQ）**是唯一有证据表明对 SLE 死亡率和发病率均有效的药物，除非有禁忌证，所有 SLE 患者均推荐应用。HCQ 通常用作轻度皮肤病、血细胞减少症和关节痛的单一疗法。

局部应用类固醇对活动性皮肤病有效，但

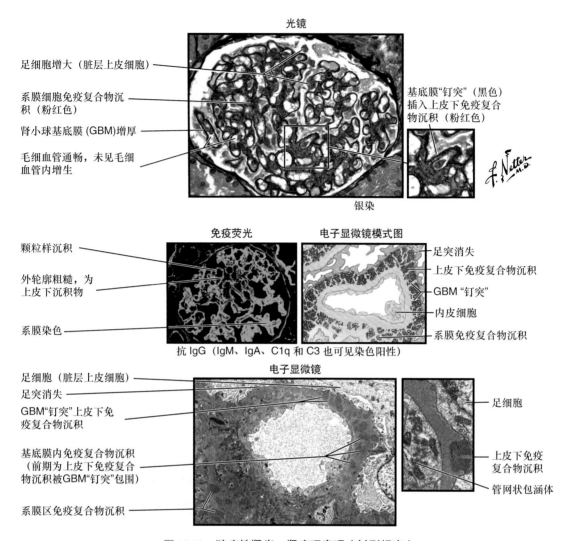

光镜

足细胞增大（脏层上皮细胞）

系膜细胞免疫复合物沉积（粉红色）

肾小球基底膜 (GBM) 增厚

毛细血管通畅，未见毛细血管内增生

基底膜"钉突"（黑色）插入上皮下免疫复合物沉积（粉红色）

银染

免疫荧光

颗粒样沉积

外轮廓粗糙，为上皮下沉积物

系膜染色

抗 IgG（IgM、IgA、C1q 和 C3 也可见染色阳性）

电子显微镜模式图

足突消失

上皮下免疫复合物沉积

GBM "钉突"

内皮细胞

系膜免疫复合物沉积

电子显微镜

足细胞（脏层上皮细胞）

足突消失

GBM "钉突"上皮下免疫复合物沉积

基底膜内免疫复合物沉积（前期为上皮下免疫复合物沉积被GBM"钉突"包围）

系膜区免疫复合物沉积

足细胞

上皮下免疫复合物沉积

管网状包涵体

图 106.2　狼疮性肾炎：肾病理表现（Ⅴ型损害）

对于更严重的皮肤红斑可能需要口服类固醇。降低类固醇使用量的疗法包括应用 HCQ 和氨苯砜。严重的慢性皮肤病可以用硫唑嘌呤、吗替麦考酚酯或他克莫司（局部或口服）。贝利尤单抗是一种针对 B 细胞存活因子（BAFF）的单克隆抗体，其疗效已被证实，起效需要 4～6 个月。盘状病变可应用沙利度胺和环孢素治疗，利妥昔单抗无效。对 HCQ 无反应的关节疾病可能需要额外药物治疗，如甲氨蝶呤、硫唑嘌呤、阿巴西普、贝利尤单抗和利妥昔单抗。由于存在复发风险，不推荐在狼疮治疗中使用肿瘤坏死因子（TNF）抑制剂。

狼疮性肾炎的治疗包括使用大剂量甲泼尼龙和免疫抑制剂（通常为环磷酰胺或吗替麦考酚酯）诱导缓解治疗，后续进行免疫抑制剂维持治疗。辅助治疗包括 HCQ、ACE 抑制剂、血管紧张素 Ⅱ 受体阻滞剂（ARB）治疗蛋白尿、血压控制（目标≤ 130/80 mmHg）和他汀治疗低密度脂蛋白（LDL）＞ 100 mg/dl 的患者。

其他中度至重度 SLE 可用硫唑嘌呤、吗替麦考酚酯、环磷酰胺和单克隆抗体治疗（包括利妥昔单抗和贝利尤单抗）。出现急性中度至重度症状的患者通常接受糖皮质激素（例如甲泼尼龙、泼尼松），同时考虑糖皮质激素维持治疗。

第 107 章

系统性硬化

JAE HEE YUN　著

马甜甜　尹彦琪　译；刘立军　校

概述

系统性硬化（systemic sclerosis，SSc）是一种少见的自身免疫性结缔组织病，其特征性改变是**血管病变和纤维化**。大部分患者可分为**局限性皮肤 SSc**（limited cutaneous systemic sclerosis，lcSSc）或**弥漫性皮肤 SSc**（diffuse cutaneous systemic sclerosis，dcSSc）（表 107.1）。lcSSc 的患者典型表现是雷诺现象和局限于面部、肢端的皮肤增厚（指端硬化）。该病经常有一个或多个 **CREST 综合征**的症状：皮肤钙化、雷诺现象、食管运动障碍、指端硬化、毛细血管扩张。病程后期，肺动脉高压或肺纤维化是致残和死亡的常见原因。**抗着丝点抗体**很常见，但敏感性和特异性不高。

dcSSc 的特点是**弥漫性皮肤受累**和早期器官受累，包括间质性肺病（interstitial lung disease，ILD）、硬皮病肾病、弥漫性胃肠道受累和心肌病。典型雷诺现象的患者经常有肢体远端缺血和缺失。**抗 Scl-70 抗体**与 dcSSc 相关，但是既不敏感也非特异。

病理生理学

SSc 的发病机制复杂且不完全清楚。在分子水平上，包括血管因素和异常的固有、获得性免疫激活，导致血管病变和细胞外基质的过度合成，导致胶原合成量增加和纤维化。纤维源性成纤维细胞的激活可能是促进 SSc 纤维化病变的主要因素，但是导致异常激活的因素尚未完全明确。

表 107.1　局限性和弥漫性皮肤系统性硬化的症状		
	局限性皮肤系统性硬化	弥漫性皮肤系统性硬化
一般情况	无	疲劳，早期体重下降，后期有可能体重增加
血管	雷诺现象，毛细血管扩张，晚期手指溃疡	雷诺现象，毛细血管扩张，晚期手指溃疡
皮肤	硬化缓慢进展，累及脸、远端肢体，不包括躯干	硬化缓慢进展，累及近端上肢、躯干、面部，晚期稳定或退化
肺	早期不累及，晚期肺纤维化、PAH	早期肺间质纤维化，晚期进展
心脏	早期不累及，晚期 PAH 继发右心衰竭	心肌炎、心包积液早期多见
胃肠道	早期吞咽困难、GERD，晚期进展至蠕动障碍、便失禁	早期吞咽困难、GERD，晚期进展至蠕动障碍、便失禁
肾	早期不累及，晚期肾危象少见	典型肾危象发生于前 5 年
骨骼肌肉	早期偶有关节僵硬，晚期轻度屈曲挛缩	早期有关节痛、僵硬、肌痛、肌无力、肌腱摩擦音，晚期屈曲挛缩、变形

GERD，胃食管反流病；PAH，肺动脉高压

危险因素

SSc 主要累及女性，女：男比例为 4 : 1，确诊年龄为 30 ~ 60 岁。非洲裔美国女性更可能被诊断，而且可能比白种女性的症状更明显。SSc 患者一级亲属的患病风险显著增加。

有趣的是，乔克托印第安人的发病率比普通人群高 20 倍。对这一群体和其他群体的研究表明，遗传风险位点位于主要组织相容性复合体（major histocompatibility complex，MHC）基因以及其他基因组。在某些情况下，环境暴露似乎也是病因。SSc 或 SSc 样疾病的聚集与接触氯乙烯、菜籽油、L- 色氨酸和化疗药物（如博来霉素）有关。其他研究表明，男性职业接触二氧化硅与 SSc 风险显著增加相关。

临床表现、评估及诊断

SSc 是一种多系统疾病，因血管病变及进行性纤维化导致多器官、系统受累。有皮肤增厚、手指水肿、雷诺现象及胃食管反流（gastroesophageal reflux disease，GERD）（图 107.1）等表现的患者均应疑诊。SSc 的临床表现因不同疾病类型以及病程的早晚而变化。由于 dcSSc 进展快速，与 lcSSc 不同，dcSSc 在 3 年之内是早期，lcSSc 的早期则是 10 年之内。

lcSSc 表现为局限于颈部、面部、上下肢远端的皮肤增厚。患者经常有长期的雷诺现象、GERD，可能有钙质沉着（皮肤钙化）、毛细血管扩张及指端硬化（远端水肿）。

抗 Scl-70 抗体是进展性 ILD 的高危因素，抗着丝点抗体是肺动脉高压（pulmonary arterial hypertension，PAH）的高危因素。然而，肾危象在 lcSSc 中少见。lcSSc 患者通常没有肾危象，直到出现症状 5 ~ 10 年后。

dcSSc 表现为近肘部或膝部皮肤增厚；通常累及躯干，但不包括面颈部。不同于 lcSSc，dcSSc 经常表现为雷诺现象、手肿胀、关节炎及快速进展的皮肤增厚。

所有 dcSSc 都是进展性 ILD 的高危因素，

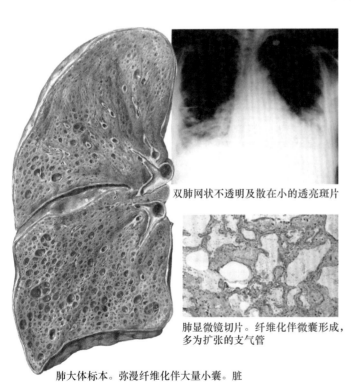

双肺网状不透明及散在小的透亮斑片

肺显微镜切片。纤维化伴微囊形成，多为扩张的支气管

肺大体标本。弥漫纤维化伴大量小囊。脏胸膜增厚但不与胸壁粘连

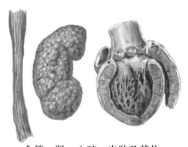

食管、肾、心脏、皮肤及其他器官、关节都可能受累

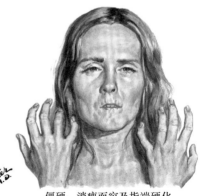

僵硬、消瘦面容及指端硬化

图 107.1　提示系统性硬化的症状

尤其前 5 年内，而且是 PAH 的高危因素。患者也更可能出现硬皮病肾危象（scleroderma renal crisis，SRC）。

SRC 是 dcSSc 的早期并发症，可累及 5% ~ 20% 的患者。危险因素包括快速进展的皮肤增厚、抗核糖核酸（anti-ribonucleic acid，anti-RNA）聚合酶Ⅲ抗体阳性及应用糖皮质激素。特征是急性肾衰竭及快速出现的中重度高血压。由于高血压的影响，患者可以出现 0.5 ~ 1 g 水平的蛋白尿，但是肾小球肾炎伴活动性尿沉渣不是 SRC 的特征。微血管病性溶血性贫血和血小板减少也可以见到。

在检查疑诊 SSc 的患者时，医生应特别注意肢体表现，包括手指非凹陷性水肿、远端溃疡、甲襞毛细血管改变及手、脚、面部、躯干部皮肤增厚，口周皮肤紧实，手、肘、膝部钙质沉着。

除了常规的实验室检查和尿液分析，临床医生应该检查肾功能、抗环瓜氨酸多肽（anticyclic citrullinated peptide，anti-CCP）、狼疮血清学检查

[双链脱氧核糖核酸（dsDNA）、抗 Smith、C3、C4 及 RNP 抗体]，从而缩小诊断范围。以下这些实验室检查项目在 SSc 的诊断及进展方面有临床意义：

- 抗核抗体（antinuclear antibody，ANA）：> 90% 的 SSc 患者阳性
- 抗 Scl-70 抗体：与严重的 ILD 风险增加有关
- 抗着丝点抗体：经常与 lcSSc 有关，在 dcSSc 中占 5%
- 抗 RNA 聚合酶Ⅲ抗体：与 dsSSc、快速进展的皮肤受累及 SRC 相关

所有疑诊 SSc 的患者均应该监测 SRC 的证据，进行高分辨胸部 CT 检查、肺功能检查及多普勒超声心动图评估 ILD 和 PAH。

2013 年版美国风湿病学会 / 欧洲风湿病防治联合会（ACR/EULAR）分类标准（表 107.2）有助于诊断 SSc（敏感性 91%，特异性 92%）。有些该病患者尽管具备了 SSc 常见的诊断标准，

表 107.2 　ACR/EULAR 系统性硬化诊断标准 [a]

条目	子条目	得分 [b]
向掌指关节近端延伸的双手手指皮肤增厚（充分标准）		9
手指皮肤增厚（只计最高得分）	手指肿胀	2
	手指指端硬化（掌指关节远端，指间关节近端）	4
指尖病变（只计最高得分）	远端溃疡	2
	指尖凹陷性瘢痕	3
毛细血管扩张		2
甲襞毛细血管异常		2
肺动脉高压和（或）间质性肺病（最高得分 2 分）	肺动脉高压	2
	间质性肺病	2
雷诺现象		3
SSc 相关抗体（最高得分 3 分）	抗着丝点抗体、抗拓扑异构酶 1（抗 Scl-70）抗体、抗 RNA 聚合酶Ⅲ抗体	3

[a] 该标准适用于任何考虑纳入 SSc 研究的患者。该标准不适用于手指外皮肤增厚或用硬皮病样疾病能更好解释其临床表现的患者（例如，肾源性硬化性纤维化、弥漫性硬斑病、嗜酸性筋膜炎、糖尿病硬肿、硬化性黏液水肿、红斑型肌痛、卟啉症、苔藓硬化症、移植物抗宿主病、糖尿病手关节病）
[b] 总分由每一类的最高得分相加。总分在 9 分以上的患者可以确诊 SSc
ACR/EULAR，美国风湿病学会 / 欧洲风湿病防治联合会；RNA，核糖核酸；SSc，系统性硬化
使用获得授权：Van den Hoogen F，Khanna D，Fransen J，et al：2013 classification criteria for systemic sclerosis，*Arthritis Rheum* 65（11）：2737-2747，2013.

但可能并不完全符合这个标准。所以该标准应该被用作一个初级指导，最终的诊断应该是基于疑诊患者的临床表现。总分≥ 9 分的患者被归为确诊 SSc。

治疗

目前尚没有针对 SSc 发病机制的治疗，但是治疗有助于控制疾病的临床表现。雷诺现象的初始治疗包括保暖以改善远端血供、戒烟。除外维拉帕米的钙通道阻滞剂是促进血管扩张的首选，血管紧张素Ⅱ受体阻滞剂和外用硝酸甘油软膏也可能有效。手指交感神经切除术和高压氧治疗可促进手指溃疡愈合。钙质沉着的治疗效果欠佳，甲氨蝶呤、英夫利昔单抗或利妥昔单抗均证据有限。手术切除被认为是最后的手段。

H₂ 受体阻断剂和质子泵抑制剂（proton-pump inhibitors，PPIs）是食管运动障碍的一线治疗，内镜下幽门括约肌注射肉毒杆菌毒素也可用于治疗抵抗性 GERD 病例。

促胃肠动力药如甲氧氯普胺、多潘立酮和红霉素等对小肠蠕动障碍有用，西沙必利或注射用奥曲肽也可用于难治性病例。

抗生素可能对小肠细菌过度生长引起的腹泻有用，但持续的症状提示吸收不良。对于肛肠神经病变、生物反馈、骶神经刺激引起的便失禁，最终可以考虑手术修复。

对于有症状的 ILD，吗替麦考酚酯或环磷酰胺是一线治疗。对于不能耐受这两种药物的患者，硫唑嘌呤可以作为替代治疗。对于难治性疾病，可以考虑利妥昔单抗、肺移植或干细胞移植。患者可能发生 PAH，应加用钙通道阻滞剂、利尿剂控制液体 / 容量，并根据需要吸氧。患者也可以应用 PAH 的特异性治疗（见第 90 章）。

中度至重度高血压并出现血清肌酐急性升高或肾衰竭的患者，应立即住院治疗 SRC，并开始应用短效 ACE 抑制剂。目标是在最初 24 小时内将收缩压降低 20 mmHg。如果最大剂量的 ACE 抑制剂难以控制，患者还应加用钙通道阻滞剂和（或）血管紧张素Ⅱ受体阻滞剂。每天应检测全血细胞计数、基础代谢功能检查试验组合、结合珠蛋白和血清乳酸脱氢酶，以监测肾功能和血管内溶血。20% ～ 50% 的 SRC 患者最初可能需要透析。然而，他们中的大多数在应用适当的 ACE 抑制剂治疗后肾功能恢复并停止透析。

第 108 章

多发性肌炎和皮肌炎

ELIZABETH MATHEW　著

马甜甜　尹彦琪　译；刘立军　校

概述

　　炎症性肌炎这一术语包括一组异质性的慢性系统性自身免疫性疾病，包括**皮肌炎（dermatomyositis，DM）**、**多发性肌炎（polymyositis，PM）**和**包涵体肌炎（inclusion body myositis，IBM）**。其中 DM 和 PM 是最常见的，患病率约为 21.5/10 万。虽然 DM 和 PM 有共同的临床特征，即逐渐进展的近端肌无力，以及生化、电生理及肌肉炎症的组织学证据，DM 和 PM 在遗传学和免疫学机制方面不同，而且前者有典型的皮肤表现。是否存在肌炎特异性自身抗体，可以更好地判断患者的临床特征、其他器官受累的风险，以及治疗反应。早期识别并启动治疗至关重要，有助于预防咽部和呼吸肌以及近端手臂和腿部肌肉受累所造成的并发症。

病理生理学和危险因素

　　DM 是一种影响皮肤和肌肉的微血管病，补体的激活和沉积导致肌内膜毛细血管溶解和肌肉缺血。PM 则是克隆性增殖的 CD8 阳性细胞毒 T 细胞侵入表达主要组织相容性复合体 1 类（major histocompatibility complex class 1，MHC1）抗原的肌纤维，通过穿孔素途径导致肌纤维坏死。

　　DM 呈双峰分布，一个高峰在 5 ～ 15 岁，另一个高峰在 45 ～ 65 岁。然而，PM 通常发生在 50 ～ 60 岁之间，很少在 15 岁以下发病。总体男女发病率比为（2 ～ 3）∶1，青少年发病的 DM（juvenile onset DM，JDM）则男女比例相当。DM 患者中恶性肿瘤发生率高于 PM 患者，特别是 65 岁以上的患者。恶性肿瘤最常见于 DM 诊断前 2 年和 3 年后，PM 也是如此。通常与这两种疾病相关的恶性肿瘤包括乳腺、肺、胰腺、胃、结肠、卵巢肿瘤和霍奇金淋巴瘤。

临床表现

　　患者表现为对称的近端肌无力，持续数周至数月。患者主诉肩部和骨盆带无力，日常活动如举起物体、梳头发或从椅子上站起来有困难（图 108.1）。颈部屈 / 伸肌和躯干肌肉经常受累。相对少见但更令人担忧的是咽部和呼吸肌受累，这可能导致嗓音变化和发声困难、吞咽困难、呼吸困难、误吸和咳嗽困难，从而导致发生肺炎的风险增加。面肌和眼外肌几乎不受影响，此处肌无力应考虑其他诊断。疼痛通常不是 DM/PM 的特征，但可以是另一种被称为坏死性肌炎的疾病特征。肌腱反射保留，但肌肉发生严重减弱或萎缩时可能消失。

　　DM 的特点是相似的肌肉症状和各种皮肤表现。最常见的症状是 **Gottron 丘疹**和**淡紫色皮疹**（图 108.1）。Gottron 丘疹是掌指关节或指间关节背侧的紫色、粉红色或暗红色丘疹，也可表现为无丘疹的黄斑皮疹，称为 Gottron 征。向阳疹是眶周的红色或紫罗兰色的一侧或双侧眼睑红斑、水肿。其他不太特异的体征有 V 字征、披肩征、皮套征、头皮瘙痒受累和甲襞毛细血管异常。**无疾病性 DM** 是一种以皮肤表现为主的变异，不伴有肌炎的临床或实验室证据。

　　另一个临床表现是技工手，包括双手裂缝、

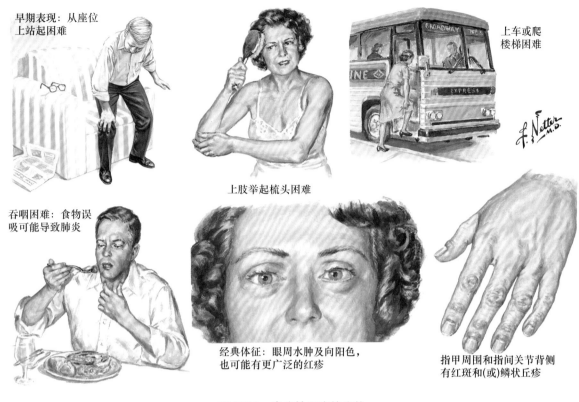

早期表现：从座位
上站起困难

上肢举起梳头困难

上车或爬
楼梯困难

吞咽困难：食物误
吸可能导致肺炎

经典体征：眼周水肿及向阳色，
也可能有更广泛的红疹

指甲周围和指间关节背侧
有红斑和(或)鳞状丘疹

图 108.1　炎症性肌病的症状

裂纹及色素沉着。在 DM 或 PM 中均可见到上述表现，并可能意味着存在**抗合成酶综合征**。抗合成酶综合征的定义是存在一个或多个抗合成酶抗体，伴两项主要标准，或者一项主要标准和两项次要标准。主要标准包括：①间质性肺病（ILD）；② PM 或 DM。次要标准包括：①炎症性对称性关节炎；②雷诺现象；③技工手。

如前所述，DM 和 PM 的呼吸系统受累可能是由于肌无力，也可能是由于 ILD 的肺实质受累，尤其是在抗合成酶综合征的情况下。最常见的 ILD 类型是非特异性间质性肺炎（nonspecific interstitial pneumonia，NSIP），在大多数病例中，这些改变在肌炎确诊时就出现了；在开始免疫抑制治疗后，很少出现这种情况。PM/DM 最常见的心脏表现是亚临床传导异常和心律失常。胃肠道系统受累可有多种症状，最常见的是食管上 1/3 无力伴吞咽困难和误吸风险。由于咽无力、舌无力和吞咽困难，患者可能会有鼻音或声音微弱。

评估和诊断

最突出的实验室发现是肌酶升高，特别是**磷酸肌酸激酶（creatine phosphokinase，CPK）**，它是肌损伤的最佳标志物。在典型的 PM 和 DM 中，它可以升高达 50 倍。其他肌酶也升高，包括转氨酶［谷丙转氨酶（alanine aminotransferase，ALT），天冬氨酸转氨酶（aspartate transaminase，AST）］、乳酸脱氢酶（lactate dehydrogenase，LDH）和醛缩酶。

自身抗体存在于 55%～80% 的 PM 和 DM 病例中，抗核抗体（antinuclear antibodies，ANA）最常见。肌炎特异性抗体可将疾病分为具有独特临床特征和基因型的亚组，有助于诊断和判断预后。最近的研究表明，某些抗体的存在会增加患恶性肿瘤的风险。抗体及相关的临床特征见表 108.1。

肌电图显示肌膜激惹性明显、插入活动增加、正尖波序列和纤颤（图 108.2）。多相运动单位动作电位（motor unit action potentials，MUAPs）持续时间短，振幅低，具有早期募集模式，也是一种表现。

MRI 可用于识别受累肌肉和局灶性炎症区域，与活检结果基本一致（图 108.3）。

肌肉活检是最特异的检查。在皮肌炎中，活检可见血管、肌束之间的隔膜和肌肉周围的纤维脂肪组织中以 B 淋巴细胞浸润为主的炎症，以及血管炎和肌束周围萎缩（图 108.2）。在多肌炎

中，肌肉活检可见肌内膜单核细胞伴大小不等的肌纤维、表达 MHC1 抗原的非坏死性肌纤维细胞浸润，以及散在的坏死和再生纤维。

诊断皮肌炎/多肌炎最常用的标准是 **Bohan 和 Peter 诊断标准**（框 108.1），该标准于 1975 年制定，这个标准未考虑较新的诊断方法，例如影像学诊断。国际肌炎评估和临床研究小组（IMACS）已经开发了包含 16 个变量的新分类标准，目前正在由美国风湿病学会/欧洲抗风湿病联盟（ACR/EULAR）标准小组委员会进行审查。

一旦确诊为皮肌炎/多肌炎，就必须对肌肉外器官系统受累进行评估。呼吸系统受累的患者，尤其是抗合成酶综合征患者，应进行肺部高分辨率 CT 扫描，并进行肺功能测定和肺活量以

表 108.1　肌炎自身抗体

自身抗体	表型	重要相关因素
抗合成酶（抗氨酰 tRNA 合成酶）——抗 Jo1、PL7、PL12、KS、EJ、OJ、Ha、Zo	肌炎，ILD，雷诺现象，非侵蚀性对称性多关节炎，技工手	ILD
抗 Mi2（核解旋酶蛋白）	典型皮肌炎伴典型皮肤表现	病情轻，预后好
抗 MDA5（黑色素瘤分化基因 5）	肌病性皮肌炎，急进性 ILD，严重的血管病，皮肤黏膜溃疡，手部丘疹	病情严重，预后差
抗 p155/140 或抗 TIF1γ（转录中间因子 -1γ）	儿童严重皮肤受累伴皮肤水肿和血管病	恶性疾病风险
抗 NXP2（核基质蛋白 2）	明显的肌肉受累，发病年龄较轻，钙质沉着	患恶性肿瘤、持续性疾病、肌肉挛缩、萎缩、功能状态恶化的风险
抗 SAE（小泛素样修饰剂激活酶）	最初的肌病性皮肌炎发展为肌肉无力，伴有全身特征，包括胃肠道受累伴吞咽困难	ILD，吞咽困难
抗 SRP（信号识别粒子）	急性发作严重坏死性肌病，吞咽困难	病情严重，通常是难治性的；心脏受累；吞咽困难
抗 HMGCR（3- 羟基 -3- 甲基戊二酰辅酶 A 还原酶）	他汀类药物暴露 + 但不是必需，在 HLA-DR11 携带者中具有高风险的坏死性肌病	
抗 PM Scl（多发性肌炎硬皮病）	发病年龄较轻，以皮肤和炎性关节炎为表现的轻症皮肤 SSc，雷诺现象	重叠综合征，ILD，治疗反应良好

HLA-DR11，人白细胞抗原血清型 DR11；ILD，间质性肺疾病；SSc，系统性硬化；tRNA，转运核糖核酸
使用获得授权：Casciola-Rosen L，Mammen AL：Myositis autoantibodies，*Curr Opin Rheumatol* 24：602-608，2012.

肌电图

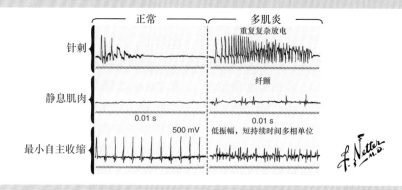

肌肉活检

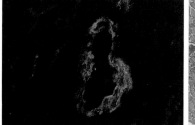
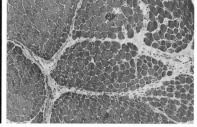

横切面 ◄——— 肌肉活检标本 ———► 纵切面

炎症反应：肌纤维坏死和再生

冰冻肌肉切片 抗IgG
免疫荧光染色，血管
壁内染色阳性，提示
纤维性皮炎的免疫学
基础

皮肌炎患儿皮肤
肌炎性腹股沟肌
营养不良

图 108.2　炎症性肌病的检查结果：肌电图和肌肉活检

及弥散功能测定，以评估间质性肺病。心电图（ECG）和超声心动图可用于评估心脏受累。如果怀疑咽部受累，应进行吞咽评估，以确定关键的延髓肌受累。

应为新诊断皮肌炎/多肌炎的患者提供与年龄相匹配的恶性肿瘤筛查，并应在治疗期间继续评估潜在恶性肿瘤的可能性，其诊断可能涉及进一步的影像学检查。恶性肿瘤筛查对于皮肌炎、晚发起病和伴有特定自身抗体的患者尤其重要（稍后概述）。

治疗

炎症性肌病患者的有效管理需要针对长期预后的非药物治疗的综合性多学科方案，并充分考虑患者的教育和康复。

皮肌炎和多肌炎的主要治疗方法是免疫抑制，有效率约为 75%。尽管没有对照试验，全身皮质类固醇仍然是一线治疗方案。严重者需静脉注射甲泼尼龙进行类固醇冲击治疗 3 ～ 5 天；否则，患者开始使用泼尼松，并在连续 CPK 测量的指导下在数周内逐渐减量。

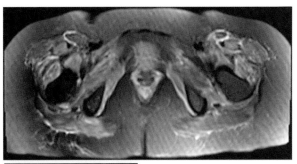

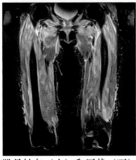

股骨轴向（上）和冠状（下）磁共振图像：大腿前后间隔弥漫性肌肉水肿，表明炎症与肌炎一致

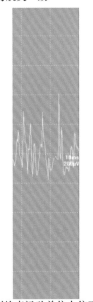

针刺检查运动单位电位正常

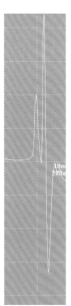

多相性肌病运动单位电位改变，振幅和持续时间缩短

图 108.3　炎症性肌病的检查结果：影像学和运动单位电位测试

框 108.1　**Bohan 和 Peter 诊断标准**

标准条目

1. 对称性近端肌无力
2. 肌炎的肌肉活检证据
3. 血清骨骼肌酶升高
4. 典型的肌电图模式
5. 皮肌炎典型皮疹

诊断标准

多发性肌炎

确定：所有 1～4

可能性大：1～4 中的任意 3 个

可能性一般：1～4 中的任意 2 个

皮肌炎

确定：5 加上 1～4 中的任意 3 个

可能性大：5 加上 1～4 中的任意 2 个

可能性一般：5 加上 1～4 中的任意 1 个

使用获得授权：Bohan A，Peter JB：Polymyositis and dermatomyositis（part 1），N Engl J Med 292：344-347，1975；Bohan A，Peter JB：Polymyositis and dermatomyositis（part 2），*N Engl J Med* 292：403-407，1975.

因为长期的类固醇治疗可能带来额外的副作用，可以使用类固醇减量制剂进行维持治疗。首选甲氨蝶呤，在 2～3 个月内观察疗效。硫唑嘌呤和吗替麦考酚酯可作为其他选择。对于难治性皮肌炎，尤其是皮肤表现和食管及呼吸肌受累，静脉注射免疫球蛋白（IVIG）是有效的。它在皮肌炎中的疗效有更多的证据，但在多肌炎中也有一定的效果。随机、安慰剂对照试验未能证明血浆置换或白细胞置换比安慰剂有显著效果。对于疾病的非肌肉表现，包括关节炎、疲劳和皮肤受累，抗疟治疗可能获益，包括氯喹和羟氯喹。

药物抵抗性皮肌炎 / 多肌炎可用环磷酰胺或利妥昔单抗治疗。环孢素和他克莫司似乎有一定的作用，但数据仅限于回顾性病例系列和证据不够充分的报道。有限的证据表明他克莫司在疗效上优于环孢素。

第109章

风湿性多肌痛和颞动脉炎

SUNENA TEWANI　著

李海潮　译；张　红　校

概述

风湿性多肌痛（**PMR**）和颞动脉炎［也称巨细胞动脉炎（GCA）］都是发生在老年人的风湿性炎症性疾病。PMR 是以肩、腰臀和颈部受累为典型表现的炎症性疾病。颞动脉炎是大血管和中等血管的血管炎，可累及主动脉的主要分支，如颈动脉、锁骨下动脉，以及颈动脉的颅外分支和（最常见的）颞动脉。

PMR 和颞动脉炎是老年人所罹患的疾病，很少发生在 50 岁以下，发病高峰在 70 ～ 79 岁之间。这两种疾病可以单独发生或重叠发生：50% ～ 90% 的颞动脉炎患者有 PMR 的表现，约 33% 的 PMR 患者有颞动脉炎的临床表现且活检结果符合颞动脉炎。

PMR 和颞动脉炎在女性中更为常见，发病率是男性的 2 ～ 3 倍，女性一生中患颞动脉炎的风险约为 1%。年龄在 50 岁以上的人，每年颞动脉炎的发病率约为 18/10 万，而 PMR 的年发病率往往变化较大，从 12/10 万到 68/10 万不等。这两种疾病在北欧人中更为常见。

病理生理学

PMR 和颞动脉炎的确切发病机制尚不清楚，但环境和遗传因素有一定作用。鉴于颞动脉炎的周期性和季节性特征以及病例的聚集性，某些病毒性疾病，包括水痘病毒和细小病毒感染也可能参与发病。虽然一些研究声称在颞动脉活检标本中发现了病毒序列的证据，但尚未明确其与颞动脉炎的关系。

基因研究表明，这些疾病在北欧患者和兄弟姐妹中的患病率都有所上升。研究发现 PMR 和颞动脉炎都与人类白细胞抗原 DR（HLA-DR）基因有关。在 *HLA-DRB1* 基因高变异区域中有一个序列多态性在这两种疾病中更为常见，并且不同于类风湿关节炎中常见的多态性。

这两种临床综合征在细胞水平上也表现出类似的炎症反应。在颞动脉炎中，T 细胞活化可能由特定抗原触发，导致各种细胞因子释放，包括干扰素 -γ（IFN-γ）。这些细胞因子随后激活巨噬细胞，巨噬细胞迁移到血管内层，并导致 T 细胞和巨噬细胞进入肉芽肿内，引起炎症反应和机化。在 PMR 中，细胞因子和巨噬细胞的释放也有类似的炎症反应，但炎症仅限于关节和关节周围组织，不累及血管。IFN-γ 似乎在血管炎的发展中起关键作用，因为它存在于炎症性颞动脉的动脉壁。

临床表现、评估和诊断

PMR 患者通常会表现为肩、臀和颈部僵硬（图 109.1）。早晨出现僵硬，如果不活动，可持续至少 30 分钟。僵硬限制了患者的日常活动，包括起床、梳头或自己穿衣。一天中，症状会慢慢改善，但如果患者久坐不动，症状可能会再次出现。通常体检无阳性发现，但有些患者会有肩部活动受限。多肌痛这个概念对于那些力量和肌肉都正常的患者而言有些不准确，病理改变发生在关节及其周围结构。

颞动脉炎患者可能会主诉头痛、下颌运动障碍或头部压痛。大约 2/3 的患者有头痛，其性质和严重程度可能有所不同。患者有时会出现有压痛的、有明显可见肿胀的颞动脉。约 50% 的颞动脉炎患者会有下颌运动障碍，在咀嚼或说话

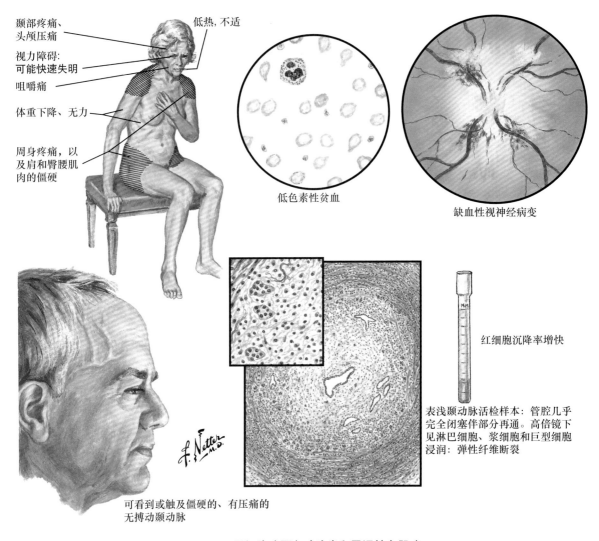

颞部疼痛、头颅压痛

低热, 不适

视力障碍: 可能快速失明

咀嚼痛

体重下降、无力

周身疼痛, 以及肩和臀腰肌肉的僵硬

低色素性贫血

缺血性视神经病变

红细胞沉降率增快

表浅颞动脉活检样本: 管腔几乎完全闭塞伴部分再通。高倍镜下见淋巴细胞、浆细胞和巨型细胞浸润: 弹性纤维断裂

可看到或触及僵硬的、有压痛的无搏动颞动脉

图 109.1　巨细胞（颞）动脉炎和风湿性多肌痛

时出现疼痛。完全的、不可逆的单眼视力丧失是颞动脉炎非常严重的并发症，通常会毫无预兆地出现。但是，少部分患者会有短暂的视力改变发作，必须紧急处理。

全身症状包括疲劳、发热、不适和体重下降，在这两种疾病均很常见。虽然 PMR 和颞动脉炎都有特征性症状，但其他疾病也可以出现类似情况，因此，需要充分考虑鉴别诊断。其他类型的炎症性关节炎可能与 PMR 表现相似，而 Takayasu 动脉炎（大动脉炎）及其他小血管和中等血管的血管炎有时可能与颞动脉炎相似（详情请参阅第 110章）。恶性肿瘤和感染也应在鉴别诊断的考虑中。

PMR 或颞动脉炎患者的诊断性检查包括全

面的体格检查，尤其要注意肌肉骨骼、神经和血管检查。如果发现任何血管异常，如血管杂音，应进一步评估颞动脉炎。基本的实验室检查包括基本的生化检查和全血细胞计数，以及肌酸激酶（CK）、促甲状腺激素（TSH）和血清蛋白电泳（SPEP），以排除其他和 PMR 类似的疾病。类风湿因子和抗环瓜氨酸肽抗体（抗 CCP）在 PMR患者为阴性，更倾向于类风湿关节炎的诊断。

PMR 或颞动脉炎没有特异性的实验室诊断指标，但患者几乎都有炎症指标升高: **红细胞沉降率（ESR）> 40 mm/h 和（或）C 反应蛋白（CRP）升高**。患者可能有贫血、白细胞增多和肝功能轻度异常。虽然炎症指标的升高并不特异，但它们非常敏感，如果炎症指标正常，则这两种疾病基本可以排除。PMR 通常通过典型的病史、没有无力和关节肿胀、炎症标志物升高而获得诊断。如果高度怀疑颞动脉炎，诊断的金标准是颞动脉活检。影像学检查，包括超声多普勒、MRI/MR 血管造影术（MRA）和正电子发射断层扫描（PET）-CT，可能有助于显示血管炎的征象，但在诊断时往往并不需要（图 109.2）。

治疗

　　PMR 和颞动脉炎的治疗目标是减少炎症反应。治疗首选糖皮质激素。对于 PMR，使用低剂量泼尼松（10 ～ 20 mg/d）治疗有助于在数天内控制症状，并帮助患者快速改善功能。另一方面，颞动脉炎患者通常需要更高剂量的泼尼松，有时甚至需要静脉注射类固醇激素以控制症状。如果有失明的风险而高度怀疑颞动脉炎，应立即开始治疗，不应因为等待活检结果而推迟。如果症状得到控制，炎症指标恢复正常，则高剂量的类固醇激素在减量之前通常需要持续应用至少 2 ～ 4 周。方案和疗程取决于临床症状和炎症指标的改善情况，但治疗往往需要 1 ～ 2 年。

　　无类固醇激素治疗包括甲氨蝶呤、环磷酰胺和白细胞介素 -6（IL-6）受体抗体托珠单抗等，已有用于治疗颞动脉炎的研究。托珠单抗主要用于无法耐受高剂量类固醇激素的情况。小剂量阿司匹林有利于改善缺血相关的并发症。

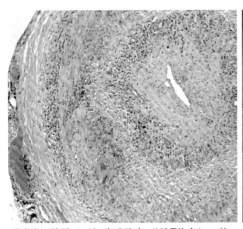

颞动脉活检显示巨细胞动脉炎（H&E染色）。注意单核细胞和巨细胞浸润

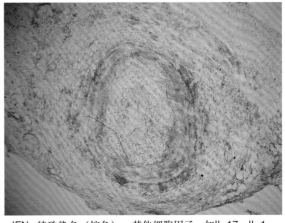

IFN-γ特殊染色（棕色）。其他细胞因子，如IL-17、IL-1、IL-6、TGF-β和PDGF也有，未在该例显示

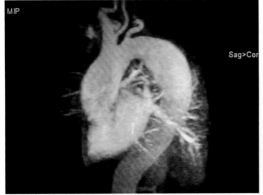

一位巨细胞动脉炎和主动脉根部动脉瘤患者的主动脉及其主要分支的MR血管造影图像

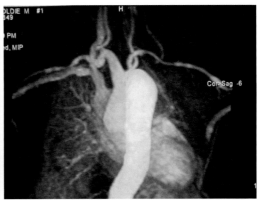

MR 图像显示一位巨细胞动脉炎患者的双侧锁骨下动脉狭窄

图 109.2　风湿性多肌痛和巨细胞动脉炎的图像

IFN-γ，干扰素 -γ；IL，白介素；PDGF，血小板衍化生长因子；TGF-β，转化生长因子 -β

第 110 章

血管炎

ELENA K. JOERNS　著

马甜甜　尹彦琪　译；刘立军　校

概述

血管炎是潜在的危及生命的炎症性疾病，累及血管系统，包括动脉、静脉和毛细血管。由于这些血管存在于每个器官中，血管炎可引起各种症状，从有限的皮肤症状到严重的器官功能障碍和衰竭。血管炎根据受累血管的大小、受累器官的临床类型和特征性实验室检查结果进行分类。治疗通常包括免疫抑制药物和支持治疗。

病理生理学

血管炎是炎症细胞浸润血管，导致管腔狭窄和阻塞、组织缺血和梗死。不同大小的血管可能受累，导致不同特征的疾病表现。血管炎的发病机制包括细胞介导、免疫复合物介导和抗体介导的组织侵袭和破坏。

大血管血管炎包括**大动脉炎**和巨细胞动脉炎（GCA）（详见第 109 章）。**中等**血管血管炎包括**结节性多动脉炎（PAN）**和川崎病。小血管血管炎包含多种异质性疾病，包括 **Goodpasture 病**、**抗中性粒细胞胞浆抗体（ANCA）**相关血管炎和免疫复合物介导的血管炎。**白塞病**可累及任何大小的血管。

大血管血管炎

大动脉炎和 GCA 是肉芽肿性大血管炎，累及主动脉及其主要分支。其发病机制尚不清楚，一种假说认为可能涉及靶向受影响的血管中膜和外膜的分泌穿孔素的细胞毒性 T 淋巴细胞。

中等血管血管炎

川崎病是一种中等血管血管炎，主要影响儿童并常累及冠状动脉。川崎病的病因之一是感染诱发了炎性细胞因子的级联反应。这种炎症环境会损伤冠状动脉内膜，炎症区域的纤维化失调会导致冠状动脉狭窄和**冠状动脉瘤**（图110.1）。

PAN 是一种坏死性中等血管血管炎，发生于成人，肺部受累较少。乙型肝炎是该病发病的一个常见诱因，目前认为免疫复合物在发病机制中起作用。

小血管血管炎

Goodpasture 病是一种小血管炎，由针对基底膜的病理性抗体引起，主要累及肺和肾，常与人类白细胞抗原血清型 DR15（HLA-DR15）有关。免疫复合物沉积于血管壁，激活补体，募集中性粒细胞，导致炎症和组织损伤。其他与抗体和免疫复合物相关的小血管炎包括**冷球蛋白血管炎**、**免疫球蛋白 A（IgA）血管炎**（或过敏性紫癜）或**过敏性**（或荨麻疹性）**血管炎**。

冷球蛋白血管炎涉及含有冷球蛋白的免疫复合物，或在低于体温的温度下（37℃）在体外沉淀的抗体。冷球蛋白分为 3 型：

- Ⅰ型伴有血液系统恶性肿瘤。
- Ⅱ型与病毒感染有关，如丙型肝炎。
- Ⅲ型更常见于自身免疫性疾病，如系统性红斑狼疮（SLE）或类风湿关节炎。

IgA 血管炎中的免疫复合物主要由 IgA 组成，通常出现在上呼吸道疾病之后。过敏性血管炎的特点是对已知或未知抗原进行免疫应答后出

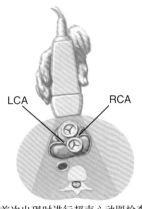

首次出现时进行超声心动图检查，以评估心肌功能并提供冠状动脉的基线评估。首次出现后2周、6～8周和6～12个月进行复查

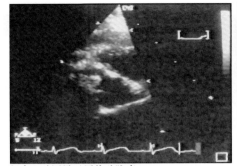

超声心动图显示冠状动脉瘤

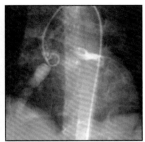

冠脉造影显示远端冠状动脉瘤

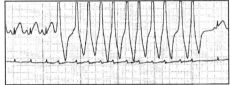

急性期心电图检查心律失常

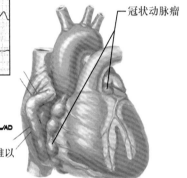

冠状动脉瘤

冠状动脉造影有助于发现超声心动图难以发现的冠状动脉远端动脉瘤

图 110.1　川崎病的评估

LCA，左冠状动脉；RCA，右冠状动脉

现免疫复合物沉积；嗜酸性粒细胞可能参与疾病的早期进程。

寡免疫复合物小血管血管炎也被称为 ANCA 相关性血管炎，这是由于在患者的血清中经常发现 ANCA。多项研究表明，ANCA 在发病机制中起核心作用，但具体细节尚不清楚。该组主要疾病是**肉芽肿性多血管炎（GPA，以前称为韦格纳肉芽肿）**、**显微镜下多血管炎（MPA）**和**嗜酸性粒细胞性 GPA（EGPA，以前称为 Churg-Strauss 综合征）**。GPA 的病理特征是中小血管炎症，伴坏死性肉芽肿形成（图 110.2）。EGPA 还表现为血管肉芽肿性炎症，并特异性表现为嗜酸性粒细胞增多，提示该疾病可能由特应性反应所诱发。MPA 是一种不伴肉芽肿的小血管炎。

多种血管受累的脉管炎

白塞病是一种坏死性血管炎，可累及任何大小的血管。它被认为是一种由遗传易感个体在感染后诱发的自身炎症性疾病。除了血管炎，白塞病常引起静脉和动脉血栓，这可能是由于血管炎症导致的。白塞病的确切发病机制尚不清楚，但有证据表明，Th1 和 Th17 淋巴细胞及其细胞因子介导的免疫复合物沉积导致血管损伤（图 110.3）。

临床表现、评估和诊断

血管炎有一系列的临床表现，这些表现取决于受累器官。所有的血管炎都可能出现全身症状，如发热、疲劳和体重减轻，这些症状反映了正在进行的炎症过程。一般来说，大血管血管炎表现为脉搏减弱、杂音、不对称高血压和肢体跛行。中等血管血管炎往往表现为皮肤溃疡、指端坏疽、高血压和多发性单神经炎。小血管血管炎常累及肺部，引起肾小球肾炎和紫癜。

在评估患者是否患有血管炎时，需要考虑的重要因素包括患者年龄、人口统计学、合并感染（如乙型或丙型肝炎）以及受影响的器官。考

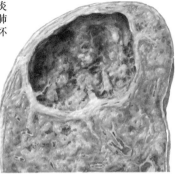

肉芽肿性多血管炎（韦格纳）。右肺上叶空洞内壁有坏死物质

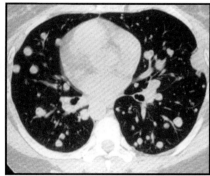

肉芽肿伴多血管炎（韦格纳）多发性双侧肺结节的高分辨率CT表现

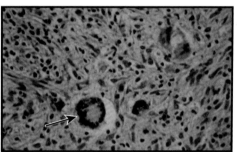

肉芽肿性炎症。伴有巨细胞（箭头）

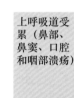

肉芽肿性多血管炎的临床表现

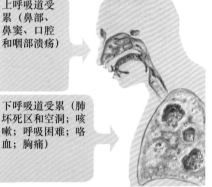

上呼吸道受累（鼻部、鼻窦、口腔和咽部溃疡）

严重动脉炎。肉芽肿性多血管炎血管壁破坏

下呼吸道受累（肺坏死区和空洞；咳嗽；呼吸困难；咯血；胸痛）

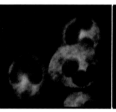
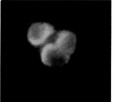

c-ANCA (左)和 p-ANCA (右)染色

图 110.2 肉芽肿性多血管炎的临床和组织学特征

c-ANCA，抗中性粒细胞胞浆抗体胞浆型；p-ANCA，抗中性粒细胞胞浆抗体核周型

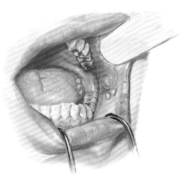

唇、舌和颊部可以发现阿弗他溃疡。阿弗他溃疡可能单发或成簇，但所有白塞病患者都会发生

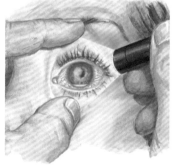

白塞病可引起前葡萄膜炎（眼睛前部的炎症）。前葡萄膜炎导致眼睛疼痛、视物模糊、对光敏感、流泪或发红

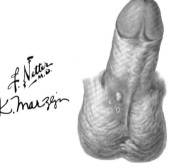

阴囊可能出现痛性生殖器病变，类似于口腔病变，但较深。病变表现为红色溃疡。生殖器溃疡通常有痛感，可能会留下瘢痕

图 110.3 白塞病的临床特征

虑到症状的多样性，血管炎需要与其他多种病理过程进行鉴别诊断，包括微血管病（如弥散性血管内凝血）、感染（包括心内膜炎）和恶性肿瘤（包括淋巴瘤）。

有关各种血管炎临床特征的详细信息见表 110.1。

表 110.1　可累及多种血管类型的血管炎的临床特征			
疾病	**血管大小 / 类型** **活检发现**	**临床特征**	**诱导治疗**
大动脉炎	• 大血管，包括主动脉及其分支 • BX：肉芽肿性动脉炎伴跳跃性病变	• < 45 岁女性，通常是亚裔 • 症状持续多年 • 高血压 • 肢体跛行但活动正常 • 脉搏不对称和杂音 • 血管造影显示主动脉及其分支狭窄	• 糖皮质激素
川崎病	• 中等动脉，冠状动脉易受累 • BX：通常不进行；血管周围淋巴细胞浸润	• 儿童，发热，抗生素无效 • 草莓舌、躯干皮疹、结膜炎、颈部淋巴结病、手掌 / 脚掌脱皮皮疹 • 冠状动脉瘤 • 心肌心包炎	• 大剂量阿司匹林 • IVIG • 糖皮质激素
结节性多动脉炎	• 中等动脉，肺部常不受累 • BX：血管壁局灶性和节段性纤维蛋白样坏死	• 乙肝作为诱因 • 可触及的紫癜和网状青斑 • 多发性单神经炎 • 肠系膜缺血 • 肾血管性高血压，无肾小球肾炎 • 睾丸压痛	• 乙肝相关 PAN：治疗乙肝 • 大剂量糖皮质激素 • 环磷酰胺、利妥昔单抗
白塞病	• 多种血管受累 • BX：中性粒细胞性血管炎	• 地中海人群或亚裔 • 口腔和生殖器阿弗他溃疡 • 葡萄膜炎 • 结节样红斑皮损 • 肺动脉瘤 • 针刺试验阳性	• 糖皮质激素 • 秋水仙碱 • 硫唑嘌呤 • 吗替麦考酚酯 • 环孢素 • 他克莫司 • 英夫利昔单抗 • 利妥昔单抗
ANCA 相关性血管炎			
GPA（肉芽肿性多血管炎）	• 小血管 • BX：坏死性肉芽肿，肾活检可见新月体形成	• 上气道受累伴鞍鼻畸形 • 感音神经性耳聋，多发性单神经炎 • 与 MPA 相比 DAH 相对少见 • 急进性肾小球肾炎→ESRD • PR3 抗体（＋）	• 糖皮质激素 • 环磷酰胺 • 利妥昔单抗
MPA（显微镜下多血管炎）	• 小血管 • BX：局灶节段性坏死性血管炎，肾活检可见新月体形成	• DAH 常见 • 急进性新月体肾炎 • MPO 抗体（＋）	• 糖皮质激素 • 环磷酰胺 • 利妥昔单抗
EGPA（嗜酸性粒细胞性肉芽肿性多血管炎）	• 小血管 • BX：白细胞破裂性血管炎，嗜酸性粒细胞增多；可以出现肉芽肿	• 特应性症状，包括哮喘、特应性皮炎或过敏性鼻炎 • 外周血嗜酸性粒细胞增多 • 肾受累不常见	• 糖皮质激素 • 环磷酰胺

（续表）

疾病	血管大小 / 类型 活检发现	临床特征	诱导治疗
抗体介导的血管炎			
Goodpasture 病	• 小血管 • BX：肾小球免疫荧光中 IgG 和补体沿基底膜线样沉积	• 肺肾综合征伴弥漫性肺泡出血 • 急进性肾小球肾炎	• 血浆置换 • 糖皮质激素 • 环磷酰胺 • 利妥昔单抗
免疫复合物介导的血管炎			
IgA 血管炎	• 小血管 • BX：免疫荧光显示 IgA 和 C3 沉积的白细胞破碎性血管炎	• 有上呼吸道疾病病史的儿童 • 主要发生在下肢和依赖区的紫癜 • 移行性缺血引起的腹痛 • 肾小球肾炎 • 关节炎	• 通常有自限性 • 肾受累使用糖皮质激素 • 非甾体抗炎药治疗关节炎
过敏性（荨麻疹）血管炎	• 小血管 • 皮肤水肿背景下的白细胞破碎性血管炎	• 荨麻疹样风团 > 24 小时 • 血管性水肿 • 补体低或正常	• 抗组胺药 • 非甾体抗炎药 • 糖皮质激素 • 氨苯砜
冷球蛋白血症血管炎	• 小血管 • 白细胞破碎性血管炎，血管腔内冷球蛋白沉积	• 与丙型肝炎病毒感染和淋巴增生性疾病有关 • 血清冷球蛋白升高 • 可触及性紫癜 • 有痛感的多发性神经病 • 肾小球肾炎 • 多关节受累	• 治疗潜在疾病 / 感染 • 糖皮质激素 • 血浆置换 • 环磷酰胺 • 利妥昔单抗

ANCA，抗中性粒细胞胞浆抗体；BX，活检；DAH，弥漫性肺泡出血；ESRD，终末期肾病；IgA，免疫球蛋白 A；IgG，免疫球蛋白 G；IVIG，静脉注射免疫球蛋白；PAN，结节性多动脉炎

症状

在大血管血管炎中，皮肤受累很少见，而在中血管和小血管血管炎中均可能出现。中血管血管炎的皮肤受累是常见的，通常表现为**网状青斑**（撕裂样紫斑）、皮肤疼痛结节、溃疡和指端坏疽。小血管血管炎的皮肤表现包括**可触及的紫癜**（深色、不发热的痛性皮疹，在依赖区更明显）、坏死性肉芽肿（穿孔）病变或荨麻疹。肌肉骨骼疾病包括肌痛、关节痛或一个或多个关节的关节炎。Frank 肌炎可能发生在中等血管血管炎。

胃肠道症状表现为腹痛、黏膜溃疡或肠系膜缺血。肾小球肾炎是小血管血管炎的典型肾表现，而肾血管性高血压可能发生在大血管和中等血管血管炎。其他肾表现包括蛋白尿、血尿和间质性肾炎。神经病变是一种常见的主诉，可表现为感觉神经和运动神经的多发性单神经炎或多发性神经病；周围神经病变比中枢神经系统（CNS）更常见。眼部受累范围从结膜炎和葡萄膜炎到视网膜动脉阻塞。

诊断检查

没有单一实验室检查能证实或否定血管炎的存在，因此诊断取决于一系列的症状、实验室检查结果和活检。红细胞沉降率（ESR）和 C 反应蛋白（CRP）升高。血细胞计数经常显示白细胞增多、慢性病贫血和（或）血小板增多，但全血细胞减少提示潜在 SLE 的可能。生化检查可以

显示肾功能不全，肝功能检查可以显示病毒感染或自身免疫性肝炎。尿液分析可以评估血尿、蛋白尿和管型，从而提示肾小球受累。其他检查包括抗核抗体（ANA）、类风湿因子（RF）、乙型/丙型肝炎、HIV、EB病毒（EBV）、单纯疱疹病毒（HSV）和细小病毒B19血清学以及冷球蛋白水平。

ANCA 在疑诊小血管血管炎时是必要的检查。ANCA 可分为**抗髓过氧化物酶**（**MPO**，曾称为 p-ANCA）和**抗蛋白酶 3**（**PR3**，曾称为 c-ANCA）**抗体**。补体水平（C3 和 C4）在过敏性血管炎和冷球蛋白血管炎中可能降低。

胸片可以评估肺部受累，如**弥漫性肺泡出血**（**DAH**）。如果怀疑 CNS 受累，应进行脑部 MRI 检查；如果怀疑主动脉或腹部血管受累，应进行胸部/腹部/骨盆的 MR 血管造影检查。受累器官的组织活检（特别是皮肤，因为组织活检容易）非常重要，因为免疫抑制疗法有毒性副作用，不宜轻易使用。

治疗

系统性血管炎的治疗需要使用大剂量皮质类固醇以及其他药物（如利妥昔单抗、环磷酰胺、吗替麦考酚酯、硫唑嘌呤或其他免疫抑制药物）进行迅速和积极的免疫抑制治疗。此外，血浆置换去除现有的自身抗体可用于抗肾小球基底膜（anti-GBM）疾病和冷球蛋白血管炎。血浆置换也用于有危及生命并发症的 ANCA 相关性血管炎的治疗，如肺泡出血，但最近的数据表明血浆置换对 ANCA 相关性血管炎没有明显获益。

如果血管炎与感染有关，如乙型或丙型肝炎，治疗感染往往会带来血管炎的缓解。川崎病的治疗除了**静脉注射免疫球蛋白**（**IVIG**）外，还需要大剂量阿司匹林。难治性病例可接受大剂量皮质类固醇治疗。

第 111 章

脓毒症

DANIEL J. TURNER　著

樊亚楠　译；徐京杭　于岩岩　校

概述

脓毒症是一种复杂的临床综合征，宿主对感染的反应失调而导致危及生命的器官功能障碍。近年来尝试将这种适应不良的病理性过程与宿主对感染的适当反应区分开来，所以脓毒症的解释也相应发生改变。

宿主检测到病原微生物后产生**炎症反应**，后者的加剧会损害机体，从而发展为脓毒症。脓毒症的发病率及其严重程度取决于宿主合并症情况、感染暴露情况和免疫系统的完整性。在液体复苏的情况下脓毒症仍导致持续的低血压被称为**脓毒症休克**，这会显著增加死亡风险。

脓毒症是一个日益常见的公共卫生问题，在美国每年有超过 100 万的新发病例。这部分归因于慢性病人群寿命的延长，并且更多暴露于免疫抑制药物、留置导管和进行医疗器械操作。由于脓毒症患者存在于各个医疗机构，因此所有医学工作者都应熟悉其评估、诊断和管理。

病理生理学

固有免疫系统触发了脓毒症中的多个生理变化。巨噬细胞、粒细胞和其他固有免疫细胞的表面受体（如 Toll 样受体 4）可以检测分子微生物标记物（如革兰氏阴性细菌的内毒素）。这些细胞相互作用激活信号转导级联，产生细胞因子，招募免疫细胞，激活内皮，从而引发局部炎症反应。这种反应包括白细胞黏附改善、血管舒张、

毛细血管通透性增加和微血管血栓形成，以防止血源性微生物传播（图 111.1）。

当炎症反应加重以控制局部感染时，它可能扩散到全身并伤害宿主。内皮功能障碍导致屏障功能大幅损失，诱发弥漫性间质性水肿，降低全身血管阻力，导致相对低容量血症和**低血压**。这些循环系统的变化会使肾上腺素升高，心率增快以维持心输出量。炎症介导的上皮功能障碍加剧水肿，造成器官损伤。例如，富含蛋白质的水肿液从肺泡毛细血管渗出，填充肺泡间隙并最终进入肺泡，造成肺顺应性降低，气体交换受损，导致通气-灌注不匹配，可进展为**急性呼吸窘迫综合征（ARDS）**（详见第 91 章）。微血管血栓形成的失控可导致消耗性凝血障碍和**弥散性血管内凝血**。微血管及小管功能障碍造成的**急性肾损伤**常见，甚至进展为肾衰竭。

患者病情进一步加重时会发生显著的代谢改变。肾上腺素升高会阻碍组织摄氧和增加无氧代谢，后者和低灌注共同造成了**乳酸**升高。患者可能会出现肾上腺素不足和难治性低血压。高水平的循环儿茶酚胺和细胞因子加快分解代谢状态，再加上长期住院时的不活动，导致患者肌肉丢失。

尽管过度活跃的炎症在脓毒症的发病机制中有明确的作用，但越来越多的证据表明促炎和抗炎反应之间存在更复杂的潜在相互作用。免疫系统具有控制炎症反应和预防远处损伤的能力，这两种机制在脓毒症发生后的几个小时内均是活跃的。这种平衡失调的机制是目前研究的焦点。目前的数据表明，在脓毒症早期，炎症占主导，而

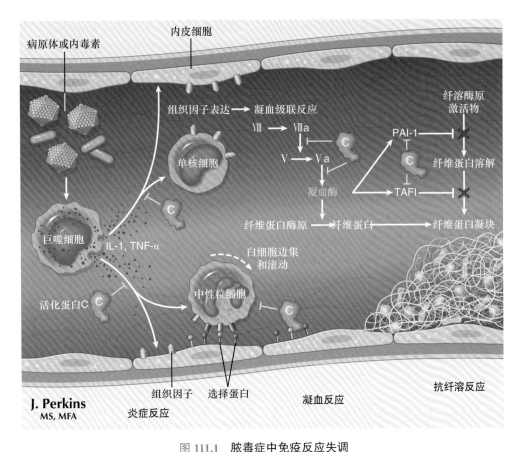

图 111.1　脓毒症中免疫反应失调
IL-1，白介素 -1；PAI-1，纤溶酶原激活物抑制剂 -1；TNF-α，肿瘤坏死因子 -α

在疾病的自然史后期，抗炎症介质占主导地位，患者的免疫受到抑制。这可能导致一个自我延续的过程，造成严重后果。

临床表现、评估、诊断

　　脓毒症可发生在有或没有基础病的个体中。免疫功能不全的患者中发生脓毒症并有严重后果的概率增加，尤其在高龄患者和合并肝硬化、糖尿病、艾滋病、癌症和自身免疫性疾病等破坏自身免疫功能疾病的患者身上的后果更加严重。有证据表明，饮酒是脓毒症相关发病率和死亡率升高的危险因素。

　　患者表现为特定感染的症状，并叠加全身性表现，如发热或体温过低、心动过速、呼吸急促、低血压和无定位特征的神志改变。值得注意的是，临床表现多变，尤其在免疫功能不全患者

身上，其表现更加难以识别。有全身性感染症状但没有明确感染源的患者应行血培养、胸部影像学、尿常规、尿培养，完成详细的病史采集及体格检查，以指导进一步影像学检查。重要的是，有些全身性症状会出现在非感染性但危及生命的疾病中，例如胰腺炎、肠系膜缺血、血管炎、恶性肿瘤和血栓栓塞。

　　实验室检查包括常见的白细胞增多或不太常见的白细胞减少。白细胞分类通常显示中性粒细胞占优势或外周血出现杆状核粒细胞（也称为中性粒细胞**左移**）。最初因为过度通气导致呼吸性碱中毒，随着乳酸堆积而出现阴离子间隙升高型代谢性酸中毒。在糖尿病患者中常可出现高血糖，而在其他人（尤其老年人）身上可能会出现低血糖。其他异常的实验室指标与脓毒症时器官功能障碍的程度有关，如动脉血气上的 PaO_2：FiO_2 比率降低，血清肌酐和胆红素升高。

在重度低血压导致缺血性肝损伤时转氨酶也会上升。

脓毒症的诊断在技术上需要确认微生物感染，并有相关器官功能障碍的客观证据。由于未治疗患者中脓毒症发病率和死亡率高，通常需要在尚未确认何种病原微生物时就开始经验性治疗。从既往经验看，**全身炎症反应综合征（SIRS）**的标准联合疑似感染源足以推定诊断脓毒症（框 111.1）。虽然这些标准有实际用处，但最近的指南方向已经从确定脓毒症是否存在转变为迅速识别因潜在脓毒症造成高发病和死亡风险的患者。**快速序贯器官衰竭评分（qSOFA）**适用于非重症监护病房（ICU），而完整的 **SOFA 评分**有助于在 ICU 中识别功能障碍并预测预后（表 111.1）。

治疗

近几十年来，脓毒症的管理取得了显著进展。2001 年，Rivers 等关于**早期目标定向治疗（EGDT）**的里程碑式研究在促进标准化治疗方面发挥了关键作用。出现了关于 EGDT 的哪些部分最能够改善死亡率的问题，人们对脓毒症的兴趣激发了 2002 年拯救脓毒症运动的发展。伴随该运动的指南和对系列护理的强调，使临床结局显著改善，随后的试验［包括 PROCESS（2014）、ARISE（2014）和 PROMISE（2015）］支持快速识别、液体复苏和早期抗生素治疗的原则（表 111.2）。

抽取血培养后应立即给予广谱静脉抗生素

（最好在确诊脓毒症后的 1 小时内），因为延迟使用抗生素与病死率增加确实相关。抗生素的选择应基于患者的症状、当地耐药性情况和宿主特异性危险因素，如免疫抑制水平或独特的感染暴露。传染源控制至关重要，必要时可行脓肿引流

表 111.1　SOFA 和 qSOFA 评分工具

评分	qSOFA	SOFA
临床应用	判断非 ICU 患者是否为脓毒症	在 ICU 中识别器官功能障碍患者，预测发病率和死亡率
阳性表现	2 条及以上	较基线发生 2 条及以上改变
标准	● 意识改变 ● 呼吸频率 ≥ 22 次 / 分 ● 收缩压 ≤ 100 mmHg	● PaO_2/FiO_2 ● 血小板计数 ● 格拉斯哥昏迷评分 ● 胆红素 ● 低血压 / 升压治疗 ● 肌酐 / 尿量

qSOFA，快速序贯器官衰竭评分；SOFA，序贯器官衰竭评分
数据来源：Singer M, Deutschman CS, Seymour CW, et al: The Third International Consensus Definitions for Sepsis and Septic Shock（Sepsis-3），*JAMA* 315（8）：801-810, 2016.

表 111.2　拯救脓毒症运动 2016

3 小时内完成	1. 测量乳酸水平 2. 在使用抗生素之前进行血液培养 3. 使用广谱抗生素 4. 低血压或乳酸 ≥ 4 mmol/L 者，晶体液 30 ml/kg
6 小时内完成	5. 应用血管加压剂（治疗难治性低血压）以维持 MAP ≥ 65 mmHg 6. 如果持续低血压或初始乳酸 ≥ 4 mmol/L，用以下方法之一重新评估容量和组织灌注 　a. 系列针对性体格检查 　b. CVP 　c. 中央静脉血氧饱和度 　d. 床旁 IVC 超声检查 　e. 被动抬腿或液体负荷 7. 如果初始乳酸升高，复测乳酸

CVP，中心静脉压；IVC，下腔静脉；MAP，平均动脉压
数据来源：Rhodes A, Evans LE, Alhazzani W, et al: Surviving Sepsis Campaign：International Guidelines for Management of Sepsis and Septic Shock：2016, *Crit Care Med* 45（3）：486-552, 2017.

框 111.1　全身炎症反应综合征（SIRS）

需要符合以下两个或两个以上标准：
● 体温 > 38℃或 < 36℃
● 心率 > 90 次 / 分
● 呼吸频率 > 20 次 / 分或二氧化碳分压 < 32 mmHg
● 白细胞计数 > 12000、< 4000，或杆状超过 10%

改编自：Bone RC, Balk RA, Cerra FB, et al: American College of Chest Physicians/Society of Critical Care Medicine Consensus Conference：definitions for sepsis and organ failure and guidelines for the use of innovative therapies in sepsis, *Crit Care Med* 20（6）：864-874, 1992.

或移除（置入的）装置。

　　应早期使用等渗晶体液进行复苏。推荐的初始量为 30 ml/kg（前 3 小时内），但总入量因人而异，应不断根据血流动力学重新评估入量。复苏量可以根据器官末充分灌注的替代标志物来确定，包括乳酸清除、尿量（UOP）0.5 ml/（kg·h）、中心静脉氧饱和度（ScVO$_2$）和中心静脉压（CVP）（8 ～ 12 mmHg）。然而动态测量，包括下腔静脉超声和被动抬腿模拟液体注射也越来越被广泛应用。脓毒症患者的平均动脉压（MAP）的目标为 > 65 mmHg，尽管进行了液体复苏，但 MAP 不理想的患者可能需要使用血管升压药，去甲肾上腺素是一线药物。多项研究表明，输注红细胞改善氧气运输以及常规使用正性肌力药（EGDT 的一部分）并不能改善预后。

　　一些患者将需要器官特异性支持治疗，如呼吸衰竭和 ARDS 时使用的机械通气小潮气量策略，肾衰竭时使用持续肾替代治疗。当持续性低血压时，尽管有血管活性药物维持，但仍建议使用静脉糖皮质激素。研究表明，静脉糖皮质激素仅能促进低血压恢复，但无益于提高生存率。应根据血糖来使用胰岛素，维持血糖 < 180，虽然仍不清楚最佳营养策略，但目前的共识是在能耐受时尽早进行肠内营养。

　　脓毒症的预后差别很大，病死率与年龄和合并症相关。30 天病死率为 10% ～ 35%，但脓毒症休克的病死率为 40% ～ 60%。进一步了解脓毒症的病理生理并在此基础上开展新疗法和优化护理模式以更好地照护患者，这对改善结局至关重要。

第 112 章

蜂窝织炎

MATTHEW R. MCCULLOCH　著

樊亚楠　译；徐京杭　于岩岩　校

概述

蜂窝织炎和浅表皮肤脓肿是临床中最常见的感染之一。蜂窝织炎是真皮和浅筋膜软组织的细菌感染，表皮一般不受影响。

病理生理学

皮肤和软组织感染通常始于皮肤屏障的破坏，细菌得以进入无菌组织。这种破坏可以是急性的，如昆虫咬伤、静脉穿刺或外伤；也可以是更慢性的过程，如静脉淤滞性溃疡（图 112.1）。

重要的是，这种破坏可能不足以让患者或医生察觉。

一旦病原体进入皮肤或皮下组织，它们就会增殖并逃避皮肤免疫系统。绝大多数蜂窝织炎患者的血液和感染部位细菌培养均呈阴性。这可能是由于触发炎症反应的感染负担相对较小，或宿主防御系统能有效控制细菌。与皮肤脓肿不同，蜂窝织炎一般不会产生脓性分泌物，因此浅表皮肤培养一般都是阴性。

最常见的病原菌是化脓性链球菌（A 组链球菌）和金黄色葡萄球菌。在免疫功能低下的宿主中，如糖尿病患者，铜绿假单胞菌更常见，

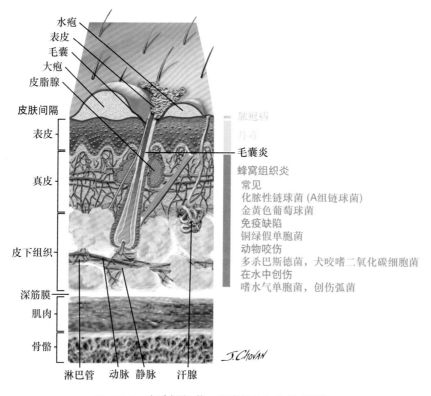

图 112.1　皮肤解剖学、感染部位和常见病原体

然而链球菌和葡萄球菌属仍是主要致病菌。与动物咬伤有关的蜂窝织炎中，多杀巴斯德菌（*Pasteurella multocida*）和犬咬嗜二氧化碳细胞菌（*Capnocytophaga canimorsus*）是常见病原菌，而嗜水气单胞菌（*Aeromonas hydrophila*）和创伤弧菌（*Vibrio vulnificus*）可引起与在淡水或微咸水中持续创伤相关的蜂窝织炎。

危险因素

最近的研究表明免疫功能低下患者和糖尿病患者患急性蜂窝织炎的风险并没有增加，尽管如前所述的病原体可能不同。水肿（特别是淋巴回流障碍导致的水肿）是最常见的危险因素，因为这种情况下细菌可在淋巴液中增殖。其他危险因素包括高龄、肥胖、无家可归（由于足部护理和卫生条件差），以及造成屏障破坏的慢性病，如溃疡或创伤。

临床表现及诊断

蜂窝织炎的诊断主要是基于病史和体格检查。蜂窝织炎会引起皮肤水肿、红斑、皮温升高和压痛（图 112.2），有时可发生凹陷性水肿和浅表大疱。卫生保健提供者应积极找寻化脓的迹象（脓疱、脓肿或引流物），这种情况下金黄色葡萄球菌感染的可能性增加。相比之下，在链球菌感染的病例中更常见到感染部位近端的淋巴管炎或淋巴管炎症。对于下肢蜂窝织炎，应进行详细的体格检查以评估细菌侵入的皮肤原因，如趾间皮肤感染或破损，因为必须处理这些问题以降低复发风险。

必须将蜂窝织炎与一组相似的临床情况（统称为**假性蜂窝织炎**）区分开来。假性蜂窝织炎包括以下常见情况，如淤滞性皮炎、血肿和深静脉血栓形成，以及不太常见的钙化防御和游走性红斑。与蜂窝织炎不同，淤滞性皮炎通常是双侧性皮炎。血肿常发现于有肢体创伤史的患者，特别是那些服用抗凝剂的患者，常通过超声确诊。制动患者出现单侧肢体疼痛和肿胀且应考虑深静脉

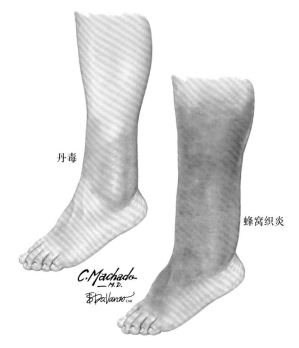

丹毒

蜂窝织炎

图 112.2　皮肤感染表现

血栓形成；这也可以通过超声证实。终末期肾病或服用华法林的患者应考虑钙化防御，它通常比蜂窝织炎明显更疼，表现为网状紫癜，而不是弥漫性红斑。游走性红斑通常为靶样分布的皮肤红斑，但只出现同侧肿胀。不论哪种情况，它都比蜂窝织炎有更清晰的边界。

蜂窝织炎还应与其他类型的软组织感染区别开，如**脓疱病**、**丹毒**和**深脓疱病**。脓疱病是一种皮肤表层角蛋白感染，最为表浅，会导致硬皮病变。丹毒是一种涉及表皮的稍深层的感染，但是病灶仍然相对较浅且边界清晰。相比之下，蜂窝织炎的边界往往很模糊，因为表皮本身并没有被直接感染。深脓疱病是一种深层形式的脓疱，累及真皮层且形成鳞片状溃疡帽。

不推荐血培养、组织培养、拭子或活检用于蜂窝织炎的常规评估。然而如果有化脓，则需完善脓液培养及药敏检测，来评估是否为耐甲氧西林金黄色葡萄球菌（MRSA）感染。免疫功能受损、动物咬伤、疼痛表现为与体检结果不成比例、捻发音、超出红斑区域以外的水肿或患有严重疾病（低血压或快速进展性疾病）的患者也应留取血培养，因为这些可能是全身感染的预测因素。

治疗

蜂窝织炎的治疗目的是缓解症状，预防其进展为坏死性感染，并减少并发播散性感染（菌血症、心内膜炎、骨髓炎）、肾小球肾炎、中毒性休克综合征和淋巴水肿等的风险。

多数病例的抗生素疗程为 5～10 天，免疫功能低下或有严重疾病患者应延长疗程。如果在 24～48 小时内没有临床症状改善，应延长疗程并可能升级抗生素，或考虑不同病因。符合两条或以上全身炎症反应综合征（SIRS）标准（发热或体温过低、心动过速、呼吸急促、白细胞增多或白细胞减少）或 qSOFA 评分升高的患者可能患有脓毒症，应住院开始静脉抗生素治疗（详见第 111 章）。

非化脓性蜂窝织炎且没有脓毒症证据的患者可在门诊口服青霉素、头孢氨苄或阿莫西林–克拉维酸治疗。青霉素过敏可换用克林霉素。非化脓性蜂窝织炎并发脓毒症的患者需要住院治疗，应静脉输注头孢唑林、头孢曲松或青霉素。

治疗穿透性创伤、明确的葡萄球菌感染证据、静脉药瘾或有化脓性感染的患者时，除覆盖链球菌外，还需覆盖葡萄球菌。治疗选择取决于感染的严重程度以及当地社区相关 MRSA 的流行情况。患有化脓性蜂窝织炎但没有脓毒症或已知 MRSA 感染的患者应口服头孢氨苄、双氯西林或阿莫西林–克拉维酸治疗。如果怀疑有 MRSA，首选药物包括甲氧苄啶–磺胺甲噁唑或多西环素。也可选择克林霉素。需要静脉治疗但无 MRSA 感染证据的患者应接受苯唑西林、萘夫西林或头孢唑林治疗；有 MRSA 感染证据的患者应接受万古霉素或达托霉素治疗。

患者感受到的疼痛与体格检查、皮下握雪感、超出红斑区域外的水肿，或与严重疾病不相符时需要进行影像和手术评估，以明确是否为坏死性感染。首选抗生素为万古霉素，非化脓性疾病可选哌拉西林–他唑巴坦。蛋白质合成抑制剂（即克林霉素）通常为减少毒素生成的辅助用药。

第 113 章

脑膜炎

LAUREN PISCHEL　著

樊亚楠　译；徐京杭　于岩岩　校

概述

脑膜炎是指大脑脑膜的炎症，通常发生在细菌或病毒突破免疫屏障进入蛛网膜下腔时。相对少见的情况下，脑膜炎可由寄生虫、螺旋体或真菌感染，或非感染性疾病所致，如自身免疫性疾病、肿瘤和特殊药物。脑膜炎不同于脑炎（脑实质本身的炎症），但也可以与它同时发生。

根据初步脑脊液分析结果，脑膜炎通常被分为**急性细菌性**或**无菌性**（最常见是病毒性）。2006—2007 年，美国急性细菌性脑膜炎的发病率为每 10 万人 1.38 例，与 1998—1999 年每 10 万人 2.0 例相比，发病率有所下降。这种改善很可能归功于针对主要病原体的疫苗接种增加。

病理生理学

急性细菌性脑膜炎的病原体与患者的年龄有很大相关性（图 113.1），最常见的病原体为肺炎链球菌和脑膜炎奈瑟菌。这些细菌通常定植在鼻咽部，并且在有鼻外伤的情况下可以通过血流到脑室内脉络丛并进入蛛网膜下腔。在神经外科手术期间直接种植细菌或其他原发感染的血液传播引起脑膜炎的情况比较少见。

肺炎链球菌和脑膜炎奈瑟菌都有防止吞噬作用的多糖荚膜，它们一旦进入蛛网膜下腔就很容易增殖，蛛网膜下腔为低补体和低免疫球蛋白环境，有助于细菌逃避调理作用。随后释放的细胞因子和趋化因子引发炎症反应，破坏血脑屏障的完整性，使液体和蛋白质进入蛛网膜下腔。其结局是脓性渗出物阻塞了蛛网膜下颗粒，从而导致脑积水、脑水肿和颅内压升高。如果没有及时治疗，可能会发生脑疝及死亡。

引起肺炎球菌性脑膜炎的主要危险因素是细菌在慢性鼻腔定植、轻微感染（如慢性鼻窦炎或中耳炎）和免疫受损（如酒精中毒、低补体血症）。脑膜炎双球菌性脑膜炎通常发生于 30 岁以下在集体环境（例如军营或大学宿舍）中居住的

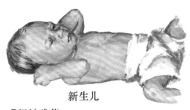

新生儿

B组链球菌
肺炎链球菌
单核细胞增多性李斯特菌
大肠埃希菌

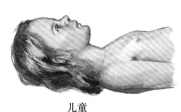

儿童

肺炎链球菌
脑膜炎奈瑟菌
流感嗜血杆菌
（接种疫苗后少见）
B组链球菌

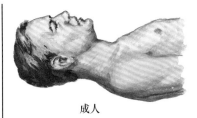

成人

肺炎链球菌
脑膜炎球菌　（最常见）

流感嗜血杆菌
B组链球菌
单核细胞增多性李斯特菌

图 113.1　急性细菌性脑膜炎的主要致病菌

人群。

B 组链球菌主要累及婴儿和 > 50 岁的成人。流感嗜血杆菌性脑膜炎曾经在儿童中相对常见，但由于疫苗接种率的增加现已罕见。在成人中，流感嗜血杆菌脑膜炎的危险因素包括免疫受损、慢性阻塞性肺疾病和酒精中毒。单核细胞增多性李斯特菌主要感染高龄或幼龄、免疫功能受损者及妊娠期妇女。由于软奶酪和熟食肉是该菌的暴露源，建议女性在整个妊娠期间避免食用此类食物。

无菌性脑膜炎最常由病毒感染引起，常见病原体包括单纯疱疹病毒（HSV）、肠道病毒、虫媒病毒和埃可病毒。感染在温暖的月份更易发生，这与肠道病毒和虫媒病毒的传播增加相关。亚急性或慢性症状可能提示感染了不典型病原体（螺旋体、分枝杆菌）或非感染性疾病（恶性肿瘤、自身免疫性疾病、药物作用）。

临床表现、评估和诊断

脑膜炎为急性（数小时）或亚急性（数天）表现。几乎所有急性细菌性脑膜炎患者都会出现以下症状中的两条或更多：发热、头痛、颈项强直和精神状态改变。其他症状可能包括光敏性、恶心、呕吐、局灶性神经缺陷和（少见的）癫痫发作。

无菌性脑膜炎患者通常表现较温和，包括额部疼痛、恶心、呕吐、身体不适和肌痛。少见颈项强直。由于脑膜炎症程度较轻，老年患者和免疫受损患者表现也较轻微。

评估脑膜炎的经典体格检查方法是**克尼格征**和**布鲁津斯基征**（图 113.2）。髋部屈曲的仰卧患者不愿伸展膝盖的现象称为克尼格征阳性，因为伸直膝盖会增加脑膜张力。当仰卧患者屈髋或屈膝以响应颈部屈曲来减小脑膜张力时，称为布鲁津斯基征阳性。虽然这两种体征敏感性不高，但特异性很高。

某些病原体也会产生特征性的临床表现。例如在脑膜炎奈瑟菌感染的早期，在四肢及躯干上可能会出现瘀点、瘀斑，并且可融合成为较大的紫癜和瘀斑病灶。

诊断

急性细菌性脑膜炎是一种临床急症。一旦疑诊，应尽快进行**腰椎穿刺**（LP）（详见第 51 章）。颅内压升高风险高的患者应在腰椎穿刺前

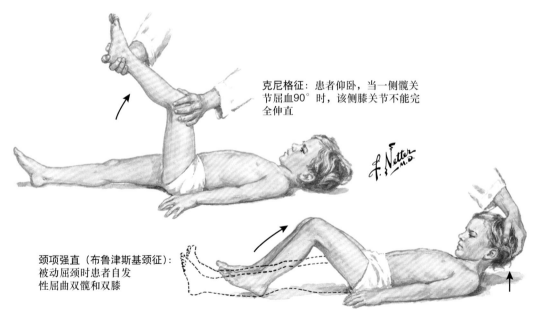

克尼格征：患者仰卧，当一侧髋关节屈曲90°时，该侧膝关节不能完全伸直

颈项强直（布鲁津斯基颈征）：被动屈颈时患者自发性屈曲双髋和双膝

图 113.2 体格检查

行头部 CT；这些患者情况通常有已知的中枢神经系统恶性肿瘤、免疫损伤、视盘水肿、癫痫、精神状态改变、局灶性神经缺陷或近期头部创伤。

不需要 CT 扫描的患者在腰椎穿刺结束后应立即使用抗生素。如果需要行 CT 扫描，抗生素应在腰椎穿刺前使用。只要开始抗生素的时间与腰椎穿刺之间的时间间隔＜ 4 小时，检查结果就不会有显著改变。在使用抗生素之前应抽取两套血培养，在急性细菌性脑膜炎中，50% ～ 90% 病例的外周血培养呈阳性。

腰椎穿刺时应测量脑脊液开放压并记录，脑脊液应送去实验室进行细胞计数、总蛋白浓度、葡萄糖浓度、革兰氏染色和培养。许多实验室应用多重聚合酶链反应（PCR）法来快速识别常见的细菌、病毒和真菌病原体。脑脊液初始分析通常可以区分急性细菌性和无菌性脑膜炎（表 113.1）；但疱疹性脑膜炎可以有急性细菌性脑膜炎的特征。在无菌性脑膜炎中，可进行多重 PCR、抗酸杆菌（AFB）染色和培养、隐球菌抗原检测和培养、莱姆病抗体试验和性病研究实验室（VDRL）试验。

无菌性脑膜炎中脑脊液特征多变，这取决于病因的不同。一般来说，开放压正常或轻度升高，白细胞（WBC）计数为 10 ～ 300/µl，淋巴细胞为主，葡萄糖正常至略有升高，总蛋白略有升高。

治疗

快速启动经验性抗生素治疗对降低急性细菌性脑膜炎的发病率和病死率至关重要。抗生素应基于最可能的致病菌进行选择，并考虑到耐药性病原体（基于当地的流行病学和卫生保健暴露）和不寻常病原体（基于免疫状态和独特的社区暴露）的风险因素。

免疫功能正常的成年患者常用头孢曲松或头孢他定（取决于当地耐药情况）和万古霉素。阿昔洛韦通常与抗菌药物联用，如果脑脊液的单纯疱疹病毒 PCR 检测为阴性，则可停用阿昔洛韦。如果患者处于免疫抑制或为极端年龄，该方案还应该包括氨苄西林来覆盖李斯特菌。确诊或疑似肺炎球菌性脑膜炎患者应在抗生素启动前 20 分钟内应用地塞米松，以减轻细菌死亡和分解时产生的炎症和脑水肿。

如果确诊感染脑膜炎奈瑟菌性脑膜炎，密切接触者应接受利福平一级预防。同时，患者在住院时应进行飞沫隔离，以防止医护和其他患者的感染。

即使有适当的治疗方法，与脑膜炎相关的总病死率仍然很高。肺炎链球菌性脑膜炎的死亡率约为 20%，约 1/3 的幸存者有长期的神经系统后遗症，如耳聋、癫痫或智力障碍。

表 113.1　脑脊液分析

	急性细菌性脑膜炎	无菌性脑膜炎
开放压	高（＞ 180 mmH$_2$O）	正常或轻度升高
白细胞计数	10 ～ 10 000/µl，中性粒细胞为主	10 ～ 300/µl，淋巴细胞为主
葡萄糖浓度	低（＜ 45 mg/dl）	正常或轻度升高（50 ～ 100 mg/dl）
蛋白质浓度	升高（100 ～ 1000 mg/dl）	轻度升高（50 ～ 100 mg/dl）

第 114 章

肺 炎

PRANAY SINHA 著

王 玺 译；张 红 校

概述

感染性肺炎是指微生物通过吸入或误吸进入肺部并压倒局部免疫系统时发生的肺部炎症。肺炎被威廉·奥斯勒爵士称为"人类死亡疾病之首"，目前仍然是全球主要导致死亡的感染疾病。

三种不同的肺炎综合征是**社区获得性肺炎**（CAP）、**医院获得性肺炎**（HAP）和**呼吸机相关性肺炎**（VAP）（图 114.1）。CAP 是指居住在社区的患者所感染的肺炎。HAP 被定义为患者在入院后至少 48 小时以后感染的肺炎。VAP 定义为机械通气 48 小时后感染的肺炎。

病理生理学

呼吸道解剖的分支结构通常会阻止大多数吸入的病原体到达肺泡。呼吸道的上皮细胞有纤毛并产生一层薄薄的黏液，被吸入的颗粒物被黏液黏附，并通过纤毛的协调运动向咽部移动，这个系统被称为"**黏膜纤毛转运系统**"。逃避掉这些结构屏障并到达肺泡的病原体被肺泡巨噬细胞识别和吞噬。当肺泡巨噬细胞难以应对进入的大量病原微生物时，会释放细胞因子并引发炎症级联反应。白细胞进入到肺组织内，使受感染的肺泡充满脓性渗出物，进而损害有效的气体交换。

CAP 通常由细菌或病毒引起。由于痰培养的敏感性差异大，而且相当一部分病例（25%～40%）是病毒感染所致，因此病原体在大多数情况下都无法确认。然而，总体来说，肺炎链球菌和流感嗜血杆菌是最常见的病原体，并被认为是典型的病原体。可引起 CAP 的不典型致病微生物包括肺炎支原体、嗜肺军团菌和肺炎衣原体；这些病原体细胞内寄生，缺乏细胞壁，因此 β-内

社区获得性肺炎 (CAP)	医院获得性肺炎 (HAP)	呼吸机相关性肺炎 (VAP)
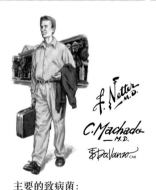	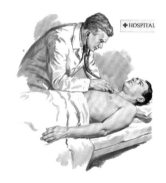	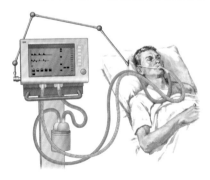
主要的致病菌： 肺炎链球菌和流感嗜血杆菌	入院后至少48小时感染	机械通气后至少48小时感染

革兰氏阴性杆菌 (大肠埃希菌，克雷伯菌)和革兰氏阳性球菌
(链球菌，葡萄球菌)感染频率增加

图 114.1　肺炎综合征

酰胺类抗生素无效。金黄色葡萄球菌，包括耐甲氧西林金黄色葡萄球菌（MRSA）也会引起感染，通常伴随或继发于病毒性呼吸道疾病。厌氧菌、铜绿假单胞菌和卡他莫拉菌是不太常见的病原体。只有 2% ～ 3% 的病例由分枝杆菌、真菌或立克次体所致。

HAP 最常见的病原微生物为革兰氏阴性杆菌（大肠埃希菌、肠杆菌属、克雷伯菌属、黏质沙雷菌、鲍曼不动杆菌、铜绿假单胞菌、嗜麦芽窄食单胞菌、伯克霍尔德菌）和革兰氏阳性球菌（金黄色葡萄球菌、链球菌属）。厌氧菌感染通常由吸入大量口腔分泌物或胃内容物引起，在住院患者中也比较常见。VAP 的病因与 HAP 相似，但气管插管后的高氧含量减小厌氧菌感染的可能。

在过去，医疗机构相关性肺炎（HCAP）一词被用来描述发生在明显接触医院环境的社区居民中的肺炎，被认为增加了多重耐药微生物（MDROs）感染的风险。然而，有一些研究质疑了这一假设，因此 HCAP 被排除在美国传染病协会 / 美国胸科协会（IDSA/ATS）指南之外。

危险因素

肺炎的主要危险因素可分为以下几种：

- 误吸风险增加：癫痫、谵妄、痴呆、脑卒中、神经肌肉疾病、气管插管、酒精中毒
- 清除吸入病原体的能力降低：机械通气、慢性阻塞性肺疾病（COPD）和哮喘（由于黏液分泌过多和气道炎症导致的黏液纤毛清除受损）、吸烟（纤毛破坏）、支气管阻塞（肿瘤、淋巴结或异物）、纤毛功能障碍（如 Kartagener 综合征）、囊性纤维化（脓稠黏液聚集微生物）、神经肌肉无力（咳嗽减弱）
- 免疫缺陷：先天性免疫缺陷、医源性免疫抑制（例如移植和化疗）、HIV 感染、恶性肿瘤（尤其是血液系统恶性肿瘤）、酗酒（巨噬细胞受损、趋化因子产生减少和白细胞减少）、肝硬化

临床表现、评估和诊断

常见症状包括发热、畏寒、呼吸困难和咳脓性痰。炎症扩展到邻近的胸膜上，会产生尖锐的胸膜炎性疼痛。大约 15% 的肺炎患者出现咯血。临床表现因病原体、宿主因素和病情阶段的不同而不同。

详细询问近期接触史（包括接触患者、旅行、接触动物和独特的爱好 / 行为）有助于识别病原体（表 114.1）。在体格检查中，几乎所有的患者都有发热 / 体温过低、心动过速、呼吸急促和（或）低氧血症。一些患者呼吸困难并使用辅助呼吸肌参与呼吸。胸部不对称是一个罕见但特异的表现。常听到异常呼吸音，包括支气管呼吸声、羊鸣音和湿啰音。胸部叩诊时的浊音和实音分别与实变和渗出有关。触觉语颤和耳语音增强是众所周知的实变的表现，但非常罕见，可靠性较差。老年和免疫抑制的患者经常有不典型的检查结果。

确诊肺炎需要胸部 X 线检查（CXR），并可显示肺炎局限于叶实变（图 114.2）或表现为更加弥漫的形式（详见第 39 章）。胸部 CT 可以显示更多的细节，如结构性气道病变、渗出、肿块阻塞、脓肿和淋巴结肿大。CT 通常仅用于免疫缺陷、非典型临床表现、复发性感染或恰当治疗仍无效的患者。

实验室检查中，常见白细胞计数升高，但是白细胞减少也可能出现，并且是更严重疾病的表现。应尽可能收集痰标本进行革兰氏染色和培养（图 114.3）。合格的痰标本定义为每低倍视野白细胞＞ 25 个且上皮细胞＜ 10 个，有相当一部分患者采集不到合格的痰标本。过多的上皮细胞表明被口腔菌群污染。血培养阳性率仅为 5% ～ 14%，并且很少改变治疗方法或结局。因此，IDSA 并不建议对所有 CAP 患者进行常规血培养，建议对需要收入重症监护病房（ICU）的 CAP 患者和 HAP、VAP 患者进行血培养。对于重症患者，建议留尿检测嗜肺军团菌（血清 1 型）和肺炎链球菌抗原。

肺炎严重程度指数（PSI）和 CURB-65 评

表 114.1　暴露和病原体之间关系的一些例证	
暴露	致病菌
合并症	
囊性纤维化，支气管扩张症	铜绿假单胞菌，洋葱伯克霍尔德菌，金黄色葡萄球菌，东南亚鸟非结核分枝杆菌复合群
酗酒	口腔厌氧菌，肺炎克雷伯菌，结核分枝杆菌，不动杆菌属
COPD	流感嗜血杆菌，铜绿假单胞菌，军团菌，卡他莫拉菌，肺炎衣原体
痴呆	口腔厌氧菌和革兰氏阴性肠道细菌
HIV	结核分枝杆菌，耶氏肺孢子菌，星型诺卡菌
旅行史	
南美洲	结核病，汉坦病毒
美国西南部	球孢子菌属
俄亥俄，圣劳伦斯或密西西比河	组织胞浆菌，芽孢菌
东南亚	类鼻疽伯克霍尔德菌，结核分枝杆菌
撒哈拉以南非洲	结核分枝杆菌
阿拉伯半岛	中东呼吸综合征冠状病毒
动物	
绵羊，山羊，牛	伯纳特氏立克次体
果子狸	严重急性呼吸综合征（SARS）
鼠	汉坦病毒，鼠疫耶尔森菌
兔子和野兔	土拉热杆菌
绵羊，山羊，骆驼，马，猪	炭疽芽孢杆菌
马	鼻疽伯克菌，亨德拉病毒
猪	流感病毒，尼帕病毒
爱好	
洞穴探险	荚膜组织胞浆菌
徒步	鼠疫耶尔森菌，土拉热杆菌
养鸟	鹦鹉热衣原体
全球卫生志愿服务	结核分枝杆菌
沙漠岩石收藏家	球孢子菌属
猎人	皮炎芽生菌

COPD，慢性阻塞性肺疾病

分可用于对患者进行分类，并确定其总体风险。PSI 评分根据患者人口学数据、合并症、生命体征异常的严重度、实验室结果和影像学发现，有一些在线计算器可以用于计算。在 CURB-65 评分中，患者意识障碍、氮质血症［血尿素氮（BUN）＞ 19 mg/dl］、呼吸频率＞ 30 次 / 分、血压＜ 90/60 mmHg 和年龄＞ 65 岁各得 1 分；1 分患者可接受门诊治疗，≥ 2 分患者应接受住

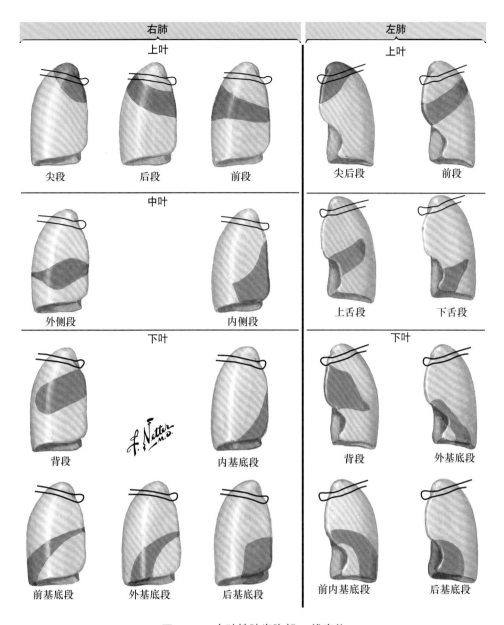

右肺			左肺	
上叶			上叶	
尖段	后段	前段	尖后段	前段
中叶				
外侧段		内侧段	上舌段	下舌段
下叶			下叶	
背段		内基底段	背段	外基底段
前基底段	外基底段	后基底段	前内基底段	后基底段

图 114.2　大叶性肺炎胸部 X 线定位

院治疗，而那些得分为 ≥ 3 的人通常需要入住 ICU。

治疗

经验性抗生素的选择基于可能的病原体、患者既往的微生物学病史（不论感染还是定植）和当地耐药情况。一旦培养出致病微生物并获得其对抗生素的敏感性，就应缩小抗菌谱。

社区获得性肺炎

耐药菌可能性低的门诊治疗患者可使用大环内酯类抗生素（阿奇霉素、克拉霉素或红霉素）治疗。耐药的危险因素包括年龄 > 65 岁、在过去 90 天内接受过 β - 内酰胺类抗生素治疗、免疫抑制患者、多种合并症或接触护理机构（例如日托儿童）。有这些危险因素的患者应使用呼吸喹诺酮类药物（莫西沙星或左氧氟沙星）治疗。

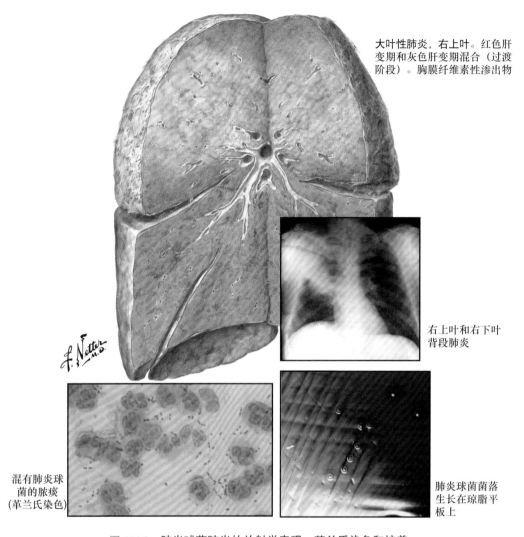

大叶性肺炎，右上叶。红色肝变期和灰色肝变期混合（过渡阶段）。胸膜纤维素性渗出物

右上叶和右下叶背段肺炎

混有肺炎球菌的脓痰（革兰氏染色）

肺炎球菌菌落生长在琼脂平板上

图 114.3　肺炎球菌肺炎的放射学表现、革兰氏染色和培养

住院患者的治疗可以使用氟喹诺酮单药治疗或联合有抗链球菌活性的头孢菌素 / β - 内酰胺抗生素（如头孢曲松、头孢噻肟或阿莫西林 / 克拉维酸）和大环内酯类抗生素或多西环素覆盖不典型致病菌。对于所有患者，通常 5～7 天的抗生素疗程足够。

疑似或确诊流感感染的患者应使用奥司他韦治疗。有 MRSA 定植或感染史的病人可选择万古霉素或利奈唑胺治疗；达托霉素被肺表面活性物质灭活，通常不适用于肺炎。

最后，最近的研究表明，全身的糖皮质激素可能降低严重 CAP 患者的症状持续时间和住院时间（PSI ＞Ⅲ 或 CURB-65 ＞ 2）。尚未将这种疗法融入标准治疗方案。

医院获得性肺炎和呼吸机相关性肺炎

适当的 HAP 经验治疗方案通常需要覆盖 MRSA 和铜绿假单胞菌。如前所述，万古霉素或利奈唑胺可用于治疗 MRSA。哌拉西林-他唑巴坦，三代或四代头孢菌素（头孢他啶、头孢吡肟）、碳青霉烯类（美罗培南、亚胺培南）和氟喹诺酮类（左氧氟沙星、环丙沙星）适用于治疗革兰氏阴性杆菌。氨基糖苷类（阿米卡星、托布霉素、庆大霉素）可用于联合治疗假单胞菌（即双重覆盖），特别是对于有 MDROs 危险因素的患者。氨基糖苷类在呼吸道感染中不应单独应用。在获得抗生素敏感试验结果后，抗生素可以缩小到单一有效药物，不再需要双重覆盖。

血清降钙素原是一种生物标记物，可用于监测治疗的效果，并可以减少抗生素使用时间。降钙素原是机体对白介素 -1β（IL-1β）、肿瘤坏死因子 -α（TNF-α）和革兰氏阴性细菌的脂多糖反应而产生的肽类物质，病毒感染期间产生的干扰素 -γ（IFN-γ）可抑制降钙素原的产生。血清中降钙素原的水平在感染开始后 6 小时达到峰值，并随感染控制而下降。肾病、创伤、手术、横纹肌溶解、各种免疫疗法、可卡因、安非他明、心源性休克和各种恶性肿瘤均可导致假阳性。降钙素原＜ 0.25 μg/L 应怀疑病毒性肺炎。对于细菌性肺炎，应至少隔日测定降钙素原水平。一旦降钙素原水平低于 0.25 μg/L 或较峰值下降 ≥ 80%，可以停用抗生素。降钙素原作为生物标记物的应用仍在不断扩展，有必要进行更多的研究。

尽管使用了合适的抗生素，肺炎患者的症状，如发热、心动过速和低氧血症会持续到治疗的第三天或第四天，也可能存在其他生命体征异常。这些表现通常不代表需要更广谱覆盖的抗生素。一旦患者出现更严重的生命体征异常和功能失代偿，特别是需要血管活性药物的低血压患者，应考虑经验性地使用更广谱覆盖的抗生素。氧疗、胸部物理治疗、黏液溶解剂和支气管扩张剂可用于改善氧合、清除分泌物和改善症状。

第 115 章

肺结核

SASHA A. FAHME 著

王 玺 译；张 红 校

概述

结核分枝杆菌（MTB）感染，也被称为**结核病**（TB），是全球疾病死亡的主要原因，在 2015 年造成约 140 万人死亡。根据世界卫生组织（WHO）的最新报告，2015 年全球有 1040 万新发**活动性结核病**患者，其中疾病负担最大的国家有 6 个：印度、印度尼西亚、中国、尼日利亚、巴基斯坦和南非。相比之下，美国活动性结核病的年发病率仅为 0.03%，其中大多数感染发生在外来移民和社会经济弱势群体中。结核病检测和治疗方面的最新进展削弱了它的全球影响，在 2000—2015 年期间避免了 4900 万人的结核病死亡。

结核感染分为潜伏性和活动性。**潜伏性结核感染**是指存在活菌，但由于机体天然免疫防御的抑制，没有导致临床疾病。活动性结核病是由于某些不确定原因，结核分枝杆菌能够克服宿主的防御机制，产生症状。

据估计，全世界有 20 亿～ 30 亿人患有潜伏性结核感染，预计其中 5%～ 15% 的病例将发展为活动性结核病。潜伏性结核感染的重新激活机制尚不完全清楚，普遍认为它与宿主特异性因素（如年龄、免疫抑制、反复暴露）和病原体特异性特征（包括结核分枝杆菌菌株和初始细菌载量）有关。

病理生理学

虽然结核感染几乎可以发生在任何器官系统，但肺部受累是最常见的。活动性肺结核可分为有症状的**原发性疾病**（＜ 10%）和**继发性疾病**或称空洞性疾病（＞ 90%）。在这两种情况下，感染开始于吸入带菌飞沫，随后肺泡巨噬细胞迅速吞噬结核分枝杆菌。这些细菌随后在巨噬细胞内复制，通过淋巴引流和（或）血液传播到潜在的远处器官（图 115.1）。肺外感染少见。

感染的干酪样肉芽肿（或结核灶）出现在肺内，最常见于中叶和下叶，可能小到胸部 X 线片检查难以发现。一旦这些结核灶发生纤维化和钙化，被称为 Ghon 灶，可在胸部 X 线片上显现。Ghon 灶伴有肿大的肺门淋巴结，称为原发复合征（图 115.2）。

通常发生在儿童时期的这一过程，代表了原发性肺结核的自然病程。约 90% 的病例无症状，在成年期发现，通常是胸部影像学上的小钙化灶，提示有既往肉芽肿病变。不到 10% 的患者在初次接触后会发展为有症状的原发性肺结核，通常发生在下叶。这种风险一般仅限于特别年幼或免疫功能严重抑制的人。

在免疫功能正常的宿主中，在结核暴露后的头 18 个月内，结核再激活（即发展为继发性结核）的风险约为 5%，余生再激活的风险也为 5%。再激活确切的病理生理机制尚不明确，可能反映了细胞介导的免疫缺陷。与原发性感染不同，继发性肺结核更倾向发生于氧分压更高的肺上叶。

危险因素

HIV 感染是活动性结核感染的最重要危险因素。同时感染艾滋病病毒的潜伏性结核患者每

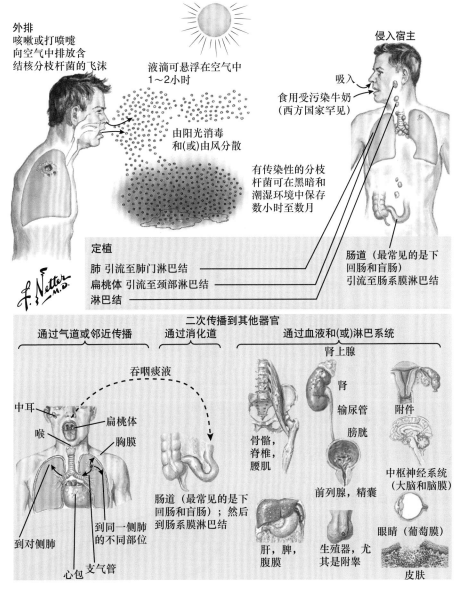

图 115.1　结核病的传播

年有约 10% 的再激活风险。细胞免疫抑制药物也增加了再激活风险，常见药物包括肿瘤坏死因子 - α 抑制剂（例如英夫利昔单抗和阿达木单抗，这两种药物都具有最高的再激活风险，还包括依那西普）和糖皮质激素，在使用这类药物之前应对患者进行潜伏性结核感染筛查。硅沉着病（矽肺）是另一个重要的危险因素，特别是生活在流行地区的煤矿工人，可能机制是二氧化硅颗粒抑制了肺巨噬细胞。其他危险因素包括实体器官抑制和造血干细胞移植、终末期肾病、结核病

流行国家来的移民、住院等卫生保健机构暴露、家庭接触感染源，以及生活在拥挤的场所，如监狱或无家可归者收容所。

临床表现、评估和诊断

潜伏性结核感染

根据定义，成人潜伏性结核感染患者是无症状的。诊断取决于两种常规筛选试验之一的结

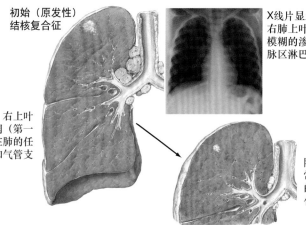

初始（原发性）
结核复合征

X线片显示初始感染灶位于右肺上叶上外侧区域，边缘模糊的渗出影，肺门及奇静脉区淋巴结肿大

最初的结核感染；右上叶小的支气管肺浸润（第一次感染可能发生在肺的任何地方），肺门和气管支气管淋巴结肿大

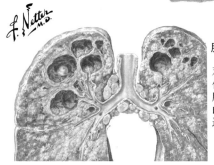

随着时间的推移，结核灶常常愈合成纤维化、钙化的Ghon病变，淋巴结退化和钙化，如图所示

肺结核广泛空洞性疾病

双肺多发空洞，支气管受侵蚀，伴有干酪样肺炎和纤维化。右肺的一个腔内包含一个被侵蚀的动脉瘤血管(Rasmussen)，这是出血的常见原因

图 115.2　肺结核

果：Mantoux 结核菌素皮内试验（TST）或**干扰素 - γ 释放试验**（IGRA）。皮内试验评估人体对结核分枝杆菌的**纯化蛋白衍生物**（PPD）的免疫反应，这种纯化蛋白衍生物可诱导 T 细胞介导的超敏反应。IGRA 检测体外接触抗原后的血清中干扰素 - γ 的浓度。因此，这两种试验可评估宿主对结核分枝杆菌的免疫应答，在免疫功能低下的患者中结果解释困难。皮内试验在接种过卡介苗（BCG）的患者中解释困难。与 PPD 不同，IGRA 抗原是 MTB 的特异性抗原，与卡介苗中所含的菌株无关（图 115.3）。

任何筛查试验呈阳性的患者都应该进行胸片检查，以评估潜在潜伏性感染的证据；大部分胸片都已恢复正常。有几个影像学特征可以帮助对患者再激活的可能性进行风险分层。例如，有结节或纤维病灶的个体复发的风险较大，而那些局灶性、完全钙化肉芽肿的个体则风险较低。值得注意的是，胸片不应作为有症状患者的主要诊断工具，因为 X 线对活动性肺结核的敏感性估计

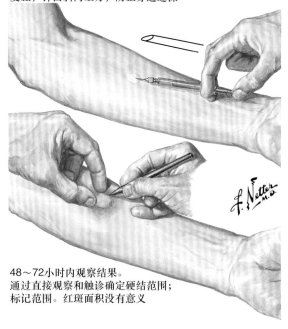

0.1 ml结核菌素(5 TU)注射于前臂皮内。形成苍白皮丘，针面斜向上方，防止穿透过深

48～72小时内观察结果。
通过直接观察和触诊确定硬结范围；
标记范围。红斑面积没有意义

图 115.3　结核菌素皮肤试验

只有 73% ～ 79%，特异性只有 60% ～ 63%。

活动性结核病

活动性肺结核是一种慢性疾病，以咳嗽、咯血、盗汗、体重减轻和发热为特征。HIV 控制不佳的患者的临床表现相对较轻，CD4 计数 < 75/mm^3 的患者可能只出现非特异性的全身症状。

肺外结核是指肺部以外的结核病，可涉及多个器官系统，最常见的是胸腰段骨髓炎（Pott病）、颈部淋巴结炎（淋巴结核）、肾病和亚急性脑膜炎。

粟粒性结核是指结核分枝杆菌经血行播散导致的多器官疾病，其特征是受侵犯的各系统出现小结核病灶（名称粟粒反映了结核病灶与小米种子的相似性）。除全身和肺部症状外，常累及肝，表现为腹部右上象限压痛、恶心、呕吐、黄疸，以及（罕发）暴发性肝衰竭；出现脾大和肾上腺功能不全；视神经受累表现为脉络膜炎、神经视网膜炎、视网膜血管炎和（或）全葡萄膜炎。眼底检查显示脉络膜结核可诊断急性粟粒性结核。

只有未经治疗的肺结核或喉结核患者才具有传染性。此外，在适当的治疗开始后，传染性迅速下降。在诊断评估期间，任何疑似肺结核患者都应采取空气隔离措施。当患者满足以下三个标准时，被认定为非传染性，可取消隔离预防措施：合适的治疗 > 2 周，临床症状改善（最敏感标志是体重增加），连续痰涂片阴性。

活动性结核病可通过以下三种实验室方法之一来诊断：**涂片镜检、痰培养**和**快速核酸扩增（NAA）试验**。痰培养阳性和镜检相结合是肺结核诊断的金标准。疾病预防和控制中心（CDC）建议间隔 8 ～ 24 小时连续收集 3 个痰样本进行培养和涂片。据估计，二次呼吸道标本可提高 30% 的敏感性；然而，研究发现三次痰样本的获益很小，因此人们质疑连续检测三次痰样本的诊断效用（图 115.4）。

与**抗酸杆菌（AFB）**涂片和培养相比，在非结核分枝杆菌高危人群中 NAA 检测具有相对

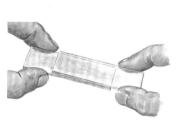

A. 痰脓性成分置于载玻片上，用另一张载玻片压碎；把玻片拉开来做涂片

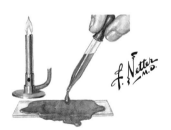

B. 玻片使用石炭酸复红溶液浸透，然后加热

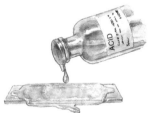

C. 载玻片用水冲洗，用酸性酒精脱色，然后再冲洗

D. 用亚甲蓝或孔雀石绿染色 30秒，再次冲洗，晾干

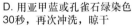
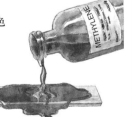

E. 痰液涂片经石炭酸复红溶液染色(Ziehl-Neelsen法见上)，油镜下观察，抗酸杆菌(结核分枝杆菌)呈亮红色杆状

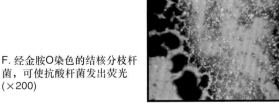

F. 经金胺O染色的结核分枝杆菌，可使抗酸杆菌发出荧光（×200）

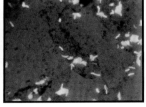

G. 金胺O染色下，堪萨斯分枝杆菌(抗酸"非典型"分枝杆菌)比结核分枝杆菌体积大很多(×200)

图 115.4　结核患者的痰检

较高的阳性预测价值。当 NAA 检测首次被引入时，被证明在 AFB 涂片阴性但痰培养阳性的患者中具有特殊的临床意义，可证实这类病例中 50% ～ 80% 的感染。目前 CDC 建议对任何诊断尚未明确的接受结核检测的患者，以及结核诊断对其治疗或公共卫生有影响的患者，至少有一份痰样本需进行分子检测。

活动性肺结核的诊断通常不需要支气管镜检查，仅当无法获得呼吸道标本，或尽管临床高度怀疑结核却反复痰检阴性时，可进行支气管镜检查。

对潜伏性结核感染采取的筛查试验对诊断活动结核没有任何作用，因为在活动性感染的情况下，这些试验可能会出现假阴性。

一旦确诊，评估一线药物的敏感性尤为重要：利福平（RIF）、异烟肼（INH）、乙胺丁醇（EMB）和吡嗪酰胺（PZA）。**药物敏感结核病**对上述四种药物都敏感。**耐多药结核病（MDR）**至少对 INH 和 RIF 具有耐药性。**广泛耐药结核病（XDR）**是耐多药结核病的一个亚组，还同时对任何氟喹诺酮类药物和至少一种可注射的二线药物具有耐药性。耐药可以是获得性的，也可以是原发性的。获得性耐药是指在不适当的治疗方案下（例如，没有使用所有四种一线药物或治疗时间比推荐的时间短），由最初的药物敏感菌发生自发耐药突变。相对应的原发性耐药是指感染了已经具有耐药性的菌株。

CDC 建议仅在特定的高危人群中进行二线药物的药敏试验，包括曾经患过结核病、已知接触过耐多药结核病（包括生活在流行地区）、对一线药物耐药，或治疗 3 个月后仍培养阳性。

治疗

潜伏性结核感染

首选的治疗是异烟肼单药治疗 6 ～ 9 个月，或异烟肼和利福平或利福喷汀联合治疗 3 ～ 4 个月。HIV 合并结核感染的患者需要较长的疗程。患者还应接受维生素 B_6 预防异烟肼所致的周围神经病变。

活动性结核病

对药物敏感的活动性结核病通常在强化期使用四种一线药物联合治疗 2 个月，然后在继续期使用异烟肼和利福平维持治疗至少 4 个月。对于合并感染 HIV 的患者，早期开始（即在开始抗结核治疗的 2 ～ 8 周内）抗逆转录病毒（ARV）治疗有获益，但结核性脑膜炎例外，使用 ARV 治疗后不良事件的发生率高。ARV 治疗还存在**免疫重建炎症综合征（IRIS）**的风险，通常表现为淋巴结肿大加剧和肺部症状的恶化。此外，ARV 药物和利福霉素之间常见的药物相互作用可能会改变抗菌药物的血清药物浓度，从而增加结核分枝杆菌耐药的风险。

耐多药结核病的治疗取决于当地的耐药模式和特定药敏试验的结果。常用方案包括对分离菌株敏感的四种药物联合吡嗪酰胺，诱导期为 6 ～ 8 个月，随后是一个延长的维持期，总疗程至少为 20 个月。目前正在评估短疗程疗效。因为结核分枝杆菌对吡嗪酰胺的敏感试验历来完成困难，吡嗪酰胺被经验性地包括在治疗方案当中。然而，新的检测特定突变的聚合酶链反应-脱氧核糖核酸（PCR-DNA）测序分析正在开发中，这样未来的标准治疗可能会依据吡嗪酰胺的药敏试验结果来指定。

经常会使用的二线药物包括氟喹诺酮类、注射类药物（阿米卡星、卷曲霉素、卡那霉素和链霉素），以及新型口服药物，如贝达喹啉和德拉马尼。

整体临床改善是结核病治疗成功的关键标志，培养转阴是金标准。CDC 建议在治疗期间每月进行一次痰液检测，直到连续两个痰标本的培养结果均为阴性。

第116章

感染性心内膜炎

JUSTIN G. AARON 著

王春燕 译；马 为 校

概述

感染性心内膜炎（infective endocarditis，IE）是指心脏内皮表面的感染。大多数病例是由细菌感染引起的，并累及瓣膜。IE 的发病率和死亡率均较高，可出现心脏及心脏以外的临床表现。

在发达国家，IE 的年发病率为（3～15）/10万。本病在注射吸毒者中已有经典的描述，然而随着时间的推移，其流行病学已经发生了显著改变。与医疗保健相关的心内膜炎发病率上升，部分是由于老年人中越来越多地使用**心血管植入式电子设备（cardiovascular implantable electronic devices，CIED）**，目前美国超过 1/3 的 IE 病例是由 CIED 引起的。

以往根据诊断前病程的长短，将感染分为急性和亚急性。现在则倾向于根据受累部位、感染微生物以及是否累及自体或人工瓣膜来进行分类。本病的死亡率差别很大，链球菌相关的右心自体瓣膜心内膜炎（native valve endocarditis，NVE）可 < 10%，而金黄色葡萄球菌相关的左心人工瓣膜心内膜炎（prosthetic valve endocarditis，PVE）可达 40% 以上。

病理生理学

正常心脏瓣膜可抵抗细菌定植，但由于退化、植入装置或在注射吸毒过程中与进入的固体颗粒接触，可造成自体内皮表面损伤。血小板和纤维蛋白沉积在受损内皮上，有助于细菌黏附（图 116.1）。**人工瓣膜**也易受细菌黏附和生物膜形成的影响，尤其在术后的最初几个月尚未内皮化的时候。细菌增殖促进血小板和纤维蛋白的进一步沉积，最终形成瓣膜上的团块或**赘生物**。

赘生物的形成可能会破坏正常的瓣膜功能并导致瓣膜关闭不全。此外，感染可扩散至瓣周区域形成脓肿，破坏传导系统，诱发心脏传导阻滞，主动脉瓣的感染最有可能导致这种并发症。体积大可活动的左心赘生物，尤其是位于二尖瓣的赘生物，则容易造成栓塞。体循环（包括大脑和肾）栓子最常来源于左心赘生物，肺循环栓子最常来源于右心赘生物。

超过 80% 的 IE 病例是由葡萄球菌或链球菌引起的。在过去，NVE 主要由牙龈操作带来的口腔菌群所致，例如草绿色链球菌。在注射吸毒者中，主要病原体为源于皮肤的金黄色葡萄球菌。随着医疗保健相关病例的增加，来自金黄色葡萄球菌、凝固酶阴性葡萄球菌和肠球菌的感染更多见了。早期 PVE（术后 2 个月内）通常是术中感染葡萄球菌或葡萄球菌的血行播散所致，此后引起 PVE 的微生物与 NVE 相似。

大约 10% 的 IE 病例未明确致病微生物。血培养阴性的心内膜炎通常发生在抽取适量血培养前使用了抗生素。少数情况下，血培养阴性的心内膜炎反映了难以在培养中生长的苛养微生物的感染。如今采用现代微生物技术能够更好地分离出与这些病例相关的微生物，包括真菌（最常见的是念珠菌属）和革兰氏染色阴性的 **HACEK**组：嗜沫嗜血杆菌（现称为嗜沫凝聚杆菌）、伴放线放线杆菌（现称为伴放线凝聚杆菌）、人心杆菌、侵蚀艾肯菌和金氏菌属。在特殊的流行病学暴露情况下，如巴尔通体、布鲁菌、贝纳柯克斯体和惠普尔养障体等其他微生物，可认为是血

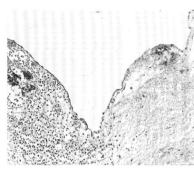
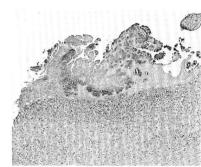

细菌性心内膜炎极早期，主动脉瓣中血小板及微生物的沉积（染成深色）、水肿和白细胞浸润

三尖瓣上增大的赘生物，其内含有细胞团块

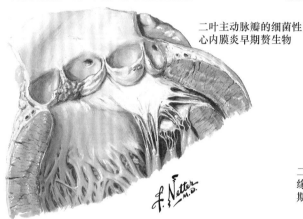

二叶主动脉瓣的细菌性心内膜炎早期赘生物

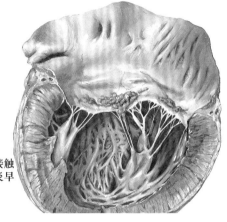

二尖瓣瓣叶接触缘的心内膜炎早期赘生物

图 116.1　心内膜炎的病理

培养阴性心内膜炎的原因。

危险因素

引起 IE 的最大危险因素是人工心脏瓣膜、CIED、未修复的先天性发绀型心脏病（易出现内皮损伤）和既往 IE 病史。其他危险因素包括风湿性心脏病、与年龄相关的退行性瓣膜病、注射吸毒、终末期肾病（频繁使用血管内通路和免疫功能低下）、糖尿病（免疫功能低下）、HIV 感染和牙列不齐。有一半的 IE 病例发生在无瓣膜病史的个体中。

临床表现、评估和诊断

发热是 IE 最常见的症状。其他常见症状包括周身不适、肌痛、盗汗、头痛和呼吸困难。体检可发现新发杂音或原杂音加重。少见表现包括栓子造成的心内膜炎周围体征，如线状出血和

Janeway 损害（手掌或足底的无痛性红斑性损害）；以及免疫学表现，如 Osler 结节（手或足的痛性隆起病变）和 Roth 斑（视网膜出血）（图 116.2）。

患者还可出现脓毒血症、心力衰竭和（或）系统性栓塞的表现，包括卒中、脑膜炎、肾衰竭、脓毒性肺栓塞、化脓性关节炎、急性外周动脉闭塞和冠状动脉栓塞引起的心肌梗死。脑并发症是心内膜炎最严重和最常见的心外表现，发生率约为 1/5。

IE 的分层诊断通常使用改良的 Duke 标准（表 116.1），其中包括临床、微生物学及超声心动图资料，敏感性和特异性 > 80%。

由于 IE 临床表现往往不特异，临床医生须保持高度警惕。

任何怀疑心内膜炎的患者在接受抗生素治疗前，都应从不同部位采集静脉血行至少三组血培养（第一次和最后一次采血时间至少间隔 1 小时）。在具有独特流行病学暴露史的个体中，血

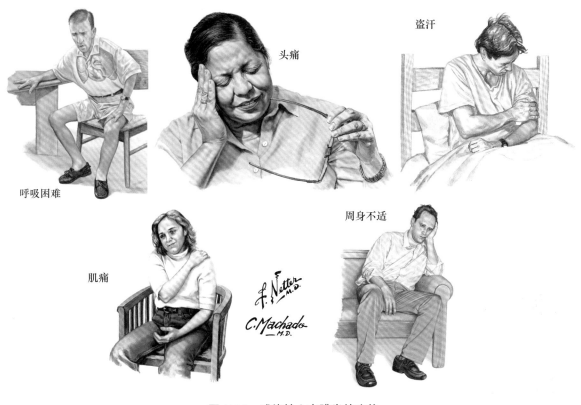

呼吸困难

头痛

盗汗

肌痛

周身不适

图 116.2 感染性心内膜炎的症状

表 116.1	感染性心内膜炎改良的 Duke 诊断标准

明确诊断 IE：符合 2 条主要标准，符合 1 条主要标准和 3 条次要标准，符合 5 条次要标准

疑似诊断 IE：符合 1 条主要标准和 1 条次要标准，符合 3 条次要标准

主要标准

- 血培养阳性

  - 2 次独立血培养检测出 IE 典型病原微生物（金黄色葡萄球菌、草绿色链球菌、解没食子酸链球菌、HACEK 组、肠球菌）

  - 持续血培养阳性时检测出一致的病原微生物：间隔至少 12 小时的 2 次独立血培养阳性，或至少 4 次血培养中至少有 3 次阳性或大多数持续阳性

  - 单次血培养贝纳柯克斯体阳性，或 I 相 IgG 抗体滴度 > 1：800

- 心内膜受累证据

- 超声心动图发现赘生物、脓肿或人工瓣膜裂开

- 新出现的瓣膜反流（仅查体时新出现或加重的心脏杂音是不够的）

次要标准

- 易患因素：静脉注射吸毒或既往心脏病史（包括人工瓣膜或显著的瓣膜反流）

- 发热（T ≥ 38℃）

- 血管表现：主要动脉栓塞、脓毒性肺梗死、真菌性动脉瘤、颅内出血、结膜出血、Janeway 损害

- 免疫系统表现：肾小球肾炎、Osler 结节、Roth 斑、类风湿因子阳性

- 微生物学证据：血培养阳性但不符合主要标准，或存在与 IE 相符的病原微生物活动性感染的血清学证据

使用获得授权：Li JS，Sexton DJ，Mick N，et al：Proposed modifications to the Duke criteria for the diagnosis of infective endocarditis，*Clin Infect Dis* 30：633-638，2000.

清学检测有助于明确血培养阴性的心内膜炎的罕见原因，如巴尔通体、布鲁菌和贝纳柯克斯体。

经胸超声心动图（TTE）通常是观察赘生物的首选影像学检查（图116.3），经食管超声心动图（TEE）则更为敏感。TTE 阴性的患者如具有 IE 显著危险因素（包括人工瓣膜或既往 IE 病史），以及临床高度怀疑 IE 时，应接受 TEE 检查。TTE 阳性时，如患者存在 IE 的高危特征（包括大的活动性赘生物、瓣膜关闭不全或可疑瓣周感染扩散），仍需进一步行 TEE 检查，以评估是否需要行瓣膜手术。如果 TEE 阴性，但临床仍高度怀疑 IE，则应在 3 ～ 5 天内复查。

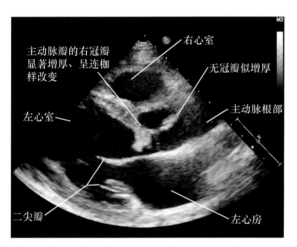

图 116.3　严重感染性心内膜炎主动脉瓣受累的超声心动图表现

治疗

由于病原微生物负荷高，且位于赘生物深部，IE 患者需要长疗程静脉应用杀菌性抗生素。抗生素的选择和疗程取决于病原体、抗生素敏感性，以及涉及自体瓣膜或人工瓣膜。NVE 疗程通常为 4 ～ 6 周，PVE 为 6 周。在 PVE 的治疗中常联用庆大霉素和 β - 内酰胺类抗生素，但这一方案较少推荐用于 NVE（肠球菌感染除外）的治疗。专业学会将提供定期更新的指南。

在某些情况下可能需要外科手术进行瓣膜置换。其适应证包括：继发于瓣膜关闭不全或瘘管破入心腔所诱发的急性心力衰竭、继发于感染的心脏传导阻滞、穿孔性病变、无法控制的感染源（真菌感染、高度耐药菌、瓣周脓肿、人工材料、复发性栓塞、持续血培养阳性），或高栓塞风险（赘生物最大径 > 10 mm），瓣膜置换的最佳时机仍不清楚。在 CIED 相关的心内膜炎中，如可能，应移除该装置以控制感染源。

为降低侵入性口腔操作相关的 IE 风险，目前建议对某些高危个体预防性应用抗生素，如植入人工心脏瓣膜、有 IE 病史或未修复的先天性发绀型心脏病。一线预防性用药方案为术前 30 ～ 60 分钟单次口服阿莫西林 2 g。

第117章

胃肠炎

ELIEZER SHINNAR　著

许　颖　译；戴　芸　校

概述

胃肠炎，即胃肠道黏膜炎症，是造成全球死亡率的主要原因之一，其在所有类型的社区中都普遍存在。胃肠炎可表现为不同程度的腹泻、恶心和呕吐。世界卫生组织将急性胃肠炎定义为急性起病，持续时间 < 14 天，以此与慢性腹泻相区别。

在发达国家，胃肠炎很少造成死亡，但它的高流行率对卫生保健系统造成了严重影响。大多数人在一生中曾经历过不同程度的胃肠炎的多次发作。虽然大多数患者可以通过简单的补液治疗得到缓解，但卫生保健部门必须能够识别并筛选出需要更多强化治疗和支持的病例。

病理生理学

胃肠炎包括由不同种类的病原体引起的疾病谱。胃肠炎的主要症状是腹泻，其定义为排便量增加（ > 200 g/d），排便次数增加（ > 3 次 / 天），排便硬度降低，以及里急后重（详见第 13 章）。

腹泻从病理生理机制上通常分为分泌性、渗透性、功能性或炎症性腹泻。在感染性胃肠炎中，这些机制可能与疾病的临床表现相关。肠道病原体可通过产生的毒素直接影响上皮离子转运体和肠道屏障功能；毒素也可通过诱导炎症、调控神经肽和影响吸收功能（造成肠绒毛的缩短或消失）间接影响对离子和水的转运。

某些胃肠道病原体，如霍乱弧菌可产生肠毒素，可通过促进氯离子通道外排而增加小肠水分分泌（图 117.1）。其他病原体，如志贺菌，产生的细胞毒素导致细胞死亡和黏膜损伤，从而引起严重的炎症性腹泻。由此引起的腹泻可见明显的肉眼血便，显微镜下可见大量白细胞。还有其他病原体，如贾第鞭毛虫，通过缩短小肠绒毛和减少吸收表面的刷状缘面积而影响肠吸收功能。

虽然大多数感染性腹泻局限于肠道，但某些微生物可以渗透到网状内皮系统并引起系统性疾病。伤寒沙门菌和耶尔森菌可侵入肠黏膜，并在淋巴细胞或网状内皮细胞中繁殖，导致发热、肠系膜淋巴结炎和体重减轻。局限于肠道内的病原体可通过影响体液稳态和营养状况，而对机体健康产生显著的影响。由肠道细菌易位引起的继发性菌血症也可影响死亡率。

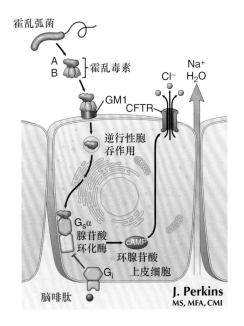

图 117.1　霍乱分泌性腹泻的机制

危险因素

胃肠炎的主要危险因素包括国际旅行、有组织的护理（日间护理、长期护理设施）、近期使用抗生素、住院、HIV 感染和某些血型抗原。一些病原体与特定的环境暴露有关（表 117.1）。

临床表现、评估和诊断

胃肠道症状出现的时间顺序因感染的微生物和潜在宿主不同而有很大差异。症状通常以腹部绞痛和腹胀开始，随后出现腹泻，可能还伴有恶心和呕吐。大多数胃肠炎患者症状轻微，不需要就医。然而，一些病原体可以引起更严重的症状，导致发热、脱水和严重的腹痛。免疫缺陷患者、婴儿和老年人更容易出现重症。

对患者应进行详尽的病史采集和检查，以排除系统性疾病。应记录症状的性质，包括排便次数、排便量和粪便硬度。临床病史也应关注近期的饮食和相关暴露因素，包括旅行、爱好、接受健康护理、接触史、应用药物改变、抗生素使用和食物不耐受等。

体格检查必须评估脱水的严重程度，可以通过检查静态平衡位以及检查口腔黏膜和腋窝情况

表 117.1	暴露及相关病原体
生家禽	沙门菌、弯曲杆菌和志贺菌
海鲜	霍乱弧菌、副溶血性弧菌、创伤弧菌、沙门菌、志贺菌、甲型肝炎、绦虫、异尖线虫
未经高温消毒的奶酪	单核细胞增多性李斯特菌
受污染的蛋黄酱	葡萄球菌和梭状芽孢杆菌
再加热的炒饭（之前放在室温下）	蜡样芽孢杆菌
不合格的罐装食品	C 型肉毒梭菌
未净化的淡水	贾第鞭毛虫和隐孢子虫

来反映。还应检查肝压痛和有无腹膜炎体征（反跳痛，肌紧张）。

大多数患者不需要进一步检查，因为通过病史和体格检查即可诊断为轻度胃肠炎。对于有严重容量不足、显著直肠出血、严重腹痛、体重下降、症状持续或具有高危因素（低龄或高龄、免疫抑制状态、妊娠）的患者，可能需要进行进一步的检查和（或）住院治疗。

可以考虑的检查包括血清生化指标、肝功能检查、全血细胞计数和胰酶。粪便可以通过肉眼和显微镜检查来评估炎症（粪便白细胞）、出血和特定病原体（特别是虫卵和寄生虫）。传统可通过粪便培养鉴定病原体，现在一些中心通过应用酶联免疫分析和多重聚合酶链反应（multiplex polymerase chain reaction，PCR）来鉴定各种细菌、病毒和寄生虫病原体。

治疗

胃肠炎相关性死亡多是由脱水导致的并发症引起的。一般情况下，对于没有严重脱水的神志清楚的患者，**口服补液盐**补充丢失的容积就足够了。严重脱水的患者应接受静脉补液治疗。严重营养不良的患者可能需要额外补充营养成分（如锌和维生素 A）。

通过抑制肠动力可缓解腹泻症状，最常用的药物是次水杨酸铋。洛哌丁胺是一种阿片类药物，对多种类型的急性腹泻也是安全的，特别是与抗生素联合使用时。但是，对于炎症性腹泻和毒素导致的腹泻，则不推荐使用这类药物，因为抑制肠道动力会使毒素在结肠中停留的时间延长，从而导致进一步损伤。

越来越多的证据表明，多种益生菌，特别是乳酸菌，在腹泻治疗中是安全的，可以缩短症状的平均持续时间。然而，对免疫抑制状态的患者，应避免应用益生菌，因为其有导致医源性疾病的潜在可能。

抗生素在腹泻性疾病中的作用是可变的。虽然抗生素可能会缩短旅行者腹泻的持续时间，但

也可能导致抗生素耐药，改变肠道菌群，并导致药物相关性的不良反应。一般来说，抗生素用于治疗严重腹泻（每天 4 次以上），特别是出现炎症症状（发热或粪便中有脓、血或者黏液）时。免疫功能低下、低龄或高龄患者也可应用抗生素治疗。

阿奇霉素或氟喹诺酮类是用于经验性治疗的首选一线抗生素，其次是复方新诺明。对于许多病原体（特别是病毒），抗生素治疗无效。值得注意的是，对产志贺毒素大肠埃希菌（包括血清型 O157：H7）禁用抗生素治疗，因为抗生素会增加毒素释放和导致溶血尿毒症综合征的风险。

第 118 章

胆管炎

SAMAN NEMATOLLAHI　著

董锦沛　译；帅晓玮　校

概述

急性胆管炎指因胆管梗阻和细菌感染所引起的一种胆管炎症临床综合征。在西方国家，引起胆管梗阻最常见的原因是胆管结石（胆总管内存在结石）。

有症状的急性胆管炎的发病率很低，在无症状胆囊结石患者中仅占 0.3% ~ 1.6%。20 世纪 70 年代，急性胆管炎死亡率曾高达 50%，随着内镜技术的发展，可以更好地解除胆道梗阻、促进感染消退，死亡率已降低至 10%。

病理生理学

胆汁通常是无菌的，但是十二指肠内的细菌可经壶腹逆行感染胆道系统。门静脉的血行播散也是可能的原因，但是比较少见。除了保护胆道系统的正常屏障（例如 Oddi 括约肌）外，胆汁的持续冲刷和胆盐中的抗菌成分通常也可以避免细菌逆行感染。分泌型免疫球蛋白 A（IgA）和胆管中的黏液作为抗黏附因子，可限制细菌在胆道系统中定植。如果出现胆道梗阻和胆管内压力增加，这些防御机制将失效，导致显性感染。

引起胆道梗阻的常见原因包括胆管结石、胆管狭窄、化脓性胆管炎、梗阻性十二指肠憩室、胰腺炎（引起胰腺水肿和胆管梗阻）和胆管损伤（图 118.1）。除这些解剖因素外，宿主免疫功能低下、特定细菌的毒性也是急性胆管炎的病因。

引起急性胆管炎最常见的致病菌是革兰氏阴性杆菌（包括大肠埃希菌、克雷伯菌属和肠杆菌属）和肠球菌属。少见的致病菌还有厌氧菌，例如梭菌属和脆弱拟杆菌。铜绿假单胞菌感染通常发生在使用没有消毒完全的内镜设备后。在美国，寄生虫性胆管炎十分罕见，包括蛔虫、华支睾吸虫、肝片吸虫、猫肝吸虫和泰国肝吸虫。

危险因素

人群中发生胆管炎的主要危险因素是胆囊结石、吸烟、糖尿病（可增加胆囊结石和全身感染

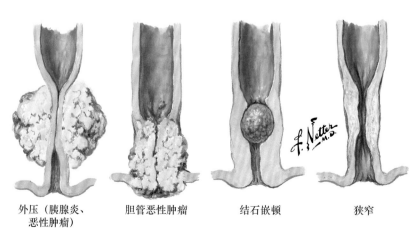

外压（胰腺炎、　　胆管恶性肿瘤　　结石嵌顿　　　狭窄
恶性肿瘤）

图 118.1　胆道梗阻的常见机制

的风险）和高龄（＞70岁）。内镜下胆道的操作可导致逆行性胆管炎，尤其是对胆管梗阻未能成功引流的时候。

临床表现、评估和诊断

1877年，Jean-Martin Charcot 医生首次把胆管炎描述成"肝性发热"，主要特点是发热、右上腹痛和黄疸，后被称为 **Charcot 三联征**（图118.2）。1959年，B. M. Reynolds 和 Everett Dargan 在定义中加入了神志改变和低血压（**Reynold 五联征**）。但是只有很少一部分患者能够完全符合 Charcot 三联征。急性胆管炎最常见的表现是发热（90%），其次是腹痛（70%）和黄疸（60%）。30%的患者可发生低血压，10%～20%的患者发生神志改变（通常由低血压所致）。老年和免疫抑制患者可出现全身脓毒症。

可表现出类似症状的疾病还有急性胆囊炎、肝脓肿、胰腺炎、肝炎、憩室炎、阑尾炎、先天性胆总管囊肿（先天性胆管扩张）感染、复发性化脓性胆管炎（肝内色素性结石所致的胆管炎）、**Mirizzi 综合征**（胆囊管或胆囊颈结石嵌顿导致胆总管或肝管外部受压）和右下肺叶肺炎。

由于 Charcot 三联征敏感性较低，且早期识别和治疗胆管炎很重要，2007年首次发布的东京指南（TG）提供了疑诊和确诊胆管炎的标准，

该指南在2018年进行了更新（TG18）。相应的评分系统有助于区分胆管炎的严重程度和指导治疗（框118.1和框118.2）。

胆管成像技术在急性胆管炎的诊断中广泛应用。腹部超声由于检查方便、非侵入性、诊断胆管扩张的准确性较高，通常作为胆管炎的初始筛查。磁共振胰胆管成像（MRCP）诊断的敏感性高，但是耗时、价格昂贵，并不能广泛应用。超声内镜（EUS）和内镜逆行胰胆管造影（ERCP）对诊断胆管结石的敏感性也很高，但是需要相应的设备。

治疗

胆管炎的治疗包括全身使用抗生素和胆道引流。

抗生素

根据患者合并的危险因素、当地药敏类型、既往培养数据和疾病严重程度有针对性地及早使用抗生素。

框 118.1　TG18/TG13 急性胆管炎诊断标准

A. 全身炎症
　　A-1. 发热和（或）寒战
　　A-2. 实验室检查：炎症反应证据
B. 胆汁淤积
　　B-1. 黄疸
　　B-2. 实验室检查：肝功能异常
C. 影像学
　　C-1. 胆管扩张
　　C-2. 病因的影像学证据（狭窄、结石、扩张）
疑诊：A 中的一项＋B 或 C 中的一项
确诊：A 中的一项，B 中的一项，C 中的一项
注：
A-2：白细胞计数异常，血清 C 反应蛋白升高，其他反应炎症的改变
B-2：血清 ALP、γ-GTP（GGT）、AST 和 ALT 升高

ALP，碱性磷酸酶；ALT，谷丙转氨酶；AST，谷草转氨酶；γ-GTP（GGT），γ-谷氨酰转肽酶

使用获得授权：Kiriyama S, Kozaka K, Takada T, et al: Tokyo Guidelines 2018: diagnostic criteria and severity grading of acute cholangitis (with videos), *J Hepatobiliary Pancreat Sci* 25（1）: 17-30, 2018.

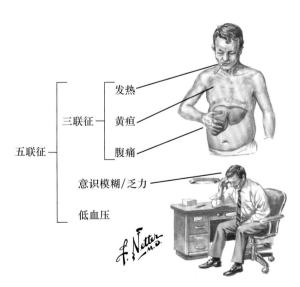

五联征 ｛
　三联征 ｛
　　　发热
　　　黄疸
　　　腹痛
　意识模糊/乏力
　低血压

图 118.2　胆管炎的典型症状和体征

框 118.2 TG18/TG13 急性胆管炎严重程度评估标准

Ⅲ级（重度）急性胆管炎
- Ⅲ级急性胆管炎指至少出现下列 1 种器官 / 系统功能异常：
  1. 心血管功能异常：低血压，需要使用多巴胺 ≥ 5 μg/（kg·min）或任何剂量的去甲肾上腺素维持血压
  2. 神经系统功能异常：意识障碍
  3. 呼吸系统功能异常：PaO$_2$/FiO$_2$ 比值 < 300
  4. 肾功能异常：少尿、血清肌酐 > 2.0 mg/dl
  5. 肝功能异常：PT-INR > 1.5
  6. 血液系统功能异常：血小板计数 < 100 000/mm^3

Ⅱ级（中度）急性胆管炎
- Ⅱ级急性胆管炎指出现下列任何两种情况：
  1. 白细胞计数异常（> 12 000/mm^3，< 4 000/mm^3）
  2. 高热（≥ 39℃）
  3. 年龄（≥ 75 岁）
  4. 高胆红素血症（总胆红素 ≥ 5 mg/dl）
  5. 低白蛋白血症（< STD×0.7）

Ⅰ级（轻度）急性胆管炎
- Ⅰ级急性胆管炎指在诊断时达不到Ⅱ级（中度）或Ⅲ级（重度）的标准

FiO$_2$，吸入氧浓度；PaO$_2$，血氧分压；PT-INR，凝血酶原时间-国际标准化比值；STD，正常值下限

使用获得授权：Kiriyama S，Kozaka K，Takada T，et al：Tokyo Guidelines 2018：diagnostic criteria and severity grading of acute cholangitis（with videos），*J Hepatobiliary Pancreat Sci* 25（1）：17-30，2018.

2018 版东京指南和 2010 版美国感染疾病协会（IDSA）指南均对社区相关和医疗保健机构相关的成人和儿童复杂腹腔内感染推荐经验性使用抗生素。社区相关感染推荐使用 β - 内酰胺类或头孢类抗生素。可单独使用，如果当地药敏类型提示革兰氏阴性菌耐药率较高的话，也可联合使用氨基糖苷类。重症患者或免疫抑制患者，可联用万古霉素以覆盖肠球菌属。如果患者对初始治疗反应不佳，应使用碳青霉烯类抗生素。喹诺酮类也可考虑使用，但是需要注意其对革兰氏阴性杆菌耐药率逐渐增加，且有潜在的严重副作用。覆盖厌氧菌的抗生素，如甲硝唑，无使用指征，除非是胆肠吻合术后患者。

对于医疗保健机构相关的胆管炎，TG18 和 IDSA 推荐选择广谱和能够覆盖耐药菌，如铜绿假单胞菌、耐甲氧西林金黄色葡萄球菌（MRSA）和（或）耐万古霉素葡萄球菌（VRE）的抗生素。当地抗生素耐药类型、患者既往细菌培养数据、患者已知的细菌定植状态（MRSA、VRE、多重耐药革兰氏阴性杆菌）有助于指导抗感染方案。培养出某种特定的细菌后，应根据药敏结果简化抗感染方案，并逐渐过渡到生物利用度较好的口服剂型。

IDSA 指南推荐感染源控制后继续使用抗生素 4 ～ 7 天。对于复杂的菌血症，应继续治疗至少 1 ～ 2 周，尤其是感染了那些容易引起心内膜炎的细菌。

胆道引流

胆道引流和解除梗阻可从源头上控制病情。2 级感染（中度）推荐早期行胆道引流（12 小时内），3 级感染（重度）推荐紧急行胆道引流（6 小时内）。

胆道引流的标准方法包括 ERCP（图 118.3）、EUS 引导下穿刺引流、经皮肝穿刺胆管造影术（PTC）和开放手术引流。PTC 需将穿刺针经肝穿入胆管内，注射造影剂以发现结石。ERCP 创伤性更小，更安全，在选择上优于 PTC 和外科手术。急性胆管炎控制后（抗感染和胆道引流），需行腹腔镜胆囊切除术以去除疾病复发的风险。

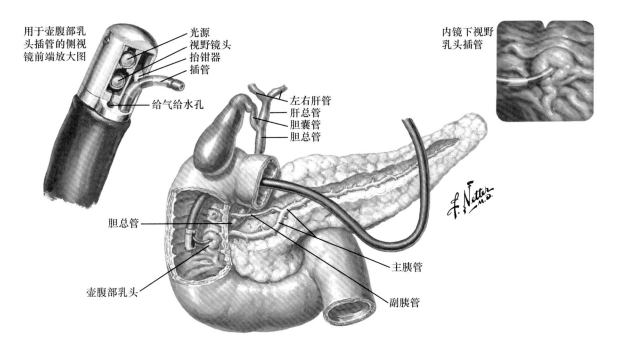

用于壶腹部乳
头插管的侧视
镜前端放大图

光源
视野镜头
抬钳器
插管

给气给水孔

左右肝管
肝总管
胆囊管
胆总管

内镜下视野
乳头插管

胆总管

主胰管

壶腹部乳头

副胰管

括约肌切开术取出壶腹部嵌顿结石

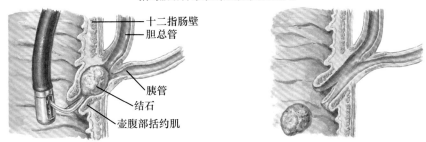

十二指肠壁
胆总管

胰管
结石
壶腹部括约肌

胆囊切除术后结石嵌顿于壶腹部
切开导丝通过内镜插入壶腹部

括约肌切开术。结石取出至十二指肠

图 118.3　内镜逆行胰胆管造影和取石

第 119 章

艰难梭菌结肠炎

JUSTIN G. AARON　著

张　璐　译；戴　芸　校

概述

艰难梭菌（*Clostridioides difficile*，既往命名为 *Clostridium difficile*）是一种革兰氏阳性厌氧产芽孢杆菌，因难以在常规培养基中生长而得名。典型的 *C. difficile* 感染发生于抗生素引起胃肠道菌群紊乱之后，其分泌的毒素可诱发结肠炎症。

C. difficile 感染率在世界范围内持续升高，目前 *C. difficile* 已成为美国院内感染最常见的病原体。2011 年，美国感染 *C. difficile* 453 000 例，其中 29 000 例因感染而死亡。重症 *C. difficile* 感染病例中，全因死亡率可超过 15%。尽管大部分病例的发生与临床应用抗生素治疗相关，但仍有约 1/4 的病例为社区感染。

病理生理学

C. difficile 芽孢在人群中通过粪–口途径传播，进入易感宿主后定植于大肠。这些芽孢耐热和酸，且对大部分抗生素不敏感。在医疗机构的环境中随处可检测出 *C. difficile* 芽孢，这可能导致 *C. difficile* 在院内传播不限于人与人之间。在一些食物中也可检测出低浓度的 *C. difficile*，这可能造成 *C. difficile* 的社区传播。

正常胃肠道菌群的多样性有利于减少 *C. difficile* 的定植，并抑制已定植的 *C. difficile* 导致宿主感染。而应用抗生素后，造成宿主肠道部分正常共生微生物明显减少，从而促进了 *C. difficile* 的定植、增殖和毒素的产生。

C. difficile 导致的临床感染由其产生的毒素而并非由细菌本身介导，这是因为 *C. difficile* 并

非侵入性的细菌，也很少引起肠道以外部位感染。*C. difficile* 致病株产生的毒素主要有毒素 A（TcdA，一种肠毒素）和毒素 B（TcdB，一种细胞毒素）两种，TcdB 具有更强的致病能力。*C. difficile* 毒素和结肠上皮细胞的相应受体结合后会激活 Rho GTP 酶家族，导致结肠上皮细胞死亡，破坏肠黏膜屏障，诱发中性粒细胞性结肠炎。在 21 世纪初期，艰难梭菌感染（*C. difficile* infection，CDI）严重程度的加重引起了人们的关注，研究发现这主要是由于 BI/NAP1/027 致病株的流行所致，这三种致病株产生孢子和毒素量都明显高于其他菌株。不能产生毒素的 *C. difficile* 菌株虽然能在肠道定植，但无法引起临床感染。

C. difficile 在肠道定植后，免疫功能正常的个体能够产生有效的抗毒素反应，不出现任何症状；而当机体免疫功能异常，无法产生足够抗毒素反应时，则可出现临床感染症状。许多婴儿缺乏 *C. difficile* 毒素受体，因此 *C. difficile* 定植后也不出现症状。复发性 CDI 很常见，多是由于再次暴露于 *C. difficile*，体内的 *C. difficile* 芽孢因机体免疫功能受损而被再次激活，以及肠道菌群持续异常所致。初次 CDI 后复发的概率为 20%，而多次感染后复发率可高达 60%。

危险因素

抗生素暴露是 CDI 最重要的危险因素。尽管最初报道的 CDI 发生在使用克林霉素之后，实际上，任何可引起肠道菌群紊乱的抗生素都可以诱发 CDI，其中最常见的是青霉素、头孢菌素

类抗生素、克林霉素和氟喹诺酮类抗生素。

　　另外一个重要的危险因素是与有 *C. difficile* 定植或已经感染了 *C. difficile* 的患者的接触。在医院和其他医疗机构中，20% ~ 50% 的患者为具有传染性的无症状携带者。

　　其他的危险因素还包括高龄、免疫抑制状态（包括接受化疗和器官移植）、炎症性肠病、有胃肠道手术史和慢性肾病。尽管 *C. difficile* 芽孢耐酸，质子泵抑制剂的使用仍然是 CDI 的一个危险因素；因为质子泵抑制剂可抑制胃酸，而胃酸可以杀死处于非繁殖状态的 *C. difficile* 并中和其产生的毒素。重症 CDI 的危险因素包括长期使用抗生素、高龄和免疫抑制状态。

临床表现、评估和诊断

　　典型的 CDI 症状出现在抗生素暴露后第5 ~ 10 天或 10 周以后。对 CDI 患者应按其临床严重程度进行分级，不同分级患者的治疗和预后不同。轻、中症感染常表现为腹泻，伴腹部不适、腹部压痛、外周血白细胞升高，部分患者可有发热。重症感染常表现为严重腹泻，甚至出现血便，伴明显腹痛、发热、外周血白细胞明显升高、急性肾损伤（最典型的为脱水导致的肾前性肾损伤）和低白蛋白血症（有时可能由蛋白丢失性肠病所致）。在部分重症感染患者中，结肠镜检查可发现 CDI 的标志性**假膜**（覆盖在炎症肠黏膜表面的黄色斑块）（图 119.1）。重症感染的明确定义目前仍存在争议，目前指南推荐将外周血白细胞 > 15 000 cells/mm^3 或者血肌酐升高超过基线值 1.5 倍作为判断重症感染的参考。重症感染并发症包括休克、肠梗阻和**中毒性巨结肠**（结肠明显扩张，有穿孔的风险）（图 119.2）。

　　CDI 的诊断常基于酶免疫实验（enzyme immunoassay，EIA）从粪便中直接检测 *C. difficile* 毒素，或应用 DNA 检测手段从粪便中检测 *C. difficile* 毒素编码基因。因聚合酶链反应（polymerase chain reaction，PCR）较 EIA 有更高的敏感性，故 PCR 阳性者可能只是 *C. difficile* 定植者或是不需要治疗的无症状感染者。此外，这些检

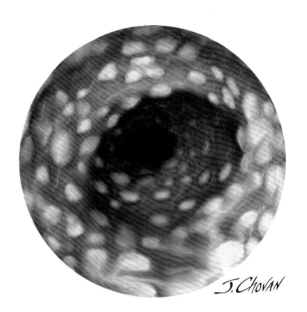

图 119.1　假膜性肠炎结肠镜表现

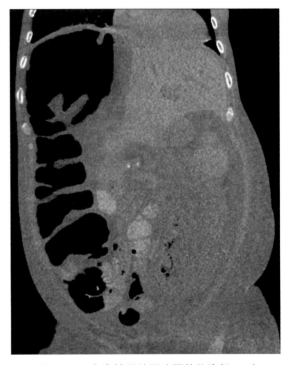

图 119.2　**中毒性巨结肠（冠状位腹部 CT）**

测在治疗后的相当一段时间内仍可持续阳性，因此，这些检测推荐用于具有明显腹泻者判断其是否为 CDI，而不推荐用于 *C. difficile* 治疗效果的监测。不推荐将粪便厌氧菌培养作为常规的 CDI 诊断手段，因为该方法耗时、费力，且培养阳性率低。

治疗

粪便 *C. difficile* 检测阳性而无症状者多为 *C. difficile* 定植者，不需要治疗。粪便 *C. difficile* 检测阳性且有症状者，需接受抗生素治疗。口服万古霉素是治疗 CDI 的一线方案。口服万古霉素后不被肠道吸收且能在感染部位停留，而静脉注射万古霉素则无法在肠道达到所需的治疗浓度，对 CDI 无效。非达霉素是一种口服不易吸收的大环内酯类抗生素，也推荐用于治疗 CDI。但因为该药物成本较高，限制了其使用。除万古霉素和非达霉素外，还可考虑口服甲硝唑；当患者无法耐受口服药物时，静脉应用甲硝唑也可在粪便中达到有效治疗浓度。

初次发病或第一次复发的非重症 CDI 患者需接受一个疗程的标准剂量万古霉素或非达霉素治疗，或接受长疗程的万古霉素治疗。值得注意的是，*C. difficile* 抗生素耐药并不常见，且 *C. difficile* 培养很少开展，故不推荐常规进行耐药检测。重症感染患者需接受万古霉素和非达霉素作为初始治疗方案；甲硝唑与重症感染患者的不良预后相关，不推荐作为初始治疗方案。合并肠梗阻的患者需接受大剂量口服万古霉素和静脉注射甲硝唑治疗。对合并完全性肠梗阻的患者，万古霉素直肠给药也可能有效。重症爆发型患者包括合并中毒性巨结肠者，可能需要手术治疗。

具有一次以上 CDI 复发的患者再次复发的风险较高。对这些患者，推荐使用长疗程的口服万古霉素治疗，并在最初的至少 3 周内每 2 ～ 3 日给药一次以清除结肠内的 *C. difficile* 芽孢。非达霉素也能有效治疗复发性 CDI。

在上述治疗的同时，停用其他抗生素也同样重要，这样有助于患者肠道菌群的恢复。如果无法停用其他抗生素，CDI 疗程应延长至其他抗生素停药后 1 周。即使停用其他抗生素之后，肠道菌群仍需要超过 12 周才可能恢复，这也是 CDI 容易复发的原因之一。

挑选合适的粪菌供体对患者进行**粪菌移植（ fecal microbiota transplant，FMT ）**可帮助患者重新建立平衡的肠道菌群。FMT 是针对复发性 CDI 新的有效治疗方法，其有效率超过了 90%。但是 FMT 在急性 CDI 的应用目前尚不明确。

预防 CDI 的措施包括抗生素管理、通过手卫生预防院内感染和隔离措施。以酒精为主要成分的消毒液无法清除 *C. difficile* 芽孢，机械冲洗更为有效，因此医护人员应在接触 *C. difficile* 感染者后用皂液流水洗手。对疑似或确诊的 *C. difficile* 感染者应采取接触预防措施（戴手套、穿隔离衣），必要时可采取单独隔离或将确诊病例共同隔离。因为 *C. difficile* 芽孢可在被污染的区域内持续存在，故环境消毒也是一种预防措施。益生菌是否有助于肠道菌群恢复目前尚不明确。

第120章

尿路感染

JONATHAN R. KOMISAR 著

胡 楠 译；刘立军 校

概述

尿路感染（urinary tract infections，UTIs）又分为膀胱（膀胱炎）和肾（肾盂肾炎）感染。UTI 的诊断需要存在菌尿并伴有与感染相一致的症状和体征；无感染症状或体征的菌尿称为无症状菌尿，一般不需要治疗。

UTI 可以进一步分为复杂性和非复杂性。复杂性 UTI 定义为 UTI 合并具有增加治疗失败风险的因素，包括糖尿病、妊娠、肾衰竭、尿路梗阻、留置尿液引流装置（如导尿管、输尿管支架、肾造瘘管）、肾移植、免疫抑制、泌尿生殖（genitourinary，GU）系统功能或解剖异常、院内获得性感染、治疗延误或 48 ～ 72 小时内对恰当治疗无反应。

病理生理学

UTI 通常由外源性细菌的逆行感染导致，继发于菌血症的血行播散相对少见。细菌通过尿道上行进入膀胱导致膀胱炎，而进一步通过输尿管进入肾实质可导致肾盂肾炎。最常见的尿路病原菌包括大肠埃希菌、奇异变形杆菌、肺炎克雷伯菌和肠杆菌。在复杂的尿路感染中还可见其他的尿路病原菌，包括沙雷菌、肠球菌、葡萄球菌、假单胞菌和真菌（如念珠菌）。

危险因素

女性比男性更易患 UTI，因为尿道与肛门的距离较近，且尿道长度较短。这种解剖结构使得肠道细菌易在阴道和尿道周围定植，特别是在性交之后。在妇女群体中，杀精剂的使用也被证明有增加 UTI 发生的风险，因为其活性成分对正常阴道菌群有毒性，并增加致病病原体定植的风险。

相比之下，男性的 UTI 发生风险较低，因为尿道长度较长、前列腺液具有抗菌特性，以及尿道周围定植少（由于周围环境较干燥）。然而，男性的感染风险随着年龄的增长而增加，因为良性前列腺增生（benign prostatic hyperplasia，BPH）的发病率增加，导致膀胱出口阻塞和尿流受限。未割包皮的男性在尿道周围存在肠道菌定植，因此感染风险亦相对较高，而包皮过长引起尿流受阻也会增加 UTI 的风险。

此外，尿潴留可继发于解剖性梗阻或逼尿肌功能障碍和膀胱收缩异常。导致梗阻的常见原因包括前列腺增生、粪石嵌塞、妊娠和恶性肿瘤，而逼尿肌功能障碍的常见原因包括神经系统疾病（脱髓鞘病变、脊髓创伤或脑卒中）、糖尿病（自主神经病变）和衰老（肌肉萎缩和膀胱敏感性降低）（图 120.1）。

留置导尿管和肾结石常导致细菌定植。泌尿系解剖异常促进尿液逆行，如膀胱输尿管反流，也增加感染的风险。

临床表现、评估和诊断

临床病史对于 UTI 的诊断、定位和管理至关重要。膀胱炎患者通常伴有排尿困难、尿频、尿急和（或）耻骨上区疼痛。此外还可表现有尿色、气味或浑浊度的变化。相反，肾盂肾炎患者常伴有全身症状（如发热、寒战、恶心、呕吐

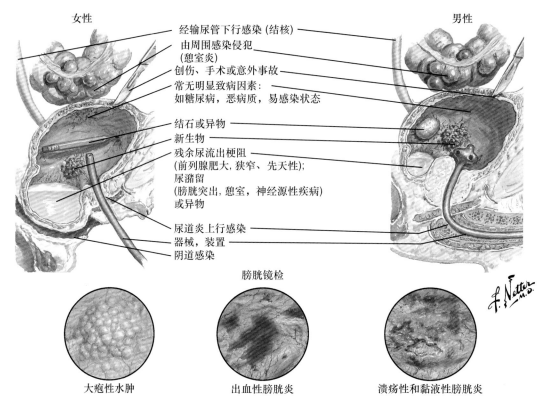

图 120.1 膀胱炎的危险因素

并有时伴有腰痛，而无膀胱炎症状。如果疑诊 UTI，需重点评估既往泌尿生殖系统手术史、近期是否接受特殊操作，以及临床合并症，这些因素可能增加特殊尿路病原体感染风险。

应注意与尿路感染表现相似的其他临床情况相鉴别。如果男性出现膀胱炎症状，而同时合并全身症状、急性排尿异常（尿潴留、尿等待和尿不尽），伴有阴茎尖部疼痛、会阴疼痛或盆腔疼痛，则应进行前列腺炎评估。同时，有性生活史的患者，更倾向尿道炎、阴道炎、宫颈炎和（或）盆腔炎的诊断。

值得注意的是，患有 UTI 的老年患者可能表现为非特异性主诉、定位症状不明显（如嗜睡、意识模糊）和慢性持续状态如排尿困难（如绝经后的 GU 综合征）、尿潴留和尿等待（如 BPH）。

体格检查应首先评估生命体征。出现发热、低血压、呼吸急促和（或）心动过速时，应立即评估复杂性 UTI 和**脓毒症**的可能性。应进行全面的腹部检查，特别注意耻骨上压痛和膀胱评估，在尿潴留的情况下可触及膀胱。轻叩双侧背部，肾区叩痛提示肾盂肾炎（图 120.2）。有阴道炎或宫颈炎症状的妇女应考虑进行盆腔检查。同样，对于有前列腺炎症状的男性应考虑直肠指诊。

对于年轻、健康、未妊娠，考虑为非复杂性膀胱炎的女性，可经验性治疗，无需任何实验室检测。如果症状不缓解或存在耐药性，应进行尿液培养。

相反，所有其他患者应进行尿液分析和尿培养，以记录感染情况，并确定相关病原体及其对抗生素的敏感性。阳性的尿检结果中可以看到**白细胞酯酶**升高，这是由尿（**脓尿**）中的白细胞（WBCs）产生的，而亚硝酸盐升高则提示尿中肠杆菌的存在。尿沉渣镜检可进一步量化尿液中白细胞的数量，白细胞 > 5/HP 定义为脓尿。尿培养阳性是指菌落计数超过 10^4 cfu/ml。对于恰当的抗感染治疗 48 ～ 72 小时后，仍持续有症状的患者和出现严重表现的患者，应使用超声或

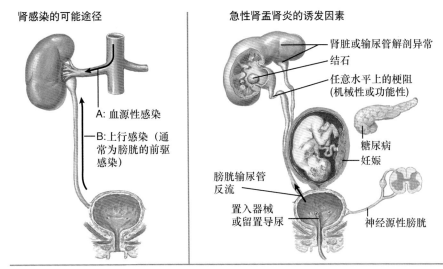

急性肾盂肾炎的常见临床及实验室特征

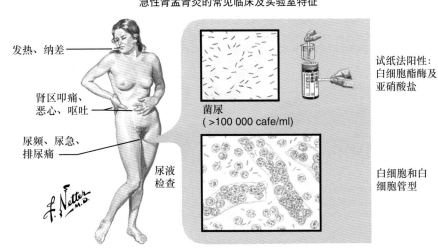

图 120.2　肾盂肾炎的危险因素及主要临床表现

CT 进行尿路结构检查（图 120.3）。

治疗

抗菌药物的选择取决于 UTI 的严重程度和类型、当地细菌的耐药特点以及患者之前的培养数据（如果有的话）。

对于女性的非复杂性膀胱炎，适当的抗菌药物包括呋喃妥因、磷霉素、甲氧苄啶－磺胺甲噁唑和匹美西林，其疗程取决于所选择的特定药物。如果这些药物无法获得或不能耐受，则二线选择包括 β-内酰胺类药物（阿莫西林－克拉维酸、头孢地尼、头孢克洛、头孢泊肟）和氟喹诺酮类药物（环丙沙星、左氧氟沙星）。对于非复杂性的男性膀胱炎，适当的抗菌药包括甲氧苄啶－磺胺甲噁唑和氟喹诺酮类药物。

对于急性非复杂性肾盂肾炎的病例，在获得培养结果之前应采用经验性治疗。经验性治疗的药物选择取决于疾病的严重程度。对于病情稳定且程度较轻的患者，可以在门诊使用氟喹诺酮类药物治疗。对于中度至重度疾病者建议住院治疗，静脉给予氟喹诺酮、广谱头孢菌素、广谱青霉素、碳青霉烯或氨基糖苷类药物。

对于急性复杂性膀胱炎，可予口服氟喹诺酮进行经验性治疗。如果患者不能耐受口服治疗（例如由于反复恶心、呕吐），特别是当怀

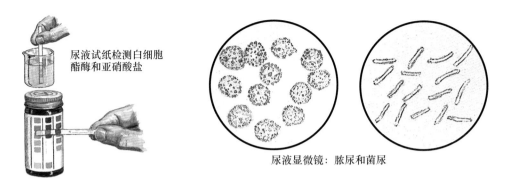

尿液试纸检测白细胞酯酶和亚硝酸盐

尿液显微镜：脓尿和菌尿

尿培养可量化感染程度并确定病原体鉴定

玻片培养

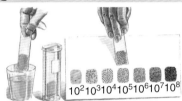

载玻片在尿液中浸泡，晾干，然后在塑料瓶中培养。玻片的一边含有一个普通的大豆琼脂，它可以培养革兰氏阳性和革兰氏阴性细菌，而另一边包含伊红亚甲基蓝(EMB)琼脂或麦康基琼脂，它可以培养革兰氏阴性细菌。几天后，将生长与阳性对照进行比较。

直接培养

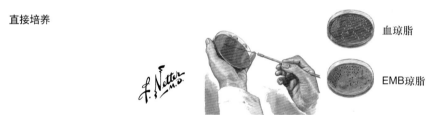

血琼脂

EMB琼脂

用琼脂培养皿接种尿液。将精确体积的尿液输送到每个培养皿。血琼脂培养革兰氏阳性菌和革兰氏阴性菌，而EMB琼脂培养革兰氏阴性菌。通过计数生长的菌落数量，可以估算出每毫升尿液中会形成的菌落数量。例如，如果将0.001ml尿液转移到平板后出现100个菌落，则报告的菌落计数为100 000 cfu/ml。随后可对菌落进行亚种培养，以鉴定和确定抗生素的敏感性。

图 120.3 下尿路感染的评估

疑有产超广谱 β - 内酰胺酶（extended-spectrum β -lactamase，ESBL）的微生物时，应选择肠外治疗方案，常用药物包括左氧氟沙星、头孢曲松、庆大霉素、妥布霉素或碳青霉烯类药物。对于有院内获得性感染史或已知具有产 ESBLs 高度活性的病原体（大肠埃希菌、肺炎克雷伯菌）的患者，尽管使用了适当的抗 β - 内酰胺酶抗生素治疗，但其临床症状仍可能会迅速恶化，此时应积极扩大抗菌谱，转而使用碳青霉烯类抗生素。

所有急性复杂性肾盂肾炎病例都应住院使用广谱抗菌药物进行初始治疗。适用的药物包括：用于轻中度肾盂肾炎的氨曲南、环丙沙星、左氧氟沙星和头孢曲松，用于严重肾盂肾炎的碳青霉烯类（美罗培南、亚胺培南、厄他培南、多里培南）、头孢吡肟和哌拉西林-他唑巴坦。疗程因潜在危险因素而异。

值得注意的是，无症状菌尿患者通常不需要使用抗生素，除非妊娠状态或正在进行很可能导致黏膜出血的泌尿外科手术。特别是对于留置导尿管或脊髓损伤的患者，应避免治疗无症状菌尿，除非有与感染相符的症状体征。

第 121 章

尿道炎

JUSTIN C. LARACY 著

胡 楠 译；刘立军 校

概述

尿道炎这个术语描述了任何导致男性或女性尿道发炎的过程。大多数病例具有传染性，与性传播病原体有关。未使用工具避孕和最近有新的性伴侣是感染的重要危险因素。

感染性尿道炎最常见的病因是**淋病奈瑟菌**和**沙眼衣原体**。因此，尿道炎传统上分为淋菌性尿道炎（gonococcal urethritis，GU）和非淋菌性尿道炎（nongonococcal urethritis，NGU）。除了沙眼衣原体，NGU 的病因还包括其他细菌（生殖支原体）、原虫（阴道毛滴虫）和病毒（单纯疱疹病毒、腺病毒）。有时可同时感染两种或两种以上病原体，这对治疗具有重要意义。而在大约一半的 NGU 病例中，无法明确感染的病原体。

临床表现、评估和诊断

排尿困难（排尿疼痛）是尿道炎最常见的症状。其他症状还包括瘙痒、灼烧感和尿道分泌物。尿道分泌物仅在部分病例中存在，其外观从稀的水状到浓稠的脓性不等（图 121.1）。GU

临床表现

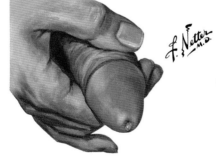

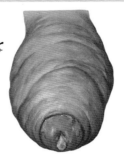

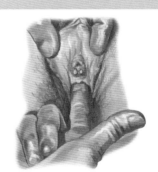

轻微尿道炎

严重尿道炎
（通常与淋球菌相关）

尿道炎和尿道旁腺炎

显微镜检

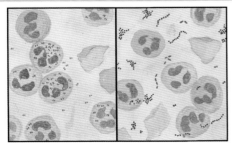

淋球菌性感染　　　非特异性感染

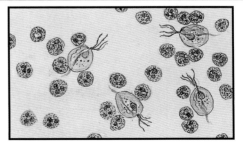

尿道分泌物新鲜标本中可见阴道毛滴虫

图 121.1　淋菌性尿道炎的临床和显微镜观察

和 NGU 的临床表现重叠，不能根据体征或症状进行可靠的鉴别；然而，脓性尿道分泌物更提示 GU，而单纯排尿困难无尿道分泌物更多见于 NGU。需要注意的是，高达 10% 的 GU 患者和 40% 的 NGU 患者可能没有任何症状。

对于排尿异常的其他原因鉴别非常重要，特别是对于没有性危险因素的男性。鉴别诊断应包括非感染性尿道炎（如化学或物理刺激）和其他感染性泌尿生殖系统疾病（如膀胱炎、附睾炎、前列腺炎）。

尿道拭子的革兰氏染色和尿沉渣检查可确诊尿道炎（图 121.1）。尿道拭子可以明确尿白细胞（WBCs）的存在，并可能识别致病的病原体。美国疾病控制和预防中心（CDC）建议每油镜视野中 ≥ 2 个白细胞作为尿道炎的诊断标准；白细胞计数越高，越提示 GU 的诊断。革兰氏阴性细胞内双球菌对 GU 具有诊断意义，而无镜检可见的病原微生物则提示 NGU。

由于尿道拭子取样带来的不适，使尿液标本在尿道炎的诊断中更为常用。如果有条件，应用试纸法、显微镜检和核酸扩增检测（nucleic acid amplification testing，NAAT）的方法进行检测。白细胞酯酶试纸阳性，镜检每高倍视野 ≥ 10 个白细胞，提示存在炎症。

NAAT 检测可在大多数实验室用于淋病奈瑟菌和沙眼衣原体，且具有高度敏感性和特异性。如果染色中发现细胞内革兰氏阴性的双球菌，则可诊断淋球菌感染而无需进行 NAAT 检测；然而，由于这两种感染经常并存，仍应进行沙眼衣原体的 NAAT 检测。如果革兰氏染色没有发现病原微生物，或者无条件进行革兰氏染色，可应用 NAAT 同时对淋球菌和沙眼衣原体进行检测。通过 NAAT 检测确定导致症状的确切病原体，有助于同时治疗患者及其最近的性伴侣。这一点其实是很重要的，因为淋球菌和沙眼衣原体感染在美国是应上报的疾病，确诊后应向相应的地方当局提交文件，以便于查找和通报确诊病例的性伙伴。由于尿道炎通常是一种**性传播疾病**（sexually transmitted infection，STI），确诊的患者应同时接受其他性传播疾病的检测，如梅毒和艾滋病。

最后，尿道炎可合并其他解剖部位的感染（图 121.2），如下泌尿生殖道、直肠和咽。因此，尿道炎患者应评估这些部位的感染情况。

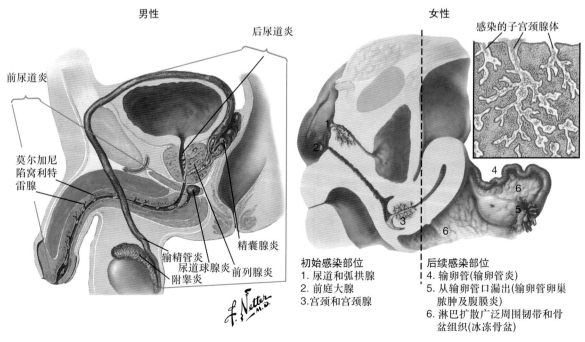

男性

后尿道炎

前尿道炎

莫尔加尼陷窝利特雷腺

精囊腺炎

输精管炎
尿道球腺炎　前列腺炎
附睾炎

女性

感染的子宫颈腺体

初始感染部位
1. 尿道和弧拱腺
2. 前庭大腺
3. 宫颈和宫颈腺

后续感染部位
4. 输卵管(输卵管炎)
5. 从输卵管口漏出(输卵管卵巢脓肿及腹膜炎)
6. 淋巴扩散广泛周围韧带和骨盆组织(冰冻骨盆)

图 121.2　淋球菌的其他感染部位

治疗

尿道炎的抗菌方案通常是经验性的，并取决于 GU 和（或）NGU 的临床证据。任何临床高度怀疑的尿道炎（排尿异常，脓性分泌物，已知的接触史）和有镜下证据支持的男性患者都应开始治疗。当诊断为尿道炎但未检出细胞内双球菌时，可以在等待 NAAT 结果的同时按照拟诊 NGU 进行治疗。如果在镜检阴性的情况下仍然高度怀疑 GU（即明确接触史，高危行为），也应该给予经验性 GU 的治疗。

对 GU 的治疗须重视淋病奈瑟菌的抗生素耐药问题，治疗中通常包括单次肌内注射剂量的头孢曲松和单次口服剂量的阿奇霉素，此方案对于可能存在的沙眼衣原体合并感染有效。需要注意的是，即使排除了沙眼衣原体感染，GU 仍然需要联合治疗。

NGU 的治疗主要针对沙眼衣原体。首选的方案是单次口服阿奇霉素或 7 天疗程的多西环素。如果可能的话，阿奇霉素是首选治疗，因为可以在观察下单次给药，依从性好，而且它对其他可能引起 NGU 的病原体（如生殖支原体）更有效。

可能导致治疗过程中症状持续不缓解或复发的潜在原因包括再感染、依从性差、抗菌药耐药和原治疗方案未覆盖的病原微生物。如前所述，有持续症状的患者应重新评估和检查。任何再次暴露或未依从治疗的患者可以进行重复治疗。如果患者依从治疗，并且再暴露的可能性小，那么应考虑抗菌药耐药、不同的微生物感染或更改诊断。在这种情况下，治疗失败的原因应该依据具体病例进行分析。例如，在淋病奈瑟菌耐药性较高的地区，治疗方案应包括更高剂量的头孢曲松和（或）阿奇霉素。如果患者在接受更高剂量药物再治疗后仍有症状，可以用氨基糖苷或氟喹诺酮代替头孢曲松。此外，可加用甲硝唑以覆盖阴道毛滴虫。

为了防止传染给性伴侣，应建议男性在开始抗菌治疗后至少 7 天内以及在症状持续期间避免性生活。对于接受一线治疗的病例，不需要进行治愈测试（通常在开始治疗后 1～3 周进行）；然而，由于初次淋病或沙眼衣原体感染后的 6 个月内再感染率高，无论临床情况如何，所有患者都应在治疗后 3～6 个月内重复进行 NAAT 检测，以检出再感染患者。

第 122 章

骨髓炎

CATHERINE DEVOE 著

崔云鹏 译；施学东 校

概述

骨髓炎（OM）是一种骨感染性疾病，炎症反应最终会导致骨质破坏。骨骼与其他可能的感染部位相比，组织获取难度大，抗生素分布不佳，因此，OM 的诊断和治疗均具有一定的挑战。该领域的随机对照试验很少，大多数治疗建议都是基于专家意见和共识，使骨髓炎患者的管理更加复杂化。

已有多种方法用于 OM 的分类。最常见的两种方法是 Lew-Waldvogel 分类和 Cierny-Mader 分类。Lew-Waldvogel 的分类依据是疾病持续时间和传播机制，Cierny-Mader 的分类依据是骨骼的受累部位、宿主的生理状态以及可能影响愈合的局部因素。实际应用中通常将 OM 分为急性（在几天或几周内发展）或慢性（几周以上），这种分类方法对治疗和预后都有影响。对患者感染部位、邻近脓肿或关节感染等局部并发症的发展以及是否涉及假体或异物的评估也非常重要，这些因素都会对治疗产生影响。

病理生理学

OM 主要通过以下三种机制发生：血源性扩散、邻近病灶播散或受损组织的继发感染（通常在血管或神经受损区域）。在血源性传播中，细菌从感染的原发部位通过血液循环在骨骼组织定植。在儿童中，这种机制最常见于长骨干骺端 OM，以胫骨和股骨常见；在成人中则最常引起脊柱 OM（图 122.1）。对于邻近病灶播散发生的 OM，细菌常种植在骨损伤或手术干预部位。这

种感染方式可能导致心血管手术后的胸骨 OM、骨折或创伤后长骨 OM 或人工关节置换术后的关节周围 OM。慢性血管和（或）神经损害可导致软组织破裂、感染和坏死，最终导致 OM 发生。糖尿病足感染或压疮感染即属于上述经典的途径（图 122.2）。

无论何种感染机制，急性 OM 中细菌侵入骨骼都会导致化脓性炎症过程，其中炎症因子和白细胞直接导致组织坏死和骨基质破坏。炎症还可引起局部脉管系统的压迫和闭塞，导致局部缺血和进一步坏死。当部分骨骼的血管供应被破坏时，会出现离散样的缺血性坏死的区域，称为**死骨**。细菌可在死骨内定植，抗生素无法有效到达死骨内。死骨的形成是区分急性 OM 向慢性 OM 发展的标志，它部分解释了为什么单独抗生素治疗（在急性 OM 的治疗中疗效满意）在慢性 OM 患者的治疗中通常无效。

血液播散性 OM 通常是由一种微生物感染引起，而邻近病灶传播或继发感染引发的 OM 可以由一种或多种微生物引起。OM 中最常见的致病病原体因感染部位和机制而异。尽管存在上述差异，金黄色葡萄球菌（耐甲氧西林和甲氧西林敏感）是最常见的病原菌。凝固酶阴性葡萄球菌也很常见，特别是在人工关节感染中更为常见。链球菌以及革兰氏阴性细菌，包括假单胞菌，也是较常见的致病菌，发病人群较多，而厌氧菌和真菌则不太常见。来自结核流行地区的患者应该考虑结核分枝杆菌感染的可能性，结核分枝杆菌能够引起脊柱炎和脊柱 OM（**Pott** 病）。沙门菌因诱发镰状细胞贫血患者的 OM 而臭名昭著。

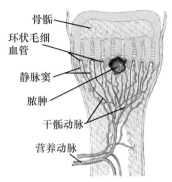

骨骺

环状毛细血管

静脉窦

脓肿

干骺动脉

营养动脉

干骺动脉的终末分支在生长板处构成环状并进入不规则的静脉窦。此处血液流动缓慢且不稳定，有利于细菌定植。此处内皮细胞几乎没有吞噬活性。细菌可集中在该区域并可能形成脓肿

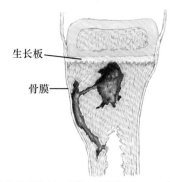

生长板

骨膜

受生长板限制，脓肿可以沿Volkmann管横行播散并使骨膜隆起；脓肿向骨膜下延伸并可能侵犯骨干。在1岁以下的婴儿中，有一些干骺动脉分支穿过生长板，这种情况下感染可能会侵犯骨骺和关节

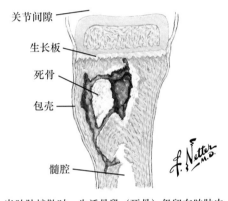

关节间隙

生长板

死骨

包壳

髓腔

当脓肿扩散时，失活骨段（死骨）仍留在脓肿内。同时，骨膜也可以使骨沉积从而形成包壳。偶尔，脓肿被纤维化和骨硬化所包围，形成布罗迪(Brodie)脓肿

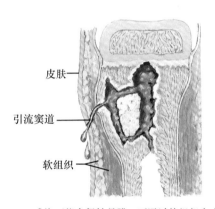

皮肤

引流窦道

软组织

感染可能会侵蚀骨膜，再通过软组织和皮肤形成窦道，将脓排出。该过程受病原菌毒力、宿主抵抗力、抗生素的使用等的影响

图 122.1　血源播散性骨髓炎的发病机制

临床表现、评估和诊断

　　OM 最常见的表现是感染部位的疼痛。患者也会表现出全身感染迹象，最常见的是低热，但亚急性或慢性 OM 患者很少表现出全身症状。OM 患者并不一定会伴有白细胞增多。**红细胞沉降率（ESR）和 C- 反应蛋白（CRP）**的升高对 OM 的诊断具有高度敏感性，因此可以作为有用的筛查工具；如果这些炎症标志物正常，则患者发生 OM 的可能性不大。对足部或压疮相关 OM 患者进行检查时，**探骨试验**（在病灶处插入圆钝的金属器械感知病变深方骨质表面的粗糙程度）的敏感性和特异性分别为 87% 和 83%。

　　关于影像学检查，MRI 对 OM 的检测灵敏度最高，被认为是金标准。MRI 在感染早期能够检测到骨髓水肿，还可以评估皮质破坏的程度（图 122.3）。CT 不如 MRI 敏感，但也是评估骨质破坏（包括死骨）和周围软组织异常的可选方法。体内有金属内植物的患者可能无法进行 MRI 或在 CT 上出现不可接受的伪影，可以进行核扫描检查。对于至少已经出现 2 周临床症状的患者，X 线检查应作为首选检查；但是，由于其灵敏度低（据报道为 22% ～ 75%），阴性结果并不能够排除 OM，应选择其他检查方法明确诊断。

　　对于所有 OM 患者，都应尝试明确致病病原体来确诊，并定制抗生素治疗方案。约 50% 急性 OM 患者的血培养结果呈阳性，如果血培

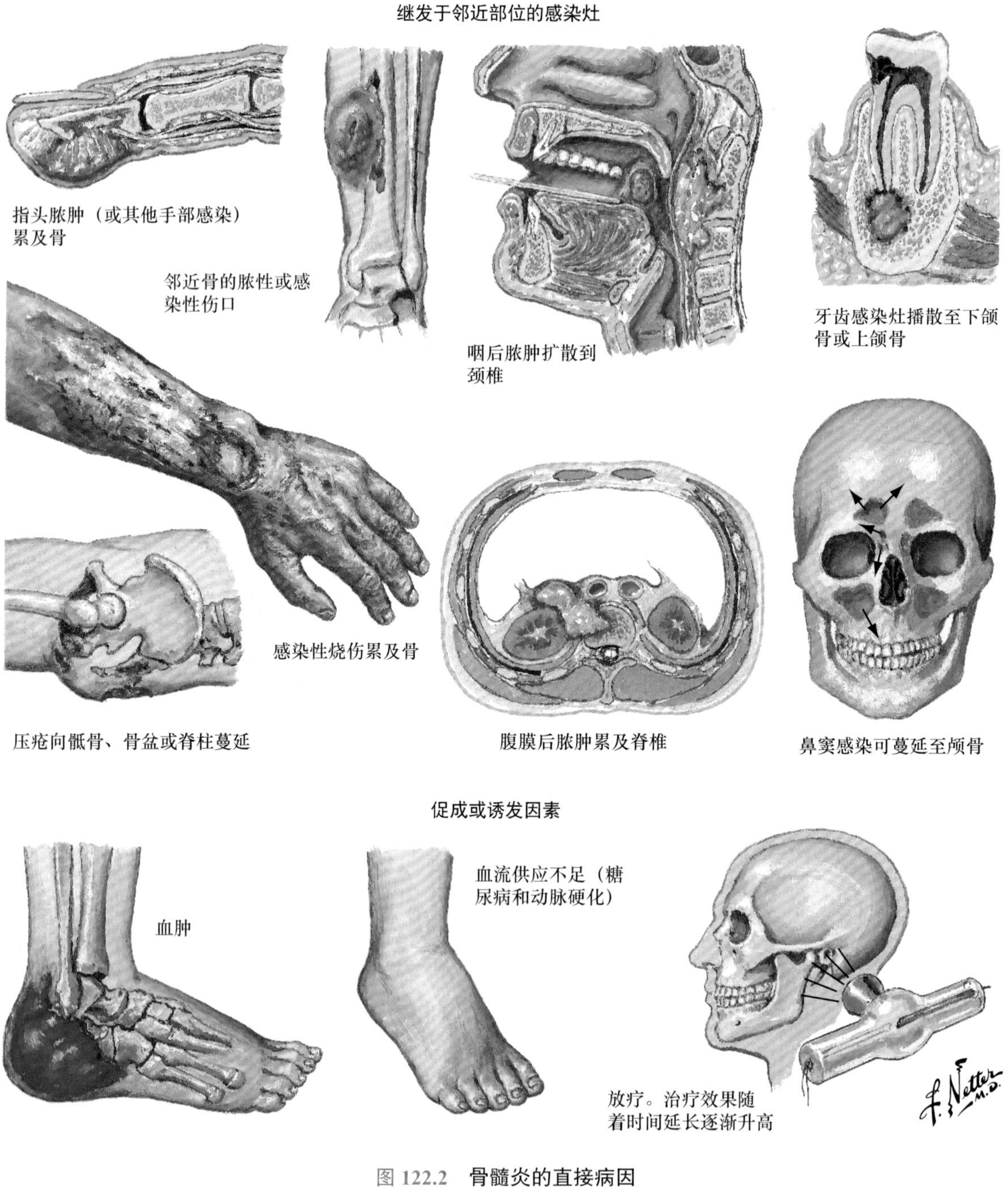

继发于邻近部位的感染灶

指头脓肿（或其他手部感染）
累及骨

邻近骨的脓性或感
染性伤口

咽后脓肿扩散到
颈椎

牙齿感染灶播散至下颌
骨或上颌骨

压疮向骶骨、骨盆或脊柱蔓延

感染性烧伤累及骨

腹膜后脓肿累及脊椎

鼻窦感染可蔓延至颅骨

促成或诱发因素

血肿

血流供应不足（糖
尿病和动脉硬化）

放疗。治疗效果随
着时间延长逐渐升高

图 122.2 骨髓炎的直接病因

养阳性且为常见致病菌，同时患者影像学表现典型，上述信息足以指导临床治疗。然而，对于临床高度怀疑 OM 但血培养阴性的患者，应进行 CT 引导下骨穿刺活检或开放活检来明确诊断。如果存在邻近的脓肿（例如，脊柱 OM 伴发的椎旁脓肿）或滑液感染，则这些部位的取样也可以提供致病病原体证据。应该避免浅表伤口的培养，其结果意义不大，还可能会造成误导。抗生素的应用显著降低了血培养和骨活检的阳性率；因此，对于临床稳定的非败血症患者，在确定致病微生物或取样之前，不予使用抗生素或停用一段时间。

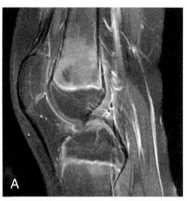

早期急性骨髓炎股骨远端矢状位T2加权MRI表现：10岁女孩，左膝进行性疼痛伴行走困难。X线正常。MRI显示股骨远端干骺端与骨髓炎一致的信号改变

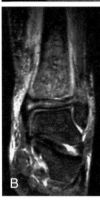
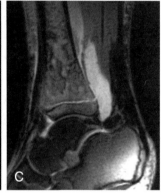

晚期急性骨髓炎胫骨远端冠状位（B）和矢状位（C）T2加权MRI表现：注意胫骨远端干骺端的炎症改变、骨膜下的信号改变，以及脓液穿透骨膜引起后方巨大脓肿

图 122.3 急性骨髓炎早期和晚期的 MRI 表现

治疗

OM 的治疗通常需要足够疗程的抗生素联合清创或去除感染的骨质。对于不伴有软组织并发症或局部异物的急性 OM 患者，推荐单独应用抗生素作为初始治疗。抗生素疗程至少 4 周，通常 6 ～ 8 周。既往治疗方案规定静脉抗生素至少 2 周，许多临床医生倾向于全程静脉给药。而2019 年的一项随机对照试验结果显示在治疗的前 7 天内改用口服治疗，疗效并不劣于全程静脉给药的患者，基于该研究，目前的治疗方案已有所改变。抗生素的选择主要依赖于致病菌的敏感性，改用口服治疗时，通常是将 β - 内酰胺类药物换成氟喹诺酮类药物（具有出色的吸收和生物利用度）。对于耐甲氧西林的金黄色葡萄球菌感染，常需要静脉用万古霉素或达托霉素治疗，同时可联合利福平。

除抗生素外，一些急性 OM 患者还需要进行手术治疗。与假体或内植物相关的 OM，一般都需要考虑手术。通常需要将假体或内植物取出，进行一期（更常见）或二期翻修（数周的抗生素治疗后）。对于糖尿病足溃疡或压疮继发感染的患者，也应尝试清创；如果清创加抗生素治疗失败，则需要考虑截肢治疗。OM 的软组织并发症，例如脓肿，通常也需要手术干预。

对于慢性 OM 患者，治疗应该以手术为主：尽可能多地去除感染的骨质。完全去除感染的骨质（例如，通过截除感染的肢体），术后可以进行更短疗程的抗生素治疗。由于合并症，一般功能状态差或不愿采取手术的患者，可以给予患者慢性抑制性抗生素治疗，但应充分告知该方案并不能治愈 OM。

第 123 章

人免疫缺陷病毒 / 获得性免疫缺陷综合征：感染和治疗

COLIN M. SMITH　著

纪童童　译；徐京杭　于岩岩　校

概述

HIV 是一种血源性、引起细胞病变的反转录病毒，其目标是人类辅助性 T 细胞亚群（CD4$^+$ T 淋巴细胞）。如果不治疗，HIV 感染会导致严重的免疫功能障碍，最终导致**艾滋病**特有的机会性感染和恶性肿瘤。

自 20 世纪 80 年代初期首次报告"与同性恋相关的免疫缺陷"以来，HIV 已在全世界感染了超过 7500 万人，约有 3500 万人死于 HIV 相关并发症。2015 年，15 ～ 49 岁人群的估计艾滋病病毒感染率为 0.8%，从西太平洋的 0.1% 到撒哈拉以南非洲的 4.4%。在美国，每年新发感染超过 50 000 例，其中男男性行为者的感染人数最多。

目前已知两种类型的艾滋病病毒，即 HIV 1 型和 HIV 2 型；然而，HIV 1 型的毒性和传播性更强，几乎是美国所有 HIV 感染病例的罪魁祸首。因此，HIV 1 型是本章的重点。

病理生理学

HIV 感染特定的体液（血液、精液、预射精液、直肠液、阴道分泌物和母乳），并通过接触黏膜组织或直接接种到血液中传播。

HIV 对数种免疫细胞具有嗜性：CD4$^+$ T 淋巴细胞、单核细胞、巨噬细胞和树突状细胞。多数情况下，新的感染源于病毒嗜巨噬细胞（图 123.1）。HIV 包膜糖蛋白 gp120 与巨噬细胞 CD4 受体和 CCR5 趋化因子辅助受体结合，诱导 HIV 跨膜蛋白 gp41 的构象变化，促进融合并随后进入宿主细胞。有些人缺乏 CCR5 受体，几乎完全可以防止感染 HIV。

一旦进入宿主细胞，单链 HIV 核糖核酸（RNA）就会反转录为脱氧核糖核酸（DNA），随后整合到宿主基因组中。然后宿主细胞转录病毒 DNA 以产生 RNA，后者随后翻译成 HIV 蛋白质。RNA 和蛋白质组装形成未成熟的病毒粒子。这些病毒粒子从宿主细胞中释放出来并进一步成熟，包括通过病毒蛋白酶将多蛋白裂解为成熟的蛋白质。

然后感染扩散到淋巴结，病毒在此进一步复制并播散到血液和淋巴组织中。即使最初外周 T 细胞计数正常，肠道相关淋巴组织（GALT）仍会耗尽。GALT 的丧失会导致相对免疫缺陷，并且可能改变肠黏膜功能，增加肠道菌群移位，从而产生 HIV 感染典型的慢性免疫激活。

最初的黏膜感染和病毒血症之后，进入感染的慢性期和临床潜伏期，其特征是淋巴结和其他淋巴组织中的持续病毒复制。随着时间推移，CD4$^+$ 细胞的逐渐消耗和 HIV 病毒载量的增加会造成免疫缺陷 / 失调状态，其与机会性（AIDS 典型的感染和恶性肿瘤）和非机会性并发症（心血管疾病、实体瘤、肾病等）相关。

当患者发生特定的**机会性感染**（参见框 123.1 和第 124 章了解更多详细信息）或 CD4 计数降至 < 200/μl 时，即可诊断 AIDS。

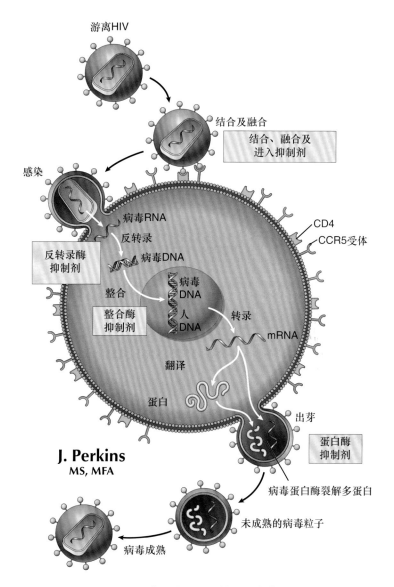

图 123.1 HIV 生命周期及抗反转录病毒药物作用机制

DNA，deoxyribonucleic acid，脱氧核糖核酸；mRNA，messenger RNA，信使 RNA；RNA，ribonucleic acid，核糖核酸

危险因素

HIV 主要通过性接触传播，但也可以通过直接接触血液（即静脉吸毒或输血）传播和垂直传播（即分娩和母乳喂养）。与医疗保健相关的暴露风险很小。没有证据表明通过偶然接触会传播艾滋病病毒。感染风险最大的是男男性行为者、商业性工作者、变性人、静脉吸毒者、艾滋病病毒阳性母亲的婴儿和因犯。

临床表现、评估和诊断

急性 HIV 感染通常会在病毒感染后 3～6 周引起单核细胞增多症样综合征（称为**急性反转录病毒综合征**）。初始症状通常包括发热、淋巴结肿大、咽炎、皮疹和肌痛。体格检查结果同样缺乏特异性，但有时会发现痛性皮肤黏膜溃疡和肝脾大。症状通常持续至少 1 周，但也可能持续更长时间。急性感染期间很少重叠发生使临床表

框 123.1 艾滋病典型的机会性并发症

- 细菌感染，多发性或复发性[a]
- 支气管、气管或肺念珠菌病
- 食管念珠菌病[b]
- 宫颈癌，侵袭性[c]
- 球孢子菌病，播散性或肺外
- 隐球菌病，肺外
- 隐孢子虫病，慢性肠道性（持续＞1个月）
- 巨细胞病毒病（肝、脾或淋巴结以外部位），发病年龄＞1个月
- 巨细胞病毒性视网膜炎（伴视力丧失）[b]
- 脑病，艾滋病病毒相关
- 单纯疱疹：慢性溃疡（持续＞1个月）或支气管炎、肺炎或食管炎（发病年龄＞1个月）
- 组织胞浆菌病，播散性或肺外
- 等孢子菌病，慢性肠道性（持续＞1个月）
- 卡波西肉瘤[b]

- 淋巴样间质性肺炎或肺淋巴样增生复合体[a, b]
- 淋巴瘤，伯基特（或等效术语）
- 淋巴瘤，免疫母细胞性（或等效术语）
- 淋巴瘤，脑部原发性
- 鸟分枝杆菌复合体或堪萨斯分枝杆菌，播散性或肺外[b]
- 任何部位的结核分枝杆菌，肺[b, c]、播散性[b]或肺外[b]
- 其他菌属或不明菌属的分枝杆菌，播散性[b]或肺外[b]
- 耶氏肺孢子菌肺炎[b]
- 肺炎，复发性[b, c]
- 进行性多灶性白质脑病
- 沙门菌败血症，复发性
- 脑弓形虫病，发病＞1个月[b]
- 由 HIV 引起的消耗综合征

[a] 仅在＜13岁的儿童中（疾病控制和预防中心：1994年修订的13岁以下儿童人类免疫缺陷病毒感染分类系统，MMWR 43［RR-12］，1994）

[b] 可能被推定诊断的病症

[c] 仅在≥13岁的成人和青少年中（疾病控制和预防中心：1993年修订的 HIV 感染分类系统和扩大的青少年和成人 AIDS 监测病例定义，MMWR 41［RR-17］，1992）

来源：Schneider E，Whitmore S，Glynn KM，et al：Revised surveillance case definitions for HIV infection among adults，adolescents，and children aged ＜ 18 months and for HIV infection and AIDS among children aged 18 months to ＜ 13 years—United States，2008，*MMWR Recomm Rep* 57（RR-10）：1-12，2008.

现复杂化的机会性感染。

由于急性 HIV 感染患者可能还没有产生病毒抗体，因此诊断测试选择针对 HIV 抗体 /p24 抗原的第四代联合免疫分析和 HIV1 RNA 定量实时聚合酶链反应（PCR）。如果这些初始测试呈阴性但发生了高风险暴露，则应在 1 ～ 2 周后重复测试。

尽管可以在等待结果期间开始经验性**抗反转录病毒治疗（ART）**，但阳性检测通常提示进行基因型耐药检测。所有新诊断患者的其他实验室检查应包括病毒载量定量、**CD4 计数**、全血细胞计数、全面代谢指标、空腹血脂和尿液分析。还应筛查其他性传播感染和潜伏性结核。在 ART 的前 3 个月内应密切随访这些实验室指标以确保其安全性和有效性，然后在病毒载量无法检测且 CD4 计数恢复正常后定期重新评估。

治疗

美国卫生与公众服务部（DHHS）建议对所有 HIV 感染者（无论其 CD4 计数如何）启动无限期 ART，以降低 HIV 感染发病率并降低其将疾病传播给他人的风险。DHHS 指南还强调了对患者进行 ART 教育和审查优化依从性策略的重要性。由于有效的 ART 需要患者的持续努力，因此他们有必要参与开始治疗的决策。

HIV 治疗的目标是维持病毒抑制，同时将耐药风险降至最低。大多数方案使用来自两个不同类别的三种药物（表 123.1），以两种核苷类反转录酶抑制剂（通常为替诺福韦 / 恩曲他滨或阿巴卡韦 / 拉米夫定）作为主要药物，并联合蛋白酶抑制剂（达芦那韦）或整合酶抑制剂（多替拉韦、埃替拉韦或拉替拉韦）。利托那韦和考比司他都是 CYP3A4 的强效抑制剂，通常用于提高某些抗反转录病毒药物的血药浓度。应通过检查

表 123.1 抗反转录病毒药物

类别	商品名	通用名
核苷类反转录酶抑制剂（NRTIs）	Emtriva	恩曲他滨（FTC）
	益平维	拉米夫定（3TC）
	立妥威	齐多夫定（ZDV）[也称为叠氮胸苷（AZT）]
	威泰	去羟肌苷（ddI）
	韦瑞德	富马酸替诺福韦二吡呋酯（TDF）
	赛瑞特	司他夫定（d4T）
	赛进	硫酸阿巴卡韦（ABC）
组合核苷类反转录酶抑制剂	双汰芝	拉米夫定、齐多夫定
	Epzicom	阿巴卡韦、拉米夫定
	三协唯	阿巴卡韦、拉米夫定、齐多夫定
	舒发泰	富马酸替诺福韦二吡呋酯、恩曲他滨
非核苷类反转录酶抑制剂（NNRTIs）	恩临	利匹韦林
	Intelence	依曲韦林
	Rescriptor	地拉韦啶
	Sustiva	依法韦伦
	维乐命	奈韦拉平
蛋白酶抑制剂	Aptivus	替拉那韦（TPV）
	佳息患	茚地那韦（IDV）
	因服雷	沙奎那韦（SQV）
	克力芝	洛匹那韦和利托那韦（LPV/RTV）
	Lexiva	膦沙那韦钙（FOS-APV）
	诺韦	利托那韦（RTV）
	Prezista	地瑞那韦（DRV）
	Reyataz	硫酸阿扎那韦（ATV）
	Viracept	甲磺酸奈非那韦（NFV）
融合抑制剂	恩夫韦	恩夫韦地（T20）
进入抑制剂	善瑞	马拉韦罗（MVC）
整合酶抑制剂	艾生特	拉替拉韦
	特威凯	多替拉韦
	Vitekta	埃替拉韦（EVG）
多类联合治疗	Atripla	依非韦伦、恩曲他滨、富马酸替诺福韦二吡呋酯
	康普莱	恩曲他滨、利匹韦林、富马酸替诺福韦二吡呋酯
	Evotaz	硫酸阿扎那韦、可比司他
	普泽力	考比司他、达芦那韦
	Stribild	埃替拉韦、可比司他、恩曲他滨、富马酸替诺福韦二吡呋酯

来源：U.S. Food & Drug Administration：Antiretroviral drugs used in the treatment of HIV infection. https://www.fda.gov/patients/hiv-treatment/antiretroviral-drugs-used-treatment-hiv-infection.

病毒载量来监测应答。ART 开始后 3 ～ 4 个月持续检测到病毒通常表明治疗失败，应在改变治疗方案前进行耐药性测试。

已知暴露于 HIV 的个体应立即开始为期 4 周的三药暴露后预防，同时进行连续检测（在暴露时以及在 6 周、12 周和 6 个月时再次进行，尽管这些间隔根据所使用的特定检测可能会有所不同）。

筛查和预防

美国预防服务工作组建议所有 15 ～ 65 岁的人至少接受一次 HIV 检测，对高危人群进行更频繁的检测。疾病控制和预防中心建议使用第四代抗原 / 抗体测试进行筛查。阳性结果后应进行 HIV1/HIV2 抗体确证试验。如果抗体测试呈阳性，则确诊。如果为阴性，则应进行核酸扩增试验（NAAT）以评估急性（即抗体阴性）感染。

对于来自高危人群的个体，例如男男性行为者、注射吸毒者和 HIV 感染者的伴侣，建议每天使用替诺福韦恩曲他滨进行**暴露前预防**（PrEP）。越来越多的证据表明，在依从性好的患者中，暴露前预防通常安全且有效。

第 124 章

人免疫缺陷病毒 / 获得性免疫缺陷综合征：常见的机会性感染

ERIC J. BURNETT　著

纪童童　译；徐京杭　于岩岩　校

概述

机会性感染（OIs）发生在免疫功能严重受损的患者中，无论是先天性免疫缺陷、营养不良、恶性肿瘤、化疗、免疫抑制药物治疗（即用于预防器官移植排斥）还是人免疫缺陷病毒 / 获得性免疫缺陷综合征（**HIV/AIDS**）。

机会性感染最常发生在 HIV/AIDS 中，在引入有效的**抗反转录病毒疗法**（ART）和标准化 OI 预防之前很常见。然而，如今它们主要发生在无法获得足够照护的人群中。在 HIV 感染中，获得机会性感染的风险主要取决于免疫抑制的程度（通常由 CD4 计数反映）。

球孢子菌病

球孢子菌病是美国西南部的一种地方性真菌感染，既可影响免疫功能正常者，也可影响免疫功能低下者，CD4 计数 < 250/μl 的 HIV 阳性患者的感染风险最大。

尽管球孢子菌病可能具有多种临床表现，但典型表现为肺部感染，导致气促、发热、寒战和咳嗽。晚期 AIDS 患者可能存在本病播散，并出现发热、体重减轻、脑膜炎和皮疹。血清学检测可能有用，但对 HIV 患者通常不可靠；通常需要血液或痰培养来明确诊断。

治疗播散性球孢子菌病时，应用两性霉素 B 直至出现临床改善，然后用唑类抗真菌药（氟康唑或伊曲康唑），总疗程 1 年。不太严重的球孢子菌病，如肺炎，可用氟康唑联合 ART 治疗。

CD4 计数 < 250/μl 且生活在流行地区的患者，如果血清抗体阳性，应每天应用氟康唑预防。如果血清学检测为阴性，则应每年重复一次。

肺孢子菌肺炎

随着 CD4 细胞计数降至 < 200/μl，耶氏**肺孢子菌肺炎**（仍缩写为 PCP 以保持与卡氏肺孢子菌肺炎的先前诊断一致）（图 124.1）的风险增加。患者通常表现为急性或亚急性呼吸困难，通常随后出现发热和干咳。然而，随着疾病的进展，可能发生严重的低氧血症和呼吸衰竭。

PCP 感染的实验室检查结果是非特异性的，但可能包括乳酸脱氢酶水平升高。胸部 X 线片可能显示双肺弥漫性间质浸润，但在病程早期也可能是正常的。CT 影像较敏感，可在临床高度怀疑但胸部 X 线片正常时进行；典型表现为弥漫性磨玻璃样阴影。

诊断的金标准是支气管肺泡灌洗，其敏感性和特异性接近 100%。鉴于与 PCP 感染相关的显著低氧血症，它并不总是可用或可耐受。血清（1，3）β -D- 葡聚糖检测已被研究作为侵入性检测的潜在替代方案，其灵敏度和特异性分别为 95% 和 84%。然而，应该注意的是，其他真菌感染（特别是念珠菌病和曲霉病）也可能导致该检测呈阳性。

PCP 的首选治疗方法是为期 3 周的甲氧苄啶 – 磺胺甲噁唑。对磺胺类药物过敏的患者可以使用静脉注射喷他脒或口服伯氨喹和克林霉素联合治疗 3 周。严重低氧血症［定义为呼吸室内空

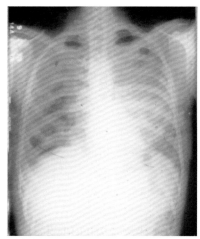

双肺弥漫性浸润

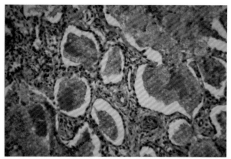

肺间质内淋巴细胞和浆细胞浸润，肺泡内充满泡沫状渗出液

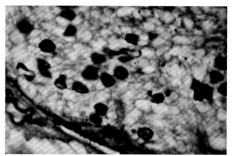

六胺银染色显示肺中的肺孢子菌（黑点）

图 124.1　肺孢子菌肺炎

气时 PaO$_2$ < 70 mmHg 或肺泡-动脉血氧分压差 PO$_2$（A-a）> 35 mmHg］的患者还应接受一个疗程的泼尼松治疗，以减少肺孢子菌死亡引起的肺部炎症。

鉴于 PCP 的高风险，CD4 计数 < 200/μl 的 HIV 感染者应预防性使用甲氧苄啶-磺胺甲噁唑治疗。如磺胺过敏，可用阿托伐醌或氨苯砜替代。

组织胞浆菌病

当 CD4 计数 < 150/μl 且患者生活在流行地区，例如俄亥俄州/密西西比河谷、墨西哥南部、中/南美洲和中国时，**组织胞浆菌病**的风险会增加。

组织胞浆菌病可以表现为轻度肺部感染，导致发热和咳嗽，或者表现为更广泛的感染，导致发热、体重减轻、恶心、呕吐和呼吸困难。体格检查可发现肝脾大、淋巴结肿大和皮肤病变。实验室检查显示全血细胞减少是骨髓浸润的表现。

荚膜组织胞浆菌抗原检测是检测组织胞浆菌病最敏感和特异的检测方法，可以用尿液、血清和脑脊液（CSF）进行检测。在晚期艾滋病患者中，尿液检测是最敏感的。尽管培养是诊断的金标准，但结果可能会延迟数周，因此应根据经验开始治疗。

两性霉素 B 是免疫功能严重受损和播散性疾病患者的首选初始疗法。在初始诱导期（通常为 14 天）后，患者可以转用唑类抗真菌药（通常为伊曲康唑），共治疗 1 年。在治疗期间应每 3 个月检查一次抗原水平以评估反应，然后在治疗完成后每 6 ～ 12 个月检查一次。

CD4 计数 < 150/μl 的高流行区患者通常应用伊曲康唑进行预防。

弓形虫病

一旦 CD4 细胞计数 < 100/μl，**弓形虫病**（图 124.2）的风险就会增加。虽然弓形虫病典型表现是脑炎伴肿块样病变，但也可能出现脑外表现（包括肺炎和脉络膜视网膜炎）。脑炎通常表现为发热、头痛和精神状态改变，有时伴有局灶性神经功能缺损或癫痫发作。如果患者没有接

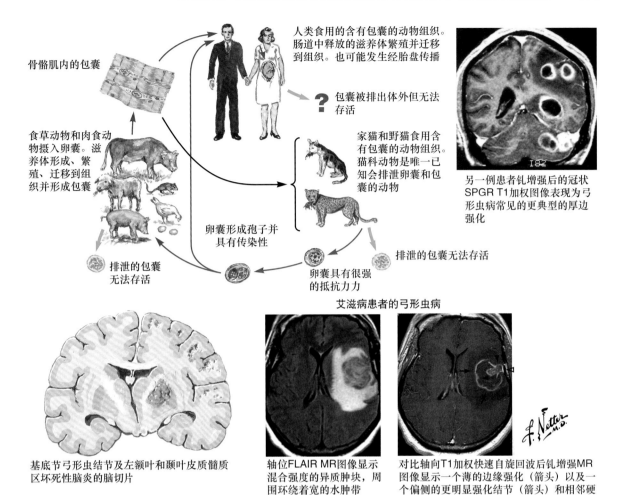

人类食用的含有包囊的动物组织。肠道中释放的滋养体繁殖并迁移到组织。也可能发生经胎盘传播

骨骼肌内的包囊

包囊被排出体外但无法存活

食草动物和肉食动物摄入卵囊。滋养体形成、繁殖、迁移到组织并形成包囊

家猫和野猫食用含有包囊的动物组织。猫科动物是唯一已知会排泄卵囊和包囊的动物

卵囊形成孢子并具有传染性

排泄的包囊无法存活

排泄的包囊无法存活

卵囊具有很强的抵抗力

另一例患者钆增强后的冠状 SPGR T1 加权图像表现为弓形虫病常见的更典型的厚边强化

基底节弓形虫结节及左额叶和颞叶皮质髓质区坏死性脑炎的脑切片

艾滋病患者的弓形虫病

轴位 FLAIR MR 图像显示混合强度的异质肿块，周围环绕着宽的水肿带

对比轴向 T1 加权快速自旋回波后钆增强 MR 图像显示一个薄的边缘强化（箭头）以及一个偏侧的更明显强化结节（箭头）和相邻硬脑膜强化（空心箭头）

图 124.2　弓形虫病
SPGR，损坏的梯度

受足够的预防、有持续的临床综合征、弓形体免疫球蛋白 G（IgG）抗体阳性，并且脑部影像学显示多个环状增强病变，通常可以推定诊断。弓形虫病的明确诊断需要脑活检，尽管这通常仅在患者对适当的抗生素治疗没有反应时才进行。

弓形虫病的首选治疗是应用乙胺嘧啶和磺胺嘧啶 6 周。如果治疗开始后 2 ~ 3 周影像监测显示病灶消退不完全，则应进一步延长疗程。如果患者对磺胺类药物过敏，可以用克林霉素代替磺胺嘧啶。

CD4 计数 < 100/μl 的 HIV 感染患者应接受弓形虫病预防。可选方案包括甲氧苄啶-磺胺甲噁唑、氨苯砜加乙胺嘧啶或阿托伐醌加乙胺嘧啶。

隐孢子虫病

隐孢子虫是一种水源性寄生虫，可在免疫功能低下和免疫功能正常的宿主中引起胃肠炎。肠道隐孢子虫病表现为严重的水样腹泻、腹部绞痛、恶心和呕吐。虽然这些症状在免疫功能正常宿主中是自限性的，但在 HIV 阳性患者中可能会持续数周。确诊基于粪便培养或使用粪便多重聚合酶链反应（PCR）。治疗主要是支持性的，主要包括用抗反转录病毒疗法重建免疫系统。在 CD4 计数 < 50/μl 的患者中，病情可能更严重，也可以给予硝唑尼特、巴龙霉素或阿奇霉素。

隐球菌病

新型隐球菌是一种酵母菌，可在严重免疫缺陷（通常 CD4 计数 < 100/μl）的 HIV 感染患者中引起脑膜炎、肺炎和播散性疾病。隐球菌性脑膜炎的临床表现可能与弓形虫脑炎相似，可引起发热、精神状态改变和局灶性神经功能缺损。如果颅脑影像未显示占位性病变，则应考虑诊断。应进行腰椎穿刺以评估脑脊液细胞增多情况（严重免疫抑制时可能不存在）、直接观察酵母（使用**印度墨汁**胶囊染色）以及评估脑脊液隐球菌抗原，后者敏感性略高于血清化验。

对于隐球菌性脑膜炎，首选的治疗方法是两性霉素 B 和氟胞嘧啶 2 周，随后大剂量氟康唑 8 周，最后是小剂量氟康唑，共治疗 1 年。对于孤立的肺部疾病，氟康唑单药治疗可能是合适的。

巨细胞病毒

巨细胞病毒（CMV）感染通常发生在 CD4 计数 < 50/μl 的患者中。临床表现的范围可以从非特异性病毒综合征到器官侵袭性疾病，包括脑炎、脉络膜视网膜炎、肺炎、食管炎、结肠炎和肝炎。可以使用定量血清 PCR 检测确认感染。

传统上，侵袭性艾滋病相关 CMV 疾病最常见的表现是脉络膜视网膜炎，表现为视力下降、飞蚊症和视野丧失。眼科检查通常显示血管周围出血和渗出。治疗方案取决于疾病的严重程度，包括口服缬更昔洛韦或静脉注射更昔洛韦、膦甲酸或西多福韦。

食管炎通常表现为吞咽痛，而结肠炎则表现为血性腹泻。两种情况均通过显示 CMV 包涵体而确诊。治疗用药是更昔洛韦或膦甲酸。

肺炎表现为呼吸困难、干咳和发热。胸部 X 线检查可能显示弥漫性间质浸润。优选的治疗是更昔洛韦。器官侵袭性和（或）难治性 CMV 疾病可辅以 CMV 特异性免疫球蛋白治疗。

通常不对 HIV 感染患者进行 CMV 常规预防，因为缬更昔洛韦和更昔洛韦可能会导致骨髓抑制；然而，实体器官移植受者常规进行 CMV 预防。

鸟分枝杆菌复合物

鸟分枝杆菌复合体（MAC）感染通常发生在 CD4 计数 < 50/μl 的患者中，并引起非特异性症状，包括发热、寒战、盗汗、腹泻和体重减轻。实验室异常也是非特异性的，通常包括贫血（由于骨髓浸润）、碱性磷酸酶升高（由于肝浸润）和乳酸脱氢酶升高。MAC 通过培养出病原体而诊断，通常标本是血液，但有时来自淋巴结或骨髓。首选的治疗是克拉霉素和乙胺丁醇。也可以添加利福布汀以提高标准方案的疗效。CD4 计数 < 50/μl 的患者通常使用大环内酯类抗生素（即阿奇霉素或克拉霉素）进行预防。

第 125 章

消化系统解剖概述

MONICA SAUMOY · YECHESKEL SCHNEIDER 著

张 璐 译；戴 芸 校

概述

消化系统是由多个器官连接而成的起于口腔止于肛门的连续性管道系统，全长跨越包括喉、颈、腹部等多个体腔。消化系统包括**空腔脏器**和非空腔脏器。**空腔脏器**包括食管、胃、小肠（十二指肠、空肠、回肠）、大肠（盲肠、升结肠、横结肠、降结肠和乙状结肠）和直肠。**非空腔脏器**包括肝、胆囊和胰腺。

食管

食管起于颈部，跨越横膈，连接口咽部和胃（图 125.1）。在喉部，食管走行于气管和心脏后方。食管最远端位于腹部。下食管括约肌由环行平滑肌组成，静息时处于关闭状态，以防止胃内容物反流进入食管。当食团在食管蠕动的推动下前行时，下食管括约肌开放以便食团进入胃内。

胃

胃是一个"J"形的肌肉器官，起于胃食管（gastroesophageal，GE）连接部，延伸至幽门，在此与十二指肠（小肠的第一段）连接（图 125.2）。胃通过容受性舒张容纳进入胃内的食物。胃的主要功能是通过机械研磨和胃酸作用将食物转化为食糜，启动消化过程。

胃有两个弯曲：位于上部的胃小弯和位于下部的胃大弯。胃可分为多个部分：贲门（位于 GE 连接部）、胃底（靠近贲门的盲囊）、胃体（胃的最大部分）、胃窦（胃体和幽门之间的部分）和幽门（胃和十二指肠连接的部分）。

胃的血供来源于腹腔干。腹腔干发出胃左动脉、胃右动脉分支供应胃小弯，发出胃短动脉供应胃底，发出胃网膜左动脉和胃网膜右动脉供应胃大弯。

小肠

十二指肠

十二指肠是小肠的第一段。这段长约 12 英寸的"C"形肠段可分为四个部分：球部、降部、水平部和升部（图 125.3）。球部位于腹膜内，其他三个部分都位于腹膜后间隙。十二指肠大乳头（Vater 壶腹开口处）位于降部，由胆总管和胰管汇合而成。部分人还存在由副胰管开口于降部而形成的十二指肠小乳头。

十二指肠黏膜向腔内凸起指状结构形成小肠绒毛，大大增加黏膜面积，有利于消化、吸收。十二指肠黏膜下还分布有大量布氏（Brunner）腺。

十二指肠上部接受胃十二指肠动脉的分支十二指肠上动脉的血供，其他各部分接受胰十二指肠动脉血供。

位于十二指肠空肠曲的屈氏（Treitz）韧带是区分上、下消化道的标志，在判断消化道出血（见第 11 章）部位时有重要意义。

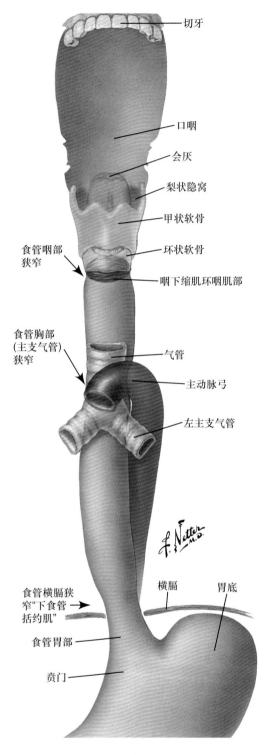

切牙

口咽

会厌

梨状隐窝

甲状软骨

食管咽部
狭窄

环状软骨

咽下缩肌环咽肌部

食管胸部
(主支气管)
狭窄

气管

主动脉弓

左主支气管

食管横膈狭
窄"下食管
括约肌"

横膈

胃底

食管胃部

贲门

图 125.1 食管解剖关系

空肠和回肠

空肠和回肠分别是小肠的第二段和第三段。回肠止于回盲瓣，并在此与盲肠连接。

空肠大部分位于中腹部，而回肠大部分位于下腹部，部分位于盆腔。空肠管腔内径较回肠大，管壁较回肠壁厚。空肠血供较回肠更为丰富，因此外观较红。空肠快速蠕动频率也较回肠更高。此外，空肠黏膜中有毛细淋巴管，即乳糜管，而回肠黏膜下层有更多的淋巴结，即派氏斑（Peyer patches）。

空肠和回肠均接受肠系膜上动脉的血供，肠系膜上动脉穿过肠系膜抵达肠道，在肠系膜内形成动脉弓，其末梢动脉为肠道供血，动脉梗阻可导致肠缺血坏死。

结肠

结肠的主要功能是吸收水分和电解质。结肠由多个部分组成，包括盲肠、升（右半）结肠、横结肠、降（左半）结肠和乙状结肠（图 125.4），管腔内径从升结肠到乙状结肠逐渐缩小。

结肠壁平滑肌层由纵形肌和环形肌组成。纵形肌长度较结肠的长度短，这使得结肠形成许多囊状结构，即结肠袋。结肠系膜面有许多脂肪囊，即肠脂垂。

大肠的第一段盲肠位于右下腹，是紧邻回盲瓣的一个盲袋结构。从盲肠延伸出的阑尾是一个富含淋巴组织的残留器官。阑尾的血供来自回结肠动脉的分支阑尾动脉。

升结肠起自回盲瓣，沿腹部右侧延伸至结肠肝区，在此与横结肠连接。横结肠延伸至结肠脾曲与降结肠连接。降结肠沿腹部左侧延伸至乙状结肠，乙状结肠转向腹部正中，在盆腔与直肠连接。升结肠和大部分降结肠位于腹膜后间隙，横结肠和乙状结肠则位于腹膜内。

结肠的血供来源于肠系膜上动脉（供应盲肠、阑尾、升结肠、近端横结肠）和肠系膜下动脉（供应远端横结肠、降结肠、乙状结肠）。结

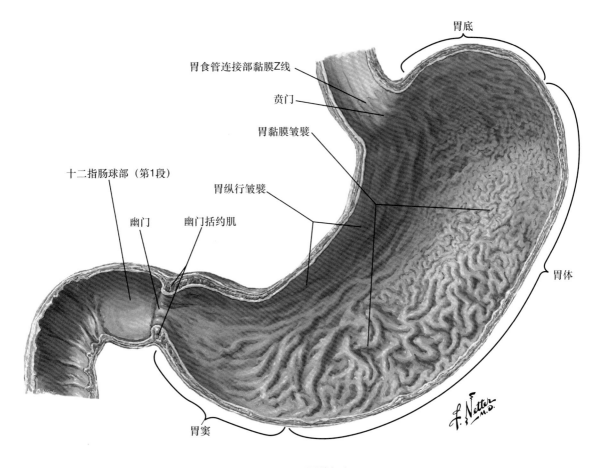

图 125.2 **胃的解剖**

肠静脉血回流至肠系膜上静脉和肠系膜下静脉。肠系膜上静脉和脾静脉汇入门静脉。肠系膜下静脉可汇入脾静脉、肠系膜上静脉或门静脉。

直肠、肛管、肛门

直肠、肛管和肛门是胃肠道的终末部分（图125.5）。肛直肠线与耻骨直肠肌和直肠的连接部处于同一平面，有时很难分辩。直肠腔内有三个直肠横襞，通常两个位于左侧，一个位于右侧，有时位置也可出现变化。直肠的血供来源于肠系膜下动脉的分支直肠上动脉。

肛管延续自直肠，终于肛门。肛管可分为上下两部分，其分界线为位于肛瓣处的齿状线。肛门内括约肌为平滑肌，肛门外括约肌为骨骼肌。

肛管上部血供来源于直肠上动脉，下部血供来源于直肠下动脉。

肝和胆囊

肝位于右上腹，横膈之下，是机体最大的腺体（图 125.6）。肝可分为四叶：右叶、左叶、尾状叶和方叶。左叶和右叶由链状韧带分隔。尾状叶和方叶位于肝下面。肝接受双重血供，其中75% 来自门静脉，25% 来自肝动脉，二者给肝的供氧量相当。胆管的血供主要来自动脉系统，而非门静脉系统。三支肝静脉汇入下腔静脉。

胆囊位于肝后方，主要负责储存和浓缩胆汁。胆囊可分为三个部分：胆囊底、胆囊体和胆囊颈。胆囊底为一盲袋结构，与胆囊体相连。

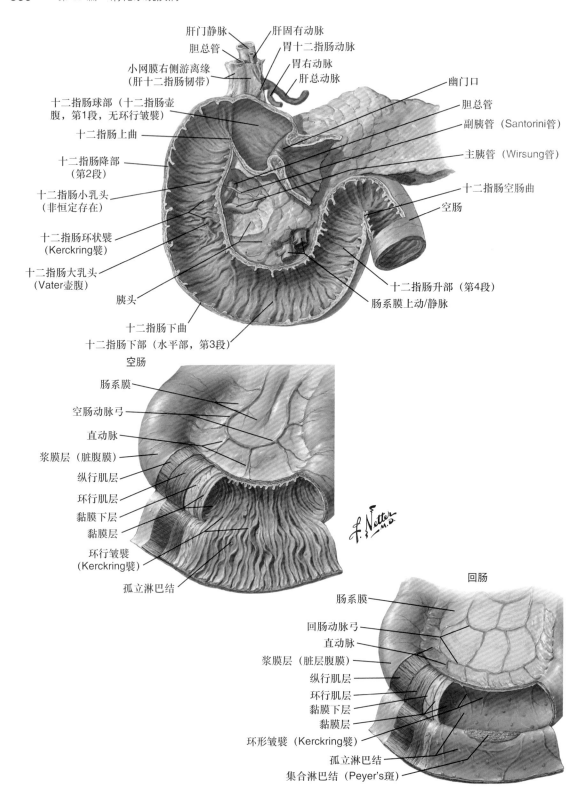

肝门静脉
肝固有动脉
胆总管
胃十二指肠动脉
胃右动脉
小网膜右侧游离缘
（肝十二指肠韧带）
肝总动脉
幽门口
胆总管
十二指肠球部（十二指肠壶
腹，第1段，无环行皱襞）
副胰管 （Santorini管）
十二指肠上曲
主胰管 （Wirsung管）
十二指肠降部
（第2段）
十二指肠空肠曲
十二指肠小乳头
（非恒定存在）
空肠
十二指肠环状襞
（Kerckring襞）
十二指肠大乳头
（Vater壶腹）
十二指肠升部 （第4段）
胰头
肠系膜上动/静脉
十二指肠下曲
十二指肠下部（水平部，第3段）

空肠
肠系膜
空肠动脉弓
直动脉
浆膜层 （脏腹膜）
纵行肌层
环行肌层
黏膜下层
黏膜层
环行皱襞
（Kerckring襞）
孤立淋巴结

回肠
肠系膜
回肠动脉弓
直动脉
浆膜层 （脏层腹膜）
纵行肌层
环行肌层
黏膜下层
黏膜层
环形皱襞 （Kerckring襞）
孤立淋巴结
集合淋巴结 （Peyer's斑）

图 125.3 小肠解剖

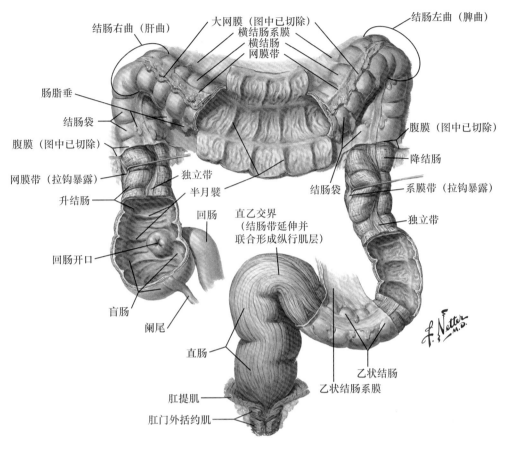

图 125.4　结肠解剖

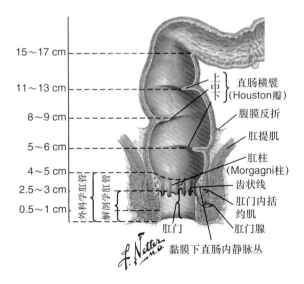

图 125.5　直肠解剖

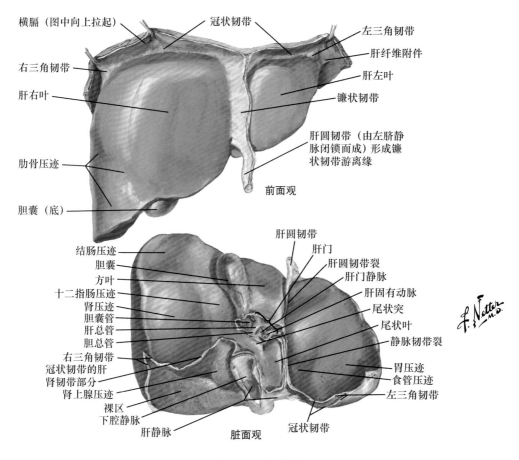

图 125.6 肝解剖

胆囊颈为 "S" 形结构，与胆囊管相连。左右肝管汇入肝总管，肝总管和胆囊管汇入胆总管（common bile duct，CBD）。胆汁在肝细胞内合成后经胆小管和小叶间胆管流至肝管，然后经胆囊管进入胆囊。胆囊受刺激后收缩可将胆汁排入胆总管，然后经 Vater 壶腹排入十二指肠。胆囊的血供来源于胆囊动脉，为肝右动脉分支。

胰腺

胰腺是腹膜后腺体，外观为分叶状，可分为四个部分：头、颈、体和尾部（图 125.7）。胰头与十二指肠毗邻，横贯胰腺全长的胰管在此与胆总管汇合并开口于十二指肠。胰头和胰体通过胰颈相连。胰尾与脾门毗邻。

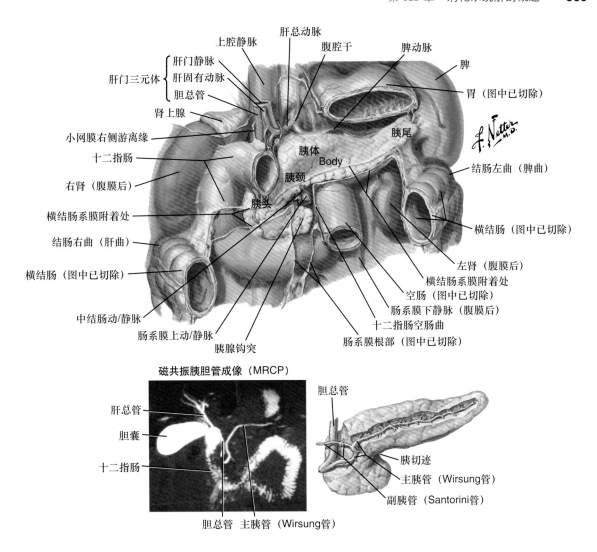

图 125.7 胰腺解剖

第 126 章

消化系统生理概述

MONICA SAUMOY · YECHESKEL SCHNEIDER　著

张　璐　译；戴　芸　校

动力

空腔胃肠管含有的胃肠道肌层可将食物沿口侧向肛侧方向推进，在此过程中对食物进行机械研磨并与消化酶混合。除食管上 1/3 段和肛门外括约肌为横纹肌外，其他消化道肌层均由纵行平滑肌和环行平滑肌组成。

胃肠道动力受多种激素和神经递质调控。乙酰胆碱可诱发平滑肌收缩和括约肌松弛，去甲肾上腺素作用正好相反。血管活性肠肽（vasoactive-intestinal peptide，VIP）可诱发下食管括约肌、胃和胆囊松弛，P 物质则可引起纵行平滑肌和括约肌收缩。

环行平滑肌**收缩**使胃肠道管腔变小，纵行平滑肌收缩则使胃肠道缩短。胃肠道收缩主要有两种形式：**时相性收缩**（收缩持续时间短，并伴随一段时间的松弛）和**紧张性收缩**（收缩持续时间长）。时相性收缩发生在食管、部分胃和小肠，紧张性收缩通常发生在括约肌和回盲瓣。

伴随吞咽动作，上食管括约肌短暂开放以便食团通过。随后食管发生一连串收缩，即蠕动，将食团向下食管括约肌推进，此时下食管括约肌开放，食团进入胃底。胃底随即舒张以容纳食物，这个过程被称为"**容受性舒张**"。随后胃开始收缩，对食团进行机械研磨并与胃酸混合以将食团转变为食糜。

最终，胃将食糜排空至十二指肠进行进一步消化。值得注意的是，由于体积大于 1 mm^3 的颗粒无法通过幽门括约肌，当胃收缩向幽门靠近时，大量食糜会被反向推回至胃内，被进一步研磨。胃排空时间约为 3 小时。胃内容物体积大者较体积小者胃排空快，液体较固体排空快；脂肪可促进**胆囊收缩素**（cholecystokinin，CCK）释放，减慢胃排空，故蛋白质较脂肪排空快；十二指肠扩张、酸和高渗透压可通过交感反射和促胰液素的作用减慢胃排空。

在进食状态，小肠纵行肌收缩产生蠕动波向前推动食糜，环行肌收缩则将食糜和消化酶充分混合。在空腹状态，每 90～120 分钟一次的移行性复合运动（migrating motor complexes，MMC）将胃内容物逐渐推送至结肠。

一旦小肠内容物通过回盲瓣进入结肠就形成粪便。回盲瓣在回肠内容物进入盲肠后收缩，以防内容物反流至回肠。与小肠一样，结肠也通过收缩混合内容物并吸收水分和营养物质，但结肠收缩无法将粪便向前推进。粪便在结肠中的移动主要依靠质量效应，即粪便在结肠内增多后引起结肠扩张并借此向前移动。

直肠被粪便充盈时，直肠壁收缩，肛门内括约肌松弛。一旦直肠内容物体积增加至直肠容量的 25%，机体便出现便意。肛门外括约肌为横纹肌，受自主控制。

食物的消化和吸收

食物的**消化**开始于口腔，在此唾液脂肪酶和唾液淀粉酶开始对脂肪和糖类进行消化。在胃中（图 126.1），壁细胞分泌**内因子**（对维生素 B$_{12}$ 的吸收不可或缺）和**胃酸**（可加速食物分解）。促胃液素、组胺和乙酰胆碱可促进胃酸分泌。促胃液素由胃 G 细胞在受到机械扩张、迷走神经和氨基酸等的刺激后产生。当胃内 pH 达到目

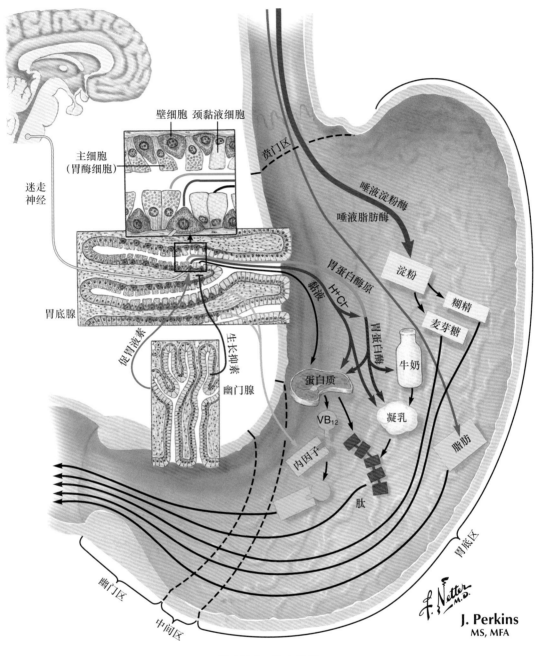

图 126.1　**胃内消化**

标值后，胃 D 细胞释放生长抑素抑制胃酸分泌。胃主细胞分泌的胃蛋白酶原激活后可促进蛋白质消化。

　　食糜自胃进入十二指肠后将被进一步消化和吸收。在十二指肠中（图 126.2），食糜刺激**促胰液素**和 CCK 释放。促胰液素由十二指肠在胃酸和脂肪酸的刺激下产生，可促进胰腺和胆道系统分泌碳酸氢盐，并减少胃酸产生。CCK 由十二指肠和空肠在脂肪酸或氨基酸的刺激下产生，可促进胰酶和碳酸氢盐分泌、胆囊收缩和 Oddi 括约肌舒张。CCK 还可抑制胃排空，这让十二指肠中的食糜有更充分的时间与消化酶进行混合。

　　胰腺受 CCK 刺激后可分泌脂肪酶、淀粉酶和蛋白酶。蛋白酶包括胰蛋白酶、糜蛋白酶、弹

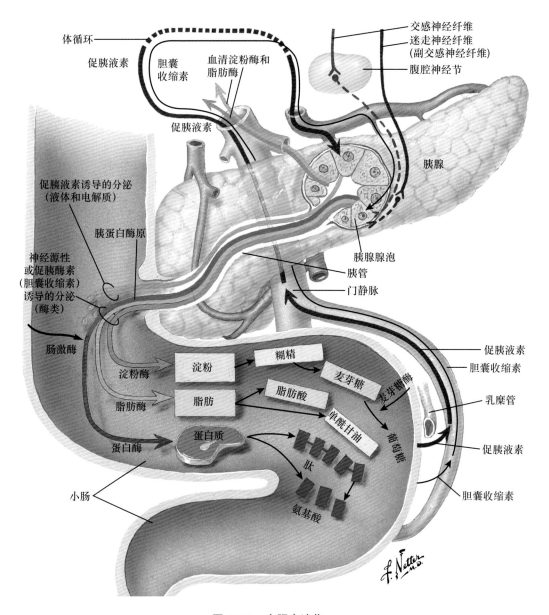

图 126.2　小肠内消化

性蛋白酶和羧基肽酶。蛋白质消化的终产物为氨基酸、二肽和三肽，这些终产物在钠-氨基酸共同转运体以及氢-二肽/氢-三肽共同转运体的作用下被吸收。

　　小肠黏膜向腔内凸起形成小肠绒毛和微绒毛，极大地增加了小肠黏膜表面积，使机体对营养物质、维生素和矿物质的吸收最大化。小肠黏膜刷状缘还有各种可将糖类消化为葡萄糖、半乳糖、果糖等终产物的消化酶（如乳糖酶、蔗糖酶、麦芽糖酶），葡萄糖、半乳糖可通过钠-葡

萄糖、钠-半乳糖共同转运体的作用被吸收，果糖可通过扩散被吸收。

　　脂类由胰腺分泌的脂肪酶和胆囊释放的胆盐、胆红素和胆固醇进行消化。在小肠内，脂类在胆盐和胰酶的作用下被乳化、消化，产生脂肪酸、单酰甘油和胆固醇等终产物。胆盐可将脂肪乳化成微胶粒（小脂肪滴），微胶粒表面亲水而核心疏水，这个特性使得微胶粒可以溶解在食糜中被带至刷状缘。脂类消化终产物可通过扩散直接进入肠细胞，然后重新被酯化为三酰甘油或磷

脂，而后形成乳糜微粒被转运至淋巴管。胆盐在回肠通过钠-胆盐共同转运体被机体重吸收并转运回肝，形成**肠-肝循环**。

水分的吸收

胃肠道每天吸收 8～9 L 液体，其中 1～2 L 经口摄入，其余 6～8 L 由胃肠道自身分泌。大部分水分（6～8 L）在小肠被吸收。剩余 1～2 L 水分中的 90% 在结肠被吸收，余下 150～200 ml 形成粪便。肠道吸收水分的过程是一个被动的过程，依赖于溶质（主要是钠离子）的转运。水钠偶联转运依赖一种特殊的机制：钠离子被吸收进入细胞旁间隙，形成局部高渗透压，然后水分在渗透压梯度的作用下通过跨细胞和细胞旁两条途径被肠黏膜吸收。

第 127 章

贲门失弛缓症

MONICA SAUMOY · YECHESKEL SCHNEIDER 著

张 璐 译；戴 芸 校

概述

贲门失弛缓症是一种以**食管下括约肌**（lower esophageal sphincter，LES）松弛障碍和远端食管失蠕动为特征的原发性食管动力性疾病。该病年发病率约为 1.6/100 000，患病率约为 1/10 000。大部分患者在 25 ～ 60 岁发病。**假性贲门失弛缓症**（继发性贲门失弛缓症）是指由特定原因引起的贲门失弛缓症，如恶性病变或 Chagas 病（南美洲锥虫病），高龄患者出现该病的可能性更大。

病理生理学

贲门失弛缓症发生多因为食管肌间神经丛神经节细胞退行性病变导致 LES 松弛障碍和食管蠕动不良。食管上括约肌（upper esophageal sphincter，UES）在该病中亦可出现张力升高的情况。

原发性贲门失弛缓症神经节细胞退变的原因目前不清楚。有证据表明，潜在的自身免疫功能紊乱可能与肠神经元的受损有关，但确切的原因和机制尚不明确。

假性贲门失弛缓症的主要病因是 Chagas 病和恶性病变。在 Chagas 病中，克氏锥虫感染可导致自主神经元细胞退变、数量减少。在某些恶性病变中，如胃癌，肿瘤细胞可直接侵犯食管神经丛或导致副肿瘤综合征而影响食管动力。

临床表现

贲门失弛缓症的症状常在确诊前数年就出现并逐渐进展。大多数患者的首发症状为胃灼热（烧心），且质子泵抑制剂治疗无效。随着疾病进展，患者逐渐出现对固体和液体食物的吞咽困难。LES 松弛障碍使未消化的食物在食管内潴留、反食，并可导致误吸。由于 UES 的松弛障碍，患者也可出现打嗝困难的表现。

上述症状的影响常导致患者改变饮食习惯，以软食或流食为主，以便食物能通过 LES。患者也可能采取一些方式以帮助食管排空，比如伸展颈部、肩部或大量饮水。因进食改变，患者可能出现体重下降。但如果出现快速的体重下降，应警惕患者症状是否由恶性病变引发的假性贲门失弛缓症所致。

当患者出现吞咽困难和（或）反食表现时，应进行食管钡剂造影和上消化道内镜检查。食管钡剂造影可提供食管运动和排空的实时影像。贲门失弛缓症食管钡剂造影的特征表现为"鸟嘴征"，即 LES 处食管缩窄而近端食管扩张（图 127.1）。随着疾病进展，食管扩张程度逐渐加重，甚至呈乙状结肠样弯曲。上消化道内镜检查可除外是否存在胃食管连接部恶性病变。对无食管机械梗阻征象的患者可进行食管测压以明确是否存在 LES 松弛障碍和远端食管蠕动不良的情况，并除外其他的动力障碍性疾病（如弥漫性食管痉挛）。

按芝加哥分类标准，根据食管测压表现，贲门失弛缓症可分为三型。所有类型的贲门失弛缓症的平均完整松弛压（integrated relaxation pressure，IRP）均升高至 > 15 mmHg。Ⅰ型贲门失弛缓症（经典型）是指食管体部收缩明显减弱，完全无蠕动。Ⅱ型贲门失弛缓症是指间歇性全食管压力升高，需至少 20% 的吞咽可引起全食管压力升高方可诊断。Ⅲ型贲门失弛缓症（痉挛型）是指

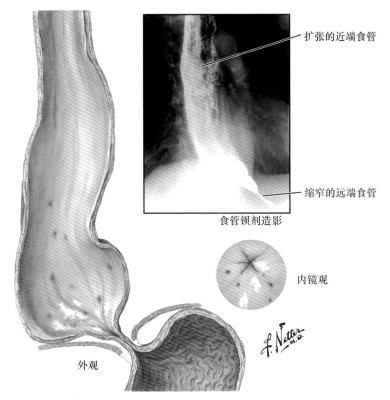

扩张的近端食管

缩窄的远端食管

食管钡剂造影

内镜观

外观

图 127.1　贲门失弛缓症

至少 20% 的吞咽可引起远端食管痉挛性收缩。Eckardt 评分（一种自评量表）可用于贲门失弛缓症严重程度和治疗后症状缓解情况的评估。

治疗

贲门失弛缓症的治疗目标为降低 LES 压力以便食物进入胃内。治疗方式包括药物治疗、内镜治疗和外科手术治疗。

药物治疗

钙通道阻滞剂（如尼非地平）和长效硝酸酯类（如硝酸异山梨酯）能改善平滑肌松弛情况，降低 LES 压力，但无法使症状得到完全缓解，而且不良反应比较常见。

内镜治疗

气囊扩张术可破坏食管环行肌纤维，对 LES 起到机械性扩张作用。但有 1/3 的患者术后仍会复发，其中 LES 肌层较厚的患者术后复发的可能性更大。气囊扩张最严重的并发症是食管穿孔，一旦发生，需要内镜甚至外科手术进行修补。

经口内镜下肌切开术（peroral endoscopic myotomy，POEM）是一项新技术。该技术利用内镜对食管黏膜下层进行剥离以暴露肌层，对肌层进行切割后再闭合黏膜层。大多数患者术后贲门失弛缓症状能得到缓解，但也常合并胃食管反流。

对不适合进行气囊扩张术和 POEM 的患者可选择行内镜下 LES 肉毒毒素注射，这可使 LES 出现短时间麻痹。但有约一半的患者会复发。另外，由于肉毒毒素可使食管肌层出现纤维化，所以患者如再进行肌切开术，手术难度会增大。

外科手术治疗

Heller 肌切开术是利用腹腔镜将 LES 肌纤维切开的外科手术。为防止术后出现胃食管反流，外科肌切开术常和胃底折叠术（用胃上部包围食管下段）同时进行。对终末期和难治性贲门失弛缓症患者可考虑行食管切除术。由于并发症发生率和死亡率较高，该手术仅作为最后的治疗选择。

第 128 章

胃食管反流病和 Barrett 食管

ALEKSEY NOVIKOV · YUNSEOK NAMN　著

张　璐　译；戴　芸　校

概述

　　胃食管反流病（gastroesophageal reflux disease，GERD）是由胃十二指肠内容物反流至食管引发相应症状的慢性疾病。其短期影响包括引发患者的疼痛和不适，长期影响包括导致食管炎、食管瘢痕 / 狭窄、食管溃疡和 Barrett 食管（Barrett esophagus，BE）。BE 是一种癌前状态，在 GERD 患者中发生率为 10% ～ 15%，其诊断需至少存在 1 cm 的食管鳞状上皮化生为柱状上皮。BE 可从肠上皮化生（intestinal metaplasia，IM）进展为轻度异型增生（low-grade dysplasia，LGD）、重度异型增生（high-grade dysplasia，HGD），最终进展为侵袭性腺癌。GERD/BE 相关腺癌发病率逐渐升高，故对有症状患者的治疗和规律随访十分必要（详见第 158 章）

病理生理学

　　GERD 的发病涉及多种因素，包括食管下括约肌（lower esophageal sphincter，LES）结构和功能的完整性、胃酸、食管黏膜防御机制和感觉功能。

　　胃内压超过 LES 压力可导致 GERD 发生（图 128.1）。食管通过膈肌的食管裂孔进入腹腔，使胃食管连接部呈现一定的角度。LES 由至少两种肌肉组织组成：食管环扣形肌纤维形成 LES 环的一部分，剩下部分由胃套索纤维组成。GERD 患者具有远端食管内压力降低、环扣 / 胃套索肌复合体收缩减弱、LES 扩张程度广泛增加、无效食管动力、烟碱刺激时过度松弛等表现。酸性胃内容物（包括胃蛋白酶、胆盐和胰酶）反流至食管可导致食管损伤和炎症。

　　在一些患者中，慢性反流导致食管复层鳞状细胞化生为柱状细胞，即形成 Barrett 食管（图 128.2）。BE 的柱状上皮有三种类型：胃底型、贲门型和肠型（含有杯状细胞）。随着时间的推移，化生可进展为癌变。肠上皮化生者进展为食管腺癌的年发生率为 0.3% ～ 0.5%，是恶变风险最高的化生类型。

危险因素

　　GERD 的危险因素包括：白种人、男性、向心性肥胖、BMI 指数升高、年龄 > 50 岁、吸烟和食管裂孔疝。吸烟可能通过烟碱介导平滑肌舒张引发 GERD。系统性硬化症患者因 LES 压力和食管动力下降常合并 GERD 和 BE。肥胖常因胃内压力升高继而导致 LES 舒张而引发 GERD。食管裂孔疝患者的 GERD 继发于 LES 解剖结构异常。GERD 病程长、未得到有效治疗以及有 BE 家族史者发生 BE 的风险升高。

临床表现、评估和诊断

　　GERD 最常见症状为胃灼热和反流，餐后和平卧位可加重。GERD 患者也可出现其他非典型症状，如恶心、腹胀、慢性咳嗽、哮喘、喉炎和癔球症。GERD 食管外表现多由咽喉部反流（laryngopharyngeal reflux，LPR）所致。该病的鉴别诊断包括消化性溃疡、贲门失弛缓症、胃炎、消化不良和胃轻瘫。

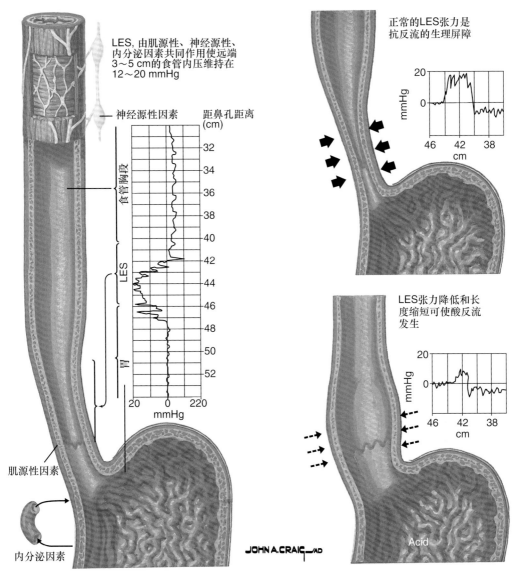

图 128.1　食管下括约肌

经过详细的病史采集和体格检查，在多数情况下可对 GERD 做出初步诊断。对**质子泵抑制剂（proton-pump inhibitor，PPI）**试验性治疗有反应更支持 GERD 的诊断。对 PPI 试验性无反应或有吞咽痛、吞咽困难、呕血、体重下降和缺铁性贫血等报警症状的患者应进行内镜检查以进一步评估食管和胃黏膜病变情况。值得注意的是，即便有胃灼热和反流的症状，内镜检查也可能正常，这时需进行食管 pH 监测和（或）食管测压以进一步明确诊断。

若内镜检查发现胃-食管交界（Z 线）处以上有超过 1 cm 的橘红色黏膜，并且经活检病理证实存在肠上皮化生，则可诊断 BE。食管黏膜异型增生及其程度取决于黏膜中是否存在杯状细胞及细胞结构。BE 的筛查存在一定困难，因为约 50% 的 BE 患者并无任何症状，且反流症状也不能预测 BE 的存在。目前推荐对于病史超过 5 年、无论是否有症状的 GERD 患者，以及有超过 2 个危险因素［包括年龄 > 50 岁、白种人、慢性和（或）频发 GERD、向心性肥胖、目前或既往有吸烟史以及一级亲属有 BE 或食管癌史］的患者进行内镜筛查。

胃-食管交界　　　　　　　　　　　　食管上皮

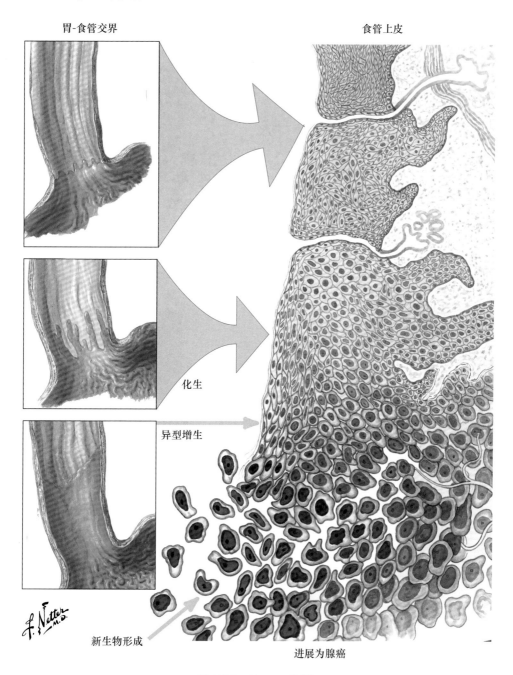

化生

异型增生

新生物形成

进展为腺癌

图 128.2　**Barrett 食管**

治疗

初始治疗应致力于减重、抬高床头和在睡前 3 小时避免进食。也可先予 8 周每天给药 1 次的 PPI 经验性治疗。如果症状持续不缓解，PPI 用药频率可增加为每天 2 次，或加用二线治疗药物，如抗酸药或夜间服用 H$_2$ 受体阻滞剂（histamine receptor antagonists，H$_2$RA）。有接近 73% 的患者尽管 PPI 服药频率已达到每天 2 次，但夜间酸突破仍可使者出现症状，加用二线治疗药物有助于这类患者症状的缓解。

如果内镜检查发现严重的食管腐蚀性病变，应在治疗 8 周后复查内镜评估是否存在 BE，因炎症反应明显时会干扰对 BE 的判断。对 PPI 治疗后症状改善的患者可予低剂量 PPI 维持。长期 PPI 治疗在少数情况下可能与艰难梭菌感染、肺炎、痴呆、肾功能不全、低钙血症、低镁血症和髋部骨折相关。

　　对不愿意接受长期药物治疗、不能耐受药物治疗、药物治疗难以控制症状或有大的食管裂孔疝的患者，可行外科手术治疗。**Nissen 胃底折叠术**（图 128.3）将远端食管进行折叠以防止反流。胃胀气综合征是术后最常见的并发症，发生率为 20%，是由于折叠的胃底将食管包绕过紧所致。其他术后并发症还包括吞咽困难、感染和出血。此外还有一些旨在增加 LES 功能的新型的微创内镜和外科手术用于 GERD 的治疗，如经口无切口胃底折叠术（transoral incisionless fundoplication，TIF）和磁性括约肌增强术。

　　BE 的治疗取决于异型增生的存在与否及其程度。若首次活检病理未发现异型增生，应在 1 年后复查内镜，之后每 3 ~ 5 年复查一次。对存在低度异型增生者应每年复查内镜或进行内镜治疗，对存在高度异型增生者则有必要进行内镜治疗。内镜治疗方式包括：内镜黏膜切除术、内镜黏膜下剥离术、内镜组织消融术、内镜射频消融术和内镜冷冻治疗。这些治疗方式旨在切除或消除发生异型增生的黏膜，并保证上皮的再生能力，降低了发生恶性病变的可能。对内镜切除不完全、腺癌已侵及黏膜下层、已出现淋巴转移和分化程度较差的患者应进行外科手术治疗。

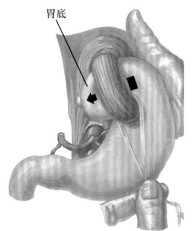

将胃底从食管后方绕过

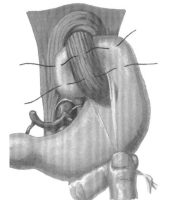

用粗丝线做胃底浆肌层间断缝合，将少量食管壁合并缝合

缝合后，胃底将远端食管360°包绕

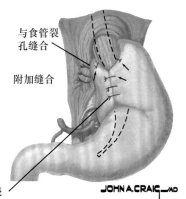

与食管裂孔缝合

附加缝合

图 128.3　**Nissen 胃底折叠术**

第 129 章

消化性溃疡病和幽门螺杆菌

GAURAV GHOSH · SHAWN L. SHAH 　著

许　颖　译；戴　芸　校

概述

消化性溃疡病（peptic ulcer disease，PUD）是指胃和十二指肠黏膜的溃疡，在全球范围内有较高的发病率和死亡率。全球人群中近 2% 患有消化性溃疡，仅在美国每年报道的新发病例就超过 50 万例。

从 20 世纪 80 年代初发现**幽门螺杆菌**后，对消化性溃疡病的认识发生了显著的变化。幽门螺杆菌是一种革兰氏阴性杆菌，与消化性溃疡的发生密切相关。幽门螺杆菌感染胃肠道（gastrointestinal，GI）上皮，是全球广泛流行的病原体之一，在发展中国家造成了沉重的负担。幽门螺杆菌感染通常发生在幼年，并可以在胃酸环境中生存。全球约有超过一半的人口感染幽门螺杆菌，美国的感染率为 30%～40%。值得注意的是，仅有 5%～10% 的幽门螺杆菌感染者会发展为消化性溃疡。

病理生理学和危险因素

消化性溃疡由肉芽组织、纤维组织、纤维样坏死以及覆盖在其表面的坏死碎片构成，溃疡可以深达胃或者十二指肠的肌层（图 129.1）。如果溃疡延伸至浆膜层，则有发生穿孔至腹腔内的风险。如果溃疡侵蚀动脉，可能会发生致命性消化道出血。

许多危险因素可通过增加酸分泌和削弱正常黏膜屏障促进溃疡的发展。最重要的环境因素是幽门螺杆菌感染和**非甾体抗炎药（NSAID）**的使用。

幽门螺杆菌（图 129.2）定植于胃上皮，可以引起显著的免疫反应，从而导致严重的胃炎。此外，幽门螺杆菌尿素酶可以分解尿素产氨，从而影响胃腺体对胃内 pH 的感知，导致促胃液素不适当释放，造成高胃泌素血症，促进泌酸的壁细胞增生以及酸分泌增加。在十二指肠，低 pH 可促进胃上皮化生，从而进一步促进幽门螺杆菌定植。

幽门螺杆菌感染也与胃恶性肿瘤的风险增加有关。幽门螺杆菌的致癌作用机制虽然还不完全清楚，但是细菌的特性、宿主的反应以及环境因素在其中发挥了重要的作用。最终，通过慢性活动性胃炎和萎缩性胃炎的途径，可以发展为胃腺癌。此外，对 T 细胞和 B 细胞的慢性刺激也可以导致胃黏膜相关淋巴组织淋巴瘤（MALT）发生。

NSAIDs 主要通过抑制黏膜环氧化酶（COX）而导致在黏膜防御中发挥核心作用的前列腺素合成减少，从而引起胃黏膜损伤。由于起黏膜保护作用的前列腺素主要由 COX-1 产生，COX-2 选择性抑制剂（如塞来昔布）能减少（但不能消除）黏膜损伤的风险。

吸烟、过度饮酒和情绪应激会增加溃疡发生的风险，但是在没有幽门螺杆菌感染或者 NSAID 使用的情况下，这些因素通常不足以导致溃疡。不常见的消化性溃疡的病因还包括**卓-艾综合征**和危重疾病状态。卓-艾综合征是一种发生于胰腺或者十二指肠的分泌促胃液素的肿瘤，高促胃液素可造成胃酸异常高分泌，导致广泛溃疡形成，并增加出血风险。危重疾病状态（如创伤性脑损伤、严重烧伤、出血、败血症）可以引起应激性溃疡。

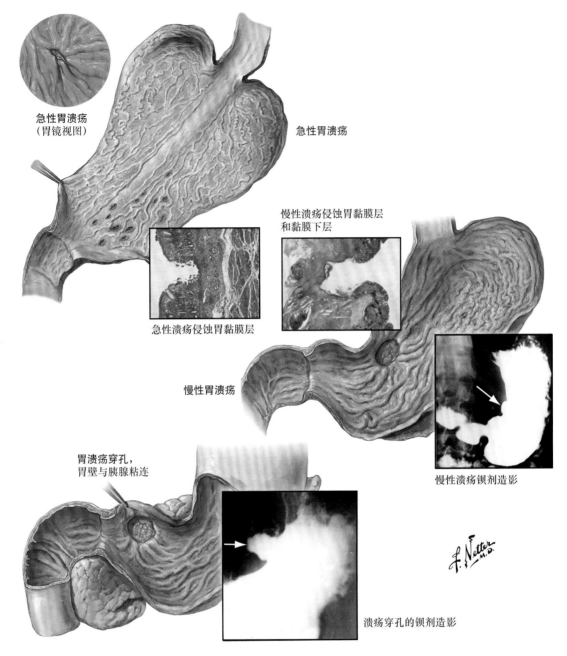

急性胃溃疡
（胃镜视图）

急性胃溃疡

急性溃疡侵蚀胃黏膜层

慢性溃疡侵蚀胃黏膜层
和黏膜下层

慢性胃溃疡

慢性溃疡钡剂造影

胃溃疡穿孔，
胃壁与胰腺粘连

溃疡穿孔的钡剂造影

图 129.1　消化性溃疡病的大体和显微镜下表现

临床表现、评估和诊断

许多消化性溃疡患者，尤其是慢性或者由于 NSAID 诱发的溃疡患者，常无腹痛症状，消化道出血或者穿孔可能是其首发表现。无并发症的消化性溃疡病的主要症状是上腹部钝痛或饥饿感，常伴随恶心和腹胀。通常，胃溃疡患者进食后会因胃酸分泌增加而上腹痛加重。十二指肠溃疡患者进餐后会促使胰腺的碱性分泌物分泌增加，而减轻疼痛。

检测幽门螺杆菌只能使特定人群获益，包括消化性溃疡病、胃癌或者胃 MALT 淋巴瘤的患者。最近，越来越多的指南也推荐对应用小剂量阿司匹林治疗前的患者、需要长期使用 NSAID、

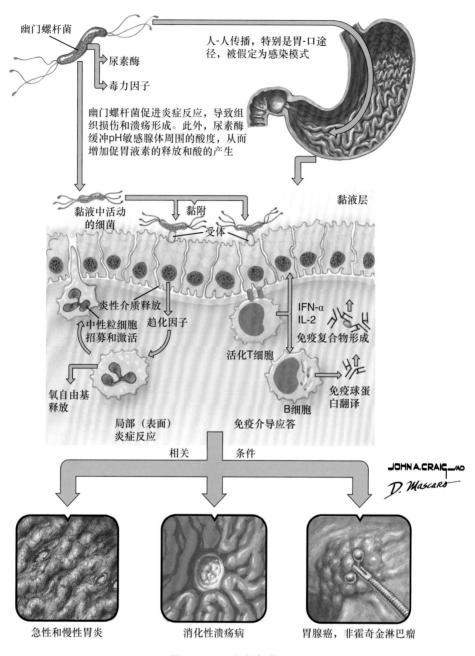

幽门螺杆菌

尿素酶

毒力因子

人-人传播，特别是胃-口途径，被假定为感染模式

幽门螺杆菌促进炎症反应，导致组织损伤和溃疡形成。此外，尿素酶缓冲pH敏感腺体周围的酸度，从而增加促胃液素的释放和酸的产生

黏液层

黏液中活动的细菌

黏附

受体

炎性介质释放

中性粒细胞招募和激活

趋化因子

IFN-α
IL-2

免疫复合物形成

活化T细胞

氧自由基释放

B细胞

免疫球蛋白翻译

局部（表面）炎症反应

免疫介导应答

相关 条件

急性和慢性胃炎

消化性溃疡病

胃腺癌，非霍奇金淋巴瘤

图 129.2 幽门螺杆菌

IFN-α，干扰素 α；IL-2，白介素 -2

缺铁性贫血和特发性血小板减少性紫癜的患者进行幽门螺杆菌检测。

初始检测通常包括 ^{13}C- **尿素呼气试验**或者粪便抗原检测。幽门螺杆菌免疫球蛋白 G（IgG）的血清检测阳性结果并不能区分患者是既往感染还是现症感染。

进行 ^{13}C- 尿素呼气试验时，患者喝下含有 ^{13}C 标记的尿素，幽门螺杆菌中的尿素酶分解尿素后产生 ^{13}C 标记的二氧化碳，可以在呼出的气体中进行检测。该检测方法虽然比较繁琐，但是具有较高的特异性（95% ～ 100%）和敏感性（88% ～ 95%）。值得注意的是，服用质子泵抑制剂（PPI）、H_2 受体阻滞剂（H_2RA）、抗生素和铋剂均可以增加呼气试验以及粪便抗原检测结果假阴性的可能，故应该在检查前停用以上药物至少 2 ～ 4 周。

对于有上腹痛症状、年龄＞ 60 岁、长期使用 NSAID 或者存在报警症状（如新发消化不良、体重下降、难治性恶心或者消化道出血）的患者，推荐进行内镜检查。内镜发现黏膜破损＞ 5 mm，并且上覆纤维蛋白则可以明确消化性溃疡病的诊断。幽门螺杆菌感染可以通过对胃窦和胃体组织活检，然后应用快速尿素酶试验或者免疫荧光法进行检测。对于服用抑酸药物的患者，直接组织学检测或者活检基础上的尿素酶检测优于非侵入性检查。

治疗

PPI 通过选择性阻断壁细胞 H^+-K^+-ATP 酶而减少酸分泌，是预防和治疗消化性溃疡病最有效的药物。PPI 治疗 8 周后，90% 以上的消化性溃疡可痊愈。药物治疗的同时，患者也必须调整潜在危险因素（如停用 NSAID）。

其他药物包括 H_2 受体阻滞剂（较弱的抑酸药物）、米索前列醇（前列腺素类似物，可减少胃酸分泌并通过刺激黏液和碳酸氢盐的分泌增强黏膜防御屏障）、铋剂（可与上皮细胞形成复合物，形成物理屏障）以及硫糖铝（通过与糖蛋白结合，并增加黏液分泌发挥黏膜保护作用）。这些药物可以作为 PPI 的辅助药物或者用于因为潜在副作用不能接受 PPI 治疗的患者。

根除幽门螺杆菌治疗不仅可以改善症状，而且能减少发生胃恶性肿瘤的风险。治疗方案通常包括 PPI 或者 H_2RA 及抗生素，有时可应用铋剂。最近的成人幽门螺杆菌治疗的专家共识推荐不含铋剂的四联疗法（PPI ＋阿莫西林＋甲硝唑＋克拉霉素）或者传统的含铋剂四联疗法（PPI ＋铋剂＋甲硝唑＋四环素）作为一线治疗方案。指南推荐在克拉霉素低耐药的地区保留 PPI 三联疗法（PPI ＋克拉霉素＋阿莫西林或者甲硝唑）。对三次治疗失败的患者的补救治疗方案包含利福布汀或者左氧氟沙星（如 PPI ＋阿莫西林＋左氧氟沙星或者利福布汀）。

由于抗生素耐药性的增加，许多患者尽管接受了根除治疗，仍然持续存在幽门螺杆菌感染，并有发生并发症的风险。因此，推荐治疗后对患者再次进行幽门螺杆菌检测，但目前很少有证据证明其成本效益比。治疗后检测对幽门螺杆菌相关溃疡、持续消化不良、胃 MALT 淋巴瘤及胃癌患者特别有意义。应于治疗结束后至少 4 周对患者进行尿素呼气试验或者粪便抗原检测，以证实其治疗效果。

第 130 章

胆系疾病

ALEKSEY NOVIKOV・YUNSEOK NAMN　著

董锦沛　译；帅晓玮　校

概述

胆道系统是小的肝内胆管和大的肝外胆管汇合而成的复杂网状结构，将肝合成的或储存在胆囊内的胆汁排泌到小肠，促进胆固醇和脂肪的消化。胆汁排泄过程中任何一步出现障碍均可引起**胆汁淤积**。95% 以上的病因是胆囊结石或胆泥，这种疾病在发达国家人群中所占比例达 10% ～ 20%。大部分胆囊结石是无症状的，在腹部超声检查时意外发现，但是出现症状的风险较高，平均每年 2% ～ 2.6%。胆囊结石堵塞胆囊管或胆总管，使胆管平滑肌痉挛可导致**胆绞痛**。持续的梗阻根据结石所在部位可引起**急性胆囊炎**或胆管炎等并发症。

少数情况下，胆管外部受压或胆管固有疾病所致的胆道梗阻也可以引起胆汁淤积。包括胆管、胰腺和胆囊肿瘤、先天畸形、原发性腺瘤和息肉、其他恶性肿瘤的远处转移、慢性自身免疫炎性疾病所致的胆管狭窄 [**原发性胆汁性胆管炎（PBC）和原发性硬化性胆管炎（PSC）**]。

病理生理学

大约 80% 的胆囊结石是胆固醇型结石（图 130.1），主要是由形态细长的胆固醇单水合物结晶和少量磷脂及胆酸组成的混合物。胆固醇分泌增加和（或）胆囊收缩减弱创造了一个易于形成胆固醇单水合物结晶析出和形成微结石的环境，这个过程称为成核现象。

少数为胆色素结石（图 130.1），颜色为黑色或褐色。黑色胆色素（胆红素）结石主要是胆红素结合了一些大分子物质所致，多见于慢性溶血、肝硬化、回肠末端胆固醇吸收障碍和一些遗传疾病，例如 Gilbert 综合征。褐色胆色素（或混合型）结石主要成分是胆红素钙，通常和胆道感染有关。

PBC 是一种慢性进展性自身免疫性疾病，其特点是小叶间胆管逐渐破坏，引起胆汁淤积的症状和体征。淤积的胆汁最终可引起肝硬化和肝衰竭（图 130.2）。PBC 更多见于女性，发生肝细胞癌、甲状腺功能减退、代谢性骨病和贫血的风险增加。PSC 是一种特发性胆汁淤积性疾病，其特点是慢性炎症和大、中胆管纤维化，但是小胆管几乎没有纤维化。和炎症性肠病关系密切，类似于 PBC，PSC 最终也可导致肝衰竭。

危险因素

年轻女性胆囊结石的发病率是男性的 2 倍，在 50 岁以后则无差别。胆囊结石一级亲属发生胆囊结石的风险是普通人群的 4.5 倍。其他主要的危险因素包括人种（美洲原住民、墨西哥裔美国人和北欧人）、年龄、肥胖、体重快速下降、妊娠、使用口服避孕药、全肠外营养（TPN）、头孢曲松和奥曲肽的应用。

临床表现、评价和诊断

胆绞痛是上腹部和右上腹（RUQ）阵发的、严重的疼痛，是由于胆囊结石暂时嵌顿在胆囊管引起的胆囊收缩所致（图 130.3）。当胆囊松弛下来后，结石离开原位或排出，梗阻随之解除。饱

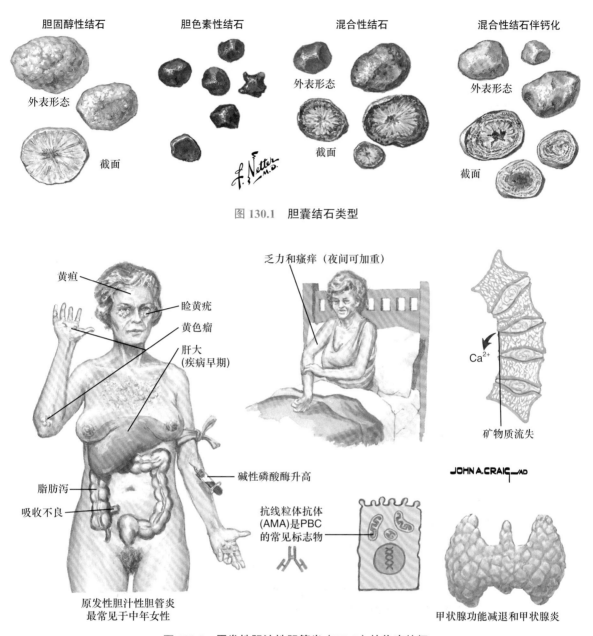

图 130.1　胆囊结石类型

胆固醇性结石　胆色素性结石　混合性结石　混合性结石伴钙化

外表形态　　外表形态　　外表形态

截面　　截面　　截面

黄疸

睑黄疣

黄色瘤

肝大
（疾病早期）

乏力和瘙痒（夜间可加重）

Ca^{2+}

矿物质流失

碱性磷酸酶升高

脂肪泻

吸收不良

原发性胆汁性胆管炎
最常见于中年女性

抗线粒体抗体
（AMA）是PBC
的常见标志物

甲状腺功能减退和甲状腺炎

图 130.2　原发性胆汁性胆管炎（PBC）的临床特征

食及脂肪餐可促进**胆囊收缩素**（一种可以促进肝合成胆汁和胆囊收缩的激素）释放，从而诱发症状。在发作间期，患者可以无症状，实验室检查也可以正常。

　　胆囊管梗阻持续存在时可发生急性胆囊炎，右上腹痛持续时间＞6小时且伴有发热，应怀疑急性胆囊炎（图130.4）。应详细询问病史、危险因素、通过体格检查确定疼痛的部位和特点。主要的诊断手段是右上腹超声（图130.4），支持诊

断的表现为胆囊周围积液、胆囊壁增厚＞3 mm和Murphy征阳性（详见第44章）。实验室检查常见白细胞计数增多，也可见转氨酶和碱性磷酸酶升高，是由于胆囊水肿引起胆总管部分梗阻所致。

　　胆总管结石也可引起右上腹钝痛，和胆绞痛及胆囊炎的症状类似，但是早期就可以出现转氨酶升高，随后还会出现碱性磷酸酶升高及直接胆红素升高＞1.5倍正常上限。可合并存在急性胰腺炎（详见第131章）。鉴别诊断包括胆管囊肿、

突然梗阻（胆绞痛）

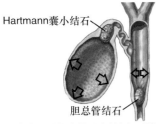

Hartmann囊小结石

胆总管结石

胆囊或胆总管内结石突然梗阻引起腔内压力增加，通过内脏神经传导内脏痛

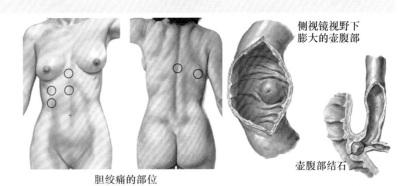

胆绞痛的部位

侧视镜视野下膨大的壶腹部

壶腹部结石

持续的梗阻（急性胆囊炎）

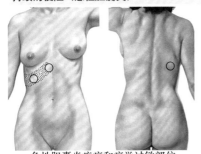

急性胆囊炎疼痛和痛觉过敏部位

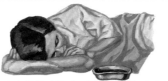

患者躺着不能动，因为震动和呼吸可加重疼痛。常见恶心

胆囊管持续嵌顿的结石可引起胆囊壁缺血和炎症，导致上腹痛或右上腹痛。前列腺素释放增加

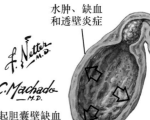

水肿、缺血和透壁炎症

图 130.3　胆绞痛的机制

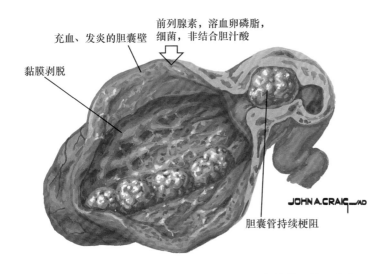

充血、发炎的胆囊壁

前列腺素，溶血卵磷脂，细菌，非结合胆汁酸

黏膜剥脱

浆膜炎症

胆囊管持续梗阻

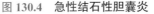

图 130.4　急性结石性胆囊炎

胆泥、支架堵塞（既往做过内镜下胆道操作）或肿物。紧急情况下，右上腹超声可以作为初始的影像学方法，但是如果没有阳性发现，应完善磁共振胰胆管造影（MRCP），诊断胆总管梗阻的敏感性更高。如果高度怀疑是肿瘤引起的梗阻，

应进行腹盆腔增强 CT 或 MRI，可疑病灶可行超声内镜（EUS）下细针穿刺（FNA）。

除了前述的疼痛综合征（详见第 118 章）以外，如果患者合并有发热、血流动力学不稳定和意识障碍，需要考虑到**上行性胆管炎**或梗阻胆管

二重感染的可能。需立即进行诊断性检查确定胆管梗阻的部位，并安排可能的治疗方式，例如内镜逆行胰胆管造影（ERCP）。

　　PBS 和 PSC 患者可出现胆红素升高，尤其是碱性磷酸酶升高更为明显，可合并黄疸、皮肤瘙痒和乏力。PBC 的评估内容包括影像学检查以除外肝外胆管梗阻和完善**抗线粒体抗体**（90% ～ 95% 的患者均阳性）检测。疑诊 PSC 的患者应进行胆管造影，通常行 MRCP 或 ERCP，肝内和肝外胆管可见多发狭窄和扩张。注意 PSC 可合并胆囊结石。肝活检有助于诊断 PBC 或 PSC，但并非必需。

治疗

　　发生胆绞痛后，大部分情况下还会再次发作，且有发生并发症的风险，因此患者应转给外科行胆囊切除术。

　　急性胆囊炎的患者应住院并早期行**胆囊切除术**。虽然 2013 年一篇考科蓝综述发现早期（症状出现后 7 天）和延迟（症状出现后 6 周）行胆囊切除术在死亡率上并无差别，但是早期行胆囊切除术组的手术时间和住院时间更短。不宜行手术的患者可行经皮胆囊造瘘引流减轻胆汁淤积，控制症状。新的内镜技术可经超声内镜引导在扩张的胆囊和邻近的胃或十二指肠之间置入自膨式全覆膜金属支架，起到对胆囊的内引流作用。这项技术的优势包括成功率较高、可有效缓解疼痛和缩短住院时间，但缺乏前瞻性试验评价此方法和经皮穿刺引流方法的优劣。

　　怀疑有上行性胆管炎的患者应进行液体复苏和静脉使用抗生素，并行急诊 ERCP 解除胆管梗阻。确诊胆总管结石的患者应行 ERCP 解除梗阻（图 130.5）。合并胰腺炎但无胆管炎的患者，行 ERCP 的时间甚至 ERCP 的作用均存有争议。

　　PBC 患者应服用熊去氧胆酸（UDCA），这是一种可改善肝功能、延缓疾病进展的无毒胆汁酸，UDCA 无效的患者可使用奥贝胆酸。PSC 的患者使用免疫抑制剂和抗炎药物可轻度获益。UDCA 可改善肝功能，但不能延缓疾病进展。肝外胆管狭窄可行 ERCP 支架置入术。进展期 PBC 或 PSC 患者需要行肝移植评估。

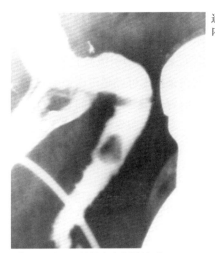

T管造影显示胆总管内嵌顿的结石

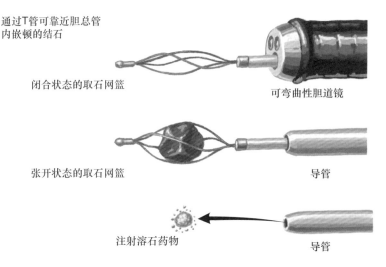

通过T管可靠近胆总管内嵌顿的结石

闭合状态的取石网篮

可弯曲性胆道镜

张开状态的取石网篮

导管

注射溶石药物

导管

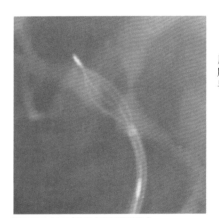

X线平片显示结石在取石网篮内
(逆行方法)

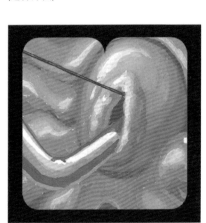

如果不能套取结石,可行壶腹部括约肌切开术取出结石

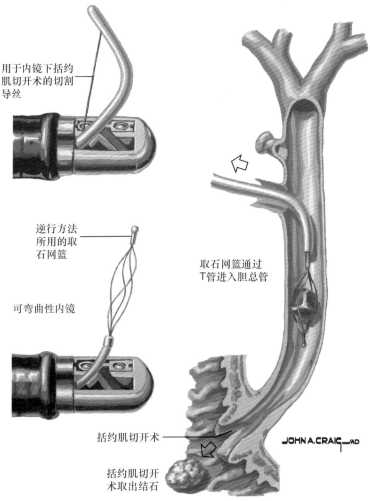

用于内镜下括约肌切开术的切割导丝

逆行方法所用的取石网篮

可弯曲性内镜

取石网篮通过T管进入胆总管

括约肌切开术

括约肌切开术取出结石

JOHN A.CRAIG—AD

图 130.5 胆总管结石的治疗

第131章

急性胰腺炎

MONICA SAUMOY · YECHESKEL SCHNEIDER　著

董锦沛　译；帅晓玮　校

概述

急性胰腺炎是一种胰腺的炎症过程，可引起严重的腹痛。是美国消化疾病住院患者的第三大常见原因，死亡率在 3% ～ 17%。急性胰腺炎最常见的两个病因是**胆囊结石**和**酗酒**，占美国急性胰腺炎患者的 70% ～ 80%。

病理生理学

胰腺分泌各种酶原，在十二指肠激活后消化糖、蛋白质和脂肪。这些酶原如果被提前激活，尤其是胰蛋白酶原，会引起胰腺的自我消化和腺泡细胞损伤，促进细胞因子释放，吸引中性粒细胞和巨噬细胞聚集。随后的炎症会导致急性胰腺炎的症状。严重情况下，炎症可引起出血和坏死，可伴发感染（图 131.1）。

胆源性胰腺炎是胰腺炎最常见的原因。虽然其准确机制不明显，但是壶腹部结石嵌顿可增加胰管内压力，引起胆汁逆流入胰管，激活消化酶，引起炎症瀑布反应。

酒精性胰腺炎的准确机制也不明确，只有一小部分酗酒者出现酒精性胰腺炎。一种可能的机制是胰腺通过无氧酵解的方式代谢酒精（在肝中是有氧方式）。酒精无氧酵解引起脂肪酸乙醇酯积聚，从而引起胰腺炎。另一种可能的机制是酒精可改变细胞膜通透性，破坏细胞内膜稳定，增加溶酶体脆性，使胰腺更易受到损伤。

危险因素

胆源性胰腺炎可由较大的胆囊结石引起，也可以由较小的胆囊结石（胆泥）引起，较小的结石更易引起胆源性胰腺炎。女性发生胆源性胰腺炎的概率更高，这是因为女性更容易发生胆囊结石，但是在胆囊结石的患者中，男性更容易发生急性胰腺炎。总体来说，胆囊结石患者中仅有 3% ～ 7% 发生胰腺炎。与此同时，酒精性胰腺炎通常发生在酗酒多年以后。

其他可以引起胰腺炎的病因和危险因素包括胰管梗阻（例如胰腺或壶腹部肿瘤）、结构异常（例如胰腺分裂、胆总管囊肿）、高三酰甘油血症（血清三酰甘油通常 > 1000 mg/dl）、药物（尤其甲基多巴、氨苯砜、依那普利、呋塞米、异烟肼、美沙拉嗪、甲硝唑、辛伐他汀、磺胺甲噁唑、四环素和丙戊酸钠）、感染（蛔虫、华支睾吸虫、柯萨奇病毒、巨细胞病毒感染和结核）、毒物（有机磷、蝎毒）、内镜逆行胰胆管造影（ERCP）和直接的机体创伤。一些基因突变也和胰腺炎相关，包括 *PRSS1* 突变（遗传性胰腺炎）、*CFTR* 突变（囊性纤维化）和 *SPINK7* 突变（阻断胰蛋白酶抑制剂的反馈机制，易于发生胰腺炎）。

临床表现

典型症状为突然出现的上腹痛，可向后背放射，前屈体位可部分缓解疼痛。常见恶心、呕吐。严重的出血性胰腺炎患者可出现脐周瘀斑（Cullen 征）或胁肋部瘀斑（Grey Turner 征）。

主要的实验室检查包括血清**淀粉酶**和（或）**脂肪酶**升高超过正常上限 3 倍。脂肪酶升高的敏感性高于淀粉酶升高。升高的程度和疾病严重程度无关，变化趋势也不能评价疾病缓解。胆源性

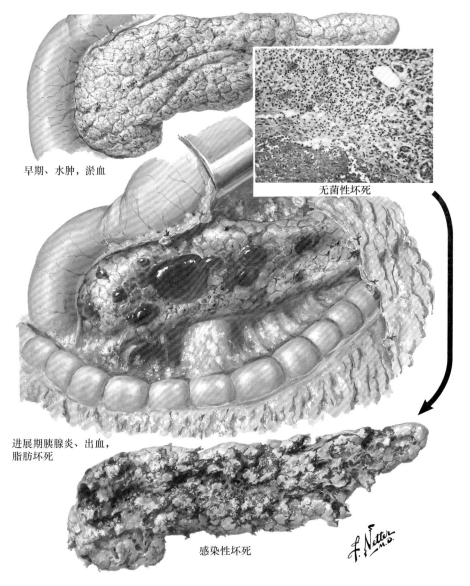

早期、水肿，淤血

无菌性坏死

进展期胰腺炎、出血，
脂肪坏死

感染性坏死

图 131.1　胰腺炎器官损伤的总体表现

胰腺炎可以表现为从胰腺的水肿、淤血到脂肪坏死／出血和感染性坏死

胰腺炎通常早期伴随转氨酶升高，随后可出现结合胆红素和碱性磷酸酶升高。

　　胰腺炎在 CT 或 MRI 上有特征性的炎症表现，例如弥漫性胰腺实质肿大、边缘模糊、腹膜后周围脂肪条索影（图 131.2）。诊断急性胰腺炎影像学并非必需，但是对于重症胰腺炎和治疗后无改善的患者，有助于评价局部并发症，例如胰腺周围液体积聚或包裹性坏死。

　　疾病的危险分层对于分诊和决定患者是否需要住重症监护室是十分重要的。目前有多个评分系统（例如 Ranson 标准、Balthazar、Atlanta、BISAP）。2012 修订版的 Atlanta 标准将胰腺炎分为轻、中、重三型。轻型急性胰腺炎指不伴有器官功能衰竭或其他并发症，如胰腺周围液体积聚、胰腺／胰周坏死。中型急性胰腺炎指存在一过性的器官功能衰竭（例如急性肾损伤，在 48 小时内缓解）或局部并发症。重型急性胰腺炎指存在持续的器官功能衰竭。

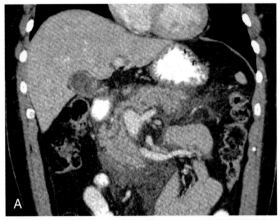

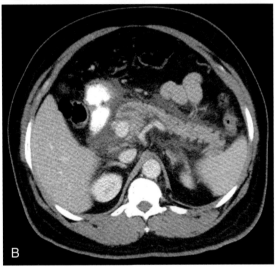

图 131.2 胰腺炎时胰腺水肿和周围器官表现的放射学影像图片

治疗

胰腺炎的初始治疗主要是积极的水化（避免低灌注）、止痛（通常需要肠外途径使用阿片类药物）和肠道休息（避免刺激胰腺分泌）。

胰腺炎引起液体在第三间隙积聚，有效动脉容量不足，因此需要充分水化以降低病死率。进行液体复苏时，**乳酸林格晶体液**优于生理盐水，更不容易引起全身炎症。在第一个 24 小时内，补液量的目标是让患者尿量达到 0.5～1 ml/（kg·h）、红细胞容积下降或血尿素氮（BUN）下降 5 mg/dl（继发于血液稀释）。

中度和重度的胰腺炎患者需要密切观察是否出现全身炎症引起的急性呼吸窘迫综合征（ARDS）。其他潜在的并发症包括低钙血症和低镁血症，这是由于胰酶引起肠系膜脂肪皂化，与这些阳离子发生螯合作用所致。

发热比较常见，如果没有血培养阳性结果、感染性坏死的影像学证据或其他感染的临床证据（例如胆管炎、肺炎），不应该进行经验性抗生素治疗。

患者经过早期的液体复苏以后，需要寻找和治疗引起胰腺炎的潜在病因，以避免再次发作。许多患者需要进行 ERCP，解除结石 / 肿瘤引起的胰管梗阻，或治疗其他原因所致的胰管结构性破坏。另外一些患者，需要去除诱因（例如酒精或药物），以避免再次发作胰腺炎。

随着临床病情的改善，患者可逐渐进流食，然后过渡到低脂饮食，最后恢复正常饮食。中度或重度胰腺炎患者如果数天内无法恢复经口进食，需要考虑置入胃管行肠内营养。

第 132 章

肠易激综合征

ZACHARY SHERMAN · JOSÉPHINE A. COOL · VIKAS GUPTA 著

张　璐 译；戴　芸 校

概述

　　肠易激综合征（irritable bowel syndrome，IBS）是一种常发病于成年早期，以腹痛、**腹胀**、**腹泻**和（或）便秘为表现的胃肠道功能性疾病。IBS在全球范围内流行，影响多达 15% 的人口，患病率因地理位置而不同。发达国家 IBS 发病率相对较高，但因获得医疗服务的难易程度、报道是否充分和社会因素等原因，IBS 给欠发达国家造成的负担可能被低估。IBS 患病率之高使得虽然仅有其中一小部分患者就医，也占到了胃肠专科就诊人数的 25% ～ 50%。

病理生理学

　　IBS 的病理生理学机制目前尚未完全阐明，可能和内脏高敏感、胃肠道动力异常、免疫功能紊乱、肠道菌群失调、小肠细菌过度生长、食物敏感性、家族遗传背景和精神因素等有关。

　　IBS 可分为**便秘型**、**腹泻型**和**混合型**。便秘型 IBS 患者肠道收缩不规律，肠道传输减慢。腹泻型 IBS 患者肠道传输增快，结肠收缩异常增强。二者肠壁痛觉感受器都处于高敏感状态。

　　潜在的社会心理应激可改变肠道运动功能，加重 IBS 症状。例如，应激相关的肾上腺皮质激素释放激素水平升高可引起肠道通透性增加，进而导致结肠动力增强并引起腹痛。

　　近期的研究提示炎症反应也在 IBS 中起到重要作用。研究发现，IBS 患者小肠和结肠中淋巴细胞、肥大细胞数量增多，血浆促炎因子水平升高。通过某些尚未明确的机制，这些免疫细胞可释放介质刺激肠神经系统，引发结肠动力异常和结肠痉挛。

危险因素

　　IBS 的危险因素包括：年龄 < 50 岁、女性、精神疾病和腹部手术史。研究发现 IBS 具有家族聚集性，同卵双胞胎患病率较异卵双胞胎高，但目前尚未明确 IBS 是否有特异的基因和环境危险因素。

临床表现、评估和诊断

　　目前尚无可用于确诊 IBS 的体征、症状或检查。综合考虑患者的各种症状、症状严重程度、病程，并除外其他有相似临床表现的疾病（图132.1）显得尤为重要，比如乳糜泻（见第 133章）、炎症性肠病（inflammatory bowel disease，IBD，见第 134 章）、显微镜下结肠炎、胰腺功能不全、胆汁吸收不良、乳糖不耐受、小肠细菌过度生长和慢性艰难梭菌感染（见第 119 章）。

　　IBS 的腹痛多为阵发性绞痛，常由摄食或情绪应激诱发。排便习惯改变是常见的表现，可为腹泻或者便秘。腹泻型 IBS 患者排便频繁，每次排便量少至中量，常在早晨或餐后排便，排便前有腹部绞痛和排便急迫感。便秘型 IBS 患者粪便为硬球样。

　　其他常见症状包括腹胀、排气增多、消化不良、反流和早饱。如果存在报警征象（如体重下降、直肠出血、实验室检查异常如炎症指标升高、结肠癌或 IBD 家族史），应考虑其他疾病可能。

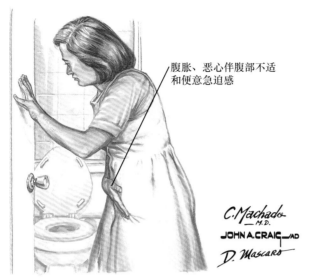

腹胀、恶心伴腹部不适和便意急迫感

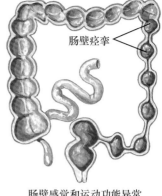

肠壁痉挛

肠壁感觉和运动功能异常导致IBS症状

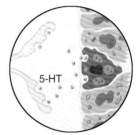

5-HT

可能的原因包括5-HT转运异常、免疫功能紊乱、菌群紊乱

肠易激综合征是因肠道运动增加而引起的以间断发作腹痛、腹泻和便秘为表现的综合征

其他不同的临床表现包括：
(1) 以慢性腹痛和便秘为特征的痉挛性结肠炎
(2) 不伴腹痛的间断发作的腹泻
(3) 腹泻和便秘交替发作

Rome Ⅳ诊断标准	提示非功能性肠病的症状
反复发作腹痛，近3个月每周至少发作1天伴以下两条或两条以上： (1) 排便后腹痛缓解 (2) 腹痛伴排便频率改变 (3) 腹痛伴粪便性状改变	(1) 贫血 (2) 发热 (3) 持续性腹泻 (4) 直肠出血 (5) 重度便秘 (6) 体重下降 (7) 夜间出现胃肠道症状 (8) 胃肠道肿瘤、炎症性肠病或乳糜泻家族史 (9) 首发症状出现在50岁以后

图 132.1　肠易激综合征

目前尚无单一的检查手段可确诊 IBS，需依据 Rome Ⅳ标准对 IBS 作出临床诊断，若患者在近 3 个月每周至少 1 天出现腹痛，同时满足以下至少两条标准即可诊断：排便后腹痛缓解、腹痛伴排便频率改变或腹痛伴粪便性状改变。根据患者的症状，IBS 可分为便秘型（constipation predominant，IBS-C）、腹泻型（diarrhea predominant，IBS-D）和混合型。

多数学者认为 IBS 不是一个排除性诊断，但因为 IBS 症状和其他胃肠道疾病有很大重叠，故应根据患者年龄进行适当的结肠癌筛查。此外，包括全血细胞计数、血清炎症指标（红细胞沉降率或 C 反应蛋白）、粪便钙卫蛋白等在内的实验室检查有助于除外其他疾病。

对 IBS-D 患者应进行结肠镜检查，并在各段结肠随机取活检以除外显微镜下结肠炎。对 IBS-C 患者及可疑存在结肠器质性病变的患者也应行结肠镜检查以明确诊断。

治疗

生活质量不受影响的**轻中度** IBS 患者，可尝试饮食和生活方式调整以改善症状。饮食日记可帮助患者识别最可能引发症状的食物。经验性饮食调整也可能有效。低 **FODMAP** 饮食是指含有可酵解寡糖、双糖、单糖和多元醇量低的食物。更为传统的 IBS 饮食方式包括规律饮食、避免大餐以及减少脂肪、不溶性纤维、咖啡因和产气食物（如豆类、卷心菜和洋葱）摄入。研究显示，调整饮食方式 4 周后，两种饮食方式（低 FODMAP 饮食和传统 IBS 饮食）对减轻 IBS 症状严重程度有相同的效果。症状持续不缓解的患者可减少乳果糖、麸质和纤维摄入量。此外，每周 3～5 天、每天 20～60 分钟的剧烈体力活动也可改善症状。

对**中重度**患者，在生活方式调整的基础上，应予以药物治疗。

对 IBS-C 患者可予聚乙二醇（polyethylene glycol，PEG）、鲁比前列酮和鸟苷酸环化酶激动剂治疗。PEG 是一种不吸收的渗透性泻剂，价格最便宜，最易耐受。鲁比前列酮是一种在局部发挥作用的氯离子通道激活剂，可增加肠道液体分泌。鸟苷酸环化酶激动剂，如利那洛肽，可刺激肠道液体分泌，加快肠道传输。但因其远期效果不明，目前仅用于 PEG 治疗效果不佳的患者。上述这些药物均能改善便秘的情况，鲁比前列酮和利那洛肽对改善腹胀和腹痛更有效。

对 IBS-D 患者可予止泻剂、胆酸螯合剂和 5-HT$_3$ 受体拮抗剂治疗。洛哌丁胺是唯一一种经随机对照临床试验证实可减少 IBS-D 患者排便次数、增加粪便黏稠度的药物，但洛哌丁胺不能改善腹胀和腹部不适。艾沙度林是另一种止泻剂，兼具 μ 阿片受体激动剂和 δ 阿片受体阻滞剂的作用，与安慰剂相比，艾沙度林能有效缓解腹痛，增加粪便黏稠度，但可引起胆道系统功能障碍或饮酒患者发生胰腺炎。

对止泻剂治疗无效的 IBS-D 患者可予胆酸螯合剂以增加结肠传输时间，虽然可有腹胀、胀气、腹部不适和便秘等不良反应，但发生率较低。阿洛司琼是一种 5-HT$_3$ 受体阻滞剂，可用于治疗对其他药物无效的重度女性 IBS-D 患者，一些研究发现该药物对男性患者也同样有效。阿洛司琼可通过作用于内脏传入神经纤维减弱结肠动力，减少结肠分泌。但是由于该药有出现缺血性结肠炎的风险，其使用受到了限制。昂丹司琼也可改善粪便黏稠度、排便频率和便意急迫感，但不能减轻腹痛。

解痉药，如双环维林、莨菪碱和薄荷油，可减轻 IBS 患者腹痛和腹胀。抗抑郁药，如三环类抗抑郁药，可因抗胆碱能特性减慢结肠传输而减轻腹痛。对合并抑郁的 IBS 患者可予选择性 5-HT 再摄取抑制剂（selective serotonin reuptake inhibitors，SSRIs）和 5-HT/去甲肾上腺素再摄取抑制剂（serotonin-norepinephrine reuptake inhibitors，SNRIs）治疗，但无证据显示这两类药物对不合并抑郁的患者是否有效。2 周疗程的利福昔明可减轻患者腹胀和腹泻，虽然后续效果会逐渐减弱，但可持续超过 10 周。

第 133 章

乳糜泻

SHIRLEY COHEN–MEKELBURG · STEPHANIE L. GOLD　著
许　颖　译；戴　芸　校

概述

乳糜泻是一种由于进食膳食麸质（存在于小麦、大麦和黑麦中的一种蛋白质）引起的慢性系统性自身免疫性疾病。全球患病率不断上升，目前统计患病率为 1%，但是由于很多人没有被确诊，因此其实际患病率会更高。

在发达国家，小麦经过大量加工，在饮食上占很大比重，因此乳糜泻造成了较大的负担。患病率最高的是瑞典和芬兰。乳糜泻曾被认为是主要引起年轻人及白人儿童腹泻的一种疾病，但现在发现该病可发生于任何年龄、性别或者种族的人群中。

病理生理学

作为乳糜泻的环境触发因素的麸质，是存在于小麦、大麦和黑麦等多种谷物中的一种蛋白质。麸质中含有一种称为麦胶蛋白的糖蛋白，它会刺激肠上皮细胞释放连蛋白（zonulin），这种蛋白会使上皮细胞间紧密连接松动，使得麸质碎片进入固有层，刺激 IL-15 释放，继而促进上皮内淋巴细胞聚集。

组织转谷氨酰胺酶（TTG）可与麦胶蛋白交联并使之脱去氨酰基，促进其与抗原提呈细胞（APCs）表面的人白细胞抗原（HLA）-DQ 受体结合。HLA-DQ 受体向 T 细胞提呈外源抗原，在自身识别和免疫耐受中发挥重要作用。几乎所有乳糜泻患者都具有 HLA-DQ2 或者 HLA-DQ8 单体型。但是这些单体型也可在正常人群中发现，因此不足以致病。

辅助 T 细胞通过识别抗原提呈细胞结合的麦胶蛋白而激活免疫反应，破坏肠上皮细胞并刺激抗 TTG 抗体的产生。由此可产生不同的组织学表现：从单纯上皮内淋巴细胞增加到完全绒毛萎缩伴上皮细胞凋亡和隐窝增生。

小肠炎症和绒毛缺失可影响小肠的吸收能力，导致吸收不良和营养缺乏。此外，未治疗的或难治性的乳糜泻显著增加非霍奇金淋巴瘤和小肠腺癌的风险，其机制尚不清楚。

临床表现、评估和诊断

乳糜泻的临床表现多变，通常是非特异性的。幼儿常表现为腹泻和发育不良。大龄的儿童腹泻不常见，常因为身材矮小、体重难以增加、贫血或者腹痛就诊。

成人患者可出现多种症状（图 133.1），包括腹胀、腹泻、胃肠胀气、腹鸣（肠鸣音活跃）、排便恶臭和脂肪泻、体重下降、贫血、神经病变、维生素缺乏症、脱发、骨质疏松症和闭经。乳糜泻的胃肠道症状主要与小肠病变所致的吸收不良有关。营养物质尤其是铁、叶酸和维生素如 B_{12}、A、D、E 和 K 的丢失，会导致许多其他并发症。其他少见临床表现包括头痛、共济失调、精神抑郁、焦虑、癫痫、关节炎和血清转氨酶水平轻度升高。

乳糜泻的皮肤表现包括疱疹样皮炎、舌炎、唇裂和口腔炎。疱疹样皮炎是一种典型的水疱状皮疹，分布于小腿、肘部、膝盖和臀部的伸侧。唇裂是指嘴角发炎，会引起发红、干裂或者疼痛。舌炎是指舌头发炎，而口炎是指口咽黏膜的

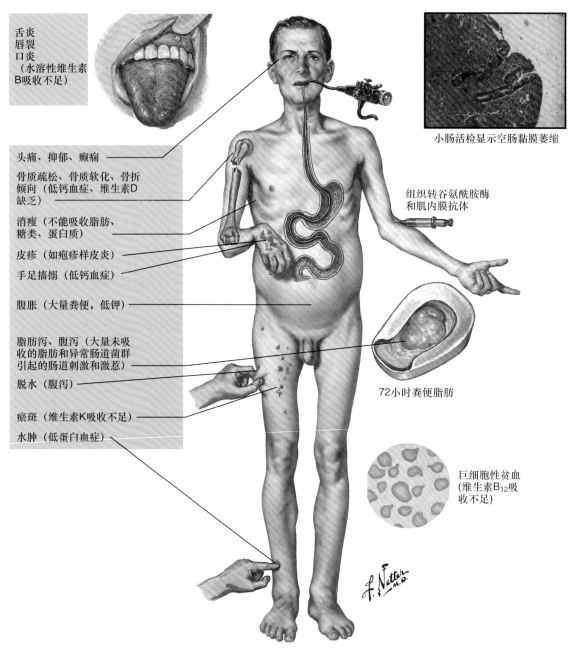

舌炎
唇裂
口炎
（水溶性维生素
B吸收不足）

小肠活检显示空肠黏膜萎缩

头痛、抑郁、癫痫

骨质疏松、骨质软化、骨折
倾向（低钙血症、维生素D
缺乏）

消瘦（不能吸收脂肪、
糖类、蛋白质）

皮疹（如疱疹样皮炎）

手足搐搦（低钙血症）

腹胀（大量粪便，低钾）

脂肪泻、腹泻（大量未吸
收的脂肪和异常肠道菌群
引起的肠道刺激和激惹）

脱水（腹泻）

瘀斑（维生素K吸收不足）

水肿（低蛋白血症）

组织转谷氨酰胺酶
和肌内膜抗体

72小时粪便脂肪

巨细胞性贫血
(维生素B$_{12}$吸
收不足)

图 133.1 乳糜泻

炎症和溃疡。

评估和诊断

目前的指南建议对具有吸收不良症状包括慢性腹泻、不明原因体重下降或者脂肪泻的患者进行诊断乳糜泻相关的检测。对一级亲属患有乳糜泻者，即使无症状也应进行检测。此外，一线治

疗失败的消化不良患者，需要进行上消化道内镜检查时，应进行十二指肠黏膜活检以除外乳糜泻。

对 > 2 岁患者，血清免疫球蛋白 A（IgA）型抗 TTG 抗体检测是首选的筛查方法，其敏感性为 94%，特异性为 97%。对于 IgA 缺乏的患者，血清 IgG 型抗 TTG 抗体和血清去酰胺基麦胶蛋白肽 IgG 抗体可以进行替代检测。对于 IgA

型或者 IgG 型抗 TTG 抗体呈可疑阳性，不能诊断确定者，可以检测 **IgA 型抗肌内膜抗体**，其水平升高对诊断乳糜泻有特异性。

一旦剔除患者饮食中的麸质，血清学检测的敏感性就会显著下降。因此，所有的血清学检测都应在患者进食富含麸质的饮食时进行。如果血清学检测呈阳性，应进行十二指肠活检以明确诊断。乳糜泻相关的组织学表现包括：部分或者完全绒毛萎缩，上皮内淋巴细胞数量增多以及隐窝增生。对不能确诊的患者，可应用双重免疫荧光识别固有层的上皮下抗 TTG 抗体。

不建议将 HLA-DQ2 和 HLA-DQ8 检测作为初始检查的一部分，因为健康人群也表达这些单倍型。然而，由于其阴性预测价值较高，故对于特定人群，如组织学检查不明确或者饮食中已经不含麸质时，HLA 检测有助于排除乳糜泻。

小麦过敏和麸质敏感

乳糜泻和麸质敏感或小麦过敏有时不易区分，但是由于乳糜泻有恶性肿瘤的远期风险，所以鉴别诊断是至关重要的。早期自身抗体的存在和绒毛萎缩的组织学发现是乳糜泻特有的。对于缺乏这些表现的患者，症状出现的时间有助于鉴别麸质敏感或小麦过敏。小麦过敏的患者通常在进食小麦几分钟到几小时内出现症状，而对麸质敏感的患者则会在几小时到几天后出现症状。小麦过敏也可以通过皮肤过敏原试验来确定。

治疗

目前唯一被认可的治疗乳糜泻的方法是**无麸质饮食**。患者一般在 4 周内症状改善，黏膜愈合，一般 6 ～ 24 个月内抗体消失。然而，坚持无麸质饮食很昂贵、具有挑战性，而且可能会被社交孤立。

迄今为止，已研究了两种实验性药物（拉瑞唑来和 ALV003）对乳糜泻的治疗作用。这些药物可增强肠上皮细胞间紧密连接，减少了麸质进入固有层的可能性。

当患者进行无麸质饮食，但仍然持续存在症状时，通常的原因是依从性差或者无意中接触麸质所致。症状也可能继发于肠易激综合征、乳糖不耐受、小肠细菌过度生长、胰腺功能不全或者显微镜下结肠炎（详见第 13 章）。然而，0.1% ～ 1% 的患者尽管完全坚持无麸质饮食至少 1 年，却仍有难治性乳糜泻。对难治性乳糜泻患者，治疗需要应用糖皮质激素，在某些情况下，可采用无类固醇治疗，应用硫嘌呤类药物或者环孢素。

第 134 章

炎症性肠病

SHIRLEY COHEN-MEKELBURG · STEPHANIE L. GOLD 著

董锦沛 译；帅晓玮 校

概述

炎症性肠病（IBD）包括**溃疡性结肠炎**（UC）和**克罗恩病**（CD）。UC 是病变呈连续分布的肠道黏膜炎症，病变局限在结肠（图 134.1）。根据病变受累程度，UC 分为直肠炎、直肠乙状结肠炎、左半结肠炎、广泛结肠炎和全结肠炎。相反，CD 是病变呈不连续分布的肠道透壁炎症，消化道的任何部位均可受累。根据疾病行为，CD 还可有一些特点：非穿透/非狭窄、狭窄、瘘管、伴或不伴有肛周受累。平均每 20 个 IBD 患者中有 1 名存在重叠表现，称为未定型性结肠炎。在北美，UC 的发病率为 249/100 000，CD 为 319/100 000。

病理生理学

IBD 的病因复杂，目前认为是由对肠腔内菌群产生了过度的细胞免疫反应所致。多种基因突变都可增加发病风险，例如 *NOD2* 突变，这个基因编码细胞内一种可识别细菌组分的感受器，约 1/3 的 CD 患者和这个基因突变有关。辅助性 T 细胞和调节性 T 细胞比例失衡以及 CD4 Th1 活性持续和过度的活化也参与疾病发生。最后，肠道内的共生菌被认为激活了免疫系统，肠道菌群紊乱引起过度的免疫应答，参与发病。

危险因素

UC 和 CD 的发病高峰在 20 ~ 40 岁，在 50 ~ 70 岁还有一个小高峰。IBD 主要见于白种人，其次是非裔美国人，亚裔和西班牙裔发病率最低。发达国家 IBD 更为常见。

临床表现

UC 和 CD 的症状通常有重叠，导致诊断延迟和困难。二者均可出现**慢性腹泻**、腹痛、便血、发热和体重下降。UC 通常起病更急，伴有血性腹泻。CD 起病更加隐匿，通常以腹痛为主要表现，有时伴有非血性腹泻。夜间腹泻通常提示肠道炎症，相反，非炎症性腹泻（例如肠易激综合征）通常在禁食后缓解。

CD 患者可以出现恶心和呕吐、肛周**瘘管**或肛周脓肿引起的直肠疼痛。肠外表现（图 134.2）包括原发性硬化性胆管炎、葡萄膜炎、巩膜炎、口腔阿弗他溃疡、坏疽性脓皮病、结节性红斑和关节炎。原发性硬化性胆管炎和坏疽性脓皮病更多见于 UC，其他肠外表现更多见于 CD。UC 和 CD 均可引起贫血（铁吸收减少和慢性失血），CD 患者脂肪吸收障碍可引起肾结石（由于草酸盐吸收增加）、胆石症（由于胆盐吸收障碍）或代谢性骨病（由于维生素 D 吸收减少）。最后，病程较久的 UC 和 CD 结肠受累可引起结肠异型增生和腺癌风险增加。

体格检查可见恶液质、皮肤苍白、腹部压痛和腹部包块。CD 患者直肠检查可见肛周皮赘、肛周脓肿、肛裂或肛瘘。血清炎症指标可升高，例如红细胞沉降率（ESR）或 C 反应蛋白（CRP）；另一种肠道炎症更特异的标志物是**粪便钙卫蛋白**，最近已经商业化应用。粪便可送检艰难梭菌毒素、虫卵和寄生虫筛查及培养以除外

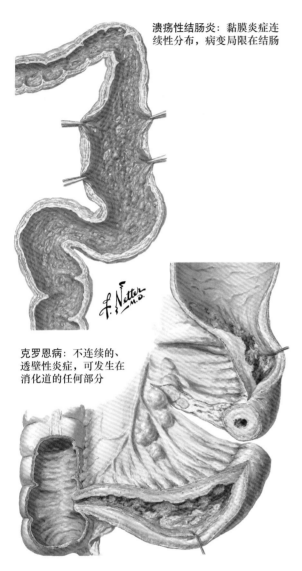

溃疡性结肠炎：黏膜炎症连续性分布，病变局限在结肠

克罗恩病：不连续的、透壁性炎症，可发生在消化道的任何部分

图 134.1　炎症性肠病

感染。

　　IBD 的诊断需要结合病史、体格检查、消化道影像学、内镜和组织学检查。CT 扫描（图 134.3）有助于确定活动性炎症的范围，发现**狭窄**、瘘管和脓肿。如果疑诊 IBD，患者应进行结肠镜检查，行组织活检。如果怀疑有上消化道受累，应行胃镜检查。UC 的特点是炎症从直肠开始，呈连续性分布，可逐渐延伸到全结肠（但不会超过全结肠）。CD 的特点是直肠几乎不受累，病变呈跳跃性分布（炎症病变之间的黏膜正常）和铺路石样改变（黏膜下水肿和交叉的线性溃疡引起的黏膜结节样改变）。

　　UC 和 CD 活检可表现为慢性炎症、伴隐窝炎、隐窝破坏和隐窝脓肿，CD 的炎症改变可以是透壁性的。**非干酪样肉芽肿**是 CD 的特征性改变。

　　血清学标记物的敏感性和特异性均比较低，但是在不能明确区分 UC 和 CD 或区分二者将影响治疗决策的时候（例如计划对 UC 患者行治疗性全结肠切除术），进行血清学检测是有价值的。抗酿酒酵母抗体（ASCA）和 CD 有关，抗核周-抗中性粒细胞胞浆抗体（p-ANCA）和 UC 有关。

治疗

　　IBD 的治疗分为诱导缓解和维持治疗，根据疾病范围和严重程度选择不同的药物。根据不同的标准，IBD 可分为轻型、中型、重型。评价 UC 严重程度的 Mayo 评分主要内容包括排便次数、便血程度、全身状态和内镜表现。评价 CD 严重程度的 Harvey-Bradshaw 评分主要内容包括一般状态、腹痛、排便次数、腹部包块和并发症（瘘管、肠外表现）。

　　轻中度 UC 患者，口服氨基水杨酸盐［也称为 5-氨基水杨酸（5ASA）］，例如柳氮磺吡啶或美沙拉嗪，可用于诱导缓解和维持缓解。新型 5ASA 药物（例如 Apriso、Lialda 和 Asacol）可在肠道某些特定部位释放出活性成分，有些药物是通过 pH 依赖机制实现的。中重度 CD 患者，使用 5ASA 效果不佳。

　　轻中度 UC 和 CD 患者，口服布地奈德（一种可在远端回肠和右半结肠逐步释放的糖皮质激素制剂）进行诱导缓解的效果要优于 5ASA。一些抗生素，例如甲硝唑和环丙沙星，也可以减轻炎症，但是支持使用的证据不多，且长期使用的耐受性低。

　　中重度 UC 和 CD，传统的糖皮质激素可有效地控制炎症，但长期使用的副作用限制了其在诱导缓解阶段的使用。**免疫抑制剂**，包括硫嘌呤（6-巯基嘌呤和硫唑嘌呤）和肠外途径给药的甲氨蝶呤，可用于维持缓解，更多用在中度患者上。

　　巯嘌呤甲基转移酶（TPMT）是一种涉及巯

在溃疡性结肠炎中更常见 ←————————————————————————→ 在克罗恩病中更常见

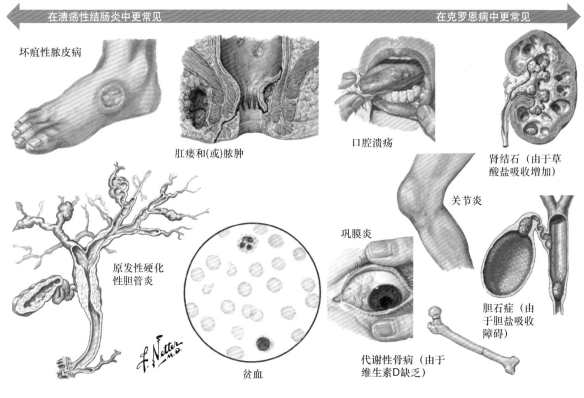

坏疽性脓皮病

肛瘘和(或)脓肿

口腔溃疡

肾结石（由于草酸盐吸收增加）

原发性硬化性胆管炎

关节炎

巩膜炎

胆石症（由于胆盐吸收障碍）

贫血

代谢性骨病（由于维生素D缺乏）

图 134.2　肠外并发症

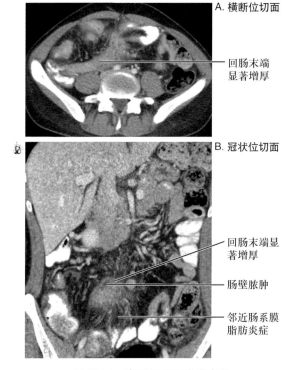

A. 横断位切面

回肠末端显著增厚

B. 冠状位切面

回肠末端显著增厚

肠壁脓肿

邻近肠系膜脂肪炎症

图 134.3　克罗恩病影像学表现

嘌呤代谢的酶，由于一些患者完全或部分缺乏，需要检测其活性以指导巯嘌呤的使用剂量。此外，别嘌醇可将巯嘌呤的一部分毒性代谢产物转化为治疗性代谢产物，在一些毒性代谢产物较多的患者身上可小心使用。

对激素治疗无效的 UC 患者可使用环孢素作为拯救治疗，但是由于该药物潜在的副作用和需要密切监测血药浓度，应严格把握适应证。中重度 UC 和 CD 患者首选**生物制剂**，包括抗肿瘤坏死因子（抗 -TNF）和抗整合素抗体。抗 -TNF 抗体包括英夫利昔单抗（一种嵌合体单克隆抗体）、阿达木单抗和戈利木单抗（人源化单克隆抗体）以及赛妥珠单抗（一种聚乙二醇化的单克隆抗体）。联合使用免疫抑制剂可增强疗效。副作用包括输注反应、感染（包括潜伏感染再激活）和淋巴瘤。在初始治疗前患者应进行结核检测和乙肝病毒检测。

抗整合素抗体是一种新型生物制剂，包括

那他珠单抗和维得利珠单抗。那他珠单抗是一种非选择性的抗 α4 整合素单抗，由于存在引起 John Cunningham（JC）病毒再激活导致**进行性多灶性白质脑病**的风险，目前已不再使用。维得利珠单抗是一种更安全的、选择性作用于肠道 α4β7 整合素的单克隆抗体，在一线治疗和补救治疗中均有很好的应用前景，作用于 UC 的效果优于 CD。优特克单抗是一种全人源化的抗白介素 -12/23（抗 -IL-12/23）的单克隆抗体，2016 年被批准用于治疗 CD，2019 年被批准用于治疗 UC。2018 年托法替尼（一种口服的 JAK 激酶抑制剂）被批准用于治疗 UC。

许多 IBD 患者需要行手术治疗。UC 患者行手术可以是治愈性的。CD 患者术后仍可复发，但是一些小型随机对照试验表明英夫利昔单抗和阿达木单抗可预防 CD 术后复发。

第 135 章

急性肝衰竭

DAVID B. SNELL · RUSSELL ROSENBLATT　著

许　颖　译；戴　芸　校

概述

　　急性肝衰竭（ALF） 是一种罕见但高病死率的疾病。患者在没有既往肝病的基础上，出现肝功能迅速恶化。在美国，每年约有 2000 例 ALF，在不进行肝移植的情况下，根据患者病因不同，其生存率可能低至 15%。

　　ALF 定义为在近 26 周内无基础肝病的情况下，出现转氨酶［谷草转氨酶（AST）/ 谷丙转氨酶（ALT）］升高，国际标准化比值（INR）≥ 1.5，以及发生任何程度的肝性脑病。根据从出现黄疸到脑病的时间，ALF 可以进一步分为暴发性或者亚急性；暴发性 ALF 包括超急性（< 1 周）和急性（1 ~ 3 周），亚急性 ALF 为 3 ~ 26 周。

　　所有医疗机构都应该对 ALF 高度警惕，因为该病患者可以迅速进展至昏迷和死亡。ALF 患者应该转到重症监护病房（ICU）治疗，并且转至肝移植中心。

病理生理学和危险因素

　　在美国，导致 ALF 最常见的病因是药物性肝损伤（60%），其中对乙酰氨基酚（APAP）过量（> 4 g）占所有病例的近一半。正常情况下，90% 的 APAP 在肝代谢为硫酸盐和葡糖醛酸结合物，并通过尿液排泄，其余的 APAP 则通过细胞色素 P450（CYP2E1，CYP1A2，CYP3A4）途径代谢为有毒的中间产物 NAPQI。在正常情况下，NAPQI 与肝的谷胱甘肽结合，并通过尿液排泄。然而，当 APAP 过量时，其代谢的硫酸化和葡糖醛酸化途径逐渐饱和，造成 NAPQI 堆积。

一旦谷胱甘肽储备耗尽，NAPQI 就会导致肝损伤。造成 APAP 毒性增加的因素包括慢性酒精摄入（诱导 CYP2E1）、吸烟（诱导 CYP1A2）、营养不良（导致葡糖醛酸化减少和增加 NAPQI 的产生）以及高龄（谷胱甘肽的储存减少）。

　　其他某些药物也可能引起异质性药物反应和 ALF，包括阿司匹林、其他 NSAIDs、他汀类药物、某些抗生素和抗真菌药物、抗癫痫药物和抗逆转录病毒药物。可能导致 ALF 的草药包括紫草科、白屈菜、何首乌、康宝莱公司产品、减肥药 Hydroxycut 和 LipoKinetix、卡瓦和蚂蝗。其他主要的病因包括急性甲型病毒性肝炎、急性乙型病毒性肝炎和自身免疫性肝炎。不常见的病因包括毒素（如鹅膏菌）、其他病毒感染［急性戊型肝炎、单纯疱疹病毒（HSV）感染、水痘-带状疱疹病毒（VZV）感染］、肝豆状核变性（Wilson 病）、缺血性肝病、布-加综合征（肝静脉血栓形成）、恶性肿瘤浸润、静脉闭塞性疾病、毒品（如可卡因、冰毒）、妊娠急性脂肪肝及 HELLP 综合征。约 15% 的病例没有明确的病因。

　　脑水肿 和颅内高压是 ALF 最严重的并发症，可表现为不同程度的脑病。发病机制尚不完全清楚，可能与脑血流失调、渗透压失衡、炎症和（或）感染有关。

临床表现、评估和诊断

　　ALF 的初始症状包括黄疸、意识混乱、嗜睡、疲劳、厌食、恶心、呕吐、右上腹痛、皮肤瘙痒和腹胀。**肝性脑病**（图 135.1）分为 I ~ Ⅳ 级（表 135.1）。肝性脑病越严重，脑水肿越常见。

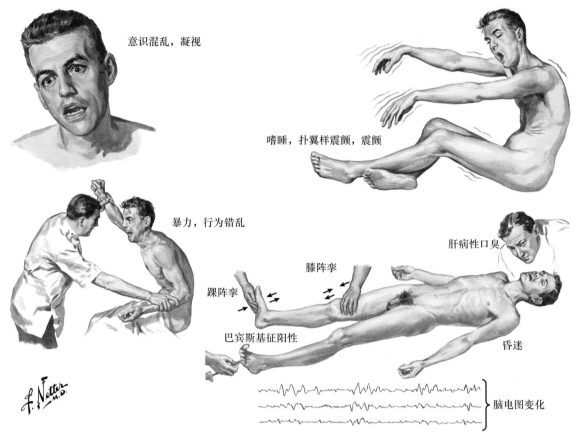

意识混乱，凝视

嗜睡，扑翼样震颤，震颤

暴力，行为错乱

肝病性口臭

膝阵挛

踝阵挛

昏迷

巴宾斯基征阳性

脑电图变化

图 135.1　肝性脑病的症状和体征

表 135.1　肝性脑病的 West Haven 标准	
分级	定义
I	轻度意识不清、欣快、焦虑、注意时间缩短、计算能力受损
II	嗜睡或淡漠、时间定向障碍、明显人格改变、行为错乱、扑翼样震颤
III	嗜睡到昏迷、对刺激有反应、意识混乱、严重定向障碍、行为怪异
IV	昏迷

改编自：Vilstrup H，Amodio P，Bajaj J，et al：Hepatic encephalopathy in chronic liver disease：2014 Practice Guideline by the American Association for the Study of Liver Diseases and the European Association for the Study of the Liver，*Hepatology* 60（2）：715-735，2014.

　　对可能出现 ALF 的患者应该进行充分的评估以明确可能的病因，病因是最重要的预后判断指标。明确最近是否应用药物、草药或者有毒素暴露史（如前所述）至关重要。还应询问患者症状发生的时间，是否有个人或家族肝病史，或者是否合并存在可能影响肝移植候选资格的情况（如药物滥用、抑郁）。根据机构协议，应该尽快评估患者的移植资格。

　　患者体格检查表现通常是非特异性的。表现为易怒、睡眠觉醒周期逆转、扑翼样震颤、意识混乱的患者应该进行脑病评估。在急性肝衰竭的情况下，通常缺乏慢性肝病的典型特征（如腹水、海蛇头和蜘蛛痣）。

　　实验室评估应该包括完整的生化检查、凝血功能、全血细胞计数、APAP 水平、药物毒理学筛查、病毒性肝炎血清学和聚合酶链反应

（PCR）检测，必要时进行血清妊娠试验和自身抗体（抗核抗体、抗平滑肌抗体、免疫球蛋白IgG 水平、抗肝肾抗体）检测。还应同时检测动脉血气和血氨水平。动脉 pH ≤ 7.3 提示预后不良，血氨浓度 > 150 μmol/L 提示脑疝形成风险增加。对于年龄 < 40 岁或者临床表现提示肝豆状核变性的患者，还应进行血铜蓝蛋白和尿铜检测。对疑似 HSV 感染者应进行 HSV 血清学和PCR 检测。对孕妇和去过流行病地区的患者需进行戊型肝炎抗体检测。对孕妇进行尿常规及尿蛋白检测以诊断先兆子痫 /HELLP 综合征。

还应对患者进行腹部多普勒超声以明确是否存在布–加综合征、门静脉高压、肝淤血、恶性肿瘤浸润和肝硬化的可能。头颅 CT 平扫可用以除外引起精神状态改变的其他原因。超声心动图对移植评估也至关重要。

某些疾病可出现特殊症状：HSV 感染可出现水疱样皮损；触痛性肝大和明显腹水是布–加综合征的典型表现；肝豆状核变性的特点是溶血性贫血、低碱性磷酸酶和角膜 Kayser-Fleischer 环；APAP 过量通常导致显著的转氨酶升高（以千计）、INR 显著升高、肾衰竭和相对轻微的胆红素升高。

极少情况下，可以通过肝活检来帮助确定可能的病因和预测死亡率。不应常规进行肝活检，因为结果通常不会改变治疗措施，且有明显的出血风险，其结果相比临床评分系统而言，并不具有额外的预后价值。

治疗

疑诊 ALF 患者应在 ICU 监护治疗，并尽快转入肝移植中心。虽然所有患者都需要支持治疗，但是具体的治疗措施根据病因而异。

怀疑 APAP 过量的患者应该在服药 4 小时内进行活性炭治疗，并应立即输注 APAP 的解毒剂N- 乙酰半胱氨酸（NAC）。NAC 可作为谷胱甘肽的替代物，使肝谷胱甘肽得以恢复。即使不是继发于 APAP，在严重脑病发作之前应用，NAC 也可能对药物诱导的 ALF 有利。

病毒性肝炎患者应在适当的时候接受抗病毒药物治疗，治疗 HBV 应用替诺福韦或恩替卡韦，治疗 HSV 或者 VZV 应用阿昔洛韦。如果存在严重肝损伤且 MELD 评分低于 28 分，自身免疫性肝炎患者可以接受糖皮质激素试验性治疗。妊娠合并急性脂肪肝或者 HELLP 综合征的患者应及时终止妊娠，可改善肝功能障碍。如果诊断为布–加综合征，患者在进行肝移植之前必须评估是否存在血栓和恶性肿瘤，评估是否可进行肝颈静脉门体分流术。

感染和脑水肿导致的脑疝是 ALF 患者死亡的主要原因。因此，如果存在感染的可能，应进行血培养并开始使用广谱抗生素治疗。患者可能需要进行一系列神经系统检查和（或）颅内监测，以监测脑水肿和颅内高压情况。乳果糖通常不能改善 ALF 脑病，在更多慢性肝病中也是如此，因为它不能减轻脑水肿。相反，可以使用高渗盐水和甘露醇来降低脑疝的风险。推荐对脑水肿高危人群应用高渗盐水预防，静脉滴注甘露醇和（或）过度通气能短暂改善非重度颅内高压。

ALF 导致的自发性出血相对罕见，应只在有活动性出血或者侵入性手术之前使用血液制品。强烈推荐使用质子泵抑制剂或者 H_2 受体阻滞剂预防消化道出血。

在很多情况下，唯一确定有效的治疗是原位肝移植（OLT）。英国皇家医学院评分系统（King's College criteria）是预测 APAP 和非APAP 诱导的 ALF 预后的评分系统。评分越高说明 OLT 的需求越迫切。最重要的参数包括动脉乳酸 > 3 mmol/L，动脉血 pH < 7.3，Ⅲ～Ⅳ级肝性脑病，以及显著升高的 INR 和血肌酐。ALF患者应优先接受移植，因为移植可使 1 年生存率提高到接近 80%。

替代 OLT 的办法，如人工肝辅助装置和辅助性肝移植，尚未证明其有效性。人工肝辅助装置替代衰竭肝的主要功能，就像血液透析替代肾的作用一样。辅助性肝移植是指患者自体肝旁边植入一个小的或者部分供肝，以期在自体肝功能恢复前发挥作用。

第 136 章

病毒性肝炎

NICOLE T. SHEN 著

许　颖　译；戴　芸　校

甲型肝炎

甲型肝炎病毒（HAV）是一种非包膜微小核糖核酸（RNA）病毒，可以引起急性肝病。HAV在亚洲和非洲高度流行，感染通常发生在儿童时期；在中、南美洲和东欧中度流行，感染更多发生在成人。HAV 感染的死亡率总体为 0.3%，成人的死亡率更高（1.8%）。

甲型肝炎通过人与人直接接触传播，潜伏期约为 28 天（15 ～ 50 天）。感染者的粪便通过污染冷冻或未充分煮熟的食物、饮料和冰块传播病毒。患者在出现症状前 1 ～ 2 周传染性最强，此时病毒载量最高，抗体最低。随着抗体水平的增加和病毒的清除，患者症状更明显，而传染性减弱。但是，儿童和婴儿例外，他们的传染性可长达 6 个月。

患者的临床表现因年龄而异。大多数婴幼儿持续无症状，成年人通常出现黄疸，症状可持续 2 个月。少数人（10% ～ 15%）可有复发，症状持续 6 ～ 9 个月。目前，未见慢性甲型肝炎病毒感染的报道。暴发性肝炎及肝衰竭很少发生于老年人及合并其他慢性肝病者。

通过检测血 HAV 抗体（抗 HAV）可明确诊断。急性感染者及既往感染已产生免疫的患者抗HAV 均为阳性，但是只有急性感染患者抗 HAV免疫球蛋白 M（IgM）型抗体阳性。在暴发性肝炎和肝衰竭病例中，病毒载量阳性也提示活动性感染。对甲型肝炎治疗主要是支持治疗，通常包括水化和对症治疗。前往甲肝流行国家的旅游者可以接种疫苗以预防感染。

乙型肝炎

乙型肝炎病毒（HBV）是一种脱氧核糖核酸（DNA）病毒，可引起急性和慢性肝病。慢性乙肝是指血液中乙肝表面抗原（HBsAg）存在＞ 6 个月，影响全球近 2.5 亿人。慢性乙肝可以是活动性的，或是非活动性的，如后面所述。儿童时期感染常导致慢性乙肝，而成人感染则通常不会转为慢性（图 136.1）。慢性活动性乙肝患者有进展为肝硬化和**肝细胞癌**（HCC）的风险（详见第 162 章）。

尽管全球乙肝的总体负担呈下降趋势，但在撒哈拉以南非洲（8.3%）和西太平洋区域（5.26%）的患病率仍然很高。中度流行地区（患病率 2% ～ 5%）包括东欧、中东、印度和南美洲部分地区。低流行地区（＜ 2%）包括北美和西欧。

在高流行国家，大多数感染源于围生期母婴垂直传播和儿童时期水平传播（接触被感染的血液）。在流行程度较低的国家，感染通常是由于性接触或者重复使用受血液污染的物品（如针头、剃须刀）。

大多数乙肝病毒感染者不会出现急性症状。少数患者可出现疲乏、不适、发热、发冷、恶心、呕吐、食欲不振、腹痛、尿色加深、关节痛和（或）黄疸，通常在感染后约 90 天出现。在极少数情况下，急性 HBV 感染会导致暴发性肝炎。症状通常持续几周，但也可能持续 6 个月。由于 HBV DNA 病毒水平较低和乙肝表面抗体（HBsAb）出现，大约半数患者在症状出现 7 周后不再具有传染性。

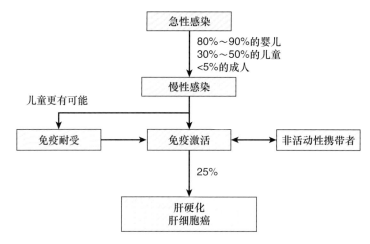

图 136.1 乙型肝炎感染的分期和演变

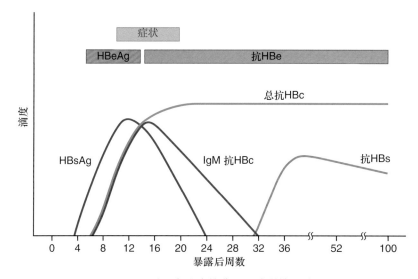

图 136.2 乙型肝炎感染的典型血清学检测的时程

HBeAg, 乙肝早期抗原；HBsAg, 乙肝表面抗原；HBc, 乙肝核心抗原；IgM, 免疫球蛋白 M

　　急性和慢性感染均可通过血清学检测进行诊断（图 136.2）。急性感染出现 HBsAg（暴露 4 周内）、乙肝核心 IgM 型抗体（IgM HBcAb）和乙肝早期抗原（HBeAg）水平升高。慢性感染则出现 HBsAg 和 IgG 型 HBcAb 升高，而检测不到 HBsAb 水平。最终，HBsAb 出现提示患者具有免疫力；感染清除后患者也会出现 HBcAb，而接种乙肝疫苗者则不会出现 HBcAb。

　　慢性感染患者可进一步分为**免疫耐受**、**免疫激活**或者**非活动性携带者**（表 136.1）。

　　所有慢性 HBV 感染和有明显肝纤维化的患者都应接受抗病毒治疗。没有明显纤维化的慢性乙肝患者，如果存在免疫激活，应该予以治疗；如果存在免疫耐受，应密切监测并考虑进行治疗。无明显纤维化的非活动性携带者无需治疗。标准的治疗是应用抗病毒药物替诺福韦或者恩替卡韦。由于耐药性增加和患者耐受性差，拉米夫定和干扰素 - α 2b 已不再广泛应用于乙肝治疗。

　　患有慢性乙肝的特定人群（亚洲男性年龄＞ 40 岁，亚洲女性年龄＞ 50 岁，或者非洲男性或女性年龄＞ 20 岁），应每 2 年进行 1 次肝细胞癌筛查，这些患者在没有肝硬化的情况下也可能发

表 136.1　慢性乙型肝炎感染的分期				
	HBeAg	**HBV 病毒载量**	**转氨酶**	**活检结果**
免疫耐受	+	> 20 000 IU/ml	正常	最低程度到无炎症或纤维化
免疫激活	+ / −	> 2000 IU/ml	ALT 升高（女性> 20 IU/L 或者男性> 30 IU/L）	炎症和（或）纤维化
非活动性携带者	−	< 2000 IU/ml	正常	最低程度到无炎症或纤维化

ALT，谷丙转氨酶；HBeAg，乙肝早期抗原；HBV，乙型肝炎病毒

改编自：Terrault NA，Bzowej NH，Chang KM，et al：AASLD guidelines for treatment of chronic hepatitis B，*Hepatology* 63（1）261-283，2016.

展为肝细胞癌。

疫苗接种可以预防 95% 的 HBV 暴露所致感染，应在出生 24 小时内接种。通过有效的疫苗接种政策，高收入和中等收入国家的乙肝病毒感染率已显著下降。

丙型肝炎

丙型肝炎病毒（HCV）是黄病毒科中的一种小的单链 RNA 病毒。丙型肝炎病毒分为 6 种主要基因型，每一种都有不同的亚型。1 型是美国最常见的基因型。据报道，埃及的感染率最高，约为 10%。在非洲、中东和东欧，患病率为 2%～10%。在美国和西欧，患病率< 2%。

HCV 可引起急性或慢性肝炎，80%～85% HCV 感染者可进展为慢性肝炎（图 136.3）。10%～20% 的慢性丙肝患者最终进展为终末期肝病。

尽管 HCV 病毒可以通过黏膜损伤（例如共用牙刷）传播，但主要还是通过接触受污染的血液传播。高感染风险者包括静脉注射吸毒者、医疗工作者、在血液制品未进行充分筛查地区的接受输血者和男-男性行为者。纹身和针灸也可导致感染风险。

HCV 感染后，平均潜伏期为 6～7 周。在新感染的患者中，80% 为无症状感染者，其余患者会出现非特异性症状，如不适、发热、恶心、呕吐、腹痛和（或）黄疸。除肝疾病外，HCV 还可有肝外表现，包括肾病（膜增生性肾小球肾炎、膜性肾病）、血液病（淋巴瘤）、皮肤病（迟发性皮肤卟啉症）和风湿病（混合冷球蛋白血症）表现。

HCV 感染可通过抗体和 HCV RNA 定量进行检测。目前的指南建议对所有在 1945—1965 年出生的人都应进行抗体筛查。如果检测呈阳性，则进行 HCV RNA 聚合酶链反应（PCR）检测。HCV 抗体检测呈阳性，但检测不到 HCV RNA，则表明先前的感染已清除，或通过输血或垂直传播被动获得抗体，或病毒载量低于检测限度。HCV RNA PCR 阳性表明活动性感染，应立即进行基因型检测。

大约 1/5 的 HCV 感染者能实现自发病毒清除。HCV RNA 水平持续升高 3 个月的患者应接受以持续病毒应答（SVR）为目标的治疗，SVR 是指在治疗后至少 12 周内无法检测到 HCV RNA。

以前，HCV 治疗包括聚乙二醇干扰素 - α

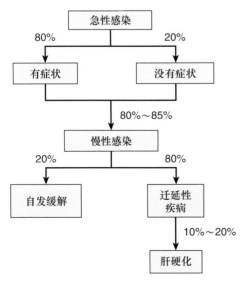

图 136.3　**丙型肝炎感染的分期和演变**

和利巴韦林应用 24 周。应答率较低（基因型 1 仅为 45%，基因型 2 和 3 为 70% ～ 80%），且有显著不良反应和多种禁忌证。新的直接抗病毒药物（DAAs）副作用更少，而且显著地提高了所有基因型的 SVR 率（＞ 95%）。DAAs 包括蛋白抑制剂、蛋白酶抑制剂和聚合酶抑制剂，它们可抑制病毒复制所需的酶。每种基因型都可应用多种 DAAs 组合，其中大多数包含聚合酶抑制剂和蛋白或蛋白酶抑制剂的组合。例如，雷迪帕韦（HCV 蛋白抑制剂）和索非布韦（聚合酶抑制剂）的组合，在基因型 1a 的初治者中治愈率为97%。非肝硬化患者疗程为 8 ～ 12 周，肝硬化患者疗程为 12 周。

丁型肝炎

丁型肝炎病毒（HDV）是一种依赖于 HBV 合并感染来组装和分泌病毒颗粒的缺陷型 RNA 病毒。因此，所有 HDV 感染者都同时合并 HBV 感染。HDV 感染在发达国家罕见，主要与静脉注射毒品有关。中东、非洲和意大利南部的感染率最高。约 5% 的慢性 HBV 感染患者合并 HDV 感染，应进行适当筛查。

HDV 的传播与 HBV 类似，可以同时发生（合并感染）或在已有 HBV 感染基础上发生（重叠感染）。HDV 感染的后果不同，可出现从暴发性肝衰竭到无症状携带者状态。急性感染的症状与 HBV 感染的症状相似。在慢性感染中，HDV 加剧 HBV 引起的肝损害，并加速发展为肝硬化。

在急性感染中，通过检测 HDV 抗原（HDVAg）可确诊，HDVAg 在感染后 2 周内最容易检测到。HDV 抗体（抗 HDV）可在较晚就诊的患者中检测到。合并感染的患者比重叠感染的患者更容易清除 HDV。治疗的重点是控制 HBV 的复制。目前还没有针对 HDV 的有效疫苗，但是针对 HBV 的疫苗可以预防 HDV 的传播。

戊型肝炎

戊型肝炎病毒（HEV）是一种引起急性肝炎的单链 RNA 病毒。HEV 感染在低收入地区最常见，中东、亚洲、中美洲和非洲的患病率最高。HEV 通过粪便污染的水和食物传播，或者在血源筛查不充分的地区通过输血传播。潜伏期为 15 ～ 60 天。HEV 感染通常是自限性的，但在罕见情况下可进展为暴发性肝衰竭。妊娠晚期的孕妇感染 HEV 有可能进展为暴发性肝衰竭而导致高死亡率，其原因不明。

HEV 感染可通过 PCR 检测粪便或血清中的病毒来诊断。IgM 型抗 HEV 抗体也可用于检测，但假阳性和假阴性常见。目前在中国开始应用抗 HEV 疫苗，但在其他地区还没有应用。

第 137 章

非酒精性脂肪性肝病

AMIT MEHTA · RUSSELL ROSENBLATT　著

许　颖　译；戴　芸　校

概述

非酒精性脂肪性肝病（nonalcoholic fatty liver disease，NAFLD）包括从单纯的脂肪变性到更严重的肝损伤的一系列疾病。诊断 NAFLD 需要通过影像学或组织学检查证实肝细胞内脂质异常蓄积（即肝脂肪变性），并排除其他导致肝脂肪蓄积的原因，如过度饮酒、脂肪生成性药物（如胺碘酮、甲氨蝶呤、糖皮质激素和他莫昔芬）或遗传性疾病。

NAFLD 根据组织学特征，可进一步分为**非酒精性脂肪肝（nonalcoholic fatty liver，NAFL）**和**非酒精性脂肪性肝炎（nonalcoholic steatohepatitis，NASH）**。NAFL 是指存在肝脂肪变性，但没有肝细胞损伤的证据（如肝细胞气球样变）。NASH 是指存在肝脂肪变性并伴有肝细胞损伤，随着时间的进展可发展为肝硬化。

NAFLD 是美国目前肝病最常见的病因。工业化国家一般人群中 NAFLD 的患病率从 20% 到 51% 不等，估计约为 33%。NASH 发生在约 10% 的 NAFLD 患者中，占总人口的 3% ～ 5%。

病理生理学

NAFLD 和 NASH 的发病机制目前尚不清楚，其中涉及多种因素。

对 NAFLD 发病机制的传统理解是基于"二次打击"学说。初始事件，或第一次打击，是肝脂肪沉积或脂肪变性，这是由于游离脂肪酸输入增加或输出减少导致三酰甘油在肝蓄积，其中胰岛素抵抗发挥了关键作用。这种脂肪变性增加了肝对二次损伤的易感性，如炎症细胞因子、线粒体功能障碍和氧化应激，从而导致脂肪性肝炎和肝纤维化（图 137.1）。

然而，越来越多的研究表明多种分子和代谢损伤可能协同作用于基因易感人群，从而诱发 NAFLD，因此这种"二次打击"学说在很大程度上已经过时。这些因素包括营养因素、肠道菌群和菌群失调，以及 *PNPLA3* 和 *TM6SF2* 等基因突变。

虽然单纯脂肪变性进展缓慢，10 年内只有 3% 出现肝硬化，但 NASH 进展较快，10 年内有 15% ～ 20% 患者进展至肝纤维化和肝硬化。

人口学特征和危险因素

高龄、男性、西班牙裔和南亚裔都与 NAFLD 患病风险增加有关。肥胖和 2 型糖尿病也是公认的危险因素。多项研究发现，高达 69% 的 2 型糖尿病患者出现肝脂肪浸润。此外，约 80% 的 NAFLD 患者出现高脂血症，且与代谢综合征密切相关。此外，与一般的 NAFLD 患者相比，NASH 患者年龄更大、更肥胖、更多患有糖尿病和代谢综合征。

临床表现、评估和诊断

NAFLD 的拟诊是基于具有糖尿病、代谢综合征等危险因素的患者出现的肝影像学异常表现（图 137.2）。由于患者通常没有症状，这种发现常是偶然的。

如前所述，确诊 NAFLD 需要排除过度饮酒

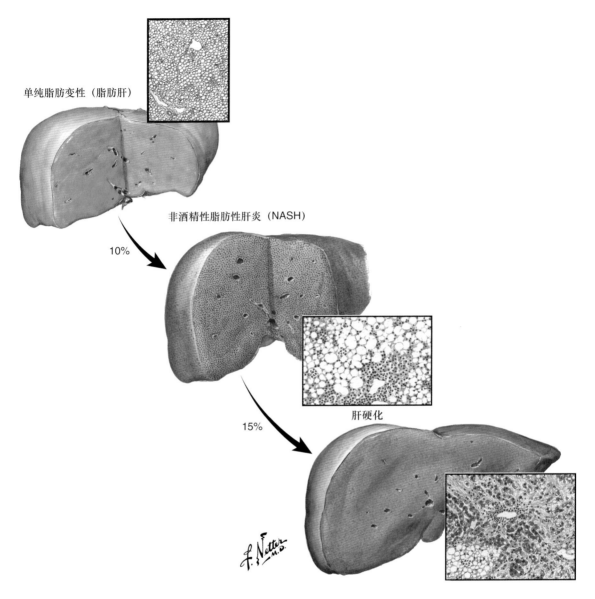

单纯脂肪变性（脂肪肝）

非酒精性脂肪性肝炎（NASH）

10%

15%

肝硬化

图 137.1 脂肪性肝病的演变

（见第 138 章）和其他引起慢性肝病的原因，如药物（如糖皮质激素、胺碘酮、甲氨蝶呤和他莫昔芬）、兴奋剂滥用、乙型肝炎病毒（HBV）和丙型肝炎病毒（HCV）感染、血色素沉着症、自身免疫性肝病和肝豆状核变性。

NAFLD 中 NASH 更易出现转氨酶升高，但是不具有诊断意义。同样，NASH、进展期纤维化甚至肝硬化患者，转氨酶也可以是正常的。肝活检是诊断这些疾病的金标准。近来，有越来越多的无创检测方法用于评估肝纤维化，包括**瞬时弹性成像（TE）**和 **NAFLD 纤维化评分**。TE 是目前应用最广泛的纤维化无创检测方法，其敏感性和特异性均接近 90%。NAFLD 纤维化评分采用 6 个常用变量［年龄、体重指数（BMI）、高血糖、血小板计数、白蛋白和谷草转氨酶（AST）/谷丙转氨酶（ALT）比值］计算，有助于预测进展期纤维化或肝硬化。

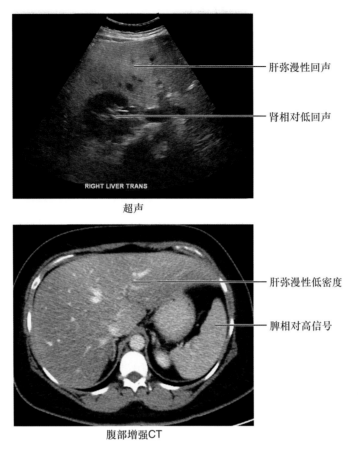

肝弥漫性回声

肾相对低回声

RIGHT LIVER TRANS

超声

肝弥漫性低密度

脾相对高信号

腹部增强CT

图 137.2　影像学发现

治疗

NAFLD 的治疗方法有限。最好的治疗是减重，目标是至少减重 10%，减重与组织学小叶脂肪变性、坏死性炎症改变甚至纤维化的消退有关。减重手术是实现减重目标的有效手段。然而，值得注意的是，术后的快速减重也可能导致肝功能迅速恶化，这与肝脂肪储备的快速动员和代谢而导致的炎症反应有关。这种作用的机制包括代谢应激和炎症反应的增强，以及过度的脂肪动员导致游离脂肪酸水平和脂肪沉积的增加。

目前只推荐对 NASH 和纤维化患者进行药物治疗，只有两种药物获批用于治疗：**维生素 E** 和**吡格列酮**。PIVENS 研究在一组非糖尿病 NASH 患者中评估了这两种药物的疗效：都能显著减少肝脂肪变性和小叶炎症；吡格列酮还可改善胰岛素抵抗。值得注意的是，在一些研究中，维生素 E 也与主要由心血管原因引起的全因死亡率增加有关。PIVENS 研究的缺陷是其适用性有限，因为大多数 NASH 患者都患有糖尿病。另外一些研究也证实：吡格列酮可用于改善 NASH 和糖尿病患者的肝组织学改变。新的药物，如**奥贝胆酸**（法尼醇 X 受体激动剂）正在积极研究中。与其他肝疾病相似，对肝硬化并发症如肝细胞癌患者，肝移植也是一种治疗选择（详情见第 162 章）。

在 NAFLD 患者中，最常见的死亡原因是心血管疾病，这主要是由于代谢综合征和糖尿病的高患病率。最近的研究表明，NAFLD 也是动脉粥样硬化的独立危险因素。然而，随着肝纤维化的进展，患者更有可能死于肝硬化并发症，如肝细胞癌。

第 138 章

酒精性肝病

NICOLE T. SHEN · MADISON DENNIS　著

许　颖　译；戴　芸　校

概述

　　酒精性肝病（alcohol-associated liver disease，ALD）包括一系列的组织病理学异常：**脂肪变性**（脂肪浸润）、**脂肪性肝炎**（脂肪变性伴中性粒细胞为主的炎症浸润导致肝细胞损伤）、**纤维化**和肝硬化伴或不伴肝细胞癌。患者可出现酒精性肝炎，表现为黄疸和其他肝衰竭的症状；或者持续无症状，直至肝纤维化进展并出现肝硬化并发症。

　　ALD 通常发生在高风险饮酒和（或）酒精滥用的情况下。高风险饮酒包括女性每天饮酒 ≥ 4 杯、男性每天饮酒 ≥ 5 杯。在过去 10 年中，高风险饮酒和酒精滥用的比例均有所增加。

　　在西方国家，ALD 是肝硬化最常见的原因。在美国，1400 万人饮酒过量，其中 10% ～ 20% 的人发生肝硬化。大多数 ALD 患者年龄在 40 ～ 50 岁之间。每年有 7 万～ 10 万名患者可能需要进行肝移植，但由于各种原因，只有 < 4000 名患者列在等候名单中。2013 年，美国估计有 1.8 万名患者死于 ALD。

病理生理学

　　酒精性脂肪变性和脂肪性肝炎的发病机制仍不完全清楚。

　　在肝中，乙醇脱氢酶（ADH）和细胞色素 P450 2E1（CYP2E1）都可将乙醇转化为乙醛，乙醛进而转化为乙酸。这些过程增加了还原型烟酰胺腺嘌呤二核苷酸（NADH）的水平，它改变了还原-氧化电位，抑制了脂肪酸和三酰甘油的氧化和代谢。乙醇还可通过抑制腺苷酸活化蛋白

激酶（AMPK）和过氧化物酶体增殖物激活受体 α（PPAR-α），从而增加肝脂肪生成并减少脂肪降解。这些过程会增加肝的脂肪储存，称为脂肪变性。

　　部分患者发展为脂肪性肝炎，其特征表现为以中性粒细胞为主的炎性浸润，损伤肝细胞并加速纤维化。这种作用是通过促炎细胞因子、氧化应激和酒精的毒性代谢产物诱发的。在酒精代谢过程中，CYP2E1 和抗原加合物产生的活性氧也可能是引起炎症的部分原因。还有证据表明，慢性酒精暴露增加了细菌来源的内毒素从肠腔易位进入门静脉系统。内毒素刺激 Kupffer 细胞产生肿瘤坏死因子-α（TNF-α），与其他促炎细胞因子和固有免疫细胞一起，启动和维持肝炎症反应。

　　10% ～ 20% 的脂肪变性患者会发展为肝纤维化，其中 8% ～ 20% 的肝纤维化患者会发展为肝硬化。脂肪性肝炎患者纤维化风险增加，且组织学具有明显的肝炎症反应，临床可表现为急性肝炎。

　　肝活检（图 138.1）可表现为：肝细胞中出现大、小脂滴，提示脂肪变性；出现 Mallory-Denk 小体（嗜酸性肝细胞包涵体）、肝细胞气球样变和中性粒细胞浸润提示脂肪性肝炎。ALD 患者常出现静脉周围和细胞周围纤维化（鸡笼样纤维化），并伴有中央-中央或中央-门静脉纤维间隔。组织学变化在小叶中央区最明显，可能是因为该区域缺氧，更容易出现氧化应激。

危险因素

　　环境因素和遗传因素均可影响患者 ALD 的

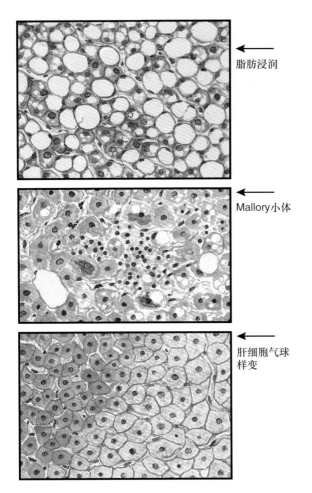

脂肪浸润

Mallory小体

肝细胞气球样变

图 138.1 酒精性脂肪变性和脂肪性肝炎的病理发现

易感性，并增加发生重症酒精性肝炎（severe alcohol-associated hepatitis，SAH）或发展为肝硬化的风险。摄入的酒精量似乎是 ALD 最大的危险因素，如果在用餐时间之外饮酒，其风险会进一步增加。高饱和脂肪的饮食可能有保护作用，而高多不饱和脂肪的饮食则会促进 ALD。维生素 A 和 E 缺乏可能会增加患 ALD 的风险。患有其他肝病（病毒性肝炎、自身免疫性肝炎、非酒精性脂肪性肝病、非酒精性脂肪性肝炎）者 ALD 的风险也增加。

临床表现、评估和诊断

酒精性肝炎患者通常表现为黄疸、轻度肝大、腹水、肝性脑病和（或）全身症状，如食欲不振和发热。在肝硬化的基础上，患者也可出现慢性肝病特征，包括腹水、肝掌、蜘蛛痣、男性乳房发育和扑翼样震颤。最常见的实验室检查结果是谷草转氨酶（AST）和谷丙转氨酶（ALT）中度升高（通常 < 300），AST/ALT 比值 ≥ 2。其他发现可能包括直接胆红素和 γ- 谷氨酰转移酶（GGT）水平升高、白细胞增多、低白蛋白血症、血小板减少和凝血酶原时间（PT）延长。肝超声可显示脂肪变性或肝硬化和腹水，并有助于排除其他引起肝损伤的原因，如胆道梗阻或肝静脉或门静脉血栓形成。

ALD 的诊断需要详细询问饮酒史，以证明存在高风险饮酒或酒精滥用，但患者可能不愿意提供。酒精滥用筛查量表（AUDIT）应用广泛，但涉及问题较多；酒精滥用简易筛查量表（AUDIT-C）是一种简化的筛查工具，越来越多的研究已证实了其有效性。传统的 CAGE 量表已不再作为一种恰当的筛查工具，因为它对不健康饮酒的范围不敏感，但对另一种筛查工具筛查阳性的患者具有辅助作用。来自家庭成员或朋友的间接病史也可能会对诊断有帮助。

ALD 的诊断还需要排除其他引起肝炎的原因，包括传染性（病毒）、自身免疫性和梗阻性肝炎。当患者有多种潜在的肝损伤原因时，肝活检可以帮助确定主要的病理改变并指导治疗。

治疗

治疗 ALD 的主要方法通常是戒酒咨询和支持治疗。有研究显示：在 18 个月的随访期间，戒酒使 27% 的患者组织学正常化，改善了总体生存期，并降低了肝硬化的风险。有助于减少酒精依赖的药物包括巴氯芬、纳曲酮（一种阿片受体阻滞剂）和阿坎酸。患者需要营养支持治疗，以确保足够的热量摄入和电解质补充，通常需要补充维生素 B_1、叶酸和维生素 B_6。

酒精性肝炎患者的临床表现严重程度不同，Maddrey 判别函数（mDF）有助于区分糖皮质激素治疗可能受益（表 138.1）的 SAH 患者。糖皮质激素的通常剂量是泼尼松龙每天 40 mg。泼尼

表 138.1　危险分层评分系统		
	方程	解释
Maddrey 判别函数（通过计算诊断酒精性肝炎）	4.6×［PT（s）－对照 PT（s）］＋总胆红素（mg/dl）[a]	评分≥32 提示重症酒精性肝炎，为应用激素的指征
里尔模型（使用糖皮质激素治疗重症酒精性肝炎 7 天后计算）	$e^{-R}/1 + e^{-R}$ R＝3.19－0.101×年龄（岁）＋0.147×白蛋白（0 天时，g/L）＋0.0165×［0～7 天总胆红素的改变（μmol/L）］－0.206×肌酐（μmol/L）－0.0065×0 天胆红素水平（μmol/L）－0.0096×PT（s）（计算器可在 www.lillemodel.com 获得）[b]	评分＞0.45 提示激素治疗失败，预后很差（6 个月生存率 25%）

[a] Maddrey 方程：Maddrey WC，Boitnott JK，et al：Corticosteroid therapy of alcoholic hepatitis，*Gastroenterology* 75（2）：193-199，1978.

[b] Lille 方程：Louvet A，Naveau S，Abdelnour M，et al：The Lille model：a new tool for therapeutic strategy in patients with severe alcoholic hepatitis treated with steroids，*Hepatology* 45（6）：1348-1354，2007.

松龙优于泼尼松，因为后者需要在肝转化为泼尼松龙后才起作用。当患者有应用糖皮质激素禁忌时，可考虑己酮可可碱；然而，一项大规模随机对照研究显示己酮可可碱相比安慰剂并没有更好的效果。

里尔模型评分（Lille model score，表 138.1）在治疗后第 7 天可用于评估激素的疗效，并决定是否应继续进行治疗。评分＜0.45 表示治疗反应充分，患者可继续使用激素共 28 天，随后在 2～3 周内逐渐减量。里尔模型评分＞0.45 表明治疗失败和预后很差，应停止使用激素。

使用激素后病情不能改善，常提示 2 个月内的死亡率＞70%。在这种情况下，应考虑肝移植。最近的一项临床试验表明：在高度选择性的患者中，肝移植的 6 个月生存率为 77%，显著高于非移植对照组 22% 的生存率。在超过 2 年的随访中，26 例移植患者中只有 3 例再次出现大量饮酒。尽管进行了这项试验，但对主动酒精滥用患者进行移植仍存在伦理问题，需要更多的长期数据。

第 139 章

肝硬化和门脉高压症

VIKAS GUPTA　著

许　颖　译；戴　芸　校

概述

虽然肝具有显著的再生能力，但酒精、病毒性肝炎、脂肪性肝病或其他原因造成的慢性损伤可导致进行性肝纤维化和肝结构改变。晚期，不可逆的纤维化被称为肝硬化，在美国，肝硬化患者 > 60 万人。

肝硬化的并发症主要是由于肝功能减退和门脉高压引起（图 139.1）。肝细胞缺失使肝的合成和解毒能力降低，导致凝血因子产生减少和胆红素清除障碍。此外，毒素的积累可导致肝性脑病和扑翼样震颤（手腕伸展时肌张力的一过性丧失），而性激素代谢障碍可导致男性乳房发育、睾丸萎缩等症状。

同时，门静脉高压会导致腹水、脾大、外周水肿等并发症，并形成门体分流和静脉曲张。门脉高压还可引起其他器官功能障碍（如肝肾综合征、门脉性肺动脉高压、肝肺综合征、肝硬化性心肌病）。

病理生理学

慢性肝细胞损伤、死亡和修复过程可导致肝纤维化，这类似于伤口愈合过程。在窦周间隙排列的肝星状细胞在肝细胞死亡时被激活，分泌并沉积细胞外基质（ECM）蛋白。经过数月到数年的慢性肝损伤过程，最终导致窦周间隙瘢痕组织增生和内皮细胞窗孔样结构的消失，从而使肝窦内的血液不再与周围的肝细胞接触。再生的肝细胞被瘢痕组织包裹，形成再生结节，这是肝硬化特征性的组织学改变。

肝细胞数量减少和剩余肝细胞被纤维组织包裹导致肝正常合成功能和解毒功能受损。门静脉高压的形成主要包括三种机制：肝实质严重变形，增加了从门静脉到肝中央静脉的血流阻力（图 139.2）；肝内血管张力增高，可使门脉压力增高 20% ~ 30%；血管扩张物质的局部释放导致门脉血流量增加，从而进一步加重门脉高压。

当肝的压力梯度到达 10 mmHg 时，可出现门脉高压症的并发症。为保证纤维化的肝周围的血供，门静脉和体循环系统之间的侧支循环开放并出现静脉曲张。这种侧支循环在胃左-食管远端静脉、脾肾静脉和脐静脉最为突出。曲张的食管和胃静脉如破裂可导致严重的消化道出血。

腹水是肝硬化常见的并发症，腹水的发生与门脉高压及进行性容量负荷过重有关。门体静脉侧支的开放和循环系统中血管扩张物质的增加可引起广泛的周围血管扩张。随后血管压力感受器激活刺激去甲肾上腺素、醛固酮和抗利尿激素的释放，从而加重水钠潴留。门脉压力升高、血胶体渗透压降低（白蛋白合成受损）和容量负荷过重也可导致液体从肝和肠系膜血管表面漏出到腹腔。

临床表现、评估和诊断

肝硬化的发展过程隐匿，患者可表现为非特异性的身体不适、偶然发现的实验室检查异常，或需要住院治疗的肝功能失代偿表现（如消化道出血、腹水、肝性脑病或黄疸）。

虽然诊断肝硬化的金标准是肝活检，但结合病史、体格检查、实验室检查和影像学检查的结果通常足以做出临床诊断。

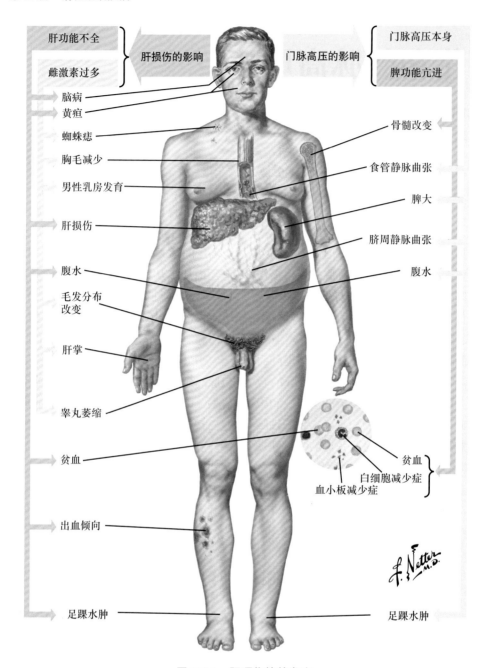

肝功能不全
雌激素过多 } 肝损伤的影响

门脉高压的影响 { 门脉高压本身
脾功能亢进

脑病
黄疸
蜘蛛痣
胸毛减少
男性乳房发育
肝损伤
腹水
毛发分布改变
肝掌
睾丸萎缩
贫血
出血倾向
足踝水肿

骨髓改变
食管静脉曲张
脾大
脐周静脉曲张
腹水
贫血
白细胞减少症
血小板减少症
足踝水肿

图 139.1 肝硬化的并发症

病史可以提示肝硬化的危险因素，包括过度酒精摄入、静脉注射毒品（丙型肝炎感染的主要危险因素）、肥胖和（或）控制不良的糖尿病（可导致脂肪性肝病）及家族史。

体格检查可以发现性激素代谢异常的征象：肝掌、蜘蛛痣/毛细血管扩张（皮肤下血管扩张）、男性乳房发育和睾丸萎缩。门脉高压的征象包括：腹壁静脉曲张（水母头）、腹水、脾大和外周水肿。随着肝功能的恶化，可出现**黄疸**和脑病。

实验室检查经常显示轻度的转氨酶升高；在持续的肝细胞损伤的患者中，可能出现中度升高。当肝细胞损伤停止时可见转氨酶正常，故转氨酶正常不能排除肝硬化的可能。碱性磷酸酶的轻度升高很常见，在胆汁淤积性肝病患者中可见碱性磷酸酶显著升高。肝功能检测（白蛋白、凝血酶原时间、胆红素清除）常出现异常，其异常

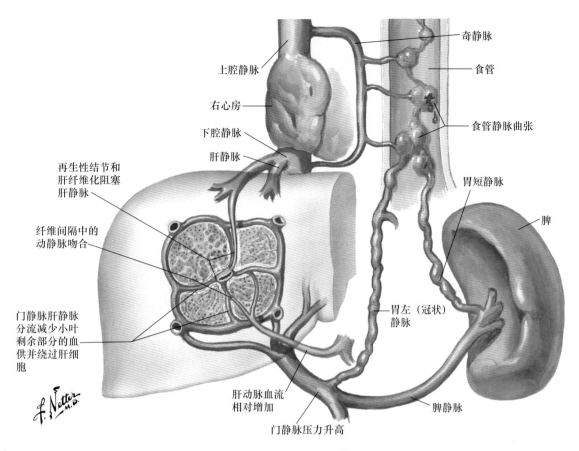

图 139.2　门脉高压

程度取决于有无急性失代偿、纤维化程度和残余肝细胞数量。血液学异常也很常见，门脉高压引起脾大，导致血小板扣押和血小板数量减少。由于肝产生的促血小板生成素水平降低，也进一步导致血小板减少。贫血可由多因素造成，包括急性和慢性胃肠道失血以及慢性炎症导致的铁利用障碍。

肝超声是一种快速、无创的评估肝结构的方法。肝硬化时，肝呈结节状和高回声（由于细胞外纤维组织增加所致）（图 139.3）。超声和彩色多普勒成像有助于识别门静脉高压症的并发症，如腹水、脾大、门静脉血流情况和门静脉血栓形成。此外，可以利用新的磁共振或超声弹性成像技术来测量肝硬度，对肝纤维化进行无创分期。

治疗

肝硬化的治疗主要集中在治疗腹水、静脉曲张和肝性脑病。

腹水

腹水的初始治疗是限钠和应用利尿剂。螺内酯和呋塞米应从低剂量开始，并逐渐调整以保持最低腹水量和维持正常血钾。尽管这一策略对大多数患者有效，但对于利尿剂难治性腹水患者，可能需要定期进行**腹腔穿刺**放腹水，并补充白蛋白以防止穿刺后容量转移引起的循环功能障碍（详情见第 53 章）。如果穿刺过于频繁，无禁忌证时患者可接受**经颈静脉肝内门体分流术（TIPS）**。通过在肝放置网状支架，将肝静脉连接到门静脉的肝内分支，从而降低门静脉压力，减少门静脉高压症的并发症。

自发性细菌性腹膜炎（SBP）是由肠道菌群通过肠壁转移到肠系膜淋巴结和腹水中引起的，是导致肝硬化患者死亡的重要原因之一。患者可表现为发热、腹痛或精神状态改变，也可能无症

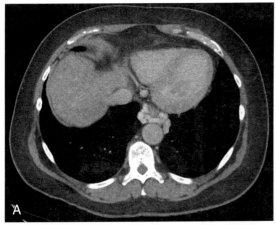

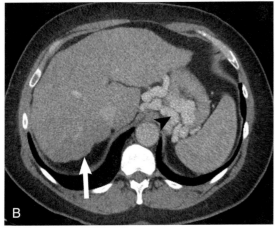

与正常肝相比，肝硬化具有不规则的外形（箭头）。
此外，门静脉血管扩张（箭头所示）提示门静脉高压

图 139.3 肝硬化的影像学表现

状。因此，所有肝硬化失代偿期和腹水患者都需要进行诊断性腹腔穿刺，若腹水培养阳性，或腹水中性粒细胞总数 > 250/mm³，即可确诊。SBP患者应选用腹膜透过性好的抗生素治疗，如头孢噻肟或头孢曲松，至少持续 5 天。由于 SBP 有继发肾功能损害的风险，患者还应接受白蛋白治疗（第 1 天 1.5 g/kg，第 3 天 1 g/kg）。

因为 SBP 1 年的复发风险高达 70%，所以前期出现 SBP 的患者应持续应用抗生素进行预防。腹水蛋白浓度 ≤ 1.5 g/dl，同时伴有肾功能损害（血肌酐 ≥ 1.2 mg/dl，血尿素氮 ≥ 25 mg/dl，或血钠 ≤ 130 mmol/L）或肝功能损害（胆红素 ≥ 3 mg/dl）的患者也需应用抗生素预防 SBP。预防

药物通常包括氟喹诺酮或复方新诺明。

静脉曲张

所有肝硬化患者都应接受上消化道内镜检查以评估是否存在静脉曲张，静脉曲张包括小或中 / 大静脉曲张，前者在食管充气时可消失。对于肝硬化代偿期没有红色征等高危出血特征的小静脉曲张，可每 2 年进行一次以评估静脉曲张是否增大。肝硬化失代偿期的小静脉曲张或者伴有红色征的患者应使用非选择性 β 受体阻滞剂以降低门脉压力，减少静脉曲张程度和出血风险。中和大静脉曲张的患者可以进行内镜下静脉曲张套扎（EVL）或使用非选择性 β 受体阻滞剂，治疗方式取决于当地经验和患者意愿。

出现呕血或黑便的肝硬化患者应考虑静脉曲张破裂出血，需进行相应治疗及内镜评估。患者进行液体复苏时需谨慎，因为输液过多会增加门脉压力并进一步加剧出血。生长抑素类似物（如奥曲肽）与 EVL 联合治疗可降低门脉压力并提高止血效果。应在患者入院 12 小时内进行内镜评估。肝硬化和胃肠道出血患者并发感染的风险增高，可出现尿路感染、肺炎、菌血症和 SBP。因此，应使用三代头孢菌素或氟喹诺酮预防感染。如果 EVL 无法止血，或者患者再次出血，可急诊行 TIPS 降低门脉压力。

肝性脑病

随着患者肝功能下降，氨和其他毒素在血液中堆积，可导致大脑功能障碍。肝性脑病采用 West Haven 标准进行分级，分为 I 级到 IV 级，从行为、认知和注意力的细微变化到出现明显的昏迷。扑翼样震颤可以在 I 级时出现，在 II ～ III 级时表现明显，一旦患者进展至肝性脑病，扑翼样震颤消失。肝性脑病的治疗措施包括纠正可能的诱发因素（如感染、低血容量、肾衰竭），同时不管血氨浓度高低，均需进行降氨治疗。肠道是细菌生产氨的主要场所，通便药物（如乳果糖或聚乙二醇）和抗生素利福昔明可抑制肠道菌群，从而减少氨的产生。

第 140 章

镰状细胞病

VICTOR P. BILAN　著

王清云　译；王　倩　校

概述

镰状细胞病（sickle cell disease，SCD）包含了一组血红蛋白病，该血红蛋白病是由两个遗传性的 β 球蛋白基因突变所致。主要的突变是一个缬氨酸替代了第 6 密码子的谷氨酸（E6V）形成镰状血红蛋白（HbS）。HbS 在应激、低氧血症或脱水的条件下发生异常聚合，导致受影响的红细胞变成了刚性的镰刀状构象。这些镰状细胞阻塞了微血管系统，损伤了内皮细胞，并引发了影响身体每个器官的炎症级联反应。SCD 的处理包括通过新生儿筛查进行早期诊断、治疗急性和慢性并发症，以及通过使用羟基脲和输血来降低 HbS 的负荷。造血干细胞移植是唯一的治愈手段。

病理生理学

正常成人血红蛋白（HbA）是由四个蛋白链组成的四聚体，包含两个 α 亚基和两个 β 亚基。红细胞中高浓度的血红蛋白需要高度的溶解度来防止聚集和沉淀。因此，球蛋白三级结构在外部为亲水区域以获得溶解性，在蛋白质内部为疏水区域，即含氧血红蛋白部分所在的位置。

在 SCD 中，β- 球蛋白亚基中的 E6V 替代产生了一个暴露的外部疏水区域，该区域倾向于与另一个 HbS 分子上的相应区域可逆聚合。任何导致血氧减少的情况（如高海拔、吸烟、睡眠呼吸暂停）或脱水（如感染或体力消耗）都可能触发 HbS 聚合成螺旋结构，这使得红细胞变形为僵硬弯曲的形状，从而导致了镰状细胞病（图 140.1）。一个相关的突变是第 6 位谷氨酸被赖氨酸替代（E6K），形成了血红蛋白 C 的分子基础，它本身不会导致红细胞镰变，而是形成被称为血红蛋白 C 晶体的圆锥样沉积物，可以在外周血涂片上观察到。

HbS 的聚合最容易发生在血流缓慢和低氧区域，如脾、骨骼和肺动脉循环。聚合倾向很大程度上取决于 HbS 的浓度，因此也依赖于红细胞的体积。可变性差的镰状红细胞不能通过微血管系统，从而导致血栓形成和组织缺血。镰状红细胞容易发生溶血，导致慢性溶血性贫血，它们具有异常免疫原性和促炎作用，导致血小板和中性

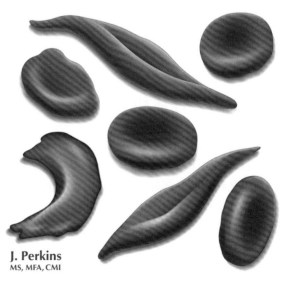

J. Perkins
MS, MFA, CMI

图 140.1　镰状红细胞

粒细胞异常激活，细胞因子释放，最终出现多个终末器官并发症。由于同时合并血管外和血管内溶血，镰状红细胞的寿命异常短，为 2 ～ 21 天。因此，严重的 SCD 患者需要慢性**网织红细胞增多**至 5% ～ 8% 来维持血红蛋白 6 ～ 9 g/dl。

镰状细胞基因可以表现为纯合子形式（SS），也可以与另一种 β 球蛋白变体（如 Sβ⁰- 地中海贫血、Sβ⁺- 地中海贫血或 SC）形成杂合子，或与正常 β 球蛋白基因（SA 或镰状细胞性状）形成杂合子。总的来说，最严重的表型见于 SS 或 Sβ⁰- 地中海贫血患者。Sβ⁺- 地中海贫血和 SC 基因型通常会导致较缓和的病程，而 SA 患者大多无症状。

危险因素

镰状细胞病是一种常染色体隐性遗传性疾病，需要两个突变的 HbS 基因。SCD 在非洲裔美国人中的患病率大约为 1/600，每 360 个活产婴儿中有 1 个发病。非洲裔美国人中 SA 性状的患病率约为 8%。

SA 性状在一定程度上对包括恶性疟原虫和间日疟原虫感染的疟疾具有保护性，因为被这些生物感染的红细胞呈镰状，在脾被单核细胞一并清除。这被认为为 SA 个体在疟疾流行地区提供了生存优势，并使该等位基因在人群中留存下来，尽管纯合子状态预后极差。在世界各地观察到疟疾流行地区和 HbS 高发地区之间的显著重叠性（西非最显著）支持了这一观点。

临床表现、评估和诊断

自 2006 年以来，美国所有 50 个州都采用了先天性血红蛋白病的筛查（包括 SCD）作为常规新生儿筛查的一部分。传统上，血红蛋白电泳一直是疑诊血红蛋白病患者的首选检查（以及用于治疗目的的 HbS 负荷监测），现在还可以进行基因分型的检测。

SS 或 Sβ⁰- 地中海贫血患者的血红蛋白水平平均为 6 ～ 9 g/dl，而 Sβ⁺- 地中海贫血和 SC 变异型

患者的血红蛋白值较高，平均为 9 ～ 14 g/dl。血红蛋白会在溶血发作或由细小病毒感染引发的再障危象时急剧下降。SCD 基本的实验室检测通常提示慢性溶血、低球蛋白血症和乳酸脱氢酶水平升高。≥ 5% 的慢性网织红细胞增多很常见，表明存在持续溶血。所有 SCD 患者的外周血涂片均可见镰状红细胞，无论是否发生急性 SCD 危象。由于 SCD 的慢性炎症状态，血小板可能很高。中性粒细胞在 SCD 的炎症级联反应中起重要作用，慢性中性粒细胞增多是预后较差的标志。

SCD 最常见的并发症是**血管闭塞危象（VOC）**，即镰状红细胞滞留在全身的毛细血管床上，导致组织缺血和胸部、大关节和四肢严重疼痛。在儿童中，这可能出现手-足综合征，表现为手指和脚趾肿胀（指 / 趾炎）伴疼痛。尽管通常无明确起因，VOC 可以在感染、低氧血症、脱水或其他生理应激中发生。一些患者可能出现发热、白细胞增多和溶血标志物水平升高，但这些标志并非一定出现。

随着时间的推移，VOC 的反复缺血性损伤和慢性溶血性贫血的有害影响导致了 SCD 的多种终末器官并发症，其中包括：

- 神经系统：血栓形成和血管阻塞会导致脑动脉狭窄和脑卒中风险增加。SCD 儿童患者缺血性脑卒中风险高，而成人患者往往易合并出血性脑卒中。SCD 的症状性脑卒中和无症状梗死都会导致认知延迟和学习表现受损。脑血管系统的脑基底异常血管网可见于一些患者。

- 眼：局部低氧血症和视网膜血管闭塞可诱导新生血管形成和增殖性视网膜病变，导致视网膜脱落、青光眼和玻璃体出血的风险增加。

- 心脏：微血管闭塞、铁过载和高心排血量状态会导致心肌病和充血性心力衰竭。

- 肺：肺动脉高压是一种常见的慢性并发症，也是预测 SCD 死亡率的重要因素。它是通过多种机制产生的，包括慢性低氧血症（贫血所致）、肺血管内皮损伤

（由游离血红蛋白、一氧化氮消耗和炎症介质引起）和慢性肺血栓栓塞。

- 胃肠道：由于慢性溶血，许多 SCD 患者患有胆结石和胰腺炎。很多患者可能会反复接受红细胞输注，这会引起输血相关铁过载，从而导致慢性肝病和肝硬化。随着时间的推移，脾发生自发梗死，导致**功能性无脾症**。
- 肾：肾乳头梗死和肾盂的损伤使得几乎所有患者都会出现蛋白尿和等渗尿。
- 生殖系统：由于阴茎血管系统阻塞，**阴茎异常勃起**在男性 SCD 患者中常见。
- 骨骼：反复梗死会导致股骨和肱骨等长骨的缺血性坏死，通常需要进行骨科手术。
- 皮肤：SCD 患者经常因血管损伤而出现腿部溃疡。
- 血液系统：骨髓抑制通常是一过性的（如由药物、包括细小病毒在内的病毒感染导致），再障危象是由于红细胞寿命缩短及慢性造血耗竭所致。

必须始终记住两种危及生命的并发症。第一种是荚膜微生物所致的严重感染，威胁几乎所有 SCD 患者，由脾梗死以及由此导致的功能性无脾症所致。在预防性应用抗生素作为标准预防措施之前，这是 SCD 儿童死亡的主要原因。第二种是**急性胸部综合征（ACS）**，是指胸部射线检查出现肺部阴影，同时合并其他一些临床症状，包括发热、低氧血症、呼吸急促、胸痛、咳嗽、喘息或其他心肺并发症的表现。在 ACS 中，如合并病毒感染或脂肪栓塞，加上肺部血管中镰状红细胞引起的炎症反应，导致肺部炎症、氧合降低，促使更多的红细胞镰状变形，进而形成恶性循环，最终导致急性呼吸窘迫综合征，出现严重的低氧和肺浸润（见第 91 章）。

治疗

如果通过新生儿筛查确定了 SCD 的诊断，应立即开始预防性青霉素治疗至少到 5 岁，以降低荚膜微生物感染的风险。这些儿童还需接受更大范围的疫苗接种，包括肺炎球菌疫苗接种。上述干预措施大大提高了 SCD 患者的预期寿命。

儿童患者通过经颅多普勒超声的常规监测，可以发现脑卒中高危患者，由于血管狭窄，这些患者的大脑动脉血流速度异常快。这些患者坚持严格的红细胞输注方案（通常是终身输注），已被证实可以有效地降低脑卒中风险。可以通过置换或单纯输血，前者目标是把 HbS 浓度降至 < 30%，后者是将血红蛋白升高到 10 g/dl。与单纯输血相比，**红细胞置换输注**可更迅速降低 HbS 百分比，同时减少高容量血症和过量**铁蓄积**；后一种方法对需长期输血的患者尤为重要，这些患者均需要监测铁负荷，必要时开始螯合治疗。然而，红细胞置换比单纯输血更昂贵，需要使用专门的静脉通路和血液分离设备，并且有可能因大量红细胞输注而增加红细胞同种异体免疫反应。这种针对红细胞次要抗原的同种异体免疫反应可能导致迟发性输血反应，加大未来识别相容血液的难度，因而必须仔细检测。

SCD 的其他治疗手段也是有证据支持的。VOC 的治疗包括肠外阿片类药物、合理的静脉水化，以及寻找潜在的触发因素如感染（尽管不常见）。ACS 需要经验性应用抗生素、支气管扩张剂、氧疗，并根据严重程度，在呼吸衰竭时立即进行红细胞置换和肺保护性通气。接受全身麻醉手术的成人 SCD 患者通常接受红细胞输注，使术前血红蛋白达到 10 g/dl。

儿童和成人 SCD 患者的长期主要治疗药物是**羟基脲**，它可刺激胎儿血红蛋白（HbF）产生的增加，机制尚不明确。由于 HbF 对氧的高亲和力，可以抑制 HbS 的聚合，并已被证明可以减少 SCD 患者的疼痛危象。羟基脲推荐用于所有儿童（无论症状如何），以及每年有三次或以上严重疼痛或其他任何影响生活的 SCD 症状的成人。羟基脲以剂量递增的方式调整到不引起严重白细胞减少的最大耐受量为准。长期使用羟基脲的担忧是继发肿瘤的风险增加，但流行病学研究并没有得到证明。

一些针对 SCD 的靶向治疗方法正在研究中，尚未开始广泛使用。通过基因治疗来编辑有缺陷的球蛋白基因，或为患者提供额外的球蛋白基因，以增加 HbF 或 HbA2 的产生，目前主要处于临床前阶段。L- 谷氨酰胺以及 crizanlizumab（一种针对内皮黏附分子 p 选择蛋白的单克隆抗体）已被证明可以减少镰状细胞与内皮细胞的结合，减少疼痛危象的频率。HbS 甾体稳定剂如 voxelotor，与 α 亚基结合并抑制聚合，也有望降低 VOC 的发生率以及增加血红蛋白水平。

造血干细胞移植是治愈 SCD 的方法，随着非清髓性预处理方案的发展，治疗效果也越来越好。患者必须要有一个健康的 HLA 相合供者，最好是同胞兄弟姐妹。移植风险包括植入失败和移植物抗宿主病，但在恰当的患者选择下，这些风险是可以控制的。

第141章

珠蛋白生成障碍性贫血（地中海贫血）

VICTOR P. BILAN　著

王清云　译；王　倩　校

概述

　　珠蛋白生成障碍性贫血（地中海贫血）是一组常染色体隐性遗传性贫血，由成人血红蛋白（HbA）亚基产生不平衡导致。血红蛋白（HbA）是一个由两个 α 球蛋白链和两个 β 球蛋白链组成的四聚体（$\alpha_2\beta_2$），若两个亚基不能按正常比例生成，将导致红细胞生成无效、小细胞性贫血、原位溶血和**铁过载**。地中海贫血表型的严重程度从无症状携带状态到宫内死亡，重型患者从婴儿期起就依赖于输血。

　　地中海贫血在非洲、东南亚、中东、印度及地中海地区常见，是重要的公共卫生负担。世界上约有 5% 的人口携带 α **地中海贫血**基因，1.5% 携带 β **地中海贫血**基因。地中海贫血突变在疟疾流行地区的高发趋势表明其有抵抗严重恶性疟原虫感染的选择性优势，这已在携带状态和轻症病例中得到证实。除了造血干细胞移植（SCT）可治愈此疾病外，其他症状方面的治疗都是支持治疗。治疗的主要内容是输注红细胞（RBCs）以弥补无效的红细胞生成，以及由疾病自身和输血所导致的铁过载的处理。

病理生理学

　　编码 α 链的基因在 16 号染色体上，两条同源染色体上各有一对，每个二倍体细胞中有 4 个拷贝，而 β 球蛋白基因存在于 11 号染色体，每个细胞有 2 个拷贝。在正常情况下，α 球蛋白和 β 球蛋白的生成基本一致。地中海贫血是因存在一个或多个遗传性球蛋白基因突变或缺失，

造成该球蛋白链的产生相对不足，导致红细胞无效生成：α 地中海贫血由一个或多个 α 球蛋白基因的遗传性突变所致，β 地中海贫血是由一个 β 球蛋白基因突变所致。

　　α 地中海贫血和 β 地中海贫血的发病源于两种机制：贫血和铁过载。地中海贫血是**小细胞性贫血**，由红细胞无效生成导致：当 α 球蛋白和 β 球蛋白合成不匹配时，血红蛋白生成受损，有功能的红细胞不能有效产生，导致骨髓造血组织的代偿性增生。未受影响的、未配对的球蛋白链在红细胞膜聚集，导致它们被脾从循环中清除。重症病例必须通过输血来维持生命。最终因疾病本身因素（红细胞生成增加导致胃肠道铁吸收增加）以及医源性因素（输血的结果）导致铁过载和过量的铁沉积到肝和其他组织中（图141.1）。

　　人类基因组包含除 α 和 β 以外的几种血红蛋白亚基基因，这些基因在妊娠期间按序表达，以产生胚胎血红蛋白和胎儿血红蛋白（HbF）。首先表达的胚胎血红蛋白 Gower 和 Portland，由 ζ、ε 和 α 亚基组成，但在妊娠 12 周后即消失，被 HbF（$\alpha_2\gamma_2$）取代，成为主要的血红蛋白，直到出生后 6 个月内被 HbA 取代。因此，原则上来说，因发育中的胎儿依赖 HbF 输送氧气，α 链合成缺陷（包括 α 地中海贫血）在子宫内即会出现明显表现（尽管 α 地中海贫血中，只有胎儿水肿会导致胎死宫内）。相比之下，β 链合成缺陷所致的 β 地中海贫血直到产后 HbF 产量下降后才会显现出来，因为婴儿才开始依赖于含 β 链的 HbA。

　　α 地中海贫血是由四个 α 球蛋白基因

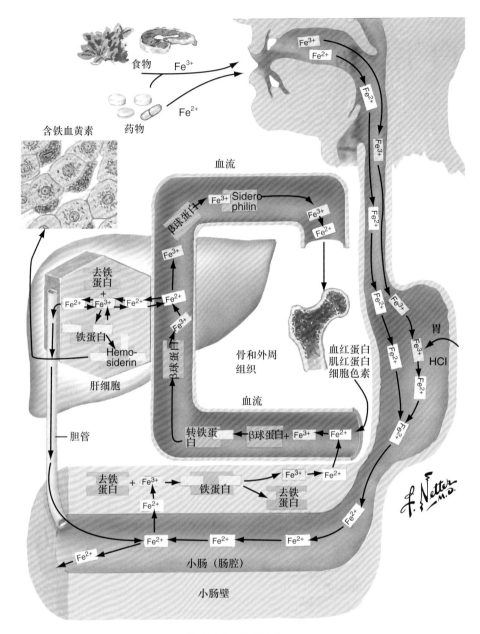

图 141.1 铁代谢概述

（αα/αα）中的一个或多个的缺失或失活突变引起。它们被大致分类为：

- **极轻型 α 地中海贫血**：只涉及四个基因中的一个缺失或失活（－α/αα）。除了轻微的小红细胞症外，无异常临床表现。
- **轻型 α 地中海贫血或 α 地中海贫血性状**：涉及两个 α 基因的缺失或失活。这些异常可位于同一染色体（－/αα，或 α 地中海贫血 -1 特征）或不同染色体

（－α/－α，或 α 地中海贫血 -2 特征）上。轻型 α 地中海贫血或 α 地中海贫血性状患者通常无症状，实验室检查可显示小红细胞增多和轻度贫血。

- **HbH 病**（－α/－）：这将产生中度贫血，血红蛋白值为 9.5 ～ 10.5 g/dl，并形成含有四个 β 球蛋白亚基的 HbH 分子（β₄）。
- **胎儿水肿**（－/－）：这是最严重的 α

地中海贫血，其特征是在没有 α 链的情况下试图合成血红蛋白 F 而产生 γ_4 四聚体（即 Bart 血红蛋白）。由于异常高的氧亲和力，Bart 血红蛋白分子无法向组织输送氧气，导致胎死宫内或新生儿出生后不久死亡。

在某些情况下，HbH 中非缺失型 α 球蛋白突变可引起症状性溶血性贫血。血红蛋白 Constant Spring（HbCS）就是一个例子，这在东南亚很常见，因一个翻译终止密码子位点发生突变，导致编码的蛋白中额外增加了 31 个氨基酸。HbCS 信使核糖核酸（mRNA）不稳定，这就导致了 α 球蛋白的产量下降。由于 HbCS 蛋白的沉积导致红细胞膜应激性增强，基因型 $-\alpha/-\alpha^{CS}$ 患者较 HbH 病（$-\alpha/-$）更易出现溶血、黄疸和脾大。

β 地中海贫血是由 β 球蛋白基因突变引起的，这些突变导致 β 球蛋白合成减少（轻度）或缺失。在编码区和调控区，已知有数百个突变，影响着转录、翻译和翻译后 mRNA 处理的所有阶段。β 地中海贫血分类如下：

- **轻型 β 地中海贫血或 β 地中海贫血性状**：这源于单一 β 球蛋白突变，导致无症状携带状态伴轻度小细胞贫血。
- **中间型 β 地中海贫血**：这源于两个轻度 β 球蛋白突变，或一个轻度突变加一个严重突变。临床表现不一，患者可能存在中至重度的小细胞性贫血，血红蛋白值一般为 ≥ 7 g/dl。
- **重型 β 地中海贫血**：见于因两个严重的 β 球蛋白突变导致 β 球蛋白不能合成。重度 β 地中海贫血患者存在重度小细胞性贫血，需要终生输血支持，如果没有支持治疗，患者在 5～10 岁死亡。

血红蛋白 E（HbE）是东南亚常见的一种特殊类型的 β 球蛋白突变，导致 β 球蛋白基因表达水平降低，血红蛋白轻度不稳定。当以性状形式出现（即杂合子 β^E）时，会导致轻度小细胞性贫血，类似于轻型 β 地中海贫血。在纯合子（β^E/β^E）中，可以看到更明显的小细胞增多和轻度贫血。当与 α 地中海贫血或 β 地中海贫血基因结合时，会产生变异表型，一些 β 地中海贫血/β^E 患者的临床病程与重型 β 地中海贫血患者相似。

β 地中海贫血突变也可以与镰状细胞 β 球蛋白突变（β^S）共同存在。通常这种组合会导致与镰状细胞病相同的表型，患者会合并静脉闭塞性疾病、急性胸部综合征和脑卒中并发症（详见第 140 章）。

临床表现、评估和诊断

地中海贫血的特征性实验室检查表现为小细胞低色素性贫血，补铁治疗无效。在很多情况下，地中海贫血可以根据 **Mentzer 指数**，即平均红细胞体积（MCV）与红细胞计数的比值来与铁缺乏相鉴别。由于 MCV 降低而红细胞计数正常或升高，地中海贫血的 Mentzer 指数通常降低（< 13），而铁缺乏因红细胞计数降低导致 Mentzer 指数升高（> 13）。地中海贫血外周血涂片的特异性表现是靶形红细胞，这是由于血红蛋白合成缺陷导致的红细胞膜-质比异常所致，而缺铁时红细胞形态是红细胞大小不等。

地中海贫血等血红蛋白病通常在出生时通过常规的新生儿筛查即可诊断。目前，所有 50 个州都把针对血红蛋白病的电泳筛查作为其常规筛查的一部分。典型的血红蛋白电泳模式在极轻型、轻型或 α 地中海贫血性状中正常，因为 ≥ 50% 的 α 球蛋白等位基因是正常的；在这类患者中，需要进行 α 球蛋白基因突变分析来确认诊断。相反，β 地中海贫血的血红蛋白电泳特征表现为 HbA2（$\alpha_2\delta_2$）升高，这是一种小的血红蛋白变异，占成人正常血红蛋白的 2%～3%，在更严重的病例中表现为 HbF。

重型地中海贫血患者的症状与红细胞生成无效、贫血和铁过载有关。红细胞无效生成会导致脾、肝、头骨和长骨中的红系造血的**髓外扩张**。颅骨的骨性扩张、上颌骨肥大导致 β 地中海贫血特征性的额部隆起及花栗鼠面容；长骨的骨髓腔扩张会导致不稳定性和病理性骨折。

尽管大多数地中海贫血患者能够维持自身血

红蛋白浓度 ≥ 7 g/dl，但病情较严重的患者需要红细胞输注以维持生命。贫血最严重的情况是胎儿水肿，因为没有产生有功能的血红蛋白来支持胎儿生长，低氧血症和高排血量性心力衰竭所致的胎儿严重水肿、胎盘肥大，最终导致胎死宫内或分娩后不久新生儿死亡。即使在不那么严重的地中海贫血患者中，由于缺乏足够的输血支持，贫血引起的心力衰竭仍然是一个问题，同时还有发育迟缓、生长停滞和运动耐量下降。

铁过载包括内源性的和医源性的（输血），导致了地中海贫血的许多并发症。铁易沉积在肝，导致肝衰竭和肝硬化，沉积在心脏导致限制性心肌病和心力衰竭。在没有铁螯合治疗的情况下，几乎身体的每个器官都会受到影响，未经治疗的患者经常有性腺功能减退、不孕不育（由于睾丸和卵巢中的铁沉积）和糖尿病（由于胰腺中的铁过载）。

治疗

地中海贫血的主要治疗是支持治疗，包括红细胞输注纠正贫血和铁螯合治疗铁过载。重型 β 地中海贫血需要尽早开始输血以维持血红蛋白水平在 9 ~ 10 g/dl。历史上，许多儿童重型

β 地中海贫血患者通过脾切除术减轻溶血性贫血的严重程度，同时减少输血需求，但此治疗疗效持续时间短，大多数脾切除患者最终仍需要恢复输血治疗。

铁螯合治疗的目的是将铁蛋白水平降低到 < 2500 ng/ml，或 < 1000 ng/ml（如果可能）。现有几种形式的铁螯合剂，常用的是去铁胺（静脉或皮下制剂）、地拉罗司（口服）和去铁酮（口服）。去铁胺和地拉罗司的副作用有视网膜毒性和耳毒性，所以服用这些药物的患者需要常规的眼科和听力检查。去铁胺罕见引起粒细胞缺乏症。肝和心脏磁共振成像正迅速成为一种公认的非侵入性检查方法，以准确评估终末器官对铁螯合治疗的反应。

与其他遗传性血红蛋白病一样，造血干细胞移植可以治愈地中海贫血，但这需要患者有人类白细胞抗原（HLA）匹配的供者，并接受清髓预处理和移植相关风险。由于可能没有合适供者，以及移植相关高风险，基因治疗来替代功能性球蛋白基因是一种很有前景的治疗方法。2018 年开展了一项针对输血依赖性 β 地中海贫血患者的研究，清髓预处理后给这些患者输注通过慢病毒载体转染 HbA 的自体 CD34 细胞，所有患者在 26 个月时输血需求均有所减少。

第 142 章

微血管病性溶血性贫血（MAHA）

DEBBIE JIANG　著

王清云　译；王　倩　校

概述

当红细胞（RBCs）在阻塞的小血管中被剪切时，会导致微血管病性溶血性贫血（MAHA）。这些细胞被称为破碎红细胞，是 MAHA 的特征性表现，很容易在外周血涂片上被识别（图 142.1）。

MAHA 不同于溶血性贫血的其他亚型，包括溶血源于膜内在缺陷（如遗传性球形细胞增多症）、酶功能缺陷［如葡糖 -6- 磷酸脱氢酶（G6PD）缺乏］、免疫介导的破坏（如自身免疫性溶血性贫血）或大血管的机械性损伤（如人工心脏瓣膜）中。溶血性贫血的病因见图 142.2。

当微血管系统被血栓阻塞，或当微血管系统内皮受损并导致 MAHA 时，病理术语称为**血栓性微血管病（thrombotic microangiopathy，TMA）**。TMAs 表现多样化，但特征为 MAHA、血小板减少和终末器官损伤。许多不同的疾病状态会导致 TMA 的发生，而 TMA 的病理生理学取决于潜在的病情。最常见的病因是**弥散性血管内凝血（disseminated intravascular coagulopathy，DIC）**。在导致 DIC 的严重败血症中，过度激活的凝血级联反应导致血栓阻塞，进而破坏循环中的 RBC（详见第 144 章）。

其他原因包括**血栓性血小板减少性紫癜（thrombotic thrombocytopenic purpura，TTP）**、志贺毒素介导的**溶血尿毒综合征（hemolytic uremic syndrome，HUS）**、非典型 HUS（aHUS）、药物诱导的 TMA、**恶性高血压**、**重度先兆子痫**、**HELLP 综合征**（溶血、肝酶升高、低血小板）、灾难性抗磷脂综合征、癌症、艾滋病病毒感染、自身免疫性疾病、血管炎和可卡因使用。

病理生理学概况和评估

TMA 的主要病理改变是在微血管系统中形成富含血小板的微血栓。在病理学评估中，血管壁因肌内膜向心性增生（称为洋葱皮样）而增厚，可以观察到肿胀的毛细血管内皮细胞从基底膜分离。虽然这些病理变化可以发生在任何微血管床，但肾血管系统特别敏感，当必须根据病理诊断 TMA 时，它是活检的首选部位。

恶性肿瘤可通过 DIC 或通过微转移产物阻塞血管而引起 TMA。自身免疫性疾病如系统性硬化症或系统性红斑狼疮，可能由于内皮表面的免疫复合物沉积而导致微血管损伤和闭塞。血管炎，包括多动脉炎和多血管炎肉芽肿病，也可以通过血管炎症引起内皮损伤而导致 TMA。

MAHA/TMA 在新发贫血和血小板减少患者的鉴别诊断中处于重要地位。需要进行外周血涂片来确认破碎红细胞和血小板减少的存在，这两者都是诊断 TMA 所必需的；一般来说，每 $100 \times$ 高倍视野中 $\geqslant 2$ 个破碎红细胞符合 MAHA

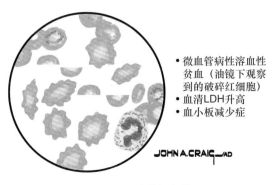

- 微血管病性溶血性贫血（油镜下观察到的破碎红细胞）
- 血清LDH升高
- 血小板减少症

图 142.1　破碎红细胞
LDH，乳酸脱氢酶

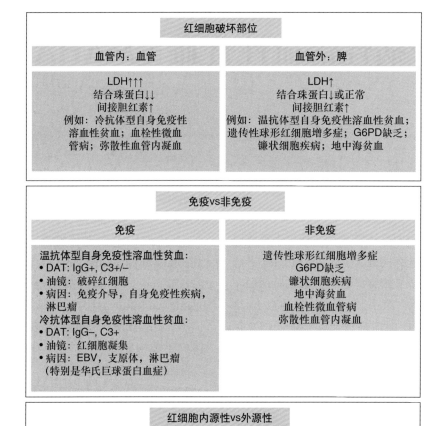

图 142.2 溶血性贫血：根据红细胞（RBC）破坏部位、免疫 vs 非免疫、内源性 vs 外源性的分类
DAT，直接抗球蛋白试验；EBV，Epstein-Barr 病毒；G6PD，葡糖 -6- 磷酸脱氢酶；LDH，乳酸脱氢酶

表现。其他支持血管内溶血的实验室检查包括乳酸脱氢酶（LDH）明显升高、低载脂蛋白、间接胆红素升高和网织红细胞计数升高。由于 MAHA 的溶血机制是机械性的而不是免疫性的，Coombs 试验呈阴性。

一旦确诊 MAHA/TMA，进一步的病史采集和评估对确定病因至关重要。一般来说，必须排查的三种主要 TMA 类型是 DIC、TTP 和 HUS。DIC 的特征是消耗性凝血障碍，导致异常的凝血试验（即凝血酶原时间和部分凝血活酶时间延长，D- 二聚体水平升高，纤维蛋白原水平降低）。相比之下，TTP 和 HUS 中的这些凝血指标是正常的，因为这些疾病是由富含血小板的微血栓或血管阻塞导致的，而没有凝血系统的改变。

如果凝血指标检测不支持 DIC，那么一般认为该患者应考虑 TTP 或 HUS，除非有其他明确引起微血管病的病因。原因是 TTP/HUS 被视为"不能错过"的诊断，一旦确诊，必须立即治疗。

治疗概况及临床特例

输血在 MAHA/TMA 中的起重要支持作用。在 DIC 患者中，输注浓缩红细胞、血小板、新鲜冰冻血浆和冷沉淀以保持血小板计数、血红蛋白、凝血指标和纤维蛋白原在适当的水平。在 TTP 中，血小板输注曾经是禁忌，因为担心这可能会引起 TTP 的爆发，尽管最近的数据对这一说法提出了质疑。

弥散性血管内凝血

对于 DIC 患者需针对潜在原因进行治疗。导致 DIC 最常见的原因是败血症和重症感染。恶性肿瘤也可以导致慢性 DIC。详见第 144 章。

血栓性血小板减少性紫癜

在 TTP 中，根本病因为 **ADAMTS13** 的严重缺乏（＜ 10%），这是负责裂解 **von Willebrand 因子**（vWF）的金属蛋白酶。这种缺陷可以是遗传性的，如 Upshaw-Schulman 综合征，而更常见

的是产生针对 ADAMTS13 的自身抗体的获得性因素。ADAMTS13 缺乏导致超大 vWF 多聚体的聚集，从而导致血小板聚集，阻塞微血管系统而引发血小板减少和 MAHA（图 142.3）。

每年每百万成年人中约有 2.9 人被诊断为 TTP。TTP 的典型五联征临床表现包括发热、贫血、血小板减少、肾衰竭和精神状态改变。实际上，经典的五联征只发生于 5% 的患者；神经系统的表现很常见（1/3 的患者有非特异性的表现，如头痛或精神混乱，1/3 有局灶性异常），但发热罕见，通常无肾损伤或很轻微。因此，目前，存在破碎红细胞和血小板减少而无凝血异常，亦无其他明确病因即可诊断 TTP。疑似 TTP 患者急性期应

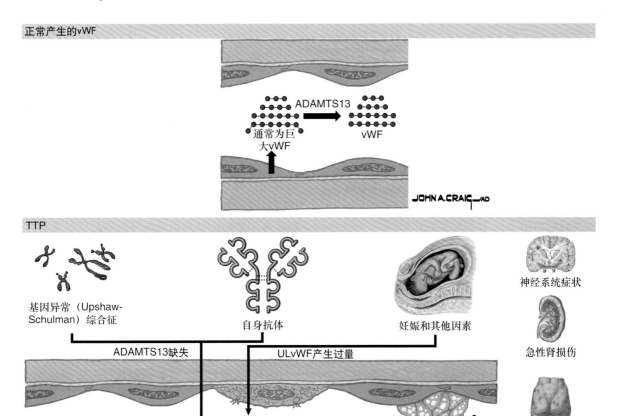

图 142.3　血栓性血小板减少性紫癜（TTP）
ULvWF，超大 von Willebrand 因子；vWF，von Willebrand 因子

送检 ADAMTS13 水平：ADAMTS13 ＜ 10% 强烈支持 TTP 的诊断，而 ADAMTS13 完全缺失在诊断 TTP 方面具有 89% 的敏感性和 100% 的特异性。然而，一些 TTP 患者 ADAMTS13 水平可能 ＞ 10%，这可能由血小板输注引起或检测差异所致。

如上所述，破碎红细胞、血小板减少伴正常凝血功能的患者被认为有 TTP 或 HUS。这些患者应尽早接受 TTP 的经验性治疗。TTP 的标准治疗是**血浆置换（PLEX）**，它去除针对 ADAMTS13 的抗体并补充正常的 ADAMTS13。PLEX 通常持续到血小板计数正常 2 天。一些研究者在患者恢复后监测 ADAMTS13 水平，新数据提示 ADAMTS13 水平可预测 TTP 的复发。利妥昔单抗是一种抗 CD20 的单克隆抗体，可能预防和治疗这种复发。

溶血尿毒综合征（志贺毒素介导）

志贺毒素介导的 HUS，即经典 HUS，与**大肠埃希菌 O157：H7** 感染相关，尽管志贺菌、耶尔西尼亚菌和其他大肠埃希菌菌株也可能导致 HUS。志贺毒素直接损害并导致内皮细胞肿胀，阻塞微血管系统。志贺毒素也可诱导超大 vWF 多聚体的分泌。

志贺毒素介导的 HUS 主要见于儿童。典型的表现是患者饮用受污染的水或食用未煮熟的肉后出现急性血性腹泻和腹痛。HUS 的发生通常发生在胃肠道症状开始后的 5 ～ 10 天左右。急性肾损伤（AKI）很常见，多达 50% 的患者需要临时透析（图 142.4）。30% ～ 60% 的患者可出现神经系统表现。对粪便进行产志贺毒素的细菌如大肠埃希菌 O157：H7 的检测通常是标准诊断的一部分。

大多数志贺毒素介导的 HUS 患者在给予支持治疗后可完全恢复，包括水化和血小板输注治疗严重血小板减少或活动性出血。透析有时被临时使用，直到肾功能改善。通常不给予抗生素，因为抗生素不改善预后，而且可能会存在由于从肠道细菌中释放出更多的志贺毒素而加重疾病的风险。

非典型溶血尿毒综合征

aHUS 是由替代补体途径紊乱引起的。大约 60% 的病例有编码选择性补体因子（如 C3）基因或替代补体级联反应中的调节因素（如 MCP、CFB、CFH、CFI 或 THBD）之一的基因突变。全身替代补体蛋白的不受调节的激活会导致内皮损伤、血小板调节失调和聚集。

aHUS 是一种罕见的疾病，每百万人中有 0.5 ～ 2 人患病。它在儿童中比在成人中更常见，但对所有被诊断为 TTP 但对标准的 TTP 治疗没有反应、ADAMTS13 ＞ 10%，或没有 TTP、HUS 或其他形式 MAHA/TMA 典型表现的患者均应考虑该诊断。与 TTP 不同，AKI 是 aHUS 的常见特征。

大多数 aHUS 患者在诊断为 aHUS 之前就接受了 PLEX 治疗。PLEX 治疗后血小板无升高、ADAMTS13 活性 ＞ 10% 或有显著肾功能障碍的 MAHA/TTP 患者应考虑进行 aHUS 的靶向治疗。目前 aHUS 的主要治疗方案是厄库利珠单抗，这是一种终末补体抑制剂，能够缓解溶血，改善肾功能和整体预后，尽管增加了有荚膜细菌感染的风险。因此，计划进行厄利珠单抗治疗的患者必须在开始治疗前接种脑膜炎球菌疫苗。

药物介导的血栓性微血管病

钙调神经磷酸酶抑制剂和奎宁等药物与药物诱导的 TMA 有关。以奎宁为例，由奎宁依赖性抗体驱动的免疫介导反应被认为会引起内皮损伤。这些患者在奎宁暴露后出现急性 TMA。另一方面，钙调神经磷酸酶抑制剂对内皮细胞有直接的、剂量依赖的毒性作用，导致微血管逐渐闭塞和肾功能慢性恶化。撤除致病药物和加强支持治疗是疾病管理的基石。

恶性高血压、先兆子痫、HELLP 综合征

在恶性高血压、先兆子痫和 HELLP 综合征中，血压升高会导致小动脉损伤，导致血栓前炎症因子如纤维蛋白原泄漏到血管腔内。直接发生内皮细胞损伤和死亡，活检中看到的纤维蛋白染

色坏死，又称**纤维蛋白样坏死**。也有文献支持补体失调在先兆子痫和 HELLP 综合征中的作用，类似于 aHUS。恶性高血压可能需要对高血压进行积极控制。先兆子痫和 HELLP 综合征患者应接受血压控制和支持性治疗，这通常都能在胎儿分娩后得到缓解。

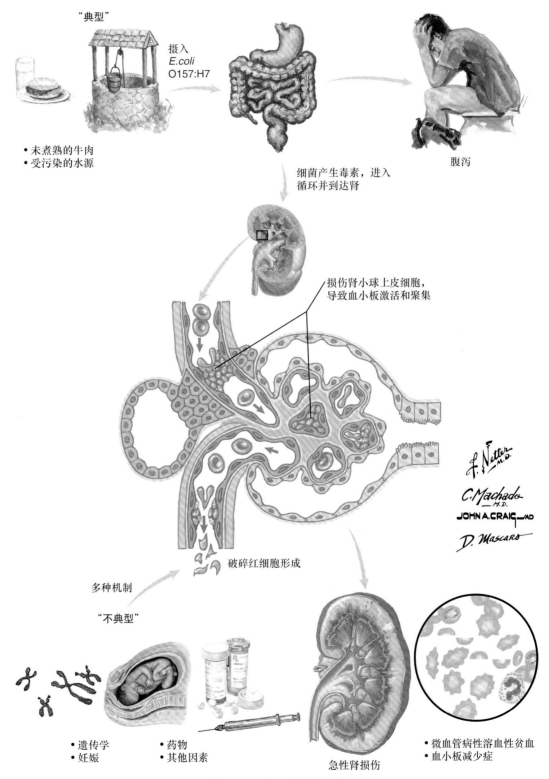

"典型"

摄入
E.coli
O157:H7

- 未煮熟的牛肉
- 受污染的水源

腹泻

细菌产生毒素，进入循环并到达肾

损伤肾小球上皮细胞，导致血小板激活和聚集

破碎红细胞形成

多种机制

"不典型"

- 遗传学
- 妊娠
- 药物
- 其他因素

急性肾损伤

- 微血管病性溶血性贫血
- 血小板减少症

图 142.4　**溶血尿毒综合征**

第 143 章

血友病

FAHAD FARUQI 著

孙玉华 译；欧晋平 校

概述

血友病的英文名称源于希腊文 "haima"（意为 "血"）和 "philia"（意为 "爱"），是一组凝血隐性遗传性疾病。血友病患者容易出血。根据病情的严重程度，一些血友病患者只在严重创伤或手术后才出血，而另一些患者则会自发出血。血友病的主要类型有三种，每一类型都由一种凝血因子的缺陷来定义：**血友病 A**（因子Ⅷ缺乏）、**血友病 B**（因子Ⅸ缺乏）和**血友病 C**（因子Ⅺ缺乏）。众所周知，18 世纪和 19 世纪的欧洲皇室家族都患有血友病 B。

病理生理学

因子Ⅷ、因子Ⅸ和因子Ⅺ是凝血级联反应中内源性通路的一部分（见第 34 章）。凝血级联反应始于外源性途径和组织因子激活因子Ⅶ。活化因子Ⅶa 形成一种酶复合物，将因子 X 转化为活化因子 Xa，产生凝血酶原复合物，将凝血酶原转化为活化凝血酶，进而将纤维蛋白原转化为纤维蛋白。凝血酶也激活内源性途径，包括因子Ⅷ，它与活化因子Ⅸ形成复合物。因子Ⅷa/Ⅸa 复合物激活成千上万的因子 X 分子，放大的凝血功能远远超出最初的途径触发，导致止血。凝血酶还激活因子Ⅺ，而因子Ⅺ激活因子Ⅸ，进一步增强凝血级联反应。没有足够水平的因子Ⅷ、因子Ⅸ和因子Ⅺ，身体形成稳定血凝块的能力就会受损。

血友病 A 表现为 X 连锁遗传，因为因子Ⅷ（F8）的基因位于 X 染色体上。这种疾病主要影响男性，发病率约为 5000 名男婴中有 1 名。已经发现 F8 许多不同的基因突变，最常见的是在 40% 的严重血友病 A 患者中发现的一个 X 染色体长臂倒置。缺失和无义突变也可能引起严重的血友病 A，而错义突变可能引起轻微的症状。

血友病 B 也是 X 连锁遗传，因为因子Ⅸ（F9）的基因位于 X 染色体上。血友病 B 比较罕见，每 3 万名男婴中就有 1 人患病。大约 1/3 的受影响个体没有出血家族史，可能是由于 F8 或 F9 的原生突变。具有杂合子 F8 或 F9 突变的女性在理论上被认为是疾病携带者，但由于两条 X 染色体中的一条拟等位基因化，可能呈现轻型血友病表型，这进一步降低了因子Ⅷ或Ⅸ水平。

血友病 C 是常染色体隐性遗传，因为因子Ⅺ基因（*F11*）位于 4 号染色体上。它比另外两种类型的血友病更常见，而且好发于德系犹太人，约 10% 的德系犹太人是携带者。

临床表现、评估和诊断

在血友病 A 和 B 中，出血的严重程度分别与因子Ⅷ和因子Ⅸ的活性相关。因子Ⅷ或因子Ⅸ活性 < 1% 的患者有自发性出血，归类为**重型**血友病。因子Ⅷ或因子Ⅸ活性在 1% ～ 5% 之间的患者大多为轻微损伤或手术后出血，被归类为**中间型**血友病。因子Ⅷ或因子Ⅸ活性在 5% ～ 20% 之间的患者往往只在手术过程中出血，并被归类为**轻型**血友病。

血友病的出血表现倾向于凝血异常而不是黏膜出血（图 143.1）。在黏膜出血中，例如血管性血友病和血小板功能障碍，出血在黏膜表面创伤

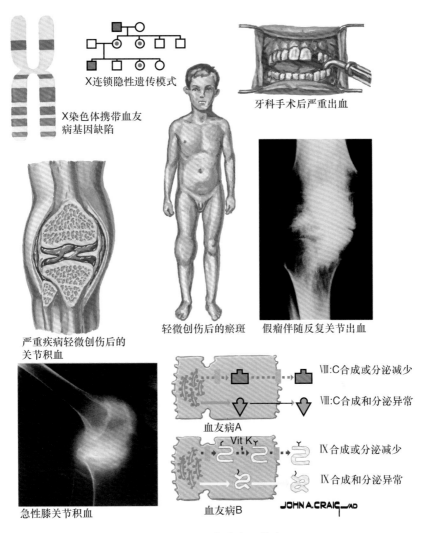

X连锁隐性遗传模式

X染色体携带血友
病基因缺陷

牙科手术后严重出血

严重疾病轻微创伤后的
关节积血

轻微创伤后的瘀斑

假瘤伴随反复关节出血

Ⅷ:C合成或分泌减少

Ⅷ:C合成和分泌异常

血友病A

Vit K

Ⅸ合成或分泌减少

Ⅸ合成和分泌异常

急性膝关节积血

血友病B

JOHN A.CRAIG—AD

图 143.1　血友病出血模式

后立即发生，常有皮肤瘀点。在凝血性疾病出血中，例如血友病，出血经常延迟发生；常见深部血肿，而瘀点罕见，患者通常不会因为轻微的皮肤损伤而大量出血，但术后有明显的出血。这些出血表现的差异反映了原发性和继发性止血功能异常的区别。然而，这两个过程存在相当大的重叠，许多黏膜或凝血功能缺陷的患者有类似的出血表现，如鼻出血、胃肠出血或血尿（见第 34 章）。

大多数血友病 A 或 B 患者病情严重，且发病时间在 1 岁以内。在严重的血友病中，出现自发出血，出血部位影响了生长、发育和体力活动。在新生儿期，可能发生分娩引起的颅内出血、包皮环切的出血。婴幼儿表现为关节间隙自

发性出血，称为**关节血肿**，通常累及膝关节、肘关节、脚踝、臀部或肩膀，这些关节比其他关节部位更易受影响。关节血肿通常始于轻微关节疼痛和压痛，但在数小时内迅速发展为剧烈疼痛、发热、肿胀和活动范围受限。反复发作的未经治疗或治疗不充分的关节血肿最终会导致血友病性关节病，其特征是慢性关节损伤、持续严重的活动范围受限、关节间隙炎症、滑膜炎和（最终）关节间隙狭窄。

虽然中度血友病 A 和 B 患者仍可能出现复发性关节血肿并发展为血友病性关节病，但是此类轻型或中间型患者在没有创伤或手术的情况下通常不会出现明显的出血。对于血友病 C 患者，

出血风险是不可预测的，并不一定与因子Ⅺ活性相关。出血通常发生在手术后，但自发性出血不常见。手术后出血在具有高纤溶活性的组织中特别普遍，如牙龈、扁桃体、鼻和泌尿生殖系统。常见月经过多、产后出血和包皮环切术后出血。

所有不明原因出血表现的男孩都应考虑血友病的可能。对疑似血友病患者进行实验室检查，测量凝血酶原时间（PT）和活化部分凝血酶时间（aPTT）。在血友病患者中，由于内源性凝血途径缺陷，PT正常，PTT延长。如果PTT延长，应进行1∶1 PTT混合分析，并测定因子Ⅷ、因子Ⅸ和因子Ⅺ的活性。第34章详细描述了PTT异常的完整检查流程。单个的因子Ⅷ、因子Ⅸ和因子Ⅺ活性降低，且在1∶1混合分析中aPTT能被校正，可以诊断为血友病。

治疗

在过去的50年里，血友病A和B的治疗有了显著的进步。在过去，使用新鲜冰冻血浆，其因子Ⅷ、因子Ⅸ的浓度相对较低，因此需要给予大量血浆。从血浆中提取并富含凝血因子Ⅷ的冷沉淀，在治疗血友病A时提供了更稳定的凝血因子Ⅷ。纯化的因子Ⅷ、因子Ⅸ产品代表了血友病A和B治疗的重大进展。然而，长期反复使用这些血液制品使患者出现输血相关感染如艾滋病、乙型肝炎和丙型肝炎的高风险。在献血者中筛查这些情况显著降低了输血相关感染的风险。

但最终，重组因子Ⅷ、因子Ⅸ产品的出现彻底改变了血友病的治疗。

重型血友病A或B患者通常预防性静脉注射重组因子Ⅷ或因子Ⅸ，以防止关节血肿和随后发展为血友病性关节病。对于一些严重的血友病A或B患者，反复使用凝血因子Ⅷ或因子Ⅸ可能导致特异性凝血因子抑制物的产生，影响因子替代治疗的疗效；治疗这样的患者可能是巨大的挑战，解决这一问题的策略必须个体化。轻型或中间型血友病A或B患者通常不需要预防性因子替代，但侵入性操作时可能需要止血支持；对于较大的操作，通常在操作前、有时在操作后给予因子Ⅷ或因子Ⅸ的替代治疗，而对于较小的操作，可使用去氨加压素——一种刺激因子Ⅷ和血管性血友病因子从内皮细胞释放的激素。抗纤溶药物如氨甲环酸或氨基己酸也可作为减少出血风险的辅助措施。血友病A和B的基因治疗是一个活跃的研究课题，在文献中已有一些令人鼓舞的研究成果。

严重的血友病A或B患者还常出现其他长期并发症。由于出血问题和止血干预开始于生命早期，常导致社会心理问题，特别是在青少年和年轻的成年人中。由于缺乏运动，肥胖很常见。由于有出血的危险，不愿刷牙，牙齿健康状况往往很差。

血友病C的治疗不同于血友病A和B。血友病C中，在美国输注新鲜冰冻血浆用于治疗和预防出血，而在英国优先使用纯化的因子Ⅺ。

第 144 章

弥散性血管内凝血

FAHAD FARUQI　著

孙玉华　译；欧晋平　校

概述

　　弥散性血管内凝血（DIC）是一种系统性过程，其特征是**凝血级联反应**不受控制地激活，导致体内一个或多个器官的微血管血栓形成。凝血级联反应的过度激活消耗了机体的凝血因子，导致纤维蛋白溶解，从而增加了出血的风险。

病理生理学

　　正常的止血需要凝血和纤溶之间的微妙平衡，以防止出血和促进组织修复（见第 34 章关于正常凝血的讨论）。DIC 通过大量激活凝血和纤溶来破坏这种平衡。常见 DIC 的主要特征是过度形成含纤维蛋白的血栓；在这种情况下，终末器官损害是发病和死亡的主要原因。在其他情况下的 DIC，高纤维蛋白溶解占优势，出血成为主要的症状。

　　DIC 不是原发疾病，而是由其他潜在病理过程引发，如感染、败血症、创伤、胰腺炎、恶性肿瘤、产科并发症、严重血管内溶血（如溶血输血反应）或中毒（图 144.1）。DIC 的起始事件是暴露于促凝分子，特别是组织因子（TF），从而激活血管内凝血。TF 水平的升高可能通过多种不同的机制产生，包括内皮细胞损伤（如创伤）、脂多糖暴露（如败血症）、癌症（某些类型癌细胞产生）或单核细胞活化（如溶血性输血反应）。损伤相关分子模式（DAMPs），如细胞游离脱氧核糖核酸（DNA）、细胞外组蛋白和高迁移率组蛋白 B1（HMGB1）被认为在 DIC 中起核心作用。这些 DAMPs 聚集在中性粒细胞胞外陷阱（NETs）中，通过中性粒细胞死亡而产生，死亡的中性粒细胞释放其胞内内容物并形成染色质、组蛋白和其他物质的胞外网，共同激活凝血。炎症细胞因子如白细胞介素 -6 和肿瘤坏死因子 - α 改变一些促凝蛋白和抗凝蛋白，导致高凝状态。

　　与正常的血栓形成不同，DIC 中的凝血并不局限于血管损伤的特定部位；相反，纤维蛋白的形成发生在整个循环系统，特别是在微血管系统。这些血栓在穿过微血管系统时引起红细胞剪切，导致微血管病溶血性贫血［即血栓性微血管病（TMA）；见第 142 章］。由于过度凝血，血小板被消耗，导致血小板减少。过度的凝血激活纤溶；释放组织型纤溶酶原激活物，将纤溶酶原转化为纤溶酶，降解纤维蛋白等凝血因子。抗凝血酶、蛋白 C 和蛋白 S 等天然抗凝血蛋白水平降低，维持微血栓的形成，并引发凝血和纤溶级联的进一步激活。

临床表现、评估和诊断

　　任何有异常出血或凝血表现的患者都应疑及 DIC，因为这些可能是止血失调的指标。由于 DIC 通常是一种继发现象，因此必须评估潜在的原因，并且 DIC 的表现也会相应不同。临床上，DIC 可分为急性或慢性过程。急性 DIC 常见于严重感染、创伤或产科并发症。慢性 DIC 的特点是与恶性肿瘤相关，但**急性早幼粒细胞白血病（APL）**除外，如果不及时治疗，会导致急性 DIC 并伴有危及生命的出血。

　　急性 DIC 患者经常有瘀点、紫癜和其他出血症状，这是**消耗性凝血功能障碍**的结果。可能

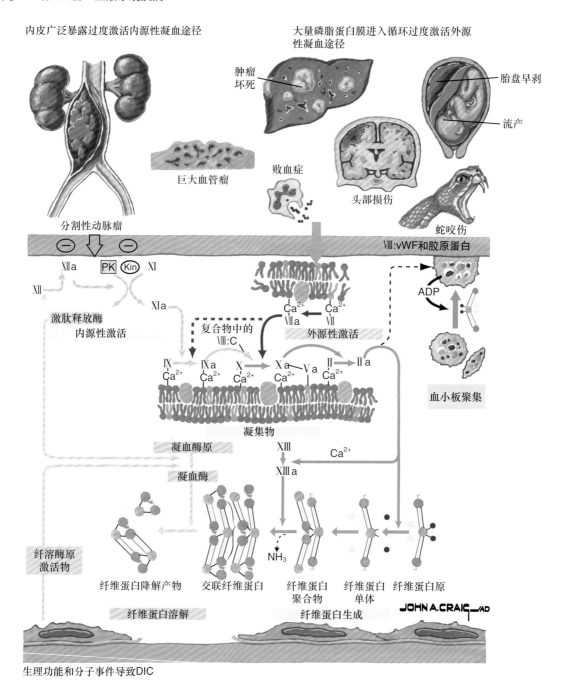

内皮广泛暴露过度激活内源性凝血途径

大量磷脂蛋白膜进入循环过度激活外源性凝血途径

图 144.1 导致弥散性血管内凝血（DIC）的一些原因和分子学说

ADP，5′- 腺苷二磷酸

表现为导管插入部位、伤口和黏膜表面渗血。在更严重的情况下，可见到出血性皮肤坏死和网状的弥漫性紫癜，并可能发生大出血，包括胃肠道出血或颅内出血。微血栓导致的终末器官损伤可导致急性肾损伤和少尿，肝损伤和 TMA 引起的黄疸也很常见。脑血管床血栓可引起癫痫、局灶性神经功能缺损和精神状态改变。以下是典型的实验室检查结果：

1. 凝血酶原时间（PT）和（或）活化部分凝血酶时间（aPTT）的延长，这是凝血因子耗尽的结果。

2. 血小板计数减少，这是由于血小板消耗引起。

3. 纤维蛋白原水平减低，这是纤维蛋白原消耗的结果。

4. **D- 二聚体**或纤维蛋白分解产物的增加，这是纤维蛋白凝块形成和纤维蛋白溶解增加的结果。

慢性 DIC 患者可能无症状。PT、PTT、纤维蛋白原和血小板计数可能正常，但 D- 二聚体水平总是很高。

由于 TMA，急性和慢性 DIC 患者通常出现异常的溶血标志物，包括乳酸脱氢酶（LDH）升高和结合珠蛋白减少。DIC 的外周血涂片经常显示由于 TMA 导致的破碎红细胞，虽然这些细胞可能在任何 TMA 过程中都可以看到，但在 DIC 中并不特异。

临床上常需要鉴别诊断的是 DIC 与晚期肝病引起的凝血障碍。除了由内皮细胞产生的凝血因子Ⅷ以外，肝是产生几乎所有凝血因子的主要场所。肝硬化或晚期肝病患者通常 PT 和（或）PTT 延长、纤维蛋白原水平降低。在实验室检查中，可以通过测定因子Ⅷ水平来区分这两者，因子Ⅷ水平在晚期肝病中通常升高，但在 DIC 中较低。

治疗

DIC 的治疗主要是治疗潜在的病因。然而，即使潜在的 DIC 病因得到及时的控制，内皮损伤也需要一定时间才能修复，在潜在的临床综合征稳定后，患者仍可能表现持续的 DIC 状态。因此，输血支持常用于急性 DIC 的治疗，以防止出血并发症。输血的确切指征并没有得到普遍认可，但大多数研究者认为，可输注浓缩红细胞以维持血红蛋白 > 7 g/dl 水平，在无出血的情况下，可输注血小板以维持血小板数量 > 10 000 ～ 20 000/μl，在严重出血的情况下，维持血小板 50 000/μl。在某些情况下，可输注新鲜冰冻血浆以维持 PT 和 PTT 值达到正常。如果有活动性出血，可输注**冷沉淀**（富含纤维蛋白原、血管性血友病因子、因子Ⅷ和因子Ⅸ）以维持纤维蛋白原水平高于某一阈值，通常为 50 ～ 150 mg /dl。

APL 导致的急性 DIC 患者需要紧急治疗 APL，除输血支持外，通常采用含全反式维甲酸和（或）含三氧化二砷的方案。APL 患者出血风险极高，因此，需要输注血小板和冷沉淀以维持血小板计数和纤维蛋白原水平高于其他病因相关的 DIC。只要及早治疗并积极输血支持，APL 合并 DIC 的预后良好。相比之下，其他类型恶性肿瘤相关的慢性 DIC 虽然不需要输血支持，通常也不会改变癌症患者的治疗，但它被认为是一个不良预后的标志。

第 145 章

高凝状态和深静脉血栓形成

MIA DJULBEGOVIC　著

王冰洁　译；欧晋平　校

概述

高凝状态的特点是血栓倾向增加。典型表现是**静脉血栓栓塞（VTE）**，包括**深静脉血栓形成（DVT）**或**肺栓塞（PE）**。DVT 是指位于下肢或骨盆（髂、股、腘或小腿静脉）或上肢（锁骨下、腋窝、肱或头臂静脉）的深静脉血栓形成。DVT 不同于**浅表的血栓性静脉炎**，其中浅表静脉指下肢的腓静脉、大隐静脉及上肢的头静脉。一个常见的误解是股浅静脉，其实际上属于深静脉。在美国每年高达 90 万人罹患 VTE，导致多达 10 万人死亡。

病理生理学和危险因素

1800 年代，德国医生 Rudolph Virchow 提出了三个因素来解释 VTE，称为 **Virchow 三联征**：血管壁损伤、血流淤滞和高凝状态。传统意义上，血小板被认为在静脉血栓形成中起次要作用，而动脉血栓形成主要是富含血小板的凝块。血栓形成倾向定义为血浆凝血障碍导致的高凝状态，更常见于静脉血栓栓塞，而非动脉。

多种可逆因素可能会增加 VTE 发生的风险（表 145.1）。此外，已确定五种主要的遗传性易栓症，占 VTE 的 20%：

- **Leiden V 因子（FVL）**：这是最常见的遗传性易栓症，累及白人人群 5%，但黑人（或非裔美国人）或亚洲人较少（＜ 1%）。分子基础是因子 V 基因发生点突变，将 506 位的精氨酸转化为谷氨酰胺（R506Q），导致因子 V 蛋白对活化蛋白 C 复合物（APC）的切割抵抗。正常情况下，APC 在凝血因子级联反应中通过裂解 Va 和 Ⅷa 来终止凝血过程。FVL 患者在雌激素存在下 VTE 风险显著升高，因为这两种情况都会导致 APC 抵抗。

- **凝血酶原基因突变**：这是第二常见的遗传性易栓症，累及白人的 1% ~ 5%，但黑人（或非裔美国人）或亚洲人要少得多（≤ 0.2%）。分子基础是因子 Ⅱ 在未翻译的 3' 区域 20210 位置（G20210A）发生点突变，将鸟嘌呤核苷酸换为腺苷酸，导致凝血酶原基因表达增加。

- **抗凝血酶缺乏症**：这是一种罕见的易栓

表 145.1　静脉血栓栓塞的危险因素		
高危	**中危**	**低危**
髋部 / 腿部骨折	VTE 病史	旅行（＞ 4 小时）
全髋关节 / 膝关节置换	易栓症（遗传性或获得性）	卧床（＞ 3 天）
胸部或腹部大手术（麻醉时长＞ 30 分钟）	肿瘤	吸烟
	异物（如中心静脉导管）	
	激素治疗（OCPs，雌激素，睾酮）	
	妊娠或产后	

OCPs，口服避孕药；VTE，静脉血栓栓塞

修改自：Anderson FA，Spencer FA：Risk factors for venous thromboembolism，Circulation 107（23 suppl 1）：I-9-I-16，2003。

症，人群发生率 0.2% ～ 0.4%。疾病源于抗凝血酶缺乏，而抗凝血酶通常用于切割和灭活体内与凝血因子级联反应中常见的多种因子（如Ⅻa、Ⅺa、Ⅸa、Ⅹa 和Ⅱa），尤其是肝素存在时。

- **蛋白 C 缺乏症**：这种易栓症累及 0.2% ～ 0.5% 的人群，源于蛋白 C 缺乏。蛋白 C 是 APC 复合物的构成部分，后者负责裂解和灭活因子 Ⅴa 和Ⅷa。
- **蛋白 S 缺乏症**：这种易栓症累及 0.1% 的人群，由于蛋白 S 缺乏引起，蛋白 S 也是 APC 复合物的一部分。

上述提及易栓症的遗传性杂合子患者发生 VTE 的概率是正常人群的 4 ～ 10 倍。但是，纯合子或复合杂合子患者 VTE 风险更高。也就是说，大多数遗传性易栓症患者并不一定会出现 VTE，因为易栓症基因不完全外显，且许多表观遗传和环境因素会进一步调控 VTE 风险。VTE 的风险在抗凝血酶、蛋白 C 和蛋白 S 缺乏时比 FVL 或凝血酶原基因突变风险高，但后两者更常见。

有几种获得性易栓症已被证实，其中最重要的是：

- **抗磷脂综合征（APS）**：这是一种以出现抗磷脂抗体为特征的疾病，抗磷脂抗体可能导致静脉或动脉血栓形成及女性反复流产。这种情况与系统性红斑狼疮、原发免疫性血小板减少症存在重叠，许多患者同时存在这三种表现。
- 癌症：19 世纪 60 年代法国医生 Armand Trousseau 首次描述恶性肿瘤的高凝状态，他注意到一些癌症患者（包括后来他本人）出现移行性浅表血栓性静脉炎。Trousseau 综合征，即恶性肿瘤的高凝状态，最终被证实不仅包括浅静脉血栓形成，还有 DVT、PE 及其他类型的静脉和动脉血栓事件。以前认为高凝倾向是产生黏蛋白的实体恶性肿瘤的特点，如胰腺、胃或肺癌，后来的研究发现许多其他类型肿瘤也出现血栓形成风险增加，

包括淋巴瘤和其他血液系统恶性肿瘤。多种机制参与高凝倾向的出现，包括肿瘤细胞产生组织因子、释放含有组织因子和其他高凝因子的肿瘤微粒、细胞黏附分子和促炎细胞因子的表达增加，以及血小板在癌症中的激活等。

- **肝素诱导的血小板减少症（HIT）**：这是一种在肝素暴露情况下出现静脉或动脉血栓形成的疾病。发病原因是产生针对血小板因子 4 复合物（α- 颗粒的成分）和肝素的抗体，导致血小板活化、血小板减少和血栓形成。一般在普通肝素暴露 ≥ 4 天后发生，低分子量肝素相对少见。

临床表现、评估和诊断

DVT 通常表现为受累下肢的疼痛、水肿和红斑（图 145.1）。PE 可能表现为呼吸急促、心动过速、缺氧、呼吸急促、咳嗽、咯血和（或）胸痛（更多信息见第 89 章）。对于这些症状需要鉴别很多疾病（如蜂窝织炎与深静脉血栓表现相似，急性冠状动脉综合征、心包炎和 PE 表现相似），评分系统有助于确定 VTE 的临床概率及是否需要额外的确诊检查。**Wells 评分**可分别计算 **DVT** 或 **PE** 的预测概率，可以帮助指导开展进一步的检查。常用的血液检查是测定 **D- 二聚体水平**，D-D 为纤溶分解产物，是急性血栓形成的实验室标志物。如果 VTE 的 Wells 评分预测概率低且 D-D 检查阴性，则 VTE 可能性小；相比之下，VTE 预测概率低但 D-D 检查阳性，或 Wells 评分具有中到高的预测概率时，应该进行影像学检查。对于 DVT 的评估，静脉压缩多普勒超声是诊断方法（图 145.2）。PE 的诊断方法是 CT 的血管造影。当存在静脉造影剂禁忌（如肾病或妊娠）时，通气 / 灌注扫描是一种安全的选择。

一旦确诊 VTE，需要进一步分类为**有诱因**、**无诱因**或**肿瘤相关**。这种区别决定 VTE 的复发风险并指导抗凝持续时间。有诱因的 VTE 通常由重要的、可逆的血栓风险因素引起，例如大手

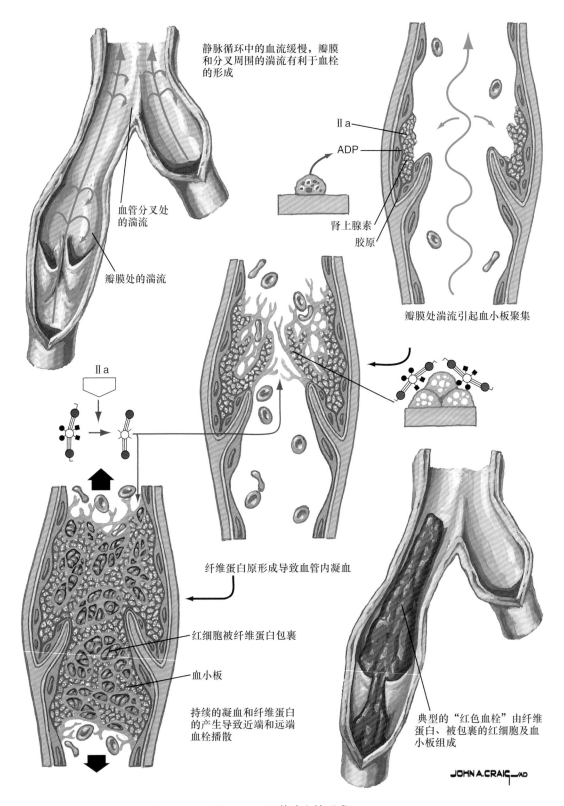

静脉循环中的血流缓慢，瓣膜和分叉周围的湍流有利于血栓的形成

血管分叉处的湍流

瓣膜处的湍流

IIa

ADP

肾上腺素

胶原

瓣膜处湍流引起血小板聚集

IIa

纤维蛋白原形成导致血管内凝血

红细胞被纤维蛋白包裹

血小板

持续的凝血和纤维蛋白的产生导致近端和远端血栓播散

典型的"红色血栓"由纤维蛋白、被包裹的红细胞及血小板组成

JOHN A. CRAIG AD

图 145.1 深静脉血栓形成

ADP，腺苷二磷酸

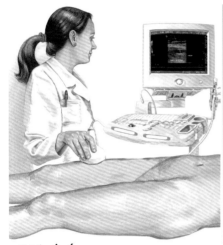

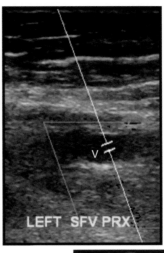

多普勒超声。观察到闭塞的左股浅静脉(V)缺乏血流（无颜色或血流波模式）

LEFT SFV PRX

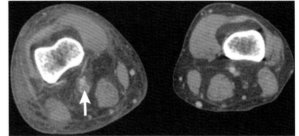

CT静脉造影。下肢CT检查显示右股静脉血栓形成（箭头）。可见右大腿较左大腿腿围增加，软组织肿胀和水肿

图 145.2　深静脉血栓的超声和 CT 诊断

术或重大创伤或长时间制动。无诱因的 VTE 出现在不存在可逆性血栓形成危险因素时。文献表明，有诱因的 VTE 患者完成初始抗凝期，在停止抗凝后 VTE 复发的风险非常低，而对于那些无明确诱因的 VTE 患者，停止抗凝后血栓复发风险高。许多患者有一定的血栓发生危险因素，详见表 145.1；此类患者的 VTE 复发风险介于上述两者之间。

　　肿瘤相关的 VTE 是由肿瘤或肿瘤治疗所致，如果肿瘤持续存在，就有较高的血栓复发风险。5% ～ 10% 的无诱因 VTE 患者将在 1 年内确诊为癌症；因此，建议所有无诱因的 VTE 患者常规进行症状及年龄相关的肿瘤筛查。

　　易栓症导致的 VTE 通常发生在年轻或存在一级亲属患 VTE 家族史的患者。至少有一半的 VTE 病例有遗传基础，即使没有检测到遗传性易栓症病因，一级亲属存在 VTE 病史也会增加首次 VTE 事件风险。然而，迄今为止，还没有研究明确表明易栓症检测影响 VTE 抗凝持续

时间或强度的管理。易栓症检测不应在有诱因的 VTE 患者中进行，因为结果不影响医疗管理，且目前虽然很多患者和医疗人员赞成这一做法，但并不明确是否应在无诱因静脉血栓栓塞患者中进行易栓症相关检测。如果需要进行相关检测，不应在治疗期间进行，因为急性血栓事件或抗凝治疗都可以影响检测结果。遗传性易栓症主要的相关检测如下：

- ＦⅤＬ：筛选方法是 APC 抵抗试验，用于检测因子Ⅴ对 APC 剪切的抵抗作用。如果存在 APC 抵抗异常，下一步需行基因检测确定是否存在ＦⅤＬ突变。
- 凝血酶原基因检测评估有无 G20210A 突变。
- 抗凝血酶缺乏症：该疾病通过检测抗凝血酶抗原和活性水平评估。Ⅰ型抗凝血酶缺乏症的特征为低水平的抗原和活性水平（蛋白的定量缺乏）。Ⅱ型抗凝血酶缺乏症为正常抗原量和活性下降（蛋白

功能受损导致质量缺陷）。

- 蛋白 C 缺乏症：如同抗凝血酶缺乏症，蛋白 C 缺乏通过检测蛋白 C 抗原和活性水平来评估，分为 Ⅰ 型（数量）及 Ⅱ 型（质量）缺陷。需注意的是，华法林会降低蛋白 C 和蛋白 S 水平，因此影响检测结果。
- 蛋白 S 缺乏：通过检测蛋白 S 的功能（蛋白 S 的活性）、总蛋白 S 及游离蛋白 S 来评估。三者均减少为 Ⅰ 型蛋白 S 缺乏，蛋白 S 功能下降但总蛋白 S 和游离蛋白 S 水平正常为 Ⅱ 型。Ⅲ 型的特征是蛋白 S 功能下降合并游离蛋白 S 下降。

在获得性易栓症中，APS 因具有独特的临床和实验室特征而值得特别关注。APS 是由于针对磷脂相关蛋白存在自身抗体导致的获得性易栓症。APS 可能是原发（由于未知原因）或继发（风湿性疾病、恶性肿瘤或药物）。诊断要求：

- 临床标准：包括既往静脉或动脉血栓史、不明原因的妊娠并发症或不明原因的流产（即三次早期流产或一次晚期流产）。
- 实验室标准：包括三项检测，即**狼疮抗凝物**、**抗心磷脂抗体**及**抗 β_2- 糖蛋白抗体**。狼疮抗凝物假阳性通常出现在急性血栓或抗凝治疗时。值得注意的是，狼疮抗凝物阳性患者常出现凝血时间延长，特别是部分凝血活酶时间（PTT）。PTT 延长是由于 PTT 的检测依赖于游离磷脂的存在，存在抗磷脂抗体的情况下，导致体外凝血时间延长，但临床表现为血栓形成而不是出血风险。
- 为了确定 APS 的诊断，患者必须满足临床标准，同时至少有一项实验室检查连续两次检测呈阳性，间隔 12 周。

治疗

急症处理

急性 VTE 患者需要治疗剂量的抗凝剂以防止血栓扩大、栓塞和复发。**直接口服抗凝剂**（DOACs）具有与**维生素 K 拮抗剂（VKA）**相当的功效，甚至在一些临床试验中证明出血风险更低。DOACs 包括 Ⅹa 抑制剂（利伐沙班、阿哌沙班和依度沙班）和直接凝血酶抑制剂达比加群。**低分子量肝素（LMWH）**、**静脉内普通肝素（UFH）**和磺达肝素是替代品，或在非 VKA 存在治疗禁忌时用作华法林的桥接（如机械心脏瓣膜）。桥接是指将非 VKA 与华法林重叠直到 INR ≥ 2（通常至少需要 5 天），在使用 VKA 时这可能是必要的，由于相对而言华法林对蛋白 C 和蛋白 S 的抑制早于 VKA 影响因子 Ⅱ、Ⅶ、Ⅸ 和 Ⅹ，导致首次启用 VKA 时血栓形成增加。妊娠合并急性 VTE 的患者应接受 LMWH 治疗，因为 DOACs 和 VKA 在妊娠期间为禁忌。LMWH 也是治疗恶性肿瘤相关 VTE 的首选。下肢远端静脉（包括成对的腓骨、胫后静脉和胫前静脉）孤立性 DVT 的治疗是有争议的，因为发生血栓向近段扩展和栓塞的风险很低。

下腔静脉滤器（IVCF）仅适用于出血风险大于急性期抗凝获益时选择。由于 IVCF 存在血栓形成并增加复发性静脉血栓栓塞的风险，出血情况控制后应立即开始抗凝，对于可取回的 IVCF 应尽快移除。因大面积 PE 导致血流动力学不稳定的患者应接受全身溶栓治疗（优于导管引导的溶栓）。对于那些高危患者，包括出血风险高，或可能需要全身抗凝的次大面积 PE 患者，应使用 UFH 进行治疗。有关分类和 PE 的治疗请参见第 89 章。

在可能的情况下，避免或改变危险因素对于急性 VTE 管理至关重要。雌激素治疗和含雌激素的避孕药是新的或既往 VTE 患者的禁忌证，应该停用。孕激素一般不会导致高凝状态，低剂量仅含孕激素药丸形式的避孕药或宫内节育器可以在充分抗凝后使用；长效孕激素的血栓形成性仍存在争议。

抗凝持续时间

有诱因的 VTE 患者应在治疗 3 个月后停止抗凝治疗。对于无诱因 VTE 患者的抗凝治疗更复杂。由于无诱因 VTE 患者在停用抗凝剂后发生静脉血栓栓塞复发风险更高，应考虑长期抗凝。与 VTE 复发高风险相关的因素包括男性、年龄较小、停抗凝 1 个月后 D- 二聚体阳性。监测加压超声在指导既往 DVT 患者治疗中的作用尚不明确，目前非常规检测。预测模型，如 DASH 评分（D- 二聚体、年龄、性别、激素）和维也纳模型用于识别可能受益于延长抗凝时间预防 VTE 复发的患者。活动性恶性肿瘤（定义为如在过去 6 个月内接受治疗）VTE 复发风险最高，患者应在肿瘤活动期间持续抗凝。根据 VTE 复发风险延长抗凝治疗的决策还需与患者的合并症（如需要抗血小板治疗）、出血风险及个人偏好来权衡。停用足量抗凝药物的 VTE 复发高危患者可考虑选择二级预防策略，如低剂量华法林、阿哌沙班、利伐沙班或阿司匹林。

出血风险和可逆性

与 VKA 相比，DOAC 至少具有相似且可能更低的出血风险，其中颅内出血风险更低，胃肠道出血风险相似，尽管达比加群和利伐沙班可能较华法林存在更高的胃肠道出血风险。VKA 或 UFH 抗凝的优势是存在拮抗剂。VKA 引起的凝血功能障碍可通过维生素 K、**新鲜冷冻血浆**或**凝血酶原复合浓缩物**来纠正，而鱼精蛋白可用于 UFH 的拮抗。在 DOAC 中，idarucizumab 可用于拮抗达比加群，而 andexanet-α（Ⅹa 因子抑制剂拮抗剂）被批准仅用于利伐沙班或阿哌沙班导致的危及生命的大出血。

第 146 章

多发性骨髓瘤

MATTHEW K. LABRIOLA　著

王冰洁　译；欧晋平　校

概述

多发性骨髓瘤（MM）是一种**浆细胞恶性增殖**导致的血液系统肿瘤。它是仅次于非霍奇金淋巴瘤的第二常见的血液系统恶性肿瘤，约占所有肿瘤的 1%。男性 MM 的中位年龄为 62 岁，女性则为 61 岁。MM 在非裔美国人中较白种人更常见，男女比例为 1.4∶1。症状性 MM 的特征性表现称为 **CRAB 标准**，包括高钙血症（hypercalcemia）、肾功能损害（renal impairment）、贫血（anemia）和骨病（bone disease）。

病理生理学

MM 起源于后生发中心来源的恶变浆细胞。其肿瘤前状态通常为意义不明的**单克隆丙种球蛋**白血症（MGUS），在此基础上由抗原刺激导致获得性遗传学异常。其他的遗传学异常及骨髓微环境的改变促进 MGUS 到 MM 的进展（图 146.1）。

MM 细胞存在黏附分子表达异常，导致与骨髓微环境的相互作用增加。这些相互作用刺激细胞因子分泌，产生包括血管内皮生长因子在内的生长因子，促进恶性浆细胞的增殖并抑制细胞凋亡，导致肿瘤细胞的存活增加。MM 细胞进一步抑制成骨细胞并激活破骨细胞，导致高钙血症和特征性的骨质减少、溶骨性病变（图 146.2）。

MM 的恶性浆细胞产生**单克隆（M）免疫球蛋白（Ig）**，在大多数情况下，其由 κ 或 λ 轻链与 IgG、IgA、IgM 或 IgD 的独特型重链结合组成。由于 MM 中所有恶性浆细胞产生相同的 M 蛋白，因此 MM 可根据产生的轻链和重链类型进行分类——最常见的是 IgG，占 MM 的

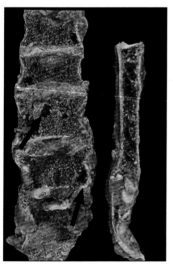

多发性骨髓瘤骨髓浸润。引起多发性溶骨性病变（箭头）

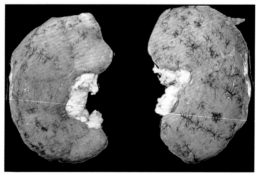

"骨髓瘤肾"。由过量的蛋白尿引起的蛋白肾病。注意肾颜色苍白且肿胀

图 146.1　多发性骨髓瘤

经 Buja ML、Krueger GRF 许可使用：Netter's illustrated human pathology updated edition，Philadelphia，2013，Elsevier.

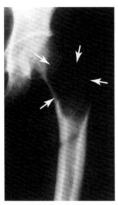

股骨近端前后视图。模糊
的放射透明病变（箭头）

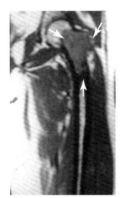

冠状面磁共振成像。病变（与
上图相同）具有灰色信号（箭
头），而骨髓脂肪的信号较亮

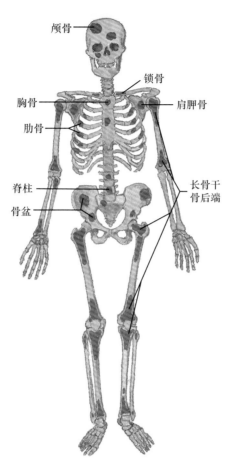

常见的受累部位

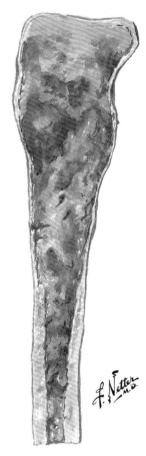

胫骨孤立性骨髓瘤。典型的红灰
色、破碎、柔软的肿瘤组织取代
了皮质和骨髓腔，在本例中，未
侵犯软组织

图 146.2　多发性骨髓瘤的骨骼受累

60% ～ 70%，其次是 IgA（20%）和轻链型 MM（15% ～ 20%）。

M 蛋白通过多种途径引起终末器官损伤。最常见的器官损伤是累及肾的轻链管型肾病（即 MM 肾）。一般情况下，轻链可完全通过肾小球滤过，大部分在近端小管被重吸收。在 MM 中，轻链产生超过肾小管重吸收能力时，轻链与一种称为尿调节蛋白的蛋白质结合，在肾单位内形成管型，进而导致肾炎症和纤维化。近段肾小管重吸收的轻链也能够直接导致肾小管损伤。

在某些情况下，轻链直接沉积在肾小球并造成肾小球损伤，导致一种特定类型的肾病理，称为**轻链沉积病（LCDD）**。轻链也可以形成淀粉样纤维，引起 AL 淀粉样变性，导致肾小球损伤，表现为肾病综合征和大量蛋白尿。LCDD 和淀粉样变性可根据刚果红染色来区别，前者为阴性，后者为阳性（有关更详细的讨论，请参见第 147 章）。

临床表现、评估和诊断

MGUS 和 MM 具有不同的临床和实验室诊断标准。MM 本身又可根据是否存在 CRAB 标准的临床表现进一步分为冒烟型和症状性骨髓瘤。这些定义标准参见表 146.1。

MGUS 很常见，其患病率取决于年龄。年

表 146.1　MGUS、无症状骨髓瘤和症状性骨髓瘤的诊断			
	MGUS	**MM**	
		冒烟型	症状性
M 蛋白水平	< 3 g/dL	≥ 3 g/dL	≥ 3 g/dL[a]
骨髓克隆性浆细胞	< 10%	≥ 10%	≥ 10%[b]
CRAB	否	否	是

a . 血清轻链（κ／λ 或 λ／κ）比值≥ 100 定义为症状性 MM
b . 骨髓克隆浆细胞≥ 60% 定义为症状性 MM
CRAB 表现：高钙血症、肾功能损害、贫血、骨病；MGUS，意义不明的单克隆球蛋白血症；MM，多发性骨髓瘤
数据来源：Rajkumar SV，Dimopoulos MA，Palumbo A，et al：International Myeloma Working Group updated criteria for the diagnosis of multiple myeloma，Lancet Oncol 15：e538，2014.

龄 > 50 岁的患病率约 3%，而年龄 > 85 岁的患病率为 7.5%。

有症状的 MM 的主要临床特征符合 CRAB 标准，定义如下：

- 高钙血症（血清钙 > 11.5 mg/dl），由于破骨细胞活性增加。
- 肾损害（血清肌酐 > 2 mg/dl），由于大量经肾小球滤过的轻链导致管型肾病、LCDD、AL 淀粉样变性或高钙血症。
- 贫血（血红蛋白 < 10 g/dl），由于骨髓浸润、肾性贫血或慢性病贫血。
- 骨病，包括溶骨性病变、严重的骨质减少或病理性骨折。

全身症状，如乏力、虚弱和体重下降在 MM 中很常见。反复感染可以因恶性浆细胞克隆导致正常免疫球蛋白水平受抑制和骨髓浆细胞浸润导致的白细胞减少所引起。单克隆丙种球蛋白血症可通过多种机制导致神经病变（参见第 148 章 Waldenstrom 巨球蛋白血症的简要讨论）。

疑似 MM 患者的初始检查包括：

- 全血细胞计数（CBC），用于贫血的评估。需注意的是 MM 的外周血涂片通常会因高球蛋白导致红细胞**缗钱样**排列。
- 生化检查用于评估肾功能和钙水平。值得注意的是，异常增多的免疫球蛋白导致净正离子电荷，MM 患者的阴离子间隙通常会减小。
- 血清和尿蛋白电泳（分别为 SPEP 和

UPEP）。SPEP 和 UPEP 可分离血清和尿中的蛋白为白蛋白和各种球蛋白组分（即 α_1、α_2、β 和 γ），进而在 γ- 球蛋白区显示出单克隆尖峰。SPEP 将检测免疫球蛋白和重链 M 蛋白，并且在约 80% 的患者中呈阳性。UPEP 对轻链 M 蛋白更敏感，并且在很多血清阴性时呈现阳性。

- 血清和尿液免疫固定电泳（分别为 SIFE 和 UIFE）。SIFE 和 UIFE 用于鉴定 SPEP 和 UPEP 阳性患者特定的单克隆免疫球蛋白和重链 M 蛋白。
- 血清和尿液游离轻链（FLC）。FLC 分析是检测 M 蛋白最敏感的评估检测之一。κ／λ 比值异常提示单克隆丙种球蛋白血症。确诊 MM 的患者，FLC 也可用于评估治疗反应。
- 免疫球蛋白的定量。该方法检测 IgG、IgM 和 IgA 重链的浓度，是最准确的重链蛋白定量方法。
- 骨髓活检与细胞遗传学分析和荧光原位杂交（FISH）。骨髓活检用于确定骨髓中浆细胞的百分比。细胞遗传学和 FISH 分析可用于预后评估和指导治疗。
- 骨骼检查用于评估溶骨性病变。全身 X 线检查是评估 MM 溶骨性病变最基本的影像学方法，但是 MRI 的敏感性更高。如果疑似 MM 的患者出现局灶性疼痛，而 X 线检查未见病灶，则应行 CT 或 MRI 检

查。骨扫描对检测溶骨性病变并不敏感，因此并不常规用于疑诊 MM 患者的筛查。

一旦确定 MM 的诊断，**国际分期系统（ISS）** 用于进一步评估疾病危险度分层。ISS 基于两个实验室指标——β_2 微球蛋白和白蛋白，两者都是从血清中测得，如下：

- Ⅰ期，定义为 β_2 微球蛋白 < 3.5 mg/L 和白蛋白 ≥ 3.5 g/dl。中位生存期是 62 个月。
- Ⅱ期，定义为 β_2 微球蛋白 < 3.5 mg/L 和白蛋白 < 3.5 g/dl，或 β_2 微球蛋白 3.5～5.5 mg/L。中位生存期为 44 个月。
- Ⅲ期，定义为 β_2 微球蛋白 ≥ 5.5 mg/L。中位生存期为 29 个月。

治疗

MGUS 和冒烟型 MM 患者可以观察等待，但存在发展为有症状 MM 的风险。MGUS 的进展率为每年 1%，终生进展风险为 25%，SMM 的进展率要高得多，在诊断的前几年进展率为每年 10%。一旦确诊为 MGUS，需在确诊后的 6 个月内复查血细胞计数、肾功能、血钙和 M 蛋白，如果指标稳定，后续每年复查一次。SMM 的初始管理与 MGUS 相似，但需缩短复查间期，一些新的研究数据支持具有高危特征的 SMM 患者需要提前启动治疗。

有症状的 MM 患者需要立即启动治疗。MM 是一种对类固醇激素非常敏感的疾病，因此所有治疗方案均含有类固醇激素，常用地塞米松或泼尼松。从历史上看，采用高剂量美法仑（一种清髓性烷化剂）和类固醇激素为预处理方案的自体造血干细胞移植（ASCT）是 MM 治疗的重要手段。ASCT 可延长 MM 患者数年的生存，因此 < 70 岁、体能状态良好且无严重合并症如充血性心力衰竭或终末期肾病的患者均应考虑。然而不幸的是，许多 MM 患者不具备移植的条件，而在过去，治疗这样的患者手段有限。

在过去二十年里，多种靶向药物的出现使 MM 的治疗发生了重大的改变，包括蛋白酶体抑制剂（如硼替佐米或卡非佐米）、免疫调节药物（如沙利度胺、来那度胺或泊马度胺）和更新的药物，如 elotuzumab（CD319 抑制剂）和达雷妥尤单抗（CD38 抑制剂）。这些选择的治疗方法爆炸式增长，其中大多数联合使用，并合用类固醇激素耐受性良好，彻底改变了 MM 的治疗模式，基本上使大多数患者的病情从急性致命的恶性肿瘤变成了慢性病。这些药物的毒性一般可控，包括血小板减少症、来那度胺导致的外周血栓栓塞性疾病、硼替佐米导致的神经病变和带状疱疹病毒再激活以及卡非佐米所致的心力衰竭。目前还不清楚在多种靶向药物治疗的背景下 ASCT 的地位如何。

MM 的治疗还需要对症处理。为了防止患者骨病进展，应开始使用双膦酸盐，对于已知的骨病可局部放疗。也可以使用地诺单抗——一种核因子 κB 受体激活剂（RANK）配体抑制剂。对于管型肾病需要静脉输液和立即开始抗肿瘤治疗以降低轻链负荷。

第 147 章

淀粉样变性

WAQAS A. MALICK 著

王冰洁 译；欧晋平 校

概述

淀粉样变性是以不可溶性蛋白质原纤维在细胞外沉积为特征的一组蛋白质折叠异常相关性疾病。蛋白质原纤维由错误折叠的蛋白质亚基构成，呈现为反向平行的富有 β 折叠结构的构象，进而形成更高级的低聚物。淀粉样变性有不同的疾病分类，包括系统性或局限性、获得性或遗传性及不同的临床类型。有几种类型系统性淀粉样蛋白疾病，由公约命名 "A" 后跟错误折叠蛋白质的缩写，其中包括：

- **AL 淀粉样变性**（以前称为原发性系统性淀粉样变性）：这是最常见的淀粉样变性类型，其中淀粉样物质由浆细胞恶性增殖产生的免疫球蛋白轻链构成。

- **AA 淀粉样变性**（以前称为继发性淀粉样变性）：淀粉样物质由血清淀粉样蛋白 A（SAA）形成，这是一种肝产生的急性期反应产物。

- **AF 淀粉样变性**（以前称为家族性淀粉样变性）：这主要是由于 *ATTR* 基因的可遗传突变导致，其编码前白蛋白（TTR）。

- **老年系统性淀粉样变性**：这与家族性淀粉样变性有重叠，因为同样起源于 ATTR 蛋白，但在老年系统性淀粉样变性中 ATTR 蛋白基因是野生型，因此疾病为获得性。

- **AB2M 淀粉样变性**（也称为透析相关淀粉样变性）：这是由 β_2- 微球蛋白形成，在终末期肾病和透析患者中其浓度明显升高。

本章将简要概述这些疾病，包括病理生理学、临床表现、评估以及治疗。

病理生理学及流行病学

一般来说，淀粉样变性是由淀粉样原纤维在细胞外沉积引起，其为小分子量亚基组成的不可溶性多聚体。原纤维的形成是因为突变导致蛋白质折叠、再循环或沉积出现异常。突变效应在导致淀粉样蛋白前体的产生增加时更加突出，例如浆细胞异常增生或慢性炎症。

AL 淀粉样变性是由于浆细胞异常增生产生的免疫球蛋白轻链片段沉积所致，常见于多发性骨髓瘤（见第 146 章），此外，Waldenström 巨球蛋白血症 / 淋巴浆细胞淋巴瘤和其他非霍奇金淋巴瘤也有可能发生，但很少见。AL 淀粉样变性是北美最常见的系统性淀粉样变性，预估发病率为每 10 万人中 4.5 例。

AA 淀粉样变性通常是由于前体蛋白 SAA 的产生增加所致，其中 SAA 是肝脏产生的急性期反应产物，可趋化单核细胞和淋巴细胞并诱发细胞因子的释放。SAA 水平升高已在类风湿滑膜中发现。慢性炎症会导致 SAA 水平升高，从而导致原纤维形成和沉积。

AF 淀粉样变性包括一系列常染色体显性疾病。最常见的 AF 淀粉样变性是由于 *TTR*（甲状腺素转运蛋白）基因突变引起（称为 ATTR 淀粉样变性），它编码前白蛋白（也称为 TTR）。有超过 100 个 *TTR* 基因突变与 ATTR 淀粉样变性相关。野生型未突变的 TTR 原纤维沉积可随衰老而出现，导致老年性淀粉样变性。这种类型的淀粉样变性很少见，美国的预估发病率 < 1/100 000。然而，TTR 突变引起的遗传性心脏淀粉样变性在美国的非裔美国人可高达 3% ～ 4%。

透析相关的淀粉样变性可见于长期接受血液透析的终末期肾病患者。透析无法清除循环中的 β_2- 微球蛋白，导致 β_2- 微球蛋白淀粉样蛋白的沉积增加。然而，透析膜的改进被认为可能降低透析相关淀粉样变性的发生率。

临床表现、评估及诊断

淀粉样变性的临床表现很大程度上取决于淀粉样物质的沉积量和受累器官。淀粉样变性最常累及的部位包括心脏、肾、胃肠（GI）道、神经系统和肌肉骨骼系统（图 147.1）。淀粉样变性的诊断依赖受累器官的病理活检，特征为**刚果红染色**下呈苹果绿双折射。蛋白质谱分析通常用于确认淀粉样蛋白的类型。

淀粉样变性心肌病在 AL 和 TTR 型淀粉样变性中常见。由于心肌中淀粉样蛋白沉积导致限制性心肌病发生，出现收缩和舒张功能障碍，表现为心力衰竭、晕厥前兆或心绞痛。典型的心电

图表现包括 QRS 波群低电压、非心梗导致的病理性 Q 波及部分患者出现传导阻滞。经胸超声心动检查在早期可发现左心室壁增厚和舒张功能障碍，晚期可出现右心室舒张功能障碍；由于超声心动图的技术进步，心肌的经典星空现象不再被视为淀粉样变性的特有征象。脑钠肽水平通常会显著升高。心脏 MRI 和焦磷酸锝核成像是淀粉样变性高特异性的非侵入性检查手段。借助右心导管行心内膜心肌活检是可供最后选择的确诊方式。

肾淀粉样变性通常发生于 AL 和 AA 淀粉样变性。临床表现因淀粉样蛋白在肾中的沉积部位而异（图 147.2）。最常见的是，淀粉样蛋白沉积在肾小球，患者表现为无症状性的蛋白尿，并逐渐进展为肾病综合征。典型的尿液分析通常表现为蛋白尿，而尿沉渣无特殊表现。肾淀粉样变性的诊断依赖肾活检证实。

其他淀粉样蛋白可沉积的部位包括胃肠道、神经系统和肌肉骨骼系统。根据淀粉样物质在 GI 系统中沉积的部位不同，患者可表现为肝大、

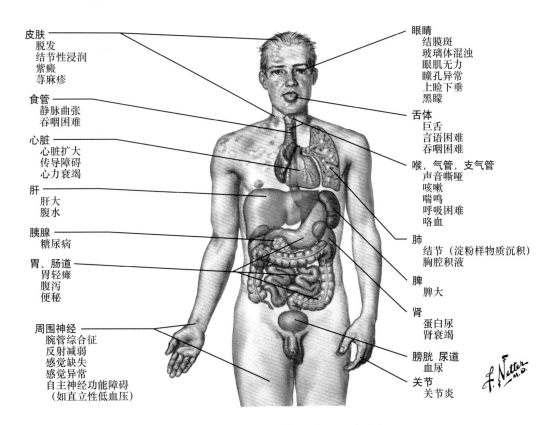

图 147.1　淀粉样物质的沉积部位及临床表现

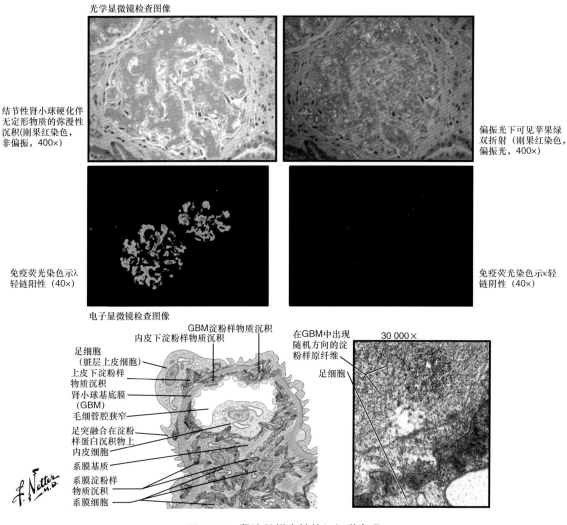

光学显微镜检查图像

结节性肾小球硬化伴无定形物质的弥漫性沉积(刚果红染色，非偏振，400×)

偏振光下可见苹果绿双折射（刚果红染色，偏振光，400×）

免疫荧光染色示λ轻链阳性（40×）

免疫荧光染色示κ轻链阴性（40×）

电子显微镜检查图像

GBM淀粉样物质沉积
内皮下淀粉样物质沉积
足细胞（脏层上皮细胞）
上皮下淀粉样物质沉积
肾小球基底膜（GBM）
毛细管腔狭窄
足突融合在淀粉样蛋白沉积物上
内皮细胞
系膜基质
系膜淀粉样物质沉积
系膜细胞

在GBM中出现随机方向的淀粉样原纤维
足细胞
30 000×

图 147.2　肾淀粉样变性的组织学表现

脾大、胃轻瘫、便秘或肠蠕动障碍。神经系统方面，患者可能会出现周围神经系统及自主神经系统异常（直立性低血压是典型的表现），中枢神经系统异常少见。淀粉样蛋白也可沉积在关节、关节周围软组织和肌肉，导致肌肉肿胀和腕管综合征的症状。淀粉样变性患者也可出现凝血异常，最常见的是获得性 X 因子缺乏导致出血、瘀伤、凝血酶原时间及活化部分凝血活酶时间延长。

高度怀疑淀粉样变性的患者需行组织活检确诊。活检可从任一存在临床症状的受累部位（肾、胃肠道、心脏）或无受累表现的脂肪垫、唾液腺或直肠黏膜等部位进行。腹部脂肪抽吸活检是常用的诊断方法，但敏感性较低。

治疗

淀粉样变性的治疗需针对导致淀粉样变性的潜在疾病。对于 AL 淀粉样变性患者，治疗针对恶性增殖的浆细胞（通常是环磷酰胺、硼替佐米和地塞米松的联合方案，对于治疗失败的患者可选择 CD38 抑制剂，即达雷妥尤单抗）。还应重视缓解受累器官的临床症状，例如应用利尿剂治疗心脏淀粉样变性患者的心力衰竭。一些遗传性淀粉样变性患者异常沉积的蛋白由肝产生，因此可通过肝移植治疗，尤其是在疾病早期。干扰前体蛋白产生或抑制原纤维形成的治疗手段也在研究中。

第 148 章

淋巴瘤

MICHAEL J. GRANT　著

欧晋平　译；王　倩　校

概述

淋巴细胞系统的肿瘤分为白血病和淋巴瘤。通常，淋巴细胞白血病的特点是循环血液和骨髓中出现恶性的淋巴细胞，而淋巴瘤表现为发生于淋巴结的恶性肿块。然而，两者之间的区别通常是模糊的，因为许多情况下淋巴细胞白血病会有淋巴结受累，而许多淋巴瘤患者也有循环的恶性 B 淋巴细胞或骨髓浸润。本章的重点是淋巴瘤。

淋巴瘤可来源于前体或成熟 B 细胞、前体或成熟 T 细胞，或自然杀伤细胞。传统上，淋巴瘤分为两大类：**霍奇金淋巴瘤（HL）**和**非霍奇金淋巴瘤（NHL）**。

霍奇金淋巴瘤

霍奇金淋巴瘤是一种不常见的恶性肿瘤，占全世界所有淋巴瘤的 10%，美国每年有 8500 例新诊断病例。根据不同的临床表现和生物学特点，HL 分为两种主要亚型：经典型霍奇金淋巴瘤（cHL）和结节性淋巴细胞为主型霍奇金淋巴瘤（NLPHL）；其中 cHL 更为常见，也是本章的重点。

流行病学上，HL 稍多见于男性，呈双峰年龄分布，峰值在 20 岁出头和 70 岁以后。HL 的发病危险因素包括既往感染 EB 病毒（EBV 是传染性单核细胞增多症的主要病原体）或 HIV，使用免疫抑制剂（例如移植或自身免疫性疾病患者），或家族因素。

最常见的症状是**淋巴结肿大**，通常是无痛性的，累及颈部或锁骨上淋巴结。"B"症状表现为发热、盗汗或不明原因的体重下降，可能出现在诊断之前几周到几个月；周期性的反复发热，被称为 Pel-Ebstein 热，虽不常见，但为 cHL 的特征性表现。很多患者胸部 X 线检查提示纵隔肿块或纵隔淋巴结肿大，但心肺症状如胸部不适、呼吸困难或咳嗽并不常见。瘙痒相当普遍。还有一种罕见但具有高度特异性的病症特点是受累淋巴结部位在饮酒后疼痛。

cHL 的病理特征是出现 **Reed-Sternberg（RS）细胞**，即 cHL 的恶性细胞。RS 细胞体积很大，具有猫头鹰眼样细胞核的特征（图 148.1）。它们来源于 B 细胞，但免疫组织化学染色缺乏 CD19、CD20 和其他常见的 B 细胞表面标记，而 CD15 和 CD30 通常呈阳性。HL 受累的淋巴结通常仅有少量的 RS 细胞，而有大量的含嗜酸性粒细胞、浆细胞、单核细胞、组织细胞和其他淋巴细胞的炎性细胞浸润。基于炎性浸润的组成，cHL 又分为四个组织学亚型：结节硬化型（最常见的亚型，特征为纤维带、硬化组织分隔的炎症细胞簇）、富于淋巴细胞型（淋巴细胞占优势）、淋巴细胞消减型（含有少量淋巴细胞）和混合细胞型（包含多种细胞类型）。

cHL 首先发生在上半身中央区域淋巴结，通过解剖学上相邻的淋巴结进展。因此，对 cHL 患者应进行全面体检以评估所有的淋巴结区域，特别是颈部和锁骨上区域。在疾病的晚期有时出现肝脾大。

HL 的确诊只能通过受累组织病理活检。恶性淋巴结切除活检是首选的检查诊断方法，这能够对 RS 细胞和淋巴结结构进行完整的病理评估。由于缺乏 RS 细胞，核芯针穿刺活检和细针

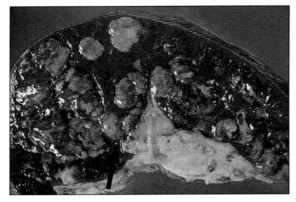

大体标本霍奇金淋巴瘤脾浸润

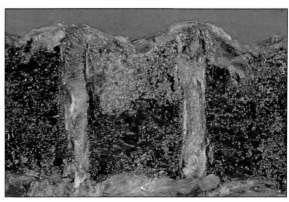

大体标本霍奇金淋巴瘤脊柱椎体侵犯

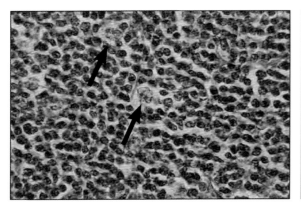

淋巴细胞为主型霍奇金淋巴瘤偶尔可见Reed-Sternberg (RS)细胞(箭头所指)

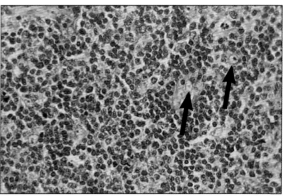

混合细胞型霍奇金淋巴瘤混合了淋巴细胞、组织细胞(可显示上皮样特征)、嗜酸性粒细胞和Reed-Sternberg (RS)细胞(箭头所指)

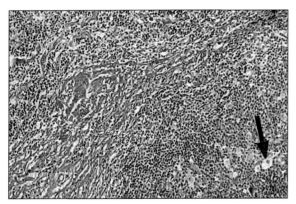

结节硬化型(C1)霍奇金淋巴瘤可见副皮质区萎缩、纤维化和典型的腔隙型Reed-Sternberg (RS)细胞(箭头所指)

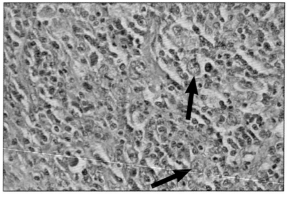

淋巴细胞消减型(C2)霍奇金淋巴瘤显示大量的不典型组织样母细胞和Reed-Sternberg (RS)细胞(箭头所指)

图 148.1　霍奇金淋巴瘤大体和显微镜病理

使用获得授权：Buja ML，Krueger GRF：*Netter's illustrated human pathology updated edition*，Philadelphia，2013，Elsevier.

抽吸活检对病理诊断往往是不够的，淋巴结内大量占优势的炎症细胞亦影响了结果的判断。

作为 cHL 检查的一部分，临床医生应该获得全面的化验结果，包括肾功能和肝功能的检测、白蛋白、全血细胞计数（CBC）与白细胞（WBC）分类检查淋巴细胞计数，这在进展期 cHL 有预后意义。应进行艾滋病筛查。红细胞沉降率（ESR）在早期 cHL 有预后意义，应常规检测。乳酸脱氢酶（LDH）在 NHL 的评估中非常重要（稍后将讨论），但与 cHL 临床相关性不大。所有新诊断的 cHL 患者都需要通过正电子发射断层扫描（PET）/CT 扫描进行疾病分期和疗效监测。若用于这种疾病的初步检查，单纯的 CT 扫描是不够的。cHL 的分期由**改良的 Ann Arbor 分期系统**来确定。

改良的 Ann Arbor 分期系统能够可靠地反映 cHL 的解剖进展（尽管同样的分期系统也在 NHL 中使用）。局限期 cHL 的预后取决于 ESR 值、受累淋巴结的数量和大小，可能还有其他因素。过去，进展期 cHL 预后采用国际公认的预后评分，包括几个不同的临床和实验室变量（WALMASH：WBC 计数、年龄、淋巴细胞计数、性别、白蛋白、分期和血红蛋白）。近年来，在治疗中间采用中期 PET/CT 评估已证明有助于判断预后和全面指导治疗计划。

过去，放射治疗是 cHL 主要的治疗方法。接受斗篷野照射可以治愈大多数患者，但几乎所有接受治疗者都出现了颈部和纵隔器官迟发毒性（如甲状腺疾病、乳腺癌或者肺癌、结构性心脏病、早发性冠心病或肺病）。因先前接受强化化疗和放射治疗，继发恶性肿瘤所造成的死亡超过了 cHL 本身。随着时间的推移，通过限制放疗暴露剂量和缩减化疗方案及毒性，cHL 患者的预后明显改善，如今，≥ 90% cHL 患者能够治愈。

对于局限期 cHL 患者，标准治疗是有限周期的联合化疗方案 ABVD 方案：多柔比星（阿霉素）、博来霉素、长春碱、达卡巴嗪，继而受累野放射治疗（IFRT）。对于进展期 cHL 患者，通常给予数个周期 ABVD；IFRT 可用于巨块型病变患者。在治疗期间进行的中期 PET/CT 扫描，以及治疗结束时的 PET/CT 扫描，对无进展生存率（PFS）有很好的预测价值。在初次治疗后复发患者，通常推荐挽救性大剂量化疗和自体干细胞移植。其他的挽救方案如 brentuximab vedotin（抗 CD30 ADC 药物）、程序性死亡 -1 途径抑制剂（PD-1）或异基因造血干细胞移植，也获得了令人鼓舞的结果。

非霍奇金淋巴瘤

NHL 是最常见的血液系统恶性肿瘤，占全世界淋巴瘤的 90%，美国每年新增病例约 7 万例。据统计，在 WHO 分型体系中，非霍奇金淋巴瘤有 > 70 种亚型。本节将集中在最常见的 NHL 亚型。

类似于 cHL，NHL 最常见的表现是无痛性淋巴结肿大，但受累淋巴结的分布因特定亚型的不同而多种多样。大约 1/3 的 NHL 患者有全身性或 B 症状。

和 cHL 一样，对肿大的淋巴结进行切除活检是确诊 NHL 的标准检查。对切除的淋巴结进行形态学评估，主要关注细胞形态和结构，还要注意恶性细胞的增殖指数，这通常借助于称为 Ki67 指数的特殊染色。流式细胞术和脱氧核糖核酸（DNA）分析如染色体核型、荧光原位杂交（FISH）和聚合酶链反应（PCR）可有助于诊断。骨髓活检通常用于评估骨髓受累情况。如果怀疑中枢神经系统（CNS）受累，腰椎穿刺流式细胞术和细胞病理学检查是必需的。NHL 分期在大多数情况下是基于用于 cHL 的改良 Ann Arbor 分期系统，2011 年修订的新版 Lugano 分期与 NHL 有更好的临床相关性。

一些实验室检查被用于 NHL 的常规评估。所有患者都应该进行基本的实验室检查，包括肾功能和肝功能、全血细胞计数和 WBC 分类。在初诊时测定乳酸脱氢酶（LDH）和 β_2 微球蛋白对预后有重要意义。PET/CT 扫描是**高度侵袭性和侵袭性 NHL** 分期的标准之一，也可用于一些**惰性 NHL** 以排除局部疾病转化的可能。

为了促进对 NHL 的理解，有必要将不同类型的 NHL 按其临床行为分类。高度侵袭性 NHL 发病和进展非常迅速，一般来说，这些淋巴瘤如果不治疗，数周内就会导致死亡，但对化疗反应良好。侵袭性 NHL 如果不治疗，会在几个月内导致死亡，对化疗也有很好的反应。惰性 NHL 临床病程长，如果不治疗可存活数年，但对化疗的反应通常是短暂的，大多数患者最终死于与疾病相关的并发症。

非霍奇金淋巴瘤的治疗取决于具体的亚型。对于高度侵袭性和侵袭性 NHL，必须立即开始治疗，一般采用联合化疗或免疫化疗。对于惰性 NHL，无症状、无全血细胞减少或终末器官受累者，一般以观察为主。由于联合应用利妥昔单抗——一个针对定位在大多数 B 细胞表面 CD20 抗原的单克隆人-鼠嵌合型抗体，B 细胞 NHL 的疗效得到了很大的改善。

高度侵袭性非霍奇金淋巴瘤

典型的高度侵袭性 NHL 是 **Burkitt 淋巴瘤（BL）**，一种 B 细胞非霍奇金淋巴瘤。几乎所有的 BL 都有涉及 8 号染色体上 *c-myc* 原癌基因的易位，最常见的易位是 t（8；14），即 *c-myc* 基因易位到 14 号染色体上的免疫球蛋白重链可变区基因的旁边。组织学上，BL 的特点是成片的恶性 B 细胞上，像撒胡椒面似的布满巨噬细胞，活跃地吞噬凋亡、坏死的肿瘤细胞，而引起星空现象（图 148.2）；恶性细胞有非常高的增殖率（Ki67 指数为 95% ～ 100%）。该病与 EBV 感染密切相关。现已发现 3 种不同 BL 临床类型：**地方型 BL** 发生在非洲，常累及儿童患者，以颌骨增大为肿瘤特征，100% EBV 阳性；**散发型 BL** 发生于西方国家，与 EBV 相关的病例约占一半；**免疫缺陷相关的 BL** 发生于 HIV（＋）患者，大约一半患者也与 EBV 感染相关。强化联合化疗方案结合利妥昔单抗治疗预后一般良好。

侵袭性非霍奇金淋巴瘤

典型的侵袭性 NHL 为**弥漫性大 B 细胞淋巴瘤（DLBCL）**，这是 NHL 最常见的亚型，高发于 70 岁以上的患者。病理上，DLBCL 的特征是存在大的恶性 B 细胞，破坏正常的淋巴结结构，中等程度的增殖率（Ki67 指数为 60% ～ 70%）。预后评估采用国际预后指数（IPI）来衡量，包括 5 个变量（APLES：年龄、体能状态、LDH、结外病变、分期），尽管其他分子特征可能影响到预后，包括生发中心或活化 B 细胞来源的肿瘤细胞（由免疫组织化学区别），以及是否存在 *c-myc* 和其他基因重排等。DLBCL 的标准治疗方案是 RCHOP 方案：利妥昔单抗、环磷酰胺、多柔比星、长春新碱、泼尼松，通常预后良好。

惰性非霍奇金淋巴瘤

几种惰性 NHL 描述如下：

- **滤泡性淋巴瘤（FL）**。这是最常见的惰性 NHL。中位发病年龄 60 岁，女性稍占多数。病理上，FL 的特征是存在小的恶性 B 细胞，保留正常淋巴结结构。恶性的 B 细胞都具有 t（14；18）易位，涉及 18 号染色体上 *BCL2* 抗凋亡基因。含利妥昔单抗的免疫化疗方案常用于治疗有症状的患者。

- **边缘区淋巴瘤（MZL）**。MZL 可能出现在许多不同的组织中，包括淋巴结和淋巴结外侵犯。这种疾病的发展是由于局部免疫刺激。最常见的类型是胃肠道黏膜相关淋巴组织的结外 MZL（MALT）或 MALToma，它通常发生在胃，是幽门螺杆菌感染的结果，针对幽门螺杆菌的抗菌疗法可以治愈（详见第 129 章）。另一种重要的类型是脾 MZL，其特点是进行性脾大，常与丙型肝炎感染相关，利妥昔单抗或脾切除术治疗有效。

- **套细胞淋巴瘤（MCL）**。MCL 好发于老年人。淋巴瘤细胞的特点是存在 t（11；14），易位累及 11 号染色体上的细胞周期蛋白（cyclin）*D1* 基因。临床上，一些患者可表现为累及胃肠道的淋巴瘤性息肉病。部分 MCL 呈惰性病程，而在许多情况下 MCL 的表现像侵袭性 NHL，需要采用含利妥昔单抗的强化免疫化疗方案联合自体造血干细胞移植治疗，但预

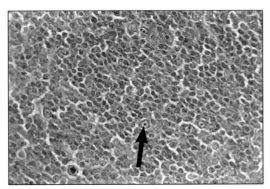

淋巴浆细胞样非霍奇金淋巴瘤。显示淋巴细胞、浆样细胞和偶见的免疫母细胞(箭头所指，Giemsa染色)

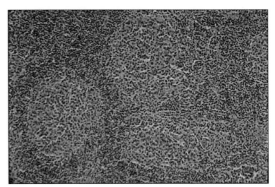

滤泡性非霍奇金淋巴瘤(FCC)(滤泡中心细胞淋巴瘤)。显示结节状、部分滤泡状，混合了大小细胞的结构（Giemsa染色)

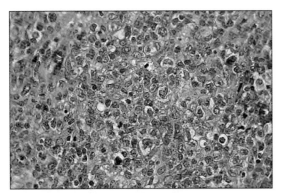

滤泡中心细胞淋巴瘤。以大细胞为主。滤泡可能仍可见或完全消失(H & E染色)

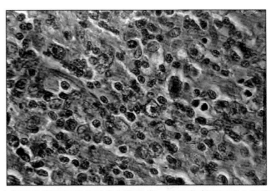

大细胞免疫母细胞非霍奇金淋巴瘤。显示免疫母细胞占优势，有一些具有浆细胞样特征(PAS染色)

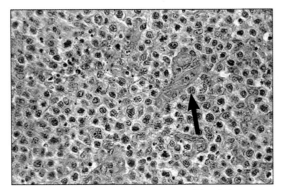

免疫母细胞T大细胞淋巴瘤。显示组织细胞样细胞和明显的毛细血管后小静脉部分浸润(箭头所指)

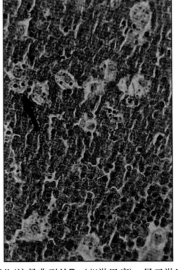

Burkitt型NHL(这是典型的Burkitt淋巴瘤)。显示淋巴母细胞密集排列，散在含核碎片的组织细胞 (星空现象；箭头所指)

图 148.2　非霍奇金淋巴瘤显微镜病理的特殊表现

H & E，苏木精和伊红。使用获得授权：Buja ML，Krueger GRF：*Netter's illustrated human pathology updated edition*，Philadelphia，2013，Elsevier.

后通常不佳。

- **毛细胞白血病（HCL）**。HCL 的特点是恶性 B 细胞有毛状的细胞质突起。这种疾病通常会导致全血细胞减少、脾大和因为骨髓中存在纤维化导致骨髓干抽无法获得样本。嘌呤类似物如克拉屈滨或喷司他丁是主要的治疗方法，有很好的疗效和长期缓解率，尽管许多患者最终出现疾病复发。

- **淋巴浆细胞性淋巴瘤 / 华氏巨球蛋白血症**

（**LPL/WM**）。LPL/WM 为特征性恶性 B 淋巴细胞、浆细胞和淋巴浆细胞（后者形态介于淋巴细胞和浆细胞之间）导致免疫球蛋白 IgM 的过量产生（图 148.3）。高水平的 IgM 导致**高黏综合征**，表现为视物模糊、鼻出血、鼻窦疾病、出血和其他小血管病变。血浆置换可以用于出现严重高黏综合征症状的患者。

- **慢性淋巴细胞白血病 / 小淋巴细胞淋巴瘤**。这将在第 149 章中单独讨论。

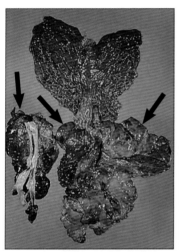

Waldenström病。病变部位非典型淋巴浆细胞浸润导致胃旁、胰腺旁淋巴和主动脉旁淋巴结明显增大（箭头所指）

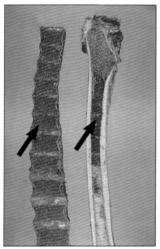

Waldenström病。骨髓弥漫浸润，请注意骨髓的苍白区和骨小梁减少（箭头所指）

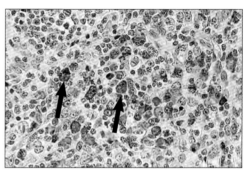

Waldenström病。显微镜下非典型混合的淋巴浆样细胞群(免疫组化染色：含有单克隆免疫球蛋白的棕色细胞，箭头所指)

图 148.3　**Waldenström 病**

使用获得授权：Buja ML，Krueger GRF：*Netter's illustrated human pathology updated edition*，Philadelphia，2013，Elsevier.

第 149 章

慢性淋巴细胞白血病

ABHIRAMI VIVEKANANDARAJAH　著

欧晋平　译；王　倩　校

概述

慢性淋巴细胞白血病（CLL）在西方国家是很常见的成人白血病，占美国所有白血病的近30%。CLL 好发于男性，主要见于老年人，诊断时平均年龄为 70 岁，年轻患者很少见。目前尚无 CLL 明确的发病危险因素，但 10% ～ 15% 的病例可能是家族性的。

病理生理学

CLL 是由于恶性 B 淋巴细胞克隆的增殖。这种恶性克隆的产生是由于多种机制，包括抗原刺激、与微环境相互作用和基因突变。这些过程形成 CLL 前体状态，称为单克隆 B 淋巴细胞增多症（MBL），其特征是单克隆 B 淋巴细胞的低水平扩增，并具有 CLL 免疫表型特征。随着时间的推移，MBL 克隆增殖，积累更多的基因突变，最终发展成为 CLL（图 149.1）。

CLL 在生物学上与小淋巴细胞淋巴瘤（SLL）相同，这是一种惰性的非霍奇金淋巴瘤。两者的主要区别在于，在 CLL 中，恶性 B 细胞大量出现在循环血液中，而在 SLL 中，恶性细胞主要

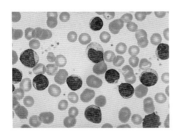

图 149.1　慢性淋巴细胞白血病

分布于淋巴结。

临床表现、评估和诊断

CLL 通常是在常规血液检查中偶然发现的**淋巴细胞增多**。大多数慢性淋巴细胞白血病患者初诊时无症状。随着疾病进展，患者可能会出现淋巴结肿大、全身性或"B"症状（如发热、盗汗或不明原因的体重减轻）、脾大或进行性贫血或血小板减少。

CLL 的鉴别诊断包括导致外周血淋巴细胞增多的肿瘤性和非肿瘤性病因。肿瘤性包括 MBL、套细胞淋巴瘤（MCL）、幼淋巴细胞性白血病（PLL）、滤泡性淋巴瘤、脾边缘带淋巴瘤、毛细胞白血病，或淋巴浆细胞性淋巴瘤。淋巴细胞增多最常见的非肿瘤性原因是病毒感染。

CLL 的诊断是基于全血细胞计数提示淋巴细胞增多，外周血流式细胞术显示克隆性 B 细胞标志具有 CLL 免疫表型特征。美国国立癌症研究所和世界卫生组织根据以下定义 CLL 诊断标准：

1. 外周血淋巴细胞绝对计数 ≥ 5000/μl。

2. 流式细胞术克隆性 B 细胞表达 B 细胞抗原 CD19、CD20（通常弱阳性）和 CD23；T 细胞抗原 CD5；κ 或 λ 轻链限制性；非常低表达的细胞表面免疫球蛋白。

骨髓检查不是慢性淋巴细胞白血病诊断的必要条件。

MBL 的特征是外周血存在 CLL 细胞，绝对淋巴细胞计数 < 5000/μl，没有淋巴结肿大、脾大、贫血或者血小板减少。SLL 的诊断依据是淋

表 149.1　CLL 常见与预后相关的基因异常

基因异常	CLL 中发生率	总生存
缺失，13 号染色体长臂［del（13q14）］	55%	单独出现时提示预后良好，生存十余年
12 三体	15%～20%	中度危险因素
缺失，11 号染色体长臂［del（11q23）］	15%	预后差
缺失，17 号染色体短臂［del（17p13）］；编码 TP53	15%	预后最差

CLL，慢性淋巴细胞白血病

改编自：Wilhelm K，Yang D：A review of pharmacologic options for previously untreated chronic lymphocytic leukemia，*J Oncol Pharm Pract* 17（2）：91-103，2011.

巴结内含有 CLL 细胞，外周血 B 细胞绝对计数 < 5000/μl，无贫血或血小板减少。

在慢性淋巴细胞白血病中可以发现一些遗传学异常，具有预后判定意义。应该对慢性淋巴细胞白血病患者的外周血进行荧光原位杂交（FISH）检查（表 149.1）以确定这些异常。

免疫球蛋白重链可变区（IGHV）的无体细胞突变（即非突变 IGHV）、*ZAP70* 酪氨酸激酶基因产物的表达、CLL 细胞上表达 CD38 也与不良预后相关。

CLL 常合并一些免疫功能缺陷的特征。这些都是独立于 CLL 分期或预后因素之外的，包括：

- 低丙种球蛋白血症，导致 CLL 患者易罹患多种感染，包括肺炎链球菌、金黄色葡萄球菌和流感嗜血杆菌感染。
- 自身免疫性溶血性贫血（AIHA），发生于 5%～10% 的 CLL 患者。
- 免疫性血小板减少症（ITP），发生于 1%～5% 的 CLL 患者。

最后，小部分 CLL 患者可能会发展转化为侵袭性弥漫性大 B 细胞淋巴瘤（DLBCL），即 **Richter 转化**。Richter 转化多见于之前接受过治疗的 CLL 患者。与原发 DLBCL 不同，Richter 转化患者预后很差。

分期

在美国，Rai 分期是最常用的 CLL 分期系统。分为五期（表 149.2）。

表 149.2　Rai 分期

分期	特点	中位生存期
0	淋巴细胞增多	> 12.5 年
1	淋巴细胞增多伴淋巴结肿大	8.5 年
2	淋巴细胞增多伴脾大＋/－肝大	6 年
3	淋巴细胞增多伴贫血	1.5 年
4	淋巴细胞增多伴血小板减少	1.5 年

改编自：Rai KR，Sawitsky A，Cronkite EP，et al：Clinical staging of chronic lymphocytic leukemia，*Blood* 46（2）：219-234，1975.

治疗

大多数新诊断的 CLL 患者通常是通过体检偶然发现的，开始都是观察。如果出现疲劳或"B"症状或者进展性淋巴结肿大、肝脾大、贫血、血小板减少、CLL 导致的终末器官功能障碍或者淋巴细胞绝对计数倍增速度加快，提示疾病进展，则应开始治疗。

常规的全身治疗方案通常可使 CLL 病情缓解但无法治愈。在需要治疗的 CLL 患者，几种不同的方案可供选择。传统上，苯丁酸氮芥（一种烷化剂）是标准方案，经治疗大约一半患者可获得缓解，且毒性很小。2000 年以来，苯丁酸氮芥被氟达拉滨取代（一种嘌呤类似物），研究表明其效果优于前者，尽管由于骨髓抑制和化疗后持续 1 年的 CD4$^+$淋巴细胞严重减少所导致的感染风险增加。氟达拉滨也与 AIHA 和 ITP 的进展相关。

如今，年轻 CLL 患者通常采用 FCR 方案，包括氟达拉滨、环磷酰胺和利妥昔单抗（人鼠嵌合型抗 CD20 单克隆抗体）的联合化疗方案。FCR 方案总体反应率约 70%，小部分患者可长期持续缓解。副作用包括严重骨髓抑制、淋巴细胞减少和免疫抑制。小部分接受 FCR 治疗的患者可能以后发展为骨髓增生异常综合征。

在老年 CLL 患者中，常用的方案是 BR，即苯达莫司汀（一种含嘌呤类似物特性的烷化剂）联合利妥昔单抗。这种方案的反应率低于 FCR 但耐受性好，在老年患者中更多采用。

CLL 治疗最重要的进展是**布鲁顿酪氨酸激酶（BTK）**抑制剂的出现，BTK 是 CLL 克隆增殖的关键蛋白。伊布替尼（ibrutinib）是第一个获美国食品和药物管理局（FDA）批准的口服 BTK 抑制剂，用于新诊断或经治疗的 CLL 患者。伊布替尼在 CLL 有很高的反应率，尤其是被证实它在 del（17p）的 CLL 患者有效。伊布替尼总的

来说耐受性很好，但也有一些主要的副作用，包括腹泻、呼吸困难、心房颤动以及由血小板功能障碍导致的出血。

其他新近 CLL 治疗方案包括：idelalisib（口服磷脂酰肌醇 -3 激酶抑制剂）、奥法木单抗（ofatumumab，人源化抗 CD20 单克隆抗体）联合苯丁酸氮芥、奥妥珠单抗（obinutuzumab，另一种人源化抗 CD20 单克隆抗体）联合苯丁酸氮芥或苯达莫司汀、阿仑妥珠单抗（抗 CD52 单克隆抗体），或维奈托克（venetoclax，BCL2 抑制剂）。

可治愈 CLL 的方案很少。一是减低强度的异基因造血干细胞移植，并不常规用于 CLL 治疗。二是嵌合抗原受体（CAR）T 细胞治疗，目前仍处于试验阶段。

对于出现 AIHA 或 ITP 的 CLL 患者，治疗方法与非 CLL 患者相同。通常采用泼尼松加或不加利妥昔单抗的方案。有趣的是，一些新数据证实伊布替尼也有助于控制 CLL 患者合并 AIHA。

第150章

慢性髓系白血病

MANISHA BHATTACHARYA 著

沈 叶 译；欧晋平 校

概述

慢性髓系白血病（chronic myelogenous leukemia，CML）是一种以髓细胞异常增殖为特征的髓系肿瘤。未经治疗的 CML 中位生存期约为数年。在所有血液系统恶性肿瘤中，CML 的独特之处在于它起源于一种称为费城染色体（Philadelphia chromosome，Ph）的遗传学异常，其特征在于 9 号染色体上的 ABL1 酪氨酸激酶基因（ABL1）和 22 号染色体上的断裂点簇区（BCR）基因之间的相互易位 [t（9；22）]，产生 BCR-ABL1 融合产物。这种融合的 BCR-ABL1 酪氨酸激酶，对一类称为酪氨酸激酶抑制剂（tyrosine kinase inhibitors，TKI）的靶向药物治疗非常敏感。TKI 的发展预示着癌症分子治疗时代的到来。

病理生理学和危险因素

根据世界卫生组织的分类，CML 与真性红细胞增多症、原发性血小板增多症和原发性骨髓纤维化一起归类为骨髓增殖性肿瘤（myeloproliferative neoplasm，MPN）（详见第 153 章）。可根据 Ph 染色体鉴别 CML 和其他 MPN。由于融合蛋白酪氨酸激酶的激活，BCR-ABL1 融合蛋白通过促进增殖，赋予髓细胞生长优势，这导致细胞凋亡减少和异常增殖模式。

CML 的年发病率为 1.5/100 000，男性略占优势。发生 CML 的两个主要危险因素是年龄和电离辐射暴露，后者在暴露后 5～10 年达到峰值。尚未发现 CML 有家族遗传倾向，但已报道

个别家族中多名成员发生多种类型的 MPN，包括 CML。另外，在对另一种恶性肿瘤进行癌症综合治疗后，CML 成为继发性恶性肿瘤的情况很少见。

临床表现、评估和诊断

CML 诊断的中位年龄为 50～60 岁。大部分患者在初诊时症状不明显，例如疲劳、体重减轻或容易瘀伤或出血。体格检查可发现肝脾大；淋巴结增大并不常见，因为 CML 起源于髓系而非淋巴系统。血常规通常显示白细胞增多。白细胞分类和外周血涂片通常可见几乎所有分化阶段的髓系前体细胞（即成熟的中性粒细胞、杆状核中性粒细胞、晚幼粒细胞、中幼粒细胞、早幼粒细胞和原始细胞）。另外，嗜碱性粒细胞增多、贫血和血小板增多也可能出现（图 150.1）。其他实验室检查可能会显示高尿酸血症和（或）维生素 B_{12} 水平升高。主要基于 BCR-ABL1 易位、外周血白细胞增多和上述特征性血涂片结果进行

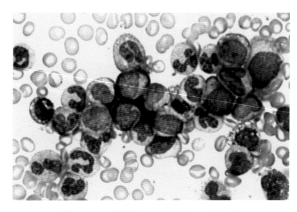

图 150.1 慢性髓系白血病：血涂片

CML 诊断。

CML 的鉴别诊断包括其他 MPN、急性髓系白血病、类白血病反应和其他引起反应性白细胞增多的疾病。低中性粒细胞碱性磷酸酶（NAP）活性可用来鉴别 CML 与类白血病反应或其他反应性白细胞增多的疾病。

CML 呈三期临床病程：

- **慢性期**。大部分患者诊断时处于慢性期，其特点是临床过程相当缓慢，如果不及时治疗，典型的 CML 持续时间为数年。慢性期 CML 患者的骨髓和血液中原始细胞均 < 10%。

- **加速期**。加速期出现在慢性期后，代表白血病转化到急变期的中间阶段。加速期 CML 患者外周血或骨髓中原始细胞达到 10% ～ 19%；或具有其他高危特征，如嗜碱性粒细胞明显增多、血小板持续减少、进行性脾大或细胞遗传学演变（即除 Ph 染色体外获得新的遗传异常）。

- **急变期**。这期以急性髓性白血病（少数是急性淋巴细胞白血病）为特征。它的诊断依据是外周血或骨髓中原始细胞 ≥ 20%。

疑诊 CML 患者应进行血液分子生物学和（或）细胞遗传学检测以确认 Ph 染色体的存在。此类检测可通过聚合酶链反应（PCR）、荧光原位杂交（FISH）或染色体核型完成，其中 PCR 是最敏感的检测方式。骨髓活检通常也用于准确分析分子生物学特征、评估其他细胞遗传学异常以及评估加速期或急变期的特征。一旦确定 CML 的诊断，就必须从血液和（或）骨髓中获取 BCR-ABL1 滴度，根据 BCR-ABL1 水平监测治疗反应。

治疗

从历史上看，干扰素 -α 和阿糖胞苷（一种胞嘧啶类似物）用于 CML 的治疗可以延缓疾病进展，但许多患者最终需要造血干细胞移植来获得治愈。在 20 世纪 90 年代，**伊马替尼**（一种对 BCR-ABL1 激酶具有抑制活性的 TKI）的出现引发癌症的分子治疗革命。伊马替尼和其他 TKI 阻断 BCR-ABL1 融合蛋白的活性（图 150.2）。对于慢性期 CML 患者，终生服用 TKI 可使疾病保持休眠状态，从而可以推迟移植。慢性期 CML 对 TKI 的持续缓解率约为 90%，绝大多数患者实现长期缓解并获得几乎正常的寿命。至少在第一年，每 3 个月通过定量 PCR 测量外周血 BCR-ABL1 转录子来评估治疗反应，并定期进行骨髓监测。

TKI 的常见副作用包括恶心、呕吐、腹泻、便秘、肌肉痉挛、骨痛、腿部水肿和体重增加。第二代 TKI（如达沙替尼和尼洛替尼）的副作用更为温和，除了这些药物的一些特异性并发症——达沙替尼可导致胸腔积液和肺动脉高压，而尼洛替尼可因 QTc 延长而导致心律失常。在伊马替尼与第二代 TKI 对比的临床试验中，尽管第二代 TKI 的分子反应更快、更深，以及 CML 从慢性期到加速期或急变期的转化率更低，但其总生存期相比伊马替尼并无获益。

在用 TKI 治疗期间，可能会观察到 BCR-ABL1 滴度的增加。最常见的原因是 TKI 治疗依从性差，常可以通过严格依从 TKI 用药方案来恢复缓解，达到疾病控制。在某些情况下，尽管坚持治疗，仍可能观察到 BCR-ABL1 滴度的持续上升；这种情况与出现 TKI 耐药导致即将发生的治疗失败有关，这可能引发疾病进展至加速期和急变期。*BCR-ABL1* 融合基因的各种突变可能导致 TKI 耐药性的出现；在这种情况下，改变 TKI 用药种类通常可以获得新的疗效。

处于加速期或急变期的 CML 患者，其预后明显差于慢性期患者。需要预先 TKI 治疗和评估造血干细胞移植的可能性。加速期和急变期 CML 的预后不良，慢性期 TKI 治疗可以防止进展到加速期或急变期，这强调了早期 TKI 治疗和维持 CML 疾病缓解的重要性。

慢性髓系白血病(CML)

外周血检查：
白细胞计数高，以成熟中性粒细胞为主，偶见早期髓
系细胞和原始细胞低中性粒细胞碱性磷酸酶评分。血
小板计数升高，有巨大畸形变。CML的加速期可见嗜
碱性粒细胞和原始细胞比例增加

骨髓检查：
存在费城染色体。原始细胞≥20%
是CML急变期的特征

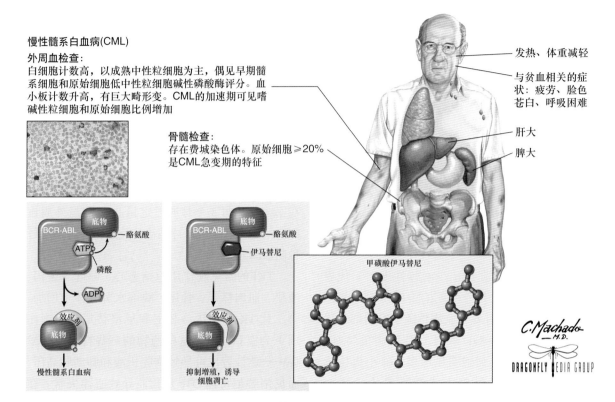

图 150.2　慢性髓系白血病和伊马替尼
ADP，腺苷二磷酸；ATP，腺苷三磷酸

第 151 章

急性髓系白血病

NATALIE F. UY · KINJAN PARIKH　著

沈　叶　译；欧晋平　校

概述

急性髓系白血病（acute myeloid leukemia，AML）是一种由髓系前体细胞发展而来的造血系统肿瘤。在正常情况下，骨髓造血干细胞产生粒细胞、单核细胞、红细胞和巨核细胞。当髓系前体细胞因获得性基因突变导致克隆增殖、前体细胞分化为成熟细胞能力降低、异常髓系**原始细胞**（代表白血病细胞）积聚时，就会出现 AML。尽管过去几十年分子预后因素研究、异基因造血干细胞移植和新药开发取得了进展，但大多数患者仍会复发并死于该病。

病理生理学和危险因素

AML 由骨髓祖细胞的异常分化引起。在白血病发生过程中，髓系干细胞中遗传变化的积累导致了大量快速增殖的髓系前体细胞，称为髓系原始细胞，其成熟能力降低。髓系原始细胞在骨髓抽吸物或外周血中的比例至少占 20% 为 AML 的病理特征。随着这些原始细胞浸润骨髓，其他分化的正常细胞系列，如血小板、红细胞和成熟的粒细胞变得相对减少，最终无法发挥其正常功能。

AML 是一种少见的癌症，在美国，每年新诊断病例 10 500 例，癌症死亡人数的 1.2%。从地域上看，北美和欧洲的 AML 发病率最高。诊断的中位年龄约为 67 岁，但发病率随年龄增长而增加。男女比例约为 5 : 3，在不同种族中保持不变。AML 与环境因素和遗传学异常有关，前者包括暴露于辐射、各种化学物质（例如化疗药物、苯和其他芳香族有机溶剂）等，后者包括唐氏综合征（21- 三体）和范可尼贫血等。**继发性 AML** 可能由其他先前存在的血液系统疾病引起，例如骨髓增生异常综合征或骨髓增殖性肿瘤。

临床表现、评估和诊断

AML 患者经常因贫血而出现疲劳、面色苍白或虚弱。由于血小板减少可能会出现出血现象，例如牙龈出血、瘀斑、鼻出血或月经过多。发热可能由白血病原始细胞本身或由白细胞减少引起的隐匿感染或白血病本身引起的免疫损伤所致。少数 AML 患者外周血髓系原始细胞数量 $\geqslant$ 100 000/μl，可发生**白细胞淤滞**，称为高白细胞性白血病；白细胞淤滞的特征性体征和症状包括呼吸衰竭、视力问题和中枢神经系统异常。

AML 的体征包括牙龈出血或增生、鹅口疮或皮肤表现，如皮肤白血病（即白血病原始细胞浸润皮肤）或 Sweet 综合征（中性粒细胞皮肤病，通常与 AML 和其他髓系恶性肿瘤相关）。肝、脾大见于约 10% 的病例。AML 患者不常有可触及的淋巴结肿大，显著的淋巴结肿大非常罕见，这说明白血病原始细胞来源于髓系而非淋巴系。AML 患者有时会出现对称性或迁移性多关节炎或关节痛。

在 AML 的实验室评估方面：

- AML 患者的全血细胞计数（CBC）通常显示白细胞（WBC）计数升高并伴有循环髓系原始细胞，但有些患者的 WBC 计数可能较低（称为白细胞不增多性白血病）。CBC 还典型地表现贫血和血小板减少，反映了白血病原始细胞对骨髓的浸润。

- 疑诊 AML 的患者应评估代谢和电解质异常，特别是**肿瘤溶解综合征**，这可导致高尿酸血症、高钾血症、高磷血症、急性肾损伤和代谢性酸中毒。因此，所有疑诊 AML 的患者均应常规检查生化、尿酸、磷和乳酸脱氢酶。

- 弥散性血管内凝血（DIC）也很常见，特别是在 AML 的亚型**急性早幼粒细胞白血病（APL）**中。因此，所有接受 AML 评估的患者都应进行基础凝血指标［凝血酶原时间（PT）、国际标准化比值（INR）、活化部分凝血活酶时间（aPTT）］和纤维蛋白原水平的检测。

- AML 的外周血涂片可能出现髓系原始细胞，表现为未成熟细胞，细胞核大，核仁明显，细胞质呈淡蓝色（图 151.1）。这些细胞也可能含有 Auer 小体（胞浆中呈粉红色、棒状的颗粒结构），是髓系原始细胞和 AML 中 APL 亚型的特征性结构（图 151.2）。

- 外周血流式细胞术可有助于诊断 AML。该技术使用免疫荧光染色髓系原始细胞特有的细胞表面蛋白。在 AML 患者中，外周血流式细胞术通常显示具有异常细胞免疫表型的循环髓系原始细胞。

- 骨髓穿刺和活检是 AML 诊断的核心，因为该疾病的定义是髓系原始细胞≥骨髓中有核细胞的 20%。通常由于原始细胞占据正常骨髓空间，骨髓中细胞增多。有时也可以看到其他病理特征，如发育不良或纤维化。

预后和分期

所有 AML 患者都应接受骨髓活检进行细胞遗传学分析，以确定各种细胞遗传学异常，常见于 50% 的患者。世界卫生组织根据潜在的细胞遗传学或分子遗传学异常对 AML 进行分类。

- **低危 AML**：某些细胞遗传学异常，例如

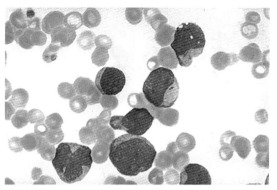

图 151.1　急性髓系白血病中的原始细胞

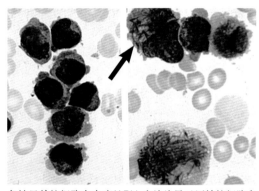

急性早幼粒细胞白血病(APL) 血涂片显示原始粒细胞和早幼粒细胞具有 Auer小体（箭头）

图 151.2　**Auer 小体**

APL 的 t（15；17）、t（8；21）或 inv（16），与 AML 的良好预后相关。

- **中危 AML**：正常的细胞遗传学特征与 AML 的中危预后相关。

- **高危 AML**：5 号染色体单体、7 号染色体单体、11 号染色体短臂缺失或复杂核型（即三个或更多细胞遗传学异常），与 AML 的不良预后相关。

除了细胞遗传学分析外，分子生物学检查可以进一步评估 AML 的预后。正常核型 AML 患者合并 *NPM1*（核仁磷酸蛋白）基因点突变被认为属于低危组。正常核型 AML 患者合并 *FLT3* 酪氨酸激酶基因内部串联重复被认为属于高危组。

除了 DNA 异常，其他患者特异性和疾病特异性危险因素对 AML 的预后也具有重要意义。高龄是 AML 中最重要的患者特异性不良预后因素。由骨髓增生异常综合征或骨髓增殖性肿瘤

引起的继发性 AML 患者通常也被认为属于高危组，在某些情况下，这可能是复杂的细胞遗传学和分子异常的直接结果。

治疗

AML 的治疗取决于患者特异性因素（例如年龄、体能状态和其他合并症）以及 AML 特异性因素（例如细胞遗传学和分子生物学检查以及是否存在骨髓增生异常综合征）。将 AML 进行危险度分层（低危组、中危组或高危组），对于 AML 的管理至关重要。

AML 的主要治疗包括两个阶段的化疗和异基因造血干细胞移植（HSCT）的考虑：

- **诱导化疗**：诱导化疗的目的是达到完全缓解，定义为在诱导化疗第一天后 1 个月的时间进行骨髓活检，原粒细胞 < 5%。标准诱导化疗方案是"7 + 3"方案，即连续 7 日静脉输注阿糖胞苷联合短时间输注或推注蒽环类药物（第 1 ～ 3 日给药）。大约 70% 的患者将通过该方案实现完全缓解，但缓解通常不能持久。诱导化疗方案会导致所有患者出现严重的全血细胞减少，大多数患者在诱导开始后需要住院约 1 个月，直到中性粒细胞绝对计数恢复到可接受的水平；粒细胞集落刺激因子在接受诱导化疗的 AML 患者中不常规使用，因为相关数据尚无定论。必要时需要输注血小板和浓缩红细胞。不同机构使用预防性抗生素和抗真菌药来预防中性粒细胞减少症伴发热，具体取决于当地菌群和耐药情况。
- **巩固化疗**：在达到完全缓解后，AML 患者通常进行巩固化疗，其目标是消除或进一步减少骨髓中的任何残留病灶。巩固化疗的强度低于诱导化疗，早期死亡率较低。标准巩固方案是大剂量阿糖胞苷（HiDAC），它与诱导化疗一样，可导致血细胞减少时间延长，并且还与角

膜结膜炎（通常预防性使用地塞米松滴眼液）和小脑毒性两种特定并发症有关。3 ～ 4 个疗程的巩固化疗成为诱导化疗后获得完全缓解的低危年轻 AML 患者的标准治疗，这可使约 60% 的患者经治疗达到治愈。

- **异基因 HSCT**：对于符合条件的高危 AML 患者，或治疗后未达到缓解或复发的患者，进行 HLA 相合供体的异基因 HSCT 是治疗的选择。由于潜在的移植物抗肿瘤效应，异基因造血干细胞移植在此类患者中具有最低的复发率和最佳的治愈机会，但由于感染和移植物抗宿主病引起的治疗相关死亡率限制了获益。

靶向治疗越来越多地被引入 AML 治疗的不同阶段。此类药物可用于具有特定分子异常的患者，例如 NPM1 或 FLT3 内部串联重复，但这些药物的使用仍在很大程度上处于研究阶段。

由于合并症限制了治疗剂量和选择，以及对化疗耐药的高危 AML 亚型发生率较高，老年 AML 患者的治疗面临挑战。对于健康的老年患者，推荐标准诱导方案。对于有合并症或体力状态不佳的患者，5- 阿扎胞苷或地西他滨等**去甲基化药物**可诱导缓解并延长部分患者的生存期。确实达到缓解的一小部分老年患者通常会接受一些温和的缓解后治疗，但这些患者容易出现治疗相关的毒性；他们通常不能耐受 HiDAC 巩固和异基因 HSCT，但去甲基化药物或靶向治疗可能是一种选择。不幸的是，老年 AML 患者或复发 / 难治 AML 患者的预后仍然令人沮丧。

最后，APL 的治疗不同于其他亚型的 AML，因为它基于两种药物：全反式维甲酸（ATRA）和三氧化二砷。APL 与 DIC 密切相关，DIC 是未治疗患者死亡的主要原因。对于外周血涂片有 Auer 小体的疑诊 AML 患者，即使在确诊 AML 之前，也可以开始使用 ATRA 对 APL 进行经验性治疗，因为早期使用 ATRA 可降低 APL 诱导的 DIC 和死亡率。在初始治疗阶段幸存下来的 APL 患者有超过 85% 的良好治愈率。

第152章

骨髓增生异常综合征

MAXIMILIAN STAHL · MARTIN S. TALLMAN　著

沈　叶　译；欧晋平　校

概述

骨髓增生异常综合征（myelodysplastic syndromes，MDS）是一组血液系统恶性肿瘤，其特征是髓系细胞发育不良、无效造血和转化为**急性髓系白血病（AML）**的风险各不相同。MDS的定义是骨髓中造血细胞的**发育不良**（即造血细胞的病态造血，通常表现癌前状态）。

由于疾病早期非特异性症状可能会漏诊，导致新发MDS的确切发病率尚不清楚。但保守估计美国每年新诊断的MDS为10 000例。

MDS是一组异质性疾病，包括**低危MDS（LR-MDS）**到**高危MDS（HR-MDS）**。由于向AML转化的高风险，MDS的预期寿命从LR-MDS患者的数年到极高危MDS患者的数月不等。因此，准确的预后评估对于选择合适的治疗方案至关重要。HR-MDS通过以治愈为目标的积极治疗方案进行管理，LR-MDS的重点是症状控制和预防进展为AML。

病理生理学

MDS的发病机制尚不完全清楚。MDS起源于具有多个突变的造血干细胞或祖细胞，是导致无效造血的克隆性肿瘤。最近报道了许多引起MDS的突变，例如与脱氧核糖核酸（DNA）表观遗传修饰和染色质调节、细胞信号转导和前信使核糖核酸（pre-mRNA）剪接有关的基因突变。早在组织发育不良出现之前，这些突变就可能在造血细胞中积累。LR-MDS和HR-MDS代表了涉及这些突变组合的两类疾病病理学。

在LR-MDS中，骨髓细胞凋亡增加导致无效的红细胞生成、贫血，甚至全血细胞减少。相反，HR-MDS中细胞凋亡的减少导致骨髓中未成熟**原始细胞**增加，从而增加了转化为AML的风险，这是HR-MDS的特征。因此，虽然LR-MDS与再生障碍性贫血有相似之处，但HR-MDS在病理生理学、预后和治疗方面更接近于AML。

危险因素

年龄是MDS的独立危险因素，因为年龄较大患者的造血干细胞会积累突变，这可能导致髓系细胞发育不良。MDS诊断的中位年龄≥65岁。既往化疗是MDS的重要危险因素，尤其是暴露于某些化疗药物，如环磷酰胺（一种烷化剂）、依托泊苷（一种拓扑异构酶Ⅱ抑制剂）或多柔比星（一种DNA嵌入剂，也可以抑制拓扑异构酶Ⅱ）。环境风险因素，如辐射（放射治疗、核反应堆事故）、某些化学品（特别是苯）以及重金属也与MDS风险增加有关。

临床表现、评估和诊断

MDS的临床表现缺乏特异性，患者在就诊时通常无症状。常规全血细胞计数异常（如贫血、白细胞减少、血小板减少或全血细胞减少）可能会促使患者进一步全面检查；不明原因的大细胞性贫血很常见，MDS的典型表现是老年患者长期存在不明原因的大细胞性贫血。如果出现症状，则可将其解释为血细胞减少相关并发症（如贫血患者出现疲劳和面色苍白，白细胞减少患者的感染易感性增加，或血小板减少患者出现出血）。

MDS 的诊断依据是血细胞减少、外周血和（或）骨髓发现血细胞发育不良，并除外 AML。需要进行骨髓活检才能做出明确诊断（图 152.1）。重要的是，骨髓原始细胞计数 ≥ 20%，或具有 AML 典型的某些遗传异常患者［如 t（8；21）、inv（16）或 t（15；17）］，无论原始细胞比例如何，都可以诊断 AML。

重要的是，MDS 诊断前必须除外其他引起髓系细胞发育异常的情况，包括药物和毒素（包括化疗和酒精）、病毒［如 HIV、肝炎病毒、巨细胞病毒（CMV）和 Epstein-Barr 病毒（EBV）］感染、营养不良（尤其是维生素 B_{12}、叶酸和铜的

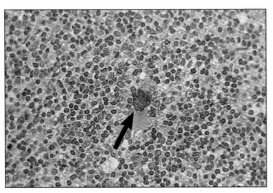

骨髓增生异常综合征。骨髓活检标本显示骨髓弥漫性增生，以幼红细胞和发育不良巨核细胞为主（箭头）

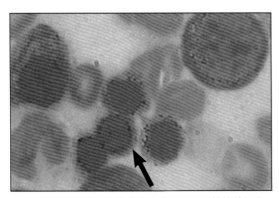

骨髓增生异常综合征。血涂片中典型的环形铁粒幼细胞（箭头）

图 152.1 骨髓增生异常综合征的潜在表现

使用获得授权：Buja ML，Krueger GRF：Netter's illustrated human pathology updated edition，Philadelphia，2014，Elsevier，p 356.

缺乏）、免疫介导的血细胞减少（如再生障碍性贫血、大颗粒淋巴细胞白血病）和自身免疫性疾病（如狼疮）。此外，还需排除骨髓增殖性肿瘤，因为这些肿瘤通常也可以表现出形态异常（更多详细信息请参见第 153 章）。

世界卫生组织（WHO）根据细胞形态学、免疫表型、原始细胞百分比和细胞遗传学将 MDS 分为以下六种类型：

- MDS 伴单系发育不良
- MDS 伴多系发育不良
- MDS 伴环形铁粒幼细胞
- MDS 伴原始细胞增多（MDS-EB），根据骨髓中原始细胞百分比分为 2 种亚型：
  - MDS-EB1（原始细胞占比 5% ~ 9%）
  - MDS-EB2（原始细胞占比 10% ~ 19%）
- MDS 伴 5 号染色体长臂孤立性丢失（5q-综合征）
- 不可分类 MDS

由于先前暴露于化疗药物、放射线或其他毒性物质而引起的 MDS 患者，既往经常称为继发性或治疗相关 MDS（t-MDS）。在 WHO 分类中，这些患者和那些因相似的化疗暴露引起的 AML 患者一起被归类为治疗相关髓系肿瘤。

治疗

MDS 的治疗取决于预后（图 152.2）。最常用于评估预后风险的工具是修订版国际预后评分系统（IPSS-R）。它由五个不同的变量组成：

- 骨髓中原始细胞百分比
- 血红蛋白含量
- 血小板计数
- 中性粒细胞绝对计数
- 细胞遗传学异常

根据该评分将患者分为五个风险组。这些可以明确分为两类：低危 MDS 和高危 MDS。低危 MDS 患者通常接受支持治疗或低强度治疗，而高危 MDS 患者转化为 AML 的风险较高，因此需要立即治疗。由于先前的药物、化疗或其他因素暴露而引起的继发性 MDS 或 t-MDS 患者通常

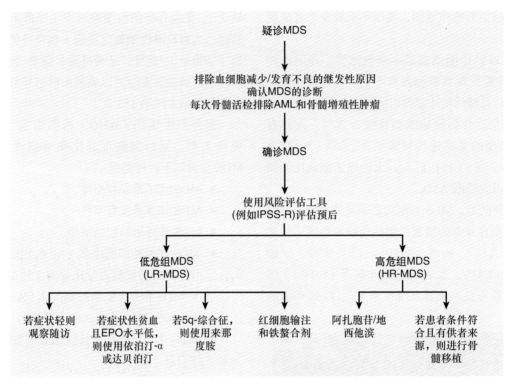

图 152.2　骨髓增生异常综合征的诊断和治疗路径

AML，急性髓系白血病；EPO，促红细胞生成素；IPSS-R，修订后的国际预后评分；MDS，骨髓增生异常综合征

具有不利的细胞遗传学特征和较新发 MDS 患者更差的预后。

低危骨髓增生异常综合征

如果基线促红细胞生成素水平低，患有慢性症状性贫血的低危 MDS 患者通常予**促红细胞生成素（ESAs）**治疗，例如依泊汀 - α 和达贝泊汀。5 号染色体长臂缺失（5q- 综合征）的患者通常予来那度胺治疗，来那度胺是一种免疫调节剂，对其他血液系统恶性肿瘤（如多发性骨髓瘤或淋巴瘤）也具有广泛的作用。许多低危 MDS 患者最终需要长期输血，这可能导致铁过载。如果需要长期输血（如输血超过 20 ～ 30 次）或有实验室证据表明铁过载（铁蛋白＞ 1000 μg/L），可使用铁螯合疗法来预防继发于铁过载的心脏和肝功能障碍。去甲基化药物阿扎胞苷和地西他滨可用于对 ESAs 或其他治疗无效的低危 MDS 患

者，但最好将这些药物保留至发展为高危 MDS 阶段，因为该疾病可能对这些药物产生耐药性。

高危骨髓增生异常综合征

去甲基化药物阿扎胞苷和地西他滨是治疗高危 MDS 的基石，这些药物可降低高危 MDS 患者的输血依赖性并提高总体生存率。一些高危 MDS 患者的治疗可能与 AML 患者相似，并给予强化诱导化疗。治愈高危 MDS 唯一确定的方法是**异基因造血干细胞移植**，如果有供体并且患者是合适的移植候选者，应尽量选择。鉴于该疾病典型的发病年龄较晚，实施移植的可能性小。重要的是，如果患者对去甲基化药物失去反应，他们的中位总生存期将＜ 6 个月。多种有前景的新型药物，如 Luspatercept（一种 TGF-β 配体陷阱药物）和 APR-246（一种 p53 复活药物）正在临床试验研发中。

第 153 章

骨髓增生性肿瘤

MAXIMILIAN STAHL · MARTIN S. TALLMAN　著

王清雅　译；王　倩　校

概述

　　骨髓增生性肿瘤（myeloproliferative neoplasms，MPN），顾名思义，是一组克隆性疾病，其特征是骨髓一系或多系细胞，包括红细胞、白细胞和血小板的异常增生。大体上，它们可以分为费城染色体（Ph）阳性和 Ph 阴性的 MPN。Ph 阳性的 MPN 主要指慢性髓系白血病（详情见第 150 章）。Ph 阴性的 MPN 包括**真性红细胞增多症（PV）、原发性血小板增多症（ET）**和**骨髓纤维化（MF）**。

　　PV 和 ET 的特点分别是红细胞和血小板计数升高，动脉和静脉血栓形成的风险增加；许多这些疾病患者的生存率并不明显低于一般人群。MF 可以是原发性 MF（PMF）或继发于 PV（PV 后 MF）或 ET（ET 后 MF）。MF 患者可能存在衰弱症状、血细胞减少、脾大，并有较高的转化为白血病的风险和较低的预期寿命。MPN 的治疗包括观察等待、药物治疗、干细胞移植。随着 **Janus 激酶（JAK）**抑制剂鲁索利替尼的出现，MPN 的药物治疗发生了革命性的变化。

病理生理学

　　PV、ET 和 PMF 被认为代表了不同的连续疾病谱。PV 的特征是红细胞、血小板和（在某些情况下）白细胞的克隆性异常增生。ET 导致血小板和（在某些情况下）白细胞的克隆性增生。PMF 的定义是骨髓的纤维化重塑，导致骨髓造血障碍和脾髓外造血。

　　在大多数 PV、ET 或 PMF 患者中，至少可以发现三种不同的获得性基因突变。95% 的 PV、55% 的 ET 和 65% 的 PMF 患者存在 *JAK2* 基因外显子 14 的 V617F 突变（*JAK2* V617F）；这种突变损害了 JAK2 蛋白的自身负调节机制，导致 JAK-STAT 通路过度活化。*JAK2* 外显子 14 的其他突变可以在一小部分缺乏 *JAK2* V617F 的 PV 患者中发现。*CALR*（编码参与内质网蛋白的钙结合蛋白）突变和血小板生成素受体 *MPL* 突变也常以不同频率出现于 ET 和 PMF 中；CALR 突变导致 JAK-STAT 通路的过度激活，而 MPL 突变导致血小板生成素受体的激活。

临床表现、评估和诊断

　　MPN 的大多数症状都是非特异性的，包括全身症状（如疲劳和懒动、盗汗、体重减轻和发热），以及由于脾大引起的腹部不适和早期饱腹感。典型症状是红细胞增多引起的水源性瘙痒症（即温水沐浴后瘙痒），以及微血管阻塞引起的红斑性肢痛病（即手掌或足底灼红）。许多患者也可能会因长骨骨髓过度增殖而骨痛。PV 患者由于红细胞增多可继发高黏滞，其症状包括头痛、视物模糊和多血质。

　　MPNs 最常见的并发症是血栓形成，它见于 35% 的 PV、20% 的 ET 和 10% 的 PMF 患者。尽管任何静脉或动脉都可能涉及，MPN 的血栓常发生于内脏血管系统（即门静脉、脾或肠系膜静脉，或导致 Budd-Chiari 综合征的肝静脉）。白细胞（WBC）计数和 *JAK2* V617F 突变阳性是所有 MPNs 血栓形成的主要预测因素；其他血栓形成的预测因素包括 PV 中的血红蛋白或血细胞比容，或 PV 中的血小板计数。相反，严重血小板增多的 ET 患者（定义为血小板计数 > 1 000 000/μl）会由于 vWF 多聚体吸附异常血小板而发展为**获得性血友性病**。所有 MPNs 都有转化为急性髓系白血病（AML）的风险，尽管这种风险在 MF（15 年后的 6% ～ 18%）远高于 PV（5.5%）或 ET（2%）。此外，PV 和 ET 都可进展为 PV 后或 ET 后 MF。

　　MPN 中患者的症状可通过几种患者报告的量表进行评估（例如，MPN10，对 10 个不同的症状进行 0 ～ 10 的等级评分）。一些患者通过常规血液检查显示血细胞计数异常而引起医生的注意；MPNs 的一个典型的（尽管不是特异性的）表现是嗜碱性细胞增多。MPN 的诊断工作包括排除每种疾病的继发因素，并根据分子或突变研究（*JAK2*、*CALR*、*MPL*）或骨髓活检加以确证。对每种疾病的诊断过程简要概述如下：

- PV：PV 时红细胞容量升高、血红蛋白升高（男性 > 16.5 g/dl 或女性 > 16 g/dl）或血细胞比容升高（男性 > 49%，女性 > 48%）。评估的第一步是确定红细胞增多症的性质，包括假性红细胞增多（即由于血液浓缩引起）、原发性（即不依赖 EPO，由于骨髓问题如 PV 引起）或继发性（即 EPO 依赖，由外源性因素所致）。继发因素最常见，包括吸烟、慢性低氧血症（如由于阻塞性睡眠呼吸暂停、慢性肺癌、高空暴露或心肺分流）、药物（如雄激素、合成代谢类固醇或外源性 EPO）或分泌 EPO 的实体肿瘤（如肾细胞癌或肝细胞癌）。EPO 的测量可以鉴别 EPO 水平升高的继发性红细胞增多症和 EPO 产生被抑制的原发性红细胞增多症。在原发性红细胞增多症和低水平 EPO 患者中，存在 *JAK2* V617F（或 *JAK2* 外显子 14）突变，同时骨髓表现为细胞过多和三系增生，红系、粒系、巨核系显著增殖，即可诊断 PV（图 153.1）。

- ET：ET 患者定义为血小板增多，血小板计数 ≥ 450 000/μl。与 PV 相似，评估的

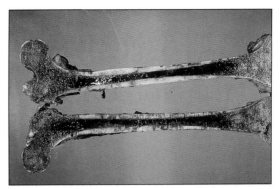
股骨骨髓造血增生

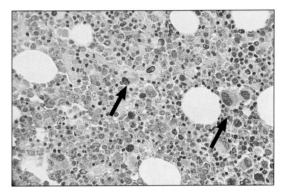
骨髓活检显示造血增生，三系成熟障碍，巨核细胞成熟降低（图中箭头所示）

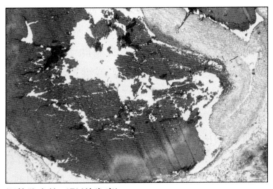
深静脉血栓（PV 并发症）

图 153.1　**PV**

使用获得授权：Buja ML，Krueger GRF：*Netter's illustrated human pathology updated edition*，Philadelphia，2013，Elsevier.

第一步是确定血小板增多是原发性的还是继发性的。血小板增多的继发性因素包括感染、炎症、缺铁、急性失血、手术、创伤、其他恶性肿瘤和脾切除术。ET 的诊断需排除继发因素（基于病史和有针对性的实验室检查，如红细胞沉降率、C

反应蛋白和铁代谢检测），存在克隆性MPN 突变（*JAK2* V617F 或 *CALR* 或 *MPL* 突变）和（或）骨髓提示巨核系增生伴不典型巨核细胞（图 153.2）。

- PMF：PMF 患者通常合并脾大和（或）贫血的症状。脾大是脾髓外造血所致，体格检查中经常看到令人印象深刻的巨脾。外周血涂片可见特征性的泪滴状红细胞和幼粒幼红增多表现（可见幼稚、核左移的早阶段段粒细胞、有核红细胞和原始细胞），这提示骨髓纤维化（详见第 40 章）。PMF的诊断基于以下几个标准，包括骨髓巨核细胞异型性伴网硬蛋白和（或）胶原纤维化，以及存在 **JAK2**、**CALR** 或 **MPL** 突变或其他克隆性标记。

治疗

在决定进行 MPN 治疗之前，确定症状严重程度（例如，根据 MPN10）和疾病预后评估至关重要。存在几种针对 PV、ET 和 MF 的预后预测工具，同时结合患者年龄、血细胞计数、血栓史，以及某些情况下的细胞遗传学或分子分析。

- PV 和 ET：治疗 PV 的主要目的是减少血栓并发症。所有患者都应服用低剂量阿司匹林，并维持血细胞比容＜ 45%。对于没有血栓病史的＜ 60 岁患者，**静脉放血**是主要的治疗手段。对于＞ 60 岁及目前或过去有血栓病史的患者，羟基脲通常用于降细胞治疗。JAK 抑制剂芦可替尼可用于对羟基脲不耐受或羟基脲未达到最佳血液学反应的 PV 患者。

- ET：与 PV 一样，治疗 ET 的主要目标是减少血栓形成。＜ 60 岁且无血栓病史者可单独应用阿司匹林。＞ 60 岁及目前或过去有血栓病史者应继续使用阿司匹林并联合降细胞治疗，通常是应用羟基脲。阿那格雷德是一种巨核细胞成熟的抑制

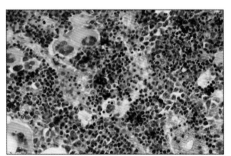

原发性血小板增多症的骨髓活检(ET)。弥漫性骨髓增生和部分未成熟巨核细胞增加（红色细胞=骨髓生成）

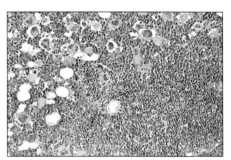

ET的骨髓活检。显示增生性造血，巨核细胞增多，但纤维化增生没有增加（网蛋白染色）

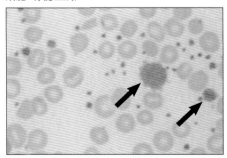

ET的血涂片提示不成熟巨大血小板（箭头）

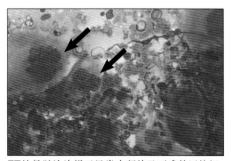

ET的骨髓涂片提示异常血凝块及不成熟巨核细胞（箭头）

图 **153.2**　原发性血小板增多

使用获得授权：Buja ML，Krueger GRF：*Netter's illustrated human pathology updated edition*，Philadelphia，2013，Elsevier.

剂，有时被用作替代的降血小板药物，尽管副作用和疗效均不如羟基脲。芦可替尼治疗 ET 的阳性数据也陆续出炉。

- PMF：PMF 的治疗因疾病的严重程度而不同。对于轻度贫血患者，EPO 或达那唑（一种雄激素）可能会有益。对于有症状性脾大的患者，可使用 JAK2 抑制剂或芦可替尼或非德拉替尼。干细胞移植可逆转骨髓中纤维化过程，可选择性用于高危 PMF 患者，但可能出现许多毒性反应。

鉴于芦可替尼在 PV、ET 和 PMF 中的良好反应，许多其他 JAK 抑制剂正在开发中。重要的是，芦可替尼的活性并不依赖于 *JAK2* 突变的存在，因为 JAK-STAT 通路的活性被认为在 Ph 阴性 MPN 中上调，与 *JAK2* 是否突变无关。MPNs 的另一种治疗选择是聚乙二醇干扰素 -α2a，它是 PV 和 ET 的疾病调节剂，可使 *JAK2* V617F 表达降低。

第 154 章

再生障碍性贫血

BALAKUMAR KRISHNARASA　著

王清雅　译；王　倩　校

概述

再生障碍性贫血（aplastic anemia，AA）是指骨髓中造血前体细胞减少或缺失，导致全血细胞减少的疾病状态。它可以是先天性的或后天获得的。AA 在美国很罕见，年发病率为每百万人中 3 ～ 6 例，但在东南亚和墨西哥的发病率要高得多。该疾病发病的年龄通常在 15 ～ 25 岁之间，60 岁后出现第二个发病高峰。导致 AA 的主要已知原因包括暴露于化学物质、药物、病毒和电离辐射，但在美国，大多数病例都是特发性的。

病理生理学

在正常情况下，多能造血干细胞分化发育成定向祖细胞，进而分化成各种髓样、淋巴样、红细胞和巨核细胞系。AA 是多能干细胞破坏或衰竭的结果，导致骨髓衰竭状态。

AA 可以是遗传性或后天获得性的。遗传性 AA，或**遗传性骨髓衰竭综合征（IBMFS）**，是一种异质性先天性疾病，其中包括：

- **范科尼贫血**。这是由于参与脱氧核糖核酸（DNA）修复的许多不同基因的突变所致。特征包括全血细胞减少和体格发育畸形，如身材矮小、拇指畸形或其他器官缺陷。
- **先天性角化不良（DKC）**。这是一种端粒异常疾病，受累个体存在全血细胞减少，经常出现口腔黏膜白斑以及皮肤和指甲的改变。
- **Shwachman-Diamond 综合征**。这通常会导致先天性嗜中性粒细胞减少症。
- **Diamond-Blackfan 贫血**。这是由于核糖核糖核酸（RNA）基因的突变，导致以贫血伴身体畸形为特征，如身材矮小、小头畸形、大眼、腭裂或小颌畸形。

获得性 AA 的原因比 IBMFS 更常见。获得性 AA 被认为是源于 T 淋巴细胞介导的多能干细胞的破坏。获得性 AA 的主要原因包括：

- 药物，如非甾体抗炎药（吲哚美辛、双氯芬酸）、抗惊厥药（卡马西平、苯妥英）、氯霉素、金盐、砷和别嘌醇
- 细胞毒性化疗
- 有毒化学物质，尤其是苯和工业溶剂
- 电离辐射
- 病毒感染，包括肝炎病毒、艾滋病病毒、细小病毒、Epstein-Barr 病毒（EBV）和巨细胞病毒（CMV）感染
- 自身免疫性疾病
- 妊娠

应该注意的是，维生素 B_{12} 和叶酸的严重缺乏也可以导致全血细胞减少，然而这些病例的骨髓中可见巨幼红细胞生成，而 AA 的骨髓细胞增生降低。此外，神经性厌食症会导致全血细胞减少、骨髓内容物凝胶样变性引起的骨髓增生低下。

临床表现、评估和诊断

AA 患者会出现全血细胞减少的临床表现。贫血可导致疲劳、脸色苍白或虚弱。血小板减少可导致牙龈出血、瘀斑、瘀点或（女性）月经过多。中性粒细胞减少可导致感染风险增加，导致

各种细菌或真菌感染。

AA 患者的体格检查可能会出现瘀点、黏膜出血或苍白。肝脾大和淋巴结肿大通常不存在。年轻且存在家族史的全血细胞减少患者可能被怀疑为 IBMFS；身材矮小、体格畸形、肌肉骨骼异常、指甲或皮肤异常也可能提示 IBMFS。

关于 AA 的实验室评价：

- AA 患者的全血计数（CBC）显示低白细胞（WBC）计数、低血红蛋白和低血小板计数。平均红细胞体积（MCV）有时可能升高，尽管这可能经常在 AA 以外的骨髓疾病中看到。
- AA 中的网织红细胞计数通常很低，与骨髓造血活性降低的状态一致。
- 需要进行骨髓活检来建立 AA 的诊断，AA 被定义为骨髓细胞增生低下。在正常患者中，骨髓造血细胞与脂肪细胞的百分比约等于 100% 减去患者的年龄。然而，AA 的骨髓活检显示造血细胞量不足，造血细胞的百分比低于患者年龄的预期值（图 154.1）。
- AA 诊断中常规的辅助实验室检查包括病毒性肝炎血清学、HIV 检测、细小病毒血清学、EBV 和 CMV 病毒载量、维生素 B_{12} 和叶酸水平、抗核抗体和流式细胞术检测大颗粒淋巴细胞（一种 T 或 NK 细胞，其克隆产生可导致全血细胞减少）。
- 由于 AA 与**阵发性睡眠性血红蛋白尿**（**paroxysmal nocturnal hemoglobinuria, PNH**）相关，外周血流式细胞术也应作

为常规 PNH 评估检查。

在评估 AA 的潜在病例时，需要考虑的主要鉴别诊断是少见的骨髓增生异常综合征（MDS）变异型，即低增生性 MDS，其骨髓表现为病态造血和增生低下。AA 和低增生性 MDS 之间的鉴别相对困难，在没有克隆性细胞遗传学异常的情况下，骨髓的低增生状态可能妨碍对病态造血的充分评估。

AA 可以根据中性粒细胞减少的严重程度分为不同类型。重型 AA 的诊断标准为骨髓造血细胞 < 30%，并且至少符合以下 2 项：中性粒细胞绝对计数 < 500/μl、血小板计数 < 20 000/μl 或网织红细胞绝对计数 < 40 000/μl。极重型 AA 的诊断标准包括上述重型 AA 标准及中性粒细胞绝对计数 < 200/μl。

治疗

不进行治疗的重型和极重型 AA 患者会出现感染和出血并发症，这可能是致命的。对于儿童、青少年和 < 40 岁的重型 AA，异基因骨髓移植是首选的治疗方法，其移植相关并发症发病率和死亡率低，预期寿命长。所有适合移植的患者都应在确诊 AA 时进行 HLA 分型以寻找潜在的供者。骨髓移植供者的移植物首选外周血干细胞，因为其在重型 AA 的成功率更高。< 20 岁患者的疗效优于老年患者。大多数骨髓移植后存活 2 年的 AA 患者可达到正常血细胞计数及寿命。

老年或不适合移植的 AA 患者，抗胸腺细

正常和异常骨髓状态的组织病理学

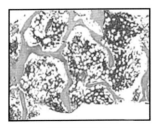

正常细胞骨髓

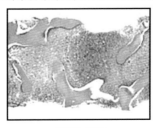

高细胞骨髓

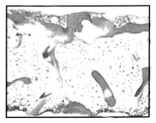

低细胞骨髓

图 154.1　**骨髓表现**

胞球蛋白（ATG）和环孢素组成的免疫抑制治疗是标准方案，治疗开始后 3 个月的总反应率为60% ～ 80%。但复发率很高，大约 35% 以前接受 ATG 和环孢素成功治疗的患者在 5 年后复发。接受免疫抑制治疗的 AA 患者的长期随访发现患MDS 或急性髓系白血病的风险增加。

所有重型或极重型 AA 患者都需要输血支持治疗。患者应输注辐照、去除白细胞的血制品；CMV 阴性患者应输注 CMV 阴性血制品。

过去认为，适合移植的患者应该尽量减少输血频率，因为输血可能导致异体免疫反应和移植失败，现在已不再支持此观点。

第 155 章

乳腺癌

KARISHMA K. MEHRA　著

叶京明　译；刘荫华　校

概述

乳腺癌是美国女性最常见、同时也是肿瘤相关死亡率第二位的恶性肿瘤。2016 年，新发乳腺癌约 250 000 例，死亡 40 000 例。从 20 世纪 90 年代起，由于乳腺癌筛查水平的提高，激素替代治疗的减少，以及新治疗方式的出现，乳腺癌死亡率持续下降。尽管如此，乳腺癌仍然是一个重大的公共健康问题，估计美国现有 280 万女性曾经或现患乳腺癌。

病理生理学

女性乳房由腺体和间质组织组成。腺体组织包括乳腺小叶和导管，占乳房的 10% ～ 15%，主要功能是分泌乳汁。间质组织主要由脂肪组成，其体积直接决定了乳房的大小。多种已知及未知因素，包括环境因素、激素及基因因素等可以导致正常的腺体细胞转化为恶性肿瘤细胞。通常认为，在癌变的早期，肿瘤细胞根据其不同来源，分别增殖形成**小叶**或**导管原位癌**（**LCIS** 或 **DCIS**）。然后，这些肿瘤细胞浸润突破基底膜，成为浸润性小叶或导管癌。

在多种乳腺癌中，**雌激素受体**（**estrogen receptor，ER**）存在过表达。在 ER 阳性乳腺癌中，雌激素通过导致细胞增殖和诱导非整倍体起到使细胞发生癌变的作用。**孕激素受体**（**progesterone receptor，PR**）也经常出现在乳腺癌中，并且是一个很好的预后标志物。目前孕激素在癌变中的作用尚未完全明确。*HER2/neu* 是一种原癌基因，常在乳腺癌中存在过度表达。其致癌机制尚不清楚，但是 *HER2/neu* 过表达的乳腺癌侵袭性更强，肿瘤可快速增殖，对常规化疗耐药，早期即可发生复发转移。幸运的是，靶向治疗的应用使 HER2 过表达转变为提示预后更好的标志物。

高危因素

许多因素与乳腺癌患病风险增加相关。女性、高龄、肥胖、非典型增生病史（由乳腺异型细胞增殖引起的高危良性疾病）是已知的高危因素。其他因素大致可以分为以下几类：

- **遗传因素：** 一级亲属（母亲、姐妹）有乳腺癌病史时患乳腺癌的风险略有增加，这可能是由于未发现的遗传缺陷和相同暴露的共同作用。已知有胚系突变与乳腺癌发病相关，其中最重要的是 *BRCA1* 和 *BRCA2* 基因。*BRCA* 基因突变携带者终生罹患乳腺癌的风险可达 30% ～ 80%。在德裔犹太人中 *BRCA1* 突变率最高。其他已知的胚系突变包括李–佛美尼综合征（Li-Fraumeni syndrome，*TP53* 突变）和多发性错构瘤综合征（Cowden syndrome，*PTEN* 突变）。

- **激素因素：** 雌激素暴露增加也是一个确定的乳腺癌高危因素。初潮早（年龄 < 12 岁）、未生育、首次妊娠年龄大（年龄 > 35 岁）、绝经晚（年龄 > 55 岁），以及使用激素替代治疗都会增加罹患乳腺癌的风险。

- **生活方式**：过量饮酒（根据流行病学研究 ≥ 5 g/d）和吸烟都会增加患乳腺癌的风险。

- **环境因素**：暴露于电离辐射，特别是在胸部接受过治疗性照射的患者（例如淋巴瘤幸存者）中，也会增加患乳腺癌的风险。

筛查

对于具有平均患病风险的女性，筛查的适当年龄及筛查频率存在不同的意见。美国癌症协会（American Cancer Society）建议从 40 岁开始筛查，从 45 岁开始每年进行一次乳房 X 线摄影检查，55 岁后减少为每隔一年一次。只要预期生存时间超过 10 年，就应该继续筛查。美国预防服务工作组（US Preventive Services Task Force）建议 50 ～ 74 岁每两年进行一次乳房 X 线摄影，并且同样建议从 40 岁开始筛查。不再建议进行临床体检和乳房自检。对于风险较高的患者（即

具有广泛家族史或遗传性胚系突变的患者）有特定的筛查标准。

临床表现、评估和诊断

患者最常见的表现是乳房 X 线摄影筛查异常。患者和临床医生也应注意到乳房或腋窝的肿物、乳房表面皮肤的变化、乳头内陷或低平、乳头血性溢液（图 155.1）。乳房疼痛不常见。当肿瘤细胞浸润皮肤和皮下淋巴系统时会出现典型的"橘皮征"或皮肤橘皮样变。患者发生转移后会出现更多的全身症状和表现（例如乏力、体重减轻、疼痛、肝酶升高）。

进行诊断性的乳房 X 线摄影和超声检查（US）可以证实乳房内是否有异常病灶并且区分囊性和实性病变。由于细针穿刺活检（fine needle aspiration，FNA）获得的组织很少，无法区分原位癌和浸润癌，因此核芯针穿刺活检（core needle biopsy，CNB）优于 FNA。CNB 进一步的组织病理检查可以明确肿瘤组织学分级及 ER、PR、HER2 的表达状态。乳腺组织致密的

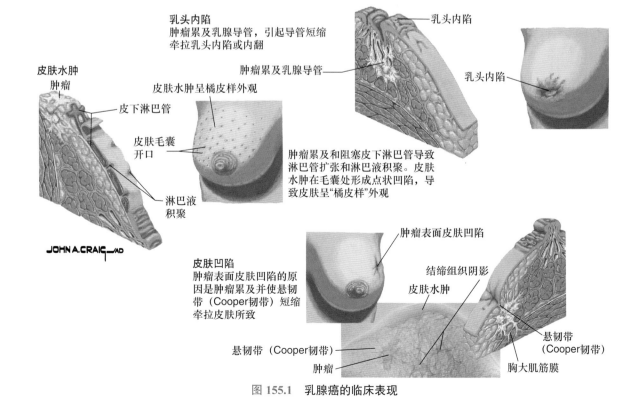

图 155.1　乳腺癌的临床表现

患者可能需要进行乳腺 MRI 检查以评估肿瘤大小和乳房内是否存在其他病灶。

乳腺癌采用 TNM 系统进行临床分期。根据肿瘤大小确定 T 分期。Tis 指原位癌，≤ 2 cm 为 T1 期肿瘤，2 ～ 5 cm 为 T2 期，≥ 5 cm 为 T3 期，累及胸壁或皮肤为 T4 期。根据转移淋巴结的数目确定 N 分期。没有淋巴结转移为 N0 期，1 ～ 3 个腋淋巴结转移和（或）前哨淋巴结活检证实的内乳淋巴结转移为 N1 期；4 ～ 9 个腋淋巴结转移为 N2 期，或腋窝淋巴结阴性但内乳淋巴结临床阳性；≥ 10 个腋淋巴结转移为 N3 期，或锁骨上淋巴结转移，或同侧内乳淋巴结转移同时伴有腋窝淋巴结转移，或同侧锁骨上淋巴结转移均为 N3 期。存在远处转移时分期为 M1。根据国家癌症综合网络（National Comprehensive Cancer Network，NCCN）指南，Ⅰ、Ⅱ 期乳腺癌不需要进一步的影像学检查，除非患者具有特定的体征或症状提示存在潜在的转移。对于 Ⅲ 期乳腺癌，推荐进行胸、腹、盆腔 CT，放射性核素骨扫描或全身 PET/CT 以除外全身转移。

治疗

Ⅰ ～ Ⅲ 期乳腺癌的治疗需要多学科团队协作，包括乳腺外科医生、放疗科医生，以及肿瘤内科医生。

手术治疗选择包括改良根治术和保乳手术（breast conservation surgery，BCS），后者也称为**乳房区段切除术**或部分乳房切除术（图 155.2 及图 155.3）。手术方式选择基于肿瘤大小、是否多

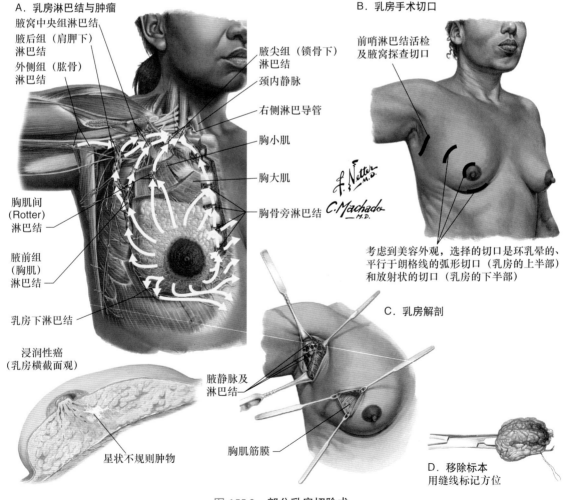

A. 乳房淋巴结与肿瘤
腋窝中央组淋巴结
腋后组（肩胛下）淋巴结
外侧组（肱骨）淋巴结
腋尖组（锁骨下）淋巴结
颈内静脉
右侧淋巴导管
胸小肌
胸大肌
胸肌间（Rotter）淋巴结
胸骨旁淋巴结
腋前组（胸肌）淋巴结
乳房下淋巴结

B. 乳房手术切口
前哨淋巴结活检及腋窝探查切口

考虑到美容外观，选择的切口是环乳晕的、平行于朗格线的弧形切口（乳房的上半部）和放射状的切口（乳房的下半部）

C. 乳房解剖

浸润性癌（乳房横截面观）
星状不规则肿物

腋静脉及淋巴结
胸肌筋膜

D. 移除标本
用缝线标记方位

图 155.2 部分乳房切除术

灶肿瘤及患者的意愿等因素。辅助放疗的适应证包括保乳手术、淋巴结转移、切缘阳性和（或）大肿瘤。众多研究证实早期乳腺癌患者不论接受改良根治还是保乳手术联合辅助放疗，在长期生存上没有差异。除了切除原发肿瘤，腋窝淋巴结临床或影像学阴性时，可以进行**前哨淋巴结活检（sentinel lymph node biopsy，SLNB）**。前哨淋巴结定义为接受原发肿瘤淋巴回流的第一组淋巴结并且在手术中通过在原发肿瘤周围注射染料和核素示踪剂能够予以检出。仅在前哨淋巴结转移的情况下，才需要进行腋窝淋巴结清扫（axillary lymph node dissection，ALND）。这样的处理方式降低了 ALND 的并发症，包括上肢淋巴水肿、疼痛、伤口感染及肩关节运动障碍。临床研究证实腋窝淋巴结临床阴性患者接受 SLNB 和预防性

ALND 的总生存没有差异。

高危患者（如淋巴结阳性，ER、PR、HER2 阴性）应当接受包括蒽环和（或）紫杉类药物在内的多药联合方案的辅助化疗。对于淋巴结阴性、ER 和 PR 阳性、肿瘤 ≥ 0.5 cm 的患者，可以进行多基因检测（21 基因检测）来评估是否可以从辅助化疗中获益。根据检测结果可以将患者分为复发转移风险低危、中危和高危人群。研究结果表明，低危患者从化疗中获益很小，单独内分泌治疗就可以获得很好的预后；而高危患者可以从辅助化疗中获得明确的总生存改善。一项评估中危患者化疗绝对获益的研究正在进行，目前中危患者是否化疗主要依据临床病理因素和患者个人意愿。*HER2/neu* 基因扩增的患者需接受抗 HER2 靶向治疗；目前证实有效的药物是曲妥

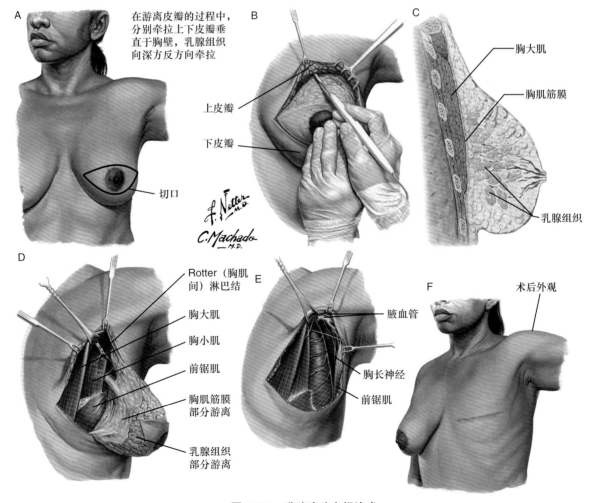

图 155.3　乳腺癌改良根治术

珠单抗和帕妥珠单抗，可以联合细胞毒类化疗药物应用。

对于符合适应证的高危患者，化疗和抗 HER2 靶向治疗可以在术前（新辅助治疗）进行；但是，与辅助治疗相比并没有明显的生存获益。

ER/PR 阳性的患者可以从辅助内分泌治疗中获益。他莫昔芬是一种**选择性雌激素受体调节剂**（**selective estrogen receptor modulator，SERM**），用于绝经前女性患者。**芳香化酶抑制剂**（来曲唑、阿那曲唑、依西美坦）用于绝经后女性患者或接受卵巢功能抑制（药物或手术诱导）的绝经前女性患者。芳香化酶抑制剂通过阻断芳香化酶来阻止外周组织中雄激素转化为雌激素；由于不影响卵巢产生雌激素，因此芳香化酶抑制剂不能用于卵巢功能正常的绝经前未接受卵巢功能抑制的女性患者。内分泌治疗可以在化疗和放疗结束后开始。目前推荐的治疗时间是 5 年；近期有研究证实延长内分泌治疗到 10 年会有获益。

首诊 Ⅳ 期的患者需接受全身系统治疗（例如内分泌治疗或化疗）以控制疾病进展及缓解症状。对于 ER/PR 阳性肿瘤，可以序贯应用内分泌治疗直至有证据表明出现内分泌药物耐药。对于激素受体阴性或内分泌治疗耐药的肿瘤，可以单药化疗。许多药物都可以用于这些患者，药物的选择取决于多种因素，包括患者合并疾病、体能状态和副作用类型。姑息性手术和放疗可以用于改善患者的生活质量。

预后生存

乳腺癌治疗后生存者需定期随访进行临床及乳腺影像学检查。不需要常规血液学和其他影像学检查。必须监测和处理化疗和内分泌治疗的副作用，例如神经病变、心脏毒性、性功能副作用、不孕症、骨质疏松和更年期症状。应当对患者进行健康生活方式及其与降低乳腺癌复发转移风险之间相关性的教育。NCCN 指南建议饮食以低脂和植物性膳食为主，每周可进行 150 分钟中等强度的体育锻炼。

第 156 章

甲状腺癌和甲状腺结节

TYLER F. STEWART · RACHEL ARAKAWA　著

余　洋　译；袁戈恒　张俊清　校

甲状腺癌

概述

　　甲状腺癌占美国新发内分泌癌的 95% 以上，2016 年预计有 64 300 例新病例，且近 2000 人会因此死亡。它是女性中第五位最常见癌症，女性患者约占新诊断病例的 75%。在过去的 30 年里，正因为诊断性影像和早期癌症检测应用的增加，发病率增加了 240%。

　　在刚发现时，68% 的甲状腺癌仍然局限于甲状腺内（即局灶性病变），27% 的人已经扩散到局部淋巴结（即区域性病变），4% 的人有远处转移。局部和区域性病变的 5 年总生存率分别为 99.9% 和 97.8%，但远处转移性病变仅为 54.1%。

　　患者的表现、临床病程和治疗方案因具体病理不同而有显著差异。甲状腺癌分为三类：**分化型甲状腺癌**、**未分化癌**或**髓样癌**。

分化型甲状腺癌

　　分化型甲状腺癌（DTCs）起源于甲状腺滤泡细胞，占甲状腺癌的 90% 以上。亚型包括**乳头状**（图 156.1）、**滤泡状**（包括 Hürthle 细胞）和低分化癌，分别占病例的 85%、12% 和 < 3%。约 5% 的 DTCs 与家族性综合征相关，包括家族性腺瘤性息肉病和 Cowden 综合征。放射暴露，特别是出生后前十年（例如儿童恶性肿瘤的放疗），也是一个主要的危险因素。

　　患者通常在体检或影像学检查中偶然发现甲状腺结节后就诊。细针穿刺活检（FNA）有助于确诊。术前颈部超声（US）评估原发肿瘤范围和颈部淋巴结受累程度。颈部 CT 也很有帮助，特别是当患者表现为淋巴结肿大时。如果发现了可疑的淋巴结，还需要进行进一步的 FNAs。如果原发性肿瘤扩展到纵隔或有症状提示转移性疾病，则还需要胸部 CT 检查。

　　可考虑对非常小（< 1 cm）、低风险 DTC 的患者进行观察。然而，对于绝大多数 DTC 患者来说，即使是在转移性疾病的情况下，手术仍是首选的治疗方法。肿瘤大小 < 1 cm，没有甲状腺外侵袭，也没有淋巴结转移证据的患者，可能适合于甲状腺腺叶切除术。那些肿瘤大小 > 4 cm，有甲状腺外受累或淋巴结转移证据的患者，应进行**甲状腺全切除术**。肿瘤大小在 1 ~ 4 cm 的患者的治疗方法需要根据个体情况而定。当颈部淋巴结对疾病呈阳性时，提示需要颈淋巴结清除术。当肿瘤大小 > 4 cm 时，即使在没有颈部淋巴结受累的情况下，也需进行预防性颈淋巴结清扫。

　　美国甲状腺协会（ATA）指南将 DTCs 分为三个风险组：低、中和高。低风险被定义为局限于甲状腺内的疾病，在手术时可完全切除，缺乏血管侵袭或侵袭性组织学特征（即高细胞、柱状细胞或钉状细胞变异）。中等风险特征包括淋巴结转移、显微镜下甲状腺外侵袭、侵袭性组织学特征和血管侵袭。高风险特征包括甲状腺外严重侵犯、不完全肿瘤切除、远处转移和手术后 6 ~ 12 周血清甲状腺球蛋白（Tg）水平升高。

　　术后，DTCs 的两种主要的风险降低策略是**放射性碘（RAI）治疗**和用左甲状腺素抑制促甲状腺激素（TSH）。DTCs 通常可摄碘，因此使用 ^{131}I 的 RAI 治疗对残余甲状腺消融或治疗远处转移都有效。除非该疾病局限在甲状腺内或患者

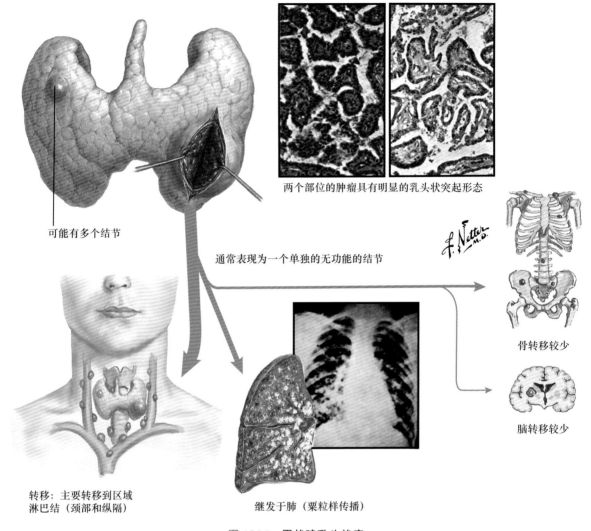

两个部位的肿瘤具有明显的乳头状突起形态

可能有多个结节

通常表现为一个单独的无功能的结节

骨转移较少

脑转移较少

转移：主要转移到区域
淋巴结（颈部和纵隔）

继发于肺（粟粒样传播）

图 156.1　甲状腺乳头状癌

< 45 岁，且无远处转移性疾病，一般建议使用术后 RAI 治疗。因为 DTC 型肿瘤对 TSH 刺激敏感，应用左甲状腺素治疗抑制 TSH 也是术后治疗的重要组成部分。对于高危患者，TSH 抑制目标为 < 0.1 mU/L。对于中风险和低风险患者，目标一般分别为 0.1 ～ 0.5 mU/L 和 0.5 ～ 2 mU/L。应使用血清 TSH 水平、血清 Tg 和 Tg 抗体（TgAb）水平以及每 6 个月一次的颈部超声来监测患者的复发情况。高危患者可能会从 ^{131}I 全身扫描中获益。

局部复发或远处转移的管理取决于部位、症状和进展率。DTC 一般是生长缓慢的癌症，复发（甚至是远处转移）通常不需要立即治疗。如果患者无症状，通常可以通过连续的影像学检查来进行观察。局灶性疾病可以在当地进行手术或放疗（联合或不联合化疗）。

转移性 DTC 通常对 RAI 治疗很敏感，可作为一线治疗。如果该疾病不聚集 RAI，或仅在部分位置而不是所有部位聚集 RAI，或尽管 RAI 浓度足够但仍有进展，则被认为是 RAI 难治型。治疗这种疾病的方法在过去的十年中发生了重大变化。使用经典的细胞毒性药物化疗结果基本都是令人失望的，其已被口服酪氨酸激酶抑制剂（TKIs）取代。索拉菲尼，一个多靶向性的 TKI，在 2013 年被批准用于 DTC 的治疗。有研究显示，与安慰剂的 5.8 个月相比，该药物的无进展生存期（PFS）为 10.8 个月。另一种口服 TKI 乐伐替尼于 2015 年被批准，有研究表明其 PFS 延长至 18.3 个月，安慰剂为 3.6 个月。近期，分子检测已经成为分化型 DTC 的标准检查，以识别 *BRAF*、*NTRK*、*RET* 或 *PI3K/AKT/MTOR* 基因通路中潜在的靶点改变。

甲状腺未分化癌

甲状腺未分化癌（ATC）是一种侵袭性强的甲状腺癌，中位生存期约为 6 个月。这些未分化的癌症也来自滤泡细胞，占所有甲状腺癌的 1%。与 DTC 不同的是，患者通常在七八十岁时因颈部肿块迅速增大才就诊。90% 的患者在诊断时都有区域或远处的扩散。

ATC 通常与并发诊断 DTC 或先前的 DTC 病史相关，这表明其病因可能是来自去分化的 DTC 或共同的危险因素。由于其侵袭性，所有的 ATCs 在诊断时都应被视为 IV 期。发病率和死亡率通常是由于局部病变的进展，如上呼吸道破坏引起的呼吸衰竭，而不是由于转移性病变引起。如果可能的话，手术是治疗的主要方法。RAI 治疗无效。多柔比星（阿霉素）和铂制剂的结合是首选的化疗方案，但通常无效。联合手术和化学治疗似乎比任何单一模式都更有效。与 DTC 类似，分子检测已经成为识别 ATC 目标突变的必需手段。2018 年，在 BRAF V600E 突变阳性 ATC 中达布拉非尼和曲美替尼的联合用药的反应率为 57%，被批准用于 ATC。新的靶向药物、多靶向 TKIs 和免疫治疗的试验正在进行中。

甲状腺髓样癌

甲状腺髓样癌（MTCs）来源于神经内分泌衍生的**甲状腺滤泡旁细胞（C 细胞）**，可产生降钙素。MTCs 占所有甲状腺癌的 5%。大多数 MTCs 是散发性的，但约 25% 与遗传性综合征相关，如多发性内分泌腺瘤（MEN2A 和 MEN2B）综合征。*RET* 原癌基因在这些综合征中发生突变，并在 MTC 的发展中起着关键作用。应为 MTC 患者筛选 *RET* 中的种系突变，以确定是否需要筛选家庭成员。那些已证实带有突变的患者，可接受预防性的甲状腺全切除术。

大多数散发性 MTC 患者可出现无痛的甲状腺肿块，肿瘤大或有转移的患者可能由于高降钙素而表现出腹泻。家族性 MTC 患者年龄较小（15 ～ 25 岁，与散发的 40 ～ 45 岁比较）。预后在很大程度上取决于疾病的发展阶段。病变局限于甲状腺内的患者在 5 年和 10 年总生存率分别为 99% 和 96%。对于那些患有局部疾病（例如，累及颈部淋巴结）的患者，其生存率分别为 91% 和 77%。远处转移的 5 年和 10 年生存率分别下降到 51% 和 44%（图 156.2）。

MTC 的检查应包括颈部超声、降钙素和癌胚抗原（CEA）水平、基因测试以及 MEN 相关的评估（如嗜铬细胞瘤、甲状旁腺功能亢进）。降钙素水平与诊断时的疾病负担、对治疗的反应和复发相关。对于广泛的颈部疾病或降钙素水平 > 500 pg/ml 的患者，建议进行影像学分析（颈部 / 胸部 / 肝 CT 和骨骼扫描）来评估转移性病变。

对局灶性或区域性病变的人应进行甲状腺全切除术和颈部淋巴结清扫。转移性疾病患者可能受益于手术治疗带来的局部疾病控制和症状缓解。化疗和放疗的效果一直令人失望。目前，最有效的治疗方法是 TKIs。在 2011 年获得批准的凡德他尼是一种针对 RET、EGFR 和 VEGFR 激酶的 TKI，一项试验显示其预期 PFS 为 30.5 个月，而安慰剂为 19.3 个月。卡博替尼是一种针对 RET、c-MET 和 VEGFR 的 TKI，在 2012 年获得批准，试验显示其 PFS 为 11.2 个月，而安慰剂为 4 个月。

甲状腺结节

概述

甲状腺结节是一种常见的临床问题，其特征是甲状腺组织异常生长，影像学表现与周围甲状腺组织不同。可以在检查中或因其他疾病的影像学检查中偶然发现有明显的肿块出现。大多数都是良性的，但需评估及密切关注恶性肿瘤的危险因素，旨在除外甲状腺癌。血清**促甲状腺激素**

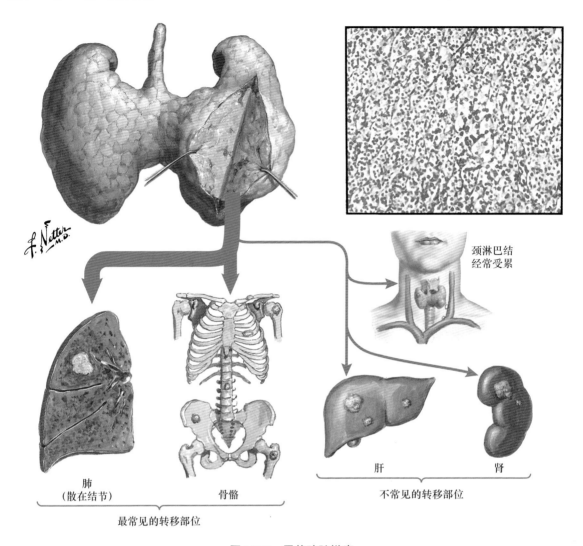

颈淋巴结
经常受累

肺
（散在结节）

骨骼

肝　　　肾

不常见的转移部位

最常见的转移部位

图 156.2　甲状腺髓样癌

（TSH）和甲状腺超声是诊断的重要工具。FNA是评估结节性质的最敏感和最经济有效的方法，也是外科手术所需要的。良性结节可通过连续超声随访，且与临床阳性病程及可忽略不计的死亡率相关。

流行病学和危险因素

在美国，甲状腺结节的年发病率估计为 0.1%，发展至甲状腺结节的终生概率为 10%。只有 4% ~ 7% 的患者会出现可触及的结节，而超声明显更敏感，能够在 19% ~ 67% 的无症状患者中检测到结节。因此，经常会在由于其他原因进行影像学检查时偶然发现结节，并缺乏相应的可触及的（明显的）甲状腺病变。这种偶发瘤与同样大小的可触及结节具有相同的恶性风险。甲状腺结节在女性中更常见，是男性的 4 倍。结节生长在妊娠和多胎中也可观察到，被认为受雌激素和孕酮的影响。其他危险因素包括高龄、低碘摄入量和暴露于电离辐射下。

尽管随年龄增长有所增加，但甲状腺癌仅占所有结节的 3% ~ 15%。在过去的 40 年里，甲状腺癌的发病率增加了 2 倍，2009 年估计每 10 万病例中有 14.3 例，主要是由于其他疾病影像学检查增加，附带结节的检测也增加。

患者应该被询问他们患甲状腺癌的危险因素，如头颈部辐射史和甲状腺癌家族史（详细信息见前边的讨论）。如果存在于一级亲属中，患乳头状甲状腺癌（PTC）的风险最高可增加 6 倍。其他家族性甲状腺癌综合征包括 Cowden 综合征（PTEN 错构瘤肿瘤综合征）、家族性腺瘤性息肉病和发生 MTC 的男性。甲状腺癌的其他危险因素包括极端年龄（＜ 20 岁和＞ 70 岁）和男性。

临床表现、评估和诊断

初步评估侧重于颈部肿块的位置、大小和生长。结节的快速生长提示有潜在的癌症可能，可因喉返神经受到压迫而导致吞咽困难、颈部不适或声音嘶哑。快速生长也可能源于良性结节或囊肿内出血。可能引起结节表现的非甲状腺疾病包括转移性肿瘤、甲状旁腺囊肿、脂肪瘤、副血管瘤和浸润性疾病，如血色素沉着病。应询问患者甲状腺功能减退和甲状腺功能亢进的症状，因为结节可能与明显的甲状腺功能障碍有关。

在触诊时结节可有各种特征表现，从软且可移动到硬且固定，后两种提示有癌症可能。可引导患者吞咽，将腺体从胸骨切迹向上移动或覆盖胸锁乳突肌，以提高对腺体的触诊清晰度。应评估腺体质地、活动性、压痛度和大小。甲状腺肿大在检查中明显可见，但仅凭腺体的大小并不代表甲状腺功能。体格检查还应评估可能代表甲状腺癌局部转移的局部淋巴结肿大。

最初的实验室检查包括血清促甲状腺激素（TSH）水平，以确定结节是否有功能，或产生甲状腺激素，从而导致低 TSH。随后的 ^{121}I 放射性核素扫描可能会显示一个"热结节"，这是由于甲状腺激素的自主产生，具有高放射性碘摄取。TSH 低或无法检测到的甲亢结节几乎总是良性的，活检几乎没有必要。然而，"冷结节"（放射性核素扫描中的低到正常摄取）应该进行活检，因为它们有 5% ～ 15% 的癌症风险。临床上严重的甲状腺功能亢进患者需要进一步进行血清抗体检测，因为冷或热结节并不排除同时诊断 Graves 病的可能（详见第 73 章）。

相反，正常或高 TSH 水平会增加发生恶性肿瘤的可能性。较高的 TSH 水平已被证明与恶性肿瘤风险的增加相关，但其他血清标志物，包括降钙素和 Tg 缺乏临床诊断的证据。甲状腺结节和正常／高 TSH 水平患者应接受甲状腺检查，以检测结节的数量、大小和结构。与恶性肿瘤相关的超声特征包括微钙化、边界不规则、低回声、高大于宽的形状和血流增加。多种恶性特征增加了诊断甲状腺癌的特异性，但仅超声不能完全区分良性和恶性结节。建议偶然发现结节的患者行超声检查，因为其他成像模式缺乏诊治的敏感性。

FNA 是诊断甲状腺结节的最准确的方法。当结节最大径≥ 1 cm 且超声检查为中高度可疑、1.5 cm 且超声检查低度可疑，2 cm 或以上且超声检查低度可疑的患者建议行 FNA。应对具有多种可疑特征的 1 cm 以内结节进行 FNA，但与临床结局改善无关。

FNA 样本在 **Bethesda 系统**下分为五类：70% 的结节具有良性细胞学，包括胶体结节、大滤泡性腺瘤和淋巴细胞甲状腺瘤；5% 为恶性，这其中有 94% ～ 100% 可能为真正的恶性肿瘤；其余 25% 为不确定病变，应考虑进行分子分析，以帮助诊断和决定进行手术。突变分析可以识别与甲状腺癌相关的基因，如 *BRAF* 和 *RAS* 突变，这些基因具有高敏感度（84% ～ 100%）、特异性（86% ～ 100%），通常被认为对于临床或影像上高度怀疑癌症的人是一种有效的常规试验。目前缺乏关于分子检测和临床预后之间关联的长期数据，但正在研究中。

治疗

良性结节患者预后良好；FNA 假阴性率低，长期随访研究没有记录因甲状腺癌所致的死亡。没有可疑临床或超声发现的良性结节可以通过在 1 ～ 2 年内复查超声进行随访，如果结节连续复查超声结果没有再生长，可以每隔 3 ～ 5 年再复查一次。如果结节在体积上增大＞ 50% 或＞ 20% 且至少两条直径增加＞ 2 mm，建议重复 FNA。对复查超声有高度可疑的结节应在 12 个月内复查影像学，必要时行 FNA。

细胞学意义不确定的结节可以通过分子检测

来再次明确。如果不确定，可以对结节进行监测或手术切除。如果患者希望立即诊断，他们可以选择进行手术切除，而不是观察。细胞学分类为滤泡性肿瘤（或可疑肿瘤）的不确定结节应考虑甲状腺腺叶切除术或甲状腺次全切除术。

如果 FNA 细胞学恶性或可疑恶性，则采用甲状腺切除术。在突变分析中致癌基因的存在，如 *BRAF* 突变，鉴于其对癌症的高预测价值，也应该尽快手术。甲状腺切除术的其他适应证包括双侧结节且至少一个结节需要手术、头部或颈部的辐射史、甲状腺癌的家族史、结节直径 > 4 cm 或有压迫性症状的良性结节。基于解剖学表现和预期手术成功，甲状腺腺叶切除术也可以考虑。术后并发症包括甲状旁腺功能减退和喉返神经麻痹，但可以通过选择经验丰富的甲状腺外科医生将这些并发症最小化。

二级治疗的作用有限。放射性碘（^{131}I）消融术可用于治疗毒性结节性甲状腺肿，但如果是存在压迫症状或需要高剂量放射性碘的大结节，则不应作为一线治疗。经皮乙醇注射（PEI）则是向肿瘤腔注射无菌 100% 乙醇以使细胞脱水并使细胞蛋白变性。它可用于具有大量液体成分的甲状腺囊肿或结节，以降低复发率。不建议常规使用左甲状腺素抑制结节生长。

第 157 章

肺 癌

JEFFREY MUFSON 著

王云霞 译；张 红 校

概述

在世界范围内，**肺癌**造成的死亡人数超过其他任何类型的癌症，是男性前列腺癌和女性乳腺癌之后的第二大常见肿瘤。其 5 年生存率仍然很低，约 18%，主要原因是诊断时常常已是晚期。

绝大多数肺癌分为四种主要的组织学亚型：腺癌、鳞状细胞癌、大细胞癌和**小细胞癌**（图 157.1）；另一种肿瘤亚型，即类癌，更为罕见。腺癌、鳞状细胞癌和大细胞癌共同构成了**非小细胞肺癌（NSCLCs）**，是最常见的一组。

病理生理学

在不同类型的肺癌中已经发现了特定的基因突变，有助于了解发病机制并提供新的治疗靶点。特别是在非小细胞肺癌中发现的 **EGFR**、**ALK** 和 **ROS1** 突变在临床上最为重要，因为它们可以通过使用新的酪氨酸激酶受体抑制剂进行靶向治疗。

EGFR 是编码表皮生长因子受体的基因，是 NSCLC 中最常见的突变原癌基因之一。EGFR 是一种酪氨酸激酶受体，促进细胞增殖和存活，其激活突变导致肿瘤生长。**EGFR** 突变在女性和从不吸烟的非小细胞肺癌患者中更为常见。

同样，**ALK** 与 **EML4** 的融合激活了酪氨酸激酶受体，导致细胞增殖不受控制。这种突变也是在从不吸烟的非小细胞肺癌患者中更常见，占肺腺癌总数的 3% ～ 7%。最后，编码另一种酪氨酸激酶受体的 **ROS1** 基因染色体重排，也存在于 1% ～ 2% 的非小细胞肺癌中。

KRAS 基因突变在所有肺腺癌中约占 25%，并预示总生存率较差。识别 **KRAS** 突变通常不需要进一步的分子分型，因为 **KRAS** 突变与 **EGFR**、**ALK** 或 **ROS1** 突变之间通常没有重叠。目前尚无针对 **KRAS** 突变的靶向治疗方法。

危险因素

吸烟是最大也是最重要的危险因素，90% 的肺癌是由吸烟引起的。肺癌也与抽雪茄和抽烟斗有关，尽管这种联系较弱。接触二手烟同样会增加肺癌的发生风险，在一项大型研究中，其相对风险为 1.4。香烟烟雾中的主要致癌物质是多环芳香烃和 N- 亚硝胺，它们不可逆地与脱氧核糖核酸（DNA）结合致其复制错误。值得注意的是，尽管大多数肺癌病例可归因于烟草吸入，但

| 鳞状细胞肺癌 | 小细胞肺癌 | 肺腺癌 | 大细胞肺癌 |

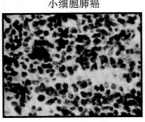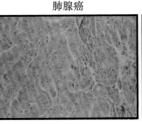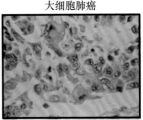

图 157.1 肺癌的主要组织学分类

大多数重度吸烟者不会发展为肺癌，这突显了其他因素以及尚不明确的遗传因素的重要性。

其他环境危险因素包括砷、铬、镍、辐射、氡、空气污染和石棉。

临床表现、评估及诊断

大多数肺癌发现时已是晚期，导致肺癌的死亡率高。目前建议是：有 30 包 / 年吸烟史的 55 ～ 80 岁的成年人、持续吸烟或戒烟不足 15 年者，每年应进行低剂量胸部 CT 检查。需要根据患者的健康状况及接受早期肺癌和其他合并症的局部治疗（例如，手术）的意愿，仔细选择接受筛查的患者。

肺癌最常见的症状是咳嗽、气促、疲劳、体重减轻和发热；其他症状包括咯血和声音嘶哑。如果发生脑转移，也可以出现头痛、癫痫和（或）局灶性神经功能障碍。肺上沟肿瘤（也称为 **Pancoast 肿瘤**）压迫交感神经干，可出现**霍纳综合征**（同侧瞳孔缩小、上睑下垂、面部无汗）（图 157.2）。副肿瘤综合征［例如，**Lambert-Eaton 肌无力综合征**、库欣综合征和抗利尿激素分泌不足综合征（SIADH）］可见于小细胞肺癌。

大多数患者应首先进行胸部 X 线检查，如果发现任何异常或临床仍存疑，则进行 CT 扫描。如果确诊肺癌，患者应该接受完整的影像学检查，包括腹部 / 盆腔 CT 或正电子发射断层扫描（PET）/CT 扫描。考虑到脑转移的高风险，所有小细胞肺癌患者以及 III 期或更高级别的非小细胞肺癌患者都应进行脑 MRI 检查。

应优先采集远隔部位的病变样本，以明确诊断和肿瘤分期。如果发现孤立的肺部肿物，患者应接受支气管镜检查和支气管下超声检查评估淋巴结。如果淋巴结正常，应进行原发肿物的活检或切除。

非小细胞肺癌的分期遵循肿瘤−淋巴结−全身转移（TNM）系统。小细胞肺癌的分期利用退伍军人管理局肺癌分组系统，将疾病分为局限期和广泛期。局限期肺癌局限于一侧胸部，可局限于一个放射野。

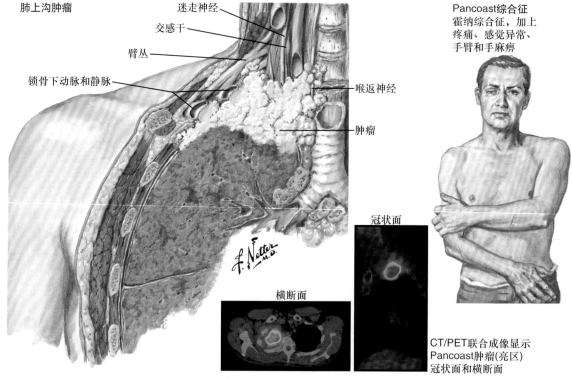

肺上沟肿瘤　迷走神经　交感干　臂丛　锁骨下动脉和静脉　喉返神经　肿瘤

Pancoast综合征
霍纳综合征，加上疼痛、感觉异常、手臂和手麻痹

冠状面

横断面

CT/PET联合成像显示 Pancoast肿瘤(亮区) 冠状面和横断面

图 157.2　Pancoast 综合征
PET，正电子发射断层扫描

治疗

肺癌的治疗取决于组织学分型和分期。作为治疗计划的一部分，应该鼓励所有吸烟者戒烟，并帮助他们戒烟。

非小细胞肺癌

Ⅰ期和Ⅱ期

早期的非小细胞肺癌需要手术切除以达到治疗目的。对于可耐受的患者，肺叶切除术（或更大范围手术）优于楔形切除术。对于不能耐受手术的患者，放射治疗（RT）是另一种选择。然而，术后放疗的患者生存期缩短，因此不推荐放疗作为标准的术后辅助治疗。但是如果手术切缘阳性且不能耐受额外的切除，可以考虑辅助放疗。

对于Ⅰa期肺癌不建议进行辅助化疗，但对于Ⅱ期肺癌辅助化疗是标准方案。在Ⅰb期肺癌中，治疗方案取决于是否存在高危特征，如分化差、血管侵犯、脏胸膜受累、肿瘤较大、未知淋巴结状态（Nx）和楔形切除术。

Ⅲ期

Ⅲ期肺癌的治疗复杂，本章范围无法进行完整论述。Ⅲ期患者通常分为两组：在手术中偶然发现的 N2 期疾病和已知的 N2/N3 期疾病。术中发现的 N2 期的患者应接受辅助化疗，是否同时接受放疗取决于是否有局部复发的担忧。已知 N2 期疾病的患者可以选择接受术前化疗后行手术治疗，也可以选择接受治疗性的放化疗。浸润性Ⅲa期或Ⅲb期（对侧或多站纵隔淋巴结、锁骨上淋巴结转移、影像学可见多发结节）的患者，如果其一般情况可耐受，通常会接受治疗性的放化疗。

Ⅳ期

转移性肺癌的治疗始于对各种分子标志物和**免疫治疗**的评估。因为靶向治疗和**免疫治疗**只被批准用于转移性肺癌，目前的指南建议这些检测只适用于Ⅳ期疾病；尽管它们越来越多地被用于肿瘤早期来帮助制定再复发时的长期治疗方案。患者应接受 *EGFR*、*ALK* 和 *ROS1* 检测；*KRAS* 通常也作为广义分子检测的一部分包括在内，以期寻求发现更罕见的驱动突变，这可能是临床试验的目标。*EGFR* 突变患者应使用奥西替尼治疗。*ALK* 患者应使用阿来替尼治疗，*ROS1* 易位应使用克唑替尼治疗。

免疫治疗是一个快速发展的治疗领域，通过染色评估病变组织 PD-L1 表达。PD-L1 是活化 T 细胞上表达的程序性死亡 -1 受体（PD1）的配体。PD-L1 的结合可抑制 T 细胞功能。研究人员已经研发出可以同时结合 PD1（纳武单抗）和 PD-L1（帕博利珠单抗）的单克隆抗体，可阻断它们的相互作用，从而增强 T 细胞功能、破坏癌细胞。因此，如果发现高水平的 PD-L1（＞50%）表达，患者可以在一线治疗中进行帕博利珠单抗免疫检查点阻断治疗。PD-L1 染色＞1% 的患者可将帕博利珠单抗作为二线候选药物；如果 PD-L1 染色缺失，可以在化疗进展后接受纳武单抗治疗。

免疫治疗可以导致全身炎症，有时可发展为严重且危及生命的不良反应，包括心肌炎、结肠炎和肺炎。神经精神综合征可能是脑炎的结果。糖皮质激素可抑制大多数不良反应，但危及生命的并发症可能需要用肿瘤坏死因子 -α 抑制剂治疗。通常情况下，可以使用低剂量糖皮质激素治疗关节炎等轻度并发症，并不会抵消免疫治疗的有效性，但关于大剂量糖皮质激素对免疫治疗有效性的影响仍存在争论。出现严重副作用且需要大剂量糖皮质激素治疗时，应考虑立即停止免疫治疗。

如果基因和分子检测没有明确指向性，患者应接受传统化疗，并根据组织学分型选择药物。对于肺腺癌，常见的治疗方案是铂类药物加培美曲塞（通常称为含铂双药）。对于鳞状细胞肺癌，吉西他滨可代替培美曲塞。贝伐珠单抗是一种靶向血管内皮生长因子（VEGF）的单克隆抗体，可联合化疗用于治疗非鳞状细胞癌（腺癌和大细胞癌）。

一旦患者通过一线化疗获得缓解，就要开始维持化疗，以延缓疾病进展并控制症状。一旦患者化疗进展，免疫治疗是二线选择。对于所有转移性肺癌患者，都应该要求进行姑息治疗会诊，因为一项针对Ⅳ期 NSCLC 患者的随机研究发现，早期姑息治疗可提高生活质量，减少抑郁症状，并显著改善总生存期（11.6 个月，而不是 8.9 个月）。

小细胞肺癌

局限期

主要治疗是联合化疗（顺铂和依托泊苷）和放疗。尽管有效率很高（70%～90%），但复发率也很高。即使经过治疗，其中位总生存期仍仅为 14～20 个月。一旦患者从放化疗中恢复，将实施预防性头颅照射，以减少中枢神经系统转移风险。

广泛期

广泛期预后极差，2 年总生存率约为 12%（图 157.3）。患者接受包括依托泊苷或伊立替康在内的含铂双药治疗。当出现脑转移时，化疗后需行全脑放疗（如果出现神经症状，需要更早进行）。

复发 / 难治性肺癌

大多数小细胞肺癌患者在接受一线治疗后会复发。姑息性化疗的标准方案是拓扑替康，但也可使用其他几种药物，包括联合伊匹单抗 / 纳武单抗进行免疫治疗。

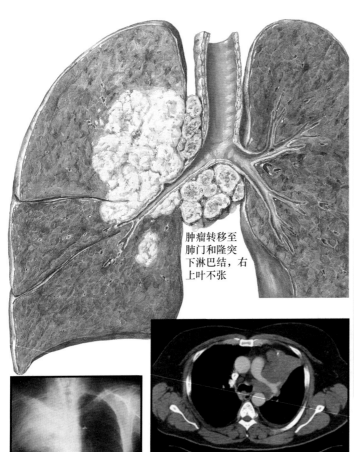

肿瘤转移至肺门和隆突下淋巴结，右上叶不张

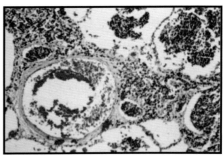

肿瘤肺内淋巴扩散

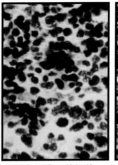

大量小细胞，核深染，圆形或卵圆形，胞浆稀少

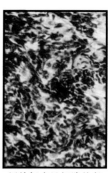

活检标本见细胞拉长

胸部CT显示小细胞癌，肺门广泛受累及左肺上叶不张

胸部X线片显示浸润性小细胞癌导致右肺上叶不张

图 157.3 小细胞肺癌

第 158 章

食管癌

EMILY N. KINSEY　著

吴　婷　译；戴　芸　校

概述

食管癌是全球发病率居第 8 位、肿瘤相关性死亡居第 6 位的恶性肿瘤，其发病率存在地域差异，亚洲的中国至中东一带为食管癌高发区。食管癌典型症状常在病程晚期出现，因此多数患者确诊时已为进展期。虽然食管癌生存率随着治疗进展有所改善，但目前 5 年总生存率仍低于 20%。

解剖学和组织学

食管壁自管腔向外分别由黏膜层、固有层、黏膜下层、固有肌层及外膜层组成。除食管外，所有消化道最外层均为浆膜层，缺少浆膜层可能是食管癌易出现局部扩散的原因。食管腔不同解剖部位细胞类型存在差异：近段及中段 1/3 主要由鳞状上皮细胞构成，而远段 1/3 及胃-食管交界部则由腺上皮细胞构成。因此，**鳞癌**主要发生于食管中段，而**腺癌**主要发生于食管远段 1/3 及胃-食管交界部。小细胞癌、淋巴瘤和平滑肌瘤为罕见的食管肿瘤类型。

危险因素

食管鳞癌和腺癌生存率相似，但危险因素及地域分布不同。男性、吸烟为两者共同的危险因素，但腺癌与男性相关性更高，而鳞癌与吸烟相关性更高。

饮酒增加食管鳞癌发生风险，吸烟具有协同效应。过热饮食同样可增加食管癌风险，但富含水果和蔬菜的膳食具有一定的保护作用。

中心性肥胖、胃食管反流病、高体重指数均可增加腺癌发生风险。**Barrett 食管**是非典型增生和食管腺癌的癌前病变。

在美国，食管鳞癌发生率曾经高于腺癌，而由于肥胖率增加，目前腺癌比鳞癌更常见，这在其他发达国家类似。相反，发展中国家目前仍以鳞癌为主。

临床表现

食管癌在出现梗阻、狭窄或转移（图 158.1）之前常无明显症状。常见的症状为进食固体时感**吞咽困难**，其他症状包括反流、胸痛、胃灼热。累及喉返神经可出现声音嘶哑。肿瘤出血可出现呕血或黑便。同时也会出现体重减轻等其他全身症状。

诊断和分期

对有吞咽困难、反流或黑便的患者应行内镜下活检及超声内镜检查，可明确食管癌诊断，包括分期、浸润深度及组织学类型。对于已确诊的患者应行 PET/CT 检查，以评估肿瘤局部进展情况并寻找远处转移灶。如果食管肿瘤位于气管隆突之上，应行支气管镜检查以除外气道侵犯。

食管癌分期采用 TNM 分期法，T 指肿瘤浸润深度：T1 指肿瘤侵及固有层（T1a）或黏膜下层（T1b）；T2 指肿瘤侵及肌层；T3 指肿瘤侵及外膜层；T4 指肿瘤侵及邻近组织，其中侵及心包、胸膜和横膈为 T4a，而侵及心脏、气管、大血管或主动脉为 T4b。N 分期对指导治疗至关重

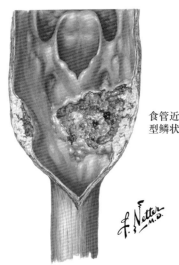

食管近段溃疡
型鳞状细胞癌

食管下段腺癌

肿瘤部位食管腔细窄

肿瘤部位食管壁增厚

食管钡餐造影检查

CT扫描

图 158.1 **食管癌**

要，一旦肿瘤出现淋巴结转移，单纯手术治疗是不够的；转移的淋巴结数目也是重要的预后指标。N1 指 1 或 2 处区域淋巴结转移，N2 指 3～6 处区域淋巴结转移，N3 则指 7 处及以上区域淋巴结转移。出现远处转移（M1）患者不宜采取手术治疗。

鳞癌和腺癌曾经采用同一分期方法，而现在则分别采用不同的分期系统。在无淋巴结转移的鳞癌或腺癌分期中已纳入组织学分期：1 期指肿瘤分化良好，2 期为中度分化，3 期为分化差，4 期为未分化型。分期中，肿瘤部位仅对早期鳞癌

有意义。

治疗

食管癌的治疗包括手术治疗、化疗和放疗。早期食管癌可选单纯手术治疗，晚期食管癌则不宜手术治疗。

未出现淋巴结转移的 T1 期食管癌可选单纯手术治疗，T1a 期的食管鳞癌或腺癌可选择**食管切除术**、内镜下切除或内镜下切除加消融治疗。T1b 期的食管癌通常选择食管切除术。然而，表

浅的 T1b 期腺癌例外，与 T1a 期一致，可选择内镜下治疗。对于所有 T1 期肿瘤，术后系统性治疗是非必要的。

若食管癌出现淋巴结转移，推荐术前系统性治疗。可切除食管癌行术前放化疗的证据来自 CROSS 试验：与单纯手术组相比，放化疗结合手术治疗组患者总生存期明显提高。术后是否需进一步系统治疗（放化疗或化疗）或继续观察则根据患者的肿瘤组织学类型、切缘情况及术中淋巴结转移情况而定。

对于颈段食管癌（距环咽肌 5 cm 内）、有远处转移（Ⅳ 期）和 T4b 期肿瘤（侵及重要的胸腔结构）患者，手术切除既非适应证，也非禁忌证。这类患者可采用术前放化疗策略行根治性放化疗，但需要更高的放射剂量。

已出现转移的患者，经典的一线化疗方案包括氟尿嘧啶、铂类。所有出现转移的腺癌患者应检测 HER2，若阳性，初始治疗则应加用靶向 HER2 的单克隆抗体（trastuzumab，曲妥珠单抗），ToGA 试验证实，一线化疗加用曲妥珠单抗有利于延长患者生存期。所有出现转移的患者均应采用综合阳性评分（combined positive score，CPS）检测 PD-L1 表达水平，以决定是否应用帕博利珠单抗（pembrolizumab）治疗。

第 159 章

胃 癌

EVAN ROSENBAUM 著

吴　婷 译；戴　芸 校

概述

胃癌占全球肿瘤相关性死亡的约 10%，居所有肿瘤第 3 位。大部分胃癌诊断时已处于晚期阶段，因而预后不佳，5 年总生存（overall survival，OS）率仅 28.3%。

几乎所有胃癌均为腺癌，可分为近端和远端胃癌。近端胃癌以西方国家多见，包括小弯近端、贲门、胃-食管交界部胃癌。远端胃癌以亚洲国家、美国中部及南部部分地区及苏联多见。

东方国家如中国、日本胃癌发生率最高。近几十年来，美国胃癌发病率有所下降，与远端胃癌少见有关；然而，近端胃癌的发生率呈上升趋势，且更具侵袭性及治疗抵抗性。

病理生理学

胃腺癌根据病理组织学表现分为肠型或弥漫型。肠型分化良好，近一半肠型胃癌与幽门螺杆菌感染有关，其发病机制涉及慢性胃炎—肠化生—侵袭性胃癌的多步骤过程。

弥漫型胃癌更多是未分化型，多为近端胃癌，更具侵袭性，且易出现转移。胃壁各层均可被肿瘤侵及并出现弥漫增厚，使胃失去扩张性而形成**皮革胃**（图 159.1）。胃癌发生机制与食管癌、胃-食管交界部癌类似。由 *CDH1*（cadherin-1）基因编码的钙黏附蛋白 E 表达缺失，导致细胞黏附分子丢失，进而出现细胞增殖及肿瘤侵袭。*CDH1* 突变也可发生在遗传性弥漫型胃癌（hereditary diffuse gastric cancer，HDGC）中，遗传性弥漫型胃癌是一种罕见的常染色体显性遗传病，有该基因突变者胃癌发生风险增大。

表皮生长因子受体家族（包括 HER1 和 HER2）成员，如血管内皮生长因子及其受体，在多数胃癌中均呈过表达。在一些肿瘤中，酪氨酸激酶受体 c-MET 过表达可致 HER2 持续激活并促进肿瘤发生。靶向上述蛋白并抑制其下游信号通路的单克隆抗体及小分子抑制剂目前正在研发中。

危险因素

现已证实多种环境因素与胃腺癌密切相关，包括摄入硝酸盐（存在于加工肉、腌菜、腊鱼或烟熏鱼中）的频率、食用水果和蔬菜频率、职业暴露（煤炭、镍、橡胶或木材）、吸烟、胃部手术史、幽门螺杆菌感染、EBV 感染以及辐射暴露。

遗传危险因素包括非洲裔、西班牙裔、印第安血统及数种遗传综合征。常见遗传综合征包括遗传性弥漫型胃癌、林奇综合征（Lynch syndrome）、幼年性息肉综合征（juvenile polyposis syndrome）、黑斑息肉综合征（Peutz-Jeghers syndrome）、家族性腺瘤性息肉病及 Li-Fraumeni 综合征，3% ~ 5% 的胃癌与遗传综合征有关。

临床表现、评估及诊断

胃癌患者可无临床症状，或症状为非特异性，包括盗汗、体重下降、早饱、乏力、腹痛、恶心、吞咽困难、消化道出血。

胃癌筛查目前仅在流行地区（如日本）进行，可根据幽门螺杆菌血清学检测结果、胃蛋白酶原水平及内镜检测结果对患者进行危

息肉状腺癌

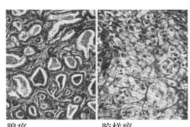

腺癌　　　　　胶样癌

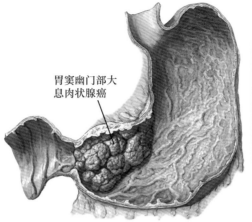

胃窦幽门部大
息肉状腺癌

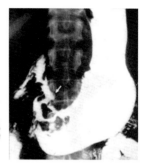

息肉状腺癌的影像学表现

硬癌

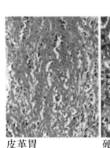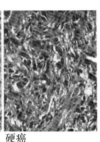

皮革胃　　　　硬癌

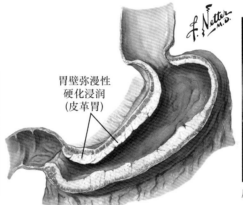

胃壁弥漫性
硬化浸润
（皮革胃）

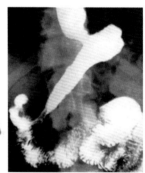

皮革胃的影像学表现

图 159.1　胃癌

险分层。胃癌患者血清 CEA、β-HCG、CA19-9、CA125、CA72-4 及 CA50 水平也可升高，但是其作为诊断标志物的敏感性较差。

　　美国癌症联合会（AJCC）推荐采用 TNM 分期系统对胃癌进行分期。尽管胃癌可出现血行转移，但更倾向于局部播散并转移至区域淋巴结。胃癌可以在腔内呈放射状播散，或穿透浆膜层侵及邻近器官。多数胃癌在诊断时已侵袭浆膜或出现淋巴结转移。常见侵犯部位为食管、十二指肠、网膜、脾、肾上腺、横膈、肝、胰腺或结肠。若肿瘤通过胸内淋巴结转移，患者可出现左锁骨上淋巴结肿大（Virchow 淋巴结）或左腋窝淋巴结肿大（Irish 淋巴结）。镰状韧带内淋巴结转移可出现皮下脐周肿瘤（Sister Mary Joseph 结节）。

　　食管、胃、十二指肠镜检查（esophagogastroduodenoscopy，EGD）和 CT 扫描常用于胃癌

的诊断和分期。EGD 可直接观察肿瘤并进行活检。超声内镜可精确评估肿瘤浸润深度和局部淋巴结受累情况，常用于术前分期。分期腹腔镜检查及腹腔灌洗可直接观察区域淋巴结及周围器官，并行腹水细胞学检查；当其他非侵袭性影像学检查显示为局限、可切除的病灶时，该检查有助于发现转移性病灶。因弥漫型肿瘤 ^{18}F- 脱氧葡萄糖（FDG）摄入量极少，故 PET 在胃癌早期阶段价值有限。

治疗

　　对可切除、未转移胃腺癌，手术是最主要的治疗方案，且常给予术前、围术期或辅助化疗，合并或不合并放射治疗。手术对精确的病理分期至关重要，若切缘阴性则可能达到治愈。

手术路径和范围取决于肿瘤部位、大小和特征。Ⅰ期或早期分化良好、表浅且体积小（＜3 cm）的胃癌，可通过内镜下黏膜切除术或通过手术局部切除（胃切开术，而不是胃切除术）。肿瘤特征不良的Ⅰ期胃癌与Ⅱ期、Ⅲ期胃癌均需行胃及淋巴结切除术。外科切除的目的是清除肉眼或显微镜下可见的肿瘤。胃近端、胃中部大范围肿瘤或皮革胃通常需行全胃切除术，而远端胃癌可行胃部分切除术（图 159.2）。

术中进行广泛的淋巴结清扫非常重要，应切除最少 15 个以上淋巴结。日本研究发现沿着胃左动脉、肝总动脉、腹腔动脉和脾动脉进行的广泛淋巴结清扫可增加患者总生存期并减少局部复发。但是美国相关研究却发现广泛淋巴结清扫反

而增加患者死亡率。

除手术之外，局限性进展期胃癌进行围术期化疗及辅助化疗均可增加总生存期。在围术期、辅助化疗时联合放疗，可进一步增加病理反应率并增加总生存期。有效的化疗方案包括嘧啶类似物、铂类、蒽环类、紫杉醇类、喜树碱类。多药方案较单药方案对增加总生存期更有利，但副作用亦会增加。多药方案包括顺铂 / 氟尿嘧啶、氟尿嘧啶 / 亚叶酸钙 / 奥沙利铂、表柔比星 / 顺铂 / 氟尿嘧啶等。

转移性胃癌患者的治疗包括减轻症状和提高生存率。决定是否进行系统治疗取决于患者自身情况及肿瘤特征，且必须考虑与单纯支持治疗相比的获益与风险。过去十年中，许多药物已用

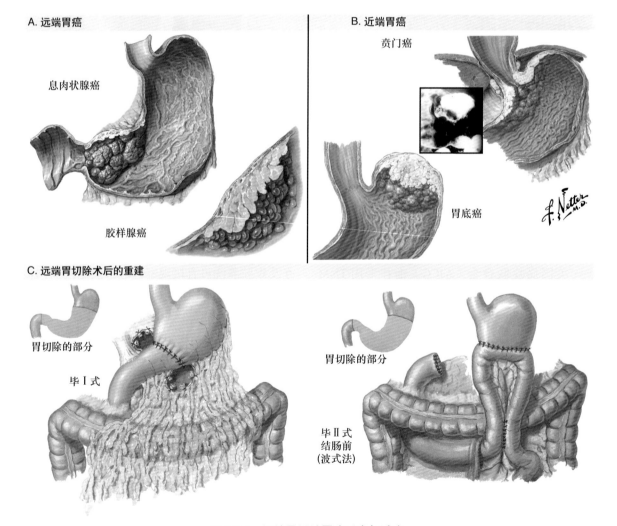

图 159.2　远端及近端胃癌手术与重建

于治疗转移性胃癌。氟尿嘧啶加铂类似物已成为常用的一线治疗方案。靶向 HER2 的单克隆抗体曲妥珠单抗与一线化疗方案合用对于 HER2 阳性的胃癌患者可增加总生存期。雷莫芦单抗是靶向 VEGF 受体 2 的单克隆抗体，与紫杉醇合用可增加生存率。帕博利珠单抗为 PD1 单抗，已被批准作为三线用药治疗表达 PD-L1 的胃癌患者。有效治疗胃癌的新型靶向药一直在研究中。放疗、内镜下支架植入术、经皮胃造口术或空肠造口术、姑息性手术切除等局部干预措施有助于缓解患者的症状。

第 160 章

结直肠癌

JESSICA YANG 著

吴 婷 译；戴 芸 校

概述

结直肠癌是美国发病率居第 4 位的恶性肿瘤，尽管自 1990 年后结直肠癌死亡率进行性下降，但目前仍居肿瘤相关性死亡的第 2 位，仅次于肺癌。

90% 以上的结直肠癌为腺癌，其中特征性的形态变异印戒细胞癌和黏液腺癌患者预后较差。其他类型的结肠癌，如神经内分泌肿瘤或间叶性肿瘤不常见，本章中对此不作讨论。

危险因素

多种因素可增加结直肠癌发生风险，包括炎症性肠病、结肠息肉或结肠癌史、一级亲属患病年龄 < 50 岁、低纤维饮食、饮酒、肥胖和糖尿病。长期口服阿司匹林可能降低结直肠癌发生风险，特别是对于具有遗传易感性的患者（图 160.1）。

已知的具有遗传性的结直肠癌包括**遗传性非息肉病性结直肠癌（hereditary nonpolyposis colorectal cancer，HNPCC 或 Lynch 综合征）**和**家族性腺瘤性息肉病（familial adenomatous polyposis，FAP）**。FAP 是抑癌基因 *APC* 失活突变所致，导致 β -catenin 通路异常，患者形成数百至数千个结肠息肉。尽管只有 0.5% ～ 1% 的结直肠癌与 FAP 相关，但在多数散发性结直肠癌中也可发现 *APC* 基因突变。

HNPCC 是常染色体显性遗传病，由 DNA 错配修复（mismatch repair，MMR）基因（*MSH2*、*MSH6*、*MLH1*、*PMS1* 和 *PMS2*）突变引起的微卫星不稳定（microsatellite instability，MSI）是其特征性改变。患者发生乳腺、卵巢、子宫内膜、胰腺、胆囊、胃、小肠和泌尿系肿瘤的风险亦可增加。阿姆斯特丹标准（即 3-2-1 规则）可用以评估 HNPCC 的可能性：3 个或以上家庭成员患结直肠癌，且至少两人为一级亲属；连续两代人受影响；一个家庭成员在 50 岁以前诊断结直肠癌。10% ～ 15% 的散发性结直肠癌中也可发现错配修复基因突变，此类肿瘤中，高度微卫星不稳定（MSI-H）等同于 MMR 基因缺陷，而微卫星稳定（microsatellite stable，MSS）等同于 MMR 基因正常。

临床表现

早期结肠癌患者可无症状，常在筛查时确诊。但多数患者在出现症状后确诊，最常见的症状为腹痛、便血、排便习惯改变和不明原因的缺铁性贫血，少数表现为肠梗阻或肠穿孔。

右半结肠癌通常表现为隐性失血和缺铁，左半结肠癌常表现为便秘，由肠腔变窄所致。直肠乙状结肠肿瘤常表现为便血，其中直肠癌可出现直肠疼痛、里急后重和粪便变细（图 160.2）。

约 1/4 的患者在出现临床症状时已发生转移，常见转移灶为区域淋巴结、肝、肺和腹膜，患者可表现为右上腹痛、腹胀 / 腹水、锁骨上和（或）脐周淋巴结肿大。

诊断和分期

50 岁以上人群出现便血或不能解释的缺铁

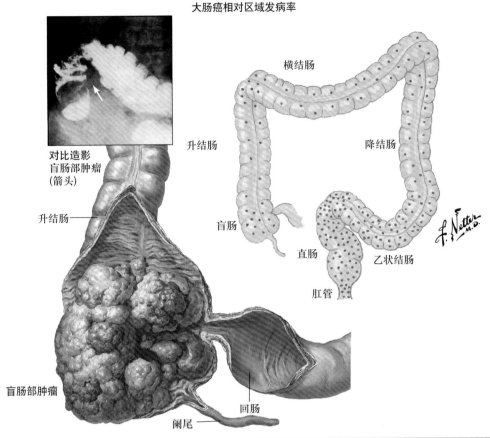

大肠癌相对区域发病率

横结肠

升结肠

降结肠

盲肠

直肠

乙状结肠

肛管

对比造影
盲肠部肿瘤
(箭头)

升结肠

盲肠部肿瘤

回肠

阑尾

特征	描述
部位	98%腺癌: 25%在盲肠-升结肠, 25%在乙状结肠, 25%在直肠, 25%其他部位
患病率	美国、加拿大、澳大利亚、新西兰、丹麦、瑞典最高; 男性比女性多20%
年龄	60~70岁高发
危险因素	遗传、高脂饮食、年龄增加、炎症性肠病、息肉

图 160.1 大肠癌

性贫血时，应行**结肠镜**或**可屈式乙状结肠镜**检查。如发现肿瘤，应予活检行组织学诊断。活检和影像学结果是临床分期的依据，也是重要的决定治疗方案和患者预后的因素。通常采用美国癌症联合会（AJCC）的 TNM 分期系统对结直肠癌进行分期。目前指南推荐所有患者进行胸部、腹部以及盆腔增强 CT 扫描，以评估淋巴结受累及远处转移情况。当 CT 检查对肝病变情况不明确或对于正在考虑手术切除的患者，MRI 检查能够更好地评估肝病变。PET 不常规用于初始分期，但可用于监测肿瘤复发（图 160.3）。

血清 CEA 检测敏感性和特异性有限，不能用于筛查或诊断结直肠癌，但其术前 CEA 水平具有一定的预后价值，而术后水平则可用于评估肿瘤持续或复发情况。

治疗

结肠癌

0 期（原位癌或黏膜内癌）或 I 期结肠癌患者通常采用单独内镜下或手术切除即可达到治愈。大多数 II 期患者手术治疗也可达到治愈，但局部进展期肿瘤或有明确高风险临床病理特征（包括原发性肿瘤 T4 期，高级别或组织学分化差且具有黏液腺癌或印戒细胞癌特征，具有淋巴

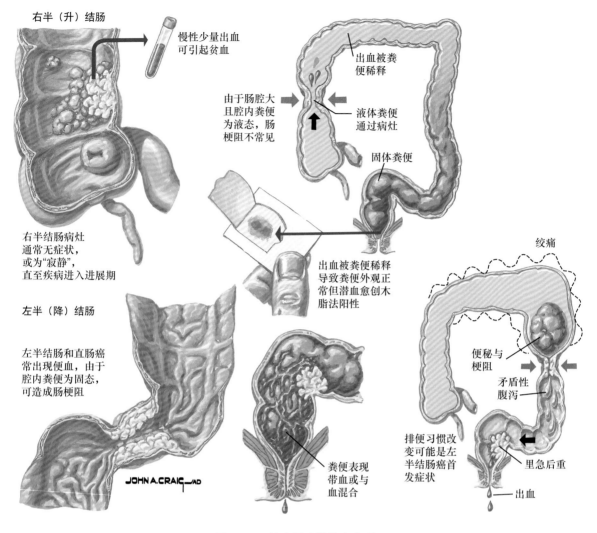

右半（升）结肠

慢性少量出血
可引起贫血

出血被粪
便稀释

由于肠腔大
且腔内粪便
为液态，肠
梗阻不常见

液体粪便
通过病灶

固体粪便

右半结肠病灶
通常无症状，
或为"寂静"，
直至疾病进入进展期

出血被粪便稀释
导致粪便外观正
常但潜血愈创木
脂法阳性

左半（降）结肠

左半结肠和直肠癌
常出现便血，由于
腔内粪便为固态，
可造成肠梗阻

绞痛

便秘与
梗阻

矛盾性
腹泻

排便习惯改
变可能是左
半结肠癌首
发症状

里急后重

出血

JOHN A.CRAIG—AD

粪便表现
带血或与
血混合

图 160.2　结直肠癌的临床表现

管、血管或神经侵袭证据，外科切缘闭合/不确定/阳性，切除淋巴结数量不足，出现肠梗阻/穿孔，术前 CEA 高水平）的患者有可能从辅助治疗中获益。辅助治疗对生存期的总体影响目前尚不明确，一项大型随机试验发现：Ⅱ期患者采用辅助治疗可使肿瘤复发风险降低 22%，但对生存期并无显著改善。值得注意的是，MSI-H 的Ⅱ期患者较 MSS 的Ⅱ期患者预后好，这可能与基因突变累积及患者免疫系统激活有关。

　　Ⅲ期患者应接受手术和辅助化疗。氟尿嘧啶（5FU）联合亚叶酸（leucovorin，LV）是标准化疗方案，但两项关键研究表明：在 5FU 和 LV 基础上加用奥沙利铂（FOLFOX 方案）可增加无

病生存期和总生存期。上述研究纳入了Ⅱ期和Ⅲ期患者，但仅有Ⅲ期患者获益。5FU 可用卡培他滨代替，卡培他滨是一种口服的 5FU 前体药。目前被批准的方案包括 FOLFOX 或 XELOX（卡培他滨加上奥沙利铂），疗程共 6 个月。

　　Ⅳ期转移性结直肠癌患者通常单独应用化疗，当出现消化道出血、肠梗阻或肠穿孔时可能需要手术治疗。一小部分出现孤立性肺或肝转移灶的患者，系统治疗联合手术切除可能有潜在治愈效果。几十年来，标准一线治疗包括 5FU/LV，而伊立替康、奥沙利铂和靶向血管生成、靶向 EGFR 的生物制剂的应用显著增加了患者生存期。目前可选的一线治疗方案包括 FOLFOX、XELOX 和

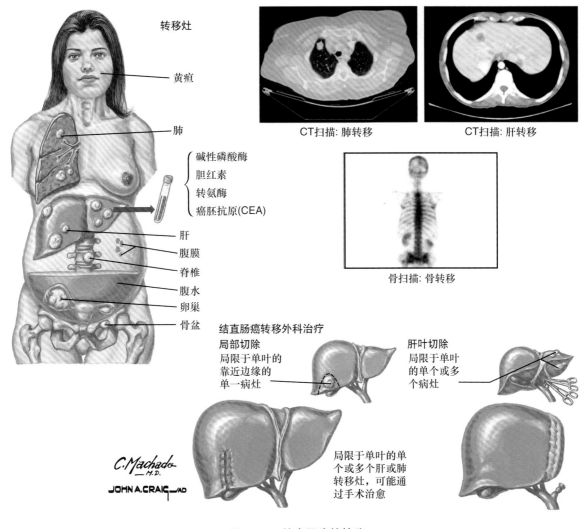

图 160.3 结直肠癌的转移

FOLFIRI（伊立替康加 5FU、LV）。FOLFOXIRI 方案是包含 5FU、奥沙利铂和伊立替康三种活性药的加强方案，通常作为对有潜在手术切除可能性的患者的保留方案。

贝伐珠单抗是靶向 VEGF-A 的单克隆抗体，可增强伊立替康、奥沙利铂化疗方案的疗效。然而贝伐珠单抗的使用也伴随着相应的副作用，如不可控制的高血压、消化道穿孔、严重的出血、伤口愈合并发症和动脉栓塞。故应用中需严格筛选患者以减少伤害。

抗 EGFR 抗体（西妥昔单抗和帕尼单抗）无论是作为单药使用，还是与化疗联合用于治疗 KRAS 野生型肿瘤患者，均取得了一定疗效。KRAS 是

EGFR 信号通路中的磷酸化信号的转导因子，而 KRAS 突变者在使用了 EGFR 抑制剂后 KRAS 仍处于持续激活状态。NRAS 和 BRAF 突变同样提示对抗 EGFR 治疗缺乏反应。

瑞格非尼和 TAS-102（曲氟尿苷复方片）被 FDA 批准用于上述治疗后出现转移的结肠癌患者。免疫检查点抑制剂帕博利珠单抗是 PD1 抑制剂，被证实对 MMR 缺陷的肿瘤患者有效。

直肠癌

直肠癌比同期结肠癌复发风险高。手术是主要的治疗手段，首选全直肠系膜切除术。仅对 T1 期肿瘤患者可采用局部切除。I 期患者采用

单纯手术切除即可，Ⅱ期和Ⅲ期患者采用含 5FU 或卡培他滨的新辅助化疗作为标准治疗，而转移性直肠癌的治疗同转移性结肠癌。

结直肠癌筛查

筛查可降低结直肠癌死亡率。可采用以下形式：每年 1 次愈创木脂粪便潜血试验，每年 1 次粪便免疫化学潜血试验（FIT），每 3 年 1 次组合试验（包括 FIT、突变和生物标志物的分子检测），每 5 年 1 次乙状结肠镜检查，每 5 年 1 次 CT 结肠成像（仿真结肠镜），每 10 年 1 次乙状结肠镜检查加每年 1 次 FIT，每 10 年 1 次全结肠镜检查。通常，粪便检查有助于发现早期病变，而内镜检查可发现息肉并在其发生恶变前进行切除，以预防肿瘤发生。目前推荐的筛查策略为：一般风险患者应该在 50 岁时开始进行筛查；而对 FAP、林奇综合征等遗传综合征患者需早期进行重点筛查；家族史阳性（一级亲属＜ 60 岁时诊断结直肠癌或腺瘤）的患者应在 40 岁或比已确诊的最年轻患者早 10 年开始进行筛查。

第 161 章

胰腺癌

JEREMY B. JACOX 著

吴　婷 译；戴　芸 校

概述

胰腺癌在美国仅占每年新诊断癌症的 3%。在全球癌症死亡率中居第 3 位，5 年生存率仅 9.3%。胰腺癌预后极差，部分原因是由于患者诊断时已是晚期，仅约 10% 的肿瘤为局限性，绝大部分都已出现区域淋巴结转移（29%）或远处转移（53%）。胰腺癌多发于中老年，诊断时平均年龄约 70 岁，45 岁以下患者少于 3%。

病理生理学

胰腺导管腺癌（pancreatic ductal adenocarcinoma，PDAC）是胰腺癌最主要的病理类型，约占 90%，也是本章介绍的重点。胰腺神经内分泌肿瘤（pancreatic neuroendocrine tumor，PNET）是胰腺癌不常见的病理类型（＜ 10%），起源于内分泌细胞（胰岛细胞）。胰岛素、胰高血糖素、生长抑素和其他促分泌激素的异常分泌导致了 PNET 功能上的差异（图 161.1）。

PDAC 是来源于胰腺外分泌部导管上皮细胞的腺癌，可分泌黏蛋白。与多数实体肿瘤一样，PDAC 由重要的癌基因和肿瘤抑制通路中累积的单一错义点突变诱发。早期基因突变包括 *KRAS2*（细胞增殖线粒体活化蛋白激酶通路中的鸟苷三磷酸酶）和 *CDKN2A*（即 *p16INK4a*，参与细胞周期 G1/S 阶段调控），晚期常出现 *SMAD4*（TGF-β 信号通路的组成部分）和 *TP53*（参与 DNA 损伤调控）基因突变。这些突变可由于慢性炎症（如慢性胰腺炎、吸烟）损伤胰腺上皮细胞而诱发，并可因 DNA 损伤修复通路的缺陷而加速。

PDAC 的发生常与胰腺癌前病变进展有关：上皮内瘤变 PIN Ⅰa/Ⅰb 可进展为更高级别的病变 PIN Ⅱ/Ⅲ，逐渐发展为恶性、侵袭性病变并最终出现转移。这一过程通常需要 10 ～ 20 年，因此早期发现癌前病变具有重要意义。少数 PDAC 起源于囊性病变，如**导管内乳头状黏液瘤（intraductal papillary mucinous neoplasms，IPMNs）**和黏液性囊性肿瘤（mucinous cystic neoplasms，MCNs）。IPMNs 是来源于导管上皮干细胞的黏液性囊肿，主胰管型 IPMNs 发展为 PDAC 的可能性（70%）远高于分支胰管型 IPMNs（20%）。MCNs 罕见，主要发生在女性，不累及胰腺导管，常为较大的具有卵巢样黏液基质的黏性囊肿，MCNs 也有潜在恶变可能性（约 30%）。

危险因素

PDAC 主要的危险因素包括吸烟、男性、非洲裔美国人和高龄。其他危险因素有糖尿病、肥胖、长期酒精滥用和慢性胰腺炎。多种遗传综合征也与 PDAC 发病风险增加有关，包括黑斑息肉综合征、林奇综合征、遗传性乳腺/卵巢癌（*BRCA2* 突变）和家族性腺瘤性息肉病。此外，可增加慢性胰腺炎风险的遗传综合征如遗传性胰腺炎和囊性纤维化，同样也增加胰腺癌风险。

临床表现、评估和诊断

胰腺癌常见的临床表现为老年患者隐匿起病

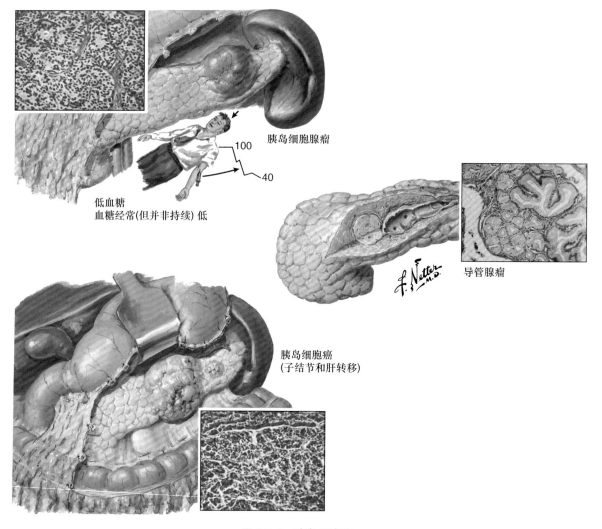

低血糖
血糖经常(但并非持续) 低

胰岛细胞腺瘤

导管腺瘤

胰岛细胞癌
(子结节和肝转移)

图 161.1 胰岛细胞瘤

的**无痛性黄疸**，与**胆总管梗阻**有关，常提示较大的近端胰腺肿物（图 161.2）。胰头部 PDAC 常较胰尾部 PDAC 预后好，这主要是由于胰头部 PDAC 早期即出现梗阻性黄疸症状，而胰尾部 PDAC 在出现临床症状时很可能已发生隐匿性转移。

其他症状反映了炎症、恶病质、胰腺功能不全和肿瘤局部侵犯等慢性过程，包括体重减轻、纳差、嗜睡、抑郁、糖尿病、恶心呕吐、腹胀、脂肪泻、瘙痒及肩背痛。新出现的背痛、嗜睡和糖尿病是胰腺癌相对特异性的症状。

尽管一些肿瘤抗原（尤其是 CA19-9）可能有助于胰腺癌的诊断，但目前尚无公认的血液或影像学检查可用于胰腺癌筛查。近期研究发现在早期 PDAC 患者血液中存在特异性分泌的磷脂酰肌醇蛋白聚糖 -1（glypican-1）及外泌体、循环 DNA、miRNAs，这些有望成为胰腺癌筛查的生物标志物。

对临床疑诊胰腺癌患者，首选腹部增强 CT 扫描，以评估胰腺肿瘤病灶、胰管扩张和邻近重要器官、血管受累情况。CT 在发现胰腺原发病灶方面敏感性较高，而 MRI 在发现肝转移灶及胰腺囊性肿瘤方面敏感性优于 CT。近期研究显示 PET-CT 有助于胰腺癌的诊断和分期，尤其在肿瘤体积小且尚未出现肝转移时，但其临床价值仍有待明确。

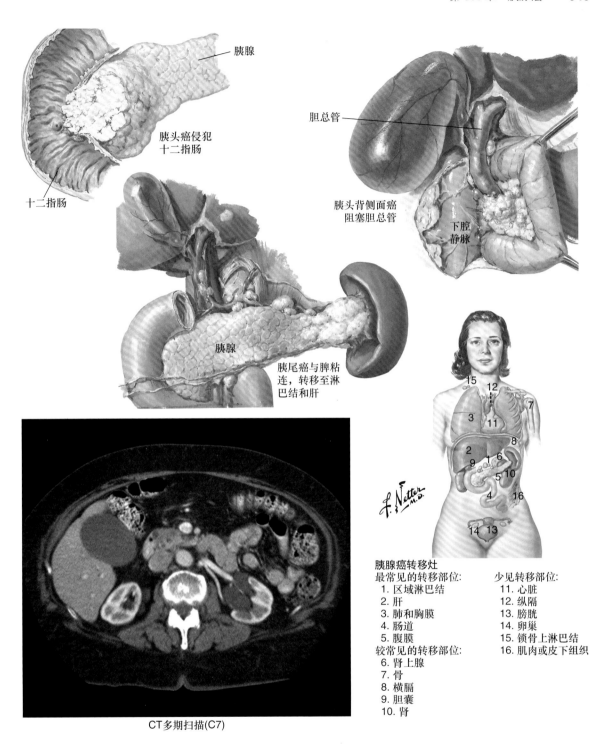

胰腺

胰头癌侵犯
十二指肠

十二指肠

胆总管

胰头背侧面癌
阻塞胆总管

下腔
静脉

胰腺

胰尾癌与脾粘
连，转移至淋
巴结和肝

CT多期扫描(C7)

胰腺癌转移灶

最常见的转移部位：
1. 区域淋巴结
2. 肝
3. 肺和胸膜
4. 肠道
5. 腹膜

较常见的转移部位：
6. 肾上腺
7. 骨
8. 横膈
9. 胆囊
10. 肾

少见转移部位：
11. 心脏
12. 纵隔
13. 膀胱
14. 卵巢
15. 锁骨上淋巴结
16. 肌肉或皮下组织

图 161.2　胰腺癌的临床特征

　　目前非手术诊断胰腺癌的金标准是**超声内镜**下对肿瘤组织进行细针穿刺抽吸活检或空芯针穿刺活检。ERCP 或 MRCP 也是有价值的影像学诊断方法，MRCP 无创伤，而 ERCP 可同时进行治疗；二者均可明确胰胆管的解剖结构，但对于诊断 PDAC 的敏感性较差。

　　基于组织活检和影像学检查结果，可根据美国癌症联合会（AJCC）的 TNM 分期系统对

PDAC 进行分期。

治疗

PDAC 的治疗方式取决于病灶是否可行外科切除、边界可切除性以及局部进展和远处转移情况。适合进行手术的患者应具备以下特征：病灶体积小于 25 mm^3、没有区域淋巴结转移、无腹膜 / 肝种植、血管结构包绕程度 < 180°（腹主动脉、肠系膜上动脉）、切缘阴性可能性大。不幸的是，仅 10% 的患者符合上述特征，其余大多数已处于 Ⅱ b/Ⅲ 期或出现淋巴结、血管、远处转移而无法切除。

外科手术切除可获得准确的病理评估以及最佳预后（中位总生存期 70 个月）。胰头部、钩突和胰颈部 PDAC 最常采用**胰十二指肠切除术（Whipple 手术）**，即切除胰头、部分胃幽门 / 胃窦和十二指肠，然后将胃体、残余胆管和胰体、胰管与空肠相接。为最大限度地减少术后胃排空和胆汁反流性胃炎等问题，改良 Whipple 手术可保留幽门。其他可选手术方案包括远端胰腺切除术＋脾切除术，主要适用于胰尾部病灶且无胆系受累者。胰腺全切术很少采用，在全切术前常使用腹腔镜检查，以评估影像学尚未能明确诊断的腹膜和肝转移情况；但在 10% ～ 15% 的病例中，这种评估会使得肿瘤分级提高，从而取消手术。

化疗的作用因手术切除肿瘤的效果而异。对可切除的肿瘤传统上仍采用直接手术，但对具有高危因素的患者可考虑新辅助化疗。边缘可切除的有局限血管侵犯的肿瘤在术后可予新辅助化疗；对局部进展（有广泛血管受累）的肿瘤患者，尽管获益微小，但仍可行化疗或放化疗，仅有小部分人进行胰腺切除术。需注意的是，行胰腺切除术的患者应考虑术后化疗，尤其是未行术前化疗者。PRODIGE-24 研究显示：对高危患者（多为 Ⅱ B 期或以下）采用改良 FOLFIRINOX 方案（奥沙利铂、低剂量伊立替康、5-FU 和亚叶酸钙）化疗较吉西他滨方案有更明显的获益，中位总生存期由 35 个月延长至 54.4 个月。

已出现临床转移的患者可单独进行化疗，改良 FOLFIRINOX 方案同样已取代吉西他滨方案成为一线化疗方案（中位总生存期 11 个月，吉西他滨为 6.8 个月；数据来源于 PRODIGE-4 研究）。吉西他滨和纳米颗粒白蛋白结合型紫杉醇也是可选择的一线化疗方案（中位总生存期 8.5 个月）。欲接受这些治疗均需要患者具备较好的一般状况。

新型 T 细胞检查点抑制剂（anti-CTLA4/PD1/PDL1）对于转移性 PDAC 的效果不佳，这与其在黑色素瘤和非小细胞肺癌中的效果不同。其原因主要是 PDAC 属于免疫荒漠型肿瘤，密集的间质结缔组织增生和间质内的高压力都使 T 细胞不能进入。近期抗纤维化药物也被证实无显著效果。

治疗中考虑患者的整体获益非常重要。许多患者高龄、存在其他合并症、疾病进展、慢性疼痛和（或）基础状态差。因此需要评估化疗对患者的毒副作用以及护理人员的负担。应将姑息治疗（转移灶的放疗、减容治疗、胆管或十二指肠支架、腹腔神经丛阻滞、口服或皮下药物止痛）、临终关怀和终末期的决策共同纳入治疗计划。

第 162 章

肝细胞癌

JASON M. BECKTA　著

吴　婷　译；戴　芸　校

概述

　　肝细胞癌（HCC）是男性中发病率居第 5 位、女性中发病率居第 7 位的恶性肿瘤；居肿瘤相关性死亡的第 3 位。肝癌的发病率和死亡率地域分布差异大，以非洲和东亚为重。美国肝癌发病率已从 1975—1977 年间的 1.4/10 万增加至 2005—2007 年间的 4.8/10 万。

病理生理学

　　肝癌的病理生理过程从不典型增生灶

或 < 1 mm 的异常肝细胞簇开始。异常肝细胞簇 ≥ 1 mm 时称为**不典型增生结节**，被认为是具有恶性潜能的癌前病变。当不典型增生结节出现肝结构内间质侵袭时称为肝癌。肝癌可分为早期肝癌和进展期肝癌，早期肝癌通常较进展期肝癌体积小（< 2 cm），分化好。与多数恶性肿瘤相似，早期肝癌的长期预后较好（图 162.1）。

　　肝癌最常见的基因异常是端粒酶（TERT）亚单位启动子区的突变，可导致肝癌细胞不适当地保持端粒的长度，从而避免衰老 / 凋亡。预估 30% ∼ 60% 的肝癌患者存在 TERT 启动子突变。肝癌患者也常具有 p53 基因突变。多项研究发现

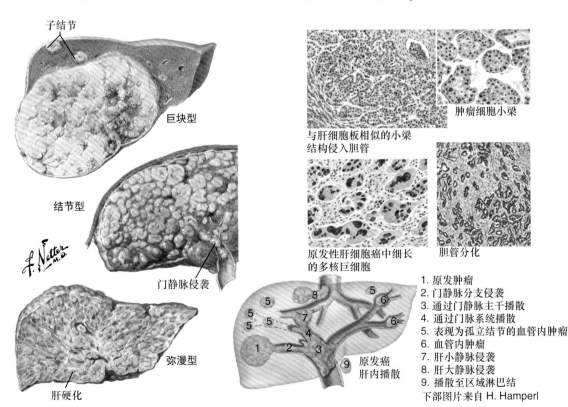

子结节

巨块型

结节型

门静脉侵袭

弥漫型

肝硬化

与肝细胞板相似的小梁结构侵入胆管

肿瘤细胞小梁

原发性肝细胞癌中细长的多核巨细胞

胆管分化

1. 原发肿瘤
2. 门静脉分支侵袭
3. 通过门静脉主干播散
4. 通过门脉系统播散
5. 表现为孤立结节的血管内肿瘤
6. 血管内肿瘤
7. 肝小静脉侵袭
8. 肝大静脉侵袭
9. 播散至区域淋巴结
下部图片来自 H. Hamperl

原发癌肝内播散

图 162.1　肝细胞癌的大体和微观特征

异常的组蛋白修饰、微小核糖核酸（microRNA）表达和染色体重构等表观遗传学改变，也能促进肝癌的发展。肝癌的发生涉及极多复杂的分子机制，因而很难研发有效的靶向治疗。

危险因素

肝癌最重要的危险因素是慢性肝病和**肝硬化**，大多由于**乙型肝炎病毒（HBV）、丙型肝炎病毒（HCV）**感染或过度饮酒所致。全球肝癌患者中约 1/2 归因于 HBV 感染，1/4 归因于 HCV 感染。HBV 携带者发展为肝癌的终生风险为 10% ~ 25%。HBV 疫苗的广泛使用已显著降低了世界多数地区 HBV 相关肝癌的负担，然而非洲和亚洲大部分地区 HBV 感染率仍很高，这也导致了该地区肝癌的高发。

酒精滥用所致肝癌仅占全球肝癌的少数，但在美国却属于常见的肝癌危险因素。研究证实，每日饮酒 3 杯或以上，肝癌发生风险增加 16%，而每日饮酒 6 杯或以上，肝癌发生风险则增加 22%。

其他肝癌危险因素包括糖尿病、肥胖、慢性黄曲霉毒素暴露、非酒精性脂肪肝和某些遗传病，如血色素沉着病、迟发性皮肤卟啉病、α_1-抗胰蛋白酶缺乏症、原发性胆汁性肝硬化IV期、肝豆状核变性和酪氨酸血症。黄曲霉毒素来源于黄曲霉，亚洲和非洲存储的食物常受其污染，肝长期暴露于黄曲霉毒素中可导致 *p53* 突变。黄曲霉毒素与 HBV、HCV 具有协同致癌作用。

临床表现及诊断

多数肝癌患者并无症状，当出现明显的症状和体征时通常也与慢性肝病相关，如黄疸、右上腹痛、腹胀、虚弱和不明原因的体重减轻。

和其他癌症一样，早发现、早治疗常可改善肝癌患者预后。因此，推荐对风险人群（包括肝硬化、HBV 表面抗原阳性、肝癌家族史）每 6 个月行 1 次超声筛查。尽管应用血清 α - 甲胎蛋白（AFP）检测进行肝癌筛查已有近 60 年，但

自 20 世纪 80 年代初以来，肝超声已成为首选筛查手段。

发现 < 1 cm 病灶者应每 3 个月复查超声，因为此类大小的病灶通常较难区分是恶性还是再生性结节。而 > 1 cm 的病灶应进一步行肝增强 CT 或 MRI 检查。与正常肝组织相比，肝癌动脉期明显强化（因肿瘤组织血供主要来源于肝动脉），而静脉期强化消失。当影像学结果不能确定诊断时，可考虑肝组织活检。

肝癌诊断明确时还需行胸部、腹部、盆部 CT 扫描，如果出现骨骼症状则行骨扫描，以明确是否存在转移并指导治疗。肝外转移灶最常见于肺、腹腔淋巴结和骨骼。

肝癌尚无通用的分期系统，目前采用经典的 TNM 分期系统，其他分期系统还包括合并存在的肝病状态等因素。国家综合癌症网络（NCCN）根据外科手术可能性将患者分为 4 类：

- 具有可切除或肝移植的可能
- 不可切除
- 由于基础状态或伴随疾病导致不能耐受手术
- 出现转移

肝癌合并肝硬化的患者可考虑肝移植，这对不能局部切除者是唯一可能的治愈方式，可采用 **Milan 标准**对患者进行分期。肝硬化分期系统包括 MELD-Na 评分、**Child-Pugh 评分**，同时也用于肝癌患者的预后评估。

治疗

肝癌的治疗方式取决于患者基础状况和疾病分期。单一结节、无肝硬化及 Child-Pugh 评分肝功能较好的患者通常可行局部病灶的根治性切除术。

由于早期肝癌常无临床症状，多数患者诊断时已无法进行切除。这些患者可考虑肝移植，但复发率高，且 5 年平均生存率 < 50%。这一结果可能与研究所纳入患者基础状况差有关。因此可采用 Milan 标准，仅对早期肝癌（单个 < 5 cm 的肝癌结节，或 3 个 < 3 cm 的肝癌结节，且无

血管侵犯或转移证据）进行肝移植，患者 5 年生存率可＞ 70%。

无法进行手术切除或肝移植的患者可采用经皮消融治疗，常用技术有**射频消融术（radio-frequency ablation，RFA）**和**经皮乙醇注射（percutaneous ethanol injection，PEI）**。在放射或超声引导下，将针推进肿瘤组织中，通过射频热损伤或注射乙醇导致肿瘤坏死。RFA 优于 PEI，其治疗次数少，且长期生存率更高。在体积较小的肿瘤中，RFA 甚至可替代手术切除。患者等候肝移植的时间可能需数月，上述消融治疗可延缓肿瘤进展，维持患者在 Milan 标准之内。

肝癌主要由肝动脉而非门静脉供血，经肝动脉栓塞术为不可切除肝癌患者提供了另一种治疗选择。**经肝动脉化疗栓塞术（transarterial chemoembolization，TACE）**包括肿瘤供血动脉的颗粒栓塞联合局部化疗（图 162.2）。

肝癌是高化疗耐药的恶性肿瘤之一，直到2008 年全身性化疗才被推荐用于进展期肝癌患者。随机对照试验显示索拉非尼（一种口服酪氨酸激酶抑制剂）可将肝癌中位生存期从 7.9 个月增加至 10.7 个月，其潜在副作用包括腹泻、手和足皮肤反应及体重下降。瑞格非尼是一种多激酶抑制剂，被美国 FDA 批准用于肝癌的二线治疗。纳武单抗是一种 PD1 抑制剂，已被批准用于进展期肝癌或不能耐受索拉非尼的患者。对于没有治疗方案可选择的肝癌患者，最佳的支持治疗应包含通过胆道减压以降低胆管炎和急性肝衰竭发生，控制由于骨转移或肿瘤体积增大引起的疼痛。

尽管肝癌治疗技术取得了进步，肝癌仍然是死亡率极高的侵袭性疾病。因此，直接针对肝癌预防的工作将会产生更大、更迅速的效果。HBV疫苗接种、戒酒治疗和代谢综合征的治疗可以最大限度降低肝癌发生率，同时也可能降低其他肿瘤发生率。

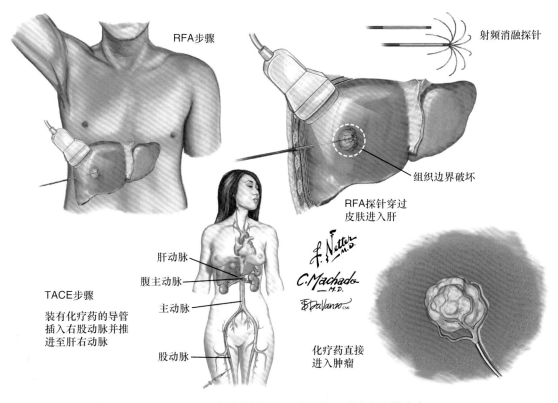

图 162.2　肝细胞癌中射频消融术和经肝动脉化疗栓塞术

第 163 章

肾细胞癌

JULIA E. MCGUINNESS　著

唐　琦　译；王　刚　校

概述

　　肾细胞癌是最常见的肾恶性肿瘤，居全世界恶性肿瘤发病率的第 7 位。自 20 世纪 70 年代以来，由于腹部影像学检查的偶发检出率增高，其年发病率增长从 3% 上升到 4%。2013 年，全球有超过 350 000 名患者诊断为肾细胞癌，且每年因肾细胞癌死亡的患者达 140 000 人。

　　肾细胞癌依据肿瘤细胞形态及组织病理分为不同亚型。肾细胞癌的主要亚型为**透明细胞癌**（约占 70%），因肿瘤细胞胞浆透明而得名。其他少见病理亚型包括乳头状细胞癌，胞浆嗜碱性；嫌色细胞癌，胞浆呈空泡状，肿瘤细胞有丝分裂缓慢且不易转移；以及集合管癌。

病理生理学

　　所有病理亚型中，对于透明细胞癌的组织病理学特征认识最为确切。抑癌基因 **von Hippel-Lindau（VHL）**的突变或改变在透明细胞癌中发生率达 80% 以上，其中包括散发性及遗传性病例。此类突变导致 **VHL** 基因功能缺失，影响到一个参与细胞生长周期及红细胞发生的重要分子——缺氧诱导因子（HIF1）的降解，进而引起血小板衍生生长因子（PDGF）和血管内皮生长因子（VEGF）水平的上调，促进血管生成和细胞增殖、生长以及迁移。

危险因素

　　肾细胞癌发病高峰年龄为 60 ～ 70 岁，其发病率在发达地区高于发展中地区、男性高于女性，男女发病率比值约为 1.5：1，但具体原因尚不明确。吸烟、肥胖以及高血压均与肾细胞癌发病风险增高有关。毒素以及药物，如三氯乙烯、非甾体抗炎药以及酒精也是潜在危险因素。利尿剂的使用也被认为是致病危险因素，但是尚不明确是否会受到高血压的干扰。

　　尽管绝大多数肾细胞癌为散发性，然而一些遗传综合征也为导致肾细胞癌发病风险增加，其中最主要的是 VHL 综合征，占所有肾细胞癌的 1.6%。VHL 综合征是一种常染色体显性遗传病，以 3p25 位点的 *VHL* 基因突变为特点，导致 25% ～ 60% 的肾细胞癌患者伴有其他血管源性肿瘤（如肾血管瘤、中枢神经系统血管母细胞瘤）、胰腺囊肿、胰岛细胞瘤及嗜铬细胞瘤。不幸的是，VHL 综合征相关性肾细胞癌呈现出双侧、多发及年轻化等特征，导致肿瘤转移成为这些患者的主要致死原因。

　　其他少见类型的遗传性肾细胞癌包括遗传性乳头状肾细胞癌，由原癌基因 *MET* 的活化突变所导致；遗传性平滑肌瘤病及肾细胞癌，由影响三羧酸循环的延胡索酸水化酶基因突变所导致；Birt-Hogg-Dubé 综合征，由与 mTOR 通路相互作用的抑癌基因 *FLCN* 突变所导致。以上这些综合征均具有常染色体显性遗传的特点。

临床表现、评估及诊断

　　仅 30% 肾细胞癌患者因临床症状而确诊，大部分患者是在进行腹部影像检查时偶然发现并获得诊断。伴有症状的肾细胞癌患者，腰痛及肉眼血尿为最常见的临床表现。少见临床表现包括可触及的腹部包块或精索静脉曲张（由于肿瘤导致性腺静脉回流受阻所致）。

任何分期的肾细胞癌都有可能导致副肿瘤综合征的出现。高血压与肿瘤本身或者肿瘤压迫肾动脉引起的肾素分泌增多有关。恶病质、体重减轻和发热与异常分泌的细胞因子及前列腺素相关。高钙血症与甲状旁腺激素相关蛋白（PTHrP）的分泌有关，而红细胞增多症是促红细胞生成素分泌增多的结果。Stauffer 综合征的特点是在不伴有肝转移的情况下出现肝转氨酶升高，进而导致白介素 6（IL-6）水平升高，并促进肝实质的淋巴细胞浸润。

尽管肾细胞癌的确诊需要依靠病理诊断，腹部影像检查也经常被用于鉴别肾肿瘤的良恶性。鉴别肾肿瘤性质的最佳影像检查方法是腹盆腔平扫及增强 CT 或 MRI 检查，同时可以提供静脉受累、肿瘤范围及转移等信息（图 163.1）。

Bosniak 分级被用于判断肾囊肿的恶性可能，提示恶性可能的特征包括实性成分、大于 3 cm、多发分隔、分隔不规则、壁或分隔强化、钙化以及混杂囊肿性成分等。一种新型影像检查方法使用针对碳酸酐酶Ⅸ的碘标记抗体，可以显示超过 90% 的肾透明细胞癌，而在正常肾细胞中不显影。

既往有个别病理活检导致肿瘤种植的病例报道，但是随着穿刺技术的进步，肿瘤种植已不再具有显著风险。因此，经皮穿刺活检被越来越多地应用于影像检查不能明确的肾肿瘤性质判断。穿刺并发症率为 0.3% ～ 5.3%，包括出血、感染及动静脉瘘等。

肾细胞癌分期基于 TNM 分期系统。T 分期由肿瘤直径、肿瘤侵犯脉管系统、肾周筋膜、肾周组织及肾上腺的情况而定。肾细胞癌最常见的远处转移部位是肺部、骨骼及脑部，另外肾上腺、对侧肾以及肝同样可见到转移情况（图 163.2）。对于具有局部临床症状、肿瘤直径大于 7 cm、

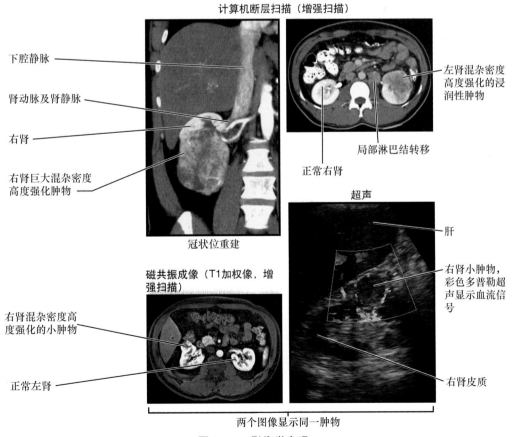

计算机断层扫描（增强扫描）

下腔静脉

肾动脉及肾静脉

右肾

右肾巨大混杂密度高度强化肿物

冠状位重建

左肾混杂密度高度强化的浸润性肿物

局部淋巴结转移

正常右肾

超声

肝

右肾小肿物，彩色多普勒超声显示血流信号

右肾皮质

磁共振成像（T1加权像，增强扫描）

右肾混杂密度高度强化的小肿物

正常左肾

两个图像显示同一肿物

图 163.1　影像学表现

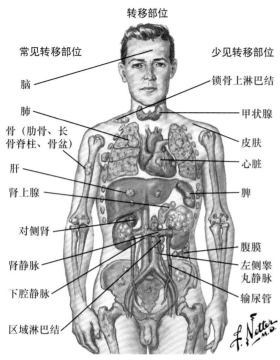

图 163.2　常见肿瘤转移部位

淋巴结肿大、肾静脉受累或邻近器官侵犯的患者，需要进行胸部 CT、头颅 CT 或 MRI、骨扫描等检测评估来明确肿瘤分期。在确诊时，约有 1/3 患者已经出现肿瘤转移，另有约 40% 的局限性肿瘤患者在其一生中会出现肿瘤转移情况。

治疗

　　手术切除在各期肿瘤的治疗中均占主导作用。肾细胞癌对于传统化疗药物不敏感，系统性治疗仅针对转移性或局部进展型肿瘤。

　　既往根治性肾切除一直被作为肾细胞癌的标准手术方式。然而，保留肾单位手术（对肿瘤局部进行切除并尽可能多地保留正常肾组织）被越来越多地应用于具有根治性肾切除禁忌证的小肿瘤患者（图 163.3）。保留肾单位手术的绝对适应证是孤立肾，相对适应证包括可能影响对侧肾功能的疾病状态。其他微创治疗方式包括射频消融及冷冻消融，但是其远期疗效仍有待明确。

　　值得注意的是，对于高龄或者存在导致手术风险升高的合并症的患者，在肿瘤较小的情况下，主动监测及定期影像学检查是可选的方案，尤其是在 20% ～ 30% 肾小肿瘤可能为良性的前提下。

　　进展性或转移性肾细胞癌患者需要接受系统性治疗。在过去的数十年中，针对肾细胞癌发病机制（VEGF、PDGF 及 mTOR）的靶向治疗药物是标准治疗方案。VEGF 拮抗剂包括贝伐珠单抗、舒尼替尼、索拉非尼等。mTOR 受体抑制剂包括依维莫司及替西罗莫司等。

　　转移性肾细胞癌治疗的近期进展包括新一代 VEGF 拮抗剂（如卡博替尼）及免疫治疗。程序性细胞凋亡受体 1（PD1）是一种位于 T 细胞表面的受体，PD1 通过与肿瘤表面的配体 PD-L1 相互作用，阻止免疫系统对肿瘤细胞的杀伤作用。PD1 抑制剂，如帕博丽珠单抗和纳武单抗，目前已被单独应用或者与 VEGF 拮抗剂联合应用于转移性肾细胞癌的治疗，联合用药方案可以使患者获得超过 18 个月的中位生存时间。

腹腔镜肾部分切除术：经腹腔途径

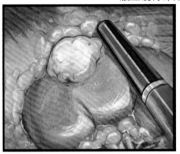

1. 使用腹腔镜下超声识别肿瘤并观察
   肿瘤特点

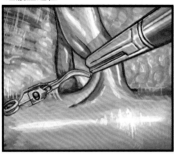

2. 阻断肾动脉

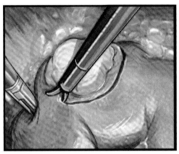

3. 使用腹腔镜剪刀切除肿瘤（保留一
   圈正常肾实质）

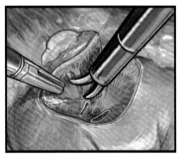

4. 继续分离直到肿瘤完全从肾剥离

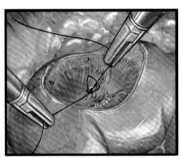

5. 使用可吸收线修补集合系统

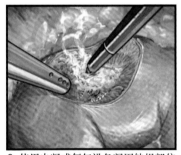

6. 使用电凝或氩气设备凝固缺损部位
   肾皮质

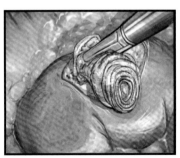

7. 缺损部位填塞止血材料

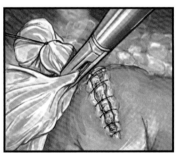

8. 闭合肾实质缺损，使用取物袋将肿
   瘤完整取出

图 163.3 保留肾单位手术

第 164 章

膀胱癌

MEGAN M. DUPUIS 著

唐 琦 译；王 刚 校

概述

膀胱癌是居美国发病率第 6 位的恶性肿瘤，约占每年新发肿瘤病例的 5%。膀胱癌患者五年生存率数十年来维持在 77.5% 左右。近年来，随着吸烟人群比例的下降，膀胱癌发病率出现了轻微下降趋势。

膀胱癌的最主要病理类型为**移行细胞癌**，或称为**膀胱尿路上皮癌**，是本章的主要内容。不到 10% 的膀胱癌可能为腺癌或鳞状细胞癌。在本章中，膀胱癌均指移行细胞癌。

病理生理学

膀胱腔内层被称作黏膜层，由移行上皮细胞构成。其深方为固有层，为黏膜下结缔组织。固有层深方为肌层，由三层肌纤维组织共同构成膀胱逼尿肌。最后，肌层外被覆浆膜层，是一层帮助膀胱位置固定的疏松结缔组织。

膀胱癌发生于膀胱移行上皮细胞。形态上，膀胱癌可分为扁平状或乳头状。**扁平状癌**不突入膀胱腔内，但会沿膀胱黏膜蔓延。**乳头状癌**向膀胱腔内呈茎突状生长。如果肿瘤局限于尿路上皮层且显微结构呈低级别特点，这样的肿瘤被称为原位癌（CIS）或低度恶性潜能乳头状尿路上皮肿瘤（PUMLMPs）。无论是扁平状癌还是乳头状癌，如果肿瘤侵犯膀胱肌层，则被称为**肌层浸润性膀胱癌**（图 164.1）。

与其他实体肿瘤相同，多种基因突变与膀胱癌的发生及侵袭性相关。例如，浸润性膀胱癌通常伴有抑癌基因 *p53* 突变，而非浸润性乳头状肿瘤则通常不具有此类突变。抗凋亡分子生存素在非浸润性及肌层浸润性肿瘤中均过度表达，表达水平的升高与更高的疾病严重程度及复发风险相关。其他常见的基因突变类型包括 *FGFR* 及 *RAS*，也与膀胱癌的发生及进展相关。

危险因素

膀胱癌在男性、高加索人及老年人中发病率更高。最为可控的危险因素是吸烟。其他环境危险因素包括慢性泌尿系统感染、血吸虫病和含苯胺染料暴露（常见于纺织及橡胶厂工人）等。一些遗传性综合征也与膀胱癌的发生相关，如**林奇综合征**〔或被称为**遗传性非息肉性结直肠癌（HNPCC）**〕，是一种由错配修复基因突变所导致的遗传性疾病，可能导致包括膀胱癌在内的多种肿瘤发生。

临床表现、评估及诊断

膀胱癌最常见的临床表现是无痛性肉眼血尿。虽然患者可表现为肉眼或镜下血尿，但肉眼血尿提示膀胱癌的可能性更大。患者同时可出现膀胱部位或盆腔疼痛，还可能伴有排尿症状，如排尿困难、尿滴沥或尿频。全身性症状的出现，如发热、体重降低或远处部位疼痛，通常提示晚期转移性疾病。

所有出现不明原因血尿的患者，无论是肉眼血尿还是镜下血尿，均应接受包括**膀胱镜**在内的一系列检查，膀胱镜可以在直视下观察尿道及膀胱的情况。如果观察到任何可疑病变，应采取

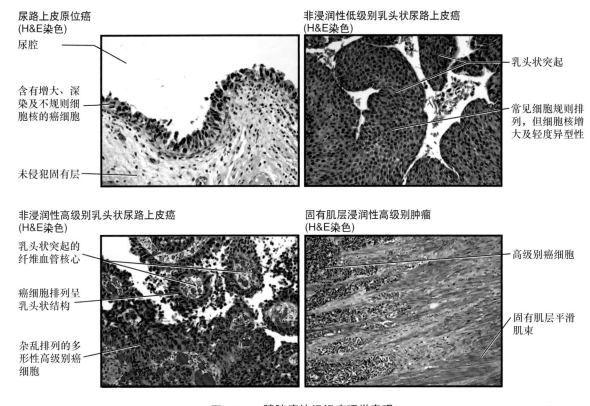

图 164.1 膀胱癌的组织病理学表现

术中操作来直接获取肿瘤组织及肌层组织病理标本，以便判断是否存在肿瘤侵犯肌层的情况。膀胱镜检查同时还可以进行尿脱落细胞学检查。

分期

膀胱癌分期依据 TNM 分期系统。如前所述，准确分期需要依靠膀胱镜检及病理活检，同时影像学检查可以评估肿瘤区域内或远处转移情况。可疑淋巴结或远处转移需要依靠病理活检进行确诊。

泌尿系 CT 显像（包含排泄期图像的腹盆腔增强 CT 检查）被推荐用于上尿路系统的评估，上尿路情况在膀胱镜下无法获得有效判断。若患者无法耐受碘造影剂检测，可以替换为 MRI 检查。然而，无论是 CT 还是 MRI，对于评估淋巴结状态均有较高的假阴性率。

为了评估是否存在远处转移情况，胸部 X 线检查被推荐用于判断是否存在肺部转移，尽管对于小于 1 cm 的转移病灶，X 线检查并不足

够敏感。正电子发射断层显像（PET）同样可用于评估远处转移情况，但是由于氟脱氧葡萄糖（FDG）通过尿液排泄，所以 PET 对于局部复发的判断较为困难。

基于分期的治疗

对于 0 或 I 期膀胱癌，标准治疗方法是经尿道膀胱肿瘤切除手术（TURBT），并于术后 3 个月进行膀胱镜复查（图 164.2）。由于高达 70% 浅表性膀胱癌术后可能出现复发，且 20% 可能进展为浸润性肿瘤，对于肿瘤残余及种植复发的密切监测至关重要。指南推荐 TURBT 术后前 4 年内每 3 ~ 6 个月进行膀胱镜及尿细胞学复查，随后延长为每年一次复查。TURBT 术中，推荐进行一次化疗药物膀胱内灌注，如丝裂霉素或卡介苗（BCG），以预防残余肿瘤在膀胱黏膜的种植复发。如果病理检查提示为低级别肿瘤，则无需进一步治疗。然而，对于高级别肿瘤，患者需要接受多次 BCG 灌注治疗，推荐每 3 周进行一

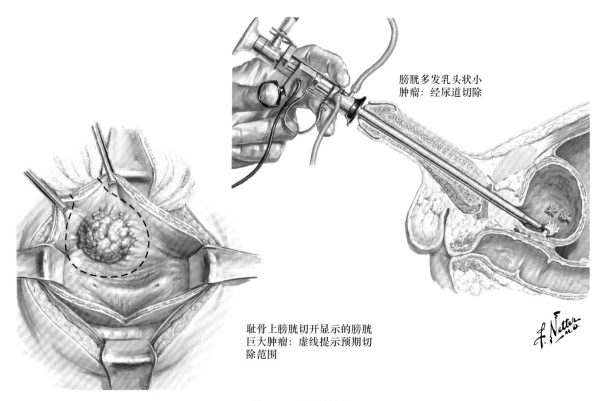

膀胱多发乳头状小
肿瘤：经尿道切除

耻骨上膀胱切开显示的膀胱
巨大肿瘤：虚线提示预期切
除范围

图 164.2　膀胱肿瘤

次 BCG 灌注治疗，持续 1 ～ 3 年。如果肿瘤具有其他高危特点，如肿瘤多发，推荐进行重复 TURBT 以确保肿瘤得到完整切除。

对于 Ⅱ 期或 Ⅲ 期膀胱癌，患者需要在接受含铂方案新辅助化疗后进行根治性手术切除。约有 5% 接受膀胱部分切除的患者可能出现局部肿瘤复发，因此标准手术治疗方案为根治性膀胱全切。对于男性患者，推荐行根治性膀胱及前列腺切除术，同时切除膀胱及前列腺组织。对于女性患者，需要切除多种盆腔脏器，包括膀胱、尿道、子宫、卵巢、阴道，甚至直肠，从而需要进行永久性结肠造瘘及尿流改道。对于所有患者，此项手术还包括盆腔淋巴结清扫和通过回肠通道进行的尿流改道术。尽管没有在所有患者中获得充分证实，术后辅助放疗对于手术切缘阳性、高级别肿瘤或淋巴结阳性患者仍然是一种可选治疗方案。

对于 Ⅳ A 期膀胱癌患者（cT4b，任何 N，任何 M，或 M1a），治疗方案包括以铂类为基础的化疗或同步放化疗。若患者治疗效果显著，推荐完成根治性放疗剂量。通常不伴有远处转移的 Ⅳ A 期患者不再作为手术选择，然而如果患者对于系统性治疗疗效显著且肿瘤降期明显，膀胱切除手术可作为后续治疗选择。

对于 Ⅳ B 期伴有远处转移的患者，一线治疗方案为以铂类为基础的化疗。然而近年来随着免疫治疗的发展，对于 PD-L1 高表达患者，免疫检查点抑制剂帕博丽珠单抗（抗 PD1 抗体）及阿特珠单抗（抗 PD-L1 抗体）也可作为患者一线治疗选择。并且对于顺铂不耐受的患者，无论 PD-L1 表达情况如何，此类药物均可作为一线治疗选择。免疫检查点抑制剂同样被批准用于顺铂化疗失败的转移性膀胱癌患者的二线治疗。另外对于存在 *FGFR2* 或 *FGFR3* 基因突变的患者，成纤维细胞生长因子受体靶向药物厄达替尼近期也被批准用于铂类化疗失败后的二线治疗。

第 165 章

黑色素瘤

HAO XIE　著

王清雅　译；王　倩　校

概述

　　黑色素瘤是最具侵袭性的皮肤癌。皮肤黑色素瘤是最常见的形式，也是本章的主要重点。亚型包括浅表扩散型、结节型、**恶性雀斑样型**和肢端色斑型。非皮肤形式的黑色素瘤涉及黏膜、葡萄膜和纤维组织，本章将简要讨论。

发病机制及危险因素

　　不同的黑色素瘤亚型与相对独特的致癌突变有关。*BRAF* 点突变，特别是 $BRAF^{V600E}$、$BRAF^{V600K}$，存在于 45% 的新诊断的皮肤黑色素瘤中，导致 RAS 通路的激活和不受控制的细胞增殖。NRAS 突变存在于另外 20% 的皮肤黑素瘤中，且与 $BRAF^{V600E}$ 突变不共存。相比之下，在 25% 的黏膜和肢端黑素瘤中存在 *KIT* 基因突变和扩增。*GNAQ* 或 *GNA11* 突变存在于 85% 的葡萄膜黑素瘤中，导致抗凋亡信号通路的激活。

　　主要的危险因素包括**紫外线**暴露史（具有剂量依赖性）（图 165.1）、黑色素瘤个人史、家族性非典型多发性痣和黑色素瘤综合征、痣异常综合征、痣数量增加、发育不良痣、大的先天性痣、免疫抑制和黑色素皮质素 -1 受体变异（与皮肤白皙、红头发和雀斑有关）。一级亲属有黑色素瘤史者，患黑色素瘤的概率增加 50%。家族性黑色素瘤与 *CDKN2A* 和 *CDK4* 的突变有关，家族性黑色素瘤综合征患者必须监测发育不良痣的发展。

临床表现和筛查

　　一些工具已经被开发出来用以帮助识别早期的皮肤黑色素瘤。最广泛使用的标准被称为 **ABCDE 法则**，识别增加疾病可能性和需要活检的特征：A 指不对称（asymmetry），B 指边界（border）不规则，C 指颜色（color）斑驳，

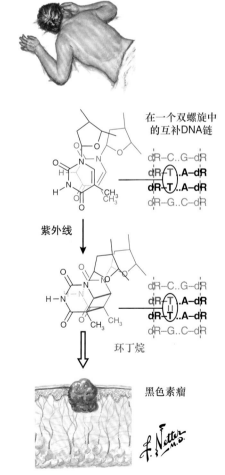

在一个双螺旋中的互补DNA链

紫外线

环丁烷

黑色素瘤

图 165.1　紫外线（UV）照射导致的脱氧核糖核酸（DNA）变化

D 指直径（diameter）≥ 6 mm，E 指出现皮损的进展（evolution）或变化，或者出现新皮损（图165.2）。

专家组对黑色素瘤的常规筛查还没有明确的共识。全身皮肤检查可以用于筛查有危险因素的患者。小的可疑病变需要全层皮肤切除活检，切缘包括皮损周围 1 ～ 2 mm 的正常皮肤。应避免进行常用的削刮活检。直径更宽的病变可以通过对肿瘤最厚部分进行全层切取活检来解决。

分期

肿瘤淋巴结转移（TNM）标准用于皮肤黑色素瘤分期。**Breslow 厚度**是黑色素瘤的一个关键预后因素，是表皮上层和肿瘤浸润最深点之间的距离。如果原发性肿瘤的 Breslow 厚度为 > 1 mm，则应在完全切除时进行前哨淋巴结活检。此外，如果原发性肿瘤厚度为 > 0.76 ～ 1 mm，且具有溃疡和（或）有丝分裂率 ≥ 1/mm²，同样应进行前哨淋巴结活检。如果前哨淋巴结活检阳性，应考虑进行影像检查 [CT 胸部 / 腹部 / 骨盆、大脑 MRI 和（或）正电子发射断层扫描（PET）/CT] 以提供基线分期。如果存在转移，应检测血清乳酸脱氢酶（LDH）浓度（图 165.3）。

治疗

皮肤黑色素瘤的主要治疗方法是进行广泛

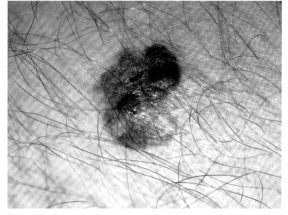

图 165.2 黑色素瘤，可见不对称、边界不规则、颜色变化、直径 ≥ 6 mm 和进展——ABCDE 法则

的局部切除和（或）前哨淋巴结活检。切除的边缘基于原发肿瘤的 Breslow 厚度。推荐 Tis 肿瘤切除边缘为 0.5 ～ 1 cm，T1 肿瘤为 1 cm，T2 肿瘤为 1 ～ 2 cm，T3/4 为 2 cm。切除边缘在解剖学上受限制的区域（如面部或耳部）可加以修改。前哨淋巴结活检应按上述情况进行。如果前哨淋结活检阳性，应讨论并强烈考虑全面的淋巴结清扫术。如果患者出现临床淋巴结病，应对可疑淋巴结进行细针穿刺活检，如果没有远处转移，应进行完整淋巴结切除术和扩大的局部切除术。

对于 ⅡB、ⅡC 和 Ⅲ 期疾病，辅助治疗可以降低淋巴结复发的风险。辅助高剂量干扰素或聚乙二醇干扰素可以改善无进展生存率，但不能改善整体生存率，干扰素的治疗相关毒性包括流感样症状、白细胞减少、血小板减少、转氨酶升高和抑郁症。在最近的临床试验中，使用**免疫检查点抑制剂**，如易普利姆抗、尼伏单抗和达布拉非尼加曲米替尼治疗 BRAF 突变的黑色素瘤，显著提高了生存率。

对于 Ⅳ 期疾病，治疗选择在历史上是有限的，尽管最近靶向治疗和免疫治疗的进展已经改善了预后。达卡巴嗪是之前的首选药物，但只有 10%的反应率且通常为短暂反应。对于有 $BRAF^{V600}$ 突变的黑色素瘤患者，维莫拉非尼和达布拉非尼是新型的 BRAF 突变选择性抑制剂。与达卡巴嗪相比，总体反应率达 50% 并且能延长总生存率。

不幸的是，有 $BRAF^{V600}$ 突变的黑色素瘤患者通常在开始维莫拉非尼或达布拉非尼治疗大约 6个月后产生耐药性。常见的耐药机制包括 $BRAF^{V600}$ 的扩增和剪接变异，以及出现 NRAS 和 MEK1/2 突变。曲米替尼和科比米替尼是 MEK1/2 抑制剂，可克服上述耐药。事实上，达布拉非尼和曲米替尼或维美拉非尼和科比米替尼的联合用药可获得 76% 的反应率，并显著提高无进展生存率；然而，对于先前对 BRAF 抑制剂耐药的患者，反应率下降到 15%。曲米替尼具有罕见，但严重的眼部副作用，包括视物模糊、视网膜剥离和视网膜静脉闭塞。

黑色素瘤的突变负荷很高，因此被认为是

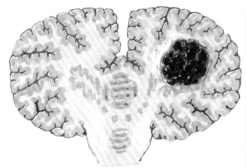

由皮肤黑色素瘤引起的小脑转移

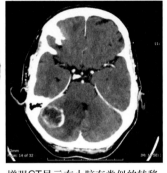

增强CT显示右小脑有类似的转移，
第四脑室消失

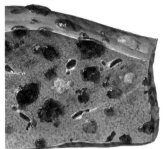

恶性黑色素瘤肝转移

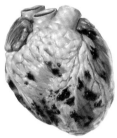
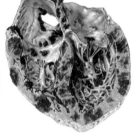

恶性黑色素瘤的心脏多发转移

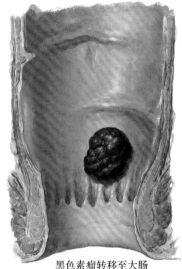

黑色素瘤转移至大肠

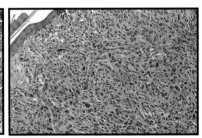
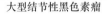

出现奇怪的黑色素细胞片

大型结节性黑色素瘤

图 165.3 转移性黑色素瘤

一种免疫原性很强的肿瘤。通过增强对肿瘤的免疫反应的疗法已被用于提高反应率和生存率。高剂量白细胞介素 -2（IL2）是第一个被批准用于转移性黑色素瘤的免疫治疗，有 16% 的反应率，完全缓解患者可有＞ 10 年的持久反应。在高剂量的 IL2 中加入 gp100 肿瘤疫苗可提高反应率和无进展生存率。

新的免疫疗法进一步提高了整体生存率。细胞毒性 T 淋巴细胞相关抗原 4（CTLA4）是位于活化和调节性 T 淋巴细胞表面的一种抑制性免疫检查点蛋白。易普利姆单抗是一种抗 CTLA4 抗体，尽管只有 10%～15% 的反应率，但反应持久，并提高了生存率。程序性细胞死亡 -1（PD1）受体是另一种抑制免疫反应的 T 细胞受体。彭布罗珠单抗和尼伏单抗是抗 PD1 抗体，显示约 30% 的反应率、持久反应和显著延长生存率。易普利姆单抗和尼伏单抗的联合治疗进一步提高了总体反应率，尽管大约一半接受这种联合治疗的患者出现了与全身炎症相关的严重不良事件（如结肠炎、肺炎），需要用类固醇治疗。

第 166 章

前列腺癌

KELLY J. FITZGERALD　著

唐　琦　译；王　刚　校

概述

前列腺的腺癌是美国男性最常见的恶性肿瘤，2019 年新发病例约 175 000 例。尽管高发病率导致前列腺癌成为男性死亡率第二的恶性肿瘤，仅约 1/41 前列腺癌患者会因本病死亡。这种差异反映出许多早期病例肿瘤发展缓慢的特性。

治疗对于不会导致临床症状及死亡的低风险肿瘤来说是非必需的，反而可能使患者面临治疗相关不良反应，如尿失禁、勃起功能障碍，以及增高总体医疗花费。但是，影响肿瘤从低级别、局限性进展为转移性疾病的因素尚不十分明确。因此，如何识别出能够从诊断和治疗中获益超过潜在损害的早期肿瘤患者，仍然是充满挑战的工作。

危险因素、临床表现及筛查

主要危险因素包括一级亲属罹患前列腺癌病史以及非裔美国人种。用于治疗良性前列腺增生的 5α 还原酶抑制剂已知可以降低**前列腺特异性抗原（PSA）**水平以及前列腺癌发病风险，但是否可以带来生存获益尚不明确。

大多数早期前列腺癌患者没有临床症状，仅少数患者可能伴有如排尿梗阻（尿频、排尿踌躇、尿急）及血尿症状。由于临床症状并不明显，筛查检测对于识别需要进一步诊治的患者就变得非常必要。两项较为容易的筛查方法包括血清 PSA 水平检测以及前列腺指诊（DRE）。

美国癌症协会建议由患者和医生共同商议，根据个体危险因素，权衡早期诊断的获益与假阳性结果及后续检查的关系，来决定是否进行筛查。由于前列腺癌在年轻男性中极为罕见，因此 45～75 岁之间的男性是前列腺癌筛查的潜在目标人群。尽管前列腺癌发病率随着年龄增长而升高，但由于其惰性的肿瘤生物学特点，很少引起 75 岁以上患者的死亡，因此对于这部分人群的筛查是不推荐的。对于预期寿命小于 10 年的年轻男性，也无法从前列腺癌筛查中获益。

PSA 检测

PSA 是一种由前列腺分泌的可以增加精液流动性的蛋白酶。前列腺癌可以增多 PSA 分泌并破坏微血管环境，从而导致血清 PSA 水平升高。PSA 并非是肿瘤特异性指标，非肿瘤因素（如良性前列腺增生、前列腺炎及前列腺损伤等）同样可能导致其水平升高。

PSA 水平大于 10 ng/ml 强烈提示前列腺癌可能，但较低水平的升高则不太具有特异性。使用 4 ng/ml 作为界值，诊断前列腺癌的敏感性及特异性分别为 21% 级 91%。然而 PSA 大于 4 ng/ml 的阳性预测价值（PPV）仅为 30%。部分研究采用更低的 3 ng/ml 作为界值来提高诊断敏感性，但是进一步降低了特异性及阳性预测价值。

两项大型随机对照试验研究了 PSA 筛查对于降低前列腺癌特异性死亡率的价值。欧洲前列腺癌筛查研究（ERSPC）显示与对照组相比，PSA 筛查可以降低 21% 死亡率。但是由于绝对死亡率较低，需要筛查 781 名患者才能预防 1 例患者的死亡，且持续时间长达 13 年。

与此相反，美国研究（PLCO）显示 13 年间年度 PSA 筛查组与对照组相比特异性死亡率没有明显差别。这项研究结果受到较大的交互因素影响，高达 90% 的对照组患者至少接受过一次 PSA 检测。

美国预防医学工作组在 2012 年时对于 PSA 常规筛查的建议是，常规、非选择性的 PSA 筛查可能使大量患者面临非必需的进一步检查及治疗，而不能带来明确的生存获益。

前列腺指诊

DRE 可以在一些情况下发现前列腺结节或肿物，但是并没有随机对照试验显示常规 DRE 可以带来生存获益。DRE 通常在肿瘤较大（肿瘤体积大于 0.5 cm^3）或者肿瘤突出前列腺时更容易出现阳性结果。

评估、诊断及分期

PSA 水平升高或 DRE 检查异常通常提示需要进一步进行经直肠超声引导下（TRUS）前列腺穿刺活检（图 166.1）。目前标准方案是进行至少 12 针穿刺，6 针来自前列腺外周带，6 针来自中央带，如果存在可疑结节部位，需要进行额外穿刺。病理医生会对每一针穿刺标本进行评估并进行 **Gleason 评分**（2 ～ 10 分），小于等于 6 分提示良好分化的肿瘤，10 分提示未分化的生长方式。Gleason 评分由穿刺标本中主要及次要成分的组织病理学特征评分相加而来。Gleason 评分通常表示为 $x + y$ 的形式，例如 $4 + 3 = 7$ 分（图 166.2）。

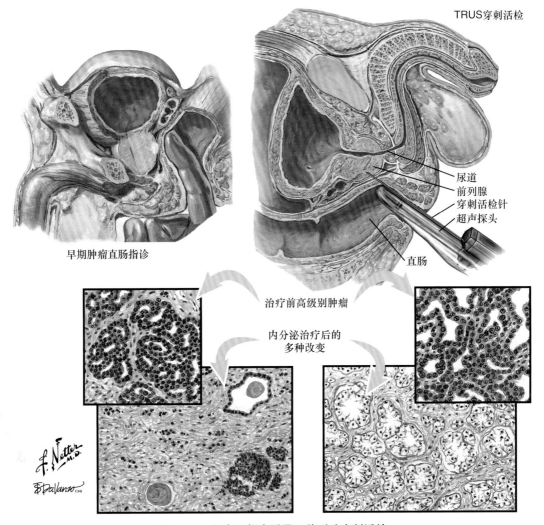

TRUS穿刺活检

尿道
前列腺
穿刺活检针
超声探头
直肠

早期肿瘤直肠指诊

治疗前高级别肿瘤

内分泌治疗后的多种改变

图 166.1　经直肠超声引导下前列腺穿刺活检

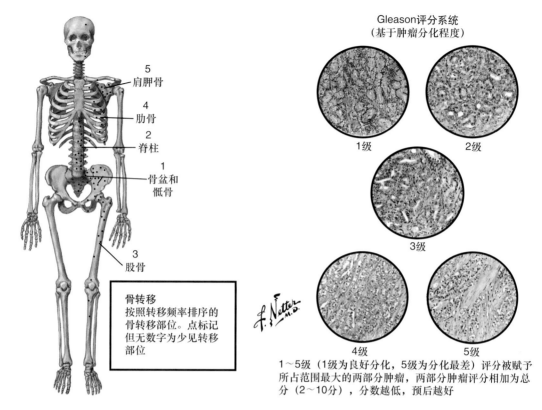

Gleason评分系统
（基于肿瘤分化程度）

1级　2级　3级　4级　5级

骨转移
按照转移频率排序的
骨转移部位。点标记
但无数字为少见转移
部位

5　肩胛骨
4　肋骨
2　脊柱
1　骨盆和
骶骨
3　股骨

1～5级（1级为良好分化，5级为分化最差）评分被赋予
所占范围最大的两部分肿瘤，两部分肿瘤评分相加为总
分（2～10分），分数越低，预后越好

图 166.2　前列腺癌及 Gleason 评分

除了 Gleason 评分，前列腺癌还依据 TNM 系统进行分期。除了引导穿刺活检时所做的超声检查，更多的影像学检查（盆腔 CT、MRI 及骨扫描）可以作为参考，特别是当 PSA 大于 10 ng/ml、Gleason 评分大于等于 8 分、肿瘤分期较高（T3 或 T4）或伴随有骨痛症状时（特别是背部疼痛，为常见转移部位）。

治疗

局限性肿瘤

患者首先依据临床病理特征（肿瘤分期、Gleason 评分、PSA 水平、穿刺阳性针数）进行危险度分层，随后根据由年龄、合并症及身体功能状态等判断的预期寿命来决定治疗方案。

低危（T1-2a，Gleason 评分小于等于 6 分，PSA 小于 10 ng/ml 且小于 3 针穿刺阳性针数）且预期寿命小于 10 年的患者原则上应该保守观察。

若肿瘤负荷增大并出现临床症状，可进行姑息性对症治疗。**主动监测**与保守观察不同，需要定期进行重复前列腺穿刺活检，当出现 PSA 水平升高或 Gleason 评分增加时选择进行根治性治疗。在一项研究中，66% 的患者拒绝接受手术、放疗或化疗，接受了为期 5 年的主动监测。目前尚无明确参数指标来提示由主动监测转为治疗的理想时机。

局限性、低危–中危（T1-2c，Gleason 评分小于等于 7 分，PSA 小于 20 ng/ml）且预期寿命大于 10 年的患者建议接受手术治疗或放疗。**根治性前列腺切除术**可通过开放手术（耻骨后或肛周入路）、腹腔镜或机器人辅助技术完成（图 166.3）。在拥有较大患者数量的医疗中心，具有丰富手术经验的外科医生通过这三种手术方式可以获得相近的治疗效果。对于局限性肿瘤且预期寿命大于 10 年的患者，根治性前列腺切除术与可以降低约 11% 的前列腺癌绝对死亡率。手术可能的并发症包括尿失禁、勃起功能障碍及其他术后并发

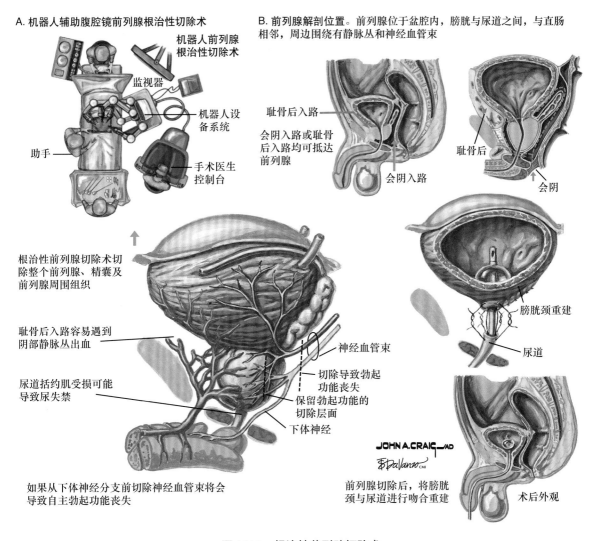

A. 机器人辅助腹腔镜前列腺根治性切除术

机器人前列腺根治性切除术

监视器

机器人设备系统

助手

手术医生控制台

B. 前列腺解剖位置。前列腺位于盆腔内，膀胱与尿道之间，与直肠相邻，周边围绕有静脉丛和神经血管束

耻骨后入路

会阴入路或耻骨后入路均可抵达前列腺

会阴入路

耻骨后

会阴

根治性前列腺切除术切除整个前列腺、精囊及前列腺周围组织

耻骨后入路容易遇到阴部静脉丛出血

尿道括约肌受损可能导致尿失禁

神经血管束

切除导致勃起功能丧失

保留勃起功能的切除层面

下体神经

膀胱颈重建

尿道

如果从下体神经分支前切除神经血管束将会导致自主勃起功能丧失

前列腺切除后，将膀胱颈与尿道进行吻合重建

术后外观

JOHN A. CRAIG_AD

图 166.3　根治性前列腺切除术

症（如恢复期间的深静脉血栓）。

　　放射治疗包括**外放射治疗**（EBRT）及**近距离放射治疗**（在前列腺内植入短距离放射性粒子），这两种技术也可以同时使用。放射治疗的并发症包括放射性直肠炎、勃起功能障碍以及暂时性肠道和膀胱功能障碍。研究显示，对于早期前列腺癌患者，手术和外放射治疗可以取得相当的治疗效果。

进展性肿瘤

　　对于进展性（大于等于 T3、Gleason 评分 8～10 分，PSA 大于 20 ng/ml）、非转移性前列腺癌患者，可以首先进行雄激素剥夺治疗

（ADT）。由于前列腺癌初治时多为激素敏感性肿瘤，通过睾丸切除或使用促黄体生成激素释放激素（LHRH）激动剂或拮抗剂达到去势效果，可以使肿瘤获得有效控制。其他抗雄激素药物（如雄激素受体拮抗剂阿帕他胺）也正在研究之中，且研究显示与 ADT 药物联合使用可以改善总体生存时间。ADT 治疗的不良反应包括骨质疏松、心血管事件风险增加、糖尿病、性欲降低和勃起功能障碍。由于这些不良反应可能导致的较高治疗中断比例，间歇性治疗方案（与持续治疗相对）被尝试用于降低治疗不良反应，而不影响治疗效果。

　　对于转移性肿瘤患者，多种系统性治疗药物

可以使用，包括多西他赛（微管抑制剂）、阿比特龙（雄激素合成抑制剂）以及恩扎卢胺等抗雄激素药物（雄激素受体及通路抑制剂）。另一项具有特殊治疗机制的药物是肿瘤疫苗 sipuleucel-T，通过获取患者的树突状细胞，对其使用前列腺酸性磷酸酶及粒-巨噬细胞集落刺激因子融合蛋白进行处理，随后将处理后的细胞重新输入患者体内，从而激活免疫系统的抗肿瘤作用。由于前列腺癌最常转移至骨骼，破骨细胞抑制剂（如唑来膦酸及地舒单抗）或可以在骨转移病灶浓聚的肿瘤毒性药物（如 ^{223} 镭）也同样具有治疗作用。